Kohlhammer *Pflege*

Wissen und Praxis

Der Autor:

Professor Dr. med. **Linus Geisler,** ehemaliger Chefarzt der Inneren Abteilung und Ärztlicher Leiter der Krankenpflegeschule des Sankt Barbara Hospitals in Gladbeck, ist apl. Professor an der Universität Bonn und Mitglied der Enquete-Kommission ,,Recht und Ethik der modernen Medizin'' des Deutschen Bundestages.
Homepage: http://www.linus-geisler.de

Linus Geisler

Innere Medizin

Lehrbuch für Pflegeberufe

18., vollständig überarbeitete und erweiterte Auflage

Verlag W. Kohlhammer

Die Deutsche Bibliothek – CIP-Einheitsaufnahme

Geisler, Linus:
Innere Medizin : Lehrbuch für Pflegeberufe / Linus Geisler
18., vollst. überarb. und erw. Aufl.. –
Stuttgart ; Berlin ; Köln : Kohlhammer, 2002
   (Kohlhammer Pflege : Wissen und Praxis)
   ISBN 3-17-017160-7

Dieses Werk einschließlich aller seiner Teile ist urheberrechtlich geschützt. Jede Verwendung außerhalb der engen Grenzen des Urheberrechts ist ohne Zustimmung des Verlags unzulässig und strafbar. Das gilt insbesondere für Vervielfältigungen, Übersetzungen, Mikroverfilmungen und für die Einspeicherung und Verarbeitung in elektronischen Systemen.

Die Weitergabe von Warenbezeichnungen, Handelsnamen und sonstigen Kennzeichen in diesem Buch berechtigt nicht zu der Annahme, dass diese von jedermann frei benutzt werden dürfen. Vielmehr kann es sich auch dann um eingetragene Warenzeichen oder sonstige geschützte Kennzeichen handeln, wenn sie nicht eigens als solche gekennzeichnet sind.

18., vollständig überarbeitete und erweiterte Auflage 2002

Alle Rechte vorbehalten
© 1969/2002 W. Kohlhammer GmbH
Stuttgart Berlin Köln
Verlagsort: Stuttgart
Umschlag und Grafiken: Müller & Steeneck Grafik Design
Gesamtherstellung:
W. Kohlhammer Druckerei GmbH + Co. Stuttgart
Printed in Germany

Vorwort zur 18. Auflage

In der 17. Auflage hat die „Innere Medizin" die intensivste Umarbeitung und Neugestaltung erfahren, um dem Anspruch gerecht zu werden, als „altes Buch" zugleich ein „junges", topaktuelles Werk zu sein. Die Tatsache, dass die 17. Auflage bereits innerhalb von knapp zwei Jahren vergriffen war, bestärkt uns, dass das neue Konzept den Erwartungen unserer Leser entsprochen hat. Die Fülle der Änderungen und Erweiterungen hat naturgemäß zu einer besonders umfangreichen Resonanz und zu vielen Anmerkungen Anlass gegeben. Neben marginalen Änderungsvorschlägen erhielten wir auch Anregungen, die wir mit Dank angenommen und als Bereicherung in die 18. Auflage eingearbeitet haben. Dies gilt insbesondere für das Kapitel über Tumorerkrankungen, die Darstellung des Bobath-Pflege-Konzeptes und das Kapitel über geriatrische Erkrankungen. Allen diesen Lesern danken wir aufrichtig. Mein ganz besonderer Dank gilt auch diesmal Frau Sabine Mann vom Lektorat Pflege, die meine Arbeit stets geduldig, anregend und mit viel Sachverstand begleitet hat! Die Aktualität des Werkes, der Zuschnitt auf die Erwartungen der Pflegenden und die geschlossene Gesamtdarstellung gehen wesentlich auf ihre Impulse zurück.

Sommer 2001   LINUS GEISLER

Aus dem Vorwort zur 17. Auflage

Ein erfolgreiches Lehrbuch, das im dreißigsten Jahr erscheint, ist ein „altes Buch" im Sinne eines bewährten Standardwerkes und sollte zugleich ein „junges Buch" sein. Jung, weil es durch Top-Aktualität den jüngsten Wissensstand repräsentiert. Dies war für uns eine nahezu selbstverständliche Devise. Neu ist aber auch eine rigorose Umgestaltung des Werkes durch eindrucksvolles Bildmaterial, intensivere Hervorhebung praktischer pflegerischer Belange und kliniknahe Falldarstellungen. All dies soll den Wissenserwerb in dem großen Fach Innere Medizin erleichtern und zugleich den Stoff attraktiver machen. Nicht geändert hat sich eine Maxime, die das Buch schon seit seiner ersten Auflage verfolgt: die ganzheitliche Darstellung des kranken Menschen als Person in seiner leib-seelischen Einheit. Erst dies ermöglicht, gerade im Zeitalter einer hochtechnisierten Medizin, eine umfassende Pflege.

Inhalt

Vorwort		5
1	**Allgemeine Krankheitslehre**	15
1.1	Was ist Krankheit?	15
1.2	Krankheitsursachen	16
1.2.1	Physikalische und chemische Einflüsse	16
1.2.2	Infektionskrankheiten	17
1.2.3	Erbkrankheiten	17
1.2.4	Mangelkrankheiten	20
1.2.5	Auf Regulationsstörungen beruhende Krankheiten	21
1.2.6	Autoimmunerkrankungen	21
1.2.7	Berufskrankheiten	21
1.3	Klinische Aspekte des kranken Menschen	22
1.3.1	Bewusstseinslage	22
1.3.2	Allgemeinzustand	22
1.3.3	Sprache	23
1.3.4	Gang	23
1.3.5	Lage	24
1.3.6	Kopf	24
1.3.7	Augen	25
1.3.8	Haut	25
1.3.9	Haare	26
1.3.10	Extremitäten	26
1.3.11	Zunge	27
1.3.12	Mund	27
1.3.13	Geruch der Atemluft	27
1.4	Abweichungen der Körpertemperatur und ihre Ursachen	28
1.5	Tumoren	31
1.5.1	Was sind Tumoren?	31
1.5.2	Bedeutung maligner Tumoren	32
1.5.3	Entstehungsursachen maligner Tumoren	34
1.5.4	Stadieneinteilung maligner Tumoren (TNM-System)	36
1.5.5	Diagnostik maligner Tumoren	37
1.5.6	Therapiemöglichkeiten maligner Tumoren	38
1.5.7	Häufige Symptome bei Tumorpatienten	44
1.5.8	Betreuung von Tumorpatienten (Palliativmedizin)	45
1.5.9	Prognose	49
1.6	Entzündungen	49
1.6.1	Ursachen und Verlauf	50
1.6.2	Exsudat und Transsudat	50
1.6.3	Therapie	51
2	**Erkrankungen des Herz-Kreislauf-Systems**	52
2.1	Aufgaben des Herz-Kreislauf-Systems	52
2.1.1	Leistung des Herzens	52
2.1.2	Herzantrieb	53
2.1.3	Sauerstoffversorgung des Herzens	54
2.2	Diagnostik	54
2.2.1	Puls	54
2.2.2	Blutdruck	56
2.2.3	Röntgenuntersuchung des Herzens	58
2.2.4	Elektrokardiogramm (EKG)	58
2.2.5	Herzschall	61
2.2.6	Karotispulskurve	61
2.2.7	Herzkatheter	62
2.2.8	Zentraler Venendruck (ZVD)	63
2.2.9	Apparative Patientenüberwachung (Monitoring)	63
2.2.10	Echokardiographie	63
2.2.11	Vorhofstimulation	64
2.2.12	Myokardszintigramm	65
2.3	Klinik der Herz- und Kreislauf-Erkrankungen	65
2.3.1	Das Versagen von Herz und Kreislauf	65
2.3.1.1	Herzinsuffizienz	66
2.3.1.2	Herztransplantation	78
2.3.1.3	Schock	79
2.3.1.4	Herzrhythmusstörungen	83
2.3.1.5	Schrittmacher-Therapie	88
2.3.2	Reanimation	90
2.3.2.1	Herzmassage	91

2.3.2.2	Beatmung	92	3.3.1.6	Korpuskulare hämolytische Anämien	179
2.3.2.3	Kombiniertes Vorgehen	93	3.3.1.7	Transfusion von Blut und Blutprodukten	181
2.3.2.4	Weitere Maßnahmen	93	3.3.2	Erkrankungen der Leukopoese	184
2.3.3	Entzündliche Herzerkrankungen	95	3.3.2.1	Aplastisches Syndrom	185
2.3.3.1	Endokarditis	95	3.3.2.2	Leukämien	187
2.3.3.2	Bakterielle Endokarditis	97	3.3.2.3	Myeloproliferative Syndrome (MPS)	191
2.3.3.3	Myokarditis	100	3.3.3	Erkrankungen des lymphatischen (lymphoretikulären) Systems	195
2.3.3.4	Perikarditis	101			
2.3.3.5	Pericarditis constrictiva	102	3.3.3.1	Lymphogranulomatose	195
2.3.4	Erworbene Herzklappenfehler	103	3.3.3.2	Non-Hodgkin-Lymphome	198
2.3.4.1	Mitralstenose	105	3.3.3.3	Chronische lymphatische Leukämie (CLL)	199
2.3.4.2	Mitralinsuffizienz	106			
2.3.4.3	Mitralklappenprolaps-Syndrom (MPS)	107	3.3.3.4	Immunoblastische Lymphome	199
2.3.4.4	Aortenklappeninsuffizienz	108	3.3.4	Plasmozytom	200
2.3.4.5	Aortenklappenstenose	109	3.3.5	Hämorrhagische Diathese	202
2.3.5	Angeborene Herzfehler	109	3.3.5.1	Normale Blutgerinnung	202
2.3.5.1	Allgemeines	110	3.3.5.2	Untersuchungen bei Gerinnungsstörungen	204
2.3.5.2	Angeborene Herzfehler ohne Shunt	112			
2.3.5.3	Angeborene Herzfehler mit Links-Rechts-Shunt	112	3.3.5.3	Die Blutgerinnung beeinflussende Medikamente	206
2.3.5.4	Angeborene Herzfehler mit Rechts-Links-Shunt	113	3.3.5.4	Koagulopathien	209
			3.3.5.5	Thrombozytopenien und Thrombozytopathien	212
2.3.6	Kardiomyopathien	114			
2.3.7	Cor pulmonale	115	3.3.5.6	Vaskulär bedingte Blutungsübel	213
2.3.8	Koronare Herzkrankheit	116			
2.3.8.1	Angina pectoris	117	**4**	**Vegetative Regulationsstörungen**	**215**
2.3.8.2	Herzinfarkt	120			
2.3.9	Hypertonie	130			
2.3.9.1	Allgemeines	130			
2.3.9.2	Ursachen	132	**5**	**Erkrankungen der Atmungsorgane**	**218**
2.3.9.3	Therapie der Hypertonie	135			
2.3.10	Hypotonie	138	**5.1**	**Aufgaben der Lunge**	**218**
2.3.11	Angiopathien	139	**5.2**	**Leitsymptome bei Bronchial- und Lungenkrankheiten**	**218**
2.3.11.1	Erkrankungen der Arterien	141			
2.3.11.2	Apoplexie	147	5.2.1	Husten	218
2.3.11.3	Thrombose und Embolie	157	5.2.2	Sputum	219
2.3.11.4	Varikose	161	5.2.3	Dyspnoe	219
			5.2.4	Zyanose	220
3	**Blutkrankheiten**	**163**	5.2.5	Weitere Symptome	220
3.1	**Blutbestandteile**	**163**	**5.3**	**Diagnostik**	**220**
3.1.1	Zelluläre Blutbestandteile	163	5.3.1	Sputumuntersuchung	220
3.1.2	Nichtzelluläre Blutbestandteile	167	5.3.2	Röntgenuntersuchungen des Thorax	221
3.2	**Diagnostik**	**168**			
3.3	**Klinik der Blutkrankheiten**	**171**	5.3.3	Bronchoskopie	221
3.3.1	Krankheiten des erythropoetischen Systems: Anämien	172	5.3.4	Bioptische Methoden	222
			5.3.5	Mediastinoskopie	223
3.3.1.1	Akute Blutungsanämie	173	5.3.6	Lungenszintigramm	223
3.3.1.2	Eisenmangelanämien	175	5.3.7	Lungenfunktionsprüfung	223
3.3.1.3	Hypochrome Anämien ohne Eisenmangel	176	**5.4**	**Klinik der Erkrankungen der Atmungsorgane**	**225**
3.3.1.4	Hyperchrome Anämien – Perniziöse Anämie	176	5.4.1	Erkrankungen der oberen Luftwege	225
3.3.1.5	Hämolytische Anämien	178	5.4.1.1	Schnupfen	225

5.4.1.2	Fieberhafte Infekte	226	7.2	Diagnostik	285
5.4.2	Pneumonien	226	7.3	Klinik der Magen- und Zwölffingerdarmerkrankungen	286
5.4.3	Chronisch obstruktive Lungenerkrankungen	235	7.3.1	Ulcus pepticum/gastroduodenales Ulcus	286
5.4.3.1	Asthma bronchiale	235	7.3.2	Beschwerden und Folgekrankheiten nach Magenoperationen	294
5.4.3.2	Heuschnupfen	240	7.3.3	Magenkarzinom	295
5.4.3.3	Chronische Bronchitis	240	7.3.4	Gastritis	296
5.4.3.4	Lungenemphysem	241	7.3.4.1	Akute Gastritis	296
5.4.3.5	Therapie der chronischen unspezifischen Lungenerkrankungen	245	7.3.4.2	Chronische Gastritis	296
5.4.4	Bronchiektasen	249	7.3.5	Hiatushernie	297
5.4.5	Mukoviszidose	251	7.3.6	Mallory-Weiss-Syndrom	298
5.4.6	Bronchialkarzinom	252	7.3.7	Magenpolypen	298
5.4.7	Andere Tumoren der Atmungsorgane	258			
5.4.7.1	Lungenmetastasen	258	**8**	**Darmerkrankungen**	**299**
5.4.7.2	Alveolarzellkarzinom und Pleuramesotheliom	258	8.1	Aufgaben des Dick- und Dünndarms	299
5.4.7.3	Tuberkulome	258	8.2	Diagnostik	299
5.4.7.4	Adenome	258	8.2.1	Stuhluntersuchung	299
5.4.8	Nächtliche Atemregulationsstörungen (Schlafapnoe-Syndrom)	259	8.2.2	Blutuntersuchung	300
5.4.9	Lungenembolie und Lungeninfarkt	260	8.2.3	Röntgenuntersuchungen	300
5.4.10	Adult-respiratory-distress- Syndrom (ARDS)	264	8.2.4	Endoskopie	300
5.4.11	Lungenfibrosen	265	8.2.5	Biopsien	300
5.4.11.1	Silikose	265	8.2.6	Funktionstests	300
5.4.11.2	Sarkoidose	267	8.3	Leitsymptome bei Darmkrankheiten	301
5.4.11.3	Diffuse interstitielle Lungenfibrosen	269	8.3.1	Diarrhoe	301
5.4.12	Pleuritis und Pleuraerguss	270	8.3.2	Obstipation	302
5.4.13	Pneumothorax	274	8.3.3	Meteorismus	302
			8.3.4	Darmblutung	303
5.5	**Krankheiten des Mediastinums**	**276**	8.3.5	Ileus	303
5.5.1	Mediastinitis	276	8.3.5.1	Mechanischer Ileus	303
5.5.2	Mediastinaltumoren	276	8.3.5.2	Paralytischer Ileus	304
			8.4	Klinik der Dünndarmerkrankungen	306
6	**Erkrankungen der Speiseröhre**	**278**	8.4.1	Zöliakie/Sprue	308
6.1	Aufgabe der Speiseröhre	278	8.4.2	Morbus Crohn	308
6.2	Diagnostik	278	8.4.3	Morbus Whipple	310
6.3	Leitsymptome bei Speiseröhrenerkrankungen	279	8.4.4	Dünndarmtumoren-Karzinoid	310
6.4	Klinik der Speiseröhrenerkrankungen	279	8.5	Klinik der Dickdarmerkrankungen	311
6.4.1	Ösophagusdivertikel	279	8.5.1	Colitis ulcerosa	311
6.4.2	Achalasie	280	8.5.2	Irritables Kolon	313
6.4.3	Ösophaguskarzinom	280	8.5.3	Kolondivertikel	313
6.4.4	Ösophagusvarizen	281	8.5.4	Gutartige Dickdarmtumoren	314
6.4.5	Gastroösophageale Refluxkrankheit	282	8.5.5	Kolonkarzinom	315
			8.5.6	Rektumkarzinom	317
7	**Erkrankungen des Magens**	**284**	8.5.7	Durchblutungsstörungen der Mesenterialgefäße	318
7.1	**Aufgaben des Magens**	**284**			

9	**Akutes Abdomen** 319		11.4.1	Cholelithiasis	351
			11.4.1.1	Medikamentöse Litholyse	352
10	**Lebererkrankungen** 321		11.4.1.2	Direkte Litholyse	353
10.1	**Aufgaben der Leber** 321		11.4.1.3	Extrakorporale Stoßwellenlithotripsie (ESWL)	353
10.2	**Diagnostik** 321		11.4.2	Cholezystitis	355
10.2.1	Tastbefund 321		11.4.3	Cholangitis	356
10.2.2	Sonographie 321		11.4.4	Tumoren der Gallenblase und der Gallenwege	357
10.2.3	Perkutane Leberbiopsie 322				
10.2.4	Laparoskopie 322				
10.2.5	Laboruntersuchungen 322				
10.2.6	Röntgenuntersuchungen 324		**12**	**Erkrankungen der Bauchspeicheldrüse**	358
10.2.7	Kernspintomographische Untersuchungen 324		12.1	**Funktion der Bauchspeicheldrüse**	358
10.3	**Leitsymptome bei Leberkrankheiten** 324		12.2	**Diagnostik**	358
10.3.1	Ikterus 324		12.3	**Klinik der Bauchspeicheldrüsenerkrankungen**	359
10.3.2	Subjektive Beschwerden bei Lebererkrankungen 327		12.3.1	Akute Pankreatitis	359
10.3.3	Hämorrhagische Diathese 328		12.3.2	Chronische Pankreatitis	361
10.3.4	Portale Hypertension 328		12.3.3	Pankreaskarzinom	362
10.3.5	Aszites 329		12.3.4	Weitere Pankreaserkrankungen . .	362
10.4	**Klinik der Leberkrankheiten** . . . 330				
10.4.1	Hepatitiden 330				
10.4.1.1	Akute Hepatitis 330		**13**	**Nierenerkrankungen**	364
10.4.1.2	Chronische Hepatitis 336		13.1	**Aufbau und Funktion der Nieren**	364
10.4.1.3	Autoimmune Hepatitis 337				
10.4.1.4	Alkohol-Hepatitis 338		13.2	**Diagnostik**	366
10.4.2	Fettleber 338		13.2.1	Urinuntersuchungen	366
10.4.3	Funktionelle Hyperbilirubinämien . . 339		13.2.2	Blutuntersuchungen	368
10.4.4	Morbus Wilson 340		13.2.3	Funktionsprüfungen	369
10.4.5	Leberzirrhose 340		13.2.4	Sonographie	370
10.4.6	Leberkarzinom 345		13.2.5	Röntgenologische Verfahren	370
10.4.7	Lebermetastasen 346		13.2.6	Isotopenuntersuchung	371
10.4.8	Gutartige Lebertumoren 346		13.2.7	Zystoskopie	371
10.4.9	Leberechinokokken 347		13.2.8	Nierenbiopsie	371
10.4.10	Leberabszesse 347		13.3	**Leitsymptome bei Nierenerkrankungen**	372
10.4.11	Medikamentöse Leberschäden . . . 347		13.3.1	Proteinurie	372
10.4.12	Schwangerschaftsikterus 348		13.3.2	Ödeme	372
			13.3.3	Hypertonie	373
11	**Gallenblasen- und Gallenwegserkrankungen** 349		13.3.4	Veränderungen der Urinausscheidung	373
11.1	**Funktion der Gallenblase** 349				
11.2	**Diagnostik** 349		13.4	**Klinik der Nierenerkrankungen**	374
11.2.1	Sonographie 349		13.4.1	Akutes Nierenversagen	374
11.2.2	Röntgenuntersuchungen 350		13.4.2	Chronische Urämie	378
11.2.3	ERCP 350		13.4.3	Glomerulonephritis	381
11.3	**Leitsymptome bei Gallenblasen- und Gallenwegserkrankungen** . . 350		13.4.3.1	Akute Glomerulonephritis	381
			13.4.3.2	Chronische Glomerulonephritis . .	383
11.4	**Klinik der Gallenblasen- und Gallenwegserkrankungen** 351		13.4.3.3	Sonderformen der Glomerulonephritis	384

13.4.4	Nephrotisches Syndrom	385
13.4.5	Akute und chronische Pyelonephritis	387
13.4.6	Paranephritischer Abszess	389
13.4.7	Nephrosklerose	389
13.4.8	Nephrolithiasis	390
13.4.9	Hypernephrom	392
13.4.10	Missbildungen der Nieren und der ableitenden Harnwege	393
13.4.11	Diabetische Nephropathie	394
13.4.12	Nierenarterienstenose	395
13.4.13	Niere und Schwangerschaft	395
13.4.14	Tubuläre Syndrome	396
13.5	**Therapiemöglichkeiten der chronischen Nierenerkrankungen**	**397**
13.5.1	Hämodialyse und Peritonealdialyse	397
13.5.2	Hämofiltration	399
13.5.3	Nierentransplantation	399
14	**Störungen des Säure-Basen- und des Elektrolythaushaltes**	**401**
14.1	**Störungen des Säure-Basen-Haushaltes**	**401**
14.1.1	Metabolische Azidosen	402
14.1.2	Respiratorische Azidosen	402
14.1.3	Metabolische Alkalosen	403
14.1.4	Respiratorische Alkalosen	403
14.2	**Störungen des Wasser- und Elektrolythaushaltes**	**404**
14.2.1	Störungen des Wasserhaushaltes	404
14.2.1.1	Hyperhydratation	404
14.2.1.2	Dehydratation	404
14.2.2	Störungen des Elektrolythaushaltes	405
14.2.2.1	Störungen des Kaliumhaushaltes	405
14.2.2.2	Störungen des Natriumhaushaltes	406
14.2.2.3	Störungen des Kalziumhaushaltes	406
15	**Stoffwechselerkrankungen**	**408**
15.1	**Physiologische Grundlagen des Kohlenhydratstoffwechsels**	**408**
15.2	**Diagnostik**	**409**
15.2.1	Blutzuckerbestimmung	409
15.2.2	Glukosenachweis im Urin	410
15.2.3	Azetonbestimmung im Urin	410
15.2.4	C-Peptid	410
15.2.5	Diabetes-Suchtests	410
15.3	**Klinik der Kohlenhydratstoffwechselerkrankungen**	**411**
15.3.1	Diabetes mellitus	412
15.3.1.1	Häufigkeit und Vorkommen	412
15.3.1.2	Einteilung	412
15.3.1.3	Pathogenese	413
15.3.1.4	Pathophysiologie	414
15.3.1.5	Klinisches Bild	415
15.3.1.6	Coma diabeticum	416
15.3.1.7	Spätkomplikationen	417
15.3.1.8	Diabetestherapie	419
15.3.2	Hyperinsulinismus	429
15.4	**Störungen des Purinstoffwechsels**	**429**
15.5	**Hämochromatose**	**431**
15.6	**Störungen des Fettstoffwechsels**	**432**
15.6.1	Hyperlipoproteinämien	432
15.6.2	Hypolipoproteinämien	434
15.7	**Anorexia nervosa und Bulimie**	**435**
16	**Endokrinologische Erkrankungen**	**437**
16.1	**Aufgaben der Endokrinologie**	**437**
16.2	**Erkrankungen der Hypophyse**	**437**
16.2.1	Aufbau und Funktion der Hypophyse	437
16.2.2	Hypophysentumoren	439
16.2.3	Diabetes insipidus	440
16.2.4	Akromegalie	441
16.2.5	Prolactinom	442
16.2.6	Multiple endokrine Neoplasie	442
16.2.7	Hypophysenvorderlappeninsuffizienz	442
16.3	**Erkrankungen der Schilddrüse**	**443**
16.3.1	Physiologische Grundlagen	444
16.3.2	Diagnostik	445
16.3.2.1	Körperliche Untersuchung	445
16.3.2.2	Sonographie der Schilddrüse	445
16.3.2.3	Röntgenuntersuchung	445
16.3.2.4	Schilddrüsenhormone	445
16.3.2.5	TSH im Serum	446
16.3.2.6	TRH-TSH-Test	446
16.3.2.7	Schilddrüsenszintigramm	447
16.3.2.8	Feinnadelpunktion	448
16.3.2.9	Schilddrüsen-Autoantikörper	448
16.3.2.10	Radiojodtest	448
16.3.3	Euthyreote Struma	448
16.3.4	Hyperthyreose	450
16.3.4.1	Funktionelle Autonomie der Schilddrüse	451
16.3.4.2	Morbus Basedow	452
16.3.5	Hypothyreose	456

16.3.6	Thyreoiditis	458	18.1.2	Degenerativer Rheumatismus	487
16.3.7	Schilddrüsenkarzinom	459	18.1.3	Weichteilrheumatismus	488
			18.1.4	Kollagenosen	488

16.4 Erkrankungen der Nebennierenrinde (NNR) ... 460

16.4.1	Funktion der Nebennierenrinde	460
16.4.2	Cushing-Syndrom	461
16.4.3	Nebennierenrindeninsuffizienz	463
16.4.4	Adrenogenitales Syndrom (AGS)	465
16.4.5	Hyperaldosteronismus	465

16.5 Erkrankungen der Nebenschilddrüsen ... 466

16.5.1	Hyperparathyreoidismus	466
16.5.2	Hypoparathyreoidismus	467

16.6 Hypogonadismus ... 469

17 Allergische und immunologische Krankheiten ... 470

17.1 Pathophysiologische Grundlagen ... 470

17.1.1	Antigene	471
17.1.2	Antikörper und Immunzellen	472
17.1.3	Reaktion der Antigene mit Antikörpern oder Immunzellen	472

17.2 Diagnostik ... 473

17.2.1	Reibtest	473
17.2.2	Pricktest	473
17.2.3	Intrakutantest	474
17.2.4	Läppchentest	474
17.2.5	Expositionsversuch	474
17.2.6	RAST-Test	474

17.3 Klinik der allergischen und immunologischen Krankheiten ... 475

17.3.1	Arzneimittelallergie	475
17.3.2	Asthma bronchiale	476
17.3.3	Serumkrankheit	476
17.3.4	Autoimmunkrankheiten	477
17.3.5	Heuschnupfen	478
17.3.6	Infektionsallergische Krankheiten	478
17.3.7	Abstoßungsreaktionen nach Organ- und Gewebstransplantationen	478
17.3.8	AIDS (acquired immunodeficiency syndrome)	479

17.4 Therapie allergischer und immunologischer Krankheiten ... 485

18 Erkrankungen des Bewegungsapparates ... 487

18.1 Rheumatische Erkrankungen ... 487

18.1.1	Entzündlicher Rheumatismus	487

18.2 Klinik der rheumatischen Erkrankungen ... 488

18.2.1	Entzündlicher Rheumatismus	488
18.2.1.1	Akutes rheumatisches Fieber	488
18.2.1.2	Rheumatoide Arthritis	488
18.2.1.3	Spondylitis ankylopoetica	491
18.2.1.4	Infektarthritiden	492
18.2.2	Degenerativer Rheumatismus	493
18.2.2.1	Arthrosis deformans	493
18.2.2.2	Degenerative Wirbelsäulenerkrankungen	494
18.2.3	Kollagenosen	496
18.2.3.1	Periarteriitis nodosa (Panarteriitis)	496
18.2.3.2	Systemischer Lupus erythematodes	497
18.2.3.3	Progressive Sklerodermie	498
18.2.3.4	Polymyositis und Dermatomyositis	498

18.3 Erkrankungen der Knochen ... 499

18.3.1	Osteoporose	499
18.3.2	Osteomalazie	501
18.3.3	Ostitis deformans	501
18.3.4	Primäre Knochentumoren	502
18.3.5	Knochenmetastasen	502

19 Geriatrische Erkrankungen ... 504

19.1 Allgemeine Grundlagen ... 504

19.2 Demenz ... 508

19.3 Allgemeine Hinweise für den Umgang mit älteren Patienten ... 512

19.4 Medikamentöse Therapie im Alter ... 515

20 Vitaminmangelkrankheiten und Hypervitaminosen ... 517

20.1 Vitaminmangelkrankheiten ... 517

20.1.1	Vitamin-A-Mangel	517
20.1.2	Vitamin-D-Mangel	517
20.1.3	Vitamin-K-Mangel	518
20.1.4	Vitamin-B_{12}-/Folsäure-Mangel	518
20.1.5	Vitamin-C-Mangel	518

20.2 Hypervitaminosen ... 519

21 Vergiftungen ... 520

21.1 Häufigkeit und Vorkommen ... 520

21.2 Giftaufnahme und Entgiftung ... 521

21.2.1	Giftaufnahme	521
21.2.2	Entgiftung	521
21.2.2.1	Perorale Giftaufnahme	521
21.2.2.2	Perkutane Giftaufnahme	524
21.2.2.3	Augen	524
21.2.2.4	Inhalation von Giften	524
21.2.2.5	Injektionen	524
21.2.3	Giftinformationszentralen	524
21.3	**Klinik der Vergiftungen**	525
21.3.1	Schlafmittel- und Psychopharmakavergiftung	526
21.3.2	Kohlenmonoxidvergiftung	527
21.3.3	Alkoholvergiftung	528
21.3.4	Alkylphosphatvergiftung	528
21.3.5	Laugenvergiftungen	529
21.3.6	Säurevergiftungen	530
21.3.7	Herbizidvergiftungen	531
21.3.8	Pilzvergiftungen	531
21.3.8.1	Knollenblätterpilz- und Lorchelvergiftung	532
21.3.8.2	Fliegenpilzvergiftung	533
21.3.9	Reizgasvergiftungen	533
21.3.10	Vergiftungen mit Schaumbildnern	534
21.3.11	Intoxikationen durch Opiate, Kokain und Ecstasy	534
21.3.11.1	Akute Heroinintoxikation	535
21.3.11.2	Kokainismus	536
21.3.11.3	Ecstasy-Intoxikationen	537

21.3	Antidotgaben	538
21.4	Überwachung und Pflege bei Intoxikationen	540
21.5	Nachsorgemaßnahmen	540
22	**Wörterbuch**	542
23	**Wiederholungsfragen zum Wissensstand**	556
24	**Lösungen**	570
25	**Wichtige medizinische Abkürzungen**	585
26	**Referenzbereiche wichtiger Laborparameter**	596

Verzeichnis der Abbildungen 602

Verzeichnis der Tabellen 605

Stichwortverzeichnis 607

1 Allgemeine Krankheitslehre

„Krankheiten als solche
gibt es nicht, wir kennen
nur kranke Menschen."
LUDOLF V. KREHL

1.1 Was ist Krankheit?

Eine allgemeingültige Definition von Krankheit gibt es nicht. Dies ist umso erstaunlicher, als ein Leben ohne Krankheit nicht denkbar ist. In einer mittelhochdeutschen Dichtung von JOHANNES VON TEPL, dem „Ackermann aus Böhmen", heißt es: „Sobald ein Mensch zum Leben kommt, sogleich ist er alt genug zu sterben." Ein moderner Philosoph wie MARTIN HEIDEGGER nennt das Dasein ein dauerndes „Sein – zum – Ende".

Seit Menschengedenken haben Ärzte und Philosophen versucht, das Wesen der Krankheit zu beschreiben. Viele so gewonnenen Erkenntnisse haben zwar tiefe Einblicke in den Komplex menschlichen Krankseins erlaubt, ohne letztlich eine befriedigende Antwort zu geben. So meint der HL. AUGUSTIN, das diesseitige Leben sei schlechthin mit Krankheit identisch und nannte es „... diese lange Krankheit". Der Pathologe RÖSSLE gab eine rein naturwissenschaftliche Definition: „Krankheit ist die Gesamtheit aufeinander folgender, abnorm gearteter Reaktionen eines Organismus' oder seiner Teile auf einen krankmachenden Reiz." Dass Kranksein auch immer schon den ersten Schritt zum Sterben enthalten kann, hat der Internist JORES am prägnantesten formuliert: „Die Krankheit meint den Tod."

Modernes Sozial- und Arbeitsrecht hingegen orientieren ihren Krankheitsbegriff an der Leistungsfähigkeit des Menschen, was den bedenklichen Schluss nahelegt: Krank ist, wer nicht arbeiten kann.

Die WHO (World Health Organization = Weltgesundheitsorganisation) definierte 1948 Gesundheit in utopischer Weise nicht nur als „Abwesenheit von Krankheit", sondern als „vollkommenes, physisches, psychisches und soziales Wohlbefinden".

Definitionen des Krankheitsbegriffs

Krankheit ist mehr als eine Störung der Körperstruktur oder -funktion

Was Krankheit wirklich ist, weiß daher nur der Kranke selbst, indem er sie erlebt und durchlebt.

Wir sehen, dass Krankheit mehr sein muss als eine Störung der Struktur oder der Funktion des Körpers. Das Erfassen dieser Seite des Krankseins kann nicht gelehrt werden. Es setzt aber die Kenntnis derjenigen Krankheitserscheinungen voraus, die mit naturwissenschaftlichen Methoden beschreibbar sind. Dieses Wissen zu vermitteln, ist das Anliegen dieses Buches. Es geht von der Vorstellung aus, dass niemand mit der Pflege oder Behandlung kranker Menschen betraut werden sollte, der nicht mit dem Namen einer Krankheit auch einen klaren Begriff verbindet. Erst dann werden Krankenschwester und Krankenpfleger mehr sein können als nur Erfüllungsgehilfen des Arztes.

Grenzen der modernen Medizin

Trotz der imponierenden Fortschritte der modernen Medizin sollte man sich ihrer Grenzen bewusst bleiben. In nicht wenigen Fällen ermöglicht sie lediglich eine Diagnose, ist aber nicht in der Lage, eine Besserung oder gar Heilung herbeizuführen. Auch ist die Zahl der chronischen Erkrankungen als Folge der Lebensverlängerung erheblich angestiegen. Ebenso ist der Anstieg der **Multimorbidität**, das heißt das Leiden an vielen Krankheiten gleichzeitig, Ausdruck dieser Entwicklung. Die menschliche Zuwendung zum Kranken bleibt davon unberührt und bildet ein immer verfügbares Potenzial der Medizin, das seine Wirkung praktisch nie verfehlt.

1.2 Krankheitsursachen

Ätiologie, Pathogenese und Pathophysiologie

Die **Ätiologie** ist die Lehre von den Krankheitsursachen, während die **Pathogenese** den Vorgang der Krankheitsentstehung beschreibt. So ist die Ursache des Typhus das Typhusbakterium (Salmonella typhi), während die Ansiedlung der aufgenommenen Typhusbakterien im Darm, das Eindringen von dort in die Blutbahn, die Ausbreitung über den Gesamtorganismus usw. Details des pathogenetischen Geschehens darstellen. **Pathophysiologie** ist die Lehre von den krankhaft gestörten Lebensvorgängen. Allerdings ist jedoch die Ätiologie vieler wichtiger und häufiger Erkrankungen, wie beispielsweise die der bösartigen Tumoren, nicht oder nur lückenhaft bekannt. Bei bestimmten Krankheiten wurde die Ätiologie hingegen weitgehend (z. B. Infektionskrankheiten) oder teilweise (z. B. Erbkrankheiten) aufgeklärt. Man unterscheidet folgende häufige Krankheitsursachen:

1.2.1 Physikalische und chemische Einflüsse

Traumen

Die durch Traumen (gr. Verletzung, Wunde, Gewalteinwirkung) hervorgerufenen Krankheiten wie Brüche, Wunden oder Zerrungen sind die Domäne der Chirurgie.

Thermische Einflüsse bilden die Ursache von Verbrennungen, Hitzschlag oder Erfrierungen. Elektrischer Strom kann zu lokalen Verbrennungen oder zum Tod durch Herzrhythmusstörungen führen.

Thermische Einflüsse und elektrischer Strom

Schäden durch Röntgenstrahlen, z. B. Hautveränderungen oder Strahlenpneumonie, sind als Nebenwirkungen einer therapeutischen Röntgenbestrahlung möglich. Dass radioaktive Stoffe verheerende Gesundheitsschäden bewirken und noch nach vielen Jahren, meist durch Blutkrankheiten, zum Tode führen können, hat in der Vergangenheit das Schicksal der Einwohner der japanischen Städte Hiroshima und Nagasaki gezeigt, die im August 1945 durch amerikanische Atombomben zerstört wurden (ca. 100 000 bzw. 75 000 Tote).

Strahlenschäden

Vergiftungen, meist durch Schlaf- oder Beruhigungsmittel, Alkohol oder Pflanzenschutzmittel, stellen eine wichtige Krankheitsgruppe dar. So werden etwa 5 % der Patienten großer Kliniken infolge einer Intoxikation (Vergiftung) aufgenommen.

Intoxikationen

1.2.2 Infektionskrankheiten

Infektionskrankheiten werden durch Mikroorganismen (kleinste Lebewesen) wie z. B. **Viren** (z. B. bei Masern, Hepatitis, AIDS), **Bakterien** (z. B. bei Gallenblasen- oder Nierenbeckenentzündung, Tuberkulose, Diphtherie, eitrige Hirnhautentzündung) oder **Protozoen** (meist bei tropischen Infektionskrankheiten wie Malaria oder Schlafkrankheit) hervorgerufen.

Infektionen

1.2.3 Erbkrankheiten

Erbkrankheiten entwickeln sich auf dem Boden einer vererbten Anlage. Das Wissen über die Grundlagen von Erbkrankheiten hat in den letzten Jahrzehnten durch die enormen Fortschritte der Genetik und Gentechnologie erheblich zugenommen.
Humangenetiker kennen etwa 4000 verschiedene Erbkrankheiten, die durch Mutationen in den Erbanlagen hervorgerufen werden. In Deutschland sind etwa 4 % aller Neugeborenen von Erbkrankheiten betroffen. Die häufigste Erbkrankheit in der Bundesrepublik ist die Zystische Fibrose (Mukoviszidose).

Genetisch bedingte Krankheiten

Das gesamte genetische Material eines Organismus wird als Genom bezeichnet. Die Erbinformation eines Lebewesens wird zum großen Teil in langen DNA-Fäden (DNA = Desoxyribonucleinsäure), den Chromosomen, gespeichert. Die Chromosomen des Menschen bestehen aus einem einzigen DNA-Doppelstrang, der so genannten Doppelhelix, die mit einer um sich selbst im Uhrzeigersinn gedrehten Strickleiter verglichen werden kann.
Für die Aufklärung der Struktur dieser Doppelhelix im Jahre 1953 erhielten FRANCIS CRICK und JAMES WATSON den Nobelpreis. Die DNA als Träger der genetischen Information enthält vier Struktur-

Genom

DNA

Gen

einheiten, die durch die Buchstaben A, T, G und C gekennzeichnet sind und für die vier informativen Bausteine der DNA stehen: die Basen Adenin, Cytosin, Guanin und Thymin. Ein DNA-Abschnitt, der die Information zur Herstellung eines Proteins enthält, wird **Gen** genannt. Gene werden heute als Funktionseinheiten der DNA angesehen, die nicht isoliert, sondern im Zusammenwirken mit anderen Genen ihre Funktionen entfalten. Bis heute sind rund 6000 Erbkrankheiten bekannt, die auf dem Defekt eines einzelnen Gens beruhen. Die Gesamtheit der menschlichen Eiweiße wird als **Proteom** bezeichnet, die Proteomforschung als „Proteomics". HUGO (Human Genom Organisation), ein internationales Projekt zur Entschlüsselung des menschlichem Genoms, ist inzwischen weitgehend abgeschlossen. Damit sind sozusagen die Buchstaben des „Buchs des Lebens" entschlüsselt, der Text aber noch nicht lesbar. Ein überraschendes Ergebnis von HUGO war, dass der Mensch wahrscheinlich nur 30.000 bis 40.000 Gene besitzt, also nur doppelt so viel wie die Fruchtfliege (Drosophila melanogaster). Die ungeheure Fülle des genetischen Informationsmaterials des Menschen ist in etwa durch folgenden Vergleich vorstellbar: Die DNA-Einzelstränge unseres Genoms, das drei Milliarden Basenpaare enthält, würden eine Bibliothek mit 1000 Büchern von je 1000 Seiten à 3000 Buchstaben füllen.

Die befruchtete Eizelle, aus der sich das menschliche Lebewesen entwickelt, enthält im Kern 46 Chromosomen, die ihrerseits linear angeordnete einzelne Erbeinheiten, die Gene, enthalten. Da in der befruchteten Eizelle jedes Chromosom doppelt vorhanden ist (doppelter oder diploider Chromosomensatz), bestehen die 46 Chromosomen des Menschen aus 23 Chromosomenpaaren. Die Keimzellen enthalten nur einen einfachen (haploiden) Chromosomensatz. Ein Chromosomensatz der befruchteten Eizelle stammt daher vom Vater, der andere von der Mutter.

Dominante und rezessive Vererbung – Genotypus und Phänothypus

Eine dominante Vererbung liegt vor, wenn ein Anlagenpaarling, ein so genanntes Allel des Genpaares, das andere Allel überdeckt. Das schwächere, unterdrückte bzw. überdeckte Allel heißt rezessiv. Es ist zwar im Erbbild (Genotypus) enthalten, kommt aber im Erscheinungsbild (Phänotypus) nicht zum Ausdruck.

Das Geschlecht ist ebenfalls chromosomal festgelegt. Der diploide **Chromosomensatz** des Menschen von 46 Chromosomen besteht aus 22 Chromosomenpaaren und 2 Geschlechtschromosomen. Es gibt X- und Y-Geschlechtschromosomen. Während die weibliche Eizelle nur ein X-Chromosom besitzt, können die männlichen Samenzellen X- oder Y-Chromosomen haben. Treten bei der Befruchtung 2 X-Chromosomen zusammen (XX), so ist das Geschlecht weiblich, bei der Kombination XY männlich. Das Kerngeschlecht, d. h. die Geschlechtschromosomenkonstellation von Körperzellen (XX bzw. XY), kann heute relativ leicht durch Untersuchungen von Mundschleimhautzellen oder weißen Blutkörperchen bestimmt werden. Bei weiblichen Individuen (XX) weisen mindestens 3 % der Granulozyten trommelschlägelähnliche Kernanhänge, sog. Drumsticks aus. Ebenso spricht der Nachweis von sog. Sexchromatin, welches X-Chromosomen enthält, in Zellen der Mundschleimhaut für die Konstellation XX.

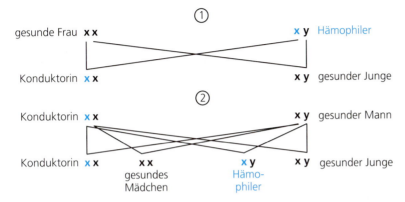

Abb. 1: Erbgang bei Hämophilie (Defekt am X-Chromosom ist blau markiert)

Von geschlechtsgebundener Vererbung spricht man, wenn das Geschlechtschromosom zusätzlich die Anlage für eine Krankheit enthält. Wichtige geschlechtsgebundene Erbkrankheiten sind zum Beispiel die Bluterkrankheit (Hämophilie), die Rotgrünblindheit oder die Nachtblindheit.

Über einige wichtige Erbkrankheiten gibt ☞ Tab. 1 Auskunft.

Geschlechtsungebundene Vererbung

Alpha-1-Antitrypsin-Mangel (AAT)	
Mukoviszidose (Zystische Fibrose)	
Duchenne-Muskeldystrophie	
Fanconi-Anämie	
Fragiles-X-Syndrom (wichtigste Ursache für familiär-erbliche Geistesschwäche)	
Hämophilie A und B	
Neurofibromatose	
Phenylketonurie	
Sichelzellanämie	
Thalassämie	
TaySachs-Krankheit	

Tab. 1: Wichtige Erbkrankheiten

Das **DOWN-Syndrom (Mongolismus)**, nach dem Londoner Arzt Down benannt, auf dem 5–10 % aller Fälle von angeborenem Schwachsinn beruhen, ist ein chromosomal bedingtes Leiden. Die Zellen enthalten 47 statt 46 Chromosomen, weil das Chromosom Nr. 21 nicht doppelt, sondern dreifach vorhanden ist (**Trisomie 21**). Die Patienten, die früher kaum älter als 14 Jahre wurden, haben heute ein fast normale Lebenserwartung. Ihre geistige Entwicklung entspricht etwa dem von 8-jährigen Kindern. Viele von ihnen können zuhause aufwachsen, arbeiten in Behindertenwerkstätten oder üben sogar Berufe in der Industrie oder in Dienstleis-

DOWN-Syndrom

tungsgwerben aus. Die frühzweitige Erkennung des Syndroms durch vorgeburtliche (pränatale) Diagnostik führt allerdings dazu, dass in Deutschland die meisten Feten mit Down-Syndrom abgetrieben werden.

Klinefelter-Syndrom Eine Chromosomenstörung als Krankheitsursache findet sich beispielsweise auch beim so genannten Klinefelter-Syndrom. Es handelt sich dabei um Männer, die statt eines normalen männlichen Chromosomensatzes (46 Chromosomen, XY) 47 **Chromosomen**, darunter die Kombination **XXY**, aufweisen. Die äußere Erscheinung ist männlich, die Hoden sind jedoch klein, die Brust ist etwas verstärkt. Die Patienten sind nicht fortpflanzungsfähig, häufig besteht ein leichter Grad von Schwachsinn.

Turner-Syndrom Das sog. Turner-Syndrom (45 **Chromosomen**, XO) ist gekennzeichnet durch weiblichen Phänotypus, Missbildungen, Minderwuchs, verkümmerte Eierstöcke und Sterilität.

Der enorme Wissenszuwachs über genetisch bedingte Krankheiten des Menschen kann jedoch nicht darüber hinwegtäuschen, dass die eigentliche Ursache vieler häufig vorkommender Erkrankungen wie Hypertonie, Krebs, Diabetes mellitus etc. weitgehend unbekannt ist.

Bedeutung der HLA-Antigene Eine Reihe von Erkrankungen tritt gehäuft bei Menschen auf, die ein bestimmtes Antigen auf den Zelloberflächen aufweisen. Man kennt heute **mehr als 30** sog. HLA-Antigene (HLA = engl. human leucocyte antigen). So weisen Patienten mit Morbus Bechterew in 90 % das HLA-27-Antigen auf, die Normalbevölkerung jedoch nur in 7 %. Viele Autoimmunkrankheiten (z. B. Myasthenia gravis) sind zum Beispiel HLA-DR-3-assoziiert.

1.2.4 Mangelkrankheiten

Mangelzustände Mangelkrankheiten beruhen auf einem Mangel an **Vitaminen**, **Nährstoffen** oder **chemischen Elementen**. Typische Vitaminmangelkrankheiten sind Rachitis (Vitamin D), perniziöse Anämie (Vitamin B_{12}) und bestimmte Blutgerinnungsstörungen (Vitamin K). Die so genannten Hungerödeme, z. B. in den Hungerregionen der Dritten Welt, sind Folge eines lang dauernden Eiweißmangelzustandes. Zu den Mangelkrankheiten gehören auch alle Erkrankun-
Malabsorption gen, die mit einer **gestörten Aufnahme von Nahrung** aus dem Darm (Malabsorption) einhergehen; typische Beispiele sind die einheimische Sprue und bestimmte Eisenmangel-Anämien.

1.2.5 Auf Regulationsstörungen beruhende Krankheiten

Die Konstanterhaltung von Blutdruck, Körpertemperatur, Atemminutenvolumen, Blutzucker oder bestimmter Elektrolytkonzentrationen (z. B. Natrium, Kalium) und Hormonen ist nur durch Regelvorgänge erklärbar. Viele dieser Regelvorgänge zeigen eine typische **zirkadiane Rhythmik,** das heißt tageszeitlich abhängige Schwankungen. So liegt das Maximum des arteriellen Blutdrucks in den Morgenstunden. Störungen innerhalb solcher Regelkreise können Krankheitswert erlangen. Beispiele hierfür sind Blutdruckveränderungen (z. B. Bluthochdruck), Über- oder Unterproduktion von Hormonen, z. B. der Schilddrüse (Basedowsche Krankheit, Myxödem) oder des Inselzellapparates der Bauchspeicheldrüse (Diabetes mellitus, Hypoglykämie). Allerdings besagt der Nachweis einer Regulationsstörung letztlich nur wenig über die Ätiologie.

Bedeutung von Regelvorgängen

1.2.6 Autoimmunerkrankungen

Erkrankungen dieser Gruppe werden auch **Autoaggressionskrankheiten** genannt. Ihr gemeinsames Kennzeichen ist die Bildung von Antikörper gegen körpereigene Zellen. Solche Antikörper werden Autoantikörper genannt. Es liegt sozusagen eine Selbstverkennung bestimmter Zellverbände durch den eigenen Körper vor, verbunden mit einer Tendenz zur Selbstzerstörung. Zu den Autoimmunkrankheiten zählen beispielsweise bestimmte Blutkrankheiten (hämolytische Anämien, aplastische Anämien), die so genannten Kollagenkrankheiten sowie eine ganze Reihe Erkrankungen von Niere, Leber, Schilddrüse, Darm, Muskulatur und Haut.

Im Rahmen von Autoimmunkrankheiten werden vom Körper Antikörper gebildet

1.2.7 Berufskrankheiten

Erkrankungen, die infolge besonderer beruflich bedingter Einflüsse in bestimmten Berufen häufiger als in der Allgemeinbevölkerung auftreten, werden als Berufskrankheiten bezeichnet. Als so genannte „anzeige- und entschädigungspflichtige" Erkrankungen sind sie in der jeweils gültigen Berufskrankheitenverordnung (zurzeit 7. BeKV) erfasst und werden mit bestimmten Ziffern bezeichnet. Wichtige Berufskrankheiten sind beispielsweise Asbestose (Nr. 4103), Silikose (Nr. 4101), Lärmschwerhörigkeit (durch Industrielärm, Nr. 2301), Infektionskrankheiten (z. B. Tuberkulose, Hepatitis Nr. 3101) bei Ärzten, Pflege- und Laborpersonal oder das Bronchialasthma der Bäcker und Müller (4301 und 4302). Seit 1993 werden auch berufsbedingte Erkrankungen der Wirbelsäule als Berufskrankheiten anerkannt.

Wichtige anerkannte Berufskrankheiten

1.3 Klinische Aspekte des kranken Menschen

Körpersprache

Der Körper des Kranken spricht seine eigene Sprache. Wer Haltung, Gang, Gesichtsausdruck, Stimme, Körpergestalt oder Hautbeschaffenheit aufmerksam beobachtet, kann allein durch Inspektion des Patienten Rückschlüsse auf seine Erkrankung ziehen. Diese „Körpersprache" richtig zu deuten, ist eine wichtige **pflegerische** und **ärztliche** Aufgabe.

1.3.1 Bewusstseinslage

Der nicht bewusstseinsgestörte Patient ist ansprechbar sowie räumlich, zeitlich und persönlich orientiert.

Störungen der Bewusstseinslage

Somnolenz bedeutet eingeschränktes Bewusstsein, Stupor eine geistige und körperliche Erstarrung. Absencen sind flüchtige Bewusstseinstrübungen. Besteht eine zeitlich oder inhaltlich begrenzte Gedächtnislücke, so spricht man von einer Amnesie. Verwirrtheitszustände werden als Delir, Sinnestäuschungen wahnhaften Charakters als Halluzinationen bezeichnet. Als Durchgangssyndrom bezeichnet man unspezifische, körperlich begründbare Psychosen, die sich innerhalb von Stunden oder wenigen Tagen wieder rückbilden. Sie werden beispielsweise in der postoperativen Phase oder bei – meist älteren – Patienten auf der Intensivstation beobachtet.

Synkope

Die Synkope ist ein Sekunden bis Minuten anhaltender Bewusstseinsverlust, z. B. infolge von Blutdruckabfall nach längerem Stehen, bei Aortenstenose, Adams-Stokes-Anfällen oder epileptischen Anfällen.

Koma

Koma bedeutet längerdauernde Bewusstlosigkeit. Hauptursachen eines Komas im internistischen Krankengut sind Diabetes, Urämie, Apoplexie, Leberversagen (sog. Stoffwechselkomata), Vergiftungen und Hirnhautentzündungen (Meningitiden).

Hirntod

Der Hirntod ist definiert als vollständiger Ausfall aller Hirnfunktionen. Hirntote können nur mittels intensivmedizinischer Maßnahmen (künstliche Beatmung) in einem Zustand gehalten werden, der die Entnahme von „lebensfrischen" Organen zur Transplantation ermöglicht. Dass der Hirntod als Tod des Menschen anzusehen ist, wird zunehmend in Zweifel gezogen.

1.3.2 Allgemeinzustand

Einzelfaktoren des Allgemeinzustands

Der Eindruck des „Allgemeinzustands" setzt sich aus **zahlreichen Einzelbeobachtungen** zusammen. Hierbei spielen Faktoren wie Größe, Gewicht, Ernährungszustand, Körperbau und Muskulatur eine Rolle. Kachexie, d. h. ein schlechter Ernährungszustand mit Kräfteverfall und Auszehrung, findet sich vor allem bei fortgeschrittenen bösartigen Tumoren, ferner bei Schilddrüsenüberfunk-

Kachexie und Adipositas

tionen, chronischen Verdauungskrankheiten mit Malabsorption und schwerer Tuberkulose. Adipositas ist meistens durch Überernährung und nur selten durch hormonelle Störungen (Morbus Cushing, Kastration) bedingt.

Eine Diskrepanz zwischen tatsächlichem und geschätztem Alter kann sich in einem „vorgealterten" Gesamteindruck oder auffallender Jugendlichkeit widerspiegeln. Die Möglichkeiten der modernen Kosmetik können allerdings bei Frauen – erfreulicherweise - die Schätzung des Lebensalters erschweren.

Alter

Auch der sog. Habitus, d. h. die äußere körperliche Erscheinung, weist Bezüge zu bestimmten Erkrankungen und pathologischen Reaktionen auf. So neigen Leptosome, d. h. magere, schmal aufgeschossene Menschen, zu Magen- und Zwölffingerdarmgeschwüren, niedrigem Blutdruck, Hypoglykämie und Eisenmangelanämie. Der Pykniker ist mittelgroß, hat eine gedrungene Figur und ein weiches, breites Gesicht. Bei ihm finden sich gehäuft Diabetes mellitus, Arteriosklerose, Gicht, Hypertonie, Fettleber und Gallensteine.

Habitus – Leptosome und Pykniker

1.3.3 Sprache

Im Sprachverhalten kommen neben Bewusstseinszustand und intellektuellem Niveau sowie dem subjektiven Krankheitserleben auch Bildungsgrad, Kontaktfähigkeit und soziale Herkunft zum Ausdruck.

Sprachstörungen können auf sehr vielfältigen Ursachen beruhen. Schwerkranke oder depressive Patienten sprechen oft mit schwacher, leiser Stimme. Eine lallende Sprache kommt bei leichten oder beginnenden Intoxikationen vor. Heiserkeit kann sowohl auf einer harmlosen Kehlkopfentzündung als auch auf einer Stimmbandlähmung (Bronchialkarzinom) oder einem Kehlkopfkarzinom beruhen. Schädigungen der Medulla oblongata (verlängertes Rückenmark) bewirken eine „kloßige" Sprache mit verwaschenem R und L (bulbäre Sprache).

Sprachstörungen

Aphasie bedeutet die Unfähigkeit zu geordnetem Sprechen. Sie ist meist durch schwer wiegende Schäden des Zentralnervensystems bedingt. Bei der motorischen Aphasie ist der zentrale Wortentwurf gestört, die Worte werden verstümmelt, das Sprachverständnis ist nicht oder wenig gestört. Bei der sensorischen Aphasie ist das Sprachverständnis schwer beeinträchtigt, die Worte werden verwechselt und entstellt. Häufig sind beide Formen gemischt. **Häufigste Ursache** aphasischer Störungen in der Inneren Medizin ist der **Schlaganfall** (Apoplexie).

Motorische und sensorische Aphasie

1.3.4 Gang

Der Gang des Patienten kann wichtige Aufschlüsse geben. So wird nach Halbseitenlähmungen, die häufig Folge eines Schlaganfalls sind, das gelähmte Bein kreisförmig auswärts nach vorn geführt

Typische Gangarten und nicht angehoben (☞ Abb. 29, S. 150). Diese typische Gangart erlaubt eine Prima-vista-Diagnose (Diagnose auf den ersten Blick). Patienten mit Zerebralsklerose gehen häufig trippelnd.

1.3.5 Lage

Häufig wird eine charakteristische Lage eingenommen. Patienten mit Linksherzversagen sind praktisch nicht imstande, flach zu liegen. Sie sitzen aufrecht aufgestützt im Bett und ringen nach Luft; *Orthopnoe* diese Atemnot bei aufrechter Haltung nennt man Orthopnoe. Im Gegensatz dazu können viele Lungenkranke mit Atemnot flach liegen.

Opisthotonus Opisthotonus wird die Haltung genannt, bei der die Rückenmuskulatur stark angespannt und der Kopf nach hinten gebeugt ist. Sie tritt auf im Rahmen von Hirnhautentzündungen und epileptischen Anfällen, bei Wundstarrkrampf und schwerer Hysterie. Patienten mit schweren kolikartigen Schmerzen durch Gallen- oder Nierensteine sind unfähig, ruhig im Bett zu liegen; sie wälzen sich hin und her oder wandern ruhelos auf und ab. Bei entzündlichen Baucherkrankungen, wie Gallenblasen-, Blinddarm- oder Bauchfellentzündungen, wird hingegen in ängstlicher Spannung eine ruhige *Squatting* Lage eingehalten. Typisch ist auch die Kauerstellung, das Squatting (engl. kauern), der Kinder mit schweren angeborenen Herzfehlern.

1.3.6 Kopf

Schädel- und Gesichtsform Die Betrachtung von Schädel und Gesicht kann wichtige Hinweise ergeben. Der Turmschädel mit abnorm hoher Stirn wird häufig bei der dominant vererbten Kugelzellanämie gefunden, eine Sattelnase als Folge einer angeborenen Syphilis. Ein Überwuchs von Gesichtsweichteilen und Knochen mit vorspringendem Kinn, Überbiss, Verlängerung der Nase und starken Augenbrauenwülsten kommt als Folge einer Hypophysenerkrankung mit vermehrter Bildung von Wachstumshormon, der Akromegalie vor.

Die Facies abdominalis ist charakterisiert durch verfallenes Aussehen, spitze Nase, eingesunkene Augen, kalten Schweiß und ist bei Peritoniden oder starken Durchfällen zu beobachten.

Gesichtsfarbe Eine stärkere Gesichtsrötung ist bei bestimmten Hypertonieformen, bei krankhafter Vermehrung der roten Blutkörperchen (Polyglobulie, Polyzythämie), aber auch bei Menschen, die viel im Freien sind, anzutreffen (wie z. B. bei Landwirten, Straßenarbeitern oder Seeleuten). Eine plötzliche, anfallsweise Gesichtsrötung, die Flush (engl. auflodern, blitzen) genannt wird, ist typisch für bestimmte Dünndarmtumoren, die gefäßaktive Substanzen (Serotonin) produzieren. Das sog. Mitralgesicht ist durch eine rötlich-bläuliche, symmetrische Verfärbung der Wangenhaut gekennzeichnet und tritt fast ausschließlich bei Erkrankungen der Mitralklappe auf. Bei Kohlenmonoxydvergiftungen (Leuchtgas, Auspuffgase) kann eine kirschrote Gesichtsverfärbung bestehen. Rosige Gesichtsfarbe

(Rubeose), häufig in Verbindung mit Übergewichtigkeit, ist öfters bei Diabetikern zu beobachten. Heftige Bewegung der Nasenflügel beim Atmen, das „Nasenflügeln", kommt bei ausgedehnten Lungenentzündungen vorwiegend im Kindesalter vor. Blässe ist ein mehrdeutiges Symptom. Bei Anämie sind Haut und Schleimhäute blass. Blass sind auch Patienten mit einem auf einer Nierenerkrankung beruhenden Bluthochdruck. Ist die Kreislaufperipherie schlecht durchblutet, wie beispielsweise im Schock oder bei Verengung der Aortenklappe, tritt Blässe auf. Patienten mit Tuberkulose des Bauchfells, des Darmes oder des Rippenfells sind fast ausnahmslos blass.

1.3.7 Augen

Exophthalmus wird die Vordrängung des Augapfels genannt. Doppelseitig kommt sie vor allem bei Schilddrüsenüberfunktion vor, einseitig bei Geschwülsten oder Eiteransammlungen in der Augenhöhle.

Exophthalmus

Als Hornersches Syndrom bezeichnet man das einseitige Zurücksinken des Augapfels (Enophthalmus) mit Verengung der Lidspalte und der Pupille. Es entsteht durch Schädigung des Sympathikusnerven im Halsbereich und kann daher bei großen Strumen, Halsrippen, Mediastinaltumoren und Erkrankungen der Halswirbelsäule vorkommen. Anisokorie heißt ungleiche Pupillenweite. Sie kann als harmlose physiologische Variante auftreten, durch Erkrankungen des Auges selbst bedingt sein, aber auch auf einer schwer wiegenden Erkrankung des Gehirns (Hirntumoren, Hirnblutung, Neurolues) beruhen.

Enophthalmus

Die Pupillenweite kann durch **Medikamente** oder **Gifte** beeinflusse werden. Eine Pupillenerweiterung lösen Atropin, Novocain, Kokain, Scopolamin, Adrenalin, Pervitin oder Zyankali aus, eine Pupillenverengung Morphin, Alkohol, Prostigmin, Pilocarpin, Nikotin und E 605.

Pupillenweite

Schwellungen der Augenlider (Lidödeme) können allergisch bedingt sein, lassen jedoch vor allem an eine Nierenentzündung denken. Ein grau-grüner Pigment-Ring an der Hornhaut (sog. Kayser-Fleischer-Kornealring) bei der Wilsonschen Krankheit (angeborene Kupferstoffwechselstörung) beruht auf Kupferablagerungen. Lichtstarre Pupillen, meist auch maximal erweiterte Pupillen, weisen auf eine schwerste Hirnschädigung hin (z. B. beim Hirntoten).

Lidödeme

1.3.8 Haut

Farbe, Pigmentierung, Gefäßzeichnung und Spannungszustand der Haut sind für die Diagnose vieler Erkrankungen wichtig. Die Ursachen von Blässe und Rötung wurden bereits im Rahmen der Gesichtsveränderungen aufgeführt. Als Ikterus oder Gelbsucht bezeichnet man die Gelbverfärbung von Haut, Schleimhäuten und Augenbindehaut durch Ablagerung von Bilirubin. Drei Krankheits-

Ikterus

gruppen können der Gelbsucht zugrunde liegen: **Blutkrankheiten** mit vermehrtem Blutzerfall (stets nur leichter Ikterus), Erkrankungen der **Leber** (Entzündung, Tumor, Zirrhose) oder ein **Abflusshindernis** im Bereich der **Gallenwege** (Steine, Entzündungen, Tumoren). Dieses wichtige Symptom wird im Kapitel Lebererkrankungen näher erläutert.

Bräunliche Pigmentierung der Haut

Eine ausgeprägte bräunliche Hautpigmentierung – meist verbunden mit Schleimhautpigmentierungen – ist bei schwerer Unterfunktion der Nebennierenrinde fast immer vorhanden. Bronzeartig pigmentiert ist die Haut bei der Eisenspeicherkrankheit (Hämochromatose).

Hautturgor

Der Turgor, der Spannungszustand der Haut, ist herabgesetzt bei stärkerem Flüssigkeitsmangel, wie er durch schweres Erbrechen, massive Durchfälle oder ungenügende Flüssigkeitszufuhr bei Bewusstlosen entstehen kann. Die Schilddrüsenunterfunktion führt zu einer trockenen, stärker verhornten, mehlig schuppenden Haut.

Spider naevi

Lebersternchen, auch Eppinger-Sternchen oder „Spider naevi", sind stecknadelkopf- bis zehnpfennigstückgroße, rötliche Flecken, die aus zarten, sternförmig auseinanderlaufenden Hautgefäßen bestehen und vor allem bei der Leberzirrhose, in seltenen Fällen jedoch auch bei Gesunden vorkommen.

Palmarerythem

Ebenfalls häufig ist bei einer bestehenden Leberzirrhose eine Rötung der Handinnenflächen (Palmarerythem) zu beobachten, die aber auch bei Gesunden vorkommen kann. Auf charakteristische Hautausschläge bei Infektionskrankheiten wie Masern, Scharlach, Windpocken oder Röteln soll hier nicht näher eingegangen werden.

Zyanose

Eine bläuliche Verfärbung der Haut, die Zyanose, ist ein Indiz dafür, dass die Sauerstoffsättigung des Blutes vermindert ist (☞ Kap. 5). Da Erkrankungen der Lungen oder des Herzens ihre häufigste Ursache sind, wird das Symptom Zyanose im Rahmen der Erkrankungen der Atmungsorgane detailliert erläutert.

1.3.9 Haare

Alopezie

Haarausfall (Alopezie) kommt sowohl bei vielen schweren Erkrankungen (typisch bei Typhus und Thalliumvergiftung) als auch medikamentös bedingt (Zytostatika, Antikoagulanzien) vor, ist jedoch nach Beseitigung der Ursache meist voll reversibel. Sprödes, brüchiges Haar ist ein Hinweis auf Eisenmangel oder eine Unterfunktion der Schilddrüse.

1.3.10 Extremitäten

Veränderungen an Fingern und Nägeln

Die Deformierung der Hände beim chronisch-entzündlichen Gelenkrheumatismus erlaubt eine Anhiebsdiagnose: Die Grund- und Mittelgelenke des 2.-5. Fingers sind symmetrisch geschwollen, die Finger nach ulnar verkrümmt. So genannte **Trommelschlägelfinger** mit kolbiger Auftreibung der Endglieder und **Uhrglasnägel** (uhrglasähnliche Nagelwölbung) finden sich bei chronischen Lungenerkrankungen und angeborenen Herzfehlern mit hochgradiger Ganzkörperzyanose, aber auch bei Gesunden. Dünne, brüchige, eingedellte **Hohl-** oder **Löffelnägel** sind typisch für eine Eisenmangelanämie. Hautverdickungen an den Fingern mit „rattenbißartigen" Nekrosen deuten auf eine Sklerodermie (☞ Kap. 18.2.3.3) hin.

1.3.11 Zunge

Man hat die Zunge den Spiegel des Magens genannt, weil bei vielen Magen-Darm-Erkrankungen Zungenbeläge vorkommen, die jedoch keinen spezifischen Krankheitswert besitzen. Glatt, rot und brennend (Huntersche Glossitis) ist die Zunge bei der perniziösen Anämie und bei Eisenmangel, gerötet und glänzend (Lackzunge) bei Lebererkrankungen. Die hochrote Zunge bei Scharlach wird Himbeerzunge genannt. Der Nachweis eines Zungenbisses nach vorhergehender Bewusstlosigkeit mit Krampfanfall ist dringend verdächtig auf Epilepsie.

Zungenbeläge

Lackzunge

Himbeerzunge

1.3.12 Mund

Das Hängen eines Mundwinkels kann Folge einer Lähmung des VII. Hirnnerven (Nervus facialis), der Fazialislähmung, sein. Die Schädigung kann zentral (z. B. durch Schlaganfall, Hirntumor) oder peripher (infolge einer Entzündung) im Nervenverlauf lokalisiert werden. Bei der **peripheren Fazialislähmung** kann auch die Stirn der betroffenen Seite nicht gerunzelt und das Auge nicht geschlossen werden.
Ein Herpes labialis (bläschenförmiger Lippenausschlag) ist häufige Begleiterscheinung bei vielen Infektionskrankheiten, fast regelmäßig bei Hirnhautentzündungen durch Meningokokken und häufig bei bakterieller Lungenentzündung. Bei Typhus und Paratyphus tritt er eher selten auf.

Facialisparese

Herpes labialis

1.3.13 Geruch der Atemluft

Foetor ex ore (lat. übler Mundgeruch) kann auf chronische Mandelentzündung, Fäulnisprozesse der Zähne oder eine Magenerkrankung hindeuten. Bei Lungenerkrankungen mit Zerfall von Lungengewebe (Lungengangrän) kann ein aashaft widerlicher Mundgeruch auftreten.
Azetongeruch kommt bei **Zuckerkrankheit** und länger dauernden **Hungerzuständen** vor. Er erinnert an überreifes, in Gärung befindliches Obst (und den Geruch von Nagellackentferner). Bei schwerem **Nierenversagen** riecht die Atemluft urinös, beim **Leberversagen** kann ein schwer beschreibbarer erdiger, leberartiger Geruch auftreten.

Azetongeruch

Nicht immer liegen die genannten äußeren Zeichen einer Erkrankung in voller Ausprägung vor. Sie auch dann zu erkennen, er-

Bedeutung der Krankenbeobachtung

fordert einen über Jahre geschulten **klinischen Blick**. Dieser ist keineswegs das Privileg des Arztes, da das Pflegepersonal in der Regel häufiger Gelegenheit zur **Krankenbeobachtung** hat als der Arzt. Äußere Krankheitszeichen bestimmen primär den Modus des diagnostischen Vorgehens und sind durch keine apparative oder Labordiagnostik zu ersetzen.

Großrechner und Computer gewinnen in der Medizin zu Recht immer mehr an Bedeutung; aber am Anfang jeder Diagnosestellung wird nach wie vor die **aufmerksame Beobachtung** des kranken Menschen stehen. Prognoseprogramme für Intensivpatienten, wie z. B. APACHE II, sind für mittlere statistische Vorhersagen brauchbar, können aber im Einzelfall völlig versagen. Ethisch extrem bedenklich sind Computersysteme, die die Überlebenswahrscheinlichkeit in Kombination mit den ermittelten Behandlungskosten berechnen und als Basis für den Therapieabbruch dienen sollen.

1.4 Abweichungen der Körpertemperatur und ihre Ursachen

Definition

Fieber liegt vor, wenn die rektal unter Ruhebedingungen gemessene Körpertemperatur **über 38° C** liegt. Mäßiges Fieber besteht zwischen 38–39° C, hohes zwischen 39–40,5° C, sehr hohes (hyperpyretisches Fieber) bei Temperaturen über 40,5° C. Werte zwischen 37,5–38° C nennt man subfebril.
Subfebrile Temperaturen kommen bei Tuberkulose, Tumoren, Schilddrüsenüberfunktion und vegetativer Fehlsteuerung vor. Die normale Körpertemperatur, die durch das Wärmezentrum im Hypothalamus reguliert wird, schwankt rektal zwischen 36,5–37,5° C, axillar (in der Achselhöhle gemessen) zwischen 36–37° C. Im stationären Bereich wird die Temperatur mit elektronischen Thermometern oder Digitalthermometern, auf Intensivstationen auch mit Temperatursonden gemessen. Die Messung sollte vorzugsweise oral (sublingual) erfolgen. Bei axillarer Messung muss die Achselhöhle trocken sein. Die rektal-axillare Differenz beträgt im Allgemeinen 0,5° C; sie ist vergrößert bei einer Appendizitis oder einer Peritonitis. Normale und erhöhte Temperaturen erreichen im Allgemeinen ihr Maximum nachmittags, ihr Minimum liegt in den frühen Morgenstunden. Tagesdifferenzen über 1° C sind **pathologisch**.
Körperliche Bewegung (Bewegungstemperatur) und warme Bäder sowie starke Sonneneinstrahlung erhöhen die Körpertemperatur. Bei Hochleistungssportlern sind unmittelbar nach der sportlichen Betätigung rektale Temperaturen bis 39° C gemessen worden. Temperaturmessungen bei Patienten, die sich gerade bewegt haben, können daher falsche Werte ergeben. Bei Frauen muss berücksichtigt werden, dass 1–2 Tage nach der Ovulation (Ausstoßung des

Eies aus dem Follikel des Eierstocks) die Körpertemperatur um 0,5° C ansteigt und bis kurz vor der nächsten Menstruation erhöht bleibt.

Im Fieber verliert der Organismus viel Wasser, sodass es zum Flüssigkeitsmangel kommen kann. Wasserverlust, Appetitlosigkeit und der Abbau körpereigener Proteine führen zu Gewichtsabnahme. Die Folgen des Flüssigkeitsmangels sind trockene Haut, Mundtrockenheit und Verstopfung.

Praktisch wichtig ist die Unterscheidung der verschiedenen **Fiebertypen:** *Fiebertypen*

- **Intermittierendes,** d. h. unterbrochenes **Fieber** (febris intermittens), ist durch große Temperaturdifferenzen mit morgendlichen Werten unter 37° C gekennzeichnet. Es ist typisch für die Sepsis (gr. Fäulnis), die meistens auf einer Überschwemmung des Organismus mit Eitererregern beruht.
- **Remittierendes Fieber** (febris remittens) liegt bei Tagesdifferenzen bis 2° C vor, ohne dass normale Temperaturen erreicht werden. Dieser Fiebertyp tritt am häufigsten auf.
- Von **anhaltendem Fieber** (febris continua) spricht man, wenn das Fieber über Tage hoch bleibt und maximal um 1° C schwankt. Typische Ursachen einer „Kontinua" sind der Typhus und die Miliartuberkulose.
- **Periodisches Fieber** geht mit regelmäßigen periodischen Temperaturveränderungen einher. Ein bekanntes Beispiel ist die Malaria mit ihren gesetzmäßig alle 48 (Malaria tertiana) oder 72 (Malaria quartana) Stunden auftretenden Fieberschüben.

Untertemperaturen kommen im Endstadium schwerer auszehrender Erkrankungen, bei unterkühlten Patienten und bei Hirntoten vor. *Untertemperaturen*

Der Schüttelfrost entsteht dadurch, dass es unter dem Einfluss fiebererzeugender Stoffe, der Pyrogene, zu einer **Erhöhung des Sollwertes** für die temperaturregulierenden Zentren kommt, z. B. von normalerweise 37 auf 39,5° C. Die sonst normale Körpertemperatur wird dann wie Kälte empfunden und mit denselben Reaktionen beantwortet: Frieren, Verengung der Hautgefäße und Muskelzittern, um mehr Wärme zu bilden. Während des Beginns des Schüttelfrostes ist die Temperatur meist nur wenig erhöht. Im Gegensatz zum Frösteln, das von vielen Patienten bereits als Schüttelfrost bezeichnet wird, ist beim echten Schüttelfrost das Muskelzittern so heftig, dass es nicht unterdrückt und schon bei Berührung des Bettes wahrgenommen werden kann. Häufigste Ursache des Schüttelfrostes ist ein massiver Erregereinbruch in die Blutbahn. Ausgangsherde einer Sepsis können Harnwegsinfekte, Pneumonien, Entzündungen der Gallenwege sowie Infekte im gynäkologischen und HNO-Bereich sein. Bei Patienten auf Intensivstationen können Keime durch die verschiedenen Katheter eingeschleppt werden. Häufigste Sepsiserreger sind: *Schüttelfrost*

Sepsis

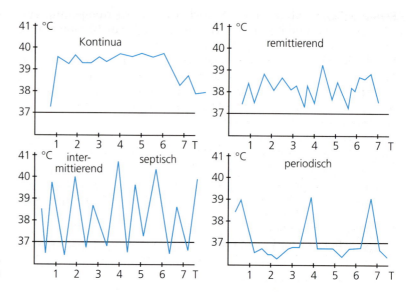

Abb. 2: Typische Fieberverläufe

Staphylokokken, E. coli, Proteus, Pseudomonas, Klebsiellen, Pneumokokken, Meningokokken und Streptokokken. Dem Erregernachweis dienen Blutkulturen (Mehrfachuntersuchung) und Urinkulturen (Uricult).

Fieberursachen

Häufigste Ursache des Fiebers sind **Infektionen** mit Bakterien, Viren und Parasiten durch Abgabe pyrogener Stoffe. Jeder größere **Gewebszerfall** kann jedoch durch Resorption des zerstörten Gewebes zu Fieber führen (Resorptionsfieber); das Fieber beim Herzinfarkt oder bei größeren Quetschungen und Blutergüssen wird so erklärbar. Auch bei bösartigen Tumoren, insbesondere des Magens, der Leber und der Niere, kann **Tumorfieber** entstehen. Bei manchen bösartigen Blutkrankheiten, wie z. B. bei der Leukämie, ist Fieber eines der Hauptsymptome. Es wird angenommen, dass es auch ein **zentral ausgelöstes Fieber** bei Schädigung des Wärmezentrums (Verletzung, Blutung, Tumor) gibt; es ist sicher sehr selten und sollte nur bei Ausschluss aller anderen Fieberursachen angenommen werden. Fieber kann schließlich auch auf einer Medikamentenunverträglichkeit („Drug fever"), immunologischen Reaktionen (z. B. Impfreaktion) oder Austrocknung (Exsikkose), insbesondere bei Kindern und alten Menschen, beruhen. Das Fieber führt über eine Steigerung des Stoffwechsels zu einer **Erhöhung der Puls-** und **Atemfrequenz.**

Ob das Fieber eine nützliche oder schädliche Reaktion des Organismus darstellt, ist nicht geklärt. Es ist lediglich bekannt, dass für Gonokokken und Spirochäten Temperaturen über 40° C ungünstig sind. Es wäre denkbar, dass mit dem Temperaturanstieg die körperliche Abwehr aktiviert wird.

Fiebersenkende Mittel, sog. **Antipyretika,** wirken über eine verstärkte Wärmeabgabe durch vermehrte Hautdurchblutung und Steigerung der Schweißsekretion. Dabei besteht die Gefahr eines Blutdruckabfalls bis zum schweren Kreislaufkollaps. Bei Patienten, die rasch entfiebern, müssen daher Puls und Blutdruck regelmäßig kontrolliert werden. Häufig angewandte Antipyretika sind Metamizol, Paracetamol und Acetylsalicylsäure. Sie wirken alle auch **schmerzstillend.** Ein chronischer Missbrauch dieser Substanzen kann ebenfalls beobachtet werden. Phenacetin, das früher in vielen Schmerzmitteln enthalten war, kann zu schweren Gesundheitsschäden, vor allem an der Niere (Phenacetin-Niere), führen und ist daher in der BRD seit 1986 nicht mehr zugelassen. Eine Überdosierung von Paracetamol kann zu einer schweren Intoxikation mit Leberversagen führen.

Fiebersenkende Medikamente wie Acetylsalicylsäure (z. B. Aspirin®), Metamizol (z. B. Novalgin®) oder Paracetamol (z. B. ben-u-ron®) sollten im Allgemeinen nur ausnahmsweise gegeben werden.

Wirkungsweise der Antipyretika

> **Merke:** Fieber muss nicht immer gesenkt werden. Es stellt bei Infektionskrankheiten einen natürlichen Abwehrvorgang dar.

- Überwachung von Blutdruck (Gefahr des starken RR-Abfalls durch Fiebersenkung), Puls, Temperatur, Atmung und Bewusstseinlage.
- Bei plötzlichem Anstieg mit Schüttelfrost Wärmezufuhr, Temperaturmessung nach dem Schüttelfrost (Maximum).
- Leichte Decke, kühle Raumtemperatur (17–19° C).
- Bei Fieber über 39° C Wadenwickel, kühle Abwaschungen, Kühlelemente.
- Ausscheidung kontrollieren, ggf. Flüssigkeitsbilanzierung.
- Ernährung: leichte Kost, ausreichende (2,5–3 l) Flüssigkeitszufuhr; kühle, aber nicht eiskalte Getränke.
- Körperpflege: häufige, kühle Abwaschungen, gutes Abtrocknen, Wäschewechsel, evtl. Hilfe bei der Körperpflege, auf Hautzustand achten (Turgor).

Übersicht 1: Pflegerische Maßnahmen bei Fieber

1.5 Tumoren

1.5.1 Was sind Tumoren?

Tumoren (lat. Schwellung) sind **Gewebsneubildungen,** die auf einem überschießenden Wachstum (Wachstumsexzess) beruhen. Sie sind nicht organisch in den Körper eingefügt, werden aber von ihm

Definition

Kennzeichen maligner Tumoren

ernährt. Tumoren können **gutartig** (benigne) oder **bösartig** (maligne) sein. Die Kennzeichen der Malignität sind rasches Wachstum, Infiltration (Einbruch) in die Umgebung und Zerstörung der benachbarten Gewebe, Bildung von Tochtergeschwülsten, sog. Metastasen, und Neigung zum Wiederauftreten (Rezidiv) nach Entfernung an gleicher oder anderer Stelle. Die histologische Untersuchung zeigt, dass der bösartige Tumor aus unreifen Gewebselementen aufgebaut ist. Fast alle malignen Tumoren führen unbehandelt zum Tode.

Die Bezeichnung „Karzinom" geht auf HIPPOKRATES (460–377 v. Chr.), den berühmtesten griechischen Arzt des Altertums, zurück.

Die Lehre von den Tumorkrankheiten bezeichnet man Onkologie

Als Onkologie wird die Lehre von den Tumorkrankheiten bezeichnet.

Tumore können entweder aus dem Epithelgewebe, das die äußere und innere Körperoberfläche bedeckt, oder aus dem Stütz- und Bindegewebe entstehen. Mischtumore treten eher selten auf.

Gutartige epitheliale Tumoren sind z. B. Warzen, Zottengeschwülste (Papillome), Polypen (gestielte Geschwülste) und die aus Drüsengewebe aufgebauten Adenome. Aus dem Stütz- und Bindegewebe entwickeln sich die gutartigen Lipome (Fettgewebe), Fibrome (Bindegewebe), Myome (Muskulatur) oder Hämangiome (Blutgefäße). Karzinome sind bösartige epitheliale Tumoren, Sarkome sind maligne Geschwülste des Stütz- und Bindegewebes.

1.5.2 Bedeutung maligner Tumoren

Maligne Tumorerkrankungen bilden die zweithäufigste Todesursache in Westeuropa

Jährlich sterben weltweit etwa 3 Mio. Menschen an Krebs, in der Bundesrepublik sind es über 150 000. Krebs ist bei jedem 5. Menschen die Todesursache. Nach den Erkrankungen des Herz-Kreislaufsystems sind bösartige Tumorerkrankungen die **zweithäufigste Todesursache** in Westeuropa. Der Krebsbefall der einzelnen Organe ist bei Mann und Frau sehr unterschiedlich. Die Karzinomsterblichkeit in Deutschland beträgt, bezogen auf die Gesamtsterblichkeit, 20,9 %. Im Alter liegt die Gesamtkrebssterblichkeit jedoch wesentlich höher (über 30 % bei den 60–65-Jährigen). Am meisten im Zunehmen begriffen sind das Bronchialkarzinom (Zigarettenrauchen), ferner das Pankreas- und Ovarialkarzinom sowie die Leukämie. Eine gewisse Häufigkeitsabnahme wird beim Uterus- und Magenkarzinom beobachtet. Im Kindesalter dominieren Leukämien und bösartige Erkrankungen der lymphatischen Gewebe, z. B. der Lymphknoten. Der steigende Nikotinkonsum der Frauen bewirkt, dass bei ihnen das Bronchialkarzinom rapide zunimmt.

Tab. 2: Kennzeichen gutartiger und bösartiger Tumoren

	Tumor	
	gutartig	bösartig
Wachstumstempo	langsam	rasch
Ausbreitung	expansiv	infiltrierend zerstörend
Metastasierung	nein	meistens
Rezidivneigung	keine	ausgeprägt
Gewebe	reif	unreif

Trotz erheblicher Unterschiede in der Häufigkeit der einzelnen organischen Krebserkrankungen (z. B. im Vergleich zur Bundesrepublik Deutschland in Japan hohe Magenkrebs- und niedrige Brustkrebsrate) liegt die Gesamtzahl der Krebssterbefälle in allen Ländern mit vergleichbarer Statistik erstaunlich nahe beieinander.

Das Schicksal der Patienten hängt häufig weniger vom Primärtumor als von den Metastasen ab, obwohl weniger als einer von 1000 Tumorzellen, die die Blutbahn erreichen, die Bildung einer Metastase gelingt. Metastasen können **lymphogen** (über die Lymphbahnen) meist in den regionalen Lymphknoten oder **hämatogen** (über das Blut), dann häufig als **Fernmetastasen** entstehen. Liegen Fernmetastasen vor, ist eine Heilung meistens nicht mehr möglich.

Lymphogene und hämatogene Metastasierung

Tab. 3: Wichtige Präkanzerosen

Präkanzerosen	maligne Entartung
perniziöse Anämie	Magenkrebs
Darmpolypen	Darmkrebs
Gallensteinleiden	Gallenblasenkrebs
Leberzirrhose	Leberkrebs
Leistenhoden	Hodenkrebs
Mastopathia cystica (zystische Brusterkrankung)	Brustkrebs

Viele Krebsformen weisen ein bevorzugtes Metastasenmuster auf. So sind die oft sehr schmerzhaften und auch zu Brüchen führenden Knochenmetastasen häufig beim Prostata-, Mamma- und Schilddrüsenkarzinom. Bronchialkarzinome metastieren oft in die Nebennieren und das Gehirn. **Bevorzugte Metastasenorgane** sind Leber, Lunge, Lymphknoten und Knochen, während Herz, Muskeln, Milz und Fettgewebe meist verschont bleiben.

Metastasenmuster

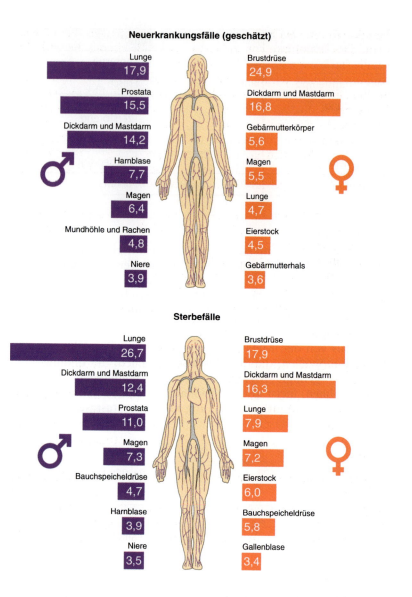

Abb. 3: Prozentuale Anteile der häufigsten Krebslokalisationen an der Gesamtzahl 1995 in Deutschland (Quelle: Krebs in Deutschland. Arbeitsgemeinschaft Bevölkerungsbezogener Krebsregister in Deutschland. Saarbrücken. S. 10. 1997)

Zwischen Primärtumor und Metastasen bestehen **Wechselwirkungen:** Oft setzen kleine Primärtumoren große Metastasen, in anderen Fällen entwickeln sich riesige Primärtumoren mit nur vereinzelten, kleinen Metastasen.

1.5.3 Entstehungsursachen maligner Tumoren

Der Londoner Chirurg POTT entdeckte 1775, dass Schornsteinfeger häufig Hautkarzinome im Bereich des Hodensacks entwickeln, und führte dies auf die Einwirkung von Ruß und Teer zurück. Im Jahre 1917 erbrachten japanische Forscher, die durch Teerpinselungen

Hautkarzinome bei Kaninchen auslösten, den Beweis. Heute weiß man, dass bestimmte von außen einwirkende **chemische** und **physikalische Noxen** (Noxe = schädlicher Reiz) kanzerogen, d. h. Krebs auslösend wirken können. Von den etwa 800 chemischen Stoffen, die im Tierversuch Krebs hervorrufen, sind 25 auch für den Menschen kanzerogen, so z. B. Anilin und seine Abkömmlinge (Blasenkrebs der Anilinarbeiter) oder das im Zigarettenrauch enthaltene Benzpyren (Bronchialkarzinom). Röntgen-, Radium- und ultraviolette Strahlen können kanzerogen wirken. So waren die Lungenkarzinome der Schneeberger und Joachimsthaler Bergarbeiter im Erzgebirge durch Radioaktivität bedingt.

Kanzerogene

Es werden im Wesentlichen drei kanzerogene Faktoren diskutiert:
- **Karzinogene:** chemische Substanzen mit Krebs erzeugender Wirkung, zum Beispiel:
    - Arsen: Lungen- und Hautkrebs,
    - Asbest: Lungen- und Pleuratumoren,
    - Benzol: akute myeloische Leukämie,
    - Immunsuppressiva: Non-Hodgkin-Lymphome,
    - Phenacetin: Nieren- und Blasenkrebs,
    - Polyvinylchlorid: Leberkrebs,
    - Tabak: Krebs im Kopf-Hals-Bereich, Lungenkrebs.
- **Energiereiche Strahlung:** UV-Strahlung (Melanom), Alpha-, Beta- und Gamma-Strahlen.
- **Viren:** Heptatitis-B-Virus (Leberkrebs), Epstein-Barr-Virus (Burkitt-Lymphom), HTLV-1 (T-Zell-Leukämie), menschliches Papillomavirus Typ 16 (Zervix-Karzinom). Das Rous-Sarkom bei Geflügel wird durch RS-Viren, die Mäuse-Leukämie durch das Bittner-Virus ausgelöst.

Einteilung der kanzerogenen Faktoren

Offenbar können auch **mechanische** oder **entzündliche Dauerreize** Krebs erzeugen, z. B. Gallenblasenkrebs bei Gallensteinen oder Lippenkrebs bei Pfeifenrauchern. Wichtig ist die Kenntnis von Krankheiten, die häufig, aber nicht zwangsläufig zum Krebs führen. Sie werden als Vorkrebskrankheit oder **Präkanzerose** bezeichnet.

Präkanzerosen

Die Fähigkeit von Karzinogenen, Krebs auszulösen, hängt von deren Fähigkeit ab, **Mutationen** (sprunghafte Änderungen von Erbfaktoren) zu bewirken. So genannte Proto-Onkogene sind Gene, die in normalen Zellen vorkommen und Krebs erzeugende Aktivitäten entfalten können. Aktivierte **Proto-Onkogene** sind maßgeblich für die maligne Entartung von Zellen verantwortlich und bestimmen beispielsweise das Fortschreiten und die Metastasierung von bösartigen Tumoren. Sie gehören in die große Gruppe der **Zytokine,** die als Eiweißkörper von verschiedensten Zellen freigesetzt werden und als chemische Mediatoren (Botenstoffe) das Zusammenwirken von Zellen vermitteln und steuern. Dass es eine genetische Disposition für bestimmte maligne Tumoren gibt,

Tumorimmunologie

ist sicher. Der praktische Wert der Bestimmung von sog. „Krebs-Genen", wie z. B. von BRCA1 für Brustkrebs, ist aber noch offen. Noch ist nicht völlig klar, welche Rolle körpereigene Abwehrvorgänge, d. h. immunologische Reaktionen, bei der Entstehung von Krebs spielen. Die sog. Tumorimmunologie lässt jedoch bereits wichtige Ansatzpunkte für die Krebstherapie erkennen.

1.5.4 Stadieneinteilung maligner Tumoren (TNM-System)

Staging und Grading

Die folgende Stadieneinteilung maligner Tumoren ist international gültig und dient der besseren Vergleichbarkeit verschiedener Therapieformen. Die für das Behandlungskonzept wichtige **Stadieneinteilung** wird auch Staging genannt. Mit Grading bezeichnet man bei bestimmten Tumoren (z. B. Sarkomen) den Grad der Entdifferenzierung des Gewebes (G_1–G_4).

Das Symbol T (**Tumor**) beschreibt den Primärtumor, N bezeichnet die regionalen Lymphknoten (lat. **n**odus = Knoten), M die Metastasen.

Übersicht 2: Stadieneinteilung maligner Tumoren

T_0	=	Primärtumor nicht auffindbar oder entfernt
T_1–T_4	=	Größe und Ausdehnung des Tumors
N_0	=	keine tastbaren Lymphknoten
N_1–N_4	=	Größe der Lymphknoten und befallene LKN-Gebiete
M_0	=	keine Fernmetastasen
M_1	=	Fernmetastasen vorhanden.

Beispiel

T_2/N_0/M_0 bedeutet bei einem Bronchialkarzinom: größerer Primärtumor ohne LKN- und Fernmetastasen.

Der Allgemeinzustand des Tumorkranken kann mittels Skalen oder Indizes (z. B. Karnofsky-Index) beschrieben werden (☞ Tab. 4). Die tatsächliche „Lebensqualität" lässt sich dadurch nur unzulänglich erfassen und beschreiben.

Tab. 4: AJCC (American Joint Committee of Cancer) Performance Status Scale und der Karnofsky-Index zur Beurteilung des Allgemeinzustandes

AJCC Performance Status Scale	Karnofsky-Index
H0 Normale Aktivität	100 % Normal, keine Beschwerden, keine Krankheitszeichen sichtbar.
	90 % Fähigkeit zu normaler Aktivität, keine Symptome oder Zeichen der Krankheit.
H1 Ambulant mit Beschwerden, kann sich selbst versorgen.	80 % Normale Aktivität unter Anstrengung, einige Krankheitszeichen oder -symptome.
	70 % Sorgt für sich selbst, unfähig zu normaler Aktivität oder zu aktiver Arbeit.

AJCC Performance Status Scale	Karnofsky-Index
H2 Nicht bettlägerig in mehr als der Hälfte der Zeit; bisweilen fremder Hilfe bedürftig.	60 % Braucht gelegentlich Hilfe, ist aber fähig, für die meisten seiner Angelegenheiten selbst zu sorgen. 50 % Braucht beträchtliche Hilfe und oft medizinische Pflege.
H3 Zur Hälfte der Zeit oder mehr bettlägerig; pflegebedürftig.	40 % Braucht besondere Pflege und Hilfe, stark behindert. Krankenhausaufnahme ist indiziert, noch keine Lebensgefahr.
H4 Bettlägerig; stationäre Behandlung nötig.	20 % Krankenhausaufnahme notwendig, sehr krank, aktive unterstützende Therapie notwendig, 10 % sterbend.

Tab. 4: AJCC (American Joint Committee of Cancer) Performance Status Scale und der Karnofsky-Index zur Beurteilung des Allgemeinzustandes (Fortsetzung)

1.5.5 Diagnostik maligner Tumoren

Die Krebsdiagnose stützt sich auf folgende vier Punkte:

- **Anamnese:**
  Allgemeine Leistungsschwäche, Appetitlosigkeit, Gewichtsabnahme, Erbrechen, Schmerzen, Blutbeimengungen in Auswurf, Stuhl, Urin oder Vaginalsekret, unklares Fieber.

- **Gründliche körperliche Untersuchung:**
  Besonderes Augenmerk gilt LKN, Milz, Leber, Haut (Metastasen), Brüsten; Austastung des Mastdarms (Rektumkarzinom, Prostatakarzinom).

- **Laboruntersuchungen:**
  Verdächtig auf ein Tumorleiden sind folgende Befunde: Anämie, abnorm hohe oder niedrige Erythrozyten-, Leukozyten- und/oder Thrombozytenzahlen, starke BSG-Beschleunigung, Eisenmangel und Erhöhung folgender Enzyme: LDH, alkalische und/oder saure Phosphatase, Nachweis erhöhter Tumormarkerwerte, Nachweis von occultem Blut im Stuhl ☞ S. 44.

- **Technische Untersuchungen:**
  – Bildgebende Verfahren wie Sonographie, Röntgen, CT, MRT (Magnetresonanztomographie bzw. Kernspintomographie) und PET (Positronenemissionstomographie),
  – Knochen- und Knochenmarkspunktion,
  – Probeexzision (Abk.: PE) = Gewebsentnahme zu diagnostischen Zwecken,
  – Endoskopie = Ausleuchtung und Betrachtung von Körperinnenräumen mittels eines Endoskops (Spiegelinstrument); z. B. Broncho-, Gastro-, Laparo- oder Zystoskopie,
  – Szintigraphie von Leber, Milz, Schilddrüse und Knochen.

Wichtige diagnostische Parameter im Rahmen einer malignen Tumorerkrankung

Tumormarker

Von mehr als 100 bekannten „Krebstesten" erreicht keiner die zu fordernde Treffsicherheit von 90–95 %. Eine gewisse Bedeutung hat der Nachweis bestimmter Bluteiweißkörper für verschiedene Tumoren erlangt: Alpha-1-Fetoprotein für das primäre Leberkarzinom, CEA für Magen-, Darm-, Mamma- und Bronchialkarzinome und CA 19-9 für das Pankreaskarzinom. Diese Stoffe, deren Auftreten oder erhöhte Konzentration im Serum einen Zusammenhang mit Vorhandensein und Verlauf von bösartigen Tumoren aufweist, werden Tumormarker genannt (☞ Tab. 5).

Tab. 5: Serumtumormarker (Auswahl)

Tumormarker	Tumoren
CEA	gastrointestinale Adenokarzinome, Mammakarzinom, Bronchialkarzinom, andere
CA 19-9	Pankreaskarzinom, Kolonkarzinom, Magenkarzinom, andere
CA 12-5	Ovarialkarzinom, Kolonkarzinom, andere
CA15-3	Mammakarzinom, Kolonkarzinom, andere
α-Fetoprotein	Keimzelltumoren, Leberzellkarzinom, Pankreaskarzinom, andere
β-HCG	Keimzelltumoren, Chorionkarzinom, andere
NSE	Lungenkarzinom
PSA	Prostatakarzinom
Thyreoglobulin	differenziertes Schilddrüsenkarzinom

Übersicht 3: Bedeutung der Tumormarker-Abkürzungen

AFP	=	α-Fetoprotein
CA	=	Carbohydrat-Antigen
CEA	=	Carcinoembryonales Antigen
HCG	=	Humanes Choriogonadotropin
NSE	=	Neuronenspezifische Enolase
PSA	=	Prostata-spezifisches Antigen
TG	=	Thyreoglobulin

1.5.6 Therapiemöglichkeiten maligner Tumoren

Therapieziele

- Das ideale Therapieziel ist die **kurative Therapie**, d. h. die Beseitigung aller Tumorzeichen durch entsprechende Behandlung.
- Unter **palliativer Therapie** versteht man die Beseitigung oder zumindest die Linderung von Tumorsymptomen bei nicht heilbaren (inkurablen) Tumoren.

Folgende Behandlungsmöglichkeiten stehen – einzeln oder in Kombination – zur Verfügung: **Operation, Bestrahlung** und **Chemotherapie** mit sog. **Zytostatika** (☞ Kapitel 3.3.2.2 Leukämien).

Weitere Therapiemöglichkeiten

Der Stellenwert der sog. Immuntherapie mit dem Ziel der Verbesserung der körpereigenen Tumorabwehr ist noch nicht endgültig zu übersehen. Gentechnologische Möglichkeiten der Tumorbehandlung befinden sich im Stadium intensiver Erforschung, wobei sich erste Erfolge abzeichnen, so beispielsweise die Behandlung einer seltenen Leukämieform, der sog. Haarzellen-Leukämie, durch gentechnologisch hergestellte Interferone.

Chirurgische Therapie

Eine operative Therapie kommt für rund 30 % der Patienten infrage. Die Radikaloperation mit vollständiger Entfernung des Tumorgewebes bietet die größten Heilungschancen. Als palliative Operation wird ein Eingriff bezeichnet, der die bösartige Erkrankung nicht mehr beseitigen, wohl aber bestimmte Krankheitssymptome bessern oder beheben kann.

Chemotherapie

Die Chemotherapie bewirkt eine **Hemmung des Tumorwachstums.** Eine Heilung ist hierbei jedoch seltener zu erreichen (kurative Chemotherapie) als eine palliative Wirkung mit vorübergehendem Rückgang von Tumorsymptomen (Schmerzen), einer Verbesserung der Lebensqualität oder evtl. auch einer Lebensverlängerung. Vor allem bei Leukämien im Kindesalter und bei M. Hodgkin sind heute durch Chemotherapie auch vollständige Heilungserfolge erzielbar. Für die palliative Chemotherapie reicht meist der Einsatz eines Zytostatikums (Monotherapie), während für eine kurativ angelegte Chemotherapie meist mehrere Zytostatika (Polychemotherapie) in kurzem zeitlichem Abstand gegeben werden müssen. Die Zytostatika lassen sich nach ihrem pharmakologischen Charakter in verschiedene Gruppen einteilen (☞ Tab. 6). Die **adjuvante** Chemotherapie zielt darauf ab, ein Rezidiv oder eine Metastasierung zu verhindern. Sie wird zusätzlich zu einer vorausgehenden potenziell kurativen Therapie eingesetzt (Chemotherapie nach operativer Brustentfernung). Manche Tumoren, wie z. B. das Mamma- oder Prostatakarzinom, sind **hormonabhängig.** Deshalb kann die Hodenentfernung beim Prostatakarzinom (Wegfall der Androgene) oder eine Gabe von Antihormonen wie Tamoxifen beim Mammakarzinom hilfreich sein.

Zubereitung von Zytostatika

Bei der **Zubereitung von Zytostatika** ist eine Reihe wichtiger Punkte zu beachten:
- Zytostatika können perkutan, oral oder durch Einatmung aufgenommen werden und auf diesem Wege des Körper schädigen.
- Nur speziell geschultes Personal darf mit Zytostatika umgehen.
- Jugendliche und Schwangere dürfen nicht mit Zytostatika arbeiten!

In Kliniken oder Zentren werden die Zytostatika meistens zentral in der Apotheke auf einer **Zytostatika-Werkbank** zubereitet und als gebrauchsfertige Lösungen auf die Station geliefert. In den Zytostatika-Werkbänken herrscht eine wirbelfreie, gerichtete Luftströmung (Laminar-flow-System). Die Pflegeperson muss eine entsprechende Schutzkleidung, Mundschutz und Brille tragen. Sollte die Haut dennoch mit Zytostatika in Kontakt kommen, ist sofortiges Abspülen mit reichlich Wasser notwendig, und der Vorfall muss dem Betriebsarzt als **Arbeitsunfall** gemeldet werden. Zytostatika kontaminierter Abfall ist als Sondermüll („schwarze Tonne") zu entsorgen.

Tab. 6: Gruppen klinisch häufig verwendeter Zytostatika (nach E. Weber, G. Schettler)

Typ	Gruppe	Chemische Kurzbezeichnung	Handelsname
Alkylan-zien	N-Lost-Derivate	Cyclophosphamid Ifosfamid Trofosfamid Chlorambucil Melphalan Prednimustin Estramustinphosphat	Endoxan Holoxan Ixoten Leukeran Alkeran Sterecyt Estracyt
	Äthylenimin-derivate	Triäthylmelamin Thiotepa	Thiotepa „Lederle"
	Sulfonsäure-ester	Busulfan	Myleran
	Nitroharnstoff-verbindungen	CCNU BCNU Methyl-CCNU	CINU, Lomustin Carmubris
	Verschiedene	Ibenmethyzin Dibromannitol DTIC, Dacarbazin cis-Diamino-dichloro-platin II	Natulan Myelobromol DTIC-DOME Platinex
Antimeta-boliten	Purinanta-gonisten	Thioguanin 6-Mercaptopurin	Thioguanin-Wellcome Puri-Nethol
	Pyrimidin-antagonisten	5-Fluorouracil 5-Fluor-l-(tetrahydr-2-Fluryl-)uracil Cytosinarabinosid	Fluoro-uracil „Roche" Fluroblastin Ftorafur Alexan, Udicil
	Thymidin-antagonisten	Hydroxyurea	Litalir
	Folsäure-antagonisten	Amethopterin	Methotrexat

Tab. 6: Gruppen klinisch häufig verwendeter Zytostatika (nach E. Weber, G. Schettler) (Fortsetzung)

Typ	Gruppe	Chemische Kurzbezeichnung	Handelsname
Antibiotika	Actinomycine	Actinomycin C	
		Actinomycin D	Lyovac-Cosmegen
		Mitomycin C	Mitomycin C
	Anthracyline	Daunorubicin	Daunoblastin, Ondena
		Doxorubicin	Adriblastin
		Epidoxorubicin	Farmorubicin
		Bleomycin	Bleomycinum-Mack
Pflanzenalkaloide	Vincaalkaloide	Vinblastin	Velbe
		Vincristin	Vincristin, Lilly
		Vindesin	Eldisine
	Podophyllin	Podophyllin	Proresid
		VM26	VM 26-Bristol
		VP16	Vepesid
Hormone	Androgene Östrogene	Testosteronpropionat	mehrere Präparate
		Stilböstrol	
		Fosfestrol	Honvan
		Polyestradiolphosphat	Estradurin
	Antiöstrogene	Tamoxifen	Nolvadex
	Gestagene	Progesteron	mehrere Präparate
	Kortikosteroide	Prednison	
Enzyme		L-Asparaginase	Crasnitin

Als komplette oder **Vollremission** bezeichnet man das Verschwinden aller Tumorsymptome für mindestens 4 Wochen, als **Teilremission**, wenn mehr als 50 % der Tumormasse für ebenfalls mindestens vier Wochen verschwunden sind. **Wachstumsstillstand** bedeutet keine Änderung der Tumormasse, **Progression** das Fortschreiten des Tumorwachstums unter Therapie. Abb. 4 auf S. 43 zeigt das Ansprechen verschiedener Tumoren auf eine Chemotherapie. Weitere moderne, häufig eingesetzte Zytostatika sind Etoposid (Vepesid®) und Carboplatin (z. B. Carboplat®).

Beurteilung des Therapieerfolgs

Da Zytostatika nicht nur das Wachstum von Tumorzellen, sondern auch zahlreicher, anderer Gewebe beeinflussen, können sie zu erheblichen Nebenwirkungen mit Beeinträchtigung des Allgemeinzustandes führen. Häufige Zytostatika-Nebenwirkungen sind in ☞ Tab. 7 (S. 42) aufgeführt. Typische Nebenwirkungen einer Chemotherapie sind Übelkeit, Erbrechen, Knochenmarksschädigung (Leuko- und Thrombopenie) mit erhöhter Infektionsgefahr, Haarausfall (Alopezie, stets reversibel) und Nervenschädigungen im Sinne einer Polyneuropathie. Die Indikation zur Chemotherapie muss daher in jedem Fall sorgfältig gestellt werden. Hier gilt die aus der traditionellen chinesischen Therapie stammende Warnung:

Nebenwirkungen der Chemotherapie

Die Behandlung sollte nicht schlimmer sein als die Krankheit!

Es ist gesichert, dass nach Chemotherapie (noch mehr in Kombination mit einer Strahlentherapie) das Risiko, an einem Zweit-Tumor (am häufigsten Osteosarkome, Weichteiltumoren, Haut- und Schilddrüsenkrebs sowie akute Leukämien) zu erkranken, deutlich erhöht ist.

Tab. 7: Typische Nebenwirkungen der verschiedenen Zytostatika (nach P. Drings)

Organ	Symptom(e)	Zytostatika
Knochenmark	Anämie Leukopenie Thrombopenie	alle außer Bleomycin und L-Asparaginase
Gastrointestinaltrakt	Stomatitis Ösophagitis Diarrhoen	Antimetaboliten Antibiotika Dacarbazin
Haut	Dermatitis Hyperkeratosen Pigmentationen Alopezie	Bleomycin Bleomycin, Busulfan Vincaalkaloide, Antibiotika, Cyclophosphamid, Ifosfamid
Herz	Reizleitungsstörungen Insuffizienz	Daunomycin, Adriamycin
ableitende Harnwege	hämorrhagische Zystitis	Cyclophosphamid, Ifosfamid
Niere	eingeschränkte Funktion (tubuläre Nekrose)	Cisplatin, Amethopterin Mithramycin
Leber	eingeschränkte Funktion (Fibrose, Zirrhose)	Amethopterin, Cytarabin
Pankreas	Pankreatitis	L-Asparaginase
Lunge	eingeschränkte Funktion (fibrosierende Alveolitis)	Bleomycin, Busulfan Amethopterin
Nervensystem	Parästhesien motorische Schwäche autonome Dysfunktion	Vincaalkaloie, Cisplatin Amethopterin, (intrathekal) Procarbazin

Strahlentherapie

Die Wirkung der Strahlentherapie beruht auf der Tatsache, dass Zellen wie z. B. Karzinomzellen, die schneller wachsen und sich häufiger teilen als das umgebende Gewebe, auch strahlenempfindlicher sind. Die Strahlendosis wird so gewählt, dass die Krebszellen bei weitestgehender Schonung des gesunden Gewebes möglichst stark geschädigt werden.

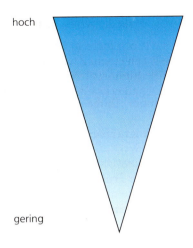

Abb. 4: Vereinfachte Darstellung der Erfolgschancen einer medikamentösen Behandlung metastasierender solider Tumoren bei Erwachsenen (nach A. Glaus, W. F. Jungi u. H.-J. Senn: Onkologie für Krankenpflegeberufe. Thieme-Verlag 1985)

In der Tumortherapie werden im Allgemeinen Strahlendosen von ca. 40–50 Gray in kleinen Einzeldosen, zeitlich verteilt, appliziert. Die **kurative** Strahlentherapie dient der Vernichtung des Tumors, die **palliative** Strahlentherapie der Beschwerdelinderung (z. B. zur Schmerzbehandlung bei Knochenmetastasen).
Mögliche Nebenwirkungen der Strahlentherapie sind Hautschäden, Unterdrückung der Blutbildung (evtl. mit Sepsis) und Organveränderungen wie z. B. Lungenschäden (sog. Strahlenpneumonitis).

Nebenwirkungen der Strahlentherapie

Heute werden nur noch sog. ultraharte Strahlen verwendet, die eine relativ hohe Tiefenwirkung aufweisen und hautschonender sind. Als Strahlenquellen dienen beispielsweise radioaktives Kobalt 60, Caesium 137 oder im Betatron erzeugte ultraharte Röntgenstrahlen. Für die Kontaktbehandlung (vor allem in der Frauenheilkunde) werden Radium und Kobalt 60 verwendet. Radioaktives Jod 131 eignet sich in besonderem Maße für Schilddrüsentumoren, radioaktiver Phosphor (P32) und Gold (Au 198) werden bei Hämoblastosen verwendet. Die **Gesamtstrahlendosis** wird meist in Form zahlreicher Einzelbestrahlungen über mehrere Wochen hinweg verabreicht. Häufige Reaktionen bei Bestrahlten sind Übelkeit, Erbrechen, Abgeschlagenheit, Schwindel und Kopfschmerzen (sog. Strahlenkater). An den Lungen kann sich nach hohen thorakalen Strahlendosen eine so genannte **Strahlenpneumonie** (Strahlenpneumonitis) entwickeln. Die Strahlendosis wurde früher in Rad (rd) angegeben, heute in Gray (Gy). Ein Gy entspricht 100 rd.

Außerordentlich wichtig sind Maßnahmen zur Früherkennung bösartiger Tumoren. Sie werden heute in zunehmendem Maße vom Gesetzgeber gefördert und finanziell unterstützt. Sie müssen,

Früherkennung

wenn möglichst viele Menschen erfasst werden sollen, einfach, zuverlässig und billig sein.

Wichtige Untersuchungen

Wichtige **Früherkennungsuntersuchungen** sind:
- Austastung des Mastdarms: Mastdarm- und Prostatakarzinom (wenig zuverlässig),
- Gebärmutterhalsabstrich: Zervixkarzinom (hohe Treffsicherheit),
- Abtastung der Mammae; besser: Mammographie: Mammakarzinom,
- Stuhl- und Harnuntersuchung auf Blut: Die Untersuchung auf okkultes (= lat. verborgen) Blut im Stuhl zur Früherkennung von Dickdarmtumoren wird heute meist mit dem Hämoccult-Test (Guajak als Indikator) vorgenommen. Bis zu 10–15 % falsch negativer Ergebnisse sind jedoch möglich: Magen-Darm- und Harntraktkarzinom,
- Röntgen-Thoraxaufnahme in zwei Ebenen: Bronchialkarzinom,
- Blutbild: Leukämien.

Der Wert verschiedener Krebsvorsorgemaßnahmen wird jedoch auch kritischer beurteilt. Dies betrifft vor allem die Früherkennung des Prostatakarzinoms und die Frage der Strahlenbelastung bei der Mammographie.

1.5.7 Häufige Symptome bei Tumorpatienten

Typische Früh- und Spätsymptome

Treten vor allem jenseits des 40. Lebensjahres unüberwindliche **Appetitlosigkeit** (typisch: Widerwille gegen Fleisch und Wurstwaren), rascher Gewichtsverlust, unklare Anämie oder Schmerzhaftigkeit der Knochen in Verbindung mit einer hohen Blutkörperchensenkung auf, so besteht dringender Verdacht auf ein Karzinom. Die meisten Krebssymptome sind bereits Komplikationszeichen, d. h. Spätsymptome: Schmerzen können durch Knochenmetastasen oder Nervenkompressionen bedingt sein, eine Anämie durch lang dauernde Blutungen bei Magen-Darm-, Genital- oder Harnwegstumoren, Erbrechen und Darmverschluss durch mechanische Verlegung, z. B. des Magenausgangs oder des Dickdarms. Nicht selten treten neben den direkt tumorbedingten Symptomen schwer erklärbare andere, **indirekt** durch den Tumor hervorgerufene Symptome auf. Am bekanntesten sind ausgedehnte Venenentzündungen (bei Bauchspeicheldrüsenkarzinom), Vermehrung der roten Blutkörperchen (bei Nierentumoren) oder ein gürtelförmiger Hautausschlag mit Bläschen, Zoster genannt (bei Leukämien).

Paraneoplastisches Syndrom

Diese Symptome werden als paraneoplastisches Syndrom bezeichnet.

1.5.8 Betreuung von Tumorpatienten (Palliativmedizin)

Definition: Supportivtherapie bedeutet die Vermeidung oder Behandlung von Nebenwirkungen oder Komplikationen, die durch die Tumortherapie ausgelöst wurden (Übelkeit, Erbrechen, Schleimhautentzündung nach Strahlenbehandlung).

Definition: Palliativmedizin ist nach der Definition der WHO eine aktive, ganzheitliche Behandlung von Patienten mit einer progredienten, weit fortgeschrittenen Erkrankung und einer begrenzten Lebenserwartung zu dem Zeitpunkt, in dem die Erkrankung nicht mehr auf eine kurative Behandlung anspricht. Sie hat zwei **Schwerpunkte** (nach E. Klaschik):

1.
- Medikamentöse Symptomenkontrolle, z. B. bei Schmerz, Luftnot, Übelkeit, Erbrechen, Obstipation, Verwirrtheit,
- Flüssigkeitssubstitution in der Terminalphase,
- interventionelle Therapie, z. B. Lasertherapie, Stents,
- Physiotherapie.

2.
Berücksichtigung der **psychischen, sozialen und spirituellen Bedürfnisse** des Patienten, der Angehörigen und des Behandlungsteams sowohl bei der Krankheit, dem Sterben und der Zeit danach.
Die Palliativmedizin zeichnet sich also aus durch ihren ganzheitlichen Ansatz und die enge Einbindung von Angehörigen und Pflegekräften in die Betreuung.

Bei der **Schmerztherapie** sind vier wesentliche Prinzipien zu beachten (WHO):
- bevorzugt orale Applikation („by the mouth"),
- Verordnung des Schmerzmittels gemäß der Wirkzeit der Substanz („by the clock"),
- Orientierung am Stufenschema der WHO („by the ladder"; ladder = engl. Leiter),
- individuelle Anpassung bei jedem Patienten.

WHO-Therapiestufe	Schmerzintensität	Medikation*
Stufe 1	leicht bis mäßig	Nichtopioide
Stufe 2	mäßig bis stark	Nichtopioide* + Opioide für mäßige bis starke Schmerzen
Stufe 3	stark bis sehr stark	Nichtopioide* + Opioide für starke bis sehr starke Schmerzen

Tab. 8: WHO-3-Stufenschema der Schmerztherapie

*Auf jeder Stufe können je nach klinischer Situation zusätzlich Koanalgetika oder adjuvante Medikamente verabreicht werden.

Tab. 9: Medikamente Stufe 1 „Nichtopioide Analgetika" des WHO-3-Stufen-Schemas

Substanz	Einzeldosis (mg)	Dosisintervall
Acetylsalicylsäure	500–1000	4-stündlich
Diclofenac	50	6-stündlich
Diclofenac retadiert	100	8- bis 12-stündlich
Ibuprofen	400–600	6-stündlich
Ibuprofen retadiert	600–800	8- bis 12-stündlich
Metamizol	500–1000	4-stündlich
Naproxen	250 bzw. 500	6- bis 8- bzw. 12-stündlich
Paracetamol	500–1000	4-stündlich

Zu den nichtopioiden Analgetika werden auch die so genannten selektiven COX-2-Hemmer gerechnet (Cyclooxygenase-2-Hemmer) die gegenüber den nichtsteroidalen Analgetika (NSAR) eine wesentlich bessere Magenschleimhautverträglichkeit aufweisen.

Tab. 10: Medikamente Stufe 2 „Mittelstarke Opioide" des WHO-3-Stufen-Schemas

Substanz	Einzeldosis (mg)	Dosisintervall
Codein	60	3- bis 4-stündlich
Dextropropoxyphen retard	150	6- bis 8-stündlich
Dihydrocodein retard	60–90	8- bis 12-stündlich
Tilidin (+Naloxon)	50–100	4-stündlich
Tilidin (+Naxolon) retard	100–200	8- bis 12-stündlich
Tramadol	50–100	4-stündlich
Tramadol retard	100–200	8- bis 12-stündlich
Buprenorphin® (sublingual)	0,2–0,4	6- bis 8-stündlich

*Buprenorphin ist im Gegensatz zu den anderen Stufe-2-Opioiden betäubungsmittelpflichtig.

Tab. 11: Medikamente Stufe 3 „Starke Opioide" des WHO-3-Stufen-Schemas

Substanz	Applikation	Initialdosis (mg)	Dosisintervall
Fentanyl-TTS	transdermal	25 µg/h	(48- bis) 72-stündlich
Hydromorphon retard	oral	3–5 mg	8- bis 12-stündlich
Levomethadon	oral	2,5–5 mg	8- bis 12-stündlich im steady state
Morphin*	oral	5–10 mg	4-stündlich
Morphin	rektal	5–10 mg	4-stündlich
Morphin retard	oral	10 mg	8- bis 24-stündlich
Morphin	s.c.-Infusion	20–30 mg	24-stündlich
Morphin	i.v.-Infusion	20–30 mg	24-stündlich
Oxycodon retard	oral	10 mg	8- bis 12-stündlich

*Trotz des weit verbreiteten Sprachgebrauchs heißt es „Morphin" und nicht „Morphium".

Zu den **Koanalgetika** und anderen **adjuvanten** Medikamenten für die Tumortherapie zählen:
- Antidepressiva
- Antikonvulsiva
- Biphosphonate (Schmerzlinderung bei Knochenmetastasen)
- Kortikosteroide
- Laxantien (Obstipation durch Opioide).

Hospize sind spezielle Einrichtungen für unheilbar Kranke, um sterbenden Patienten und ihren Angehörigen beizustehen. Zu den **Aufgaben** eines Hospizes zählen:
- Grundpflege und palliativmedizinische Betreuung,
- psychosoziale Betreuung der Patienten,
- Anleitung und Unterstützung von pflegenden Bezugspersonen und Familienangehörigen,
- seelsorglich-spirituelle Begleitung,
- Kooperation mit anderen Diensten und Institutionen (z. B. niedergelassene Ärzte, Krankenhäuser, Heime etc.).

Der Bedarf an Hospizplätzen wird auf 1–1,5 Plätze pro 100 000 Einwohner geschätzt.

Merke: Die **Ernährung von Tumorkranken** kann ein schwieriges praktisches Problem darstellen. Die Mangelernährung kann auf vielfältigen Ursachen beruhen:
Appetitlosigkeit und Widerwillen gegen Essen, Krankheiten der Mundhöhle, der Speiseröhre oder des Magen-Darm-Traktes, chronische Schmerzen, Depression, Bewusstseinsstörungen oder Medikamentennebenwirkungen.

Ernährungsrichtlinien

Als **Richtlinien für die Ernährung** von Tumorkranken gelten (nach G. Ollenschläger):
- Wunschkost anbieten,
- individuelle Essgewohnheiten berücksichtigen,
- keine Nahrung aufdrängen,
- abwechslungsreiche Kost anbieten,
- häufig kleine Mahlzeiten,
- sorgfältige Flüssigkeitsbilanz (sehr wichtig für Wohlbefinden der Patienten),
- Behandlung von Kau- und Schluckstörungen,
- Behandlung von Übelkeit und Erbrechen.

Viele Tumorkranke weisen, zum Teil bedingt durch die Chemotherapie, **Schleimhautschäden** im Mund und in der Speiseröhre auf. Vorbeugend wirken eine gute Zahnpflege, Mundspülungen (Kamillen-, Salbei-Extrakte) und das Vermeiden von heißer oder scharf gewürzter Nahrung. Zur Vermeidung von Mundtrockenheit sind gesteigerte Flüssigkeitszufuhr, Essen mit reichlich Flüssigkeit, Speichelstimulantien (Kaugummi, -bonbon) und Speichelersatz (künstlicher Speichel) wirksam. Bei Schmerzen in Mund und Speiseröhre sollen weiche, passierte oder breiige Speisen bzw. Trinknahrung angeboten werden. Saure oder zu süße Speisen sind zu vermeiden. Lokalanästhetika können als Lutschpastillen oder als Pastenzubereitung verabreicht werden.

Ernährungsformen für Tumorkranke
(modif. n. G. Ollenschläger)

Ernährungsformen

Oral
- Normalkost (Wunschkost)
- Normalkost + Zusatzernährung
- Adaptierte Kost (z. B. passiert)

Gastro-intestinal
- Nasogastrale Sonde
- Perkutane endoskopische Gastrostomie (PEG)
- Katheter-Jejunostomie

Parenteral
- Periphervenöse Ernährung (kurzzeitig oder in Kombination mit oraler/gastrointestinaler Ernährung)
- Zentralvenös („Totale parenterale Ernährung")

Für die psychologische Betreuung ist wichtig, dass Patient und Angehörige möglichst auf dem gleichen Aufklärungsstand sind. Entscheidend für den Umgang mit dem Tumorpatienten ist weniger, inwieweit ihm die „Wahrheit" eröffnet wird, als vielmehr die Wahrhaftigkeit der Menschen, die ihn betreuen. Im Allgemeinen sollte man einen Patienten und dessen Angehörige nur so weit aufklären wie er es offensichtlich will. Wichtig ist, dass auch der aufgeklärte Krebspatient das sichere Gefühl behält, dass alles getan wird, um sein Leben so erträglich und sinnvoll wie möglich zu gestalten. Hier kann sich insbesondere das Pflegepersonal außerordentlich segensreich betätigen, was u.a. die Erfahrungen sog. „Sterbekliniken" (z. B. St.-Christopher-Klinik, London) bewiesen haben.

Psychologische Studien haben gezeigt, dass Patienten, die sicher wissen, dass sie bald sterben werden, häufig charakteristische Verhaltensweisen und psychische Reaktionen zeigen, die etwa in fünf Phasen ablaufen:
1. Nichtwahrhabenwollen und Isolierung
2. Zorn
3. Phase des „Verhandelns"
4. Depression
5. Zustimmung.

Charakteristische Verhaltensweisen und psychische Reaktionen von unheilbar kranken Patienten

In jeder dieser Phasen bedarf der Patient einer speziellen psychologischen Führung. Der Titel der Psychiaterin ELISABETH KÜBLER ROSS „Interviews mit Sterbenden" gibt hier eine sehr empfehlenswerte Einführung.

1.5.9 Prognose

Als Kriterium des Therapieerfolgs wird meist die sog. **Fünfjahresüberlebensrate**, d. h. der Prozentsatz an Patienten mit oder ohne Tumor, der nach fünf Jahren noch am Leben ist, herangezogen. Präzisere und differenziertere Daten liefern Überlebenskurven, die in jedem Monat den Prozentsatz der Überlebenden aufzeigen (z. B. Kaplan-Meier-Kurven).

Kriterien zur Beurteilung des Therapieerfolgs

1.6 Entzündungen

Die fünf klassischen Entzündungszeichen bestehen in:
- Rötung,
- Schwellung,
- Wärme,
- Schmerz und
- Schädigung der Funktion.

Klassische Entzündungszeichen

Sie wurden schon im Altertum von dem römischen Arzt CELSUS beschrieben (lat. rubor, tumor, calor, dolor und functio laesa).

1.6.1 Ursachen und Verlauf

Pathophysiologische Mechanismen

Die Entzündungssymptome kommen durch eine Reaktion des Gefäß-Bindegewebes zustande. Trifft eine Noxe, d. h. ein schädigender Reiz (durch Mikroorganismen, thermische, chemische, mechanische, elektrische, toxische Einflüsse), das Gewebe, so werden folgende pathophysiologische Prozesse in Gang gesetzt:

Infolge einer Erweiterung der arteriellen Gefäße nimmt die Durchblutung zu, als Ursache der Rötung entsteht eine **Hyperämie.** Die geschädigte Gefäßwand erlaubt den Austritt von Blutplasma in das Gewebe. Diesen Vorgang, der auch die Schwellung bedingt, nennt man **Exsudation** (lat. Ausschwitzung). In den betroffenen Blutgefäßen sammeln sich im Randstrom des Blutes an den Gefäßwänden die weißen Blutkörperchen. Sie durchwandern die Gefäßwand, um im Gewebe ihre Abwehrfunktion auszuüben. Die exsudatbedingte Nervenkompression ist eine Ursache des Entzündungsschmerzes.

Definition

Eine Entzündung lässt sich daher als eine sinnvolle, lokale Reaktion des Gefäß-Bindegewebes auf einen schädigenden Reiz definieren. Vor allem chronische Entzündungen führen zur örtlichen Bildung eines charakteristischen jungen, gefäßreichen Bindegewebes, das ähnlich auch bei der Wundheilung entsteht und Granulationsgewebe genannt wird. Das Granulationsgewebe der meisten Entzündungen ist gleichartig. Wird aber ein so charakteristisches Granulationsgewebe gebildet, dass bei der mikroskopischen Untersuchung eine Aussage über die Ursache möglich ist, so spricht man von spezifischer Entzündung.

Tab. 12: Unterscheidung Exsudat – Transsudat

	Exsudat	Transsudat
Farbe	trüb, eitrig, blutig	klar, hell
Ursache	Entzündung, Tumor	Stauung, abnorme Gefäßdurchlässigkeit
Eiweißgehalt	> 3 %	< 3 %
Spez. Gewicht	> 1016	< 1016
Rivalta-Probe	+	∅

Spezifische Entzündungen

Zu einer spezifischen Entzündung führen die Tuberkulose (es finden sich typische, mehrkernige, sog. Langhanssche Riesenzellen), die Syphilis, der entzündliche Rheumatismus, die Lymphogranulomatose und die Boecksche Erkrankung (Sarkoidose).

1.6.2 Exsudat und Transsudat

Definition und Abgrenzung

Liegt eine Flüssigkeitsansammlung in Geweben oder Körperhöhlen vor, ist es von praktischer Relevanz, zu wissen, ob es sich um ein **Exsudat** (entzündlicher Genese) oder ein **Transsudat** (nichtentzündlicher Genese) handelt. Befindet sich beispielsweise in der Pleurahöhle Flüssigkeit (Pleuraerguss), so spricht ein Exsudat für eine Pleuritis (Rippenfellentzündung), ein Transsudat für eine Herzinsuffizienz. Exsudat und Transsudat können durch die sog. Rivalta-Probe unterschieden werden, die darauf beruht, dass das Exsudat wesentlich mehr Eiweiß enthält als das Transsudat.

Die Rivalta-Probe wird folgendermaßen ausgeführt: Man lässt 1 Tropfen der zu untersuchenden Flüssigkeit in eine Mischung aus 15 ml Aqua dest. + 1 Tropfen Eisessig fallen. Der Exsudattropfen gibt einen deutlichen Schleier durch die Eiweißausfällung (Rivalta-Probe positiv), der Transsudat-Tropfen löst sich völlig auf. *Rivalta-Probe*

Das Exsudat kann serös, fibrinös (fibrinreich), z. B. bei Diphtherie, eitrig oder blutig (z. B. bei Milzbrand) sein. Die eitrige, meist durch Kokken bedingte Exsudation, findet sich bei der eitrigen Infiltration, auch Phlegmone genannt, oder in Abszessen. Abszesse sind Eiteransammlungen in Gewebshöhlen, die durch krankhafte Prozesse entstanden sind. Sie werden häufig durch Staphylokokken hervorgerufen und kommen bevorzugt in Lunge, Gehirn, Niere und Leber sowie in Weichteilen (z. B. Spritzenabszess) vor. Ein Empyem ist eine Eiteransammlung in einer vorgebildeten Körperhöhle (Gallenblase, Pleura, Gelenke, Kieferhöhle). Kalte Abszesse, bei denen Fieber und das Entzündungsmerkmal Wärme fehlen, sind auf Tuberkulose verdächtig. Von Abszessen ausgehend können Eitererreger in die Blutbahn eingeschwemmt werden, was als Pyämie bezeichnet wird. Resultiert daraus eine schwere, meist mit intermittierendem Fieber einhergehende Allgemeinerkrankung, so liegt eine Sepsis vor. Dabei können Abszessabsiedlungen in anderen Organen, sog. metastatische Abszesse, auftreten. *Phlegmone* *Abszess* *Empyem* *Pyämie*

Fisteln sind eiternde Verbindungsgänge zu einem tiefergelegenen Herd. Am häufigsten entstehen sie bei Tuberkulose, Knochenmarkseiterung (Osteomyelitis) und Aktinomykose (Strahlenpilzkrankheit). *Fisteln*

1.6.3 Therapie

Ist die Entzündung durch Erreger bedingt, so erfolgt die Behandlung mit Antibiotika, Sulfonamiden oder Tuberkulostatika, möglichst gezielt, d. h. nach vorheriger Bestimmung der Empfindlichkeit der Erreger gegenüber den verschiedenen Antibiotika und Chemotherapeutika. Eine gezielte antivirale Therapie ist nur bei wenigen Virusinfektionen möglich, wie z. B. bei Herpesinfektionen (Zovirax®), Zytomegalievirusinfekten (Foscavir®, Cymeven®) oder bei HIV-Infizierten (Zidovudin®). Eine starke unspezifische, entzündungshemmende Wirkung haben auch die Glukokortikoide (Nebennierenrindenhormone), die jedoch die Abwehrkraft gegenüber Infektionen herabsetzt. Antibakterielle, d. h. gegen Bakterien gerichtete Heilseren, dienen der Entzündungsbekämpfung bei Diphtherie und Gasbrand. *Medikamentöse Therapie*

2 Erkrankungen des Herz-Kreislauf-Systems

2.1 Aufgaben des Herz-Kreislauf-Systems

Seit der Entdeckung des Kreislaufs im Jahre 1628 durch den Londoner Arzt WILLIAM HARVEY (1578–1657) existiert eine klare Vorstellung von der Funktionseinheit Herz – Gefäße – Blutstrom. HARVEY selbst allerdings nahm noch an, der Kreislauf diene vor allem der Anwärmung des Blutes im Herzen, das er als das wärmste Körperorgan ansah.

Funktion: Antransport von Sauerstoff und Substraten, Abtransport von Kohlensäure und Stoffwechselprodukten

Das Herz als Motor des Kreislaufs setzt das Blut in Bewegung, pumpt es durch die Arterien in alle Körperabschnitte bis in die feinsten Kapillaren und nimmt das durch die Venen rückströmende Blut wieder auf. Dieser ständige Kreislauf ist lebensnotwendig, weil er den Antransport von Sauerstoff und Substraten zu den Geweben und den Abtransport der Kohlensäure und Stoffwechselprodukte gewährleistet.

Großer Körperkreislauf und kleiner Lungenkreislauf

Man unterscheidet den großen Körperkreislauf und den kleinen Lungenkreislauf. Streng genommen unterscheidet man auch zwei Herzen, das rechte zur Versorgung des kleinen, das linke zur Versorgung des großen Kreislaufs. Diese Trennung ist nicht nur von theoretischem Interesse. Es ist ebenfalls von klinischer Bedeutung, da linkes und rechtes Herz, großer und kleiner Kreislauf von sehr unterschiedlichen Erkrankungen betroffen sein können.

2.1.1 Leistung des Herzens

Herzminutenvolumen und Schlagvolumen

In Ruhe pumpt das Herz etwa 3,5–5 l Blut/Min. (Herzminutenvolumen) durch den Kreislauf. Bei 70 Schlägen pro Minute beträgt die bei jedem Herzschlag ausgeworfene Blutmenge, das sog. Schlagvolumen, etwa 70 ml. Während der Kontraktion, der Systole, wird das Blut aus den Kammern ausgetrieben, während der Erschlaffung, der Diastole, füllen sich die Kammern wieder. Muss körperliche Arbeit geleistet werden, steigt das Minutenvolumen bis auf maximal 20–25 l an. Bei einem gut Trainierten geschieht dies durch eine kräftige Schlagvolumenerhöhung bei mäßiger Zunahme der Herzfrequenz. Beim körperlich Untrainierten sind die Verhältnisse umgekehrt: Sein Herz arbeitet wesentlich unwirtschaftlicher,

Systole und Diastole

und seine Pulsfrequenz steigt deutlich stärker an als die eines Trainierten.
Die Pumpleistung des Herzens wird von folgenden Faktoren bestimmt:
- von der Kontraktilität, d. h. der Kontraktionskraft des Myokards,
- von der Vorlast des Herzens (engl. preload),
- von der Nachlast des Herzens (engl. afterload).

Faktoren zur Bestimmung der Pumpleistung

Die Kontraktilität kann beispielsweise durch Medikamente wie Digitalis oder Dobutamin oder über das sympathische Nervensystem gesteigert werden.
Sauerstoffmangel oder Azidose hemmen die Kontraktilität. Die Vorlast hängt vom Volumen in den Herzkammern zu Ende der Diastole ab. Sie stellt die Kraft dar, die die Kammerwand in der enddiastolischen Herzzyklusphase dehnt. Die Nachlast wird vom Widerstand bestimmt, gegen den das Herz in der Systole das Blut in den Kreislauf auswerfen muss. Die medikamentöse Beeinflussbarkeit von Kontraktilität, Vor- und Nachbelastung des Herzens spielt in der Therapie der Herzinsuffizienz eine wesentliche Rolle.

2.1.2 Herzantrieb

Unter bestimmten Bedingungen kann ein Herz auch außerhalb des Organismus schlagen. Dies ist nur möglich, weil das Herz eine Art **Automatismus** besitzt, d. h. es ist in der Lage, selbst elektrische Impulse zu bilden, die zur Kontraktion des Herzmuskels führen. Das gesunde Herz wird vom **Sinusknoten,** der im rechten Vorhof liegt, angetrieben. Er ist der Schrittmacher des Herzens und bildet in Ruhe pro Minute 70–80 Erregungen, die über die Vorhofmuskulatur zum Atrio-Ventrikularknoten (**AV-Knoten**), der an der Grenze vom rechten Vorhof zum Septum liegt, weitergeleitet werden. Über den rechten und linken Schenkel (**Tawara-Schenkel**) des His-Bündels in der Kammerscheidewand gelangen sie an die Kammermuskulatur. Beim linken Tawara-Schenkel werden ein anteriores (vorderes) und ein posteriores (hinteres) Bündel unterschieden.

Erregungsbildung und Reizleitungssystem

Normalerweise schlägt das Herz im Sinusrhythmus. Fällt der Sinusknoten aus, so wird der zweitschnellste Schrittmacher, der AV-Knoten, zum Erregungsbildner. Seine Eigenfrequenz (AV-Rhythmus) liegt bei 50 Impulsen/Min. Versagt auch er, so kann das Erregungsbildungssystem in der Kammermuskulatur selbst etwa 25–40 Kontraktionen/Min. auslösen (Kammereigenrhythmus). Ist die Fortleitung der Erregung vom Sinusknoten über den AV-Knoten zur Kammermuskulatur an irgendeiner Stelle gestört, so spricht man von einer **Reizleitungsstörung.**

2.1.3 Sauerstoffversorgung des Herzens

Etwa 5 % des gesamten Minutenvolumens führt das Herz durch die linke und rechte Herzkranzschlagader (Koronararterie) sich selbst zu, obwohl sein Gewicht nur 0,5 % des Körpergewichts beträgt. Diese starke Durchblutung ist durch den hohen Sauerstoffbedarf des Myokards bedingt. Dies erklärt auch, warum das Herz gegenüber Sauerstoffmangel besonders empfindlich ist. Übersteigt der Bedarf an Sauerstoff und Substraten des Herzmuskels das durch die Koronarien zugeführte Angebot, so liegt eine **Koronarinsuffizienz** vor. Diese wiederum ist eine der Hauptursachen für das Versagen des Herzens.

Die Durchblutung der Herzkranzgefäße und damit der Herzmuskulatur erfolgt praktisch ausschließlich während der Diastole.

Der Hauptstamm der linken Koronararterie teilt sich in einen Ast, der im Vorderwandbereich zur Herzspitze verläuft (Ramus interventricularis anterior = RIVA) und den zur Herzhinterwand ziehenden Ramus circumflexus. Man spricht daher – auch wegen der zahlreichen Varianten – nicht ganz zu Recht von drei Herzkranzgefäßen (rechte Koronararterie, Ramus descendens und Ramus circumflexus der linken Koronararterie). Diese Einteilung ist von praktischer Bedeutung, da bei der koronaren Herzkrankheit je nach Zahl der betroffenen Äste von einer Ein-, Zwei- oder Dreigefäßerkrankung gesprochen wird. Der Sinusknoten wird meist von der rechten Koronararterie versorgt. Deswegen führt ihr Verschluss bei Herzinfarkten besonders häufig zu Rhythmusstörungen.

2.2 Diagnostik

Die wichtigsten klinischen Untersuchungsmethoden des Herzens sind:
- Beurteilung der Herzform und -große durch Beklopfen (**Perkussion**),
- Abhorchen des Herzens mit dem Stethoskop (**Auskultation**). Diese relativ einfachen Untersuchungen erlauben häufig nur die vorläufige Diagnose einer bestimmten Herzerkrankung.
- **Pulsfühlen und Blutdruckmessen** liefern wertvolle zusätzliche Informationen und sollten vom geschulten Pflegepersonal einwandfrei beherrscht werden.
- Die **Auskultation der Lungen**, um festzustellen, ob eine Lungenstauung als Folge einer Herzinsuffizienz vorliegt.

2.2.1 Puls

In der Regel wird der Puls an der Arteria radialis (Speichenschlagader) getastet. Zur Beurteilung des gesamten arteriellen Gefäßsystems dient das Fühlen anderer wichtiger Arterienpulse, z. B. am

Hals, in den Schlüsselbeingruben, Achselhöhlen, Leistenbeugen, in der Kniekehle, am Fußrücken und am Fußinnenknöchel. Aussagekräftig sind sämtliche **Pulsqualitäten**, d. h. die Frequenz, Spannung, Größe, der Rhythmus sowie der Druckablauf.

Die Pulsfrequenz in Ruhe nimmt im Laufe des Lebens ab. Sie beträgt beim Neugeborenen 140/Min., beim 10-Jährigen 90/Min. und beim Erwachsenen 60–80/Min. Beim Gesunden sind Herz- und Pulsfrequenz identisch. Beim Herzkranken kann die Pulsfrequenz niedriger liegen als die Zahl der Herzschläge, weil der geschwächte Herzmuskel nicht in der Lage ist, bei jedem Schlag ein ausreichendes Schlagvolumen auszuwerfen. Eine solche Differenz zwischen Herzfrequenz und Pulsfrequenz wird **Pulsdefizit** genannt. Ein Pulsdefizit bedeutet immer, dass eine erhebliche Leistungsminderung des Herzens vorliegt.

Pulsfrequenz

Pulsdefizit

Ist kein Radialispuls zu tasten, so kann dies folgende Ursachen haben:
- Der Blutdruck ist stark abgesunken (häufigste Ursache). Sofort den Blutdruck messen und den Arzt verständigen, da nur er entscheiden kann, ob lediglich ein flüchtiger, vorübergehender Blutdruckabfall (z. B. nach längerem Stehen) oder ein Kreislaufschock vorliegt.
- Die A. radialis ist, z. B. durch ein Blutgerinnsel, verschlossen (selten).

Sinkt die Pulsfrequenz unter 50/Min. ab, spricht man von einer **Bradykardie**. Eine Bradykardie kann physiologisch Ausdruck eines guten Trainingszustandes („Schonung des Herzens", sog. Sportlerherz) sein. Generell kann jede Reizung des Vagusnerven, der als „Herzbremse" fungiert, eine Bradykardie auslösen. Über diesen Mechanismus bewirken Morphin, Digitalis, Erbrechen oder eine Steigerung des Hirndrucks (z. B. durch Hirntumor, -blutung, -ödem) eine Bradykardie.
Durch eine Hemmung des Sympathikusnerven führen die sog. Betarezeptorenblocker (z. B. Dociton®, Beloc®, Visken®) zu einer Bradykardie. Auch eine Schilddrüsenunterfunktion oder Typhus können mit einer Bradykardie einhergehen. Eine häufige Ursache für eine Bradykardie ist das Syndrom des kranken Sinusknotens, das Sick-Sinus-Syndrom. Besonders schwer wiegend sind Bradykardien infolge einer Reizleitungsstörung, z. B. durch Unterbrechung der Reizleitung zwischen AV-Knoten und Kammer.

Bradykardie

> **Merke:** Tritt bei Patienten mit Herzkrankheiten eine plötzliche Pulsverlangsamung auf, so ist dies immer ein alarmierendes Zeichen!

Als **Tachykardie** bezeichnet man eine Pulsfrequenz von über 100/Min. Sie ist physiologisch bei körperlicher Belastung und bei seelischer Erregung. Im Fieber steigt die Pulsfrequenz (mit Aus-

Tachykardie

nahme von Typhuserkrankungen und manchen Virusinfekten) in der Regel um etwa 8 Schläge/Min. je 1° C Temperaturerhöhung an. Atropin (Vagushemmung), Adrenalin, Noradrenalin, Koffein und Alkohol beschleunigen die Herzfrequenz. Im Rahmen einer Schilddrüsenüberfunktion (Hyperthyreose) liegt fast immer eine Tachykardie vor, häufig auch bei schweren Anämien. Ebenso ist bei vielen Herzklappenfehlern, bei den meisten entzündlichen Herzerkrankungen und im Schock die Pulsfrequenz erhöht.

Größe der Pulswelle

Die Größe der tastbaren Pulswelle hängt im Wesentlichen vom Schlagvolumen ab. Im Rahmen einer bestehenden Herzinsuffizienz, im Schock und bei bestimmten Herzklappenfehlern (Mitral- und Aortenstenose) ist daher der Puls dünn oder fadenförmig. Hart und gespannt wird der Puls bei Blutdruckerhöhung getastet, weich und leicht unterdrückbar bei niedrigen Blutdruckwerten. Ein plötzlich ansteigender, schnellender Puls weist auf eine große Blutdruckamplitude (Differenz zwischen systolischem und diastolischem Wert) hin.

Pulsrhythmus

Sehr wichtig ist der Pulsrhythmus. Nicht nur beim Gesunden, sondern auch bei vielen Herzkranken ist der Puls völlig regelmäßig. **Arrhythmie** hingegen bedeutet wechselnden Rhythmus. Harmlos ist die atmungsabhängige (respiratorische) Arrhythmie, die besonders bei Kindern und Jugendlichen nachweisbar ist: Bei der Einatmung nimmt die Pulsfrequenz zu, bei der Ausatmung fällt sie ab. Als **absolute Arrhythmie** bezeichnet man eine vollständige Unregelmäßigkeit des Pulses. Meist beruht sie auf einem Vorhofflimmern und wird vor allem bei Klappenfehlern mit Überdehnung des linken Vorhofs, bei degenerativen Herzerkrankungen und bei der Schilddrüsenüberfunktion gefunden. Extraschläge des Herzens, sog. **Extrasystolen,** bewirken ebenfalls eine Arrhythmie.

2.2.2 Blutdruck

Die apparative Blutdruckmessung wurde 1895 von dem italienischen Kinderarzt SCIPIONE RIVA-ROCCI eingeführt (daher die Abkürzung RR für Blutdruck). Die Messung erfolgt mit einem sog. Sphygmomanometer.

Richtige Vorgehensweise bei der Blutdruckmessung

Für eine korrekte Blutdruckmessung ist laut den Empfehlungen der Deutschen Liga zur Bekämpfung des hohen Blutdrucks folgendes Vorgehen wichtig: Die luftleere Manschette muss fest anliegen und soll etwa 2,5 cm oberhalb der Ellenbeuge enden. Unabhängig in welcher Position (Sitzen, Liegen) gemessen wird, soll sich der Ellenbogen in Herzhöhe befinden. Bei der Erstmessung ist immer an beiden Armen zu messen, da es – z. B. bei Verschlüssen von Armarterien – erhebliche Blutdruckunterschiede geben kann. Die weiteren Messungen erfolgen immer an dem Arm mit dem höheren Blutdruckwert. Der Manschettendruck wird unter Palpation des Radialispulses rasch auf einen Wert aufgepumpt, der ca. 30 mm Hg oberhalb desjenigen Druckes liegt, bei dem der Radialispuls verschwindet. Anschließend wird der Manschettendruck langsam verringert und gleichzeitig die Schlagader in der Ellenbeuge auskultiert.

Bewertung der Messung

Beim ersten hörbaren pulsierenden Geräusch wird am Manometer der **systolische Blutdruck** angezeigt. Der **diastolische Druck** wird abgelesen, wenn die Geräusche völlig verschwinden. Nur bei Schwangeren sowie Kindern und Jugendlichen wird der diastolische Druck bereits abgelesen, wenn die Geräusche deutlich leiser werden.
Ferner muss die Weichteildicke des Oberarmes berücksichtigt werden. Bei Oberarmumfängen von mehr als 40 cm werden zu hohe Drücke gemessen. Diese Fehlerquelle kann durch die Verwendung einer breiten Manschette (16–20 cm Breite) ausgeschalten werden. **Seitendifferenzen** des Blutdrucks kommen auch beim Gesunden vor. Als pathologisch gelten Unterschiede von mehr als 20 mm Hg systolisch oder 15 mm Hg diastolisch.
Der systolische Blutdruck stellt den höchsten Druckwert in den Gefäßen während der Systole dar. Der während der Diastole in den Arterien herrschende Druck ist der diastolische Blutdruck. Die systolisch-diastolische Druckdifferenz wird **Blutdruckamplitude** genannt.

Zirkadiane Blutdruckrhythmik

Da der Blutdruck bei keinem Menschen – auch nicht bei Gesunden – eine völlig konstante Größe darstellt, sind Mehrfachmessungen zu verschiedenen Zeiten empfehlenswert. Physiologischerweise weist der Blutdruck typische Verlaufsänderungen während der 24 Stunden eines Tages auf (sog. zirkadiane Blutdruck-Rhythmik): Am frühen Morgen steigt der Blutdruck bis auf seinen Höchstwert um die Mittagszeit an, sinkt dann am frühen Nachmittag ab (müde Phase nach dem Mittagessen), um dann am späten Nachmittag einen zweiten, allerdings etwas niedrigeren Gipfel zu erreichen. Im Verlauf der Nacht liegen die Blutdruckwerte dann am niedrigsten. Diese Rhythmik erklärt auch, warum beispielsweise Herzinfarkte und so genannnte Blutdruckkrisen in der ersten Tageshälfte gehäuft auftreten. Auch bei der so genannnten primären Hypertonie bleibt die zirkadiane Rhythmik auf einem höheren Niveau erhalten, während sie bei sekundären Hochdruckformen aufgehoben sein kann. Bei vielen völlig kreislaufgesunden Patienten sinkt im Laufe eines stationären Aufenthalts der Blutdruck deutlich ab. Auch bei Hypertonikern kann dies beobachtet werden, sodass bei stationären Patienten mit leichter Hypertonie ohne Behandlung nach einigen Tagen völlig normale Blutdruckwerte vorliegen können.

Langzeit-RR-Messung

Die 24-Std.-Blutdruckregistrierung, das ambulante Blutdruckmonitoring, gewinnt zunehmend an Bedeutung, da sie eine wesentlich bessere Information über das Blutdruckverhalten, die zirkadiane Rhythmik des Blutdrucks und das Ansprechen auf die Behandlung erlaubt, als dies durch Blutdruck-Einzelmessungen möglich ist.

Wie hoch der „normale", in Ruhe gemessene Blutdruck sein darf, ist immer noch strittig. Die von der AHA empfohlene und von der Weltgesundheitsorganisation (WHO) und ISH (International Society of Hypertension) übernommene neue Definition der Normwerte gibt den normalen Blutdruck mit Werten < 130/85 mm Hg an. Im Allgemeinen werden Blutdruckwerte über 140/90 mm Hg – unabhängig vom Lebensalter – als **Hypertonie** bezeichnet. Dabei ist eine diastolische Blutdruckerhöhung ernster zu beurteilen als eine systolische. Ähnlich wie die Größe der Pulswelle hängt auch die Größe der Blutdruckamplitude vom Schlagvolumen ab. Krankheiten mit einem großen Schlagvolumen, wie z. B. die Aorteninsuffizienz oder die Schilddrüsenüberfunktion, gehen daher mit einer großen Blutdruckamplitude einher. Im Schock hingegen wird die Blutdruckamplitude klein (z. B. 70/55 mm Hg). Der Blutdruck kann dann schwierig zu messen sein. Oft ist nur der systolische Blutdruckwert durch das Tastbarwerden des Pulses bestimmbar.

Als **Grenzwerthypertonie** werden systolische Werte zwischen 140–160 mm Hg und diastolische Werte zwischen 90–95 mm Hg bezeichnet. Ein Teil der Menschen mit Grenzwerthypertonie entwickelt später eine echte Hypertonie.

2.2.3 Röntgenuntersuchung des Herzens

Die röntgenologische Untersuchung des Herzens erlaubt eine Aussage über Form und Größe des ganzen Herzens sowie einzelner Herzabschnitte, Pulsationen des Herzens und der herznahen Gefäße sowie Rückwirkungen von Herzkrankheiten auf den Lungenkreislauf. Durch Einspritzen von Kontrastmittel, meist durch einen Herzkatheter, die sog. Angiokardiographie, können die Innenräume des Herzens dargestellt werden. Zudem ist eine selektive Sondierung und Kontrastmittelfüllung der Herzkranzgefäße (Koronarographie) möglich. Schräg- und Seitenaufnahmen sowie die Kontrastmittelfüllung der Speiseröhre („Ösophagus-Breischluck") verbessern die röntgenologische Beurteilbarkeit bestimmter Herzanteile, insbesondere die des linken Vorhofes (☞ Mitralklappenfehler) sowie die der Aorta. Mit dem Kymogramm lassen sich röntgenologisch Pulsaktionen am Herzen und den größeren herznahen Gefäßen darstellen.

2.2.4 Elektrokardiogramm (EKG)

Die EKG-Kurve entsteht dadurch, dass die bei der Herztätigkeit auftretenden elektrischen Ströme erheblich verstärkt registriert werden. Normalerweise sind im EKG pro Herzaktion folgende Zacken bzw. Wellen und Messstrecken erkennbar: P-Zacke, PQ-Strecke, QRS-Komplex, ST-Strecke, T-Welle, U-Welle (letztere nicht immer vorhanden). Das EKG stellt eine ausgezeichnete Methode dar, um Rhythmusstörungen, Überlastungen einzelner Herzabschnitte, Sauerstoffmangelzustände oder Stoffwechselstörungen des Herzens und Herzinfarkte zu beurteilen. Über die tatsächliche Leistungsfähigkeit des Herzmuskels sagt es nichts oder nur indirekt etwas aus. Während einer Herzaktion zeigt das EKG beim Gesunden folgenden Ablauf (☞ Abb. 5):

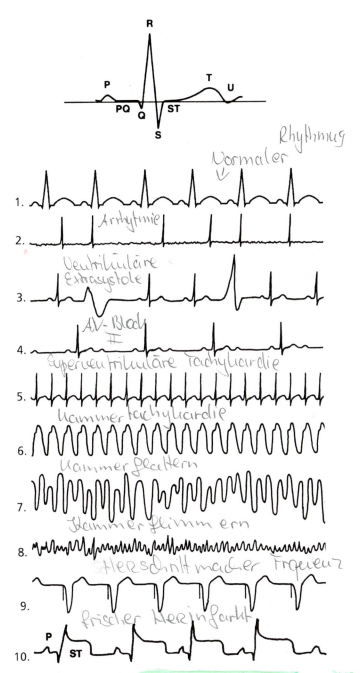

Abb. 5: Normales EKG

Abb. 6: Verschiedene EKG-Befunde
1. Normaler EKG-Befund.
2. Absolute Arrhythmie mit Vorhofflimmern: Da die Vorhöfe mit einer Frequenz von 300/Min. oder mehr schlagen, erkennt man nur feine „Flimmerwellen". Die Kammerkomplexe (QRS) folgen einander in unregelmäßigen Abständen.
3. Das EKG zeigt eine eingestreute ventrikuläre Extrasystole (ES). Ventrikuläre Extrasystolen zeigen immer einen verbreiterten Kammerkomplex.
4. AV-Block II. Grades (Typ Mobitz). Nur der ersten und dritten P-Zacke folgt ein Kammerkomplex, der zweiten und vierten P-Zacke jedoch nicht. Das heißt, bei der zweiten und vierten P-Zacke (Vorhoferregung) wird die Erregung nicht auf die Kammern übergeleitet = AV-Block.
5. Supraventrikuläre Tachykardie
6. Kammertachykardie
7. Kammerflattern
8. Das EKG zeigt Kammerflimmern, d. h. ein ungleichförmiges Wellenbild, wobei Amplitude und Frequenz ständig wechseln. Kammerflimmern bedeutet praktisch Kreislaufstillstand, d. h. höchste Lebensgefahr! Nach wenigen Minuten tritt der Tod ein. Sofortmaßnahme: Reanimation mit elektrischer Defibrillation.
9. Typisches Schrittmacher-EKG. Die Schrittmacherimpulse sind als dünne Striche zu erkennen. Jedem Schrittmacherimpuls folgt ein Kammerkomplex, der typischerweise breiter ist als normal = Elektrosystole.
10. EKG bei frischem Herzinfarkt: deutliche Q-Zacke und ausgeprägte Hebung der ST-Strecke.

Die P-Welle entspricht der Erregung der beiden Vorhöfe. Die PQ-Zeit (P-Beginn bis Q-Anfang) entspricht der Zeit vom Beginn der Erregung in den Vorhöfen bis zum Erregungsbeginn der Kammern. Die QRS-Gruppe, auch QRS-Komplex, Kammerkomplex oder Kammeranfangsschwankung genannt, ist Ausdruck der Erregungsausbreitung in den beiden Ventrikeln. Danach kommt die ST-Strecke, die in die meist positive, d. h. nach oben gerichtete T-Welle übergeht. ST-Strecke und T-Zacke stellen die Phase der Erregungsrückbildung der Kammern dar. Die Lage der ST-Strecke (z. B. gesenkt oder gehoben) spielt für die Beurteilung vieler pathologischer Befunde am Herzen, wie z. B. Koronarinsuffizienz, Herzinsuffizienz oder Perikarditis, eine große Rolle. Eine U-Welle ist nicht immer vorhanden. Sie stellt die einzige elektrische Äußerung des Herzens während der Diastole dar.

Standardableitungen

Die sog. Standardableitungen (nach EINTHOVEN) I, II und III gewinnt man durch die Verbindung von jeweils zwei Extremitäten (daher auch Extremitätenableitungen). Ableitung I entsteht durch Verbindung des rechten Armes mit dem linken Arm, Ableitung II durch die Verbindung des rechten Armes mit dem linken Bein und Ableitung III durch die Verbindung des linken Beines mit dem linken Arm. Die Elektroden sind international folgendermaßen gekennzeichnet:
- rote Elektrode: unterhalb des rechten Schlüsselbeins,
- gelbe Elektrode: unterhalb des linken Schlüsselbeins,
- grüne Elektrode: unterhalb der linken Brustwarze im Bereich des 6. Zwischenrippenraumes, bei Frauen unterhalb der Brust.

Die vierte Elektrode am rechten Bein dient der Erdung.

Merkregel: Ampelfarben, im Uhrzeigersinn beginnend mit rot für den rechten Arm

Unipolare Ableitungen

Bei den unipolaren Ableitungen nach GOLDBERGER wird von einer Extremität gegen eine indifferente Elektrode abgeleitet, die Ausschläge werden mit aVL, aVR und aVF gekennzeichnet. Auch die Brustwandableitungen nach WILSON sind unipolar. Die sechs Ableitungspunkte V_1–V_6 reichen vom 4. Interkostalraum am rechten Brustbein (V_1) bis zur mittleren Axillarlinie links (V_6).

Spezielle EKG-Untersuchungen

Neben dem in Ruhe abgeleiteten EKG gibt es folgende weitere spezielle EKG-Untersuchungen:
- Belastungs-EKG,
- Langzeit-EKG,
- His-Bündel-EKG.

Belastungs-EKG

Das während und unmittelbar nach einer dosierten körperlichen Anstrengung abgeleitete Belastungs-EKG ist die wichtigste Untersuchungsmethode zum Nachweis einer Koronarinsuffizienz. Die körperliche Belastung kann mit folgenden Methoden erfolgen:
- Stufen-Test (Kletterstufe, Step-Test),
- Laufbandbelastung,
- Fahrradergometrie (am häufigsten).

Benötigte Geräte sind: EKG-(Dreifach-)Schreiber, (automatische) Blutdruckmessvorrichtung, Notfallausrüstung (juristisch obligat), d. h. Defibrillator, Notfallmedikamente und Intubationsbesteck. Abgeleitet werden mindestens die Ableitungen V_2, V_5 und V_6. Ein Testprotokoll mit Symptomerfassung ist notwendig. Die sog. Ausbelastungsherzfrequenz, die einer annähernd submaximalen Belastung entspricht, beträgt 200 minus Lebensalter, die maximale Herzfrequenz 220 minus Lebensalter. Die Kontraindikationen für ein Belastungs-EKG sind in ☞ Übersicht 4 aufgeführt.

- Herzinsuffizienz Grad IV NYHA,
- Herzinfarkt innerhalb der ersten 14 Tage,
- drohender Herzinfarkt,
- instabile Angina pectoris,
- schwere Hypertonie (systolisch > 210 mm Hg diastolisch > 120 mm Hg),
- schwere Aortenklappenstenose,
- Myokarditis,
- schwere Herzrhythmusstörungen,
- alle akuten Krankheitszustände, die zu einer Dekompensation des Herzens führen können.

Übersicht 4: Kontraindikationen für das Belastungs-EKG

Kriterien für den Testabbruch beim Belastungs-EKG sind:
- Angina pectoris, schwere Atemnot, Claudicatio,
- Erreichen der individuellen Ausbelastungsfrequenz,
- komplexe Herzrhythmusstörungen,
- ST-Strecken-Senkung über 0,2 mV,
- mangelnder oder überhöhter Blutdruckanstieg.

Merke: Im Zweifelsfall Testabbruch!

Das Langzeit-EKG erlaubt eine kontinuierliche EKG-Aufzeichnung über ein Bandspeichergerät bis zu 24 Stunden. Es eignet sich besonders zur quantitativen und qualitativen Erfassung von Extrasystolen über längere Zeiträume und unter verschiedenen Bedingungen, z. B. bei körperlicher Belastung, während beruflicher Tätigkeit, im Schlaf etc.

Langzeit-EKG

Das His-Bündel-EKG wird über eine bipolare, transvenöse, in die rechte Herzkammer eingeführte Elektrode abgeleitet. Diese aufwändige Form der EKG-Registrierung wird zur Abklärung bestimmter komplizierter Herzrhythmusstörungen durchgeführt.

His-Bündel-EKG

2.2.5 Herzschall

Das **Phonokardiogramm**, die Herzschallschreibung, dient der objektiven Registrierung von Schallphänomenen über dem Herzen und stellt eine wertvolle Ergänzung zur Auskultation mit dem Stethoskop dar.

2.2.6 Karotispulskurve

Die Karotispulskurve wird durch Aufsetzen eines mechanoelektrischen Pulsabnehmers an der Halsschlagader, der Arteria carotis, abgeleitet und mit einem EKG-Schreiber registriert. Bei Aortenklappenfehlern können typische Kurvenveränderungen beobachtet werden.

2.2.7 Herzkatheter

1929 hat der Chirurg WERNER F. FORSSMAN in Selbstversuchen erstmals Herzkatheterisierungen beim Menschen vorgenommen. Die Arbeitsgruppe um COURNAND in Amerika hat in den vierziger Jahren den Herzkatheter in die Klinik eingeführt. Für die Entdeckung der Herzkatheteruntersuchung hat FORSSMANN 1956 gemeinsam mit A. F. COURNAND (USA) und D. W. RICHARDS (USA) den Nobelpreis für Medizin erhalten.

Rechtskatheter — Bei der Herzkatheteruntersuchung wird von einer Ellenbeuge- oder Oberschenkelvene aus ein ca. 1 m langer und 0,3 cm dicker, flexibler Spezialkatheter über die obere Hohlvene in den rechten Vorhof, die rechte Kammer und über die Arteria pulmonalis bis in die Lungengefäßperipherie vorgeschoben (sog. Rechtskatheter). Es besteht aber auch die Möglichkeit, mit einem kleinen, an der Katheterspitze angebrachten Perforator die Vorhofscheidewand, *Transseptaler Katheter* das Septum, zu durchstoßen (sog. transseptaler Herzkatheter) und den Katheter vom rechten über den linken Vorhof in die linke *Linkskatheter* Herzkammer einzuführen (sog. Linkskatheter). Ebenso ist eine Sondierung des linken Herzens über einen retrograd (rückläufig) von der Beinschlagader (Arteria femoralis) eingeführten Katheter möglich. Die Herzkatheteruntersuchung wird in der Regel mit einer Angiokardiographie (**Koronarangiographie**) verbunden. Mit dem Herzkatheter können die einzelnen Herzhöhlen mechanisch ausgetastet sowie Druck und Sauerstoffgehalt des Blutes in verschiedenen Herzabschnitten gemessen werden. Des Weiteren lassen sich mit Kontrastmitteln das Herz, die großen Gefäße und die Koronarien darstellen.

Indikation — Die Herzkatheteruntersuchung ist erforderlich zur **Abklärung** angeborener und erworbener **Herzfehler** und zur **Stellung der Operationsindikation**. Die Letalität der Untersuchung liegt unter 0,1 %. Sie darf jedoch nur durchgeführt werden, wenn der Patient (bei Minderjährigen die Erziehungsberechtigten) nach Aufklärung über das Risiko eine schriftliche Einverständniserklärung abgegeben hat.

Übersicht 5: Vorbereitung zur Herzkatheteruntersuchung

> Aufklärungsgespräch,
> Einverständniserklärung,
> Laborwerte (Na, K, Blutbild, Quick, PTT, Blutgruppe),
> Röntgen-Thorax,
> EKG und Ergometrie,
> Echokardiographie,
> Rasur der Zugangsstelle (z. B. A. femoralis).

Die 1967 von GRANDJEAN eingeführte Mikrokatheter-Methode stellt eine wertvolle, einfach zu handhabende Sondierungsmethode des rechten Herzens und des Lungenkreislaufs dar, die auch ambulant oder direkt am Patientenbett durchgeführt werden kann. Verwendet wird ein 0,85 mm dicker Plastikkatheter, der, über eine Armvene eingeführt, passiv mit dem Blutstrom ins rechte Herz gelangt (sog. Einschwemmkatheter). Die Nachteile der Methode liegen darin, dass eine Röntgenkontrolle der Katheterlage, eine Angiokardiographie sowie die Sondierung des linken Herzens nicht möglich sind.

Mikrokatheter-Methode

2.2.8 Zentraler Venendruck (ZVD)

Der ZVD ist eine insbesondere für die Intensivmedizin wichtige Messgröße zur Beurteilung der zirkulierenden Blutmenge, der Herzleistungsfähigkeit und des Kreislaufverhaltens. Die Messung erfolgt mit Hilfe einer Plastiksonde, deren Spitze durch eine Armvene oder die V. subclavia bis in die obere Hohlvene vorgeschoben wird. Der normale ZVD beträgt 5 cm H_2O. Bei Volumenmangel ist der ZVD erniedrigt, bei übermäßiger Volumenzufuhr erhöht, ebenso bei Rechtsherzinsuffizienz, sofern bereits im rechten Vorhof der Druck erhöht ist. Bei isolierter Linksherzinsuffizienz ohne Lungenstauung ändert sich der ZVD nicht. Eine elektronische Messung des ZVD ist möglich.

Fehlermöglichkeiten bei der ZVD-Messung sind: falsche Katheterlage oder Nullpunkteinstellung, Steigerung des Drucks im Brustkorb durch Pressatmung, Überdruckbeatmung, Husten oder Unruhezustände.

Fehlerquellen bei der ZVD-Messung

2.2.9 Apparative Patientenüberwachung (Monitoring)

Bei jedem Schwerkranken, insbesondere bei akuten Herz-Kreislauf-Erkrankungen, ist eine fortlaufende apparative Registrierung lebenswichtiger Funktionen bzw. entsprechender Messgrößen unerlässlich. Sie erfolgt mit sog. Monitoren. Die überwachten lebenswichtigen Werte nennt man Vitalwerte",4>VitalwerteVitalwerte, z. B. Körpertemperatur, Atemtätigkeit, Blutdruck, Pulsfrequenz, EKG, EEG. Optische und/oder akustische Alarmanlagen ermöglichen die Soforterkennung bedrohlicher Abweichungen der Vitalwerte innerhalb bestimmter wählbarer Grenzen.

2.2.10 Echokardiographie

Bei der Echokardiographie handelt es sich um eine unblutige, sehr aussagefähige Methode zur Erfassung anatomischer Strukturen des Herzens mittels Reflexion von Ultraschall. Mit Hilfe eines piezoelektrischen Kristalls, dem sog. Transducer, werden Schallwellen von 2,5–5 MHz erzeugt, die von Grenzflächen zwischen Strukturen mit unterschiedlichem Schallwellenwiderstand teilweise reflektiert werden. Der Schallkopf fungiert als Sender und Empfänger. Die Echokardiographie hat als risikofreie, nicht belastende, jederzeit wiederholbare Methode eine enorme Bedeutung erlangt, da mit ihr anatomische Veränderungen und Funktionsstörungen des Herzens erfasst werden können. Sie eignet sich besonders gut zum Nachweis von Herzklappenfehlern, Perikardergüssen, Veränderungen einzelner Herzabschnitte (Vorhöfe, Kammern, Septum) und erlaubt weiterhin eine Beurteilung der Pumpleistung (Ventrikelfunktion) des Herzens. Bei der eindimensionalen Untersuchungstechnik, der sog. M-Mode-Technik werden die systolisch-diastolischen Bewegungen der betroffenen Strukturen registriert. Das zweidimensionale Schnittverfahren erlaubt eine zweidimensionale Echtzeitdarstellung des Herzens in verschiedenen Achsen (☞ Abb. 7).

Vorteile der Echokardiographie

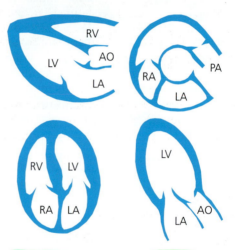

Abb. 7: Zweidimensionale Echokardiographie (2-D-Technik) in verschiedenen Schnittebenen. LA = li. Vorhof, LV = li. Kammer, RA = re. Vorhof, RV = rechte Kammer, AO = Aorta, PA = Pulmonalarterie

Farbkodierte Doppler-Echokardiographie

Mit der sog. farbkodierten Doppler-Echokardiographie können Herzklappeninsuffizienzen, intrakardiale Shunts sowie Änderungen der Flussrichtung und Geschwindigkeit des Blutes innerhalb des Herzens quantitativ erfasst werden.

TEE

Bei der transösophagealen Echokardiographie (TEE) sind Schallquelle und -empfänger auf einem Gastroskop angebracht. Die Untersuchung erfolgt über die Speiseröhre und erlaubt eine verbesserte Erkennung von Thromben im linken Vorhof, endokarditischen Veränderungen der Herzklappen oder der Dissektion eines Aortenaneurysmas.

2.2.11 Vorhofstimulation

Durch gezielte elektrische Stimulation des Vorhofs mittels einer Schrittmachersonde kann die Funktion des Sinusknotens überprüft werden. Des Weiteren ist durch schnelle Vorhofstimulation eine Behandlung bestimmter Rhythmusstörungen, wie z. B. Vorhofflattern, möglich.

2.2.12 Myokardszintigramm

Bei der Myokardszintigraphie wird während körperlicher Belastung am Fahrradergometer intravenös radioaktives Thallium (Thallium-201) injiziert, die Thalliumaufnahme in der Herzmuskulatur wird szintigraphisch registriert. Die Methode eignet sich gut zum Nachweis einer koronaren Herzkrankheit und ist für den Patienten weitgehend risikofrei. Andererseits ist sie jedoch mit erheblichem Zeit- und Materialaufwand verbunden und sehr teuer. Durch die intravenöse Gabe von radioaktivem Technetium (Technetium-99) können Kontraktionsfähigkeit und Auswurfleistung des linken Ventrikels bestimmt werden. Hauptindikationen sind koronare Herzkrankheit, Myokardinfarkt und Bypass-Kontrolle.

Vor- und Nachteile

2.3 Klinik der Herz- und Kreislauf-Erkrankungen

Ganz allgemein können folgende **Symptome** auf eine mögliche Herzerkrankung hinweisen:
- Einschränkung der körperlichen Leistungsfähigkeit,
- Luftnot,
- Zyanose,
- Herzklopfen,
- Schmerzanfälle in der Herzregion,
- Pulsunregelmäßigkeiten,
- Ödeme,
- Trommelschlägelfinger.

2.3.1 Das Versagen von Herz und Kreislauf (Herz- und Kreislaufinsuffizienz)

Die Aufgabe des Kreislaufs besteht in der Versorgung aller Organe mit Blut. Kann der Kreislauf diese Aufgabe nicht mehr ausreichend erfüllen, so liegt eine Kreislaufinsuffizienz vor (Insuffizienz = lat. ungenügende Leistung). Sie kann folgende drei Ursachen haben:
- Das Herz als Motor des Kreislaufs versagt: Herzinsuffizienz.
- Es besteht ein Mangel an Blutvolumen: Volumeninsuffizienz.
- Die Blutgefäße sind abnorm weit, was einem relativen Volumenmangel entspricht: Gefäßinsuffizienz.

Aufgabe des Kreislaufs

Ursachen der Kreislaufinsuffizienz

Volumen- und Gefäßinsuffizienz sind meist eng miteinander verflochten und verlaufen klinisch häufig unter dem **Bild des Kreislaufschocks**. Aufgrund der verschiedenen Ursachen, Klinik und Behandlungsmöglichkeiten scheint es zweckvoll, Herzinsuffizienz und Kreislaufschock getrennt aufzuführen.

2.3.1.1 Herzinsuffizienz

Definition

Die Herzinsuffizienz ist dadurch gekennzeichnet, dass das Herz unfähig ist, den gesamten Organismus bedarfsgerecht mit Blut zu versorgen, obwohl das venöse Blutangebot in ausreichendem Maße vorhanden ist. Die Förderleistung des Herzens ist daher im Verhältnis zum jeweiligen Bedarf und zum diastolischen Blutangebot zu gering.

Manifeste und latente Herzinsuffizienz

Sind Symptome einer Herzinsuffizienz bereits in Ruhe vorhanden, so liegt eine manifeste Herzinsuffizienz vor. Die latente (verborgene) Herzinsuffizienz führt erst bei stärkerer körperlicher Belastung zu Beschwerden und einer Leistungseinschränkung (Belastungsinsuffizienz).

Der **Schweregrad** der Herzinsuffizienz wird seit 1942 nach der New York Heart Association (NYHA) in vier Grade eingeteilt.

Übersicht 6: Einteilung der Herzinsuffizienz in vier Schweregrade

Grad I:	völlige Beschwerdefreiheit bei normaler körperlicher Belastung.
Grad II:	Einschränkung der körperlichen Belastbarkeit bei schwerer körperlicher Tätigkeit.
Grad III:	starke Einschränkung der Belastbarkeit schon bei leichter körperlicher Tätigkeit.
Grad IV:	bei jeder körperlichen Tätigkeit Zunahme der – meist auch in Ruhe bestehenden – Insuffizienzzeichen.

Entstehungsursachen

Einer Herzinsuffizienz können im Wesentlichen vier Ursachen zugrunde liegen (☞ Abb. 8):

- Der **Herzmuskel** selbst ist **geschädigt**, d. h. es liegt eine Herzmuskelinsuffizienz vor. Zu einer solchen Herzmuskelschädigung kann es durch Sauerstoffmangel (z. B. Koronare Herzkrankheit, Herzinfarkt), Entzündungen (z. B. Myokarditis), Stoffwechselstörungen (z. B. Schilddrüsenerkrankungen, Kalium- oder Vitamin-B_1-Mangel, Alkoholismus), chronische Drucküberlastung des Herzens (Hypertonie) oder Pharmaka (Betarezeptorenblocker, Narkosemittel) kommen.
- Es liegt ein **Herzklappenfehler** vor. Dabei kann die Klappe verengt (stenotisch) oder schlussunfähig (insuffizient) sein. Stenose und Insuffizienz können gemeinsam als kombinierter Herzklappenfehler auftreten.
- Das Herz weist **Rhythmusstörungen** auf. Bei Tachykardien, ausgeprägter Bradykardie, bei Unterbrechungen der Reizleitung (z. B. totaler AV-Block) oder als Extrem bei Kammertachykardien kann die Förderleistung des Herzens so stark absinken, dass eine schwere Herzinsuffizienz entsteht.
- **Die Bewegungsfreiheit** des Herzmuskels ist **mechanisch beeinträchtigt**, z. B. durch einen Erguss im Herzbeutel (Perikarderguss) oder durch bindegewebige Verwachsungen des Herzbeutels (Pericarditis constrictiva).

Die mangelhafte Auswurfleistung des Herzens hat **zwei Folgen:**
- Vor dem Herzen entsteht ein venöser Rückstau.
- Das Herzminutenvolumen nimmt ab.

Folgen

Merke: Häufigste Ursachen der Herzinsuffizienz sind die Herzmuskelinsuffizienz und Herzklappenfehler.

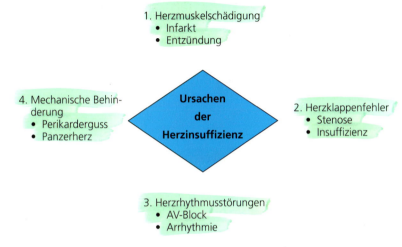

Abb. 8: Ursachen der Herzinsuffizienz

Die durch den venösen Rückstau bedingten Erscheinungen werden, da sie sich – gesehen in der Strömungsrichtung des Blutes – hinter dem Herzen entwickeln, als backward failure (engl. rückwärts, Versagen) bezeichnet. Ist das linke Herz isoliert insuffizient (Linksherzinsuffizienz), so kommt es zur Stauung im Lungenkreislauf. Bei der Rechtsherzinsuffizienz besteht ein Rückstau in die **Venen des großen Kreislaufs.** Der Venendruck in den gestauten Abschnitten ist erhöht. Sehr eindrucksvoll ist dies bei Patienten mit Rechtsherzinsuffizienz zu erkennen: Sie weisen häufig gestaute Halsvenen auf, und dementsprechend ist der ZVD erhöht.

Venöser Rückstau

Mit forward failure (engl. vorwärts, Versagen) bezeichnet man die Folgen des herabgesetzten Minutenvolumens. Durch die Verminderung der Nierendurchblutung wird zuwenig Salz (NaCl) ausgeschieden, was zu einer Natriumanhäufung (Natriumretention) im Organismus führt. Da jedes Natrium-Ion ein bestimmtes Quantum Wasser bindet, steigen die Plasmamenge und der Flüssigkeitsgehalt der Gewebe an. Dieser ungünstige Mechanismus wird darüber hinaus noch durch Aktivierung des Renin-Angiotensin-Aldosteron-Systems hormonell gefördert. Es kommt zu einer vermehrten Bildung des Nebennierenrindenhormons Aldosteron, das seinerseits eine weitere Natrium- und damit auch Flüssigkeitsretention bewirkt (sog. Hyperaldosteronismus). Die Folgen sind **Ödeme,** d. h. Flüssigkeitsansammlungen im Gewebe.

Vermindertes Herzminutenvolumen

Ursachen der Ödeme

Venöser Rückstau, Anhäufung von Natrium und eine vermehrte Aldosteronproduktion sind daher die wesentlichen Ursachen der Ödeme bei Herzinsuffizienz. Kommt es zur Dehnung von Vorhof und/oder Kammern, so wird vorwiegend aus den Vorhofzellen ein körpereigenes Hormon, das ANP (atriales natriuretisches Peptid) gebildet, das zu einer gesteigerten Wasser- und Natriumausscheidung führt. Dieser Mechanismus soll der Ödembildung bei Herzinsuffizienz entgegenwirken (daher stark erhöhte ANP-Blutspiegel bei Patienten mit schwerer Herzinsuffizienz).

Klinisches Bild

Die Symptome der doppelseitigen chronischen Herzinsuffizienz sind in ☞ Übersicht 7 aufgeführt. Aus praktischen Gründen ist es jedoch sinnvoll, die Symptome der Links- und Rechtsherzinsuffizienz getrennt zu beschreiben.

Übersicht 7: Symptome der globalen chronischen Herzinsuffizienz nach G. Rieker

- Herzvergrößerung,
- Leistungsminderung,
- Symptome des Rückwärtsversagens:
  Orthopnoe, Belastungsdyspnoe,
  Lungenödem,
  venöse Einflussstauung,
  Lebervergrößerung,
  Höhlenergüsse,
  Ödeme.
- Symptome des Vorwärtsversagens:
  Hypotonie,
  Schwindel,
  muskuläre Ermüdbarkeit,
  Hirnleistungsstörungen.

Symptome der Linksherzinsuffizienz

Die Linksherzinsuffizienz führt zu einer **Stauung im Lungenkreislauf**. Ihr Leitsymptom ist die **Atemnot**. Charakteristisch ist die Kurzatmigkeit in liegender Körperhaltung, die durch Aufrechtsitzen vermindert wird (Orthopnoe). Die Zahl der Kopfkissen, die der Patient benötigt, um besser atmen zu können, ist nahezu ein Gradmesser der Linksherzinsuffizienz. Durch die Lungenstauung treten kleine Flüssigkeitsmengen in die Lungenbläschen über. Sie führen zur **Stauungsbronchitis**, aber auch zu Störungen des Gasaustausches in der Lunge. Das Blut verlässt daher die Lungen, ohne, wie normalerweise, fast vollständig mit Sauerstoff beladen zu sein. Die Orthopnoe ist ein Zeichen der fortgeschrittenen Linksherzinsuffizienz. Ehe sie sich entwickelt, tritt eine Belastungsdyspnoe auf.

Die Verlangsamung der Blutströmung in der Kreislaufperipherie bewirkt, dass aus der gleichen Blutmenge mehr Sauerstoff als sonst entnommen wird. Das Blut wird dadurch insgesamt sauerstoffärmer, die Patienten weisen eine bläuliche Hautfarbe, eine sog.

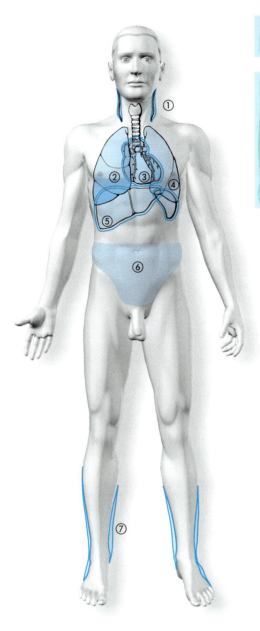

Abb. 9: Symptome bei Herzinsuffizienz

Symptome des akuten Lungenödems

Zyanose auf. Bei schwerer Lungenstauung kann blutiger Auswurf auftreten. Wird die Lungenstauung hochgradig, so kommt es zu einer regelrechten Überflutung der Lungenbläschen (Alveolen) mit Flüssigkeit. **Höchste Atemnot** und **massiver schaumiger** (wie geschlagenes Eiweiß), **z. T. hellroter** Auswurf sind die Charakteristika eines solchen Lungenödems. Da rasselnde Atemgeräusche beim Lungenödem bereits aus der Entfernung hörbar sind, spricht man von „Distanz-Rasseln". Der Patient „ertrinkt" sozusagen durch die massive Flüssigkeitsansammlung in den Lungenalveolen. Schließlich können, vor allem bei gleichzeitiger Rechtsherzinsuffizienz, Pleuraergüsse (Transsudate) bis zu mehreren Litern auftreten.

Fallbeispiel 1

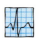

Der 72-jährige Rentner J. K. hat vor sechs Jahren einen Herzvorderwandinfarkt erlitten. Seit Jahren ist eine medikamentös nicht ausreichend behandelte arterielle Hypertonie mit durchschnittlichen RR-Werten um 170/105 mm Hg bekannt. Das Gesamtcholesterin ist auf 295 mg/dl erhöht bei erniedrigter HDL-Fraktion. Am Nachmittag verrichtet der Patient „leichte Gartenarbeit", d. h. er gräbt ein Gemüsebeet um. Er schwitzt sehr stark und trinkt, weil er sehr durstig geworden ist, zum Abendessen zwei Flaschen Bier. Eine Stunde später entwickelt sich eine rasch zunehmende, schließlich hochgradige Atemnot. Der Patient ist unfähig, sich hinzulegen, er hustet schaumigen Auswurf ab und entwickelt eine röchelnde Atmung. Nach der notfallmäßigen Einweisung in die Klinik wird dort röntgenologisch ein vergrößertes Herz mit ausgeprägter Lungenstauung bei einem RR-Wert von 180/115 mm Hg festgestellt. Die Behandlung mit Furosemid i. v., Nitro-Infusion, Digitalis i. v. und Sauerstoff führt innerhalb von zwei Stunden zu einem deutlichen Beschwerderückgang. Der Patient scheidet während dieser Zeit 2200 ml Urin aus.
Diagnose: akute Linksherzinsuffizienz mit Lungenödem bei arterieller Hypertonie und koronarer Herzkrankheit nach ungewohnter körperlicher Anstrengung.

Symptome der Rechtsherzinsuffizienz

Die Rechtsherzinsuffizienz bedingt eine Stauung im venösen Gebiet des großen Kreislaufs, die zu vielerlei Symptomen führt. Die **Halsvenen** sind **gestaut**, die Handvenen bleiben, anders als beim Gesunden, gefüllt, auch wenn der Arm über Herzhöhe gehalten wird. Die **Leber** ist durch Stauung **vergrößert** und oft recht druckschmerzhaft. Die Stauung im Gebiet der Pfortader führt zu einer Blutfülle in der Magen-Darm-Schleimhaut (sog. **Stauungsgastroenteritis**) mit Blähungen, Völlegefühl, Appetitlosigkeit, Aufstoßen und Oberbauchdruck. Die Resorption aus dem Magen-Darm-Kanal, beispielsweise auch von Arzneimitteln, kann gestört sein. In schweren Fällen kann sich freie Flüssigkeit im Bauchraum, ein **Aszites**, ansammeln. Dazu kommen **Ödeme** an den abhängigen Körperpartien: bei Bettlägerigen am Rücken und Gesäß, sonst an den unteren Extremitäten. Ausgedehnte, stauungsbedingte Ödeme der Unterhaut nennt man Anasarka. Nachts, wenn das Herz sich erholt und Gewebsflüssigkeit in die Blutbahn zurückströmt, nimmt die Harnproduktion zu. Die Folge ist ein vermehrtes nächtliches Wasserlassen, die sog. **Nykturie**. Die Röntgenuntersuchung zeigt, dass praktisch bei jeder Herzmuskelinsuffizienz das Herz vergrößert und häufig auch typisch umgeformt ist.

Gemeinsame Symptome der Links- und Rechtsherzinsuffizienz

Gemeinsame Symptome der Links- und Rechtsherzinsuffizienz bestehen in eingeschränkter Leistungsfähigkeit, Belastungsdyspnoe, Nykturie, Rhythmusstörungen, Tachykardie, Herzvergrößerung sowie Pleura- und/oder Perikardergüssen. Die genannten Symptome müssen keinesfalls alle gleichzeitig vorhanden sein; auch kann ihre Ausprägung stark wechseln. Die Zyanose ist bei der Rechtsherzinsuffizienz meist stärker als bei isolierter Linksherzinsuffizienz.

Die Umformung des Herzens kann zwei Ursachen haben:

- **Muss** ein Herzabschnitt **gegen** einen sehr hohen **Widerstand** arbeiten, z. B. die linke Kammer gegen eine Verengung der Aortenklappe Blut in den Kreislauf pressen, so wird dies zu einer Dickenzunahme der Wand des Ventrikels führen, die als **Hypertrophie** bezeichnet wird. Diese Zunahme der Herzmuskelmasse bedingt zunächst einen Zuwachs an Kontraktionskraft. Überschreitet die Hypertrophie jedoch ein gewisses Ausmaß, sodass nunmehr die Blutversorgung für den hypertrophierten Herzabschnitt ungenügend wird (das sog. „kritische Herzgewicht" wird überschritten), leidet die Sauerstoffversorgung des Herzmuskels, und die Leistungsfähigkeit des Myokards verschlechtert sich. Die Hypertrophie eines Herzabschnittes stellt folglich nur bis zu einem gewissen Grad einen Gewinn für die Herzarbeit dar, kann darüber hinaus aber pathologisch werden.
- **Muss** ein Herzabschnitt **größere Volumina** als üblich **auswerfen**, so kann es zur Ausweitung, d. h. **Dilatation** einer Herzhöhle kommen. Die Dilatation ihrerseits bewirkt eine weitere Schädigung des Myokards.

Ursachen der Umformung des Herzens

	Linksherzinsuffizienz	Rechtsherzinsuffizienz
Ursachen	Hypertonie Koronare Herzkrankheit Herzklappenfehler Kardiomyopathien	Bronchitis Emphysem Lungenfibrose Lungenembolie
Zyanose	mäßig	ausgeprägt
Orthopnoe	häufig	selten
Polyglobulie	selten	ausgeprägt
Stauungstyp	Lunge (Lungenödem)	Leber, Niere, Beinödeme, Aszites
Wirkung von Sauerstoff, Morphin und Beruhigungsmitteln	günstig	ungünstig

Tab. 13: Links- und Rechtsherzinsuffizienz

Die sog. „vier großen D" bilden die Grundpfeiler der Behandlung der Herzmuskelinsuffizienz:
Diuretika, Dilatatoren (Vasodilatatoren = gefäßerweiternde Substanzen), **Digitalis und Diät.**
Natürlich muss gleichzeitig die Ursache der Herzinsuffizienz geklärt und, soweit dies möglich ist, behoben werden. So muss ein hoher Blutdruck, der eine Drucküberlastung des linken Herzens darstellt, gesenkt, ein Herzklappenfehler (bei vertretbarem Opera-

Grundzüge der Therapie

tionsrisiko) operiert oder eine Schilddrüsenüberfunktion in eine euthyreote Stoffwechsellage abgesenkt werden.

Die Therapie der Herzinsuffizienz hat in den letzten Jahren einen wesentlichen Wandel erfahren, da man neben der Steigerung der Kontraktionskraft (z. B. durch Digitalis) mehr Wert auf Entlastung des Herzens durch Senkung der Vor- und Nachlast durch Vasodilatanzien legt.

Diätische Therapiemaßnahmen

Der Mensch nimmt in zivilisierten Ländern täglich etwa 12–15 g Kochsalz (Natriumchlorid) mit der Nahrung zu sich. Diese Salzmenge ist im Stande, etwa 1,5 l Wasser zu binden. Bei den meisten Ödempatienten wird eine sog. natriumarme Kost, die bis zu 3 g Natriumchlorid enthalten darf, ausreichen. In schweren Fällen muss eine streng natriumarme Kost, d. h. maximal 1 g Natriumchlorid täglich, eingehalten werden. Diese kann praktisch nur in Diätküchen und nicht im Privathaushalt hergestellt werden. Eine natriumfreie Kost im strengen Sinne des Wortes gibt es nicht. Da mittels Saluretika eine intensive Natriumausscheidung erzielt werden kann, ist bei ambulanten Herzpatienten eine streng natriumarme Kost weder nötig noch erstrebenswert. Über den genauen Natriumgehalt der verschiedenen Nahrungsmittel gibt es zahlreiche Tabellen. Die Grundzüge einer natriumarmen Diät, die dem Patienten bekannt sein sollten, gehen aus der folgenden Aufzählung hervor. Eine kochsalzarme Kost kann durch verschiedene Kräuter und Gewürze durchaus schmackhaft zubereitet werden.

Natriumarme Kost und Flüssigkeitsrestriktion

Die Grundzüge der natriumarmen Diät sind:
- Vermeiden von Fleisch und Fisch in Konserven, Schinken, Wurst und Käse.
- Salzstreuer beim Kochen und bei Tisch nicht gebrauchen!
- Unbedenklichkeit von Reis, Haferflocken, Grieß, Kartoffeln, Frischgemüse, Früchte, Schweineschmalz, Palmin, Öl, Zucker, Kaffee.
- Natriumfreies Diätsalz, z. B. Sina-Salz, Ambisalz.

Berechnung der Flüssigkeitszufuhr

Sowohl strenges Dursten als auch übermäßige Flüssigkeitszufuhr müssen vermieden werden. In der Regel ist eine tägliche Flüssigkeitsmenge, die 0,5 l über der Diuresemenge des Vortages liegt, am günstigsten. Ein Kaliummangel unter Diuretikabehandlung kann medikamentös oder diätetisch angegangen werden: z. B. 2–3mal täglich ein Glas Orangen-, Tomaten- oder Grapefruitsaft. Viel Kalium enthalten auch getrocknete Früchte (Pflaumen, Datteln, Aprikosen) und Bananen (Nachteil: hoher Kaloriengehalt). Am billigsten und einfachsten kann der Kaliumbedarf durch Kartoffeln (etwa 1 Pfund täglich) gedeckt werden.

Medikamentöse Therapiemaßnahmen: Diuretika

Bei Ödemen, wie sie eine Herzinsuffizienz hervorrufen kann, wird Wasser, gebunden an Natrium, im Körper eingelagert. Die Ödeme können daher nur beseitigt werden, wenn der Natriumbestand abnimmt. Dies kann auf zwei Wegen erreicht werden:
- Verringerung der Natriumzufuhr in der Nahrung,
- verstärkte Natriumausscheidung über den Urin.

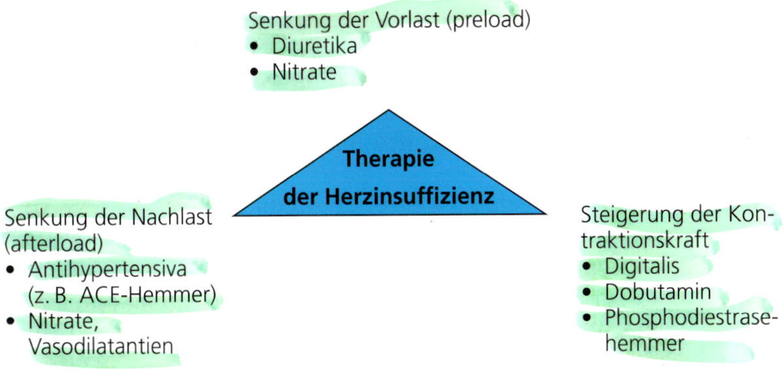

2.3 Klinik der Herz- und Kreislauf-Erkrankungen

Senkung der Vorlast (preload)
- Diuretika
- Nitrate

Therapie der Herzinsuffizienz

Senkung der Nachlast (afterload)
- Antihypertensiva (z. B. ACE-Hemmer)
- Nitrate, Vasodilatantien

Steigerung der Kontraktionskraft
- Digitalis
- Dobutamin
- Phosphodiestrasehemmer

Abb. 10: Therapie der Herzinsuffizienz

Bei der Ödembehandlung werden beide Methoden, die diätetische Verringerung der Natriumzufuhr und die medikamentöse verstärkte Natriumausscheidung über den Harn, angewandt (☞ Abb. 10). Diuretika sind Substanzen, die durch eine **erhöhte Natriumausscheidung** zu einer **Zunahme der Harnausscheidung (Diurese)** führen und so eine Ödemausschwemmung bewirken. Die häufig eingesetzten Diuretika zur Behandlung kardialer Ödeme sind Furosemid (Lasix®) und Piretamid (Arelix®) als sog. Schleifendiuretika und als Thiaziddiuretika Hydrochlorothiazid (Esidrix®) bzw. als Thiazidanaloga Clopamid (Brinaldix®) oder Xipamid (Aquaphor®).

Diuretika, insbesondere vom Typ des Furosemid (Lasix®), entfalten über einen weiteren Mechanismus einen günstigen Effekt bei Herzinsuffizienz: Indem sie zu einer teilweisen Verlagerung **von zirkulierendem Blut** in die Speichergefäße des venösen Kreislaufs führen (sog. venöses pooling), verringern sie das venöse Angebot zum Herzen und senken dadurch die Vorlast.

Leider führen alle **Saluretika** zu einer mehr oder minder starken Kaliumausscheidung, sodass schließlich ein Kaliummangel im Serum (Hypokaliämie) und, was noch ungünstiger ist, in den Zellen selbst (Hypokalie) entstehen kann. Der Kaliummangel hat zwei Gefahren: Einerseits führt er zu Müdigkeit, Appetitmangel und Muskelschwäche, die bis zu Lähmungen gehen kann, andererseits wird das Herz **digitalisempfindlicher,** sodass bereits bei normalen Digitalisdosen Herzrhythmusstörungen auftreten können. Bei längerer Saluretikabehandlung muss daher Kalium medikamentös (z. B. Kalinor®, Rekawan®) oder durch Diät zugeführt werden. Eine Alternative stellt die Behandlung mit sog. Kalium sparenden Diuretika in Kombination mit einem Saluretikum dar. Beispiele: Moduretik® oder Dytide® H.

Aldosteronantagonisten: Bei der Entwicklung kardialer Ödeme spielt auch eine vermehrte Sekretion des Nebennierenrindenhormons Aldosteron (Hyperaldosteronismus), das eine Natriumretention bewirkt, eine Rolle. Medikamente, die die Aldosteronwirkung

Wirkungsweise der Diuretika

Symptome des Kaliummangels

Therapie

hemmen, werden Aldosteronantagonisten genannt (z. B. Aldactone®, Osyrol®).

Therapiekontrolle durch Flüssigkeitsbilanzierung

Der Effekt der diuretischen Therapie kann am exaktesten durch die Bilanzierung der Flüssigkeitseinfuhr und -ausfuhr (Diurese) sowie durch regelmäßige Gewichtskontrollen erfasst werden.

Vasodilatanzien

Vasodilatanzien sind gefäßerweiternde Medikamente, die Vor- und Nachlast senken können, wie z. B. Nitrate (Isoket®). Sie führen zu einer Entlastung des Herzens (☞ Abb. 10). Die Senkung der Nachlast kann akut sehr gut mit Nitraten (z. B. Nitroglyzerin, Isoket®) erreicht werden, die auch die Vorlast reduzieren. Daher ist die Gabe von Nitraten beim Lungenödem, der schwersten Form der akuten Lungeninsuffizienz, eine der wichtigsten therapeutischen Maßnahmen in dieser Notfallsituation. Zunehmend Verwendung in der Behandlung der chronischen Herzinsuffizienz finden die so genannten ACE-Hemmer wie zum Beispiel Captopril (Lopirin®) oder Enalapril (Pres®, Xanef®). Sie bewirken eine Hemmung der Umwandlung von Angiotensin I in das stark blutdrucksteigernd wirkende Angiotensin II. Ihre Hauptindikation ist die arterielle Hypertonie, zunehmend aber auch die chronische Herzinsuffizienz. Durch **Weitstellung des arteriellen Gefäßsystems** und durch die damit verbundene Senkung der Nachlast führen sie zu einer Entlastung des insuffizienten linken Ventrikels. Außerdem verringern sie die negativen Effekte der im Rahmen einer Herzinsuffizienz immer bestehenden Aktivierung des Renin-Angiotensin-Aldosteron-Systems. ACE-Hemmer sind bis heute die einzigen Substanzen, die im Stande sind, die Lebenserwartung von Patienten mit chronischer Herzinsuffizienz zu verlängern.

Wirkungsweise der Vasodilatanzien

Digitalis

1775 erfuhr der englische Arzt WILLIAM WITHERING von einer Kräutermischung, mit welcher eine alte Frau „Wassersüchtige" heilte, bei denen Ärzte nichts mehr ausrichten konnten. Durch eigene Untersuchungen erkannte WITHERING, dass die wirksamen Pflanzen dieser Kräutermischung weißer und roter Fingerhut (Digitalis lanata und purpurea) waren. 10 Jahre später veröffentlichte er seine berühmte Schrift über die Behandlung der Wassersucht „An account oft the foxglove and some of it's medical uses".

WITHERING hat Digitalis, eines der wichtigsten Herzmedikamente, in die Klinik eingeführt. In gleicher Weise wie Digitalis wirkt auch Strophanthin, das in den Samen der in Afrika als Pfeilgift gebräuchlichen Strophanthusarten gefunden und 1904 von FRAENKEL in die Therapie eingeführt wurde. Digitalis und Strophanthin werden als Herzglykoside bezeichnet. Allerdings wird Strophanthin nur noch selten eingesetzt.

Wirkungsweise der Digitalis

Die Hauptwirkung der Herzglykoside besteht in einer **Steigerung der Kontraktionskraft der Herzmuskulatur.** Dies geschieht durch eine Verkürzung der Systole, was zu einer besseren Entleerung der Herzkammern führt. Die daraus resultierende Verlängerung der Diastole bewirkt eine bessere Entleerung der gestauten venösen Abschnitte sowie eine Zunahme der Koronardurchblutung. Da

das Herz nun wirtschaftlicher arbeitet, sinkt gleichzeitig die Herzfrequenz ab. Die frequenzsenkende Wirkung des Digitalis beruht z. T. auf einer Aktivierung des Vagusnerven.
Klinische Zeichen der Glykosidwirkung bei der Herzinsuffizienz: Rückgang der Stauungszeichen, Abnahme der Herzgröße, Absinken der Herzfrequenz, Besserung der Atemnot und Zunahme der Diurese, weil nunmehr die Ödeme als Folge einer verbesserten Herzleistung ausgeschwemmt werden.

Vor allem bei Überdosierung können Herzglykoside jedoch auch erhebliche Nebenwirkungen entfalten: Die Erregungsleitung im Reizleitungssystem wird, u. U. bis zur totalen Blockade (partieller oder totaler AV-Block), gebremst und die Entstehung von Extrasystolen gefördert. Typisch ist das Auftreten eines sog. Bigeminus (Zwillingspuls) bei Überdigitalisierung: Jeder normalen Systole folgt eine Extrasystole. Beim Pulsen tastet man zwei aufeinander folgende Schläge, die von einer Pause gefolgt sind. Außerdem können Appetitlosigkeit, quälende Übelkeit, Erbrechen, Durchfälle und Sehstörungen (Augenflimmern, Farbsehen, Doppelbilder) auftreten. Bei Appetitlosigkeit und Übelkeit alter Menschen muss daher immer auch an eine Überdigitalisierung gedacht werden! Diese charakteristischen Zeichen der Digitalisüberdosierung, die schon ab dem 1,5fachen der normalen Dosis auftreten können, müssen dem Pflegepersonal bekannt sein. Das Auftreten einer Bradykardie und Bigeminie bei digitalisbehandelten Herzpatienten muss daher umgehend dem Arzt mitgeteilt werden.

Sauerstoff- und Kaliummangel (Hypokaliämie) begünstigen das Auftreten digitalisbedingter Rhythmusstörungen. Bei Niereninsuffizienz kann es infolge verminderter Digoxinausscheidung über die Nieren schon bei „normaler" Dosierung zur Überdigitalisierung kommen. Wegen ihrer schmalen therapeutischen Breite und ihrer Nebenwirkungen werden Digitalisglykoside immer seltener zur Behandlung der Herzinsuffizienz eingesetzt. Als Hauptindikation gilt die schnelle Form der absoluten Arrhythmie bei Vorhofflimmern. Die therapeutischen Blutspiegel betragen für Digoxin 0,5–2,0 ng/ml, für Digitoxin ca. 20 ng/ml. Zeichen der Digitalisintoxikation können schon bei Digoxinspiegeln wenig über 2,0 ng/ml auftreten. Die „therapeutische Breite" von Digitalis ist also recht gering. Da Digoxin zum größten Teil über die Nieren ausgeschieden wird, muss bei einer Niereninsuffizienz die Dosis reduziert werden, um eine Überdigitalisierung zu vermeiden (z. B. nur die halbe Digoxindosis bei Serumkreatininwerten zwischen 1,5–2,0 mg%).
Häufig eingesetzte Handelspräparate sind Digitoxin (Digimerck®), ß-Acetyldigoxin (Novodigal®), ß-Methyldigoxin (Lanitop®) und Digoxin (Lanicor®). Für die Langzeitbehandlung der Herzinsuffizienz wird meist Digoxin per os verwandt.

Nebenwirkungen von Digitalis

Symptome bei Überdigitalisierung

Digitalisindikationen

Digitalisdosis

Tab. 14: Dosierung mit mittelschneller Aufsättigung und normaler Nierenfunktion (Modif. nach K. Kochsik u. Mitarb.)

Herzglykosid	Handelsname	Aufsättigung Dauer	Dosis	Erhaltungsdosis
Digoxin	Lanicor®	2 Tage	0,75 mg	0,375 mg
β-Methyldigoxin	Lanitop®	2 Tage	0,40 mg	0,20 mg
β-Acetyldigoxin	Novodigal®	2 Tage	0,60 mg	0,20 mg
Digitoxin	Digimerck®	4 Tage	0,40 mg	0,10 mg

Merke: Digitalisglykoside dürfen nicht gleichzeitig mit Kalzium intravenös injiziert werden.

Medikamentöse Therapie bei schwerer Herzinsuffizienz

Dobutamin (Dobutrex®) steigert über eine Stimulierung des sympathischen Nervensystems die Kontraktionskraft des Herzens. Es kann nur als Infusion appliziert werden und wird daher vorzugsweise zur Behandlung schwerster Herzinsuffizienzformen auf der Intensivstation eingesetzt. Amrinon (Wincoram®) und Enoximon (Perfan®) zählen zu den sog. Phosphodiesterasehemmern und haben keine Katecholamin- oder Glykosidwirkung. Phosphodiesterasehemmer können kurzfristig bei sonst therapierefraktärer Herzinsuffizienz parenteral (Intensivstation) eingesetzt werden. Sie entfalten ihre Wirkung durch Steigerung der Kontraktilität des Myokards und Senkung der Nachlast.

Da bei schwerer chronischer Herzinsuffizienz ein stark gesteigerter Sympathikusantrieb besteht, der auch für die Tachykardie mitverantwortlich ist, werden neuerdings bei bestimmten Formen der Herzinsuffizienz, z. B. bei Kardiomyopathien, Betarezeptorenblocker in sehr niedriger Dosierung zur Hemmung des Sympathikus eingesetzt.

Betarezeptorenblocker

Weitere Therapiemaßnahmen

Bei thrombosegefährdeten Patienten, d. h. bei thromboembolischen Erkrankungen in der Anamnese, Adipositas oder Varikosis, ist während der Phase der Bettruhe und Ödemausschwemmung eine **Thromboseprophylaxe** mit Antikoagulanzien, z. B. low-dose-Heparingaben, erforderlich. Ausgedehnte Pleura- und/oder Perikardergüsse machen eine **Entlastungspunktion** erforderlich.

Therapie des Lungenödems

Hauptziel der Therapie muss die **rasche Entlastung des linken Ventrikels** sein. Sie kann erreicht werden durch Minderung des venösen Angebotes zum linken Herzen (Diuretika, Nitrate). Eine massive Druckbelastung des Herzens (z. B. hypertensive Krise) muss durch Senkung des Blutdrucks verringert werden. Durch die intravenöse Gabe von β$_1$-Stimulatoren, wie zum Beispiel Dobutamin (Dobutrex®), ist eine Steigerung der Herzkraft erzielbar. Weitere wichtige Maßnahmen sind Sedierung, Sauerstoffgaben, Digitalisierung, Freimachen der Atemwege und eventuell künstliche Beatmung mit Überdruck (☞ Tab. 11: Sofortmaßnahmen beim Lungenödem). Die akut-bedrohliche Situation beim Lungenödem lässt sich häufig rasch beherrschen, die Langzeitprognose ist jedoch, insbesondere bei Rezidiven, schlecht.

2.3 Klinik der Herz- und Kreislauf-Erkrankungen

Tab. 15: Sofortmaßnahmen beim Lungenödem

1. Hochlagern des Oberkörpers Tieflagern der Beine 2. Diuretika (z. B. Lasix® i. v.) 3. Nitrate i. v. oder Nitrolingual-Spray 4. Sedierung (Morphin i. v., Valium i. v.) 5. Sauerstoff 2-4 l/Min. 6. Dobutamin (Dobutrex® i. v. (ca. 4 µg/Min.) 7. Digitalis 8. Freimachen der Atemwege (Absaugen) 9. Bei hypertensiver Krise: rasche RR-Senkung (z. B. Calciumantagonisten p. o., Catapresan® i. m./i. v.) 10. evtl. Überdruckbeatmung	Abnahme des venösen Angebotes zum Herzen, Senkung von Vor- und Nachlast. Steigerung der Herzkraft

Prognose der chronischen Herzinsuffizienz

Die Prognose der chronischen Herzinsuffizienz ist nach wie vor schlecht, da die zugrunde liegenden Ursachen, wie koronare Herzkrankheit und/oder hypertensive Herzerkrankung, weiter bestehen. Lediglich die Behandlung mit ACE-Hemmern hat in letzter Zeit zu einer sicheren Prognoseverbesserung geführt.

Pflegerische Maßnahmen

Liegt eine manifeste Herzinsuffizienz vor, so beweist dies, dass das geschädigte Herz weit über seine Leistungsfähigkeit beansprucht wird. Eine **weitgehende Entlastung** muss also das Hauptziel sein, weshalb zunächst **strenge Bettruhe** indiziert ist. Alle vermeidbaren körperlichen und psychischen Belastungen sollten vom Herzpatienten möglichst ferngehalten werden. Die ideale **Lagerung** ist die sog. Herzbettlagerung, wobei sich der Oberkörper entsprechend dem Grad der Orthopnoe aufrecht lagern lässt und die Beine tief liegen, ohne dass der Patient zum Bettende rutscht und so ständig Kraft aufwenden muss, um seine Lage zu korrigieren. Bei hochgradiger Atemnot ist eine halb sitzende Lagerung am günstigsten. Zunächst passive, später aktive **krankengymnastische Behandlung** zur Vermeidung von Beinvenenthrombosen, die gerade während der Phase der Ödemausschwemmung besonders leicht auftreten können, ist erforderlich. Die wichtigsten pflegerischen Maßnahmen sind in ☞ Übersicht 8 aufgeführt.

Übersicht 8: Pflege bei chronischer Herzinsuffizienz

> Hauptziele sind die körperliche und seelische Entlastung des Patienten und das Vermeiden einer Überwässerung!
> - Körperliche Schonung, anfangs ggf. strenge Bettruhe, später gezielte Mobilisierung.
> - Lagerung mit erhöhtem Oberkörper („Herzbett").
> - leicht verdauliche, salzarme, nichtblähende Speisen (mehrere kleine Mahlzeiten).
> - Trinkmenge und Flüssigkeitszufuhr insgesamt exakt einhalten und protokollieren (Einfuhrkontrolle), da fast alle chronisch herzinsuffizienten Patienten tendenziell zuviel Flüssigkeit zu sich nehmen.

> - Genaue Bilanzierung, regelmäßig Kontrolle des Körpergewichts.
> - Kontrolle der Vitalzeichen,
> - Sauerstoffzufuhr,
> - Obstipationsprophylaxe (Laktulose oder Weizenkleie),
> - Gesprächsbereitschaft und Zuwendung signalisieren,
> - bei Patienten auf der „Warteliste" vor einer geplanten Herztransplantation spezielle psychotherapeutische Unterstützung.

2.3.1.2 Herztransplantation

Am 3. Dezember 1967 wurde am Groote-Schuur-Krankenhaus in Kapstadt dem 55 Jahre alten Louis WASHKANSKY von Professor CHRISTIAAN BARNARD in einer fünfstündigen Operation das Herz eines Unfallopfers, der 25-jährigen DENISE DARVALL, eingepflanzt. Der erste Mensch mit einem Spenderherzen starb 18 Tage später an den Folgen einer Pneumonie. Der Zahnarzt PHILIP BLAIBERG, dem als zweiten Menschen am 2. Januar 1968 ein neues Herz transplantiert wurde, überlebte den Eingriff rund eineinhalb Jahre.

Heute zählt die orthotope (an normaler Stelle) Herztransplantation an entsprechenden Herzzentren als Routineeingriff. Mehr als 30 000 Herzen sind bis 1997 weltweit verpflanzt worden. In der Bundesrepublik Deutschland werden jährlich ca. 500–600 Herztransplantationen durchgeführt.

Indikationen und Kontraindikationen

Als Herzempfänger kommen Patienten unter 60 Jahren im Endstadium einer Herzerkrankung und einer Lebenserwartung von weniger als einem Jahr bei Ausschöpfung aller anderen therapeutischen Maßnahmen in Betracht.

Hauptindikationen sind folglich:
- dilatative Kardiomyopathie,
- Endstadium einer koronaren Herzkrankheit,
- schwere angeborene, operativ sonst nicht korrigierbare Herzfehler.

Als **absolute Kontraindikationen** gelten:
- fixierter Hochdruck im Lungenkreislauf,
- aktive Infektionen,
- maligne Tumoren mit kurzer Lebenserwartung,
- Drogen- und Alkoholabhängigkeit,
- psychosoziale Instabilität,
- schwere, irreversible Leber- und/oder Nierenschäden.

Immunsuppressive Therapie zur Prophylaxe von Abstoßungsreaktionen

Zur Prophylaxe von Transplantat-Abstoßungen muss eine lebenslange immunsuppressive Therapie mit Ciclosporin, Azathioprin und Prednison durchgeführt werden. In der postoperativen Phase wird Antithymozyten-Globulin (ATG) verabreicht.

Abstoßungskrisen, die am sichersten durch transvenöse Endomyokardbiopsien erfasst werden, werden hochdosiert mit Prednisolon, eventuell kombiniert mit ATG behandelt.

Komplikationen der immunsuppressiven Therapie sind **Infektionen** mit Streptokokken, Enterokokken, E. coli, Klebsiellen oder Pseudomonas. Zytomegalie-Virusinfektionen sind wegen lebensgefährlicher Pneumonien, Hepatitiden und Enzephalitiden (Hirnentzündungen) besonders gefürchtet.

Komplikationen und Spätfolgen der immunsuppressiven Therapie

Ein besonderes Problem sind die nach einigen Jahren als Spätfolge der Immunsuppression auftretenden bösartigen **Tumoren** (Hautkrebs, Lymphome vom Non-Hodgkin-Typ und Kaposi-Sarkome). Die 1-Jahres-Überlebensrate liegt bei ca. 85 %, die 5-Jahres-Überlebensrate bei ca. 75 %.

2.3.1.3 Schock

Definition: Als Schock wird ein akutes, lebensbedrohliches Kreislaufversagen bezeichnet, das zu einer kritischen Verminderung der Organdurchblutung, insbesondere von Nieren, Herz, Hirn und Lunge führt.

- Kardiogener Schock
- Hypovolämischer Schock
- Septischer Schock
- Anaphylaktischer Schock

Übersicht 9: Hauptursachen des Kreislaufschocks

Die unzulängliche Durchblutung der Kreislaufperipherie im Schock kann folgende Ursachen haben:

Ursachen

1. Hypovolämischer Schock, d. h. das zirkulierende Blutvolumen ist (absolut) vermindert:
- durch schwere Blutungen nach innen oder außen,
- durch Verlust von Blutplasma, welches aus der Blutbahn in die Gewebe übertritt (z. B. ausgedehnte Verbrennungen, schwere Bauchfellentzündungen),
- durch massive Flüssigkeitsverluste, wie sie bei massiven Durchfällen oder extremem Schwitzen auftreten können.

2. Kardiogener Schock, d. h. verminderte Herzleistung mit relativer Verminderung der zirkulierenden Blutmenge:
- bei Herzinfarkt,
- infolge von Rhythmusstörungen,
- bei Lungenembolie,
- durch Herztamponade.

3. Septischer Schock, d. h. infektiös:
- z. B. bei Sepsis.

4. Anaphylaktischer Schock aufgrund einer allergischen Reaktion.

Klinisches Bild
Das klinische Bild des Schocks ist sehr charakteristisch. Bei meist erhaltenem Bewusstsein sind die Patienten unruhig und kaltschweißig, die Haut ist blass und kühl, besonders an den Akren (Finger, Zehen, Nase), der Puls ist dünn, fadenförmig und beschleunigt. Der Blutdruck ist niedrig, häufig gar nicht messbar, die Blutdruckamplitude klein (z. B. RR 60/50 mm Hg). Die Diurese ist vermindert (☞ Abb. 11).

Noch im Normbereich befindliche Blutdruckwerte (z. B. 110/90 mm Hg) schließen einen Kreislaufschock nicht mit Sicherheit aus. Ob es zu Verwirrtheit oder zur Bewusstseinstrübung kommt, hängt von der Dauer und Schwere des Schocks sowie vom Lebensalter des Patienten ab. Erfolg oder Versagen der eingeleiteten Therapie zeigen, ob ein reversibler oder irreversibler Schockzustand vorliegt.

Folgen
Der Schock führt zum Sauerstoffmangel, d. h. zur **Hypoxie der Gewebe**. Der Stoffwechsel der Gewebe wird dadurch gestört. Es treten saure Stoffwechselprodukte auf, die in das Blut gelangen und dort zu einer Übersäuerung (**Azidose**) führen. Außerdem kann durch eine Strömungsverlangsamung in den Kapillaren der Kreislaufperipherie eine **Stagnation des Blutstromes** auftreten, die zu einer Verklebung der Erythrozyten, Leukozyten und Thrombozyten, zum sog. blood-sludge (engl. Blutschlamm), führt und eine weitere Verschlechterung der Zirkulation bedingt, d. h. die sog. **Mikrozirkulation** (Zirkulation im Kapillargebiet) ist **gestört**. Der Organismus reagiert darauf mit einer zunächst sinnvollen Regulation:
Da die Durchblutung nicht mehr für alle Gewebe reicht, wird das Blut bevorzugt den lebenswichtigen Organen wie Hirn, Herz, Nieren und Leber zugeführt. Diesen Vorgang nennt man **Zentralisation**. Nimmt der Schweregrad des Schocks weiter zu, reicht die Durchblutung vor allem für die Niere nicht mehr aus, und es kommt zu einem **Rückgang der Diurese**.

> **Merke:** Sinkt im Schock die Urinproduktion unter 30 ml/Std., so ist dies als absolutes Alarmsignal zu werten, das auf die Entwicklung einer Schockniere hinweist, die unter allen Umständen vermieden werden sollte.

Die sog. **Schocklunge** ist eine Folge der Mikrozirkulationsstörung im kleinen Kreislauf. Sie hat eine schlechte Prognose und führt meist erst nach Überwindung des Schocks durch ein nicht behebbares Atemversagen zum Tode. Der letztlich zum Tode führende Zusammenbruch vieler Organe im Schock wird als **Multiorganversagen** bezeichnet.

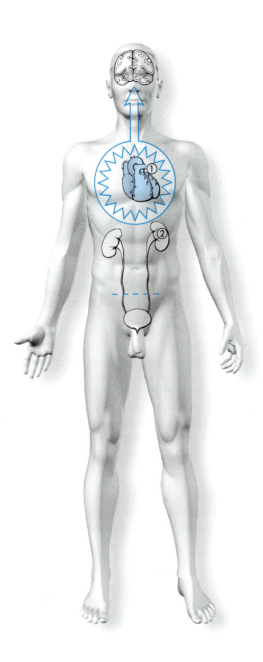

- Blässe
- Unruhe
- Schweiß
- Kalte Extremitäten
- fadenförmiger beschleunigter Puls
- Hypotonie

① Zentralisation des Kreislaufs
② Oligurie

Überwachung
- Puls
- Blutdruck
- Diurese
- EKG
- ZVD
- Labor (Hb, Hk)

Abb. 11: Symptome und Überwachungsmaßnahmen beim Kreislaufschock

Therapie

Ist ein Volumenmangel die wesentlichste Schockursache, so steht therapeutisch der **Volumenersatz** an erster Stelle, bei Blutungen am besten durch Bluttransfusionen, sonst mit Plasmaersatzmitteln. Diese Mittel füllen nicht nur das verloren gegangene Volumen wieder auf, sondern wirken – indem sie einen Flüssigkeitsrückstrom aus den Geweben der Blutbahn induzieren – als sog. **Plasmaexpander.** Leider können die Plasmaersatzmittel in seltenen Fällen zu schweren, sogar lebensgefährlichen Überempfindlichkeitsreaktionen führen. Die meisten Plasmaersatzmittel enthalten entweder Dextran (z. B. Macrodex®, Rheomacrodex®, Longasteril®), Gelatine (z. B. Haemaccel®, Gelifundol®, Physiogel®) oder Stärkeverbindungen (Plasmasteril®). Menschliche Albumin-Lösungen (Humanalbumin) eignen sich gut zur Volumensubstitution, sind aber sehr teuer.

Nur wenn diese Maßnahmen nicht ausreichen (vor allem bei Gefäßinsuffizienz), müssen **blutdrucksteigernde Medikamente, z. B. Dopamin®, Arterenol® oder Hypertensin®** als Infusion angewandt werden. Die Hypoxie macht **Sauerstoffzufuhr** erforderlich. Nach der Erstversorgung ist es wichtig, die Schockursache zu ermitteln und, falls möglich, zu beseitigen.

Allgemeine und spezielle Pflegemaßnahmen

Pflegerisch ist zu beachten, dass Schockpatienten besonders infektionsgefährdet sind (Atemwege, Harnwege), leicht einen Dekubitus entwickeln und Wärmeverluste schlecht tolerieren. Daher ist absolute Sterilität beim Absaugen der Luftwege und Katheterisieren der Harnblase erforderlich. Zur Dekubitusprophylaxe sind entsprechende **Lagerung** und gute **Hautpflege** notwendig. Eine direkte Wärmeanwendung im Schock ist jedoch gefährlich, da es leicht zu schweren Hautverbrennungen kommen kann (keine Heizkissen oder Wärmflaschen verwenden).

Der Schockpatient befindet sich in Lebensgefahr und muss daher auf einer Intensivstation überwacht und behandelt werden. Dabei sind folgende pflegerischen bzw. Überwachungsmaßnahmen unerlässlich:
- Anlegen eines zentralvenösen Zugangs (ZVK),
- Messung des zentralen Venendrucks (ZVD),
- laufende Kontrolle von Blutdruck und Pulsfrequenz,
- Legen eines Dauerkatheters und halbstündige Messung der Diurese,
- Messung der Körpertemperatur,
- Bestimmung folgender Laborwerte: Hb, Hämatokrit, Erythrozyten, Leukozyten, Thrombozyten, Blutgerinnung, Elektrolyte (Natrium, Kalium, Chlorid im Serum), Kreatinin, Blutzucker und Säure-Basen-Werte (sog. Astrup),
- EKG-Monitoring (vor allem im kardiogenen Schock),
- Röntgen-Thorax-Aufnahme,
- bei Fieber und/oder Sepsis: Blutkulturen, Uricult.

2.3.1.4 Herzrhythmusstörungen

> **Definition:** Störungen der Herzfrequenz oder der Regelmäßigkeit des Herzschlages werden als Herzrhythmusstörungen bezeichnet.

Es gibt sehr unterschiedliche Rhythmusstörungen des Herzens. Einige von ihnen, wie z. B. gelegentliche Extrasystolen (Extraschläge), sind harmlos, andere wie z. B. das Kammerflimmern, können unmittelbar zum Tode führen.

Einteilung der Herzrhythmusstörungen (☞ Abb. 6 auf S. 59).

> **Definition:** Unter einer Tachykardie versteht man eine regelmäßige oder unregelmäßige (Tachyarrhythmie) Beschleunigung der Herzfrequenz auf > 100/Min.

Tachykarde Rhythmusstörungen

Als **paroxysmale Tachykardie** bezeichnet man Zustände mit anfallsartigem Herzjagen. Die Herzfrequenzen liegen dabei zwischen 150–200/Min., die Anfallsdauer kann Minuten bis Tage betragen.

Das sog. **hyperkinetische Herzsyndrom** zählt zu den funktionellen Herz-Kreislauf-Störungen und wird besonders bei jüngeren Menschen relativ häufig beobachtet. Leitsymptom ist die Ruhetachykardie. Unter körperlicher Belastung kommt es zu einem unphysiologisch starken Anstieg von Pulsfrequenz und Blutdruck. Es besteht eine subjektiv stark empfundene Einschränkung der körperlichen Leistungsfähigkeit. Durch Betarezeptorenblocker ist eine wesentliche Besserung zu erzielen. **Supraventrikuläre Tachykardien** haben ihren Ursprungsort im Sinusknoten, Vorhof, AV-Knoten oder HIS-Bündel.

Ventrikuläre Tachykardien (Kammertachykardien) gehen von den Tawara-Schenkeln des Reizleitungssystems oder vom Myokard aus. Beim **Kammerflattern** liegt die Herzfrequenz meist über 200/Min. Es stellt eine maligne, d. h. lebensbedrohliche Rhythmusstörung dar, da es jederzeit in das **Kammerflimmern** übergehen kann. Beim Kammerflimmern sinkt die Auswurfleistung des Herzens so rapide ab, dass es bereits nach drei bis fünf Minuten zu irreversiblen Schäden am Gehirn und Herzen kommt. Anfallsartiges Herzjagen kann auch beim WPW-Syndrom (Wolff-Parkinson-White-Syndrom) auftreten. Ursache ist die beschleunigte Überleitung der Erregung vom Vorhof zum AV-Knoten durch ein angeborenes Muskelbündel (KENTsches Bündel), das einen Teil des Vorhofs mit der Kammer verbindet.

Die vom Vorhof oder AV-Knoten ausgehende **paroxysmale Tachykardie** beruht meist nicht auf einer organischen Herzerkrankung, während die **Kammertachykardie** meistens durch eine koronare

Therapie tachykarder Herzrhythmusstörungen

Herzerkrankung bedingt ist. Eine Unterscheidung der einzelnen Tachykardie-Formen erfolgt durch das **EKG**.

Eine Vorhoftachykardie kann durch Vagusreiz (z. B. Druck auf die Halsschlagader oder die Augäpfel, tiefe Einatmung) und medikamentös z. B. durch Isoptin® i. v. oder Digitalis (z. B. Digitoxin® i. v.), das die Überleitung erschwert, behandelt werden.

Als Kardioversion wird die Behandlung tachykarder Rhythmusstörungen (Vorhofflimmern) durch Elektrotherapie des Herzens bezeichnet. Es ist zu unterscheiden zwischen **Elektrokonversion** (Kardioversion) und **Defibrillation,** das zur Behandlung von Kammerflattern oder -flimmern eingesetzt wird (☞ Kapitel 2.3.2 Reanimation). Bei der Kardioversion benutzt man einen R-Zacken gesteuerten Defibrillator, der den Stromstoß so gezielt auslöst, dass er nicht in die so genannte vulnerable Phase der Herzerregung fällt. Beim Kammerflattern oder -flimmern ist die vulnerable Phase aufgehoben, sodass der elektrische Stromstoß, die Defibrillation, ohne Rücksicht auf sie ausgelöst werden kann. Zur Prophylaxe von Kammertachykardien, zum Beispiel beim akuten Herzinfarkt, wird Xylocain® parenteral gegeben.

Bei rezidivierenden lebensbedrohlichen tachykarden Herzrhythmusstörungen kann ein sog. ICD, ein implantierbarer Kardioverter-Defibrillator eingepflanzt werden, der automatisch Tachykardien oder Kammerflimmern mittels Elektroschocks defibrilliert.

Definition: Unter einer Bradykardie versteht man eine regelmäßige oder unregelmäßige (Bradyarrhythmie) Verlangsamung der Herzfrequenz auf < 50/Min.

Der Begriff „Syndrom des kranken Sinusknoten" (engl. „sick sinus" Syndrom) wird heute als Oberbegriff für verschiedene bradykarde Herzrhythmusstörungen, aber auch den pathologischen Wechsel von Bradykardie zu Tachykardie (Bradykardie-Tachykardie-Syndrom) verwendet. Das Syndrom des kranken Sinusknotens stellt die häufigste Indikation für eine Schrittmachertherapie dar.

Definition: Extrasystolen sind außerhalb des normalen Rhythmus einfallende Extraschläge des Herzens.

Extrasystolen

Je nach Ursprungsort der **Extrasystolen** können unterschieden werden:

- **Supraventrikuläre Extrasystolen:** Sie entstammen meist dem Vorhof oder dem AV-Knoten. Sofern ihnen keine organische Herzerkrankung zugrunde liegt, sind sie als harmlos anzusehen. Supraventrikuläre Extrasystolen können jedoch auch als Folge einer Myokarditis, bei Herzinsuffizienz, koronarer Herzkrankheit, Hypokaliämie, Schilddrüsenüberfunktion oder Herzfehlern auftreten.

Sofern keine Herzerkrankung vorliegt, ist keine Therapie erforderlich. Ansonsten erfolgt zunächst die Behandlung des Grundleidens, evtl. zusätzliche Antiarrhythmikagabe (☞ Tab. 17, S. 86).

Therapie supraventrikulärer ES

- **Ventrikuläre Extrasystolen:** Sie gehen von der linken oder rechten Kammer bzw. vom His-Bündel aus. Sie können vereinzelt auftreten oder gehäuft in Form sog. Salven. Wird ein Normalschlag jeweils von einer Extrasystole gefolgt, so spricht man von **Bigeminus**. Da ventrikuläre Extrasystolen grundsätzlich in Kammertachykardien bzw. Kammerflimmern übergehen können, sind sie wesentlich ernster zu bewerten als supraventrikuläre Extrasystolen. Ventrikuläre Extrasystolen werden meist bei koronarer Herzkrankheit beobachtet, ferner bei entzündlichen Herzerkrankungen, Elektrolytstörungen oder Überdigitalisierung. Allerdings können sie auch bei organisch Gesunden auftreten.

Je nach Art und Häufigkeit der Rhythmusstörungen können fünf Schweregrade mit zunehmender Gefährdung unterschieden werden: die LOWN-Klassen 0-V (LOWN = amerikanischer Kardiologe). Als **Couplets** bzw. **Triplets** bezeichnet man zwei bzw. drei unmittelbar aufeinander folgende ventrikuläre Extrasystolen, als **Salven** eine Kette von Extra-Schlägen. Sie sind ein ungünstiges Zeichen, da sich aus ihnen Kammertachykardien oder Kammerflimmern entwickeln können.

	Substanz	Hauptwirkung
Membranstabilisierende Antiarrhythmika		
• vom Chinidintyp	Chinidin, Procainamid Ajmalin Prajmaliumbitartrat	Hemmung schneller Aktionspotenziale
• vom Lidocaintyp	Lidocain, Diphenylhydantoin	
Betarezeptorenblocker	Propranolol u. v. a.	Hemmung β-adrenerger Wirkungen
Calciumantagonisten	Verapamil	Hemmung langsamer Aktionspotenziale
Sonstige	Amiodaron	Verlängerung der AP-Dauer

Tab. 16: Einteilung der Antiarrhythmika (nach Scholz)

Tab. 17: Häufig angewandte Antiarrhytmika

Befund	Antiarrhythmikum	Handelsname
I. Supraventrikuläre Extrasystolen und Tachykardien	Digitalis Betarezeptorenblocker Verapamil	(s.S. 74) z. B. Dociton®, Beloc® Visken® Trasicor® Isoptin®
II. Vorhofflimmern, Vorhofflattern	Digitalis Chinidin Betarezeptorenblocker Verapamil	(s.S. 74) z. B. Chinidin-Duriles® (s.S. 119) Isoptin®
III. Ventrikuläre Extrasystolen	Prajmaliumbitartrat Disopyramid Propafenon Mexiletin Aprindin Flecainid Amiodaron	Neo-Gilurytmal® Rythmodul® Rytmonorm® Mexitil® Amidonal® Tambocor® Cordarex®
IV. Ventrikuläre Tachykardien	Lidocain i. v. Diphenylhydantoin evtl. Medikamente der Gruppe III	Xylocain® Phenhydan®

Therapie Behandlung des Grundleidens, evtl. zusätzliche Antiarrhythmikagabe (☞ Tab. 16 und Tab. 17).

Vorhofflimmern Beim Vorhofflimmern weisen die Vorhöfe eine Frequenz zwischen 300 und 600/Min. auf. Die Vorhofwände kontrahieren sich nicht geordnet, sondern „flimmern" und verharren dadurch praktisch in diastolischer Stellung. Die Kammern werden von den Vorhöfen her völlig regellos erregt und schlagen daher arrhythmisch. Dies wird als absolute Arrhythmie bei Vorhofflimmern bezeichnet. Die Kammerfrequenz kann dabei schnell (häufig), aber auch normal oder vermindert sein.

Vorhofflimmern mit absoluter Arrhythmie kommt vor allem bei organischen Herzerkrankungen, wie Herzklappenfehlern (besonders Mitralklappenfehler), oder im Rahmen einer koronaren Herzkrankheit oder einer Hyperthyreose vor. Das Vorhofflattern (Frequenz 250–350/Min.) ist seltener und bildet oft den Übergang zum Vorhofflimmern. Bei Vorhofflimmern und -flattern besteht die Gefahr der Bildung von Thromben oder Blutschlamm (engl. sludge) im linken Vorhof, die dann zu Embolien im großen Kreislauf führen können (Hirn, Nieren, Extremitäten).

Vorhofflattern

Kammerflimmern Kammerflimmern kann sich plötzlich aus einer Kammertachykardie oder Kammerflattern entwickeln. Es bestehen nur noch ungeordnete, wogende Bewegungen der Kammerwände. Die Auswurfleistung des Herzens ist praktisch Null, d. h. Kammerflimmern führt zum sofortigen Kreislaufstillstand. Die meisten plötzlichen Todesfälle, der sog. Sekundenherztod, sind auf Kammerflimmern zurückzuführen. Bei internistischen Krankheitsbildern ist in der

Mehrzahl der Fälle der Herzinfarkt die Ursache des Kammerflimmerns. Andere mögliche Ursachen sind entzündliche Myokardveränderungen, Herztraumen, Unfälle mit elektrischem Strom, bestimmte Medikamente und Narkotika.

Klinisch am bedeutsamsten sind diejenigen Herzblockformen, bei denen die Überleitung von den Vorhöfen (lat. atrium) zu den Kammern (lat. Ventrikel) verzögert oder blockiert ist. Diese Form der Überleitungsblockierung wird atrioventrikulärer oder AV-Block genannt. Die Ursachen der Überleitungsblockierung sind degenerative, narbige oder entzündliche Veränderungen im Bereich des Reizleitungssystems bzw. überleitungshemmende Medikamente (Digitalis, Betablocker). Anfangs kann lediglich eine zunehmende Ermüdung der AV-Überleitung bestehen. Die Kammererregung folgt dann der Vorhoferregung in einem sich ständig verlängernden Intervall, bis schließlich eine Kammererregung ausfällt. Beim sog. **totalen AV-Block** ist die Überleitung vollständig unterbrochen. Wenn nicht die Automatiezentren der Kammern diese Funktion übernehmen würden, würde sofort der Tod eintreten.

In diesem Falle schlagen Vorhöfe und Kammern völlig unabhängig voneinander, wobei die Kammerfrequenz sehr viel niedriger liegt (z. B. Vorhoffrequenz 80/Min., Kammerfrequenz zwischen 20–40/Min.). Das Auftreten einer **Pulsfrequenz unter 40/Min.** ist daher ein **alarmierendes Symptom,** das sofort an einen totalen AV-Block denken lassen muss. Da eine sehr niedrige Kammerfrequenz von beispielsweise 25/Min. häufig nicht mehr ausreicht, ein normales Minutenvolumen zu erzielen, kann sich eine Herzinsuffizienz entwickeln.

Höhergradige AV-Blockierungen machen sich klinisch häufig durch **Synkopen** (kurzdauernde Bewusstlosigkeiten) bemerkbar. Bei allen unklaren Synkopen sind daher Herzrhythmusstörungen ursächlich auszuschließen (24-Stunden-EKG).

> **Definition:** Asystolie bedeutet das komplette Fehlen einer elektrischen Aktivität im EKG, begleitet von einer fehlenden Zirkulation, Blutdruck und Puls.

Dauert die Asystolie länger als 5–10 Sekunden, werden die Patienten leichenblass, und das Bewusstsein erlischt, da die Hirndurchblutung unterbrochen ist. Nach einer halben Minute treten als Ausdruck der schweren Durchblutungsstörungen des Gehirns generalisierte Krämpfe auf. Kommt beispielsweise beim totalen AV-Block durch Einspringen der Kammerautomatie die Kammertätigkeit wieder in Gang, strömt unter sichtbarer Rötung Blut in das Gesicht, und das Bewusstsein kehrt wieder. Diese Anfälle wurden erstmals im vorigen Jahrhundert von zwei Dubliner Ärzten beschrieben (ROBERT ADAMS und WILLIAM STOKES), weshalb sie als Adams-Stokes-Anfälle bezeichnet werden. Die Häufigkeit der Anfälle ist sehr unterschiedlich: Sie kann von einem Anfall im Jahr bis zu mehrfachen Anfällen pro Tag reichen. Für die Patienten besteht jedesmal Lebensgefahr, weil immer die Möglichkeit besteht, dass die Kammerautomatie ebenfalls ausfällt. Darüber hinaus sind sie zusätzlich durch den plötzlichen Bewusstseinsverlust (Synkope) und die dadurch bedingten Stürze gefährdet. Die Implantation eines Herzschrittmachers ist beim Adams-Stokes-Syndrom absolut indiziert und kann den betroffenen Patienten wieder ein normales Leben ermöglichen.

2.3.1.5 Schrittmacher-Therapie

Definition und Funktionsweise von Herzschrittmachern

Herzschrittmacher sind stimulierende Geräte, welche ständig elektrische Impulse aussenden, um eine regelmäßige Herzschlagfolge zu erzielen und zu langsame oder unregelmäßige Herzrhythmen zu vermeiden. Sie bestehen aus einer Stromquelle, d. h. einer (Lithium-) Batterie, und einer oder mehreren Elektroden, die meistens durch eine Vene in das rechte Herz eingeführt werden. Beim bleibenden (permanenten) Schrittmacher wird bei transvenöser Elektrodenzuführung der Schrittmacher operativ unter die Haut des oberen Brustmuskels implantiert. Zur kurzfristigen Schrittmacherbehandlung, z. B. auf der Intensivstation, stehen kleine transportable Schrittmacher von der Größe einer Zigarettenschachtel zur Verfügung, die außen am Körper fixiert werden. Die Elektrode wird über eine Vene in den rechten Ventrikel eingeführt. Schrittmacher mit konstanter Frequenz – sog. starrfrequente Schrittmacher – werden heute praktisch nicht mehr verwendet. Der so genannte **Demand-Schrittmacher** stimuliert das Herz und wird gleichzeitig durch das elektrische Signal des Herzens gesteuert. Eine Stimulation des Herzens erfolgt nur, wenn seine Frequenz unter einen elektronischen und vorprogrammierten Wert (z. B. 60/Min.) abfällt.

Permanente Schrittmacher

Temporäre Schrittmacher

VVI-Schrittmacher

Bei den so genannnten VVI-Schrittmachern handelt es sich um Einkammersysteme (VVI = ventricular pacing and ventricular sensing, inhibited mode = ventrikelstimulierend, ventrikelinhibiert) mit einer Elektrode im Herzen (Kammer).

Zunehmend gewinnen Zweikammersysteme an Bedeutung, wobei je eine Elektrode in den rechten Vorhof und die rechte Kammer plaziert wird. Damit ist es möglich, von beiden Herzhöhlen aus zu stimulieren und zu empfangen. Auf diese Weise gelingt es, Vorhof und Kammer – wie dies physiologischerweise der Fall ist – nacheinander zu erregen (so genanntes AV-sequenzielles oder physiologisches Schrittmachersystem). Diese Schrittmacher werden als DDD-Schrittmacher",4>DDD-SchrittmacherDDD-Schrittmacher bezeichnet (DDD = Codebezeichnung für einen automatischen Schrittmacher mit atrialer und ventrikulärer Detektion und Stimulation).

Die neueste Entwicklung geht in Richtung so genannnter **frequenzanpassender** Systeme. Bei diesen kammerstimulierenden Herzschrittmachern wird deren Frequenz unter Belastung vom Organismus erhöht. Die Frequenzanpassung kann zum Beispiel über die

Körpertemperatur, die Atemfrequenz oder die Sauerstoffsättigung des Blutes erzielt werden. Die Lebensdauer moderner Lithium-Batterien liegt zwischen 5 und 10 Jahren. Nach Erschöpfung des Aggregates wird die Batterie unter Belassung der Sonde(n) gewechselt. Die Stimulation durch den Schrittmacher wird „Pacing" genannt, die Wahrnehmung der Eigenaktionen „Sensing". Von einem „Exitblock" spricht man, wenn die Schrittmacherimpulse nicht beantwortet werden, z. B. durch Dislokation oder Bruch der Schrittmachersonde. Kann der Schrittmacher die Eigenaktionen des Herzens nicht wahrnehmen, liegt ein „sensing defect" vor.

Jeder Patient erhält einen Herzschrittmacher-Ausweis, der neben den Personalien des Patienten die Schrittmacher-Kenndaten, die Kontrolltermine und die Kontrollergebnisse enthält. Moderne Schrittmacher können von außen durch Induktion in ihren wesentlichen Kenngrößen, z. B. Frequenz, Impulsstärke und Empfindlichkeit, programmiert werden. Sie sind gegen Störungen durch Haushaltsgeräte, Kurzwellenapparate oder Radaranlagen (Flugplätze) weitgehend geschützt. Die Benutzung von Handys, Personalkontrollen auf Flughäfen, Kernspin-Untersuchungen und automatische Diebstahlsicherungen – z. B. in Kaufhäusern – stellen jedoch potenzielle Störquellen dar.

Wichtig: Schrittmacherausweis

Indikationen zur Schrittmachertherapie:
- Adams-Stokes-Anfälle (bereits ein Anfall gilt als Indikation),
- Sick-Sinus-Syndrom,
- digitalisbedürftige bradykarde Herzinsuffizienz (Schrittmacher ermöglicht oft erst Digitalisierung),
- bestimmte Herzblockformen,
- Notfalltherapie bei Herzstillstand.

Indikationen

Die moderne Schrittmacherbehandlung, die etwa seit 1959/1960 routinemäßig klinisch möglich ist, bedeutet einen großen Fortschritt in der Behandlung von Herzrhythmusstörungen. Die Zahl der Schrittmacherträger in der Bundesrepublik beträgt z. Zt. rund 200 000.

Fallbeispiel 2:

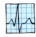

Die 82-jährige, bislang nicht ernsthaft erkrankte Patientin wird von Nachbarn hilflos in der Wohnung liegend aufgefunden. Nach ihrer Darstellung sei sie wegen eines kurzen „Unwohlseins" über eine Teppichkante gestolpert und habe dann wegen starker Schmerzen im Beckenbereich rechts nicht mehr aufstehen können. Die chirurgische Untersuchung ergibt eine Schenkelhalsfraktur rechts. Das präoperative EKG ist unauffällig. Erst im 24-Stunden-EKG, das vom Internisten zur Synkopen-Abklärung veranlasst wird, wird eine zeitweilig auftretende bradykarde Herzrhythmusstörung mit Asystolien bis zu 4,8 Sekunden diagnostiziert. Ursache des Sturzes der Patientin war folglich eine kardiale Synkope. Neben der Einpflanzung einer Totalendoprothese (TEP) in das rechte Hüftgelenk ergibt sich auch die Notwendigkeit einer Schrittmacherimplantation.

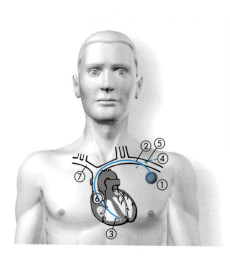

Abb. 12: Implantierter Herzschrittmacher. Das Schrittmacheraggregat (1) wird unter die Brusthaut eingelegt und die Elektrode (2) über Vena subclavia, obere Hohlvene und rechten Vorhof in den rechten Ventrikel eingeführt. Die Elektrodenspitze (3) ist im Balkenwerk der Muskulatur fixiert (VVI-Schrittmachersystem)

① Schrittmacheraggregat
② Elektrode
③ Elektrodenspitze
④ Operationsschnitt
⑤ V. subclavia li.
⑥ rechter Vorhof
⑦ V. subclavia re.

2.3.2 Reanimation

Definition

Reanimation bedeutet Wiederbelebung. Eine Reanimation kann notwendig werden, weil entweder ein Kreislaufstillstand oder ein Atemstillstand (seltener) oder häufig beides zugleich vorliegt. Kreislaufstillstand bedeutet, dass ein zur Aufrechterhaltung des Lebens erforderlicher Minimalkreislauf nicht mehr besteht, gleichgültig, ob seine Ursache ein Herzstillstand (Asystolie) oder ein Kammerflimmern ist.

Diagnose

Die Diagnose des Herz-Kreislauf- und/oder Atemstillstands wird klinisch gestellt:
- Bewusstlosigkeit,
- Pulslosigkeit (A. carotis, A. radialis oder femoralis),
- keine oder nur unzureichende Spontanatmung,
- Pupillenerweiterung (nicht bei Opiat- oder E-605-Vergiftungen),
- keine Spontanbewegungen,
- grau-fahle oder zyanotische Hautfarbe,
- Reflexlosigkeit.

Merke: Das Ziel der Reanimation besteht darin, dass durch äußere (externe) Herzmassage ein Minimalkreislauf erzeugt und gleichzeitig eine ausreichende Beatmung durchgeführt wird.

Pathophysiologie

Kommt es zu einer plötzlichen Unterbrechung des Blutkreislaufs, so tritt innerhalb von 5–10 Sekunden Schwindel auf. Nach 10 Sekunden erlischt das Bewusstsein, nach ca. einer halben Minute beginnen generalisierte Krämpfe. Atemstillstand tritt nach mehreren Zügen von Schnappatmung nach ca. 60 Sekunden ein. Nach 3–5 Minuten werden die Pupillen in mittlerer, meist maximaler Weite lichtstarr.

In der Inneren Medizin werden Reanimationsmaßnahmen wegen folgender Ursachen am häufigsten erforderlich:
- frischer Herzinfarkt und dessen Komplikationen,
- Rhythmusstörungen (Kammerflimmern, Asystolie),
- massive Lungenembolie,
- Kreislaufschock,
- Intoxikationen.

Ursachen für Reanimationsmaßnahmen

Die wesentlichen Schritte sind:
- A = Atemwege freimachen
- B = Beatmung
- C = Circulation wiederherstellen (Herzmassage), ferner
- D = Drugs, d. h. Medikamente (in erster Linie Adrenalin und Xylocain)
- E = EKG und Elektrotherapie (Defibrillation, Schrittmacher).

ABC der Reanimation (Grundregeln)

ABCDE bilden keine starre, sondern durchaus eine variable Reihenfolge. Liegt beispielsweise primär ein Herzstillstand vor, kann dessen Behebung durch Herzmassage auch wieder rasch zu einer ausreichenden Spontanatmung führen.

2.3.2.1 Herzmassage

Man unterscheidet eine äußere (externe) und eine nur ausnahmsweise notwendige innere (direkte) Herzmassage, die eine operative Brustkorberöffnung voraussetzt. Die neuen Richtlinien für die kardiopulmonale Reanimation von der AHA und DIVI wurden vom Fachausschuss Erste-Hilfe beraten; mit einer Verabschiedung wird nicht vor Herbst 2001 gerechnet.

Die äußere Herzmassage ist nur auf fester **Unterlage** (Brett im Bett, Fußboden) wirksam (Ausnahmen: Röntgentisch, Operationstisch). Die Beine sollen in einem Winkel von etwa 10–20° hochgelagert werden.

Externe Herzmassage

Zunächst wird ein kräftiger Faustschlag auf die Thoraxmitte ausgeübt, der manchmal bereits genügt, um die Herzaktion wieder in Gang zu bringen. Ist diese Maßnahme erfolglos, so wird durch etwa 60 rhythmische Druckstöße pro Minute das Herz zwischen Brustbein und Wirbelsäule zusammengepresst und so ein **Minimalkreislauf** erzeugt.

Im Einzelnen geht man folgendermaßen vor:
Der Helfer kniet oder steht – am besten links – neben dem Brustkorb des Patienten. Der Druckpunkt wird durch Tasten des Rippenbogens und Aufsuchen des Winkels zwischen unterem Sternumrand und Xyphoid markiert und im Folgenden die andere Hand auf die untere Sternumhälfte gelegt. Mit durchgedrücktem Ellenbogen wird das Brustbein stoßartig, aber möglichst elastisch, etwa 4 cm weit gegen die Wirbelsäule gedrückt. Zur Herzmassage bei Kindern genügt eine Hand, bei Säuglingen sind zwei Finger ausreichend. Anfänglich kann mit einer etwas höheren Frequenz (100/Min.) massiert werden.

Vorgehensweise

Beurteilung des Therapieerfolgs

Die Wirksamkeit der Massage zeigt sich durch **Tastbarwerden des (Femoralis-)Pulses** und **Verengung vorher weiter, reaktionsloser Pupillen**. Weitere Zeichen erfolgreicher Reanimation sind die Wiederkehr von Spontanatmung, normaler Gesichtsfarbe und Muskeltonus sowie Abwehrbewegungen. Gleichzeitig muss beatmet werden (s. u.). Die Massagedauer hängt vom Grundleiden und vom erzielbaren Effekt ab; u. U. muss bis zu einer Stunde massiert werden. Die Erfolgschancen nehmen allerdings nach 20–30 Minuten rapide ab.

Komplikationen

Häufigste, auch durch den Geübten nicht immer vermeidbare Komplikationen der Herzmassage sind **Rippenbrüche** (ca. 30 %), die auch zu Blutungen in Lungen und Herzbeutel oder zum Pneumothorax führen können. Leber- und Milzrisse sind selten (ca. 2 %).

2.3.2.2 Beatmung

Die Beatmung wird als Mund-zu-Mund-, Mund-zu-Nase- oder Masken-Beatmung (Guedel-Tubus) durchgeführt. Sie setzt voraus, dass die Atemwege frei sind. Daher: Fremdkörper oder Zahnprothese aus dem Mund entfernen, notfalls rasch, aber intensiv absaugen. Da die Abdichtung des Mundes sowie die Vermeidung hoher Spitzendrücke bei der Mund-zu-Mund-Beatmung sehr schwierig sind, sollte diese Methode nur in Ausnahmefällen angewandt werden.

Vorgehensweise

Der Spender bringt durch Mund, Nase oder Tubus Luft in die Lungen des Patienten ein. Bei Kindern kann durch Mund und Nase gleichzeitig Luft eingeblasen werden. Je nachdem, ob durch Nase oder Mund beatmet wird, müssen Mund bzw. Nase des Patienten verschlossen werden. Der **Kopf** des Patienten muss nach hinten **überstreckt** werden, indem mit der einen Hand die Stirn nach hinten und unten gedrückt wird, die andere Hand hält das Kinn und verhindert dessen Zurückrutschen. Bei Verdacht auf HWS-Verletzungen, z. B. im Rahmen eines Unfalls, darf der Kopf nicht überstreckt oder zur Seite gedreht werden. Eine Beatmung ist auch mit Atemmaske und Beutel (sog. Ambu-Beutel) möglich. Die Maske muss jedoch dicht aufgesetzt werden. Die Beatmung ist am sichersten über einen Tracheal-Tubus durchführbar, der über Nase oder Mund eingelegt wurde (naso-tracheale bzw. oro-tracheale Intubation). Wenn Intubationsbesteck und/oder erfahrenes Personal nicht unmittelbar zur Stelle sind, sollte keine Zeit mit Intubationsversuchen verloren werden! Die Beatmung muss zu einer sichtbaren Ausdehnung des Brustkorbs führen. Ebenso kann mit dem Stethoskop kontrolliert werden, ob die künstliche Beatmung wirksam ist. Nach internationalen Empfehlungen (Guidelines for cardiopulmonary resuscitation and emergency cardiac care. J. Amer. med. Ass. 268, 1992, 2171) sollen die Atemstöße bei Erwachsenen langsamer, d. h. jeweils über 1,5–2 Sekunden erfolgen, um den Übertritt von Luft in den Magen und damit die Regurgitation und Aspiration von Mageninhalt mit der Gefahr einer Aspirationspneumonie möglichst zu vermeiden.

2.3.2.3 Kombiniertes Vorgehen

Beatmung und Herzmassage sollen wechselweise, nicht jedoch gleichzeitig durchgeführt werden. Das Verhältnis von Herzmassage zu Beatmung beträgt unabhängig von der Zahl der Helfer 15:2.

Häufig praktizierte Fehler bei Reanimationsmaßnahmen sind:
- Der Patient liegt auf einer weichen, federnden Unterlage.
- Die Herzmassage erfolgt nicht am unteren Brustbeindrittel.
- Die Beatmung ist unzureichend aufgrund einer ungenügenden Überstreckung des Kopfes oder einer nicht dicht aufsitzenden Maske.
- Die Atemwege sind nicht ausreichend freigemacht.
- Die Herzmassage wird zu schwach oder zu hastig ausgeführt (Frequenz über 100/Min.).

Häufige Fehler

Merke: Kopflose Hast und mangelhafte Kooperation der Helfer sind lebensgefährlich und müssen daher vermieden werden!

2.3.2.4 Weitere Maßnahmen

Sind mehrere Helfer vorhanden, so sollten sich zwei Personen bei Beatmung und Massage abwechseln. Die anderen sollten währenddessen:
- sofort den Arzt verständigen,
- Defibrillator und Schrittmacher sowie EKG-Gerät bereitstellen und einschalten,
- Intubationsbesteck (z. B. Ambu-Tasche) und Besteck für venösen Zugang bereitstellen,
- folgende Medikamente in Ampullenform bereithalten: Adrenalin (Suprarenin®), Lidocain (Xylocain®), Atropin, Dopamin, Dobutrex®; ferner: intravenös injizierbare Antiarrhythmika (z. B. Mexiletin, Ajmalin, Propafenon, Diphenylhydantoin, Amiodaron) (☞ Tab. 13 auf S. 86),
- folgende Infusionen bereitstellen: Natriumbikarbonat-Lösung (8,4%ig), Plasmaersatzmittel (☞ Kapitel 2.3.1.3 Schock), NaCl-Lösungen.

Maßnahmen, Geräte und Notfallmedikamente

Auf Wach- und Intensivpflegestationen stehen solche Medikamente und Geräte ständig bereit. Wo derartige Stationen nicht vorhanden sind, sollte alles für eine Reanimation Notwendige zentral aufbewahrt, gut gekennzeichnet und jederzeit erreichbar zur Verfügung stehen, z. B. in einem Notfallwagen.
Ist die erste Notfallsituation durch Beatmung und Massage überbrückt, können gezielte ärztliche Maßnahmen getroffen werden: Intubation und Beatmung mit Ambu-Beutel oder Beatmungsgerät, EKG zur Unterscheidung zwischen Herzstillstand und Kammerflimmern, Monitoring.

Ärztliche Maßnahmen

Defibrillation

Bei medikamentös nicht behebbarer Asystolie ist die transvenöse, intrakardiale Schrittmachertherapie umgehend indiziert.

Beim **Kammerflimmern** muss sofort versucht werden, den Herzmuskel zu defibrillieren (entflimmern). Bei der Defibrillation wird über zwei mit Kontaktgel versehene Elektroden (eine am Rücken, eine über dem Herzen angelegt) ein Stromstoß mit 200–200–360 Joules durch das Herz geschickt. Dabei dürfen weder Patient noch Bett berührt werden. Häufig sind mehrfache Defibrillationen erforderlich. Nach jeder Defibrillation sind sofort EKG und Puls zu kontrollieren.

Übersicht 10: Standardvorgehen bei Kreislaufstillstand (modifiziert nach G. H. Meuret)

1. Atemwege freimachen
2. Beatmung (Intubation)
3. Kardiale Kompression
4. Medikamentöse Therapie
   - Adrenalin: 1,0 mg intravenös, evtl. 2–3 mg über liegenden Tubus endobronchial (Verdünnung nicht notwendig) Wiederholung alle 3–5 Minuten: gleiche Dosis
   - $NaHCO_2$ (Natriumbikarbonat): 1 mmol/kg Körpergewicht i. v. (in langsamer Infusion) Wiederholung nach 10 Minuten: halbe Dosis

Beim **Kreislaufstillstand** wird 1 mg Adrenalin intravenös oder 2–3 mg durch den Trachealtubus intrabronchial appliziert. Itrop® wird bei bradykarden Herzrhythmusstörungen gegeben. Beim Kreislaufstillstand unklarer Ursache (Asystolie? Kammerflimmern?) soll zuerst Adrenalin gegeben werden. Bei **rezidivierendem Kammerflimmern** wird vorbeugend Xylocain® zunächst als Bolus (100 mg i. v.), anschließend als Infusion verabreicht. Die innerhalb weniger Minuten auftretende schwere Blut-und Gewebsazidose (Übersäuerung) wird mit Natriumbikarbonatinfusionen (1 mmol/kg Körpergewicht) als Pufferlösungen bekämpft.

Prognose der Reanimationsmaßnahmen

Der Erfolg von Reanimationsmaßnahmen hängt von folgenden Faktoren ab:
- **Zeitdauer** bis zum Einsetzen der Reanimation. Wiederbelebungsversuche, die erst vier Minuten nach eingetretenem Atem- oder Kreislaufstillstand begonnen werden, sind nur noch in ca. 5% erfolgreich,
- **Art** der Rhythmusstörungen (Kammerflimmern? Asystolie?),
- **Ursache** (Prognose beispielsweise schlecht bei ausgedehntem Herzinfarkt, relativ gut bei Narkosezwischenfall),
- **Ort** des Ereignisses (Straße? Operationssaal? Intensivstation?).

Laut Statistiken können ca. 15 % der in einer Klinik nach Kreislaufstillstand reanimierten Patienten ohne wesentliche Restschäden entlassen werden.

2.3.3 Entzündliche Herzerkrankungen

> **Definition:** Als entzündliche Herzerkrankungen werden entzündliche Prozesse des Endokards, des Myokards oder des Perikards bezeichnet. Entsprechend lassen sich Endokarditis, Myokarditis und Perikarditis unterscheiden. Ist das gesamte Herz betroffen, spricht man von einer Pankarditis.

2.3.3.1 Endokarditis

Die Endokarditis hat im Wesentlichen zwei Ursachen: *Ursachen*
- zum einen können **Erreger,** wie z. B. Bakterien oder Viren (seltener Pilze oder Rickettsien), eine Endokarditis auslösen,
- zum anderen kann eine Endokarditis **rheumatisch** als Folge eines akuten rheumatischen Fiebers auftreten.

Die wesentliche Bedeutung der Endokarditis liegt darin, dass sie die Herzklappen befällt und dort über entzündliche, später narbige Prozesse zur Ausbildung von Herzklappenfehlern führen kann. Da diese **Herzklappenfehler** im Laufe des Lebens entstehen, werden sie erworbene Herzklappenfehler genannt und so von den angeborenen Herzfehlern abgegrenzt. Die erworbenen Herzklappenfehler entwickeln sich zu über 90 % infolge einer Endokarditis.
Eine rheumatische Endokarditis entsteht im Rahmen des sog. akuten rheumatischen Fiebers (ARF). Als ARF bezeichnet man ein Krankheitsbild, bei dem einerseits ein entzündlicher Gelenkbefall, andererseits entzündliche Veränderungen an anderen Organen, vor allem am Herzen (rheumatische Karditis), auftreten. Es handelt sich um eine nichteitrige Nacherkrankung einer Hals- oder Racheninfektion mit bestimmten Streptokokken. Nach Organbefall und Häufigkeit lassen sich beim ARF folgende **klinische Syndrome** unterscheiden:
- rheumatische Karditis (20–70 %),
- akute rheumatische Polyarthritis (50–80 %),
- Chorea minor (nur bei Kleinkindern < 5 %).

Der typische Krankheitsverlauf der meist jungen Patienten stellt   *Entstehung*
sich folgenderweise dar: Zunächst trat eine Mandelentzündung (Angina) auf. Nach Überstehen der Angina bestand 1–3 Wochen Beschwerdefreiheit. Dann entwickelten sich plötzlich Fieber, Gelenkschmerzen und Zeichen einer **Karditis.** Das ARF tritt also typischerweise als **Zweitkrankheit** auf. Die Erst- oder Vorkrankheit des ARF ist i. d. R. immer ein **Streptokokkeninfekt,** meist in Form einer Angina. Dabei handelt es sich stets um Streptokokken der serologischen Gruppe A. Sie bilden verschiedene Enzyme und Stoffwechselprodukte, z. B. das Streptolysin und die Streptokinase. Das ARF ist also keine Infektionskrankheit im engeren Sinne, da die Streptokokken nur in den Tonsillen zu finden sind, die rheu-

matische Reaktion an Gelenken und Herz jedoch ohne Anwesenheit von Bakterien abläuft. Vielmehr handelt es sich um eine infektinduzierte Autoimmunkrankheit.

Klinisches Bild — Etwa zehn Tage nach einem Streptokokkeninfekt tritt plötzlich hohes Fieber (39 – 40° C) auf mit Rötung und starker Schmerzhaftigkeit mehrerer, insbesondere der mittleren und großen Gelenke (Knie-, Fuß-, Finger- und Zehengelenke). Hoch fieberhafte, dramatische Verläufe bilden heute eher die Ausnahme. Ebenso ist in den letzten Jahrzehnten in Mitteleuropa generell ein erheblicher Rückgang des ARF zu verzeichnen.

Die Weichteile in der Umgebung der Gelenke sind geschwollen, oft besteht ein Gelenkerguss. Histologisch findet sich als Ausdruck einer spezifischen Entzündung ein typisches **rheumatisches Granulationsgewebe**. Da mehrere Gelenke entzündlich erkrankt sind, spricht man von einer **Polyarthritis**. Die Entzündung kann rasch von einem zum anderen Gelenk „springen", weshalb das ARF im Volksmund auch als „fliegende Gliedersucht" bezeichnet wird. Im Herzmuskel, aber auch in den Sehnenscheiden und Faszien sind knötchenförmige Wucherungen eines spezifischen rheumatischen Granulationsgewebes nachweisbar, die als Aschoff-Geipelsche Knötchen bezeichnet werden. Gleichzeitig entwickelt sich bei Kindern in 60 %, bei Erwachsenen in etwa 30 % der Fälle eine **rheumatische Karditis**.

Diagnose — Eine rheumatische Karditis kann sich durch Herzklopfen, Rhythmusstörungen oder Atemnot bemerkbar machen und ist am sichersten durch EKG, Echokardiographie und Labor nachweisbar. Die BKS ist stark beschleunigt, im Blutbild fällt eine Leukozytose mit Linksverschiebung auf. Erhöhte Antistreptolysin-Titer belegen den zugrunde liegenden Streptokokkeninfekt. Die rheumatische Endokarditis wird, da sie zu kleinen warzenartigen Auflagerungen an den Herzklappen führt, auch Endocarditis verrucosa genannt. Die Mitralklappe wird in 45–60 %, die Aortenklappe in 10–15 % der Fälle betroffen, in 25–40 % der Endokarditisfälle sind beide Klappen erkrankt. Die Klappen des rechten Herzens bleiben weitgehend verschont. An der Haut können typische Veränderungen auftreten: linsen- bis markstückgroße blau-rote Knoten an der Streckseite der Unterschenkel, das sog. Erythema nodosum.

Komplikationen — Eine gefürchtete Komplikation bei Kleinkindern ist die sog. Chorea minor oder Chorea rheumatica durch entzündliche und toxisch-degenerative Veränderungen im Gehirn. Bereits im vorigen Jahrhundert hat der französische Arzt LASEGUE mit folgender Feststellung das Wesen des rheumatischen Fiebers erkannt: „Das rheumatische Fieber beleckt die Gelenke und das Gehirn, aber es beißt das Herz."

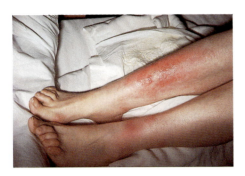

Abb. 13: Erythema nodosum der Beine bei akutem rheumatischem Fieber

Da jede Streptokokkenangina zum ARF führen kann, muss sie über 14 Tage mit 1–2 Mill. IE Penicillin täglich behandelt werden. Beim ARF selbst wird für drei Wochen 1 Mega Penicillin G täglich gegeben. Danach ist eine Rezidivprophylaxe mit i. m.-Injektionen von 1,2 Mega Penicillin G in Retardform bis zum 25. Lebensjahr erforderlich. Der rheumatische Entzündungsprozess selbst lässt sich durch hohe Dosen von Salicylaten (z. B. 1000 mg Acetylsalicylsäure tägl.) und Prednisolon 1–2 mg/kg Körpergewicht unterdrücken.

Therapie

An den Gelenken können Rückfälle auftreten, es kommt jedoch nicht zu bleibenden Gelenkschäden. Entscheidend sind die Endokarditisfolgen, denn nicht selten pfropft sich auf die abakterielle rheumatische Endokarditis eine bakterielle Endokarditis auf, die über lange Zeit weiterschwelen kann. Die Klappen werden entweder z. T. entzündlich weggeschmolzen und sind dann schlussunfähig, was zur Entstehung einer **Herzklappeninsuffizienz** führt, oder aber die narbige Schrumpfung führt zur Verengung der Klappe, d. h. zu einer **Klappenstenose**.

Folgen

Ein Herzklappenfehler nach rheumatischer Endokarditis entwickelt sich bei Kindern und Jugendlichen in ca. 70 %, bei Erwachsenen in ca. 20 % der Fälle. Da 40 % der Patienten mit erworbenen Klappenfehlern eine „leere Anamnese" aufweisen, ist anzunehmen, dass die rheumatische Karditis häufig klinisch stumm verläuft.

2.3.3.2 Bakterielle Endokarditis

> **Definition:** Als bakterielle Endokarditis wird eine Entzündung der Herzinnenhaut, vor allem der Herzklappen bezeichnet, die häufig zu Herzklappenfehlern führt.

Zur Ansiedlung von Bakterien am Endokard und den Herzklappen kommt es praktisch nur, wenn entweder die Klappen durch eine rheumatische Entzündung vorgeschädigt sind oder am Herzen Missbildungen (☞ Kap. 2.3.5 Angeborene Herzfehler) vorliegen. Die rheumatische Endokarditis bzw. vorbestehende Veränderungen an den Herzklappen bereiten sozusagen den Boden für die bakterielle Endokarditis vor. Ein hohes Endokarditisrisiko stellen auch operierte Herzfehler und Klappenprothesen dar. Die Häufig-

Entstehung

keit des endokarditischen Befalls der einzelnen Herzklappen ist sehr unterschiedlich:
Mitralklappe ca. 75%, Aortenklappe ca. 55%, Trikuspidalklappe 15%, Pulmonalklappe ca. 1%. Rechtsherzendokarditiden (Trikuspidalklappe) werden infolge der Verschleppung von infektiösem Material durch unsterile i. v.-Injektionen v. a. bei Drogenabhängigen beobachtet.
70% der bakteriellen Endokarditiden werden durch sog. vergrünende Streptokokken (Streptococcus viridans) hervorgerufen. Als weitere Erreger kommen mit sinkender Häufigkeit Staphylokokken, Enterokokken, gramnegative Keime, sehr selten Pneumokokken und Gonokokken vor. In 20 % der Fälle sind trotz einwandfreier Technik in der Blutkultur keine Erreger anzüchtbar. Die Erreger gelangen meist aus **Herden** in den Tonsillen, Zähnen, Nasennebenhöhlen oder Gallengängen über die Blutbahn an die Herzklappen, z. B. nach Zahnextraktionen, Tonsillektomien usw., seltener im Rahmen einer Sepsis (z. B. septischer Abort). Zu einer Bakteriämie, d. h. dem Eindringen und Kreisen von Bakterien in die Blutbahn, kann es auch durch andere ärztliche diagnostische (z. B. Herzkatheter) oder therapeutische Maßnahmen (z. B. Herzoperationen, Schrittmacherrevision, Hämodialyse) kommen. An den Klappen finden sich z. T. polypöse, z. T. geschwürige Veränderungen, weshalb die bakterielle Endokarditis als Endocarditis ulceropolyposa bezeichnet wird.

Klinisches Bild Die bakterielle Endokarditis kann akut und schnell, sehr viel häufiger aber schleichend und langsam verlaufen. Man spricht daher auch von Endocarditis lenta. Leitsymptome sind subfebrile Temperaturen, Anämie und ein meist nachweisbarer Herzklappenfehler. Die Patienten haben ein starkes Krankheitsgefühl, sind blass und klagen über Frösteln und Abgeschlagenheit. In 50 % der Fälle treten schmerzhafte, stecknadelkopf- bis linsengroße Mikroembolien an Fingern und Zehen auf. Die Mikroembolien entstehen durch Verschleppung infektiösen Materials aus den Herzklappen in die kleinen arteriellen Blutgefäße. Diese Mikroembolien beweisen, dass es sich um eine bakterielle Endokarditis handelt. Meistens besteht ein weicher Milztumor, außerdem kann begleitend eine subakute Glomerulonephritis, die sog. Löhleinsche Herdnephritis, auftreten. Regelmäßig bestehen eine Leukozytose mit Linksverschiebung sowie eine erhöhte Blutsenkungsbeschleunigung. Wichtig ist der Erregernachweis durch Blutkulturen, die am besten während eines Fieberschubs angelegt werden. Meist sind zum Erregernachweis mehrfache Blutkulturen notwendig!

Diagnose Besonders wertvoll für die Diagnose ist der echokardiographische Nachweis der sog. Klappenvegetation, der als beweisender Befund gilt.
Die Diagnose der Endokarditis ist dennoch häufig schwierig. Da sie nicht selten verkannt und als Sepsis unbekannten Ursprungs fehlgedeutet wird, nennt man sie auch das „Damoklesschwert des Internisten."

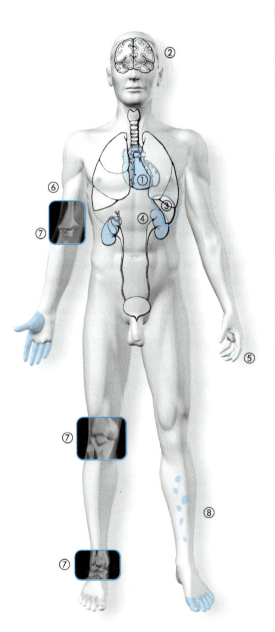

Bakteriell:
- Anämie
- Fieber

① Karditis
② Embolien
③ Milztumor
④ Herdnephritis
⑤ Mikroembolien

Rheumatisch:
- Fieber
- Anämie

① Karditis
② Herdnephritis
③ Knötchen
④ Polyarthritis
⑤ Erythem

Abb. 14: Symptome bei rheumatischer und bakterieller Endokarditis

Therapie — Bis zur Einführung des Penicillins in die Klinik um 1940 verlief die Endocarditis lenta fast immer tödlich. Die Prognose ist heute wesentlich besser geworden.

Als Standardtherapie gilt die Behandlung mit 20–30 Mio. IE Penicillin-G-Natrium, verteilt auf 4–6 i. v.-Kurzinfusionen, evtl. kombiniert mit 2–3 x tägl. 80 mg Gentamicin parenteral. Die **Antibiotikaauswahl** bei anderen Erregern erfolgt in **Abhängigkeit von der Resistenzbestimmung.** Bei akuten, dramatisch verlaufenden Endokarditiden, z. B. der Aortenklappe und rascher Entwicklung einer Klappeninsuffizienz, ist der sofortige operative Klappenersatz häufig die einzige lebensrettende Maßnahme.

Endokarditisprophylaxe — Bei besonders gefährdeten Patienten, wie Patienten mit angeborenen oder erworbenen Herzfehlern, Zustand nach Herzoperationen oder früherer Endokarditis, empfiehlt sich vor geplanten Zahnextraktionen, Tonsillektomien oder Urogenital- bzw. Darmoperationen eine Prophylaxe mit Antibiotika in Form einer sog. 2-Dosis-Prophylaxe, d. h. eine Dosis 1 Std. vor dem Eingriff, eine Dosis 6 Std. danach. Bei Tonsillektomien und Zahnextraktionen werden je 1,2 Mio. IE Penicillin V gegeben, bei chirurgischen Eingriffen je 2 g Amoxicillin oral oder intravenös. Bei einer bestehenden Penicillinunverträglichkeit kommen Vancomycin oder Clindamycin infrage.

(Historisches) Fallbeispiel 3:

Der 1860 geborene, später weltberühmt gewordene Komponist GUSTAV MAHLER erkrankte in der Jugend an rheumatischem Fieber und litt unter rezidivierenden Mandelentzündungen. Während einer Amerika-Tournee von 1908 bis 1911 stellten sich die ersten Symptome einer Herzinsuffizienz ein. Sein behandelnder Arzt stellte lediglich einen Herzklappenfehler fest. Erst der amerikanische Internist EMANUEL LIBMAN diagnostizierte 1911 bei MAHLER eine subakute Streptokokkenendokarditis. Da damals eine antibiotische Behandlung noch nicht möglich war, verstarb MAHLER an seiner Endokarditis am 18. 5. 1911. Im Übrigen wurde eine Sonderform der Endokarditis, die Endokarditis bei Lupus erythematodes, nach LIBMAN benannt (sog. Endokarditis Libman-Sacks).

2.3.3.3 Myokarditis

Definition: Eine Myokarditis ist eine akute oder chronische Entzündung der Herzmuskulatur.

Ursachen — Entzündungen des Myokards können sehr unterschiedliche Ursachen haben:
- **rheumatisch** im Rahmen eines akuten rheumatischen Fiebers,
- **infektiös** durch Bakterien (Diphtherie, Tuberkulose, Scharlach) oder Viren, insbesondere Coxsackie-B-Viren, Zytomegalieerreger,
- **toxisch,** z. B. im Rahmen einer Urämie,
- **idiopathisch,** d. h. ohne erkennbare Ursache.

In ausgeprägten Fällen weisen Herzklopfen, Herzschmerzen, Tachykardie, Rhythmusstörungen, Herzvergrößerung und Atemnot auf eine Myokarditis hin. Selten entwickelt sich eine schwere Herzinsuffizienz. Der Übergang in eine Kardiomyopathie ist in ca. 20 % zu beobachten. Am meisten sind die Patienten durch Herzrhythmusstörungen gefährdet, die unter Umständen sogar zum plötzlichen Herztod durch Kammerflimmern führen können. Bei vielen Infektionskrankheiten kann allerdings auch eine meist harmlose, klinisch kaum auffallende Begleitmyokarditis ablaufen.

Klinisches Bild

Im EKG und in der Echokardiographie können Veränderungen auftreten, die jedoch nicht spezifisch sind. Typische, aber ebenfalls nicht beweisende Laborbefunde sind BSG-Beschleunigung, Leukozytose, Erhöhung von CK und CK-MB. Ihr Fehlen spricht jedoch nicht gegen eine Myokarditis. Virus-Serologie und Myokard-Biopsien können zur Diagnosesicherung beitragen.

Diagnose

Die Therapie richtet sich nach der Ursache, d. h. sie erfolgt antirheumatisch, antibiotisch oder mit Diphtherieserum usw. Bei manifester Herzinsuffizienz sind Herzglykoside erforderlich. Die Patienten müssen unbedingt **strenge Bettruhe** einhalten. AV-Blockierungen können eine passagere Schrittmacherbehandlung erforderlich machen. Bei gleichzeitig bestehender Herzinsuffizienz sind zudem Antikoagulanzien erforderlich.

Therapie

Die früher zu Recht gefürchtete Diphtheriemyokarditis mit plötzlichen Todesfällen ist, wie die Diphtherie selbst, sehr selten geworden. In jüngster Zeit wurden in Deutschland kleinere Myokarditisepidemien, die durch Coxsackie-Viren bedingt waren, mit z. T. tödlichem Ausgang beobachtet. Die Mehrzahl leichterer Myokarditiden heilt folgenlos aus. Dennoch beträgt die Letalität der Myokarditis durch Herzinsuffizienz, maligne Herzrhythmusstörungen oder Entwicklung einer Kardiomyopathie in den ersten drei Jahren bis zu 15 %.

Prognose

2.3.3.4 Perikarditis

> **Definition:** Akute oder chronische Entzündungen des Herzbeutels (Perikard) werden als Perikarditis bezeichnet.

Die Perikarditis kann, ebenso wie die Myokarditis, auf sehr unterschiedlichen Ursachen beruhen:
- Am häufigsten ist die idiopathische Perikarditis, deren Ursache ungeklärt ist (viral bedingt? Autoimmunprozess?) und die meistens innerhalb weniger Wochen folgenlos abheilt,
- rheumatisch (ARF),
- infektiös (Bakterien, Viren),

Ursachen

- nichtinfektiös als Begleitsymptom eines Herzinfarkts oder nach Herzoperationen,
- Nierenversagen,
- Herztrauma,
- Perikarditis mit Perikarderguss bei Schilddrüsenunterfunktion.

Geht die Perikarditis ohne Erguss einher, so wird sie Pericarditis sicca genannt, im Gegensatz zur Pericarditis exsudativa, bei der sich im Herzbeutel ein Erguss entwickelt, der mehrere 100 ml bis maximal 1,5 bis 2 l betragen kann.

Klinisches Bild — Bei der trockenen Perikarditis stehen **Herzschmerzen,** die durch das Reiben der entzündeten Perikardblätter entstehen, im Vordergrund. Dieses **Perikardreiben** kann man gelegentlich mit der Hand fühlen. Mit dem Stethoskop ist ein typisches „Lokomotivengeräusch" wahrnehmbar. Die Herzgröße ist normal. Beim **Perikarderguss** erscheint das Herz im Röntgenbild größer und kann eine „Tabaksbeutelform" annehmen. Die Herztöne werden sehr leise. Am einfachsten und sichersten gelingt der Nachweis eines Perikardergusses echokardiograpisch. Das EKG zeigt bei Perikarditis häufig sehr charakteristische Veränderungen. Ist der Erguss ausgedehnter, so führt er in der Diastole zu einer Behinderung des Bluteinstroms. Daraus resultiert ein Aufstau des Blutes vor dem Herzen. Diese Einflussstauung wird durch dicke, gestaute Venen am Hals und im Bereich des Brustkorbs erkennbar. Stauungsleber, Beinödeme und Aszites können hinzutreten. Treten z. B. nach Verletzungen des Herzens oder nach Herzwandrissen im Rahmen eines Herzinfarkts größere Blutmengen in den Herzbeutel über, so entsteht ein **Hämatoperikard.**

Therapie — Die Therapie der Perikarditis richtet sich nach der Ursache, d. h. sie erfolgt antirheumatisch, antibiotisch oder tuberkulostatisch. Ausgedehnte Perikardergüsse führen zu einer so genannnten **Herzbeuteltamponade.** Da diese lebensbedrohlich ist, muss rasch eine entlastende **Perikardpunktion** unter echokardiographischer Kontrolle durchgeführt werden. Bei chronischen Perikardergüssen kann durch operative Maßnahmen, z. B. durch eine „Perikardfensterung", eine Ergussableitung erzielt werden.

2.3.3.5 Pericarditis constrictiva

Komplikationen — Eine schwer wiegende Folgeerscheinung der Perikarditis ist die Pericarditis constrictiva. Im Rahmen einer akuten Perikarditis kann sich eine bindegewebige Umwandlung des Perikards bis zur völligen Umschwielung und Verschwartung des Herzbeutels entwickeln. Diese Sonderform der Perikarditis, die Pericarditis constrictiva, behindert Systole und Diastole des Herzens. Die Folgen sind ein venöser Rückstau vor dem Herzen und eine ungenügende Auswurfleistung des Herzens selbst. Meist stehen die Zeichen der Stauung im großen Kreislauf im Vordergrund. Sind die Perikardschwielen verkalkt, so spricht man von einem Panzerherz. Erfolgversprechend ist nur die chirurgische Behandlung, d. h. das Herz wird operativ von seinem Panzer befreit (Perikardektomie).

2.3.4 Erworbene Herzklappenfehler

Erworbene Herzklappenfehler entstehen überwiegend durch eine rheumatische bzw. bakterielle Endokarditis. Zwischen Beginn der Endokarditis und klinischer Manifestation des Klappenfehlers können Jahre bis Jahrzehnte vergehen. Sehr viel seltener entstehen Herzklappenfehler durch eine Syphilis oder durch arteriosklerotische Prozesse. Bei einem Herzklappenfehler infolge einer Syphilis ist praktisch nur die Aortenklappe betroffen.

Erworbene Herzklappenfehler entstehen häufig aufgrund von Endokarditiden

Klappenstenosen (Klappenverengungen) werden durch eine narbige Schrumpfung, Klappeninsuffizienzen (Klappenschlussunfähigkeit) durch eine entzündliche Zerstörung der Klappenränder hervorgerufen (☞ Abb. 15, S. 104).

Die Auswirkungen einer Klappenstenose können am **Beispiel der Mitralstenose** dargestellt werden:
Ist die zwischen linkem Vorhof und linker Kammer gelegene Mitralklappe stenosiert, wird der Einstrom des Blutes während der Diastole in die linke Kammer behindert. Dies hat **zwei Folgen:**
- Die linke Kammer wird schlecht gefüllt und kann daher nur unzureichend Blut in den großen Kreislauf pumpen.
- Im linken Vorhof hingegen staut sich das Blut.

Auswirkungen einer Klappenstenose

Dadurch kommt es in Abhängigkeit vom Schweregrad der Stenose zu einer mehr oder weniger ausgeprägten Vergrößerung des linken Vorhofs. Das vom gesunden rechten Ventrikel ständig angelieferte Blut staut sich dann schließlich im Lungenkreislauf und führt zu einer Lungenstauung, unter Umständen sogar zum Lungenödem. Da der linke Ventrikel durch die Mitralklappenstenose schlechter gefüllt wird, nimmt seine Auswurfleistung ab, und es entsteht eine Linksherzinsuffizienz. Der Blutrückstau in der Lunge bedeutet aber längerfristig auch für das rechte Herz eine (Druck-)Mehrbelastung. Da der rechte Ventrikel weniger muskelkräftig als die linke Kammer ist, versagt er letztendlich ebenfalls und führt somit zu einer globalen Herzinsuffizienz mit Stauungszeichen im großen Kreislauf.

Die Auswirkungen einer Klappeninsuffizienz sollen anhand der **Aortenklappeninsuffizienz** dargestellt werden:
Wenn die Aortenklappe in der Diastole nicht mehr vollständig schließt, strömt während der Kammerdiastole eine bestimmte Blutmenge in die linke Kammer zurück. Diese Blutmenge muss in der nächsten Systole zusätzlich ausgeworfen werden, strömt aber diastolisch wieder in die Kammer zurück, weshalb von **Pendelblut** gesprochen wird. Da die linke Kammer mehr Blut aufnehmen und auswerfen muss, entwickelt sich zunächst eine Wandverdickung (**Hypertrophie**) und später eine Ausweitung (**Dilatation**) des linken Ventrikels. Stenose und Insuffizienz kommen auch häufig kombi-

Auswirkungen einer Klappeninsuffizienz

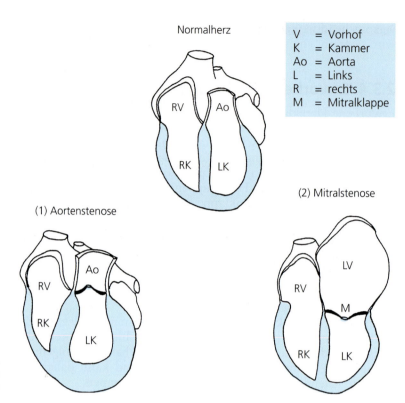

Abb. 15: Erworbene Herzfehler-Aortenstenose (1) und Mitralstenose (2)

niert vor, wobei jedoch meist eine der beiden Störungen überwiegt. Da die Atemnot ein wesentliches Symptom der meisten Herzklappenfehler darstellt, dient sie zur Beurteilung des Schweregrades des Herzfehlers.

Im Allgemeinen werden vier Schweregrade unterschieden, deren Kenntnis vor allem für die Operationsindikation wichtig ist.

Übersicht 11: Einteilung der Herzklappenfehler nach Schweregraden

- Schweregrad I: Es besteht zwar ein Herzklappenfehler, dieser bedingt jedoch keine Leistungsminderung.
- Schweregrad II: Atemnot und Leistungseinschränkung treten nur bei stärkerer körperlicher Belastung auf.
- Schweregrad III: Es kommt bereits bei geringen Belastungen, z. B. beim Gehen auf der Ebene, zu Atemnot und Leistungsminderung.
- Schweregrad IV: Die Patienten sind meist bettlägerig, weil bereits eine Atemnot in Ruhe (Ruhedyspnoe) vorliegt.

Zur Objektivierung des Schweregrades, insbesondere bei geplanter Operation, sind jedoch weitere Untersuchungen wie EKG, Röntgen, Echokardiographie, Herzkatheter und Angiographie erforderlich.

2.3.4.1 Mitralstenose

> **Definition:** Bei der Mitralstenose handelt es sich um eine Verengung der Mitralklappe. Sie ist meist Folge einer rheumatischen Endokarditis. Dadurch wird der Bluteinstrom vom linken Vorhof in die linke Kammer erschwert.

Vorkommen

Die Mitralstenose kommt bei Frauen viermal häufiger als bei Männern vor und gilt als der häufigste erworbene Herzklappenfehler.

Klinisches Bild

Die ersten Erscheinungen treten i. d. R. etwa um das 30. Lebensjahr auf, wenn die Öffnung der Mitralklappe meist schon auf mehr als die Hälfte verkleinert ist. Hochgradige Verengungen der Mitralklappe hat man als „Knopflochstenose" bezeichnet. Leitsymptome der Mitralstenose sind **Atemnot** mit Lungenstauung bis zum Lungenödem und eine **absolute Arrhythmie** bei Vorhofflimmern. Die Patienten weisen häufig das typische „**Mitralgesicht**" – bläulichrote Wangen und bläuliche Lippen – auf.

Komplikationen

Im überdehnten linken Vorhof bilden sich durch die Blutstauung häufig Blutgerinnsel (Thromben), die dann in den großen Kreislauf verschleppt werden können. Diesen Vorgang, bei dem Thromben über die Blutbahn in die Kreislaufperipherie hinein verschleppt werden, nennt man **Embolie.** Hirnembolien mit dem Bild des Schlaganfalls sowie Embolien in Nieren-, Darmgefäßen und Extremitäten sind eine gefürchtete und nicht seltene Komplikation der Mitralstenose. Tritt daher bei jüngeren Menschen ein Schlaganfall auf, muss immer an eine Hirnembolie bei Mitralstenose gedacht werden. Bei 10–15 % der Patienten kommt es durch die erhebliche Stauung im Lungenkreislauf zu Bluthusten (Hämoptysen), 10–20 % leiden unter Angina-pectoris-Anfällen.

Diagnose

Die Diagnose kann meist schon aufgrund des typischen Auskultationsbefundes mit dem Stethoskop gestellt werden. EKG, Herzschallbefund, Röntgenaufnahmen, vor allem aber die Echokardiographie sichern die Diagnose. Für die Beurteilung der Operationsindikation ist eine Herzkatheterisierung erforderlich.

Prognose

Die Prognose ist ohne Operation **wenig günstig.** Die Lebenserwartung nach Auftreten der ersten Herzinsuffizienzzeichen beträgt durchschnittlich zehn Jahre.

Therapie

Da langfristig gesehen eine Operation die günstigsten Resultate liefert, sollte sie immer erwogen werden. Die besten Erfolge lassen sich bei Patienten in Stadium II und III ohne eine noch aktive Endokarditis erzielen. Das Wesen der Operation besteht in der instrumentellen Sprengung der Stenose in extrakorporaler Zirkulation (Herz-Lungen-Maschine). Da die Verbindungsstellen der beiden Mitralklappensegel, die so genannten Kommissuren, durchtrennt werden, wird dieser Eingriff **Kommissurotomie** genannt. Nicht operiert wird in Stadium I. Sind die Mitralklappen erheblich verkalkt oder liegt gleichzeitig eine Insuffizienz vor, so kommt nur der **operative Klappenersatz** in Betracht. In 80 % der Fälle lässt sich eine Besserung mit Rückgang um 1–2 Schweregrade erreichen. Auch in der Schwangerschaft kann und soll – mit guten Ergebnissen – am besten vor dem 3. bis 4. Monat operiert werden. Die medikamentöse Behandlung ist wesentlich weniger erfolgversprechend. Beim Vorhofflimmern lässt sich durch eine Antikoagulanzien-Dauertherapie das Embolierisiko erheblich reduzieren. Digitalis ist nur bei Tachyarrhythmia absoluta infolge Vorhofflimmerns indiziert. Eine erneute Operation, die sog. Rekommissurotomie, wird später bei ca. 10 % der Patienten notwendig. Bei älteren Patienten wird auch eine perkutane **Ballon-Dilatation** (perkutane Valvuloplastie) der Mitralklappe durchgeführt, deren Langzeitresultate allerdings noch nicht abschließend beurteilbar sind.

Fallbeispiel 4:

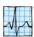

Die 16-jährige Gymnasialschülerin litt in der Kindheit gehäuft unter Mandelentzündungen und wurde daher mit neun Jahren tonsillektomiert. Die Eltern gaben an, sie sei „schon immer" weniger belastbar gewesen als gleichaltrige Mädchen. Nach einer für sie ungewohnten körperlichen Anstrengung (Tischtennis) verspürt sie Übelkeit und plötzlich eine Schwäche der rechten Körperseite. Sie kann den Schläger nicht mehr festhalten und entwickelt eine verwaschene Sprache, dann bricht sie zusammen. Bei der klinischen Aufnahme kann die Patientin nicht sprechen und erscheint desorientiert. Der Puls ist absolut arrhythmisch und auf eine Frequenz von ca. 120/Min. beschleunigt. Der zugezogene Neurologe stellt einen Schlaganfall mit rechtsseitiger Halbseitenlähmung und Aphasie fest. Er äußert den dringenden Verdacht auf eine Hirnembolie. Das Echo zeigt den typischen Befund einer Mitralstenose mit vergrößertem linken Vorhof, eingeschränkter Öffnungsfähigkeit der Mitralklappe und normal großem linken Ventrikel. Außerdem besteht der Verdacht auf Thromben im linken Vorhof, der sich mittels TEE eindeutig bestätigen lässt.
Diagnose: Embolisch bedingter Schlaganfall mit Halbseitenlähmung rechts bei rheumatischer Mitralstenose Grad II-III.

2.3.4.2 Mitralinsuffizienz

> **Definition:** Eine Mitralinsuffizienz manifestiert sich in der Schlussunfähigkeit der Mitralklappe als Folge einer rheumatischen Endokarditis.

Vorkommen

Eine Mitralinsuffizienz kommt meist kombiniert mit einer Mitralstenose, selten in reiner Form vor und ist ebenfalls bei Frauen häufiger.

Durch die Schlussunfähigkeit der Mitralklappe strömt **Pendelblut** systolisch in den linken Vorhof zurück.

Folgen

Die Folgen sind:
- Vergrößerung des linken Vorhofs,
- Lungenstauung,

- Rechtsherzbelastung,
- Vergrößerung der linken Kammer (Pendelblut).

Das Erscheinungsbild ähnelt dem der Mitralstenose. Atemnot, absolute Arrhythmie bei Vorhofflimmern und das typische Mitralgesicht sind die Leitsymptome. Lungenödem, Bluthusten und Embolien werden seltener beobachtet. Wie bei der Mitralstenose lässt sich der Schweregrad echokardiographisch gut bestimmen. — Klinisches Bild

Die medikamentöse Behandlung besteht in der Gabe von Diuretika, ACE-Hemmern und Digitalisierung bei Vorhofflimmern. Ab Stadium II besteht, sofern der linke Ventrikel noch nicht irreversibel geschädigt ist, eine Operationsindikation. Als operative Möglichkeiten kommen eine plastische Korrektur der Klappe, häufiger jedoch die Einpflanzung einer **künstlichen Herzklappe** (Herz-Lungen-Maschine) in Betracht. Heute werden vorzugsweise sog. Scheibenklappen wie z. B. die Björk-Shiley-Klappen oder Lillehei-Kaster-Klappen implantiert. — Therapie

2.3.4.3 Mitralklappenprolaps-Syndrom (MPS)

> **Definition:** Während der Systole wölben sich Teile der Mitralklappe in den linken Vorhof vor. Dadurch kommt es zu einem unvollständigen Mitralklappenschluss mit einer Mitralinsuffizienz verschiedenster Schweregrade.

Der Mitralklappenprolaps ist eine der häufigsten Herzklappenanomalien. Die Erkrankung tritt häufiger bei Frauen auf, eine familiäre Häufigkeit ist beschrieben. — Vorkommen

Viele Patienten sind beschwerdefrei, andere klagen über Herzklopfen, Herzstechen, Pulsunregelmäßigkeiten, Schwindel und Atemnot. Gelegentlich können Synkopen auftreten. Eine Gefährdung der Patienten besteht durch Herzrhythmusstörungen oder eine aufgepfropfte Endokarditis. Ganz selten kommt es auch zum plötzlichen Herztod. — Klinisches Bild

Die Diagnose lässt sich durch Auskultation, Phonokardiographie, EKG, insbesondere aber durch das Echokardiogramm mit einem direkten Nachweis der pathologischen Klappenbewegung stellen. — Diagnose

Herzschmerzen und Rhythmusstörungen können durch Betarezeptorenblocker gebessert werden. Nur in schweren Fällen mit deutlicher Mitralinsuffizienz kommt ein operativer Mitralklappenersatz infrage. Bei Zahnextraktionen ist eine kurzfristige Antibiotikaprophylaxe erforderlich. — Therapie

Obwohl die oben beschriebenen Komplikationen möglich sind, ist die Prognose für die große Mehrzahl der betroffenen Patienten gut. — Prognose

2.3.4.4 Aortenklappeninsuffizienz

Definition: Die Aortenklappeninsuffizienz ist gekennzeichnet durch die Schlussunfähigkeit der Aortenklappe, meist als Folge einer rheumatischen Klappenendokarditis.

Vorkommen

Dieser Klappenfehler ist **bei Männern dreimal so häufig** wie bei Frauen. In wenigen Fällen ist er nicht auf eine Endokarditis, sondern auf eine Syphilis (syphilitische Aorten- und Aortenklappenentzündung) zurückzuführen. Die hämodynamischen Veränderungen bei der Aortenklappeninsuffizienz wurden bereits auf ☞ S. 104 dargestellt. Sehr charakteristisch ist die **abnorm große Blutdruckamplitude** bei sehr niedrigen diastolischen Blutdruckwerten (z. B. RR 170/30 mm Hg).

Klinisches Bild

Die Patienten sind blass und haben aufgrund des großen Schlagvolumens auffallend **schleudernde Arterienpulse.** Bereits bei Betrachtung der Patienten fallen die „hüpfenden" Pulse am Hals, an den Ellen- und Leistenbeugen sowie an den Handgelenken auf. Hierfür hat man die einprägsame Bezeichnung „homo pulsans" geprägt (lat. pulsierender Mensch).

Diagnose

Im Röntgenbild findet sich ein weit nach links ausladendes Herz, das sog. Holzschuhherz. Echokardiographisch kann die Volumenüberlastung des linken Ventrikels bereits zu einem Zeitpunkt nachgewiesen werden, an dem das Röntgenbild noch unauffällig ist. Sobald sich eine Linksherzinsuffizienz entwickelt, tritt die **Atemnot** mehr und mehr in den Vordergrund. Die mangelhafte Durchblutung der Herzkranzgefäße kann zu **Herzschmerzen** im Sinne der Angina pectoris führen.

Therapie

Die manifeste Linksherzinsuffizienz wird wie jede Herzinsuffizienz mit Digitalis, Diuretika und Vasodilatanzien (z. B. ACE-Hemmern) behandelt. Eine absolute Indikation zum prothetischen Klappenersatz besteht bei den Schweregraden III und IV.

Da der linke Ventrikel der Mehrbelastung lange standhalten kann, treten die ersten Zeichen der Herzinsuffizienz relativ spät, meist erst um das 40. Lebensjahr, auf. Bis zu diesem Zeitpunkt sind die Patienten in ihrer Leistungsfähigkeit meist kaum eingeschränkt (Aortenklappenfehler bei Hochleistungssportlern!). Im Gegensatz zu den Mitralklappenfehlern, die häufig einen phasischen Wechsel zwischen Besserung und Verschlechterung aufweisen, nimmt bei den Aortenklappenfehlern nach einmal eingetretener Herzinsuffizienz die Leistungsfähigkeit rasch und ständig ab. Im Stadium IV beträgt die durchschnittliche Lebenserwartung 1–2 Jahre.

2.3.4.5 Aortenklappenstenose

> **Definition:** Bei der Aortenklappenstenose besteht eine Verengung der Aortenklappe, meist als Folge einer rheumatischen Endokarditis.

Dieser Klappenfehler ist **bei Männern viermal so häufig** wie bei Frauen. In 40 % der Fälle besteht gleichzeitig eine Mitralstenose. In vielen Fällen kommt es zu ausgedehnten Verkalkungen der stenosierten Aortenklappe.

Vorkommen

Die ersten Symptome treten auf, wenn die Aortenklappenöffnung nur noch ca. ein Viertel ihrer natürlichen Fläche aufweist. Die Patienten sind aufgrund der stark gedrosselten Durchblutung im großen Kreislauf besonders **blass**, der **Puls** ist **klein** und schlecht gefüllt, etwa 20 % der Patienten klagt infolge mangelnder Hirndurchblutung über **Synkopen**, insbesondere bei körperlicher Anstrengung. Noch häufiger als bei der Aorteninsuffizienz treten als Folge der Minderdurchblutung der Herzkranzgefäße **Angina-pectoris-Anfälle** auf. Der linke Ventrikel, der ein erhebliches Druckpotenzial zur Überwindung der Aortenklappenstenose aufbringen muss, weist regelmäßig eine ausgeprägte **Hypertrophie** auf.

Klinisches Bild

Neben der medikamentösen Behandlung der Herzinsuffizienz (ACE-Hemmer sind bei Aortenstenose kontraindiziert!) kommt im Stadium III und IV eine operative Therapie infrage. Sie besteht in einer Klappenkommissurotomie, der Ausräumung von Klappenkalk oder der Einpflanzung einer künstlichen Klappe. Die Ballondilatation (Valvuloplastie) verkalkter Aortenklappenstenosen im Erwachsenenalter ist wegen unbefriedigender Ergebnisse weitgehend verlassen worden. Bei akuter Aortenklappenendokarditis mit raschem „Wegschmelzen" der Aortenklappe muss umgehend operativ ein Klappenersatz erfolgen, da es sich um eine akut lebensbedrohliche Situation handelt.

Therapie

Verlauf und Prognose hängen vom Schweregrad der Stenose ab. Reine Stenosen haben eine etwas längere Lebenserwartung als die kombinierten Herzklappenfehler oder die Aortenklappeninsuffizienz.

Verlauf und Prognose

2.3.5 Angeborene Herzfehler

Von 1000 lebend geborenen Kindern weisen 8–10 einen angeborenen Herzfehler auf. Lebenserwartung und -qualität können bei ca. 90 % der betroffenen Kinder vor allem durch herzchirurgische Maßnahmen deutlich verbessert werden.

Häufigkeit

Tab. 18: Häufigkeitsverteilung wichtiger angeborener Herzfehler (Deutsches Herzzentrum München) nach G. Rieker

1. Linksobstruktion	
• Aortenstenose	7,2 %
• Aortenisthmusstenose	5,3 %
2. Rechtsobstruktion	
• Pulmonalstenose	10,6%
• Fallot-Tetralogie	5,3 %
• Pulmonalatresie	1,0 %
• Trikuspidalatresie	1,0 %
• Ebsteinanomalie	0,5 %
3. Septumdefekte	
• Ventrikel-Septumdefekt	31,8%
• Offener Ductus arteriosus Botalli	8,0 %
• Vorhof-Septumdefekt	7,5 %
• AV-Septumdefekt	4,8 %
4. Fehlabgänge großer Arterien	
• Komplette Transposition	3,8 %

2.3.5.1 Allgemeines

Entstehung Der menschliche Fötus besitzt in den ersten Lebenswochen nur einen Vorhof, eine Herzkammer und einen herznahen Arterienstamm. Die Ausbildung von zwei Herzteilen und zwei Kreisläufen ist nur möglich, weil Scheidewände (Septen) die Herzhöhlen und die großen Gefäße unterteilen. Dazu kommen komplizierte Drehungsvorgänge. Störungen dieser fetalen Herzentwicklung sind die Ursache der angeborenen Herzfehler.

Drei Grundstörungen können auftreten:
- Es bestehen **abnorme Verbindungen** zwischen kleinem und großem Kreislauf (z. B. Vorhof- oder Kammerseptumdefekt, offener Ductus Botalli).
- Es entstehen **Stenosen** (z. B. Pulmonalstenose, Aortenisthmusstenose).
- Es liegt eine **Transposition,** d. h. eine Verlagerung der großen Gefäße vor (z. B. Abgang der Aorta aus der rechten, der Arteria pulmonalis aus der linken Herzkammer).

Besteht infolge einer solchen Fehlentwicklung eine Kurzschlussverbindung zwischen einzelnen Herz- oder Gefäßabschnitten, so spricht man von einem **Shunt.** Beim so genannten Rechts-Links-Shunt wird venöses dem arteriellen, beim Links-Rechts-Shunt arterielles dem venösen Blut beigemischt. Die **Prognose** der Herzfehler mit Rechts-Links-Shunt ist im Allgemeinen wesentlich ungünstiger. Nicht selten treten angeborene Herzfehler im Rahmen anderer Missbildungen auf, z. B. beim Down-Syndrom.

Ursachen Als Ursachen der genannten Entwicklungsstörungen kommen neben genetischen Faktoren vor allem schädigende Einflüsse während der **Frühschwangerschaft** (1. und 2. Schwangerschaftsmonat) infrage. Am besten erforscht ist das so genannte Gregg-Syndrom: Je nachdem, ob die Mutter im ersten, zweiten oder dritten Schwangerschaftsmonat an **Röteln** erkrankt, kommt es zu Augenmissbildungen, Herzmissbildungen bzw. Innenohrschäden.

Manche Herzfehler, besonders diejenigen mit großem Rechts-Links-Shunt, gehen bereits nach der Geburt mit einer schweren Zyanose einher, weil venöses Blut dem arteriellen beigemischt wird (sog. blue babies). Es besteht also eine Frühzyanose. Andere angeborene Herzfehler führen erst zu einem späteren Zeitpunkt im Leben zu einer meist auch schwächeren Zyanose (Spätzyanose). Schließlich gibt es eine Gruppe von angeborenen Herzfehlern, die zu keinem Zeitpunkt eine nennenswerte Zyanose entwickeln. Diese Einteilung in eine **frühzyanotische und spätzyanotische Gruppe** sowie in die **Gruppe ohne Zyanose** ist von praktischer Bedeutung.

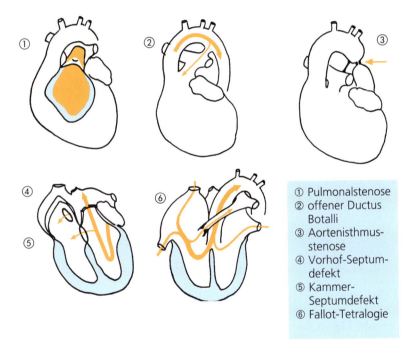

① Pulmonalstenose
② offener Ductus Botalli
③ Aortenisthmusstenose
④ Vorhof-Septumdefekt
⑤ Kammer-Septumdefekt
⑥ Fallot-Tetralogie

Abb. 16: Angeborene Herzfehler

Klinisches Bild

Die Zyanose ist ein wichtiges, aber keineswegs regelmäßiges oder von Anfang an bestehendes Symptom. Eine Polyglobulie sowie **Trommelschlägelfinger und -zehen** finden sich praktisch nur in der Gruppe der sog. **blue babies**. Die Kinder sind nicht selten unterentwickelt. Häufig besteht eine Neigung zu Bronchitiden. Typisch ist die Hockerstellung, das sog. **Squatting** der Kinder mit Fallotscher Tetralogie. Eine schwer wiegende, relativ häufige Komplikation stellt die Disposition für eine bakterielle Endokarditis an den missgebildeten Herz- und Gefäßabschnitten dar (☞ Abb. 16).

Therapie: Die meisten angeborenen Herzfehler müssen am eröffneten, blutleeren Herzen operativ angegangen werden (sog. offene Operationsmethode). Kreislauf und Atmung werden während dieser Phase von der Herz-Lungen-Maschine übernommen (sog. extrakorporaler Kreislauf).

2.3.5.2 Angeborene Herzfehler ohne Shunt

Definition: Die Aorta zeigt an der Stelle der früheren Einmündung des sog. Ductus Botalli, der in der Fetalzeit Arteria pulmonalis und Aorta verbindet, nach der Geburt jedoch verödet, eine hochgradige Einengung.

Aortenisthmusstenose (Erwachsenenform)

Als Folge der Aortenisthmusstenose herrscht in den arteriellen Kreislaufabschnitten vor der Stenose ein sehr hoher, dahinter ein sehr niedriger Blutdruck. Die Patienten haben als **Leitsymptom** einen **Bluthochdruck** im Bereich **der Arme** und einen **erniedrigten Blutdruck** an den **unteren Extremitäten**.

Die Diagnose kann manchmal mit „zwei Fingern" gestellt werden: während der Arteria-radialis-Puls sehr kräftig schlägt, ist der Arteria-femoralis-Puls am Leistenband nur sehr schwach tastbar oder fehlt vollständig. Eine Diagnosesicherung ist durch Computer- und Kernspintomographie möglich.

Als Komplikation kann eine bakterielle Endokarditis hinzutreten. Todesursache ist die Linksherzinsuffizienz. Die Behandlungsmethode der Wahl ist die Operation.

Definition: Bei der Pulmonalstenose handelt es sich in 90% der Fälle um eine Stenose der Pulmonalklappe, d. h. um eine valvuläre Stenose. Seltener liegt eine Stenosierung in dem darunter gelegenen Gefäßabschnitt, dem Infundibulum, vor (infundibuläre Stenose).

Pulmonalstenose

Leitsymptom ist die in der Jugend zunehmende Atemnot, Todesursache das Rechtsherzversagen. Bei einem Druckgradienten über 50 mm Hg ist heute die perkutane Ballondilatation die Methode der Wahl.

2.3.5.3 Angeborene Herzfehler mit Links-Rechts-Shunt

Vorhofseptumdefekt (ASD)

Definition: Die Vorhofscheidewand weist einen Defekt mit Links-Rechts-Shunt auf.

Der Vorhof-Septumdefekt ist der **häufigste angeborene Herzfehler.** In der Kindheit und Jugend besteht eine Neigung zu Bronchitis und Lungenentzündung, später treten Atemnot und Zyanose hinzu. Eine aufgepfropfte bakterielle Endokarditis kann das Krankheitsbild komplizieren. Häufig besteht eine Kombination mit anderen Missbildungen (☞ Fallotsche Erkrankung, S. 114). Schließlich führt ein Rechtsherzversagen zum Tode. Bei großen Defekten mit einem Shuntvolumen von > 50 % ist eine möglichst frühzeitige Operation anzustreben.

Kammer-Septumdefekt (VSD)

Definition: In der Kammerscheidewand findet sich ein Defekt, der zwischen 0,5 bis 5 cm² groß sein kann.

Es kommt nicht nur isoliert, sondern **häufig kombiniert** vor und ist daher bei 25 % aller angeborenen Herzfehler nachweisbar. Auch hier findet sich eine Neigung zu Infekten der oberen Luftwege. Eine Zyanose tritt erst in den Spätstadien auf. Links- und Rechtsherzversagen führen schließlich (bei schweren Fällen bereits im ersten Lebensjahr) zum Tode. Operiert werden sollte bei mittlerem bis großem Defekt so früh wie möglich nach dem 3. Lebensjahr. Beim sog. Morbus Roger, d. h. einem kleinen Ventrikel-Septumdefekt, ist eine Operation nicht erforderlich.

Offener Ductus botalli

Definition: Offenbleiben des Ductus Botalli, der während der Fetalzeit Arteria pulmonalis und Aorta verbindet.

Der offene Ductus Botalli kann eine sehr unterschiedliche Größe aufweisen. Es strömt Blut aus der Aorta ständig über die Arteria pulmonalis in den kleinen Kreislauf zurück (Links-Rechts-Shunt). Die Blutdruckamplitude wird dadurch, wie bei der Aorteninsuffizienz, sehr groß, der diastolische Blutdruck niedrig. In einem Drittel der Fälle besteht zunächst eine bakterielle Endokarditis. Die Operation, die in einer doppelten Unterbindung des Ductus Botalli besteht, sollte immer angestrebt werden.

2.3.5.4 Angeborene Herzfehler mit Rechts-Links-Shunt

Leitsymptom ist die von Anfang an bestehende, ständig zunehmende **Zyanose.** Später tritt Atemnot hinzu, häufiger pfropft sich eine Endokarditis auf. Die wichtigsten angeborenen Herzfehler mit Rechts-Links-Shunt wurden 1888 von dem französischen Arzt FALLOT ausführlich beschrieben, weshalb sie unter dem Sammelbegriff Fallot-Syndrom zusammengefasst werden. Je nachdem, ob sich drei, vier oder fünf Fehler kombinieren, spricht man von Fallotscher Trilogie, Tetralogie bzw. Pentalogie. Immer besteht eine infundibuläre Pulmonalstenose und eine Rechtsherzhypertrophie. Diese Fehler können kombiniert sein mit einem Vorhof-Septumdefekt, einem Kammer-Septumdefekt oder einer Aorta, die nach rechts verlagert ist, über dem Kammerseptum „reitet" (reitende Aorta) und daher Blut aus beiden Kammern bekommt (☞ Abb. 16 auf S. 111).

Einteilung
- Fallotsche Trilogie = Pulmonalstenose + Rechtshypertrophie + Vorhof-Septumdefekt
- Fallotsche Tetralogie = Pulmonalstenose + Rechtshypertrophie + reitende Aorta + Kammer-Septumdefekt
- Fallotsche Pentalogie = Fallotsche Tetralogie + Vorhof-Septumdefekt

Prognose Die Lebenserwartung der Patienten ist erheblich reduziert, mit 20 Jahren sind nur noch 3–5 % der Patienten ohne operative Korrektur am Leben.

2.3.6 Kardiomyopathien

Definition: Kardiomyopathien sind relativ seltene Herzmuskelerkrankungen, die nicht auf eine der üblichen Ursachen wie beispielsweise Hypertonie, koronare Herzkrankheit oder Herzklappenfehler zurückzuführen sind.

HOCM Bei der hypertrophen obstruktiven Kardiomyopathie (HOCM) liegt eine starke Hypertrophie der Kammermuskulatur des linken Ventrikels vor, sodass während der Systole der Auswurf des Blutes aus der Kammer behindert wird. Wahrscheinlich handelt es sich um eine vererbbare Erkrankung. Digitalis führt zu einer Verschlechterung der Symptome und ist daher kontraindiziert. Eine Besserung kann mit Betarezeptorenblockern oder Calciumantagonisten (z. B. Isoptin®) erreicht werden. Gelegentlich kommt als großer operativer Eingriff die Entfernung der hypertrophierten Myokardanteile infrage.

HNOCM Bei der hypertrophen nicht obstruktiven Kardiomyopathie (HNOCM) ist der Blutauswurf aus der linken Kammer nicht behindert.

CCM Die kongestive oder auch dilatative Kardiomyopathie (CCM) ist durch eine erhebliche Erweiterung des Ventrikels gekennzeichnet. Sie kann unterschiedliche **Ursachen** haben:
- unerkannte Virusmyokarditis,
- chronischer Alkoholkonsum (Alkohol-Kardiomyopathie),
- Kollagenosen,
- Medikamente (z. B. Zytostatika wie Adriamycin, Cyclophosphamid u. a.).

2.3.7 Cor pulmonale

Definition: Hypertrophie oder Dilatation des rechten Herzens durch eine mit pulmonaler Hypertonie einhergehende Lungenerkrankung.

Zur Behandlung werden dieselben therapeutischen Maßnahmen wie bei der Therapie der Herzinsuffizienz eingesetzt. — *Therapie*

Das Cor pulmonale stellt daher eine spezielle Form der **Überlastung des rechten Herzens** dar. Wie der Name besagt (lat. pulmo = Lunge), spielt bei seiner Entstehung die Lunge eine wesentliche Rolle.

Entstehung

Wird aus irgendeinem Grund die Lungenstrombahn, d. h. der kleine Kreislauf, stärker eingeengt, so muss das rechte Herz das Blut gegen einen höheren Widerstand durch die Lungen treiben, was zu einem **Druckanstieg im kleinen Kreislauf,** d. h. zur pulmonalen Hypertonie führt. Diese Mehrbelastung löst zunächst eine Hypertrophie, später eine Dilatation des rechten Ventrikels aus. Ist die Einengung der Lungenstrombahn hochgradig oder besteht sie über lange Zeit, so kommt es schließlich zum Versagen, d. h. zur **Insuffizienz** des rechten Herzens.

Ursachen

Werden **plötzlich** größere Lungengefäßabschnitte durch Thromben aus dem venösen Teil des großen Kreislaufs – z. B. aus den Beinvenen – verlegt, liegt also eine **Lungenembolie** vor, so entwickelt sich innerhalb kurzer Zeit eine akute Rechtsherzüberlastung, das akute Cor pulmonale.

Wird die Lungenstrombahn **allmählich durch** eine **chronische Lungenerkrankung** wie z. B. ein Lungenemphysem, eine Lungenfibrose oder durch chronisch-rezidivierende Lungenembolien eingeengt, so kann im Laufe der Jahre ein chronisches Cor pulmonale entstehen. Häufigste Ursache eines chronischen Cor pulmonale sind die obstruktiven Atemwegserkrankungen.

Besteht aus unbekannten Gründen ein Hochdruck im Lungenkreislauf, so liegt eine **primäre pulmonale Hypertonie** vor. Diese sehr seltene Erkrankung entsteht möglicherweise auf der Grundlage einer angeborenen Strukturveränderung der Lungengefäße.

Klinisches Bild

Das klinische Bild wird von der zugrunde liegenden Lungenerkrankung mitbestimmt. Beim chronischen Cor pulmonale besteht häufig eine ausgeprägte Zyanose, weil zum einen der Gasaustausch (Sauerstoff) in der erkrankten Lunge gestört ist und zum anderen eine Insuffizienz des rechten Herzens vorliegt. Meist bestehen zudem eine **Dyspnoe, Trommelschlägelfinger und -zehen** sowie eine **Polyglobulie** durch chronischen Sauerstoffmangel. Die Symptome des akuten Cor pulmonale werden bei der Lungenembolie geschildert (☞ Kap. 5.4.9, S. 260).

Therapie — Das insuffiziente chronische Cor pulmonale wird wie jede Herzinsuffizienz mit Digitalis und Diuretika behandelt. Vor allem muss aber die broncho-pulmonale Grunderkrankung intensiv angegangen werden. Bei chronisch-obstruktiven Atemwegserkrankungen wirkt die Sauerstoff-Langzeittherapie nachweislich lebensverlängernd.

Das Atemzentrum spricht bei vielen dieser Patienten nur noch auf den **Sauerstoffmangelreiz** an. Wird **zuviel Sauerstoff** gegeben, so entfällt der einzige Reiz für das Atemzentrum, und es entwickelt sich ebenfalls rasch eine **Atemlähmung.** Ebenso ist es gegen Opiate und Sedativa überempfindlich.

Merke: Patienten mit chronischem Cor pulmonale dürfen ohne ausdrückliche ärztliche Anweisung weder Morphin, Morphinderivate, Schlaf- oder Beruhigungsmittel noch Sauerstoff gegeben werden.

Prognose — Die Prognose ist recht ungünstig, da die Ursache der Rechtsherzüberlastung meist nicht beseitigt werden kann. Zwei Jahre nach den ersten Insuffizienzzeichen des chronischen Cor pulmonale lebt nur noch knapp die Hälfte der Patienten.

2.3.8 Koronare Herzkrankheit

Definition: Bei der koronaren Herzkrankheit (KHK) handelt es sich um eine oder mehrere Verengungen von Herzkranzgefäßen, die fast immer durch Arteriosklerose bedingt sind.

Zu den koronaren Herzerkrankungen zählen die Angina pectoris, der Herzinfarkt sowie dessen Folgen

Unter dem Begriff der koronaren Herzkrankheit werden folgende Krankheitsbilder und Zustände zusammengefaßt:
- **Koronarinsuffizienz** (Angina pectoris): Sie liegt vor, wenn der Sauerstoffbedarf des Herzmuskels durch das Sauerstoffangebot nicht mehr gedeckt werden kann. Die Ursache der Koronarinsuffizienz ist fast immer eine Koronarsklerose.
- **Herzinfarkt:** Man versteht darunter eine umschriebene Nekrose (Absterben von Gewebe) von Herzmuskelgewebe, ausgelöst durch eine akute Mangeldurchblutung des betroffenen Myokardbezirkes.
- **Herzinfarktfolgen** (Herzinsuffizienz, Herzwandaneurysma).

Symptome — Die koronare Herzkrankheit äußert sich klinisch am häufigsten als Angina pectoris oder als Herzinfarkt. Gelegentlich macht sie sich ausschließlich durch **Herzrhythmusstörungen,** wie beispielsweise ventrikuläre Extrasystolen, Salven oder Kammertachykardien, bemerkbar. Ca. 90 % aller sog. plötzlichen Todesfälle („sudden death") sind auf eine koronare Herzkrankheit zurückzuführen, wobei als eigentliche Todesursache Kammerflimmern anzunehmen ist. Tödliches Kammerflimmern ist daher nicht selten die erste und letzte Manifestation einer koronaren Herzkrankheit. Eine Herzinsuffizienz als Folge der insgesamt mangelhaften Sauerstoffversorgung des Herzens kann sich bei koronarer Herzkrankheit ohne anamnestische Hinweise auf eine Angina pectoris, Rhythmusstörungen oder einen umschriebenen Herzinfarkt entwickeln.

2.3.8.1 Angina pectoris

> **Definition:** Als Angina pectoris werden anfallsartige, kurz dauernde (3–10 Min.) Herzschmerzen bezeichnet, die durch eine Koronarinsuffizienz bedingt sind.

Man unterscheidet folgende **Formen** der Angina pectoris: *Einteilung*
- Belastungs-Angina pectoris (häufigste Form),
- Ruhe-Angina pectoris (häufig durch Koronarspasmen bedingt).

Nach dem Verlauf werden weiterhin unterschieden: *Verlaufsformen*
- Die **stabile Angina pectoris** mit wiederkehrenden Anfällen, deren Häufigkeit, Dauer und Intensität sich nicht wesentlich ändert.
- Die **instabile Angina** pectoris oder sog. Crescendoangina. Es kommt innerhalb weniger Tage zu einer Zunahme von Häufigkeit, Schwere und Dauer der Angina pectoris-Anfälle. Der Übergang in einen Status anginosus (Anfallsdauer länger als 20 Minuten) ist möglich. Da die instabile Angina pectoris in ca. 30 % der Fälle in einen Herzinfarkt übergeht, wird sie auch als Präinfarkt-Angina bezeichnet. Sie stellt ein Alarm-Symptom dar und erfordert immer eine intensivmedizinische Überwachung und Behandlung des Patienten (Monitoring, Troponin- und EKG-Kontrollen im Intervall).
- Die **Prinzmetal-Angina pectoris**; sie ist die seltenste Form einer Angina pectoris und tritt meist in Ruhe auf. Wahrscheinlich wird sie durch Koronarspasmen hervorgerufen und führt im EKG zu vorübergehenden Veränderungen wie bei einem frischen Herzinfarkt.
- Die sog. **stumme Myokardischämie** geht ohne typische pektanginöse Beschwerden einher und ist wahrscheinlich häufiger, als früher angenommen. Sie kann beispielsweise im Langzeit-EKG erfasst werden, das – ohne klinische Beschwerden des Patienten – typische Veränderungen aufweist. Stumme Myokardischämien nach einem Herzinfarkt sind prognostisch besonders ungünstig.

Jeder Angina pectoris-Anfall beruht auf einem akuten **Missverhältnis zwischen** dem **Sauerstoffbedarf** des Herzens und dem zur Verfügung stehenden **Sauerstoffangebot.** Ursache dieses Missverhältnisses ist meistens eine stenosierende Koronarsklerose, seltener nur Spasmen der Herzkranzgefäße allein (Koronarspasmen). Koronar- *Pathophysiologie* spasmen können bei einer bereits bestehenden Koronarsklerose zu einer zusätzlichen Verengung des Gefäßlumens führen. Bei einem akuten Herzinfarkt liegt der Unterbrechung der Koronardurchblutung meistens eine frische, das Lumen der Konorarie verschließende Thrombose zugrunde.

Klinisches Bild

Eine klassische und noch heute gültige Beschreibung des Angina pectoris-Anfalls stammt aus dem Jahre 1768 von dem englischen Arzt HEBERDEN:

„Es gibt einen Brustschmerz, der wegen seiner nicht alltäglichen Beschaffenheit eine besondere Beschreibung verdient. Die Brust wird davon so beengt, dass er nicht mit Unrecht Angina pectoris genannt werden könnte. Die von dieser Krankheit Ergriffenen pflegen während des Gehens, besonders nach Besteigen einer Anhöhe, oder gleich nach dem Essen von einer höchst unangenehmen Brustbeklemmung befallen zu werden, die den nahen Tod droht, wenn sie sich vermehren oder lange dauern würde. Sobald der Kranke stillsteht, vergeht die Beklemmung in demselben Augenblick gänzlich. Der Schmerz zieht sehr oft von der Brust nach dem linken Ellenbogen. Männer, die über 50 Jahre alt sind, werden vorzüglich von dieser Krankheit ergriffen."

Übersicht 12:
Charakteristische Symptome der echten Angina pectoris

- Auslösung vorwiegend durch körperliche Belastung, aber auch durch seelische Erregung, Kälte oder reichliche Mahlzeiten.
- Retrosternale Lokalisation mit Ausstrahlung zum linken (teilweise auch rechten) Arm, Rücken, Hals, Unterkiefer oder Oberbauch (☞ Abb. 19, S. 124).
- Dauer: zwischen 3 und 10 Min.,
- meist spontane Besserung auf Nitroglyzerin in Form von Spray oder als Zerbeißkapsel (nitropositiv).

Diagnose

Die Diagnose wird aus dem klinischen Bild, durch typische pathologische Veränderungen im Belastungs-EKG (ST-Streckensenkungen) und durch das Myokardszintigramm gestellt und letztlich durch die Koronarographie gesichert. Mit der Koronarographie können Lokalisation und Schwere der koronarsklerotischen Veränderungen und Stenosen sowie die Zahl der betroffenen Herzkranzgefäße exakt erfasst werden. Je nach Zahl der erkrankten Herzkranzgefäße spricht man von einer Ein-, Zwei- oder Dreigefäßerkrankung bzw. Mehrgefäßerkrankung.

Therapiemaßnahmen

Der therapeutische Effekt aller bei Angina pectoris wirksamen Pharmaka beruht darauf, dass sie über verschiedene Mechanismen den Sauerstoffbedarf des Herzmuskels reduzieren und durch Reduktion des Missverhältnisses zwischen Sauerstoffbedarf und Sauerstoffangebot das Ausmaß der Koronarinsuffizienz verringern.

Medikamente

Das älteste und nach wie vor wirksamste Mittel im Angina pectoris-Anfall ist das ansonsten als Sprengstoff verwendete **Nitrogly-**

zerin als Nitroglyerzin-Spray oder Zerbeißkapsel. Für die Dauerbehandlung eignen sich länger wirkende Nitroglyzerinabkömmlinge, die sog. Nitrate in einfacher oder retardierter Form, wie z. B. ISDN (Isosorbiddinitrat, z. B. Isoket®) oder Isosorbid 5-Mononitrat (z. B. Ismo®, Coleb® oder Mono Mack®). An zweiter Stelle stehen die **Betarezeptorenblocker,** die durch Hemmung des sympathischen Nervensystems den Sauerstoffverbrauch des Myokards reduzieren (z. B. Dociton®, Beloc®, Visken®, Trasicor®, Tenormin® u. v. a.). Als dritte Substanzgruppe werden die **Calciumantagonisten** (z. B. Isoptin®, Adalat® oder Dilzem®) eingesetzt, die durch ihre gefäßerweiternde Wirkung besonders bei Koronarspasmen günstig sind. Sie sollten bei instabiler Angina pectoris nicht gegeben werden.

Die Behandlung der instabilen Angina pectoris besteht in sofortiger Ruhigstellung und intensivmedizinischer Behandlung des Patienten bei gleichzeitiger Gabe von Heparin und Nitraten intravenös, Betarezeptorenblockern und Acetylsalicylsäure (100 mg/die).

Koronarchirurgische Maßnahmen kommen vor allem bei Patienten mit Stenosen des Hauptstammes der linken Koronararterie und Mehrgefäßerkrankungen in Betracht, bei denen medikamentös keine Beschwerdefreiheit zu erzielen ist. Inwieweit durch koronarchirurgische Maßnahmen nicht nur eine Verbesserung der Lebensqualität, sondern auch eine Lebensverlängerung erzielt werden kann, ist noch Gegenstand der Diskussion. Bei einer Stenose des Hauptstammes der linken Koronararterie kann allerdings die hohe jährliche Mortalitätsrate von rund 30 % durch eine **Bypassoperation** erheblich reduziert werden. Wahrscheinlich profitieren Patienten mit einer Dreigefäßerkrankung, die unter medikamentöser Therapie nicht beschwerdefrei werden, am ehesten von einer Bypassoperation. Bei der Bypassoperation wird der stenosierte Anteil des betroffenen Herzkranzgefäßes durch eine körpereigene Vene umgangen. Auch die Implantation einer Brustkorbarterie (Arteria mammaria interna) auf die betroffene Koronararterie distal der Stenose (sog. Vineberg-Operation) gewinnt wieder an Bedeutung. Dieser Bypass wird als Arteria-mammaria-interna-Bypass bezeichnet. Die Operation erfolgt unter Einsatz der Herz-Lungen-Maschine in Hypothermie bei ca. 28–32° C. Die Operationssterblichkeit liegt je nach Zahl der betroffenen Herzkranzgefäße sowie der Vorschädigung des Myokards zwischen 1–2 %.

Koronarchirurgische Maßnahmen

Bei der perkutanen transluminalen Koronarangioplastie (PTCA oder **Ballondilatation**), die 1977 von GRÜNTZIG entwickelt wurde, handelt es sich um ein nichtoperatives Verfahren zur Behandlung der koronaren Herzkrankheit. Im Rahmen einer Herzkatheterisierung wird ein Führungskatheter in die betroffene Koronararterie eingeführt. Danach wird ein Dilatationskatheter bis zur Stenose nachgeschoben. Der an der Spitze des Katheters sich befindende Ballon wird mit 5–12 Atmosphären Druck für die Dauer von 3–4 Sekunden aufgeblasen. Dadurch werden das atheromatöse Mate-

PTCA

rial in der Gefäßintima wandständig komprimiert und die Koronararterie erweitert. Eine Aufdehnung der Stenose mit Reduktion des Stenosedurchmessers unter 50 % gelingt in ca. 90 % der Fälle. Ernsthafte Komplikationen wie Einrisse der Gefäßwand, die eine Operation notwendig machen, oder ein akuter Myokardinfarkt sind in etwa 3 % der Fälle zu erwarten. Die Mortalität der PTCA liegt bei etwa l %, das Wiederauftreten von Stenosen innerhalb des ersten halben Jahres (Restenosen) bei 15–30 %. Am besten eignen sich proximale, konzentrische, kurzstreckige, nicht verkalkte Stenosen der Koronararterien (1-Gefäß-Erkrankung) zur Ballondilatation. Zunehmend werden aber auch 2-Gefäß-Erkrankungen dilatiert. Nach PTCA können auch sog. **Stents** aus Kunststoff oder Metall in das Koronargefäß eingebracht werden, um einer erneuten Stenosierung vorzubeugen. Die Kombination von ASS und Clopidogrel hat sich nach Ballondilatation, aber auch bei akuten koronaren Ereignissen als effektive antithrombotische Therapie erwiesen. Als neues Verfahren zeichnet sich die **transmyokardiale Laser-Revaskularisation** (TMLR) ab. Mit einem Kohlendioxid-Laser werden am offenen Herzen etwa 1 mm dicke Kanäle in fast alle Herzabschnitte eingebracht, was zu einer verbesserten Durchblutung des Myokards führt.

TMLR

Übersicht 13: Medikamentöse und nichtmedikamentöse Therapiemöglichkeiten der KHK

Medikamente:
- Nitrate
- Betarezeptorenblocker
- Calciumantagonisten
- Acetylsalicylsäure
- Antikoagulanzien

Nichtmedikamentöse Methoden:
- PTCA (ev. zusätzliche Stent-Implantation)
- Aortokoronorarer Venen-Bypass (ACVB)
- A. mammaria interna-Implantation
- Transmyokardiale Laser-Revaskularisation (TMLR)

Prognose

Die Prognose hängt von der Lokalisation der Stenose und der Zahl der erkrankten Herzgefäße ab. Die jährliche Mortalitätsrate beträgt bei 1-Gefäß-Erkrankungen 3–4 %, bei 2-Gefäß-Erkrankungen 6–8 % und bei 3-Gefäß-Erkrankungen 10–13 %. Eine besonders ungünstige Prognose haben Stenosen des Hauptstammes der linken Koronararterie mit einer jährlichen Mortalitätsrate von ca. 30 %.

2.3.8.2 Herzinfarkt

Definition: Ein Herzinfarkt ist eine akute Myokardnekrose durch Koronarthrombose bei stenosierender Herzgefäßerkrankung.

Die koronare Herzkrankheit ist neben den malignen Tumoren die häufigste Todesursache in den Industrienationen. Die Mehrzahl der Infarkte ereignet sich im 5.-6. Lebensjahrzehnt, doch werden zunehmend jüngere Männer betroffen. **Männer erkranken drei- bis fünfmal häufiger** am Infarkt als Frauen, die zudem aufgrund der möglichen Schutzwirkung der weiblichen Sexualhormone vor der Menopause weitgehend von Herzinfarkten verschont bleiben. Der Anteil der Frauen an den Herzinfarkten nimmt ebenfalls zu. In der Bundesrepublik Deutschland sterben jährlich rund 140 000 Menschen an einem Herzinfarkt bei einem geschätzten Anteil von ca. 600 000 Koronarkranken.

Vorkommen und Häufigkeit

Betroffen ist nahezu ausschließlich der linke, gegenüber Sauerstoffmangel empfindlichere Ventrikel, wobei **Vorder- und Hinterwandinfarkte etwa gleich häufig** sind. Das Kammerseptum kann mitbetroffen sein (☞ Abb. 17). Sehr selten sind Infarkte des rechten Herzens. Über 90 % aller Herzinfarkte entstehen auf dem Boden einer Arteriosklerose der Herzkranzgefäße (Koronarsklerose).

Pathologisch-antomische Grundlagen

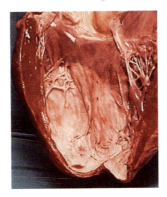

Abb. 17: Myokardschwiele (hellrot) nach Herzinfarkt

Wie die **Arteriosklerose** in anderen Gefäßabschnitten, so ist auch die Koronarsklerose als eine von der **Gefäßintima** ausgehende Arterienerkrankung gekennzeichnet. Diese führt zur Wandverhärtung (Sklerose) und -verdickung (Atheromatose) und dadurch zu einer Lumeneinengung, wobei Eiweiße, Lipide und später auch Kalksalze eingelagert werden.

An aufgebrochenen arteriosklerotischen Intimaherden entstehen **Abscheidungsthromben,** die zum akuten Verschluss eines Herzkranzgefäßes führen können (☞ Abb. 18, S. 122). Die im Versorgungsgebiet des verschlossenen Koronararterienasts liegenden Myokardbezirke sterben dann innerhalb weniger Minuten ab. Wahrscheinlich spielen häufiger als bisher angenommen die sog. Koronarspasmen eine Rolle. Sie betreffen jedoch meistens bereits geschädigte Herzkranzgefäße. Die Koronarsklerose beginnt sich bereits im dritten Lebensjahrzehnt zu entwickeln. Die Hälfte aller 50-jährigen Menschen weist mehr oder minder ausgeprägte koronarsklerotische Veränderungen auf, aus denen allerdings in einem weit geringeren Prozentsatz ein Herzinfarkt resultiert.

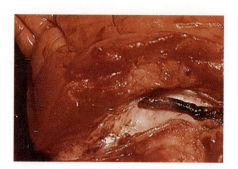

Abb. 18: Koronarthrombose bei frischem Herzinfarkt

Pathophysiologie
Die Einengung des Koronargefäßlumens führt zu einem Missverhältnis zwischen Bedarf und Angebot an Sauerstoff und Substraten im Herzmuskel. Der Herzinfarkt stellt den irreversiblen Folgezustand einer hochgradigen akuten Koronarinsuffizienz bei Koronarsklerose dar.

Die **Risikofaktoren** der koronaren Herzkrankheit und deren wechselseitige Potenzierung sind:
- Hypertonie
- Nikotinabusus
- Diabetes mellitus
- Fettstoffwechselstörungen
- Hyperurikämie
- Adipositas
- psycho-sozialer Stress.

Diagnose
Das Herzkrankzgefäßsystem kann röntgenologisch durch Injektion eines Kontrastmittels in das Lumen der Koronararterien dargestellt werden (**Koronarographie**). Der Nachweis einer sog. Ein-, Zwei oder Dreigefäßerkrankung bestimmt das therapeutische Vorgehen (z. B. medikamentöse Therapie und/oder Bypass-Operation, PTCA) und ermöglicht ferner eine prognostische Aussage. Im Rahmen der Koronarographie kann mittels Kontrastmittelinjektion auch der linke Ventrikel röntgenologisch (Laevokardiographie) dargestellt und beurteilt werden, ob sich die linke Kammer normal kontrahiert, ob infarktbedingt minderbewegliche (hypokinetische) Wandabschnitte, thrombotische Wandauflagerungen oder ein Herzwandaneurysma vorliegen.

Klinisches Bild
Leitsymptom des Herzinfarkts ist der **akut einsetzende, häufig** in den linken Arm, zum Hals, Unterkiefer, Rücken oder Oberbauch **ausstrahlende retrosternale Herzschmerz.**
Er fehlt nur in 4 % aller Fälle (stummer Infarkt) und wird als schnürend („eiserner Reifen um die Brust"), würgend oder brennend beschrieben. Der Herzschmerz kann alle Schweregrade bis zum unerträglichen Vernichtungsschmerz mit Todesangst aufweisen. Meist klingen die Schmerzen nach 1–3 Tagen ab.

> **Merke:** Blässe, Unruhe, kalter Schweiß, fadenförmiger Puls, kalte, zyanotische Akren und ein Blutdruckabfall mit Verkleinerung der Amplitude (z. B. 80/65 mm Hg) sind Zeichen des kardiogenen Schocks und ein absolutes Alarmsignal.

Atemnot indiziert die beginnende Insuffizienz des infarzierten linken Ventrikels sowie die Entwicklung einer Lungenstauung, die bis zum Lungenödem führen kann. Nach 1–2 Tagen entwickeln sich bei 30–40 % der Patienten **Temperaturen** zwischen 38–39,5° C und eine **Leukozytose** von 10 000–20 000/mm³. Sie sind, ebenso wie die **BKS-Beschleunigung**, Folge der Resorption der Myokardnekrose und Ausdruck der Auseinandersetzung des Körpers mit dem nekrotisierten Herzmuskel. Häufig tritt auch eine vorübergehende mäßige **Hyperglykämie**, seltener eine Glukosurie auf. Herzrhythmusstörungen sind bei 80–90 % aller Infarkte innerhalb der ersten 72 Stunden nachweisbar. In der Frühphase des Herzinfarktes bilden insbesondere Kammertachykardien mit Übergang in Kammerflimmern eine enorme Gefährdung. Es kann aber auch, insbesondere bei Herzhinterwandinfarkten, zu bedrohlichen bradykarden Rhythmusstörungen kommen. Es wird geschätzt, dass mindestens 30 % der Infarktfälle die Klinik überhaupt nicht lebend erreichen, sondern innerhalb der ersten Stunde an Rhythmusstörungen versterben. Die frühestmögliche intensivmedizinische Behandlung des akuten Herzinfarktes ist daher für die Prognose absolut entscheidend.

Fallbeispiel 5: (akuter Vorderwandinfarkt bei mehrfachen koronaren Risikofaktoren)

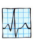

Der 53-jährige Verwaltungsangestellte leidet seit Jahren an einer mäßigen, medikamentös nur unzulänglich behandelten arteriellen Hypertonie mit durchschnittlichen RR-Werten um 160/100 mm Hg. Sein LDL-Cholesterin ist auf 195 mg % erhöht. Er ist deutlich übergewichtig, raucht 15–20 Zigaretten täglich und treibt keinen Sport. Vor einem halben Jahr wurde er bei der Beförderung übergangen, eine Kränkung, die er in sich „hineinfrisst". Seit einigen Tagen spürt er beim Treppensteigen einen leichten Druck hinter dem Brustbein, der allerdings bei Stehen bleiben sofort wieder verschwindet. Am Morgen des Aufnahmetages hilft er, das Auto des Nachbarn, das nicht anspringt, anzuschieben. Danach fühlt er sich „fix und fertig". Zwanzig Minuten später hat er das Gefühl, dass eine Zentnerlast seinen Brustkorb zusammenschnürt. Hinter dem Brustbein beginnt sich ein brennender Schmerz auszubreiten, der bis in den linken Arm und beidseits in den Unterkiefer ausstrahlt. Schweiß bricht am ganzen Körper aus, es tritt Brechreiz auf, später auch Erbrechen. Der Patient legt sich aufs Sofa, ohne dass dies Erleichterung bringt. Der herbeigerufene Notarzt stellt einen fadenförmigen Puls und einen eben messbaren Blutdruck um 100/85 mm Hg fest. Zwei Hübe Nitro-Spray bringen keine Erleichterung. In der Notaufnahme des nächstgelegenen Krankenhauses zeigt das abgeleitete EKG massive ST-Streckenhebungen in den Brustwandableitungen von V2 bis V6 im Sinne eines ausgedehnten frischen Vorderwandinfarktes. Der Patient wird plötzlich bewusstlos. Auf dem Monitor ist Kammerflimmern als Ursache festzustellen. Er wird defibrilliert, intubiert und erhält Suprarenin, wonach das Kammerflimmern sistiert. Die weitere Behandlung auf der Intensivstation verläuft ohne Komplikationen.

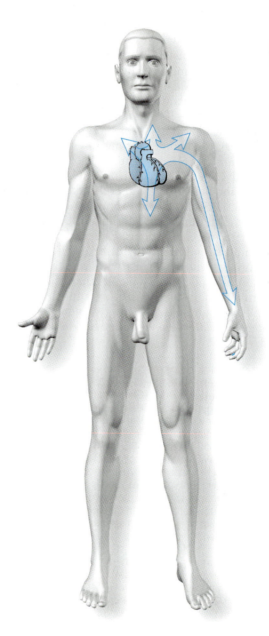

Abb. 19: Symptome beim Herzinfarkt

Die Sicherung der Diagnose erfolgt durch die typischen EKG-Veränderungen, die in über 90 % nachweisbar sind (☞ Abb. 20, S. 126), und den Anstieg bestimmter **Enzyme** (CK, SGOT, SGPT, LDH) im Blut, die aus dem zerstörten Muskelgewebe in großen Mengen frei werden. Zuerst, bereits wenige Stunden nach dem Infarktereignis, ist ein Anstieg der CK zu verzeichnen (☞ Abb. 21, S. 126). Der CK-Anstieg ist jedoch nicht beweisend für einen Herzinfarkt, da das Enzym auch in der Skelettmuskulatur vorkommt. CK-Anstiege können daher auch durch Läsionen der Muskulatur, u. a. durch i. m.- Injektionen bedingt sein. Zuverlässiger, aber ebenfalls nicht absolut spezifisch, ist der Nachweis erhöhter CK-MB-Werte. Ein Anstieg der CK-MB auf mehr als 10 % der Gesamt-CK ist für einen Herzinfarkt weitgehend spezifisch. Das Ausmaß des CK-Anstiegs kann als Hinweis auf das Ausmaß der Gewebsnekrose gewertet werden. Am spätesten steigt die LDH an. Der Troponin T-Test wird zur Verlaufskontrolle bei instabiler Angina pectoris und zur Herzinfarktdiagnose eingesetzt.

Diagnose und Differenzialdiagnose

Infarktähnliche Bilder können auftreten bei einer Lungenembolie, Pleuritis, Perikarditis, Spontanpneumothorax, bei einreißenden Aortenaneurysmen und akuten Oberbaucherkrankungen. Dies erklärt, dass der Herzinfarkt andererseits unerkannt verlaufen kann und dann als Oberbauchkolik, Pleuritis oder Interkostalneuralgie fehlgedeutet wird.

Funktionelle Herzbeschwerden, die nicht auf einer organischen Herzerkrankung beruhen (☞ Kapitel 4 Vegetative Regulationsstörungen), sind sehr häufig und unterscheiden sich wie folgt von echten Stenokardien. Meist sind jüngere Menschen betroffen, und die Beschwerden werden häufig sehr dramatisch geschildert. Die Patienten klagen über „Herzstiche" oder stundenlang anhaltende, links im Brustkorb – nicht retrosternal – lokalisierte Missempfindungen, die in Ruhe oder während psychischer Belastungssituationen auftreten, sich bei körperlicher Anstrengung eher verringern und auf Nitrate nicht überzeugend ansprechen. Die Symptomatik ist oft mit Angst verbunden. Die Abgrenzung von funktionellen Herzbeschwerden gegenüber einer echten Koronarinsuffizienz kann in Einzelfällen allerdings schwierig sein.

Folgende Therapiemaßnahmen sind beim frischen Herzinfarkt erforderlich:
- Absolute Bettruhe:
  In der Regel Überwachung und Therapie zunächst für 1–3 Tage auf der Intensivstation. Der Zeitpunkt der Mobilisation unter krankengymnastischer Mithilfe muss individuell festgelegt werden. Er ist abhängig von der Schwere des Infarktes, vom Lebensalter und den Komplikationen. Die Gesamtdauer der stationären Behandlung beträgt 2–4 Wochen.

Therapie

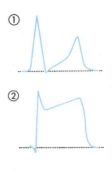

① spitzes T („Erstickungs-T") als früheste Veränderung
② Hebung der ST-Strecke
③ tiefe Q-Zacke und negatives T (Endzustand)

Abb. 20: Typischer EKG-Verlauf im Rahmen eines Herzinfarkts

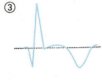

Abb. 21: Verhalten der Enzyme (CPK, CK-MB, GOT, HBDH und LDH) im Serum bei frischem Herzinfarkt (nach Merz)

- Intensive Schmerzbekämpfung:
  Gabe von starken Analgetika (Opiate) und Sedierung des Patienten (z. B. Diazepam).
- Antikoagulanzientherapie:
  Initialdosis für Heparin ca. 20 000–25 000 IE/die im Perfusor. Später Umsetzen auf Cumarine (z. B. Marcumar®) oder Acetylsalicylsäure (100 mg/die). Da ca. 90 % der akuten Herzinfarkte auf einer Koronarthrombose beruhen, sollte bei nicht länger als 3–6 Stunden zurückliegendem akutem Ereignis immer eine Lysetherapie durchgeführt werden. Hierbei werden über 60 Minuten 1,5 Millionen IE Strepetokinase als i. v.- Infusion verabreicht. Damit gelingt es in ca. 50 % der Fälle, das durch einen akuten Thrombus verschlossene Herzkranzgefäß teilweise oder ganz zu eröffnen. Mit der gentechnologisch gewonnenen körpereigenen Substanz t-PA (tissue plasminogen activator = Gewebeplasminogen-Aktivator) können Thromben in den Koronargefäßen in einem noch etwas höheren Prozentsatz aufgelöst werden. Diese Behandlung ist allerdings sehr teuer. Ebenfalls zur Lysetherapie wird acylierter Streptokinase-Plasminogen-Aktivatorkomplex (APSAC) in Form einer Bolus-Injektion gegeben.

- PTCA:
  Die mechanische Aufdehnung thrombotisch verschlossener Koronararterien mittels Ballondilatation beim frischen Infarkt ist der Lysetherapie wahrscheinlich noch etwas überlegen, jedoch bislang nur Spezialabteilungen vorbehalten.
- Sauerstofftherapie:
  2–4 l/Min. durch die Nasensonde.
- Nitrate:
  z. B. Glyzeroltrinitrat 3–6 mg/h i. v., später orale Nitrattherapie.
- Lidocain-Infusion:
  Zur Prophylaxe des Kammerflimmerns während der ersten 2–3 Tage nach dem Ereignis; initial 100 mg i. v., anschließend Infusion von 3 mg/Min.
- Betarezeptorenblocker:
  Der frühzeitige Einsatz von Betarezeptorenblockern senkt die Reinfarktrate. Er ist kontraindiziert bei Bradykardie, niedrigem Blutdruck und bei Herzinsuffizienz.
- Bei Herzinsuffizienz:
  Nitrate, Digitalis, Dobutamin-Infusion, ACE-Hemmer. ACE-Hemmer verbessern vor allem bei großen Infarkten eindeutig die Langzeitprognose.
- Bei kardiogenem Schock:
  Schockbehandlung.
- Bei Kreislaufstillstand:
  Reanimation. Anschließend Defibrillation bei Kammerflimmern bzw. Schrittmacher bei Asystolie oder AV-Block.

Die Ernährung soll zunächst flüssig, salz-, kalorien- und fettarm sein. Milde Stuhlgangregelung ist sinnvoll. Die krankengymnastische Mobilisierung trägt auch zur Stabilisierung des Selbstwertgefühls bei, das gerade bei zuvor sehr dynamischen Patienten häufig stark erschüttert ist.

Ernährung

Basistherapie
- Schmerzbekämpfung, Sedierung, strenge Bettruhe,
- Lysebehandlung, sofern keine Kontraindikation besteht,
- Antikoagulanzien,
- Sauerstoff,
- Nitrate,
- Lidocain,
- Betarezeptorenblocker.

Im Bedarfsfall
- Nitrate, Dobutrex, ACE-Hemmer (Herzinsuffizienz),
- Defibrillation (Kammerflimmern),
- (passagerer) Schrittmacher bei bradykarden Rhythmusstörungen,
- PTCA.

Übersicht 14: Grundzüge der Behandlung des akuten Herzinfarkts

Pflegerische Besonderheiten

Das **Hauptziel** der Pflege besteht darin, vom Infarktpatienten jede **inadäquate physische und psychische Belastung fernzuhalten und** ihn – angepasst an den Krankheitsverlauf – **allmählich zu mobilisieren.** Ein vernünftiger Mittelweg zwischen Schonung und Aktivierung dient auch der Wiederherstellung des Selbstvertrauens des Patienten, für die der Herzinfarkt meistens einen dramatischen Lebenseinschnitt darstellt. Infarktpatienten sind prinzipiell ständig, vor allem in den ersten Infarkttagen, durch zum Teil lebensbedrohlichen Komplikationen gefährdet. Deren frühzeitige Erkennung ist eine wichtige pflegerische Aufgabe (☞ Übersicht 15).

Übersicht 15: Alarmsymptome bei akutem Herzinfarkt, die eine sofortige ärztliche Intervention erfordern

- Fadenförmiger oder fehlender Puls, Schweißausbruch, RR systolisch unter 100 mm Hg: Schock!
- Erneute Herzschmerzen: Reinfarkt!
- Atemnot oder Atemfrequenz > 25/Min.: Linksherzversagen, Lungenembolie.
- Plötzliche Extremitätenschmerzen, Lähmungserscheinungen: arterielle Embolie.
- Pulsfrequenz < 40/Min.: bradykarde Herzrhythmusstörungen.
- Pulsfrequenz > 150/Min., Arrhythmie: bedrohliche tachykarde Rhythmusstörungen.
- Kurzfristige Ohnmachten: Adams-Stokes-Anfall, aber auch Kammertachykardien.

Übersicht 16: Pflegeschwerpunkte bei Herzinfarkt

Beobachtung und Überwachung
- Engmaschige Vitalzeichenkontrolle
- ZVD-Messung
- Flüssigkeitsbilanzierung
- Temperaturkontrolle
- Kontrolle der Bewusstseinslage
- Schmerzen
- Haut (Farbe, Schweißbildung)
- seelisches Befinden.

Pflegerische Maßnahmen
- Strenge Bettruhe in den ersten Tagen (Tag 1–3 Intensivstation),
- danach stufenweise Mobilisation nach Plan.
- Fernhalten aller psychischen und physischen Belastungen (erhöhter O_2-Bedarf).
- Lagerung mit leicht erhöhtem Oberkörper, im Schock Flachlagerung.
- Leicht verdauliche, kalorienarme Ernährung. Cave: übermäßige Flüssigkeitszufuhr!
- Obstipationsprophylaxe; Patient darf beim Stuhlgang nicht pressen.
- Pneumonieprophylaxe (jedoch kein Abklatschen),
- Sitzen und Aufstehen nur mit Antithrombosestrümpfen,
- psychische Zuwendung (häufig verletztes Selbstwertgefühl).

2.3 Klinik der Herz- und Kreislauf-Erkrankungen

Die Akutsterblichkeit des Herzinfarkts hat sich durch die modernen Behandlungsmaßnahmen, insbesondere die Lysetherapie und die PTCA, in den letzten Jahren erheblich verbessert und liegt heute bei 10 % im Gegensatz zu 25 % früher.

Prognose

> 1. Kardiogener Schock
> 2. Rhythmusstörungen: Kammerflimmern, Asystolie, AV-Block
> 3. Akutes Linksherzversagen, Lungenödem
> 4. Lungenembolie (Venenthrombose)
> 5. Herzwandruptur (Herzbeuteltamponade).

Übersicht 17: Todesursachen beim Herzinfarkt

Ist der Herzmuskel von größeren oder kleineren Infarktnarben durchsetzt, nimmt die Anzahl der kontraktilen Elemente ab, und es kommt zur **chronischen Herzinsuffizienz**. Im Bereich einer Infarktnarbe kann sich ein **Herzwandaneurysma** ausbilden, an dem sich Thromben ablagern und in den großen Kreislauf embolisiert werden können.

Folgen

Die Wiederaufnahme beruflicher Arbeit gelingt bei 60–70 % der Patienten etwa 3–6 Monate nach dem Herzinfarkt. Sie sollte durch Rehabilitationsmaßnahmen in Form eines sog. Anschlussheilverfahrens angestrebt werden.

Rehabilitation

Eine individuell angemessene berufliche Tätigkeit nach dem Herzinfarkt ist auf die Dauer günstiger als Untätigkeit, die psychologisch und sozioökonomisch für den Patienten und seine Familie zu einer erheblichen Belastung werden kann.

Die Prophylaxe der koronaren Herzkrankheit besteht in erster Linie in der Ausschaltung bzw. Behandlung der bekannten Risikofaktoren. Es ist gesichert, dass durch eine Langzeitbehandlung mit

Prophylaxe

> **Bedeutung:** wichtigste Herzerkrankung des Erwachsenen.
> - **Definition:** akute Myokardnekrose durch Koronarthrombose bei stenosierender Herzgefäßerkrankung.
> - **Vorkommen:** vor allem im 5.-6. Lebensjahrzehnt. Männer : Frauen = 5:1.
> - **Leitsymptome:** ausstrahlender, länger als 30 Minuten anhaltender retrosternaler Schmerz, Schocksymptomatik, Atemnot.
> - **Diagnose:** EKG, CK- (CK-MB-)Erhöhung im Serum, Troponin I-Bestimmung,
> - **Therapie:** absolute Bettruhe, Schmerzbekämpfung und Sedierung. Antikoagulanzien- bzw. Lyse-Behandlung, evtl. PTCA. Prophylaxe von Rhythmusstörungen. Notfalls: Behandlung der Herzinsuffizienz, Schockbekämpfung, Reanimation inklusive Elektrotherapie.
> - **Letalität:** 10–15 %.
> - **Pflegerisch wichtig:** Fernhalten von physischer und psychischer Belastung. Erkennen von Schocksymptomen und Rhythmusstörungen. Schonende, aber gezielte Mobilisierung, Stabilisierung des Selbstvertrauens.

Übersicht 18: Checkliste Herzinfarkt

2.3.9 Hypertonie

2.3.9.1 Allgemeines

> **Definition:** Die neue Klassifikation der WHO definiert – unabhängig vom Lebensalter – den optimalen Blutdruck mit Werten von < 120/80 mm Hg und den normalen Blutdruck mit Werten von < 130/85 mm Hg. Blutdruckwerte ab 140/90 mm Hg gelten als hyperton.

Vorkommen und Häufigkeit

Die Hypertonie ist wahrscheinlich die **häufigste Erkrankung des Menschen.** Eine Hypertonie wird bei 5–10 % aller Menschen und bei ca. 20 % der über 40-Jährigen gefunden. Während die essenzielle Hypertonie früher vorwiegend als hämodynamische Störung angesehen wurde, sprechen neuere Erkenntnisse dafür, dass es sich um eine zum Teil genetisch bedingte metabolische Erkrankung handelt, da die Hypertonie überzufällig häufig kombiniert mit Übergewicht, Diabetes mellitus, Fettstoffwechselstörungen oder einer sog. Insulinresistenz, d. h. einer gestörten Glukoseverwertung in der Skelettmuskulatur bei gleichzeitig erhöhten Insulinspiegeln im Blut (Hyperinsulinämie) einhergeht. Eine umfassende Hochdrucktherapie muss also auch diese metabolischen Störungen mitberücksichtigen. Die Dunkelziffer der Hypertonie ist allerdings sehr hoch.

Hypertonieformen und Schweregrade

Nach den Empfehlungen der Deutschen Liga zur Bekämpfung des hohen Blutdrucks ist folgende Einteilung der Hypertonie klinisch nach Schweregraden am sinnvollsten:

Einteilung

Bluthochdruck
- Grad 1 + (leicht) 140 – 159 **und/oder** 90 – 99
  Untergruppe: „Borderline" 140 – 149 **und/oder** 90 –94
- Grad 2 + (mittelschw.) 160 – 179 **und/oder** 100 – 109
- Grad 3 + (schwer) 180 oder höher **und/oder** 110 oder höher
- Isolierte systolische Hypertonie 140 oder höher **und** 90 oder weniger

+ Basierend auf 2 oder mehr Messungen bei 2 oder mehr Konsultationen nach der Erstmessung.

Es besteht eine enge Korrelation zwischen Lebenserwartung und Höhe des systolischen und diastolischen Blutdrucks.

Beispiel

Die Lebenserwartung eines 35-jährigen Mannes mit normalem Blutdruck beträgt 76 Jahre. Eine Blutdruckerhöhung auf 140/95 mm Hg verkürzt die Lebenserwartung um neun Jahre, ein Blutdruck von 150/100 mm Hg bereits um sechzehn Jahre. Nicht zu

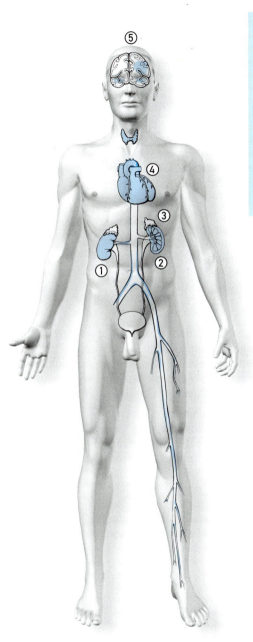

Abb. 22: Ursachen der Hypertonie

Unrecht wird im Amerikanischen deswegen die Hypertonie als „silent killer" bezeichnet.

Übersicht 19: Einteilung der Hypertonie nach der Ursache

1. Primäre oder essenzielle Hypertonie (ca. 90–95 % der Fälle)
2. Sekundäre Hypertonie (ca. 5–10 % der Fälle)
   a) Renale Hypertonie
   - Renoparenchymale Hypertonie (Hochdruck infolge Erkrankungen des Nierengewebes); z. B. Glomerulonephritis, interstitielle Nephritis, Zystennieren.
   - Renovaskuläre Hypertonie (Hochdruck durch Erkrankungen der Nierengefäße): z. B. Nierenarterienstenose, Niereninfarkt, Erkrankungen der großen und kleinen Nierengefäße.
   - Hypertonie bei Nierentumoren.
   b) Endokrine Hypertonie
   - Phäochromozytom
   - Cushing-Syndrom
   - Hyperthyreose
   c) Aortenisthmusstenose

Klinisches Bild

Nicht selten wird die Hypertonie nur zufällig entdeckt und verursacht keine Beschwerden. In anderen Fällen klagen die Patienten über **Kopfschmerzen**, insbesondere am Morgen, **Schwindel** und **Atemnot** als Ausdruck von Frühzeichen der beginnenden Linksherzinsuffizienz. Das **Aussehen** beim benignen Hochdruck ist meist gut, die Gesichtsfarbe ist rot und frisch („roter Hochdruck"). Bei maligner Hypertonie, vor allem bei gleichzeitiger schwerer Nierenerkrankung, sind die Patienten häufig blass („blasser Hochdruck"). Die Gesichtsfarbe kann aber keineswegs zur sicheren Unterscheidung maligne – benigne oder primäre – sekundäre Hypertonie herangezogen werden. Die Hypertonie ist häufig kombiniert mit Übergewicht, Diabetes mellitus Typ II und Hyperlipoproteinämie.

2.3.9.2 Ursachen

Ursachen der primären Hypertonie

Sind alle Ursachen einer sekundären Hypertonie ausgeschlossen, kann eine primäre Hypertonie angenommen werden. Die essenzielle (primäre) Hypertonie manifestiert sich meistens zwischen dem 35. und 50. Lebensjahr. Eine Hypertonie, die sich vor dem 30. Lebensjahr entwickelt, ist fast immer eine sekundäre Hypertonie. Familiär-erbliche Einflüsse spielen bei ihrer Entstehung sicherlich eine Rolle. Die eigentliche Entstehungsursache ist nicht bekannt. Möglicherweise spielen Störungen im Salz- und Wasserhaushalt ätiologisch eine Rolle. Bezüglich der Pathogenese weiß man, dass über den Sympathikusnerven eine Engerstellung der Arteriolen ausgelöst wird, die zu einer Widerstandserhöhung im großen Kreislauf und so zur Hypertonie führt.

> **Merke:** Die eigentliche Bedeutung der Hypertonie besteht in den zahlreichen Hochdruck bedingten Komplikationen, die sich letztlich alle darauf zurückführen lassen, dass sie die Arteriosklerose erheblich fördert. Hochdruckkomplikationen sind daher vorwiegend Gefäßkomplikationen.

Folgeerscheinungen der Hypertonie

- **Herz:** Der Hypertonus führt zu einer Überbelastung des linken Ventrikels und zur **Linksherzhypertrophie.** Da der hypertrophierte linke Ventrikel mehr arbeiten muss und folglich mehr Sauerstoff verbraucht und zusätzlich häufig gleichzeitig eine Koronarsklerose vorliegt, verschlechtert sich seine Sauerstoffversorgung (hypertensive Herzkrankheit). Die Folgen sind Herzinfarkt und Linksherzinsuffizienz. Der Herzinfarkt stellt die häufigsten Todesursache bei Hypertonikern dar! Bis zu 70 % der Herzinfarktpatienten haben eine Hypertonie; auch ist der Infarktverlauf bei Hypertonikern ungünstiger als bei normotensiven Patienten. Das Vorliegen einer Linksherzhypertrophie stellt eine Prognose verschlechternde Folgeerscheinung für hypertone Patienten dar, weil sich das Risiko, einen plötzlichen Herztod zu erleiden, einen Herzinfarkt oder Apoplex zu bekommen oder eine Linksherzinsuffizienz zu entwickeln, auf das 5–7fache erhöht.
- **Nieren:** Bei der Nierenbeteiligung ist zwischen der benignen arteriosklerotischen und der malignen arteriosklerotischen **Nephrosklerose** zu unterscheiden. Letztere kann zur arteriolosklerotischen Schrumpfniere mit Niereninsuffizienz führen.

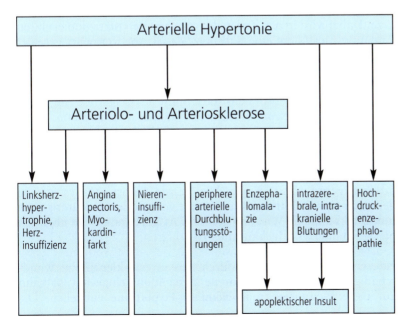

Abb. 23: Komplikationen und Folgekrankheiten der arteriellen Hypertonie (modifiziert nach F. Herrmann)

- **Gehirn:** Die Arteriosklerose der Hirngefäße als Hochdruckfolge ist häufig Ursache von Apoplexen (**Schlaganfällen**), induziert entweder durch eine Massenblutung im Gehirn oder durch Hirninfarkte. Ein Drittel der Todesfälle im Rahmen eines bestehenden Hypertonus beruht auf Schlaganfällen.
- **Arterielle Verschlusskrankheit** (☞ Kap. 2.3.11.1)
- **Auge:** Hypertoniebedingte Veränderungen und Schäden der Netzhaut sind Blutungen, Netzhautherde oder in schwersten Fällen ein Ödem an der Sehnervenaustrittsstelle (Papillenödem). Daher ist bei jedem Hypertoniker eine regelmäßige Untersuchung des Augenhintergrundes (Fundoskopie) erforderlich.

Hypertensive Krise

Als hypertensiver Notfall wird eine **akut lebensbedrohliche Situation** durch eine plötzliche hypertensive Krise oder allmählich starken Blutdruckanstieg bezeichnet. Die Patienten sind durch folgende Komplikationen gefährdet:
- Herzinfarkt,
- akutes Linksherzversagen (Lungenödem),
- Schlaganfall (Apoplexie),
- hypertensive Enzephalopathie,
- Dissektion eines Aortenaneurysmas.

Sekundäre Hypertonieformen: renale Hypertonie

Klinisches Bild und Komplikationen der sekundären Hypertonie sind mit denen der primären Hypertonie identisch.

Der amerikanische Arzt GOLDBLATT konnte 1934 im Tierversuch klären, wie Nierenkrankheiten zur Hypertonie führen. Drosselte er eine Nierenarterie oder engte er eine Niere durch straffe Umhüllung mit Cellophan ein, so trat ein Hochdruck auf, der sich in beiden Fällen durch eine **Minderdurchblutung der Niere** erklären lässt. Dabei wird in den Zellen des so genannten juxtaglomerulären Apparates der Niere eine Substanz, das Renin, vermehrt gebildet und in die Blutbahn abgegeben. Unter dem Einfluss von Renin wird das in der Leber produzierte Angiotensinogen in Angiotensin I umgewandelt. Durch das Angiotensin converting enzyme (ACE) entsteht aus Angiotensin I das stark blutdrucksteigernde Angiotensin II. Es entfaltet seine blutdrucksteigernde Wirkung durch eine starke Verengung der Arteriolen mit Erhöhung des peripheren Gefäßwiderstandes. Außerdem stimuliert Angiotensin II die Sekretion des Nebennierenrindenhormons Aldosteron. Dieses wiederum wirkt über eine Retention von Wasser und Natrium ebenfalls blutdrucksteigernd. Das Renin-Angiotensin-Aldosteron-System ist demnach für die Blutdruckregulation von großer Bedeutung. Die blutdrucksenkende Wirkung von sog. ACE-Hemmern ist über den hier geschilderten Mechanismus zu erklären.

Ist eine Nierenarterie z. B. durch eine arteriosklerotische Wandschädigung oder eine angeborene Missbildung eingeengt, so kann auf diese Weise eine **renovaskuläre Hypertonie** entstehen. Die

Diagnostik solcher Stenosen ist mittels Arteriographie möglich. Ist das Nierenparenchym erkrankt (renoparenchymaler Hochdruck), z. B. bei einer chronischen Pyelonephritis oder Glomerulonephritis, oder liegen ausgedehnte Zystennieren vor, findet sich häufig ein Hypertonus, dessen Schwere mit dem Schwund an Nierengewebe in etwa parallel verläuft.

Beim renalen Hochdruck ist unter Umständen eine operative Behandlung möglich: Besteht die Nierenarterienstenose noch nicht zu lange, kann sie mittels Ballondilatation (Angioplastie) oder operativ beseitigt werden. Dies führt in ca. zwei Drittel der Fälle zur Blutdrucknormalisierung.

Bei **Erkrankungen der Nebennierenrinde,** z. B. im Rahmen eines M. Cushing oder bei Nebennierenrindentumoren mit vermehrter Aldosteronbildung wie beim sog. **Conn-Syndrom,** tritt in etwa 90 % eine Hypertonie auf. Bestimmte, meist (90 %) gutartige Tumoren des Nebennierenmarks, sog. **Phäochromozytome,** bilden große Mengen an Noradrenalin und Adrenalin, die über eine Sympathikusaktivierung einen – manchmal anfallsartig auftretenden – Hochdruck bewirken können. In allen diesen Fällen muss operiert werden.

Endokrine Hypertonie

In dieser Gruppe ist der Hochdruck bei **Aortenisthmusstenose** am wichtigsten, da er auf einer operativ korrigierbaren Missbildung der Aorta beruht. Bei **Aorteninsuffizienz** und beim **totalen AV-Block** kommen mäßig erhöhte Blutdruckwerte mit großer Blutdruckamplitude als Folge des erhöhten Schlagvolumens vor.

Kardiovaskuläre Hypertonie

In seltenen Fällen können Ovulationshemmer eine Hypertonie auslösen, die jedoch meist, aber keineswegs immer, 4–8 Wochen nach Absetzen des Präparates wieder abklingt. Zum Zusammenhang zwischen Schwangerschaft und Hypertonie ☞ Kap. 13.4.13.

Ovulationshemmer und Hypertonie

Eine zentrale Hypertonie ist selten. Sie wird gelegentlich bei entzündlichen Erkrankungen des Zentralnervensystems (auch bei Poliomyelitis) und bei Vergiftungen (z. B. Thalliumvergiftung) beobachtet.

Zentrale Hypertonie

2.3.9.3 Therapie der Hypertonie

Eine operative Therapie ist nur selten möglich und bei folgenden Erkrankungen indiziert:
- endokriner Hochdruck (Phäochromozytom, Cushing-Syndrom),
- Nierenarterienstenosen (neben der operativen Beseitigung spielt die Ballondilatation zunehmend eine Rolle),
- Aortenisthmusstenose (vor dem 30. Lebensjahr),
- einseitige kleine Niere (Hochdruckdauer nicht länger als 2 Jahre).

Operative Hypertonie

Jede operativ nicht zu beseitigende Hypertonie muss meistens lebenslang medikamentös behandelt werden. Im Gegensatz zur

Medikamentöse Therapie

früher schematisch gehandhabten Therapie wird heute die individualisierte Hypertonietherapie bevorzugt, die auch die Begleiterkrankungen und Zusatzkriterien beim Patienten individuell berücksichtigt, z. B. Bevorzugung von Diuretika und ACE-Hemmern bei Herzinsuffizienz oder Betablockern und Calciumantagonisten bei koronarer Herzkrankheit. Die Grenzwerthypertonie ist bei gleichzeitigem Vorliegen anderer Risikofaktoren der koronaren Herzkrankheit ebenfalls behandlungsbedürftig. Ziel jeder Hochdruckbehandlung ist eine Senkung der Blutdruckwerte auf etwa 140/80 mm Hg. Die Selbstmessung des Blutdrucks erleichtert bei kooperativen und verständigen Patienten die optimale Blutdruckeinstellung wesentlich.

Es ist erwiesen, dass die medikamentöse Hypertoniebehandlung durch Verringerung wichtiger hochdruckbedingter Komplikationen wie Apoplexie, Herzinsuffizienz und Niereninsuffizienz prognoseverbessernd wirkt. Dies gilt auch für den älteren Hypertoniepatienten.

Bei Schwangeren ist Methyldopa das Antihypertensivum der ersten Wahl und sollte ab Blutdruckwerten von 160/100 mmHg eingesetzt werden. Eine Kochsalzrestriktion sollte bei Schwangeren nicht erfolgen, da sie zu einer Verringerung der Uterusdurchblutung führen kann.

Für die **Monotherapie** eignen sich fünf Substanzgruppen:
- Betablocker,
- Diuretika,
- Calciumantagonisten,
- ACE-Hemmer,
- Alpha-1-Blocker.

Für die **Kombinationstherapie** kommen in Betracht:
- Diuretikum und Betablocker,
- Diuretikum und Calciumantagonist,
- Diuretikum und ACE-Hemmer,
- Diuretikum und Alpha-1-Blocker
  oder
- Calciumantagonist und Betablocker
- Calciumantagonist und ACE-Hemmer.

Die Basistherapie kann mit einem Betablocker, Diuretikum, Calciumantagonisten oder ACE-Hemmer durchgeführt werden. Reicht ein Basistherapeutikum nicht aus, so kann auf eine andere Monotherapie gewechselt werden. Ist eine Monotherapie nicht ausreichend wirksam, wird eine Zweier- oder, falls erforderlich, eine Dreierkombination eingesetzt. Eine Dreierkombination sollte immer ein Diuretikum beinhalten (z. B. Diuretikum und ACE-Hemmer und Calciumantagonist).

Nebenwirkungen der Antihypertensiva

Viele Antihypertensiva können vor allem zu Behandlungsbeginn unangenehme Nebenwirkungen entfalten. Die häufigsten sind: Müdigkeit, Blutdruckabfall im Stehen (Orthostase) mit Schwindel, Schwarzwerden vor den Augen und Ohnmacht, Hypokaliämie,

Anstieg der Harnsäure im Serum und Verschlechterung des Kohlenhydratstoffwechsels (Diuretika). Oft klagen die Patienten über eine extreme Mundtrockenheit z. B. nach der Einnahme von Clonidin (Catapresan®).

Eine therapierefraktäre Hypertonie wird angenommen, wenn eine Kombination von drei Antihypertensiva in adäquater Dosierung nicht genügend wirksam ist. In solchen Fällen kommt die zusätzliche Gabe von Minoxidil infrage. Eine neue Stoffklasse in der Hochdruckbehandlung sind die Angiotensin-II-(Typ AT1)-Rezeptorenblocker, die die Angiotensinwirkung am Angiotensin-1-Rezeptor blockieren.

Tab. 19: Die wichtigsten blutdrucksenkenden Medikamente (Antihypertensiva) für die Langzeittherapie

Chemische Kurzbezeichnung	Handelspräparate (Auswahl)
1. Diuretika	
Hydrochlorothiazid	Esidrix®
Chlortalidon	Hygroton®
Triamteren	Neotri®
Amilorid + Hydrochlorthiazid	Moduretik®
Triamteren + Hydrochlorothiazid	Dytide H®
2. Betarezeptorenblocker	
	Dociton®
	Beloc®
	Visken®
	Tenormin®
3. Calciumantagonisten	
Verapamil	Isoptin®
Nifedipin	Adalat®
Diltiazem	Dilzem®
4. ACE-Hemmer	
Captopril	Lopirin®
Enalapril	Xanef®
Ramipril	Vesdil®
Lisinopril	Acerbon®
Perindopril	Coversum®
5. Alpha-1-Rezeptorenblocker	
Prazosin	Minipress®
Terazosin	Heitrin®
Doxazosin	Diblocin®
6. Zentral wirkende Alphamimetika	
Clonidin	Catapresan®
Urapidil	Ebrantil®
Alpha-Methyldopa	Presinol®
7. Vasodilatanzien	
Hydralazin	Nepresol®
Minoxidil	Lonolox®
8. Alpha-2-Rezeptorantagonisten	
Moxonidin	Cynt®
	Physiotens®

Tab. 19: Die wichtigsten blutdrucksenkenden Medikamente (Antihypertensiva) für die Langzeittherapie (Fortsetzung)

Chemische Kurzbezeichnung	Handelspräparate (Auswahl)
9. Angiotensin-II-(Typ AT1)-Rezeptorenblocker	Lorzaar®

Medikamentöse Therapie der akuten hypertensiven Krise

Das Mittel der ersten Wahl zur Behandlung des hypertensiven Notfalls ist die orale Gabe von 5 mg Nifedipin als Zerbeißkapsel (z. B. Adalat®). Die Wirkung tritt innerhalb weniger Minuten ein. Bei ungenügender Wirkung werden 0,075 mg Clonidin (Catapresan®) langsam i. v. gegeben (Alternative: 25 mg Urapidil i. v. (Ebrantil®). In der Klinik kommen als weitere Therapiemaßnahmen die Gabe von Dihydralazin (Nepresol®), Diazoxid (Hypertonalum®) und unter intensivmedizinischer Überwachung Nitroprussid-Natrium (Nipruss®) sowie bei schwerer Niereninsuffizienz Hämodialyse bzw. Hämofiltration infrage.

Weitere allgemeine Therapiemaßnahmen

Folgende Allgemeinmaßnahmen sind ebenfalls wichtig:
- ausreichende Nachtruhe,
- Vermeiden psychischer (beruflicher) Überlastung,
- Nikotinverbot,
- Gewichtsabnahme bei Übergewicht (reduziert Insulinresistenz),
- Einschränkung der Kochsalzzufuhr (5–7 g Natriumchlorid täglich),
- dosiertes körperliches Training (Radfahren, Schwimmen),
- Kaffee, Tee und Alkohol (in kleinen Mengen) sind erlaubt.

2.3.10 Hypotonie

Definition: Hypotonie bedeutet erniedrigter Blutdruck mit systolischen Werten in Ruhe < 100 mm Hg.

Ursachen und Symptome

Bei leptosomen jüngeren Menschen findet sich relativ häufig ohne erkennbare Ursache ein niedriger Blutdruck, der meist auch keine Beschwerden bereitet, die sog. essenzielle Hypotonie. Die **hypotone Regulationsstörung** ist gekennzeichnet durch normalen Blutdruck im Liegen, während es im Stehen zu Blutdruckabfall, Verkleinerung der Blutdruckamplitude auf weniger als 20 mm Hg und Tachykardie kommt. Längeres Stehen kann zu Schwindel, Schwarzwerden vor den Augen, Schweißausbruch und durch Verkleinerung der zirkulierenden Blutmenge zum sog. **orthostatischen Kollaps** führen. Auch in der Rekonvaleszenz ist der Blutdruck häufig niedrig.

Eine Hypotonie kann auch Folge einer anderen, evtl. schwer wiegenden Erkrankung sein. So ist der Blutdruck erniedrigt bei stark vermindertem Herzzeitvolumen im Rahmen einer massiven Blutung, im Schock oder bei Herzinsuffizienz sowie bei fortgeschrittenem Tumorleiden, Nebennierenrinden- und Hypophysenvorderlappeninsuffizienz.

Essenzielle Hypotonie und hypotone Kreislaufregulationsstörungen können durch **dosiertes körperliches Training** gebessert werden. Eine **medikamentöse Behandlung** wird z. B. mit Dihydroergotamin (Dihydergot®) durchgeführt. In den übrigen Fällen ist die Therapie der Grunderkrankung entscheidend.

Therapie

2.3.11 Angiopathien

Definition: Angiopathien sind Krankheiten des Gefäßsystems.

„Der Mensch ist so alt wie seine Gefäße." Dieser Satz des berühmten deutschen Pathologen RUDOLF VIRCHOW (1821–1902) trifft vor allem für die Arteriosklerose zu, die in der Todesursachenskala des Erwachsenen an der Spitze steht.

Merke: Die Arteriosklerose ist die Todesursache Nr. 1 beim Erwachsenen.

Eine Untersuchung des **arteriellen Gefäßsystems** ist mithilfe folgender Methoden möglich:
- Palpation und Auskultation (☞ Abb. 24, S. 140),
- Oszillographie (Registrierung pulssynchroner Volumenschwankungen in den Arterien),
- Ultraschall-Doppler-Untersuchung,
- Sonographie des Abdomens bei Verdacht auf Bauchaortenaneurysma,
- Duplexsonographie (nicht invasives Verfahren zur Darstellung von Gefäßstenosen, das aus einer Kombination von Ultraschallbilddarstellung und Dopplersonographie besteht),
- CT-Thorax bei Verdacht auf thorakales Aortenaneurysma,
- Arteriographie (röntgenologische Gefäßdarstellung mittels intraarterieller Kontrastmittelinjektion),
- DSA (Digitale Subtraktionsangiographie). Durch eine digitale Röntgenbildverarbeitung mithilfe von Computern genügen relativ geringe Kontrastmittelmengen zur Darstellung des Herzens und der Gefäße.

Diagnostische Maßnahmen

Venöse Gefäßabschnitte können beurteilt werden durch:
- Inspektion und Palpation,
- Ultraschall-Doppler-Untersuchungen,
- Phlebographie (röntgenologische Venendarstellung mithilfe intravenöser Kontrastmittelinjektion).

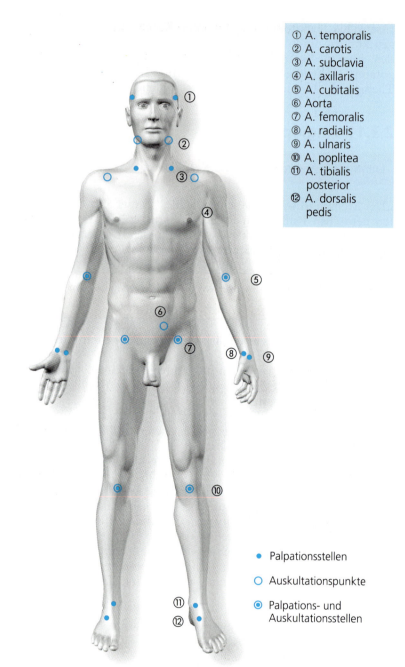

Abb. 24: Palpationsstellen und Auskultationspunkte der wichtigsten Arterien (modifiziert nach Hild und Nobbe)

2.3.11.1 Erkrankungen der Arterien

Fast alle Arterienerkrankungen führen zu einer Einengung des Gefäßlumens. Diese kann rein funktionell, sehr viel häufiger jedoch organisch bedingt sein. Die **Arteriosklerose** ist die Hauptursache organischer Arterienerkrankungen. Sehr viel seltener sind entzündliche Arterienerkrankungen.

Arteriosklerose

> **Merke:** Die Arteriosklerose ist die häufigste und klinisch bedeutendste Arterienerkrankung.

Praktisch bei jedem Menschen entwickelt sich im Laufe des Lebens in irgendeinem Gefäßabschnitt der arteriellen Strombahn eine mehr oder minder ausgedehnte Arteriosklerose.
Pathologisch-anatomisch finden sich folgende Veränderungen: Die Gefäßwand ist verhärtet, die natürliche Elastizität fehlt, und nach Eröffnung des Gefäßes wird die starke Einengung des Gefäßlumens erkennbar (☞ Abb. 25).

Pathologisch-anatomische Grundlagen

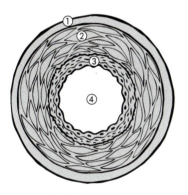
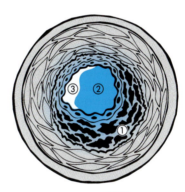

① Adventitia
② Media
③ Intima
④ Gefäßlumen

① Intimaherd
② Abscheidungsthrombus
③ Gefäßlumen

Abb. 25: Gesunde und arteriosklerotisch veränderte Arterie

In der Intima, der innersten Gefäßwandschicht, fallen herdförmige Ablagerungen von Fett-Eiweißkörpern, sog. Lipoproteinen, Bindegewebsfasern und Cholesterin auf. Man spricht von sog. **arteriosklerotischen Plaques**. Bricht ein solcher Herd auf, entsteht ein arteriosklerotisches **Geschwür** in der Gefäßwand. An diesem lagern sich bevorzugt **Blutgerinnsel** ab, die dann langsam oder akut zu einem kompletten **Gefäßverschluss** führen (☞ Abb. 25).
Als Aneurysma bezeichnet man eine umschriebene, meist asymmetrische krankhafte Wandausbuchtung eines vorgeschädigten arte-

Pathophysiologie

Aneurysma

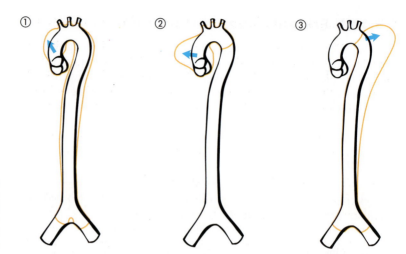

Abb. 26: Schematische Darstellung der Aortendissektion (gelbe Linien) entsprechend dem Einteilungsschema von De Bakey et al.

riellen Gefäßes, meist der Brust- oder Bauchaorta. Unter Dissektion eines Aneurysmas versteht man einen plötzlichen Intimaeinriss mit Bluteintritt in die Aortenwand. Diese Wühlblutung kann einen mehr oder minder langen Falschkanal in der Aortenwand nach sich ziehen (☞ Abb. 26). Die Dissektion eines Bauchaortenaneurysmas kann unter dem Bild eines akuten Abdomens mit Nierenversagen verlaufen und führt unbehandelt rasch zum Tode.

Entstehung

In seltenen Fällen liegt eine dominant vererbte Störung des Cholesterinstoffwechsels vor. Bei dieser sog. familiären Hypercholesterinämie (Erhöhung des Blutcholesterinspiegels) entwickelt sich frühzeitig auch eine schwere Arteriosklerose. Aber auch bei der üblichen Arteriosklerose spielen genetische Aspekte eine Rolle. Daneben gibt es eine Reihe von Faktoren (☞ Risikofaktoren beim Herzinfarkt, S. 122), die die Entwicklung und das Fortschreiten der Arteriosklerose stark fördern:
- Hypertonie,
- Hyperlipidämie,
- Rauchen,
- Diabetes mellitus,
- Adipositas,
- Gicht.

Auch bei einer Schilddrüsenunterfunktion und bei bestimmten Nierenerkrankungen, wie z. B. beim Nephrotischen Syndrom, kann sich eine Arteriosklerose entwickeln.

Komplikationen

Die von der Arteriosklerose am stärksten betroffenen bzw. gefährdeten Organe und Körperabschnitte sind:
- Herz: koronare Herzkrankheit,
- Gehirn: Schlaganfall,
- Niere: Arteriosklerose, Schrumpfniere,
- periphere Gefäße: arterielle Verschlusskrankheit,
- Auge: Netzhautschädigung (bis zur Erblindung),

- Darm: Darminfarkte durch Verschlüsse von Mesenterialarterien.

Bestehende arteriosklerotische Gefäßveränderungen können medikamentös nicht mehr beseitigt werden, ein gewisser Rückgang unter einer Behandlung mit cholesterinsenkenden Medikamenten (CSE-Hemmern) ist jedoch möglich. Frische thrombotische Auflagerungen sind einer **Fibrinolyse** zugänglich. **Antikoagulanzien** dienen der Prophylaxe neuer thrombotischer Ablagerungen. Entscheidend ist die rechtzeitige **Bekämpfung der Risikofaktoren** wie Hypertonie, Stoffwechselerkrankungen, Rauchen und Übergewicht.

Therapie

Periphere arterielle Verschlusskrankheit (AVK)

> **Definition:** Als periphere arterielle Verschlusskrankheit (pAVK) wird die Einengung oder der völlige Verschluss einer oder mehrerer Arterien des Beckens, der Beine und seltener der oberen Extremitäten bezeichnet.

Ursache der AVK ist vor allem die Arteriosklerose, seltener eine Endangiitis Winiwarter-Buerger. Betroffen sind vorwiegend Männer zwischen 50 und 60 Jahren, unter denen sich auffallend viele Raucher befinden.

Ursache

Je nach dem Sitz des Gefäßverschlusses kann ein Beckentyp (z. B. Verschluss im Bereich der Aortengabel), ein Oberschenkeltyp (Verschluss der Oberschenkelgefäße) und ein Unterschenkeltyp (Verschlüsse der drei Unterschenkelarterien) unterschieden werden. Kombinationen kommen ebenfalls vor. Am häufigsten ist der Oberschenkeltyp. Der **Verschlussvorgang** entwickelt sich **schleichend** über Jahre.

Klinisches Bild

Am **Beispiel des Verschlusses einer Oberschenkelarterie** lassen sich der typische Verlauf und die Stadien der Erkrankung darstellen (☞ Abb. 27, S. 145). Die Stadieneinteilung stammt von dem französischen Chirurgen RENÉ FONTAINE.
- Stadium I: Die Arterienpulse – hier im Bereich der Kniekehle und der Füße – sind nicht mehr tastbar, es bestehen jedoch **keine Beschwerden.**
- Stadium II: Die Durchblutung der Unterschenkelmuskulatur über sog. Kollateralen oder Umgehungskreisläufe reicht in Ruhe noch aus. Sobald der Patient eine bestimmte Strecke, die beschwerdefreie Gehstrecke genannt wird, gegangen ist, entwickelt sich ein hochgradiger Durchblutungsmangel der Wadenmuskulatur. Es kommt zu Schmerzen und Krämpfen in der Wade, der Patient beginnt zu hinken und muss schließlich stehenbleiben. Jetzt erholt sich die Muskulatur wieder, die Schmerzen verschwinden, der Patient geht weiter, um nach kurzer Zeit unter den gleichen Beschwerden wie zuvor stehenzubleiben. Man spricht von **intermittierendem Hinken** oder Claudicatio

Stadieneinteilung

intermittens. Die beschwerdefreie Gehstrecke kann anfänglich viele hundert Meter, in Spätstadien nur noch wenige Meter betragen. Man kann daher Stadium IIa (schmerzfreie Gehstrecke über 200 m) und Stadium IIb (schmerzfreie Gehstrecke unter 200 m) unterscheiden. Da diese Gehstrecke dann bei Spaziergängen gerade noch ausreicht, um von einem Schaufenster zum anderen zu gelangen, spricht man auch von der sog. **Schaufensterkrankheit**.

- Stadium III: Dieses Stadium ist bereits unter Ruhebedingungen durch einen Sauerstoffmangel charakterisiert, der sich als **Ruheschmerz** im Bein, besonders nachts, quälend bemerkbar macht. Typisch ist das Bild des schlaflosen Patienten, der das erkrankte Bein aus dem Bett hängen lässt, weil Hochlagerung die Durchblutung zusätzlich vermindert.
- Stadium IV: Hier bricht die Sauerstoff- und Substratversorgung vollständig zusammen. Es entwickeln sich **Nekrosen** der Zehen oder des Fußes, die als blau-schwarz verfärbte Gewebsbezirke erkennbar sind.

Therapie

Die Behandlung der arteriellen Verschlusskrankheit muss gemeinsam mit dem Gefäßchirurgen festgelegt werden. **Medikamentös** kann versucht werden, durch intravenöse oder intraarterielle Infusion gefäßerweiternder Substanzen eine Verbesserung der Durchblutung zu erzielen (z. B. Trental®, Dusodril®, Bufedil®, Prostavasin®). Frische arterielle Thrombosen müssen fibrinolysiert werden. Bei der sog. Dotter-Technik („Dotterung") wird versucht, verengte Bein-Beckenarterien mit einem Ballon-Katheter aufzudehnen. Der **Chirurg** kann bei Becken- und Oberschenkelgefäßverschlüssen

- die verlegte Arterie instrumentell von ihren Intimaauflagerungen befreien (sog. Desobliteration),
- einen künstlichen Umgehungskreislauf, einen sog. Bypass anlegen,
- ein neues Gefäßstück einpflanzen (Gefäßtransplantat aus körpereigenen Venen oder Kunststoffarterien aus Teflon, Dacron usw.).

Versagen alle diese Maßnahmen, ist die Amputation bei ausgedehnteren, vor allem aber bei infizierten Nekrosen unvermeidbar. Nützlich ist auch eine **krankengymnastische Behandlung** mit Geh- und Lagerungsübungen vor allem in den Stadien I und II.

Übersicht 20: Pflege bei arterieller Verschlusskrankheit

- Ruhigstellung und Tieflagerung der durchblutungsgestörten Gliedmaße durch Höherstellen des Bettkopfendes um 15–20 cm (ab Stadium III).
- Weiche, nicht beengende Socken oder Strümpfe.
- Lagerung der Gliedmaße in lockere Watteverbände zum Schutz vor Verletzungen sowie zum Warmhalten.
- Nekrosen austrocknen lassen (Abdecken mit luftdurchlässigem Material, keine Salbenverbände).
- Vorsichtige Fußpflege – auch kleinste Verletzungen vermeiden!

2.3 Klinik der Herz- und Kreislauf-Erkrankungen

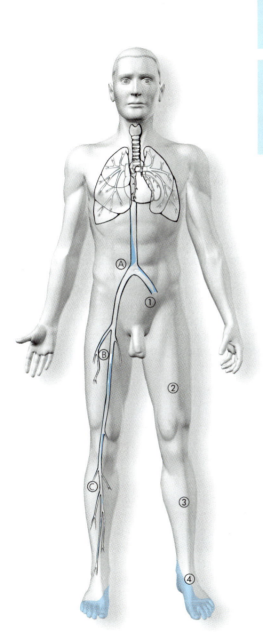

Stadien:
① Pulslosigkeit
② intermittierendes Hinken
③ Ruheschmerz
④ Nekrose

Typen:
① Beckentyp
② Oberschenkeltyp
③ Unterschenkeltyp

Abb. 27: Stadien und Typen der peripheren arteriellen Verschlusskrankheit

Merke: Heizkissen oder heiße Bettflaschen sind bei AVK strengstens verboten, da sie infolge von Sensibilitätsstörungen zu schwersten Nekrosen führen können!

Raynaud-Krankheit

Definiton: Bei der Raynaud-Krankheit (akrales Ischämie-Syndrom, vasospastisches Syndrom) bestehen funktionelle Durchblutungsstörungen an Händen oder Füßen durch Engstellung der peripheren arteriellen Gefäße.

Vorkommen

Die Krankheit ist nach dem französischen Internisten A. G. Maurice Raynaud (1834–1881) benannt. Sie betrifft überwiegend Frauen und ist das klassische Beispiel einer funktionellen Gefäßerkrankung.

Klinisches Bild

Leitsymptom sind symmetrische, schmerzhafte Gefäßverengungen, vor allem im Bereich der Finger, aber auch der Zehen. Die Finger werden blass („Leichenfinger"), sie schmerzen erheblich und werden als „taub" empfunden. Nach Abklingen des Anfalls, der durch Kälte oder mechanische Irritation ausgelöst sein kann, tritt eine bläuliche Verfärbung auf. In den Spätstadien führt die Minderdurchblutung zu Ernährungsstörungen vor allem der Nägel (Rissigwerden, Nagelbetteiterungen), ganz selten zu Nekrosen der Fingerkuppen.

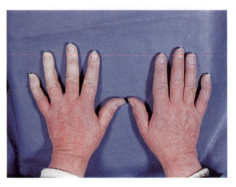

Abb. 28: Raynaud-Syndrom mit Blässe der Finger 2–5 linke Hand

Ursache

Die Ursache ist unbekannt.

Therapie

Die Basis der Therapie bilden Kälte- und Feuchtigkeitsschutz. Wechselbäder sind, wie bei den meisten Gefäßerkrankungen, schädlich! Die Häufigkeit der Anfälle kann durch Calciumantagonisten oder Nitropräparate (lokal als Salbe oder oral) verringert werden.

Entzündliche Arterienerkrankungen

Entzündliche Arterienerkrankungen sind wesentlich seltener als die Arteriosklerose. Die beiden wichtigsten Formen sind die Thrombangiitis obliterans und die Panarteriitis nodosa.

Die Thrombangiitis obliterans (Winiwarter-Buergersche Erkrankung) führt zu entzündlichen Intimaveränderungen, an denen sich Thromben ablagern. Leitsymptome sind schwere Durchblutungsstörungen der Arme und Beine, die **fast ausnahmslos jüngere Männer, die starke Raucher sind,** betreffen. Typisch ist der segmentale Befall kleiner und mittlerer Arterien sowie gleichzeitig das Auftreten von Venenentzündungen.

Thrombangiitis obliterans

Bei der Panarteriitis nodosa handelt es sich um eine schwere, entzündlich bedingte Gefäßerkrankung, die alle **Wandschichten – bevorzugt die Media** – mittlerer und kleinerer Äste befällt und zu aneurysmatischen Ausweitungen führen kann. Gelegentlich können Knötchen im Bereich der Hautarterien tastbar sein. Fieber, starke Blutsenkungsbeschleunigung, Eosinophilie, Lungeninfiltrate, Hypertonie und Neuritiden zeigen, dass es sich um eine schwere, immunologisch bedingte Allgemeinerkrankung handelt. Sie wird zum rheumatischen Formenkreis gezählt. Die Diagnose wird am sichersten durch eine Probeexzision (PE) aus einem betroffenen Gefäßabschnitt gestellt. Typisch sind hohe BSG, Bluteosinophilie und der Nachweis von Gefäßantikörpern. Die Prognose ist ungünstig. Kortikoide und/oder Immunsuppressiva (z. B. Azathioprin) können eine Besserung bewirken.

Panarteriitis nodosa

2.3.11.2 Apoplexie

> **Definition:** Apoplexie bedeutet ein neurologisches Defizit durch eine perakut bis subakut auftretende Hirndurchblutungsstörung. Klinische Leitsymptome des voll ausgebildeten Schlaganfalls sind plötzliche Bewusstseinsstörungen und (meist halbseitige) Lähmungen.

In der Mehrzahl der Fälle entwickelt sich auf der Basis einer **Arteriosklerose der Hirngefäße** mit thrombischem Gefäßverschluss (ähnlich wie beim Herzinfarkt) ein **Hirninfarkt**. Da die infarzierte Hirnpartie eine weiche Beschaffenheit aufweist, spricht man auch von einer Hirnerweichung oder Enzephalomalazie. Bei schwerer Arteriosklerose der Hirngefäße kann schon allein durch einen Blutdruckabfall oder eine Minderdurchblutung bei Herzinsuffizienz eine Enzephalomalazie zustande kommen. In den übrigen Fällen besteht entweder eine **Massenblutung** aus einem eingerissenen arteriosklerotischen Hirngefäß, die sich besonders leicht bei einer bestehenden Hypertonie entwickelt, oder eine **Hirnembolie,** deren häufigste Quelle Thromben aus einem vergrößerten linken Vorhof

Ursachen

sind. Die Massenblutung, die auch Enzephalorrhagie genannt wird, hat die schlechteste Prognose.

Seltener sind Apoplexien durch einen thrombotischen Verschluss einer Halsschlagader (Arteria carotis) oder durch Einriss eines Hirngefäßaneurysmas, das zu einer Blutung in die Liquorräume des Gehirns führt. Schlaganfälle mit Blutung in den Liquorraum haben als klinische Leitsymptome Nackensteifigkeit und blutigen Liquor. Das Krankheitsbild wird als Subarachnoidalblutung bezeichnet.

Klinisches Bild

Bei der zerebralen Massenblutung können die Patienten, scheinbar aus voller Gesundheit, plötzlich bewusstlos zusammenbrechen. Auslösend wirken krisenhafte Blutdruckanstiege, starkes Pressen beim Stuhlgang oder Wasserlassen, heftige Hustenattacken oder das Heben schwerer Gegenstände. **Führendes Symptom sind Bewusstseinsstörungen** bis zum tiefen **Koma** und die **Hemiparese** (Halbseitenlähmung). Sie betrifft die der erkrankten Hirnhälfte gegenüberliegende Körperseite, da die geschädigte Nervenbahn, die sog. Pyramidenbahn, von der Hirnrinde der einen Seite im verlängerten Rückenmark zur anderen Rückenmarkshälfte hinüberwechselt. Im Gesicht fällt als **Zeichen der zentralen Faszialislähmung** ein Hängen des Mundwinkels auf. Die **Atmung** ist schnarchend oder blasend (sog. Tabakblasen). Die **Augen** weichen meist in Richtung der der Körperlähmung entgegengesetzten Seite ab (sog. Déviation conjuguée). Man sagt: „Der Patient sieht den Herd im Gehirn an." Die **Lähmungen** sind zunächst schlaff. Beim Bewusstlosen kann man die gelähmte Seite am Fehlen von Spontanbewegungen und am herabgesetzten Muskeltonus erkennen. Beim Hochhalten fällt die gelähmte Extremität schlagartig und nicht langsam herab. Erbrechen und Bradykardie sind Zeichen eines gesteigerten Hirndrucks. Fieber kann zentral oder durch eine begleitende Pneumonie bedingt sein.

Vorkommen

Während die Massenblutung meist Hypertoniker um das 50. Lebensjahr betrifft, kommt der wesentlich häufigere Hirninfarkt vorwiegend jenseits des 60. Lebensjahres vor. Die Bewusstseinseintrübung ist geringer, sie beginnt meistens allmählich und führt nicht immer zum Koma. Körpertemperatur und Blutdruck sind normal. Oft findet man nur flüchtige, rezidivierende kleinere Schlaganfälle, die dem eigentlichen Ereignis vorausgehen und als intermittierende zerebrovaskuläre Insuffizienz bezeichnet werden.

Einteilung

Je nach zeitlichem Verlauf und vollständiger bzw. unvollständiger Rückbildung der Symptome unterteilt man in:
- transitorisch-ischämische Attacke (TIA); eine flüchtige Hirnischämie, deren Symptomatik (neurologisches Defizit) sich spätestens innerhalb von 24 Stunden zurückbildet und keine morphologischen Veränderungen hinterlässt;
- prolongiertes reversibles ischämisches neurologisches Defizit (PRIND) bzw. reversibles ischämisches neurologisches Defizit

(RIND); eine länger als 24 Std. anhaltende neurologische Symptomatik, die sich nur langsam, schließlich aber vollständig zurückbildet;
- partiell reversible ischämische neurologische Symptomatik (PRINS); progredient oder progressiv fortschreitend sich entwickelnder Insult, charakterisiert durch neurologische Symptome mit inkompletter oder fehlender Rückbildungstendenz;
- persistierender kompletter Hirninfarkt, gekennzeichnet durch eine neurologische Symptomatik, die sich sehr inkomplett oder gar nicht zurückbildet bzw. zum Tode führt.

Das Geschehen nimmt seinen Ursprung in den Bereichen der verschiedenen Hirngefäße, wodurch sich eine vielfältige klinische Symptomatik mit z. T. sehr unterschiedlichem neurologischen Defizit ergibt.

Die Hirnembolie betrifft, da häufig Herzklappenfehler die Ursache ist, jüngere Menschen. Sie neigt zur Rezidivierung, eine Bewusstseinsstörung fehlt meistens, die Ausfälle sind insgesamt geringer.

Hirnembolie

Die Diagnose wird zunächst aufgrund des klinischen Bildes gestellt: Halbseitenlähmung, Taubheitsgefühl, Sprach- und Sehstörungen. Vor jeder gezielten Behandlung ist eine bildgebende Diagnostik erforderlich. Dies ist in der Regel ein CT, das sofort den Nachweis oder den Ausschluss einer Hirnblutung erlaubt. Hirninfarktzeichen (ischämischer Insult) entwickeln sich erst mit mehrstündiger Latenz durch Ödementwicklung in dem betroffenen Hirnanteil. Differenzialdiagnostisch können Tumoren oder Metastasen, die einen Schlaganfall vortäuschen, erkannt werden. Ergänzende Untersuchungen sind EEG, Lumbalpunktion (blutiger Liquor bei Hirnblutung) oder röntgenologische Darstellung der Hirngefäße durch Kontrastmittel. Eventuell führt eine Kernspintomographie (MRT) weiter.

Diagnose

Die 74-jährige ehemalige Bibliothekarin raucht, wie sie selbst sagt, „seit einem halben Jahrhundert" 20–25 Zigaretten täglich. Sie ist mäßig übergewichtig und leidet an einer praktisch unbehandelten milden Hypertonie. Am Tag vor der stationären Aufnahme fühlt sie sich morgens plötzlich „taumelig", hat Probleme, beim Frühstück den Kaffeelöffel sicher zu halten und starrt nach Angabe des Ehemannes für ein bis zwei Minuten „wie ins Leere". Danach spricht sie für wenige Minuten stockend und verwaschen. Der Mann führt sie zum Sofa, auf dem sie sich eine halbe Stunde ausruht. Dann steht sie wieder auf, fühlt sich völlig „normal", kann sich aber an die abgelaufene Attacke nicht richtig erinnern. Am nächsten Morgen bricht sie auf der Toilette nach starkem Pressen beim Stuhlgang zusammen. Der Ehemann findet sie mit hochrotem Gesicht nicht ansprechbar auf dem Boden liegend, die Atmung ist „blasend", die Augen sind nach links oben gewendet. Es gelingt ihm nicht, sie aufzurichten. Der Notarzt stellt einen Blutdruck von 240/140 mm Hg und eine Lähmung der rechten Körperhälfte fest. Die CT-Untersuchung des Schädels in der Klinik ergibt eine linksseitige zerebrale Massenblutung. Diagnose: nach einer TIA am Vortag jetzt linksseitige Hirnmassenblutung bei hypertensiver Krise mit kompletter Hemiparese rechts und sensomotorischer Aphasie.

Fallbeispiel 6:

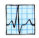

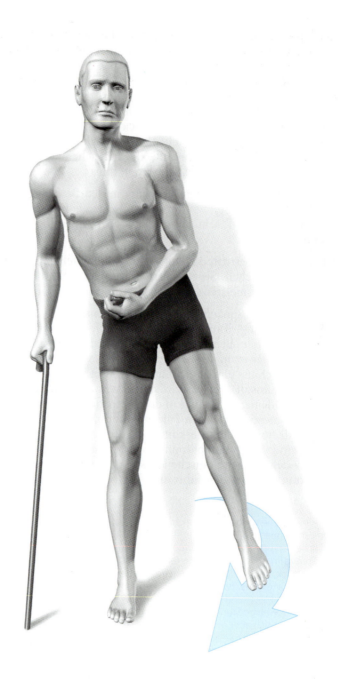

Abb. 29: Typischer Gang des Apoplektikers

2.3 Klinik der Herz- und Kreislauf-Erkrankungen

Ist die linke Hirnhälfte betroffen, d. h. liegt eine rechtsseitige Halbseitenlähmung vor, kann eine schwere Sprachstörung, eine sog. **sensorische** oder **motorische Aphasie** auftreten. Die Wünsche der geistig keineswegs immer beeinträchtigten Patienten trotzdem zu erkennen, erfordert viel Geduld und Einfühlungsvermögen. Durch gezielte, sachkundige logopädische Therapie (Sprachtherapie) kann die Aphasie in vielen Fällen erfolgreich angegangen werden.

Sensorische und motorische Aphasie

Für den Umgang mit Aphasikern gilt:
- dem Patienten die Aphasie erklären und Verstehen signalisieren,
- langsam in einfachen und kurzen Sätzen sprechen,
- Sprachübungen nicht erzwingen und häufig kurze Übungen bevorzugen,
- zunächst Substantive, Verben und Adjektive und erst später Adverbien, Artikel, Präpositionen und Konjunktionen üben,
- Schreibübungen in Schreibschrift (linke Hand?), Leseübungen in großer Druckschrift,
- sehr wichtig: loben, motivieren und immer wieder zum Sprechen anregen.

Umgang mit Aphasikern

Der aphasische Patient	Verhaltensempfehlungen
ist nicht dement, denkt und fühlt normal.	Patienten für voll nehmen, als Person und Menschen achten und akzeptieren. Keine „Kindersprache" anwenden!
ist unsicher, ängstlich, verlangsamt.	Viel Geduld! Patient genau und rechtzeitig informieren, nicht überrumpeln. Ihm Zeit lassen. Nicht direkt zum Sprechen auffordern („Sagen Sie mal").
sucht nach Trost und Hoffnung.	Aufrichtig sein, keine unhaltbaren Versprechungen, Einfühlung.
muss oft nach einigen Worten absetzen, um sich die nächsten zu überlegen.	Nicht unterbrechen. Nicht dazwischen sprechen. Nicht die Worte in den Mund legen. Höchstens ein Wort oder eine Anfangssilbe vorschlagen.
hat Mühe, seine Wünsche und Bedürfnisse mitzuteilen.	Fragen stellen, die mit „Ja" oder „Nein" beantwortet werden können.
kann nicht sprechen, aber singen.	Unterstützen, wenn es dem Patienten Freude macht. Hilft nicht beim Sprechen lernen.
macht Fehler beim Sprechen.	Nicht belächeln. Nicht alles verbessern.
spricht im Redeschwall, wiederholt sich.	Freundlich bremsen bzw. ablenken.
sucht verzweifelt nach einem Wort.	Nichts erzwingen, vorschlagen, es später noch einmal zu versuchen.
will etwas mitteilen, wird aber nicht verstanden.	Nicht Verstehen heucheln. Patient auf Gegenstände zeigen lassen.

Tab. 20: Verhaltensempfehlungen zum Umgang mit Aphasikern (modifiziert nach Lothar Urbas)

Tab. 20: Verhaltensempfehlungen zum Umgang mit Aphasikern (modifiziert nach Lothar Urbas) (Fortsetzung)

Der aphasische Patient	Verhaltensempfehlungen
versteht nicht, was ihm gesagt wird.	Zuerst Kontakt schaffen, z. B. Hand nehmen. So stehen, dass der Patient Gesicht des Sprechers sehen kann. Mimik, Gestik und Bilder einsetzen, auf wichtige Gegenstände weisen (z. B. Badetuch/Seife, „Sie können baden"). Langsame, kurze Sätze. Nicht Verstandenes langsam und ruhig wiederholen. Komplexe Vorgänge in einzelne Schritte unterteilen.
kann Bücher/Zeitungen nicht mehr lesen.	Bildbände anbieten, keine Kinderbücher! Kontrolle der Sehfähigkeit.
kann nicht schreiben.	Vorgehen mit Sprachtherapeuten abstimmen.

Apoplex: Verlauf und Prognose

Die **anfänglich schlaffe Lähmung** geht innerhalb kurzer Zeit in eine spastische Lähmung, d. h. eine Lähmung mit erhöhtem Muskeltonus über. Kann der Patient wieder mobilisiert werden, entwickelt sich der **charakteristische Gang** mit kreisförmiger Außenrotation des gelähmten Beins (☞ Abb. 29, S. 150). Die Lähmung des Beins entwickelt sich meistens besser zurück als die Armlähmung. Die Prognose ist je nach betroffenem Hirnareal, Komplikationen und Ausmaß der Rückbildung der neurologischen Defizite außerordentlich unterschiedlich. Bei einer TIA kommt es definitionsgemäß zu einem vollständigen Rückgang der Symptome. Todesursache ist die ausgedehnte Hirnblutung selbst, die primär oder sekundär durch Einblutung in den erweichten Hirnherd entstanden sein kann. In anderen Fällen versterben die Patienten an einer schweren Pneumonie.

Therapie des Schlaganfalls

In der Frühphase haben die meisten Patienten erhöhte Blutdruckwerte, die nach Stabilisierung spontan fallen. Nur bei bleibender Blutdruckerhöhung und anderen Organkomplikationen (Angina pectoris, Herzinfarkt) ist eine sehr vorsichtige Blutdrucksenkung um maximal 20% des Ausgangswertes sinnvoll. Bei zu niedrigem Druck sollte der Blutdruck durch Volumensubstition und/oder Katecholamine angehoben werden. Eine Hämodilution kann nicht generell empfohlen werden. Eine niedrig dosierte Heparinapplikation von zweimal 5000 IE s.c. dient vor allem zur Prophylaxe von Lungenembolien. Eine frühe Aggregationshemmung der Thrombozyten mit ASS (Acetylsalicylsäure) oder Clopidogrel (Iscover®, Plavix®) ist eindeutig indiziert.

Die wichtigsten Maßnahmen zur Vorbeugung eines Hirnödems sind:
- optimale Atmung und ausreichende Sauerstoffsättigung,
- konsequente Fiebersenkung bei Temperaturerhöhung,
- Oberkörper in einem Winkel von 20–30 Grad hochlagern.

Bei bedrohlichem Hirnödem (Gefahr der Hirnstammeinklemmung) werden hyperosmolare Lösungen (am besten unter intrakranieller Druckkontrolle) gegeben. Ist ein ischämischer Insult diagnostisch gesichert, ist die systemische Fibrinolyse mit rtPA innerhalb einer Frist von drei Stunden als wirksame Behandlungsmaßnahme erwiesen. Die Lyse muss unter engmaschiger Kontrolle auf einer Stroke Unit oder Intensivstation durchgeführt werden, wobei neben den allgemeinen Kontraindikationen für eine Fibrinolyse noch spezielle neurologische Ausschlusskriterien gelten, wie z. B. initialer Krampfanfall, frühere Hirn- oder Subarachnoidalblutung oder Schlaganfall bzw. schweres Hirntrauma innerhalb der letzten drei Monate.

- Niedrig dosierte Heparinapplikation (zweimal 5000 IE s.c. täglich) zur Lungenembolieprophylaxe,
- Thrombozytenaggregationshemmer (ASS oder Clopidogrel),
- vorsichtige Blutdrucksenkung bei anhaltend erhöhtem Blutdruck und Organkomplikationen,
- bei niedrigem Blutdruck Volumensubstitution und/oder Katecholamine,
- Fibrinolyse beim frischen ischämischen Insult innerhalb von drei Stunden (strenge Kontraindikationen s.o.!)
- hyperosmolare Lösungen bei bedrohlichem Hirnödem.

Medikamentöse Behandlung des Schlaganfalls

- Atemwege freihalten, Absaugen, evtl. Intubation und Beatmung.
- Bei hypertensiver Krise als Ursache Blutdruckabsenkung in den oberen Normbereich.
- Therapie von ggf. bestehenden Herzrhythmusstörungen und Herzinsuffizienz.
- Infusionen mit HAES (Hydroxyethylstärke) 10% oder 6%.
- Thromboseprophylaxe (low dose-Heparinisierung).
- Krankengymnastik mit dem Ziel der Verhinderung einer Spastik.
- Evtl. Operation bei Aneurysma oder Thrombose der A. carotis.
- Häufige Sekretabsaugung (evtl. nach Intubation) zur Pneumonieprophylaxe.
- In den ersten Tagen ist ein Dauerkatheter erforderlich, da Harnverhaltung oder Harninkontinenz bestehen können.
- Bilanzierung von Ein- und Ausfuhr.
- Anfänglich ist meist eine parenterale Ernährung erforderlich.
- Häufiger Lagewechsel und Hautpflege zur Vermeidung von Dekubitalulcera.
- Richtige Lagerung (☞ Bobath-Konzept, S. 154ff.).
- Bei aphasischen Störungen wird eine logopädische Therapie erforderlich (s.u.).

Übersicht 21: Therapie des Schlaganfalls

Pflege und Rehabilitation des Patienten mit Schlaganfall

Das Bobath-Konzept

Ursprung

Das Bobath-Konzept ist heute unbestritten das erfolgreichste und anerkannteste **Pflege- und Therapiekonzept** zur Rehabilitation von Patienten mit **Schlaganfällen**. Davon gibt es jährlich in Deutschland bis zu 240 000 neue Betroffene. Es wurde von der Krankengymnastin Berta Bobath und ihrem Mann, dem Neurologen Dr. Karl Bobath, etwa um 1943 zunächst für Kinder entwickelt und in den 60er Jahren auch auf Erwachsene ausgedehnt. Seither wurde es weltweit kontinuierlich weiterentwickelt.

Das Bobath-Konzept ist für Patienten mit Lähmungen durch Krankheiten des zentralen Nervensystems bestimmt. Alle diese Erkrankungen gehen mit
- zentralen **Lähmungen** (Paresen, Plegien),
- **Störungen des Muskeltonus** (Spastik) und
- **Störungen der Körperwahrnehmung** einher.

Das Bobath-Konzept basiert auf der lebenslangen Fähigkeit des Nervensystems, sich Reizen durch Strukturänderung anzupassen (Plastizität des Nervensystems, **Neuroplastizität**). Durch spezielle Arten der Lagerung, der Bewegung des Patienten innerhalb und außerhalb des Bettes (Handling) und der Anleitung bei allen Lebensaktivitäten, wie z. B. Körperpflege, Essen und Trinken und An- und Auskleiden, wird diese Lernfähigkeit im Alltag des Betroffenen ausgenutzt. Dem Nervensystem werden wiederholt richtige Lernangebote als Stimulation entgegengebracht. Der Alltag des Betroffenen wird so zur Therapie.

Ziele

Ziele des Bobath-Konzeptes sind
- die Erarbeitung eines **angepassten Muskeltonus**, insbesondere **Hemmung der Spastizität** (diese ist **kein** unabwendbares Schicksal bei Schlaganfallpatienten!),
- die Anbahnung **physiologischer Bewegungsabläufe** und
- die **Verbesserung der Körperwahrnehmung**.

Beim Bobath-Konzept wird nicht zwischen kranker und gesunder, sondern zwischen betroffener und nichtbetroffener Seite unterschieden. Bei etwa einem Drittel aller linksseitig gelähmten Patienten kommt es zu Wahrnehmungsstörungen der linken Körperhälfte; sie wird nicht wahrgenommen und erkannt. Dieses Phänomen wird als **Neglect-Phänomen** (Halbseiten-Unaufmerksamkeit) bezeichnet. Diese Patienten sind erheblich **sturzgefährdet!**

Pusher

Pusher-Syndrom
Es tritt bei Patienten mit (meistens) Linksseitenlähmung auf: Die Patienten drücken bzw. schieben (engl. to push = drücken) ihren Körper aus jeder Stellung (Liegen, Sitzen, Stehen) auf die betroffene

Seite und nach hinten. Die Patienten bemerken dies meistens selber nicht. Der Druck zur betroffenen Seite und nach hinten nimmt zu, je höher die Ausgangsstellung ist (Stehen > Sitzen > Liegen). Die Rehabilitation vollzieht sich bei diesen Patienten langsamer. Die Pflege erfordert viel Geduld. Sie zielt darauf ab, das gestörte Körperschema durch Informationen der betroffenen Seite wieder herzustellen.

Wesentliche Maßnahmen zur **Wahrnehmungsförderung** sind:
- **Lagerung** auf der betroffenen Seite,
- regelmäßiger **Lagerungswechsel**,
- **Transfer** (Umlagerung, Lagewechsel) über die hemiplegische Seite,
- **bilaterale Armführung** (Patient führt bei bestimmten Aktivitäten mit der nicht betroffenen Hand den anderen Arm),
- **therapeutisches Führen** des betroffenen Armes; der Pflegende setzt den Arm des Patienten so ein, wie dieser ihn als Gesunder ebenfalls einsetzen würde.

Maßnahmen

Die **Lagerung des Schlaganfallpatienten** verfolgt folgende Ziele:
- **Kontrakturenprophylaxe und Hemmung der Spastizität** durch frühzeitige Mobilisation,
- **Förderung der Wahrnehmung**,
- **Verhinderung** einer **schmerzhaften Schulter** und des **Schulter-Hand-Syndroms** (Handschwellung),
- Dekubitus-, Pneumonie- und Thromboseprophylaxe.

Lagerung

Grundzüge der Lagerung sind bei
1. Lagerung auf der **betroffenen Seite**:
- Kissen unter den **Kopf**, Rückenkissen,
- **gelähmter Arm** 90° abgewinkelt, Ellbogen gestreckt, Hand geöffnet, Schulter hervorgezogen,
- **gesundes Bein** vor dem gelähmten Bein, durch Kissen unterpolstert.

2. Lagerung auf der **nichtbetroffenen Seite**:
- **gelähmter Arm** 90° abgewinkelt, Ellbogen gestreckt, Hand geöffnet, Schulter vorgelagert,
- **gelähmtes Bein** vor dem gesunden Bein, durch Kissen unterpolstert.

Merke: Wichtig ist, dass der Patient, sobald es geht, im Stuhl **am Tisch sitzt**. Dadurch wird nicht nur das Interesse des Kranken an seiner Umgebung gefördert, sondern auch die wirksamste Prophylaxe gegen eine Spitzfußstellung betrieben. Bei Schlaganfallpatienten eignen sich Sandsäckchen oder Bettkisten **nicht** zur Spitzfußprophylaxe, da der Druck auf die Fußsohle einen Streckspasmus auslöst bzw. fördert.

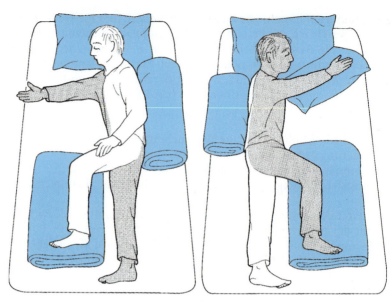

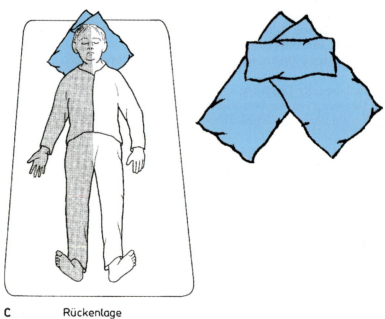

Abb. 30: Lagerung eines Patienten mit Halbseitenlähmung

a Lagerung auf der gelähmten Seite
b Lagerung auf der gesunden Seite
c Rückenlage

Die Pflegearbeit nach Prinzipien des Bobath-Konzepts ermöglicht therapeutische Pflege als ständigen Bestandteil des gesamten Tagesablaufes des Patienten (24-Stunden-Konzept). Pflegekräfte, therapeutische Mitarbeiter und Ärzte arbeiten zusammen nach den gleichen, berufsübergreifenden Prinzipien.

Merke: Die **Frührehabilitation** in den ersten 6–8 Wochen nach dem Schlaganfall ist für den bleibenden Erfolg entscheidend.

2.3.11.3 Thrombose und Embolie

Definition: Die Bildung von Blutgerinnseln in Blutgefäßen wird Thrombose, ihre Verschleppung mit dem Blutstrom in den Kreislauf Embolie genannt.

Pathologisch-anatomisch können zwei Arten von Thromben unterschieden werden:
- **Gerinnungsthromben:** Sie sind rot, glatt, haben die gleiche Zusammensetzung wie das Blut und entstehen meist bei verlangsamter oder stockender Blutzirkulation (Stase).
- **Abscheidungsthromben:** Sie sind weißlich, enthalten reichlich Leukozyten und entstehen an verletzten oder geschädigten Gefäßwandstellen, z. B. an einem arteriosklerotischen Herd. An dem geschädigten Wandbezirk kommt es zum Haften von Thrombozyten, die den Gerinnungsvorgang einleiten und so zur Thrombose führen.

Einteilung der Thromben

Bereits der Pathologe RUDOLF VIRCHOW (1821–1902) hat die drei wesentlichen Ursachen der Thrombose erkannt und beschrieben (sog. **Virchowsche Trias**):
- Verlangsamung der Blutströmung,
- Gefäßwandschädigung,
- gesteigerte Gerinnbarkeit des Blutes (Hyperkoagulabilität).

Ursachen und Entstehung

Zu einer gesteigerten Gerinnbarkeit kann es beispielsweise nach Operationen infolge der Freisetzung von Gewebsthrombokinase oder durch vermehrte Faktorenbildung in der Leber bei einem Rückgang der Leberstauung durch Behandlung der Herzinsuffizienz kommen. Das sog. Antithrombin III (AT III) im Blut hemmt die Gerinnungsfaktoren. Ein AT-III-Mangel, der z. B. postoperativ auftritt oder angeboren vorkommt (AT-III-Erniedrigung unter 70 % der Norm), bedeutet daher erhöhte Thrombosegefahr. AT III kann bei Mangelzuständen als Kybernin® medikamentös substituiert werden. Bei den Arterien sind die Gefäßwandschäden überwiegend arteriosklerotisch bedingt, bei den Venen entzündlich entstanden (Thrombophlebitis). Zur Strömungsverlangsamung kann es durch Bettruhe, Herzinsuffizienz oder Schockzustände aufgrund der gestörten Mikrozirkulation kommen. Eine Thrombenbildung in nicht entzündeten Venen wird **Phlebothrombose** genannt.

Vorkommen

Venöse Thromben bilden sich zu 95 % im Einzugsgebiet der unteren Hohlvene, **vor allem in den Beinvenen,** weniger häufig in den Beckenvenen und selten im Pfortadergebiet. Auch im Herzen, dort überwiegend im vergrößerten linken Vorhof – z. B. bei Mitralklappenfehlern – können sich Thromben bilden.

Arterielle Thromben entwickeln sich praktisch überall dort, wo die **Arteriosklerose** zu Intimaschäden geführt hat, d. h. an den Herzkranzgefäßen (Herzinfarkt), Brust- und Bauchaorta, Beingefäßen (periphere Durchblutungsstörung), Halsschlagadern und Hirngefäßen (Apoplexie) oder Mesenterialgefäßen (Mesenterialinfarkte).

Disponierende Faktoren

Jeder frisch Operierte ist infolge der gesteigerten Blutgerinnung und der eingeschränkten Mobilität thrombosegefährdet. Venöse Thrombosen treten besonders häufig nach Uterusentfernung, Milzexstirpation, Bruchoperationen und Kaiserschnitten auf. In der Inneren Medizin sind vorwiegend Patienten mit Herzinsuffizienz, Infarkt- und Tumorpatienten, alle länger immobilisierten Patienten und Patienten mit Lähmungen (apoplektische Insulte, Polyneuropathien) betroffen.

Klinisches Bild

Die Unterscheidung zwischen einer oberflächlichen und einer tiefen Thrombose ist klinisch wichtig.

- Bei **oberflächlicher Thrombophlebitis** zeigt die erkrankte, oberflächlich tastbare Venenpartie alle klassischen Entzündungszeichen wie Wärme, Schmerzhaftigkeit, Verdickung und Rötung. Es besteht eine **umschriebene Entzündung** im Bereich eines Hautvenenstrangs oder einer Krampfader. Der Schmerz ist lokalisiert, Fieber und Ödeme fehlen, Lungenembolien treten praktisch nicht auf.
- **Tiefe Thrombosen,** die vor allem wegen ihrer Spätfolgen und der **Gefahr einer Lungenembolie** gefürchtet sind, können eher verkannt werden. Es besteht häufig eine **Druck- oder Klopfschmerzhaftigkeit an der Fußsohle** (sog. Payrzeichen) oder an der Wade (☞ Abb. 31). Je nach Lokalisation der Thrombose besteht eine Schwellung des Unter- oder auch des Oberschenkels. In der betroffenen Extremität besteht ein Schweregefühl, die Haut kann bläulich verfärbt sein. Temperaturen um 38° C sind Folge der Entzündung. Der Puls ist häufig stärker erhöht, als es der erhöhten Temperatur nach zu erwarten wäre.

Thromben können bindegewebig durchwachsen, d. h. organisiert und auf diese Weise fest mit der Gefäßwand verbunden werden. Auflösung kleinerer Thromben durch die körpereigene Fibrinolyse ist möglich. Wird ein Thrombus später wieder durchgängig, so spricht man von Rekanalisation. Schließlich besteht die Möglichkeit einer Infizierung und eitrigen Erweichung des Thrombus. Die gefährlichste Komplikation ist jedoch die Embolie.

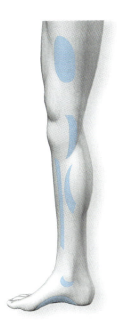

Abb. 31: Typische Druckschmerzpunkte bei tiefer Beinvenenthrombose (modifiziert nach Hild und Nobbe)

Merke: Die gefürchtetste Komplikation der Thrombose ist die Lungenembolie!

Emboliegefährdet sind folgende Organe:
- Lunge
  Primär gefährdet ist die Lunge, in die aus dem gesamten venösen Stromgebiet des großen Kreislaufs über das rechte Herz und die Arteria pulmonalis Emboli gelangen können. Kleinere Lungenembolien verlaufen oft unbemerkt, massive können zum sofortigen Tod führen.
- Herz
  Der linke Vorhof stellt die Hauptquelle für Embolien im großen Kreislauf dar. Hier sind besonders Hirn-, Nieren- und Extremitätenembolien gefürchtet. Hirnembolien führen zum Bild der Apoplexie, Nierenembolien zu akuten Schmerzen in der Flanke.
- Extremitäten
  Extremitätenembolien sind in der Regel leicht zu erkennen, ihre rasche Diagnose ist außerordentlich wichtig, da die Soforttherapie (s. u.) aussichtsreich ist. Die **Leitsymptome** arterieller Extremitätenembolien sind: **Blässe, Kälte,** dumpfer, **„peitschenhiebartiger" Schmerz, Pulslosigkeit** sowie Bewegungs- und Empfindungsstörungen der Extremität.

Emboliegefährdete Organe

Die sechs „p" der Extremitätenembolie

Die Amerikaner sprechen von den sechs p der Extremitätenembolie:
- pain (Schmerz),
- paleness (Blässe),
- pulselessness (Pulslosigkeit),
- paresthesia (gestörte Empfindung),
- paralysis (Lähmung),
- prostration (Schock).

> **Merke:** Akut aufgetretene Extremitätenbeschwerden mit Blässe, Kaltwerden und Bewegungsstörungen sind dringend auf eine arterielle Extremitätenembolie verdächtig und stellen einen Notfall dar!

Therapie

Bei Extremitätenembolien sollte immer die chirurgische Embolusentfernung, die **Embolektomie**, versucht werden, die innerhalb der ersten 6–8 Stunden nach dem akuten Ereignis am aussichtsreichsten ist. Später kommt eine **Fibrinolysebehandlung** oder evtl. eine Spätembolektomie infrage. Die Extremität muss tief gelagert werden.

Bei der akuten **oberflächlichen Thrombophlebitis** wird ein **straffer Kompressionsverband** angelegt. Der Patient soll viel laufen und keineswegs Bettruhe einhalten.

Thromboseprophylaxe

Bei der tiefen Venenthrombose ist ebenfalls ein Kompressionsverband, am besten ein sog. Fischer- oder Pütterverband, notwendig (Abb. 32). Bei ganz frischer Thrombose der Oberschenkel- und Beckenvenen wird systemisch oder neuerdings lokal über eine Fußrückenvene fibrinolysiert, sonst eine anschließende Antikoagulanzientherapie eingeleitet. Krankengymnastische Übungen und Hochlagerung sind von Anfang an erforderlich. Mit Kompressionsverband kann der Patient nach wenigen Tagen strenger Bettruhe aufstehen.

Zur Thromboseprophylaxe wird niedrig dosiertes Heparin (low-dose-Heparin) in einer Dosis von 2–3 x tägl. 5000–7500 IE subcutan appliziert.

Niedermolekulares Heparin, z. B. Mono-Embolex®, hat den Vorteil, dass es nur einmal täglich gespritzt werden muss.

Postthrombotisches Syndrom

> **Definition:** Das postthrombotische Syndrom stellt eine Spätkomplikation der tiefen Beinvenenthrombose dar.

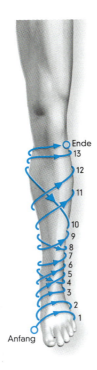

Abb. 32: Fachgerechtes Anlegen eines Kompressionsverbandes zur Thromboseprophylaxe

Das postthrombotische Syndrom ist gekennzeichnet durch:
- Ödembildung,
- Varizen (Krampfadern),
- Störungen der Hauternährung bis zum Unterschenkelgeschwür (Ulcus cruris) und
- Hautausschläge.

Spätkomplikation: postthrombotisches Syndrom

Die wichtigste therapeutische Maßnahme beim postthrombotischen Syndrom besteht darin, dass der Patient mit sachgerecht gewickelten Beinen bzw. maßgefertigten Kompressionsstrümpfen möglichst viel geht. Auf diese Weise werden die venöse Zirkulation gesteigert und die Ödembildung verringert.

Merke: Günstig für Patienten mit Erkrankungen der Venen sind Laufen und Liegen, schlecht hingegen sind Stehen und Sitzen.

2.3.11.4 Varikose

Definition: Als Varizen (sog. Krampfadern) bezeichnet man ausgeweitete, oft knotig ausgebauchte und geschlängelte Venen, vor allem im Bereich der Unter- und Oberschenkel.

Vorkommen — Varizen werden bei ca. 35 % aller Erwachsenen gefunden. Ihr Krankheitswert ist je nach Art, Ausdehnung und Lokalisation außerordentlich verschieden.

Tab. 21: Wichtigste Venenkrankheiten, Folgezustände und Gefahr der Lungenembolie (nach Th. Brecht)

Varikosis (Krampfadern) • primäre Varikosis • sekundäre Varikosis	Variköser Symptomenkomplex Postthrombotisches Syndrom
Thrombophlebitis • oberflächliche Thrombophlebitis • Varikophlebitis	**Keine** Emboliegefahr **Bedingte** Emboliegefahr
Phlebothrombose (tiefe Venenthrombose)	**Hohe** Emboliegefahr

Primäre Varizen entwickeln sich anlagebedingt auf dem Boden einer angeborenen Venenwandschwäche. Sekundäre Varizen sind meist Folge einer Thrombophlebitis.

Symptome und Komplikationen — Patienten mit Varikose klagen häufig über Schwere- und Spannungsgefühl in den Beinen, Wadenkrämpfe und Knöchelödeme. Lokale Hautekzeme, Unterschenkelgeschwüre und Thrombophlebitiden sind die wichtigsten Komplikationen. Als **Ulcus cruris** bezeichnet man Hautdefekte am Unterschenkel, die bis mindestens in die Lederhaut reichen. Sie können einzeln oder mehrfach auftreten und sind überwiegend venös bedingt.

Therapie — Therapeutisch sind häufiges Hochlagern der Beine und eine effektive Kompressionsbehandlung in Form von Bandagen oder Kompressionsstrümpfen (☞ Abb. 32, S. 161) sowie Bewegungstherapie mit Aktivierung der Wadenmuskelpumpe am wichtigsten. Die Wirkung einer medikamentösen Behandlung mit z. B. Rosskastanienextrakten ist zweifelhaft. Chirurgisch kommen Verödungsbehandlungen oder eine operative Varizenausschaltung in Betracht.

Übersicht 22: Pflege bei varikösem Symptomenkomplex

1. Patienten zum Laufen motivieren, langes Stehen vermeiden
2. Gut sitzender Kompressionsverband
3. Bei Ulcus cruris:
- Säuberung der Wunde mit Kamille- oder physiologischer Kochsalzlösung,
- Infektionen mit Betaisodona®, Mercurochrom® oder Fibrolan® behandeln,
- Umgebungshaut mit Öl reinigen und mit Bepanthen® oder Linola Fettsalbe® pflegen.

3 Blutkrankheiten

Das Blut erfüllt eine lebenswichtige Aufgabe, indem es den Geweben Sauerstoff und Substrate zuführt und die anfallenden Schlackenstoffe abtransportiert. Daher besitzen alle Organe und Gewebssysteme, mit Ausnahme der Hornhaut des Auges, der Knorpel und der Herzinnenhaut, Blutgefäße. Wird die Blutzufuhr unterbrochen, entsteht eine Ischämie (Verminderung oder Unterbrechung der Durchblutung). Die Ischämie führt innerhalb kurzer Zeit, je nach dem Sauerstoffbedarf des betroffenen Organs, zum Gewebstod, zur Nekrose. So gehen die hoch empfindlichen Zellen des Gehirns nach einer Ischämiezeit von etwa fünf Minuten irreparabel zugrunde, während die Muskulatur eine Ischämie von mehreren Stunden tolerieren kann.

Aufgaben des Blutes

Die Gesamtblutmenge beträgt beim Erwachsenen, abhängig vom Körpergewicht, etwa 4–6 Liter. Nimmt die zirkulierende Blutmenge, beispielsweise durch eine akute Blutung, um mehr als ein Drittel ab, besteht Lebensgefahr.

Gesamtblutmenge

Das Blut setzt sich aus den Erythrozyten (roten Blutkörperchen), Leukozyten (weißen Blutkörperchen) und Thrombozyten (Blutplättchen) als zelluläre Bestandteile sowie aus dem hellgelben Blutplasma zusammen. Aus dem geronnenen Blut scheidet sich das Blutserum ab.

Zusammensetzung

Das Blutplasma enthält Wasser, Elektrolyte (z. B. Natrium, Kalium, Kalzium, Magnesium), Eiweißkörper, Fette, Kohlenhydrate, Enzyme, Hormone und Stoffwechselzwischen- und Endprodukte.

3.1 Blutbestandteile

3.1.1 Zelluläre Blutbestandteile

Erythrozyten

Die Bildung der **Erythrozyten**, die Erythropoese, erfolgt **im Mark der kurzen Knochen** (Sternum, Rippen, Wirbelkörper) und in den Diaphysen der Röhrenknochen. Die reifen Erythrozyten besitzen keinen Kern. Sie entwickeln sich aus kernhaltigen Vorstufen, den Proerythro-, Makro- und Normoblasten (☞ Abb. 33, S. 164).

Erythropoese

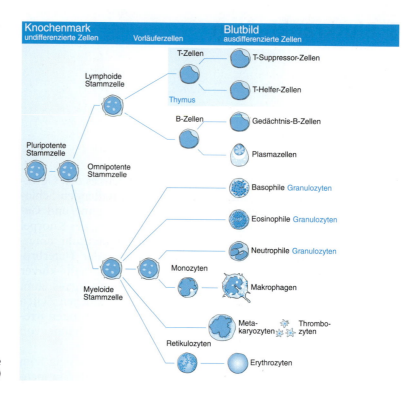

Abb. 33: Die Hämathopoese (modifiziert nach G. Schulz)

Der ausgereifte Erythrozyt hat einen Durchmesser von 7–8 μ und ist mit **Hämoglobin** (roter Blutfarbstoff) beladen. Die **Hauptaufgabe** der Erythrozyten ist der **Transport des Sauerstoffs** aus der Lunge zu den Geweben. Bei diesem Vorgang wird der Sauerstoff an das Eisen des Hämoglobins gebunden. Die durchschnittliche Lebensdauer der Erythrozyten beträgt etwa 120 Tage. Der Abbau der Erythrozyten erfolgt im retikuloendothelialen System (RES) von Milz, Leber und Knochenmark. Dies erklärt, warum bei bestimmten Fällen eines pathologisch gesteigerten Erythrozytenabbaus, der **Hämolyse** genannt wird, eine Milzvergrößerung (Splenomegalie) vorliegt.

> **Merke:** Die Hauptaufgabe der Erythrozyten ist der Sauerstofftransport.

Retikulozyten

Retikulozyten sind jugendliche Erythrozyten, die nach Anfärbung eine netzartige Innenstruktur aufweisen (☞ Abb. 33). Sie machen im peripheren Blutbild 5–15 ‰ der Erythrozyten aus. Die Zahl der Retikulozyten ist ein Maßstab für die erythropoetische Leistung des Knochenmarks. Eine Retikulozytose (erhöhte Retikulozytenzahl) ist daher als Ausdruck einer gesteigerten Erythrozytenbildung aufzufassen.

Die normale Erythrozytenzahl beträgt bei Männern 4,5–6 Millionen/mm^3, bei Frauen 4,0–5,2 Millionen/mm^3. Ist die Erythrozytenzahl unter 4 Millionen/mm^3 vermindert, liegt eine **Anämie** (Blutarmut) vor. Eine Vermehrung der Erythrozyten über 6 Millionen/mm^3, z. B. durch Bluteindickung oder Sauerstoffmangel, wird als **Polyglobulie** bezeichnet. Eine pathologische Steigerung der Erythrozytenbildung ohne erkennbare Ursache kommt als selbstständiges Krankheitsbild vor und wird Polyzythaemia vera genannt. Der Hämoglobingehalt beträgt normalerweise bei Männern 14–18 g/dl, bei Frauen 12–16 g/dl Blut. Ist der Hämoglobingehalt unter 12 bzw. 14 g/dl abgesunken, so liegt eine Anämie vor.

Erythrozytenzahl

Die Granulozyten werden im Knochenmark, die Lymphozyten auch in lymphatischen Geweben (Lymphknoten, Milz, Tonsillen, Darm, Thymus), die Monozyten im Knochenmark sowie im retikuloendothelialen System (RES) gebildet. Das RES besteht aus Endothel- und Retikulumzellen, findet sich vorwiegend im Knochenmark, in Milz, Lymphknoten, Tonsillen, in den Sternzellen der Leber sowie im Bindegewebe und dient der Speicherung von Substanzen, der Bildung von Abwehrkörpern und der Beseitigung von schädlichen Agenzien (Zellreste, Fremdkörper, Mikrobien) durch sog. Fresszellen oder Phagozyten (☞ Abb. 33).

Granulozyten, Lymphozyten und Monozyten

Leukozyten

Die Einteilung der weißen Blutkörperchen sowie die Häufigkeit der einzelnen Leukozytenformen gehen aus ☞ Tab. 22 hervor.

Einteilung und Funktion

Leukozyten/mm^3		4000–9000	
		%	absolut
Granulozyten Polymorphkernige	**Neutrophile**	55 – 70	2200 – 7000
	Stabkernige	3 – 5	120 – 450
	Segmentkernige	50 – 70	2000 – 6300
	Eosinophile	2 – 4	80 – 360
	Basophile	0 – 1	– 50
Mononukleäre	**Monozyten**	2 – 6	80 – 600
	Lymphozyten	25 – 40	1000 – 3600

Tab. 22: Einteilung der weißen Blutkörperchen

Die Leukozyten bilden das zelluläre Abwehrsystem des Blutes. Eine Leukozytose liegt bei Leukozytenzahlen > 10 000/mm^3 (meist 10 000 – 30 000 pro mm^3) vor. **Häufigste Ursache** einer Leukozytose sind **bakterielle Infekte.** Leukopenie bedeutet eine Verminderung der weißen Blutkörperchen unter 4000/mm^3. Vor den bakteriell bedingten Infektionskrankheiten gehen Typhus, Paratyphus und Miliartuberkulose und von den viral bedingten Infektionskrankheiten Masern, Röteln, Mumps und Grippe häufig mit einer Leukopenie einher. Fast jede Milzvergrößerung führt über eine Hemmung der Leukozytenausschwemmung zur Leukopenie (sog.

Leukozyten

Leukopenie

splenogene Markhemmung). Über die Ursachen häufiger Veränderungen des weißen Blutbilds gibt ☞ Tab. 23 Auskunft.

Toxische Granulierung — Bei bakteriellen Infekten kann das Zellplasma der weißen Blutkörperchen dunkelviolette Körnchen, eine sog. Granulierung, enthalten. Diese toxische Granulierung hat praktische Bedeutung, da sie bei Infekten durch Viren, Spirochäten oder Tuberkelbakterien fehlt.

Agranulozytose — Mit dem Begriff der Agranulozytose wird eine starke Verminderung bzw. ein völliges Fehlen der Granulozyten im peripheren Blut bezeichnet. Die daraus resultierende **Abwehrschwäche** stellt eine ernsthafte Bedrohung dar. Bei vielen Infektionskrankheiten, entzündlichen Prozessen und Eiterungen treten vermehrt jugendliche Neutrophile im Blutbild auf. Diese Blutbildveränderung wird Linksverschiebung genannt. Sie stellt einen sinnvollen Vorgang im Abwehrgeschehen dar. Das Auftreten pathologischer Vorstufen im strömenden Blut (Blasten, Promyelozyten, Myelozyten) bedeutet eine pathologische Linksverschiebung, wie sie z. B. für Leukämien kennzeichnend ist. Das Auftreten übersegmentierter Neutrophiler ist seltener und wird als Rechtsverschiebung bezeichnet.

Tab. 23: Veränderung des weißen Blutbilds

Befund	Ursachen
Leukozytose (> 10 000/mm³)	1. Bakterielle Infekte (neutrophile Kampfphase) bes. durch Staphylokokken, Streptokokken, Pneumokokken und Meningokokken 2. Akutes rheumatisches Fieber 3. Coma diabeticum und uraemicum 4. Herzinfarkt 5. Schwangerschaft 6. Tumoren 7. Schock 8. Stress (körperliche Arbeit, zentralnervös) 9. Azidose
Leukopenie (< 4000/mm³)	1. Typhus, Paratyphus 2. Virusinfektionen (Masern, Röteln, Mumps, Grippe) 3. Miliartuberkulose 4. Morbus Bang 5. Kolisepsis 6. Milztumoren 7. toxisch (Benzol, Anilin) 8. Zytostatika 9. Kollagenosen
Eosinophilie (> 7%)	1. Allergische Krankheiten (Asthma, Heuschnupfen, Serumkrankheit, Arzneimittelexantheme) 2. Parasiten (Echinokokken, Würmer, Trichinen) 3. Postinfektiöse Zustände („Morgenröte der Genesung") 4. Eosinophiles Lungeninfiltrat 5. Lymphogranulomatose, Leukämien
Eosinopenie (< 2%)	1. Typhus (obligat) 2. Masern 3. Verstärkte NNR-Hormonbildung (z. B. Morbus Cushing)

Befund	Ursachen
Basophilie (> 10%)	1. Myeloische Leukämie, Polyzythämie 2. Myxödem, Hyperlipidämie
Lymphozytose (> 60%)	1. „Lymphozytäre" Heilphase von Infektionskrankheiten 2. Typhus, Tuberkulose, Röteln, Mumps, Morbus Pfeiffer
Lymphopenie (< 25%)	1. Miliar-Tbc (obligat) 2. Lymphogranulomatose (häufig)

Tab. 23: Veränderung des weißen Blutbilds (Fortsetzung)

Thrombozyten

Die Blutplättchen, die 1–4 µ groß sind, entstehen aus Knochenmarksriesenzellen, den Megakaryozyten. Durch Freisetzung des Gerinnungsfaktors Thrombokinase, Bildung von Plättchenthromben, Gefäßabdichtung und Mitwirkung bei der Verfestigung des Blutgerinnsels spielen sie für die Blutgerinnung eine wesentliche Rolle. Die normalen Thrombozytenwerte im peripheren Blut betragen 200 000 bis 300 000/mm^3. Eine Verminderung der Thrombozytenzahl unter 100 000/mm^3 nennt man Thrombozytopenie. Bei Thrombozytenwerten unter 30 000/mm^3 besteht die Gefahr von Blutungen. Thrombozytenwerte über 400 000/mm^3 werden als Thrombozytose bezeichnet.

Aufbau und Aufgaben

Thrombozytopenie und Thrombozytose

3.1.2 Nichtzelluläre Blutbestandteile

Eiweißkörper

Das Blutplasma besteht zu 6–8 % aus kolloidal gelösten Proteinen (Eiweißkörpern). Mit der **Elektrophorese** lassen sich die Eiweißkörper folgendermaßen aufschlüsseln:
Albumine = 60 %
α_1-Globuline = 4 %
α_2-Globuline = 8 %
β-Globuline = 12 %
γ-Globuline = 16 %

Differenzierung

Die Eiweiße erfüllen eine Reihe wesentlicher Funktionen:
- Sie sind Voraussetzung eines ungestörten Flüssigkeitsaustauschs zwischen Blutgefäßen und Geweben.
- Verschiedene Stoffe im Blut werden an Eiweiß gebunden transportiert, z. B. Kalzium, Bilirubin, Eisen, Kupfer, Jod und zahlreiche Medikamente wie Antibiotika, Digitalis, Heparin und Salicylate.
- Die verschiedenen Globuline sind Eiweiße, zu denen die meisten Proteine in Zellen und Körperflüssigkeiten gehören.

Funktionen

Während durch die gewöhnliche Elektrophorese, die Papierelektrophorese, nur 6 Eiweißfraktionen unterschieden werden können,

Elektrophorese und Immunelektrophorese

erlaubt die sog. Immunelektrophorese die Identifizierung von mehr als 20 verschiedenen Serumeiweißkörpern. Unter diesen spielen bestimmte Gamma-Globuline für die Infektabwehr eine wichtige Rolle, weshalb sie Immunglobuline genannt und als IgG, IgA, IgM, IgD und IgE bezeichnet werden.

Euproteinämie, Dysproteinämie, Paraproteinhämie

Ist die normalerweise bestehende Euproteinämie (normales Eiweißbild) durch eine quantitative Verschiebung der Serumeiweiße verändert, so liegt eine Dysproteinämie vor. Treten pathologische Eiweißkörper, sog. Paraproteine auf, so spricht man von einer Paraproteinämie.

Eisen

Vorkommen

Der Körper eines Erwachsenen enthält etwa so viel Eisen wie ein gewöhnlicher Nagel, d. h. ca. 5 g. Davon sind 3 g im roten Blutfarbstoff enthalten und 2 g als **Depoteisen** in Leber, Milz und Knochenmark gespeichert.

Eisenspiegel

Der Eisenspiegel im Serum beträgt bei Frauen 60–140 µg/dl, bei Männern 80–150 µg/dl. Der Eisenbestand der Frau ist geringer, da durch Menstruation (monatlich 50 bis 100 mg), Schwangerschaften (das Neugeborene besitzt 0,5–1 g mütterliches Eisen) und Laktation erhebliche Eisenmengen verloren gehen. Das Serumeisen ist vermindert bei ungenügender Zufuhr (selten), Resorptionsstörung, Infekten (Eisenabwanderung ins RES) und chronischen Blutverlusten, erhöht bei Hämolyse (Zerfall von roten Blutkörperchen), Leberentzündung und Eisenstoffwechselstörungen (Hämochromatose).

Eisenbindungskapazität

Die sog. Eisenbindungskapazität (EBK) im Plasma hängt vom Gehalt des Eiweißkörpers Transferrin ab, welcher dem Eisentransport im Blut dient. Der Normalwert der EBK liegt bei etwa 250–400 µg Fe/dl. Beim Eisenmangel ist der EBK-Wert erhöht.

3.2 Diagnostik

Blutkörperchensenkungsgeschwindigkeit (BKS, BSG)
(Makromethode nach WESTERGREN):
2 ml Zitratblut (0,4 ml 3,8%ige Natriumzitratlösung + 1,6 ml Venenblut).

Ablesen der BSG

Im Senkungsröhrchen wird das gut gemischte Zitratblut bis zur Marke 0 aufgezogen, und das Röhrchen wird senkrecht aufgestellt. Nach 1 und 2 Stunden wird die Höhe der Grenzlinie zwischen Blutkörperchen- und Plasmasäule abgelesen.

Tab. 24: Normalwerte der BSG

Normalwerte	1. Stunde	2. Stunde
Männer	3– 8 mm	5–18 mm
Frauen	6–11 mm	6–20 mm

Fehler können durch feuchte Spritzen und Röhrchen, schlechte Durchmischung, zu lange Aufbewahrung, Temperaturschwankungen und nicht senkrecht stehende Röhrchen entstehen.

Liegt ein Ikterus (Gelbsucht) vor, so ist das Blutplasma goldgelb gefärbt. Eine milchig trübe Färbung findet sich bei starker Zunahme der Blutfette, eine „Schleiersenkung" bei Retikulozytose.

Physiologisch beschleunigt	4. Schwangerschaftsmonat – 7 Wochen post partum
Verzögerte BSG	Polyglobulie, Polyzythämie, Kortikoidtherapie
Beschleunigte BSG	Verminderung der Serumeiweiße, Anämien, entzündliche Prozesse, Infektionskrankheiten, rheumatische Erkrankungen, bösartige Tumoren
Extrem beschl. BSG	Plasmoyztom, Paraproteinämien

Tab. 25: Ursachen abnormer BSG-Reaktionen

Hämoglobinbestimmung

Erythrozytenzählung
Die Zählung der Blutzellen sowie die Bestimmung von MCH, MCV und MCCH erfolgen heute weitgehend automatisiert, z. B. mit einem Coulter-Counter-Gerät.

Normalwert

MCH, MCV, MCHC
Durch das MCH = Hb_E, (mittlere korpuskuläre Hämoglobin) wird der mittlere Hb-Gehalt des einzelnen Erythrozyten angegeben. Früher wurde er als Färbekoeffizient bezeichnet. Der Normalwert beträgt 26–32 pg.

$$\text{MCH (pg)} = \frac{\text{Hämoglobin (g/l)}}{\text{Erythrozytenzahl}(10^{12}/l)}$$

MCV bedeutet mittleres korpuskuläres Erythrozytenvolumen (Normwert 82–93 μm^3).

$$\text{MCV }(\mu m^3) = \frac{\text{Hämatokrit (1/l)}}{\text{Erythrozytenzahl }(10^{12}/l)}$$

MCHC ist die mittlere korpuskuläre Hämoglobinkonzentration oder der sog. Sättigungsindex.

Sättigungsindex

$$\text{MCHC} = \frac{\text{Hämatoglobin}}{\text{Hämatokrit}}$$

Der Normalwert des MCHC beträgt 32–36 g/dl.

Leukozytenzählung

Differenzialblutbild
Blutausstrich mit Differenzierung der Blutzellen.

Hämatokritwert (HK)

Funktion — Der Hämatokritwert zeigt an, welches Volumen die Erythrozyten in 100 ml Blut einnehmen, und ist somit ein Indikator für die Viskosität des Blutes.

Normalwerte — Normalwerte: Männer 45 Vol.-%, Frauen 40 Vol.-%. Er ist vermindert bei erhöhtem Wassergehalt des Blutes (Hydrämie) und Anämien, erhöht bei Bluteindickung (Hämokonzentration), Polyglobulie und Polyzythämie.

Thrombozytenzählung

Retikulozytenzählung

Alkalische Leukozytenphosphatase

Definition — Die alkalische Leukozytenphosphatase ist ein in den stab- und segmentkernigen neutrophilen Leukozyten enthaltenes Enzym. Der Enzymgehalt kann mittels Färbemethode bestimmt werden. Eine Erniedrigung findet sich regelmäßig bei chronischer myeloischer Leukämie, eine Erhöhung bei Osteomyelosklerose und Polyzythaemia vera.

Ferritin im Serum

Definition — Ferritin ist ein Eiweißkörper, dessen Funktion in der Speicherung von Eisen besteht. Serum-Ferritin ist daher bei Eisenmangel und Eisenmangelanämien erniedrigt. Seine Bestimmung dient der Erfassung latenter und manifester Eisenmangelzustände sowie der Abgrenzung der Eisenmangelanämie von anderen Anämieformen.

Normalwerte — Normalwerte: Männer 50–210 µg/l, Frauen 30–165 µg/l. Erhöhungen des Ferritins finden sich bei Eisenüberladung des Körpers, z. B. im Rahmen einer Hämochromatose, als Folge gehäufter Bluttransfusionen und bei Tumoren, weshalb Ferritin zu den Tumormarkern zählt.

Hämoglobinelektrophorese

Funktion — Die Hämoglobinelektrophorese erlaubt eine quantitative Aufschlüsselung normaler ($Hb\text{-}A_1$, $Hb\text{-}A_2$, $Hb\text{-}F$) und pathologischer (z. B. $Hb\text{-}S$, $Hb\text{-}C$) Hämoglobinformen.

Knochenmarkbiopsie

Funktion — Die Knochenmarkbiopsie dient der Abklärung von Erkrankungen des Blutes und des Knochenmarks sowie zur Beurteilung der Knochenstruktur und hat die Sternalpunktion vielfach abgelöst. Am vorderen oder hinteren Beckenkamm wird mit einer Jamshidi-Stanznadel ein ca. 2–4 cm langer Knochenzylinder in örtlicher Betäubung gewonnen. Im Gegensatz zur Sternalpunktion bietet sie die Möglichkeit, die Knochenstruktur zu beurteilen.

Sternalpunktion

Funktion — Die Sternalpunktion gibt einen Überblick über die Blutbildung im Knochenmark, während das übliche Blutbild nur eine Aussage über die ins periphere Blut ausgeschwemmten Blutzellen erlaubt. Die Knochenmarkbiopsie ist jedoch als Methode vorzuziehen.

Knochenszintigraphie
Die Knochenszintigraphie wird mit ^{99m}Tc-MPD (Technetium Methylen Diphosphonat) durchgeführt und dient dem Nachweis von herdförmigen krankhaften Knochenveränderungen bei Blutkrankheiten, in deren Krankheitsverlauf das Skelett mitbetroffen ist (z. B. Plasmozytom).
Des Weiteren erlaubt sie die Erfassung von Knochenmetastasen, Entzündungsherden im Knochen (Osteomyelitis) und Knochenfrakturen (z. B. Wirbelkörper, Rippen).

Durchführung und Funktion

Milzgrößenbestimmung
Sonographisch lässt sich die Milzgröße sehr genau bestimmen. Bei vielen Bluterkrankungen kommt es zu einer Vergrößerung der Milz. Die normale Milzgröße beträgt 11 (Länge) x 7 (Breite) x 4 (Dicke) cm.

Normalgröße

Lymphknotenbiopsie
Bei tastbaren Lymphknotenvergrößerungen kann Material durch eine perkutane Feinnadelbiopsie aus den Lymphknoten gewonnen werden. Die zytologische Auswertung setzt große Erfahrung voraus.

Vorgehen

Lymphographie
Die Lymphographie ermöglicht eine röntgenologische Darstellung von Lymphbahnen und -knoten im Bauchraum. Die Kontrastmittelinjektion erfolgt durch freipräparierte Lymphbahnen am Fußrücken. Die Lymphographie erlaubt eine Aussage bei bösartigen Lymphknotenerkrankungen (Lymphogranulomatose, lymphatische Leukämie, Lymphosarkom) über einen etwaigen Befall von Lymphknoten, die der klinischen Untersuchung nicht zugänglich sind. Die Computertomographie des Abdomens ist jedoch die weit weniger belastende Untersuchung.

Funktion

3.3 Klinik der Blutkrankheiten

Definition: Blutkrankheiten sind Erkrankungen, die mit einer quantitativen oder qualitativen Veränderung der Blutzellen einhergehen, wobei häufig die blutbildenden Zentren (Knochenmark, Milz, Lymphknoten, RES) mitbetroffen oder primär geschädigt sind. Auch Störungen der Blutgerinnung und Krankheiten mit Bildung von Paraproteinen zählen zu den Blutkrankheiten.

3.3.1 Krankheiten des erythropoetischen Systems: Anämien

Definition: Eine Anämie oder Blutarmut liegt vor, wenn die Zahl der roten Blutkörperchen unter 4 Millionen/mm^3 vermindert und/oder der Hämoglobingehalt weniger als 12 (w) bzw. 14 g/dl (m) beträgt.

Häufigkeit

Anämien als Begleiterkrankung

Anämien zählen **zu den häufigsten Erkrankungen in der Inneren Medizin.** Sie können als eigenständige Krankheiten (s. u.), aber auch als Begleiterscheinungen bei verschiedensten Grundkrankheiten beobachtet werden, so z. B. bei:
- Nierenerkrankungen: Alle Nierenkrankheiten, die zu einer ausgeprägten Niereninsuffizienz führen, gehen mit einer Anämie einher. Urämische Patienten (☞ Kap. 13.4.2) sind daher immer auch mehr oder minder anämisch, da zu wenig Erythropoëtin in den Nieren gebildet wird.
- Leberkrankheiten: Bei Leberzirrhose oder chronischer Hepatitis findet sich häufig eine meist leichte Anämie.
- Tumorerkrankungen: Bei fortgeschrittenen Tumorkrankheiten ist fast immer eine mehr oder minder stark ausgeprägte Anämie nachzuweisen.

Einteilung nach der Ätiologie

Anämien können zum einen nach ihrer Ätiologie eingeteilt werden (☞ Tab. 26).

Tab. 26: Einteilung der Anämien

Ursache	Anämieformen
1. Blutung	akute und chronische Blutungsanämie
2. Gesteigerter Blutzerfall (Hämolyse)	Hämolytische Anämie: a) korpuskulär (Strukturdefekt der Erythrozyten) b) serogen (gegen körpereigene Erythrozyten gerichtete Substanzen im Serum) c) toxisch
3. Störung der Erythrozytenbildung	a) Mangel an Vitamin B$_{12}$ (perniziöse Anämie) b) Aplastische Anämie (toxische oder mechanische Knochenmarksschädigung)
4. Störung des Hb-Aufbaus	a) Eisenmangelanämie b) Eisenverwertungsstörung c) Hämoglobinopathien

Einteilung nach dem MCH

Des Weiteren ist eine Einteilung nach dem MCH möglich:
- Hypochrome Anämien (z. B. Eisenmangelanämien):
  Der Hämoglobingehalt der Erythrozyten ist herabgesetzt, MCH gegenüber der Norm vermindert.
- Hyperchrome Anämien (z. B. perniziöse Anämie):
  Die Erythrozyten enthalten mehr Hämoglobin als gewöhnlich. MCH ist erhöht.

- Normochrome Anämien:
  Erythrozytenzahl und Hämoglobingehalt sind in gleichem Ausmaß vermindert. Normochrom sind die akute Blutungsanämie, die hämolytischen Anämien und die aplastischen Anämien.

In Abhängigkeit von der Erythrozytengröße unterscheidet man weiterhin makro-, normo- und mikrozytäre Anämien.

Einteilung nach der Erythrozytengröße

Häufige, bei jeder Anämie vorkommende Symptome sind **Blässe der Haut und Schleimhäute, Leistungsabfall, Schwindel, Müdigkeit und Ohnmachtsneigung.**
Spezifische Symptome, die nur bei bestimmten Anämieformen vorkommen, sind Zungen-, Haut- und Nagelveränderungen, Störungen der Magensaftsekretion und neurologische Ausfallerscheinungen (☞ Abb. 34, S. 174).

Symptome

3.3.1.1 Akute Blutungsanämie

> **Definition:** Eine akute Blutungsanämie kommt durch den raschen Verlust größerer Blutmengen zustande. Sie ist normochrom.

Gehen mehr als ca. 30% der zirkulierenden Blutmenge verloren, besteht akute Lebensgefahr.

Häufigste Ursache einer Blutung im Verdauungstrakt ist ein frisches Magen- oder Zwölffingerdarmgeschwür. Das Vorliegen einer Blutung ist bei äußeren Verletzungen, Bluterbrechen und Blutungen aus dem Harn-, Genital- oder Darmtrakt leicht festzustellen. Schwierig sind Blutungen zu erkennen, die zu keinem Blutverlust nach außen führen. Hierher gehören Blutverluste in die freie Bauchhöhle, z. B. durch Milz- oder Leberruptur.

Ursachen

Die Patienten bieten meistens das typische Bild des **Kreislaufschocks** mit Blässe, Unruhe, kaltem Schweiß, Blutdruckabfall, Pulsbeschleunigung, Ohnmachtsneigung, Schwindel, Ohrensausen und Sehstörungen. In schwersten Fällen können Krämpfe und Bewusstlosigkeit auftreten.

Klinisches Bild

Die Diagnose ist bei äußerlich erkennbaren Blutungen leicht. Das Blutbild zeigt eine normochrome Anämie, deren volles Ausmaß erst erkennbar wird, wenn im Laufe von Stunden bis zu 1–2 Tagen genügend Gewebsflüssigkeit in die Blutbahn eingeströmt ist. Bei jedem unklaren Schockzustand muss an eine akute Blutung gedacht werden.

Diagnose

Hauptziel der Behandlung ist der sofortige Ersatz des verloren gegangenen Blutes, um den Kreislauf aufzufüllen, am besten durch **Bluttransfusionen oder Plasmaersatzmittel.** Die meisten Plasmaersatzmittel enthalten 6 % Dextran (z. B. Macrodex®) oder Gelatine

Therapie

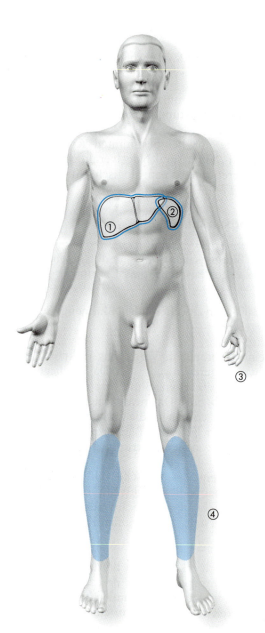

Abb. 34: Symptome bei Anämien

(z. B. Haemaccel®). Sie sind biologisch indifferent und bleiben, da sie den gleichen kolloidosmotischen Druck wie das Plasma haben, genügend lange in der Blutbahn.

Die Prognose der akuten Blutungsanämie ist gut, wenn die Blutungsquelle aufgedeckt und die Blutung gestillt werden kann. Eine anhaltende Pulsfrequenzsteigerung (> 100/Min.) weist auf ein Fortdauern der Blutung hin.

Prognose

3.3.1.2 Eisenmangelanämien

> **Definition:** Eisenmangelanämien sind hypochrome Anämien durch eine gestörte Hämoglobinbildung infolge eines manifesten Eisenmangels.

Eisenmangelanämien zählen zu den häufigsten Anämieformen.

Häufigkeit

Ein Eisenmangel kann auftreten durch:
- chronische Blutverluste (z. B. aus dem Magen-Darm- oder Urogenitaltrakt),
- verminderte Eisenresorption,
- erhöhten Eisenbedarf (Schwangerschaft, Laktation, Wachstum) oder
- ungenügende Eisenzufuhr in der Nahrung (bei uns selten, evtl. bei rein vegetarischer Ernährung).

Ursachen

Die physiologischen Eisenverluste der Frau durch Menstruation, Schwangerschaften und Laktation erklären, warum Eisenmangelanämien bei Frauen häufiger vorkommen.

Charakteristisch sind neben den allgemeinen Anämiesymptomen, wie Blässe der Haut und der Schleimhäute, Herzklopfen, Ohnmachtsneigung und Schwäche, **Veränderungen an Haut, Schleimhäuten und Nägeln.** Die Haut ist rissig und spröde, die Nägel erscheinen abgeflacht, brüchig und z. T. konkav, weshalb sie auch „Löffelnägel" genannt werden.
Schluckbeschwerden und Zungenbrennen beruhen auf entzündlichen Veränderungen der Zungenschleimhaut (Glossitis) und Speiseröhrenschleimhaut (sog. Plummer-Vinson-Syndrom). Die **Haare** sind **struppig, trocken** und fallen leicht aus. Gelegentlich bestehen leichte Temperaturen, das sog. Eisenmangelfieber. Alle diese Symptome sind jedoch Zeichen eines schweren chronischen Eisenmangels.

Klinisches Bild

Die Diagnose stützt sich auf den erniedrigten Eisenspiegel im Blut, der bis auf 5–10 γ % absinken kann. Im Blutausstrich erscheinen die Erythrozyten klein (Mikrozytose) und haben eine unterschiedliche Größe (Anisozytose), der Hb-Gehalt ist vermindert, MCH, MCV und Ferritin sind erniedrigt.

Diagnose

Therapie Entscheidend ist die Beseitigung der Ursache des Eisenmangels, d. h. Stillung der Blutungsquelle oder Behebung der Resorptionsstörung. Eisen kann **peroral** zugeführt werden. Zahlreiche Eisenpräparate enthalten Vitamin C, das die Eisenaufnahme verbessert. Parenterale Eisengaben sind nur bei schweren Anämiefällen nötig. Die erforderliche Eisenmenge muss berechnet werden, da der Körper nicht in der Lage ist, injiziertes Eisen auszuscheiden. Paravenöse Eiseninjektionen verursachen schwere Nekrosen!

Prognose Die Prognose ist gut, wenn die Ursache des Eisenmangels behoben werden kann.

3.3.1.3 Hypochrome Anämien ohne Eisenmangel

Diese Anämieformen sind insgesamt selten. Zu ihnen zählen die sog. sideroachrestischen Anämien, bei denen eine **Eisenverwertungsstörung** der Erythrozyten vorliegt. Der Eisenspiegel ist daher erhöht. Auch bei der Tumor- und Infektanämie liegt meistens kein Eisenmangel vor.

3.3.1.4 Hyperchrome Anämien – Perniziöse Anämie

Definition: Hyperchrome Anämien (megaloblastäre Anämien) sind durch Synthesestörungen von Knochenmarkszellen bedingt, denen ein Mangel an Vitamin B_{12} oder Folsäure zugrunde liegt. Im Knochenmark finden sich pathologische große, rote Vorstufen, sog. Megaloblasten, weshalb auch von megaloblastären Anämien gesprochen wird. MCH und MCV sind erhöht.

Definition: Die perniziöse Anämie ist eine auf einem Vitamin-B_{12}-Mangel beruhende Allgemeinkrankheit, deren Leitsymptom eine hyperchrome, megaloblastäre Anämie ist.

Häufigste hyperchrome Anämie: Perniziöse Anämie Die häufigste hyperchrome Anämie ist die perniziöse Anämie. Der Name dieser Anämie leitet sich vom lat. pernicies, d. h. „Verderben" ab (die Perniziosa verlief bis 1926 fast ausnahmslos tödlich). Ihre Prognose ist heute jedoch sehr gut.

Vorkommen Die Krankheit kommt vorwiegend im höheren Lebensalter vor und betrifft Männer und Frauen etwa gleich häufig. Bei Farbigen und Japanern kommt sie praktisch nicht vor.

Ätiologie und Pathogenese Vitamin B_{12} kann nicht vom menschlichen Körper synthetisiert werden. Hauptquellen sind Fleisch und Milchprodukte. Vitamin B_{12} (Extrinsic factor) wird nur resorbiert, wenn es mit dem in der Magenwand von den Belegzellen gebildeten Intrinsic factor eine lose chemische Bindung eingeht. Dieser Vitamin-B_{12}-Eiweißkomplex wird im distalen Ileum resorbiert und von einem spezifischen

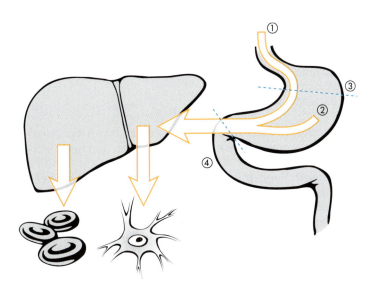

① Ungenügende Zufuhr von Vit. B$_{12}$ (Extrinsic factor)
② Mangel an Intrinsic factor (echte Perniziosa)
③ Totale Gastrektomie
④ Resorptionsstörungen (Sprue, Fischbandwurm)
⑤ Gesteigerter Verbrauch (Schwangerschaft)

Abb. 35: Normale Verstoffwechselung von Vitamin B$_{12}$ und Ursachen des Vitamin-B$_{12}$-Mangels

Eiweiß, dem Transcobalamin, transportiert. Vitamin B$_{12}$ wird zu 50 % in der Leber gespeichert. Es ist gemeinsam mit der Folsäure für den Zellkernstoffwechsel aller Zellen und somit auch dem der Erythrozyten und Nervenzellen notwendig. Ein Folsäuremangel kann daher ebenfalls Blutbildveränderungen wie bei der Perniziosa hervorrufen. Bei der perniziösen Anämie liegt eine **schwere Störung der Magensekretion** aufgrund einer Typ-A-Gastritis vor. Der Magen ist nicht mehr in der Lage, Salzsäure und Intrinsic factor zu bilden, Vitamin B$_{12}$ kann daher nicht resorbiert werden. MCH und MCV sind erhöht, häufig bestehen auch eine Leukopenie und Thrombozytopenie, die Retikulozyten sind erniedrigt.

Die ersten, langsam einsetzenden Beschwerden sind Appetitmangel, Druck- und Völlegefühl im Oberbauch, Durchfälle und das besonders typische **Zungenbrennen.** Neben den bekannten Anämiesymptomen bestehen **neurologische Ausfallerscheinungen,** wie pelziges Gefühl, Kribbeln, „Ameisenlaufen", Gangunsicherheit, Rücken- und Gliederschmerzen. Sie können Jahre vor den Blutbildveränderungen auftreten. Diesen neurologischen Symptomen liegt eine sog. **funikuläre Myelose** zugrunde, d. h. eine degenerative Erkrankung der Leitungsbahnen im Rückenmark. Die **Patienten** sehen **blass und „strohgelb"** aus, häufig besteht ein geringer Ikterus. Die Zunge ist glatt, rot und atrophisch (sog. **Huntersche Glossitis).** Die Leber ist mäßig, die Milz höchstens geringfügig vergrößert.

Neben der echten Perniziosa kommen auch symptomatische perniziosaähnliche Anämien vor. Sie werden infolge eines Mangels an Intrinsic factor 5–10 Jahre nach totaler Magenresektion beobachtet, bei Infektionen mit dem Fischbandwurm (Botriocephalus latus), der im Dünndarm das Vitamin B$_{12}$ aus der Nahrung auf-

Klinisches Bild

Diagnose
nimmt, bei schweren Resorptionsstörungen (z. B. Sprue), bei Alkoholikern und ganz selten in der Schwangerschaft (Folsäuremangel).

Das Vollbild der Erkrankung gründet sich auf die **Trias:**
- hyperchrome, megalozytäre Anämie,
- Typ-A-Gastritis mit Achylie,
- funikuläre Myelose.

Eine Gastroskopie muss zum Nachweis einer Typ-A-Gastritis und zum Ausschluss eines Magenkarzinoms immer durchgeführt werden.

Zur Diagnosestellung trägt auch der **Schilling-Test** bei, bei dem Vitamin B_{12} (1 µg) oral verabreicht und dessen Ausscheidung im Urin bestimmt wird. Eine Ausscheidung unter 2 % der gegebenen Menge belegt einen Mangel an Intrinsic Factor. Eine direkte Messung der Vitamin-B_{12}- und Folsäurespiegel im Serum ist ebenfalls möglich. Ferner können Antikörper gegen Belegzellen des Magens nachgewiesen werden.

Therapie

Die Behandlung besteht in einer **lebenslangen parenteralen Vitamin-B_{12}-Gabe** (z. B. Aquo-Cytobion 500®). Setzt unter der Behandlung eine kräftige Erythrozytenneubildung ein, deren erstes Zeichen ein Anstieg der Retikulozyten (Retikulozytenkrise) ist, können Eisengaben notwendig werden. Schwere Fälle benötigen am Anfang Bluttransfusionen. Bei Folsäuremangel wird Folsäure per os gegeben (z. B. Folsan®).

Prognose

Die Prognose ist **gut.** Die Blutbildveränderungen können sich vollständig zurückbilden, die neurologischen Ausfälle sind allerdings nur teilweise reversibel. Die Typ-A-Gastritis bleibt bestehen. Allerdings muss die perniziöse Anämie als Präkanzerose angesehen werden, da sich bei etwa 5 % der Perniziosakranken ein Magenkarzinom entwickelt. Deshalb sind regelmäßige gastroskopische Kontrollen erforderlich.

3.3.1.5 Hämolytische Anämien

Definition: Das Kennzeichen hämolytischer Anämien ist der gesteigerte Erythrozytenzerfall. Als Kompensation kommt es zu einer gesteigerten Erythrozytenneubildung. Zu einer Anämie kommt es, wenn der Erythrozytenabbau, die Hämolyse, stärker als die Erythrozytenneubildung ist.

Ursachen

Folgende Ursachen sind möglich:
- Eine meist angeborene Minderwertigkeit der Erythrozyten (hereditäre hämolytische Anämie). Sie kann auf einer Strukturschädigung der roten Blutkörperchen, einem Enzymmangel oder dem Vorliegen eines pathologischen Hämoglobins beruhen. Diese hämolytischen Anämien werden korpuskulär genannt.

- Im Serum sind Autoantikörper gegen Erythrozyten vorhanden. Diese Anämieformen sind meist erworben und werden serogene hämolytische Anämien genannt.
- Es können Hämolysegifte (z. B. Phenylhydrazin) oder Medikamente (z. B. Penicillin, Cephalosporine, INH, Indometazin, Chinidin u. v. a.) eine Hämolyse hervorrufen.
- Eine mechanische Auslösung von Hämolysen ist durch Herzklappenprothesen – vor allem Aortenklappenprothesen – oder bei Operationen mit der Herz-Lungen-Maschine möglich.

Folgende Befunde (Hämolysezeichen) sind bei hämolytischen Anämien häufig: *Häufige Befunde*
- leichter Ikterus, da der verstärkte Hämoglobinabbau zu einer Erhöhung des Serumbilirubins führt,
- erhöhter Serum-Eisengehalt, da Eisen aus den abgebauten Erythrozyten vermehrt frei wird,
- Retikulozytenvermehrung durch die kompensatorisch vermehrte Blutneubildung,
- Milzvergrößerung, falls der gesteigerte Abbau der roten Blutkörperchen in der Milz erfolgt,
- Hämoglobinurie; bei schwerer Hämolyse kann eine Hämoglobinausscheidung im Urin auftreten,
- Haptoglobin im Serum ist bei einer Hämolyse stark vermindert.

Folgende Laboruntersuchungen helfen zusätzlich bei der Diagnosestellung: *Laboruntersuchungen*
- Der Coombs-Test (Antiglobulintest), mit dem bei serogenen hämolytischen Anämien die Autoantikörper nachgewiesen werden können.
- Mit radioaktiv markiertem Chrom($^{51}CrO_4$) können die Erythrozyten-Überlebensdauer und der Erythrozyten-Abbauort (Milz, Blutbahn) untersucht werden.
- Die Bestimmung der Resistenz der roten Blutkörperchen gegenüber bestimmten mechanischen oder osmotischen Einflüssen.
- Hämoglobinelektrophorese, ferner quantitative Bestimmung verschiedener Erythrozyten-Enzyme.

3.3.1.6 Korpuskuläre hämolytische Anämien

Kugelzellenanämie

> **Definition:** Bei der Kugelzellenanämie handelt es sich um eine hämolytische Anämie, die auf einem dominant vererbten, angeborenen Membrandefekt der roten Blutkörperchen beruht. Diesem liegt ein Defekt am sog. Verfestigungsmolekül Spektrin zugrunde. Diese Erkrankung wird auch als konstitutioneller hämolytischer Ikterus bezeichnet.

Klinisches Bild

Leitsymptome sind **hämolytische Anämie, Milzvergrößerung** (in 90 %) **und Kugelzellen.** Kugelzellen sind kleine kugelige Erythrozyten, die deshalb auch Mikrosphärozyten genannt werden. Die Krankheit tritt, bedingt durch den dominanten Erbgang, gehäuft familiär auf. Neben der Anämie sind **Missbildungen** häufig: Turmschädel, hoher „gotischer" Spitzbogengaumen, vermindertes Längenwachstum, eingezogene Nasenwurzeln und kleine Augen, sog. „Schweinsaugen". Die Krankheit, die häufig schon in der Jugend einsetzt, verläuft meist schubweise. Diese sog. **hämolytischen Krisen** machen sich durch Zunahme von Anämie und Gelbsucht, Vergrößerung der Milz und auch Oberbauchkoliken bemerkbar. In 60 % der Fälle bestehen Gallenkoliken oder Gallensteine durch die Eindickung der Galle. Andere Patienten sind „mehr gelb als krank". Schwere der Krankheit und Größe der Milz korrelieren in etwa miteinander.

Diagnose

Wichtig ist neben der klinischen Symptomatik der Nachweis der Kugelzellen und einer verminderten Widerstandskraft der Erythrozyten gegenüber osmotischen Einflüssen. Hierfür werden die roten Blutkörperchen in Kochsalzlösungen von fallender Konzentration gebracht. Abgelesen wird, bei welcher Kochsalzverdünnung die ersten Erythrozyten aufgelöst, d. h. hämolysiert werden. Während normalerweise eine Hämolyse erst bei 0,46 % Natriumchlorid (NaCl) einsetzt, beginnt sie bei der Kugelzellenanämie schon bei 0,7–0,5 % Natriumchlorid.

Therapie

Entscheidend ist die **Milzexstirpation,** d. h. die operative Entfernung der Milz, die zur klinischen Heilung führt. **Die Kugelzellbildung hingegen ändert sich nicht.**

Prognose

Die Prognose ist relativ **günstig.** Das gehäufte Auftreten von Gallensteinen kann zu Komplikationen führen. Ein tödlicher Ausgang schwerer hämolytischer Krisen kommt vor.

Hämolytische Anämien durch pathologische Hämoglobine

Bedeutung und Vorkommen

Neugeborene und junge Säuglinge haben ein Hämoglobin, das sich vom Hämoglobin des Erwachsenen unterscheidet. Das Hb der Neugeborenen wird Hb-F (F = fetal), das Erwachsenenhämoglobin Hb-A_1, Hb-A_2 (A = adult = erwachsen) genannt. Krankheiten, die durch pathologische Hämoglobine hervorgerufen werden, heißen **Hämoglobinopathien.** Zu ihnen gehört die **Thalassämie,** die hauptsächlich bei Mittelmeerrassen und in China vorkommt, auf dem Vorkommen von Hb-F bei Erwachsenen beruht und bei voller Ausprägung, der sog. Thalassaemia major, eine sehr ungünstige Prognose aufweist. Ferner zählen hierzu die **Sichelzellanämie** der Farbigen (Vorliegen von Hb-S) und die Hämoglobin-C-Krankheit, die durch das abnorme Hb-C gekennzeichnet ist.

Hämolytische Anämien durch Enzymmangel

Serogene hämolytische Anämien

Sie treten in 65% der Fälle als eigenständige Krankheit oder aber im Gefolge anderer Blutkrankheiten auf. Die Hämolyse wird durch **Antikörper,** die gegen die Erythrozyten gerichtet sind, hervorgerufen. Es handelt sich dabei am häufigsten um Wärmeantikörper (sie reagieren bei 37° C), Kälteantikörper (ihre Reaktionsfähigkeit nimmt bei Abkühlung gegen 0° C zu) oder Isoantikörper, die gegen fremde Erythrozyten gerichtet sind.

Meist liegt ein **schweres Krankheitsbild,** das entweder akut mit Fieber oder chronisch, z. T. auch rezidivierend verläuft, vor. Am häufigsten werden Frauen im mittleren Lebensalter betroffen. Sind Kälteantikörper Ursache der Hämolyse, so kommt es in typischer Weise bei Kälte zu bläulicher Verfärbung und pelzigem Gefühl an Nase, Ohren, Fingern und Zehen. Die geringsten Beschwerden bestehen daher im Sommer. Am wirksamsten ist eine lang dauernde **Behandlung** mit Kortikoiden. Versagt diese Therapie, kann manchmal eine Milzentfernung helfen. Bluttransfusionen sollten schweren Fällen vorbehalten sein, da sie die Antikörperbildung anregen und neue Hämolyseschübe auslösen können.

Klinisches Bild

Die Prognose ist wechselhaft und ungünstiger bei den chronischen Formen. Aber auch akute hämolytische Anämien können tödlich verlaufen.

Prognose

Hämolyse durch Isoantikörper

Sie kann auftreten, wenn Antikörper gegen körperfremde, aber arteigene Zellen vorliegen.
Die zwei wichtigsten Erscheinungsformen dieser Hämolyseart sind:
- die hämolytische Erkrankung der Neugeborenen (fetale Erythroblastose),
- der Transfusionszwischenfall.

Erscheinungsformen

Der **Transfusionszwischenfall** beruht auf einer Blutgruppenunverträglichkeit zwischen Blutspender und Blutempfänger. Das Blut des Empfängers enthält Antikörper, die gegen die roten Blutkörperchen des Spenders gerichtet sind und diese hämolysieren. Die Letalität beträgt ca. 50 %.

3.3.1.7 Transfusion von Blut und Blutprodukten

Voraussetzung der Bluttransfusion ist die Blutgruppengleichheit im ABO- und Rh-System. Vor der Entdeckung der Blutgruppen durch LANDSTEINER im Jahre 1901 (1930 Nobelpreis für Medizin) scheiterten die meisten Transfusionsversuche an dieser Voraussetzung. Im ABO-System sind bei Mitteleuropäern die Gruppen folgendermaßen verteilt:

Voraussetzung

Verteilung	• A_1	34 %
	• A_2	8 %
	• B	11 %
	• A_1B	3 %
	• A_2B	1 %
	• 0	43 %

Andere Rassen weisen ein völlig verschiedenes Gruppenspektrum auf.

Rh-System

Das Rh-System (Rh = Rhesus) erlaubt eine Einteilung in Rh-positive (Rh +: 85 %) und Rh-negative (Rh –: 15 %) Individuen. Darüber hinaus existieren noch ca. 15 weitere Blutgruppensysteme, deren klinische Bedeutung jedoch gering ist.

Untersuchungen

Jede Blutspende wird in Deutschland obligatorisch auf Serum-Marker von Syphilis, Hepatitis B und C sowie HIV 1 und 2 getestet. Eine Verunreinigung durch Bakterien ist durch Spenderauswahl und hohe Qualitätsnormen weitestgehend ausgeschlossen. Die transfusionsbedingte Virusübertragung gilt als das gravierendste Infektionsrisiko der Fremdbluttransfusion. Das Risiko einer transfusionsbedingten Hepatitis C-Infektion liegt heute bei ca. 1 : 5000, einer Hepatitis-B-Infektion bei 1 : 50 000, das Risiko einer HIV-Infektion bei 1 : 1 Million.

Kreuzprobe

Vor der Bluttransfusion ist die Durchführung einer Kreuzprobe unerlässlich. Minimalforderung stellt der sog. **Major-Versuch** dar, d. h. die Prüfung der Verträglichkeit von Empfängerserum und Spendererythrozyten. Im **Minor-Test** wird die Verträglichkeit von Spenderserum und Empfängererythrozyten geprüft; der Test stellt gleichzeitig eine Kontrolle der Blutgruppenbestimmung dar. Der indirekte COOMBS-Test dient dem Nachweis inkompletter Antikörper, beispielsweise Anti-Rh-IgG-Antikörper im Blut Rhesusfaktor-negativer Frauen. Vor jeder Bluttransfusion muss der Arzt

Bedside-Test

anhand des **Bedside-Tests** die Blutgruppe des Patienten überprüfen. Wichtig ist die **biologische Probe**: 10–20 ml Spenderblut werden rasch transfundiert. Tritt nach 2 Minuten keine Reaktion auf, werden weitere 20 ml Blut gegeben. Erfolgt auch dann keine Reaktion, kann die gesamte Blutmenge transfundiert werden (sog. Oeleckerprobe).

In seltenen Fällen kann es transfusionsbedingt durch Leukozytenantikörper auch zu tödlich verlaufenden Lungenreaktionen kommen (nicht kardiogenes posttransfusionelles Lungenödem).

Indikationen zur Transfusion von Blut oder Blutbestandteilen

Als Indikationen zur Transfusion von Blut oder Blutbestandteilen gelten:
- Volumenersatz,
- Übertragung von Sauerstoffträgern,
- Ausgleich onkotischer Störungen,
- Behandlung von Gerinnungsstörungen,
- Verbesserung der immunologischen Aktivität,
- Austauschtransfusionen, bei denen das 1–1,5fache des körpereigenen Blutvolumens transfundiert wird. Sie werden angewandt

bei der hämolytischen Erkrankung der Neugeborenen, schweren Verbrennungen, Vergiftungen, beim Transfusionszwischenfall und auch im Leberversagen.
- Fremdblut wird außerdem benötigt zum Betrieb der Herz-Lungen-Maschine.

Folgende Blutpräparate finden heute Verwendung:
- Volumenersatz: Albumin 5 %, Serumeiweißlösung.
- Sauerstoffversorgung: Erythrozytenkonzentrate.
- Onkotischer Druckausgleich: Albumin 20 %.
- Substitution bei Gerinnungsdefekten: gerinnungsaktives Frischplasma, Faktor VIII-, Faktor IX-, AT III-, Faktor XIII-Konzentrat, PPSB-Konzentrat, Thrombozytenkonzentrate bei thrombozytopenischen Blutungen (Thrombozytenzahl unter 20 000/mm^3).
- Immunaktivierend: Transferfaktor, Interferone, Interleukine, IgG- und IgM-Konzentrate.

Blutpräparate

Es sollten möglichst **nur die benötigten Blutbestandteile,** d. h. Erythrozyten, Plasma, Leukozyten und/oder Thrombozyten transfundiert werden (sog. Bluttransfusion „nach Maß").

Präoperativ vom Patienten entnommenes Blut wird durch Zentrifugation in Erythrozytenkonzentrat und Plasma getrennt. Durch entsprechende Vorbehandlung ist das Erythrozytenkonzentrat bis zu 49 Tagen, das schockgefrorene Plasma bis zu einem Jahr haltbar. Die Eigenblutspende kann also bei 4–6 Wochen vorausplanbaren Operationen eingesetzt werden. Sie schützt den Patienten vor

Eigenblutspende

- Blutpräparate dürfen nicht geschüttelt oder übermäßig erhitzt werden (z. B. Wasserbad).
- Gekühlte Konserven im Kühlschrank der Station Zwischenlagern und ca. 1 Stunde vor der Transfusion herausnehmen.
- Ist im Rahmen von Notfällen eine rasche Aufwärmung unerlässlich, erfolgt die Aufwärmung am besten mit einem Blutwärmgerät nach dem Durchlaufprinzip.
- Hygienische Arbeitsweise beachten.
- Sicherheitsüberprüfung durch zwei unabhängige Personen hinsichtlich:
  – Personalien auf Konserve und in Patientenunterlagen,
  – Blutgruppe und Rhesusfaktor,
  – Registriernummer, Herstellungs- und Verfalldatum.
  – Unstimmigkeiten müssen geklärt werden!
- Auf Beschädigungen oder Farbveränderungen der Konserve achten. Hämolytisches Blut (lackfarbig) darf nie transfundiert werden.
- Tropfgeschwindigkeit ca. 40–60 Tropfen pro Minute (Durchlaufzeit 1 Stunde), bei Herzinsuffizienz ca. 3 Stunden.
- Laufende Kontrollen von Puls, Blutdruck, Atmung und Befinden.
- Dokumentation.

Übersicht 23:
Pflegerische Aufgaben bei Bluttransfusionen

Infektionen, Immunisierungs- und allergischen Reaktionen und gilt als die sicherste und risikoärmste Form der Blutübertragung.

Indikationen und Vorzüge der Eigenblutspende sind:
- Minimierung von Infektionsrisiken und Unverträglichkeitsreaktionen,
- Blutspende bei Ablehnung von Fremdblut möglich (z. B. bei Zeugen Jehovas),
- Blutspende bei seltenen Blutgruppen.

> **Merke:** Da die Hälfte aller Transfusionszwischenfälle – meist infolge eines Nierenversagens – tödlich verläuft, müssen vom Pflegepersonal die Alarmsymptome der Transfusionszwischenfälle (s. u.) sorgfältig beachtet werden. Generell gilt: lieber ein Fehlalarm als ein verspäteter Alarm!

Alarmsymptome des Transfusionszwischenfalls

- Kreuz- und Brustschmerzen,
- Hitzegefühl (Arme, Gesicht),
- Blutdruckabfall, Schocksymptome,
- Schüttelfrost, Fieber,
- Hämoglobinurie (Spätzeichen).
- Auch diffuse Beschwerden können auf einen Zwischenfall hinweisen.

> **Merke:** Bei Verdacht auf einen Transfusionszwischenfall sind folgende Sofortmaßnahmen durchzuführen:
> - Transfusion sofort unterbrechen!
> - Umgehend den Arzt verständigen!
> - Transfusion zur Prüfung der Ursache des Transfusionszwischenfalls aufbewahren und Vorfall dokumentieren.

Ärztliche Sofortmaßnahmen beim Transfusionszwischenfall

- Schockbekämpfung (Plasmaersatzmittel, einwandfreies Konservenblut, evtl. Austauschtransfusionen),
- Glukokortikoide (hochdosiert),
- bei akutem Nierenversagen Dialyse.

3.3.2 Erkrankungen der Leukopoese

Erkrankungen der Leukopoese (Störung der Bildung weißer Blutkörperchen) umfassen zahlreiche Krankheitsbilder mit sehr unterschiedlicher Klinik und Prognose.
Die Erkrankungen der Leukopoese lassen sich wie folgt einteilen:

- Aplastisches Syndrom:
  Aplastische Anämien
  Agranulozytose
- Akute Leukämien
- Myeloproliferative Syndrome:
  Chronische myeloische Leukämie (CML)
  Polycythaemia vera
  Megakaryozytäre Myelose
  Osteomyelosklerose
- Erkrankungen des lymphatischen (lymphoretikulären) Systems:
  Lymphogranulomatose (Morbus Hodgkin)
  Non-Hodgkin-Lymphome mit niedriger Malignität:
  Chronische lymphatische Leukämie (CLL)
  Verschiedene Immunozytome
  Non-Hodgkin-Lymphome mit hoher Malignität: z. B. zentroblastisches, lymphoblastisches und immunoblastisches malignes Lymphom.

Die Nomenklatur der Erkrankungen der Leukopoese wird allerdings zum Teil unterschiedlich gehandhabt. Bei den Lymphomen ist die Unterscheidung zwischen Hodgkin- und Non-Hodgkin-Lymphomen wichtig.

3.3.2.1 Aplastisches Syndrom

> **Definition:** Anämien, die durch eine quantitativ unzureichende Erythrozytenbildung entstanden sind, werden aplastische Anämien genannt. Bei der Panmyelopathie werden alle Zellsysteme des Knochenmarks in unzureichender Menge gebildet.

Aplastische Anämien

Bei der Knochenmarksbiopsie findet sich in typischer Weise ein „**leeres Knochenmark**". Neben der Anämie bestehen auch eine Leukopenie und Thrombozytopenie.

Mögliche Ursachen sind:
- **Primäre Formen** (Ursache ist unbekannt).
- **Symptomatische Formen** können durch radioaktive Strahlen (Opfer von Hiroshima und Nagasaki), Gifte (Benzol und Benzolderivate), Medikamente (Zytostatika, Goldpräparate, Antibiotika, Sulfonamide, Epilepsiemittel, Analgetika) oder durch Karzinommetastasen im Knochenmark bedingt sein.

Ursachen

Leitsymptome sind neben den Blutbildveränderungen vermehrte **Infektionsbereitschaft**, **Fieber** (Fehlen der leukozytären Abwehr), Entzündungen und **Nekrosen** der Mundschleimhaut, der Tonsillen, der Anal- und Vaginalschleimhaut und schließlich eine starke **Blu-**

Klinisches Bild

tungsneigung (Thrombozytopenie). Das Blutbild zeigt eine normochrome Anämie mit Leukopenie und Thrombozytopenie. Es kommen akute und chronische Verlaufsformen vor.

Therapie
Die Therapie besteht in Bluttransfusionen, Gaben von Kortikoiden und Androgenen (Medikamente, die die Wirkung von männlichen Sexualhormonen besitzen, z. B. Primobolan®) sowie vor allem im Absetzen aller verdächtigen Medikamente. Bei Patienten unter 45 Jahren kommt auch eine Knochenmarkstransplantation infrage.

Prognose
Die Prognose ist insgesamt schlecht.

Agranulozytose

Definition: Agranulozytose bedeutet eine Störung der Granulozytopoese mit hochgradiger Verminderung der Leukozyten.

Ursachen
Zahlreiche **Medikamente,** von denen insgesamt 200 bekannt sind, und chemische Substanzen können eine Antikörperbildung gegen Granulozyten auslösen, die eine Zerstörung dieser Blutzellen zur Folge hat. Am häufigsten führen Schmerzmittel (z. B. Metamizol), Sulfonamide, Chloramphenicol, Sedativa, Epilepsiemittel, ACE-Hemmer, Tuberkulostatika, Zytostatika und Antibiotika zur Agranulozytose.

Klinisches Bild
Leitsymptome sind akut auftretendes **Fieber und Schleimhautnekrosen** im Bereich der Mundhöhle (Angina agranulocytotica), des Anus und der Vulva. Das **Blutbild ist charakteristisch:** Es besteht eine Leukopenie mit hochgradigem oder vollständigem Fehlen der Neutrophilen bei normaler Erythrozyten- und Thrombozytenzahl. Da die granulozytäre Abwehr schwer gestört ist, sind die Patienten durch **Infekte** besonders gefährdet.

Therapie
Voraussetzung einer erfolgreichen Behandlung ist das Erkennen und **Absetzen des auslösenden Medikaments** sowie aller anderen potenziell Agranulozytose auslösenden Substanzen (Analgetika, Antipyretika). Zur Infektbekämpfung sind Antibiotika, evtl. Gammaglobuline erforderlich.

Merke: Ohne ärztliche Anordnung dürfen bei Agranulozytose keine schmerzstillenden oder fiebersenkenden Mittel gegeben werden. Intramuskuläre Injektionen (Spritzenabszess) sind verboten.

3.3.2.2 Leukämien

> **Definition:** Leukämie ist ein Sammelbegriff für die maligne Entartung und Reifungsstörungen der weißen Blutzellen mit Auftreten unreifer, von der Norm morphologisch und biochemisch abweichender Zellen im Blut und den blutbildenden Organen.

Leukämie heißt wörtlich „Weißblütigkeit". Letztlich sind Leukämien bösartige Bluterkrankungen mit häufig tödlichem Ausgang. Allerdings konnte die Prognose in den letzten Jahren durch die Chemotherapie deutlich verbessert werden. So sind kindliche Leukämien bis zu 80 % heilbar.

Je nachdem, ob das myeloische oder lymphatische System erkrankt ist, unterscheidet man
- myeloische Leukämien und
- lymphatische Leukämien.

Einteilung der Leukämien

Nach dem Verlauf lassen sich akute und chronische Leukämien unterscheiden.

Die meisten Leukämien gehen mit einer **hochgradigen Vermehrung der weißen Blutkörperchen** im peripheren Blutbild einher (leukämische Verlaufsform). Seltener sind die **aleukämischen Formen** mit fehlender oder mäßiger Leukozytenvermehrung.

Akute Leukämie

Bei der akuten Leukämie (unreifzelligen Leukose) werden zwei Hauptformen unterschieden:

Einteilung der akuten Leukämien

- Akute lymphatische Leukämie (ALL). Sie ist die häufigste Leukämie des Kindesalters.
- Akute myeloische Leukämie (AML).

Die akute Leukämie kommt in jedem Lebensalter, auch bei Kindern, vor und betrifft Männer und Frauen gleich häufig.

Es handelt sich um eine **rasch,** beim Erwachsenen in 80 % der Fälle **tödlich** verlaufende Blutkrankheit, bei der es neben einer Verminderung der reifen weißen Blutkörperchen zum Auftreten unreifer und atypischer Vorstufen der Leukozyten (sog. **Blasten**) kommt. Die Krankheit setzt akut ein und verläuft stürmisch unter den **Leitsymptomen Anämie, Fieber und Blutungsneigung.** Die Verwechslung mit einer akuten Infektionskrankheit, wie z. B. einer Grippe, liegt daher nahe. Die Infektionsbereitschaft ist gesteigert, die Infektabwehr herabgesetzt, da keine vollwertigen weißen Blutkörperchen vorliegen. **Entzündungen und Nekrosen der Mundschleimhaut und der Tonsillen** (Stomatitis und Tonsillitis) mit Schwellung der Halslymphknoten sind die Folge. Milz und Leber sind nur gering vergrößert. Sepsis, Hirnblutungen und Blutungen aus Magen-Darm-Geschwüren bilden die wesentlichen Todesursachen. Die

Klinisches Bild

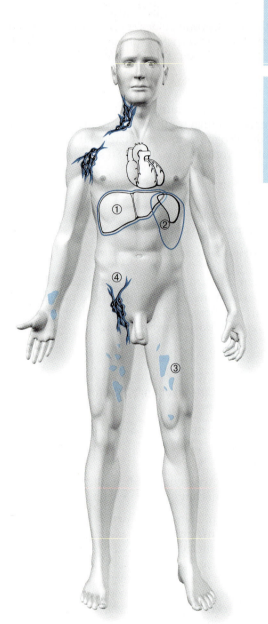

Abb. 36: Symptome bei Leukämien

- Blässe
- Stomatitis
- Fieber
- Kachexie
- hämorrhagische Diathese

① Lebervergrößerung
② extremer Milztumor
③ Hautinfiltrate
④ Lymphknotenschwellungen

BSG ist maximal beschleunigt. Das Blutbild zeigt niedrige, normale oder erhöhte Leukozytenzahlen, immer eine schwere Anämie und vor allem unreife atypische weiße Vorstufen (**Blasten**).

Der rasante und dramatische Verlauf akuter Leukämien bei jungen Menschen vor der Möglichkeit der Knochenmarkstransplantation ist 1969 mit dem Film Love Story (Ali MacGraw und Ryan O'Neal) in die Filmgeschichte eingegangen.

Es stehen folgende Behandlungsmöglichkeiten zur Verfügung:
- Zytostatika,
- Röntgenbestrahlung,
- Knochenmarkstransplantation.

Therapiemöglichkeiten

Zytostatika
Die wichtigsten Medikamente zur Bekämpfung von Leukämien sind die Zytostatika (☞ Tab. 6, S. 40). Ihre Hauptwirkung liegt in der **Hemmung der Zellteilung,** allerdings nicht nur von Leukämie- oder Tumorzellen, sondern aller Zellverbände mit starker Zellteilungsrate. Eine typische **Nebenwirkung** der Zytostatika neben heftiger Übelkeit und Erbrechen ist daher eine – meist reversible – Granulozyto- und Thrombozytopenie. Ferner kann es zu reversiblem Haarausfall und Schäden an Magen- und Darmschleimhaut kommen. Während einer zytostatischen Therapie sollten die Leukozyten nicht unter 1000/mm^3, die Thrombozyten nicht unter 30 000/mm^3 abfallen. Die zytotstatische Therapie führt zu einer episodischen Rückbildung der Symptome, die **Remission** genannt wird, und bessert das Befinden der Leukämiepatienten. Nicht selten, insbesondere bei Kindern, sind auch definitive Heilungen zu erzielen. Als Vollremission wird ein Absinken der Leukämiezellen im Knochenmark unter 5 % bezeichnet.

Häufig werden Kombinationsbehandlungen mit verschiedenen Zytostatika und Nebennierenrindenhormonen (z. B. Prednison) eingesetzt, wie beispielsweise beim **COAP-Schema** (Cyclophosphamid = Endoxan®, Oncovin = Vincristin®, Zytosin-Arabinosid = Alexan®, Prednison). Neben den Zytostatika werden auch häufig **Kortikoide** (Abkömmlinge der Nebennierenrindenhormone) angewandt, da sie neben ihrer allgemein stimulierenden und entzündungshemmenden Wirkung auch die Lymphozytenbildung bremsen und zytostatisch wirken. Sie werden daher vor allem bei akuter Leukämie und chronischer Lymphadenose gegeben.

Therapie der Zytostatika-Nebenwirkungen
Ein sehr wirksames Medikament zur Vorbeugung und Behandlung von Zytostatika bedingter Übelkeit, Brechreiz und Erbrechen ist Tropisteron (z. B. Navoban®) per os oder intravenös. Da aus den zerstörten Zellen viel Harnsäure frei wird, die zu Nieren- und Harnleitersteinen führen kann, sollte die Tagestrinkmenge 2–3 Liter betragen, der Harn alkalisiert und vorbeugend Allopurinol (z. B. Zyloric®) zur Senkung des Harnsäure-Spiegels gegeben werden.

Zur Verkürzung der Dauer von therapeutisch bedingten Neutropenien und neutropenischem Fieber kann Filgrastim (Neupogen®), ein rekombinanter, d. h. gentechnologisch hergestellter, humaner Granulozyten-Kolonien stimulierender Faktor (G-CSF), gegeben werden. Dieser ist allerdings extrem teuer. Bluttransfusionen sind aufgrund einer Anämie oder Blutungsneigung, Antibiotika zur Therapie von Infekten häufig erforderlich.

Röntgenbestrahlung

Eine lokale Röntgenbestrahlung von Lymphknoten und Milz kommt vor allem bei chronischer lymphatischer und myeloischer Leukämie infrage. Sind Hirn oder Hirnhäute von Leukämiezellen infiltriert (Meningoencephalomyelopathia leucaemica), kommt eine Schädelbestrahlung in Betracht.

Knochenmarkstransplantation

Knochenmarkstransplantation bedeutet die Übertragung von Knochenmark(stamm)zellen von einem geeigneten Knochenmarkspender.

Indikationen

Indikationen sind generell:
- Leukämien,
- Non-Hodgkin-Lymphome,
- myelodysplastisches Syndrom,
- aplastische Anämien,
- Strahlungsunfälle,
- Thalassämia major.

Eine Knochenmarkstransplantation stellt eine **reelle Heilungschance** dar. Am günstigsten sind die Ergebnisse bei Patienten unter 40 Jahren und einem kompatiblen Spender (z. B. HLA-identisches Geschwister, im Idealfall eineiiger Zwilling).

Die Vorbehandlung besteht in einer immunsuppressiven Therapie mit Zytostatika (z. B. Zyklophosphamid) und/oder einer Behandlung mit Antithymozytenglobulin (ATG) sowie einer Ganzkörperbestrahlung. Die eigentliche Transplantation besteht darin, dass etwa 1000 ml Knochenmark vom Spender in Vollnarkose durch Vielfachpunktionen des Beckenknochens gewonnen und dem Empfänger intravenös verabreicht werden. Die Behandlung kann nur in entsprechenden Zentren durchgeführt werden. In sog. Life Islands (Lebensinseln) erfolgt eine Umkehrisolation. Die psychischen Belastungen sind enorm.

Abstoßungsreaktionen entwickeln sich meistens im Sinne einer sog. Transplantat-Gegen-Wirt-Reaktion (Graft Versus Host Reaction (GVHR)) bei ca. 30–50 % der Empfänger. Zur Behandlung wird Ciclosporin-A oder Methotrexat gegeben.

Prognose und Verlauf

Unter dem Einfluss der modernen Therapie hat sich die Prognose, speziell bei Kindern, wesentlich gebessert (durchschnittliche Lebenserwartung 2–3 Jahre), wobei die akute lymphatische Leukämie wiederum prognostisch günstiger ist als die myeloische Form. Langjährige Remissionen (Remission = vorübergehendes Verschwinden von Krankheitssymptomen) sind keine Seltenheit mehr, Heilungen kommen bei Kindern in bis zu 80 % aller Fälle vor.

Fallbeispiel 7: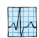

Die 14-jährige Schülerin Ch. L. erkrankt während eines Ferienzeltlagers plötzlich mit Fieber, Husten, Schnupfen und starker Appetitlosigkeit. Da sie sich bei einer Wanderung im Regen stark durchnässte, wird angenommen, sie habe sich „erkältet". Die extreme Abgeschlagenheit und plötzliches starkes Nasenbluten erwecken rasch den Verdacht auf eine schwer wiegende Erkrankung. Als sich heftigste Kopfschmerzen einstellen, wird sie unter dem Verdacht einer Meningitis (Hirnhautentzündung) ins Krankenhaus eingewiesen. Die Verdachtsdiagnose kann ausgeräumt werden, im Blutbild fallen jedoch eine Anämie, Leukopenie und Thrombopenie auf. Im Knochenmarkspunktat ergibt sich der eindeutige Befund einer akuten lymphatischen Leukämie mit 70 % Blasten. Eine zytostatische Therapie führt zunächst zu einer mehrere Wochen anhaltenden Vollremission. Dann tritt ein Rezidiv mit Blastenschub im Knochenmark, intraabdominellen Lymphknotenvergrößerungen und Aszites auf. Die Knochenmarkstransplantation in einem Zentrum (Spenderin HLA-identische Schwester der Patientin) führt zu keiner Regeneration des Knochenmarks. Es kommt zu einer Spender-gegen-Wirt-Reaktion (graft-versus-host-disease). Die Patientin stirbt acht Monate nach der Diagnosestellung im Multiorganversagen.

3.3.2.3 Myeloproliferative Syndrome (MPS)

> **Definition:** Unter myeloproliferativen Syndromen werden im weitesten Sinne Krankheitsbilder verstanden, bei denen es zu einer zunehmenden Proliferation blutbildender Gewebe mit gesteigerter Blutzellbildung kommt.

Die wichtigsten myeloproliferativen Syndrome sind:
- chronische myeloische Leukämie,
- Polycythaemia vera,
- megakaryozytäre Myelose,
- Osteomyelofibrose.

Wichtige myeloproliferative Syndrome

Die wesentlichen Gemeinsamkeiten und Unterschiede der einzelnen myeloproliferativen Syndrome gibt Tab. 27 wieder.

	Chronisch myeloische Leukämie (CML)	Polycythaemia vera	Megakaryozytäre Myelose	Osteomyelofibrose
Klinik Splenomegalie	+	±	+	+++
Laborbefunde Granulozytose	++	+	+	±
Erythrozytose	–	++	–	±
Thrombozytose	±	+	++	±
Alk. Leukozytenphosphatase Hg	↓	↑	↑	↑
Ph₁-Chromosom	+	–	–	–

Tab. 27: Chronische und myeloproliferative Syndrome (nach Chr. Benöhr)

Chronische myeloische Leukämie (CML)

> **Definition:** Die chronische myeloische Leukämie (chronische Myelose) ist ein myeloproliferatives Syndrom mit Auftreten aller Vorstufen der Granulozytopoese, vor allem von Myeloblasten und Promyelozyten im peripheren Blutbild (pathologische Linksverschiebung).
> Charakteristisch sind Leukozytenzahlen um mehrere 100 000/mm^3 im peripheren Blut und die Entwicklung einer erheblichen Milzvergrößerung.

Klinisches Bild

Das Krankheitsbild tritt bevorzugt im mittleren Lebensalter auf und befällt Männer häufiger als Frauen. Der massive, oft bis ins kleine Becken reichende **Milztumor als führendes Symptom** macht sich durch Druck oder Schmerzen im linken Oberbauch und Rücken bemerkbar. Nicht selten wird er zufällig, z. B. im Rahmen einer Vorsorgeuntersuchung, entdeckt. Im weiteren Krankheitsverlauf stellen sich Müdigkeit, Leistungsschwäche, Gewichtsverlust, Anämie, Infektanfälligkeit, Blutungsneigung und Fieber ein. Die Leber ist mäßig vergrößert, Lymphknotenschwellungen bestehen selten. Leukämische Infiltrate sind relativ selten. Wucherungen können überall, bevorzugt in der Lunge, an der Haut, im Magen-Darm-Trakt, Nervensystem und am Augenhintergrund auftreten.

Diagnose

Die Diagnose ist vor allem aus dem Knochenmarksbefund und ferner aus dem leukämischen Blutbild zu stellen. Anämie und Thrombozytopenie (Blutungsneigung) beruhen im Wesentlichen darauf, dass die myeloischen Zellverbände alle anderen Zellgruppen des Knochenmarks überwuchern. Mit den phasisch ablaufenden klinischen Verschlechterungen ist häufig eine Ausschwemmung von Blasten ins periphere Blut, ein sog. Blasten-Schub, verbunden. Die BSG ist regelmäßig stark beschleunigt, wobei die Leukozyten als weiße Säule über den Erythrozyten erkennbar sein können. Die alkalische Leukozytenphosphatase (ALP-Index) ist erniedrigt. Im Chromosomenmuster dieser Patienten liegt eine Störung am Chromosom 22, dem sog. Philadelphia-Chromosom Ph$_1$, vor. Der Nachweis von Philadelphia-Chromosomen beweist folglich das Vorliegen einer CML.

Therapie

Neben Busulfan (Myleran®) werden auch Hydroxyurea (Litalir®) und α-Interferon eingesetzt. Bei extrem großen Milztumoren kann eine Milzbestrahlung erfolgen. Eine Knochenmarkstransplantation kommt bei jüngeren Patienten in früheren Krankheitsstadien infrage (☞ Therapie der Leukämien S. 189).

Verlauf und Prognose

Die durchschnittliche Lebensdauer bei dieser immer tödlich verlaufenden Erkrankung beträgt im Durchschnitt 3–4 Jahre. Die Patienten im Endstadium aller Leukämieformen bieten ein sehr ähnliches Bild: Anämie, Haut- und Schleimhautblutungen, hohes Fieber und Kachexie.

Polycythaemia vera

> **Definition:** Myeloproliferatives Syndrom mit Vermehrung der Erythrozyten im Blut, häufig auch der Leuko- und Thrombozyten. Die Gesamtblutmenge ist erhöht.

Die Ursache ist unbekannt. Betroffen sind besonders Männer im 4. – 7. Lebensjahrzehnt.

Ursache und Vorkommen

Das äußere Erscheinungsbild der Patienten mit hoch rotem, etwas bläulichen Gesicht, geröteten Augen (vermehrte Blutfülle der Gefäße) und vollblütigem Aussehen (Plethora) ist typisch. In zwei Drittel der Fälle besteht eine Milzvergrößerung, in einem Drittel eine Lebervergrößerung. Eine Neigung zu Magen-Darm-Geschwüren ist auffallend.

Klinisches Bild

Das Blutbild zeigt, dass die Anzahl der roten Blutkörperchen auf 6–9 Millionen/mm^3 erhöht ist. Im Gegensatz zur symptomatischen Polyglobulie, wie sie bei Sauerstoffmangel oder Bluteindickung vorkommen kann, sind auch die Leukozyten und Thrombozyten erhöht. Die BKS ist verlangsamt und liegt oft unter 1 mm, der Hämatokritwert ist erhöht. Häufig ist auch die alkalische Leukozytenphosphatase erhöht.

Laborbefunde

Die Komplikationen dieser Erkrankung erklären sich aus der Kombination von Thromboseneigung und gesteigerter Blutungsbereitschaft. So kommen auf der einen Seite Venenthrombosen und Lungenembolien, daneben auch Hirn-, Magen-, Darm- und Urogenitalblutungen vor.

Komplikationen

Sekundäre Polyglobulien treten vor allem durch chronischen Sauerstoffmangel auf, z. B. bei chronisch obstruktiven Atemwegserkrankungen, chronischer Herzinsuffizienz oder längerem Höhenaufenthalt. Zu einem Anstieg der Leuko- und Thrombozytenzahl kommt es dabei im Gegensatz zur Polycythaemia vera nicht.

Die Therapie erfolgt mit Aderlässen und/oder Hemmung der Erythropoese durch radioaktiven Phosphor (P-32) oder Zytostatika. Antikoagulanzien sind kontraindiziert. Acetylsalicylsäure (ASS) kann zur Prophylaxe thrombotischer Komplikationen gegeben werden.

Therapie

In 20 % der Fälle geht die Krankheit in eine Leukämie oder in eine aplastische Anämie über.

Prognose

Megakaryozytäre Myelose

Definition: Bei der megakaryozytären Myelose (essenzielle Thrombozythämie) handelt es sich um ein myeloproliferatives Syndrom mit massiv gesteigerter Thrombozytenbildung. Im peripheren Blutbild liegen meistens Thrombozytenzahlen > 1 Million/µl vor. Häufig besteht auch eine Leukozytose zwischen 10 000 und 40 000/µl.

Klinisches Bild, Verlauf und Therapie

Die Erkrankung verläuft ähnlich wie die CML. Die Patienten weisen meist eine Splenomegalie auf. Neben Thrombosen können aufgrund der gestörten Thrombozytenfunktion auch Blutungen auftreten. Thrombozytosen können sich auch sekundär im Rahmen von Entzündungen, bei malignen Tumoren und im Verlauf anderer myeloproliferativer Erkrankungen entwickeln. Zur Behandlung der essenziellen Thrombozytämie wird meist das Zytostatikum Hydroxycarbamid (Litalir®) eingesetzt.

Osteomyelofibrose

Definition: Die Osteomyelofibrose (Osteomyelosklerose) ist ein myeloproliferatives Syndrom mit fortschreitender Umwandlung des Knochenmarks in Bindegewebe (Knochenmarksfibrose). Da schließlich das restliche Knochenmark zur Blutbildung nicht mehr ausreicht, werden in Milz und Leber kompensatorische Blutzellen gebildet.

Klinisches Bild

Leitsymptom der Krankheit, die meist nach dem 40. Lebensjahr auftritt, **ist der extreme Milztumor,** der in dieser Größe bei keiner anderen Erkrankung zu finden ist. Bei der Sternalpunktion des auffallend harten Knochens kann häufig kein Knochenmark gewonnen werden.

Diagnose

Die Diagnose wird durch die **Knochenmarkbiopsie** gestellt. Das periphere Blutbild zeigt meistens eine ausgeprägte normochrome Anämie sowie eine Leukozytose. Die alkalische Leukozytenphosphatase ist normal oder erhöht. Kommt es innerhalb der riesigen Milz infolge Durchblutungsstörungen zur Nekrose von Milzgewebe (Milzinfarkt), so können erhebliche Schmerzen auftreten. In fortgeschrittenen Stadien sind die Patienten kachektisch.

Therapie

Die Therapie wird mit Kortikoiden und Anabolika (Eiweiß aufbauende Substanzen) durchgeführt. Bei zunehmender Anämie sind Bluttransfusionen in 3–6-wöchigen Abständen erforderlich. Bei schmerzhafter Milzvergrößerung ist eine niedrig dosierte Röntgenstrahlenbehandlung zu erwägen.

Der durchschnittliche Krankheitsverlauf beträgt 4–5 Jahre. In ca. 5 % kommt es zu einem Übergang in eine AML.

Prognose

3.3.3 Erkrankungen des lymphatischen (lymphoretikulären) Systems

3.3.3.1 Lymphogranulomatose

> **Definition:** Die Lymphogranulomatose (Hodgkinsche Krankheit) ist eine maligne verlaufende Systemerkrankung des lymphatischen Gewebes mit tumorartiger Wucherung des retikuloendothelialen Systems. Dabei kommt es zur Bildung von Granulomen aus Lymphozyten, eosinophilen Granulozyten und atypischen Retikulumzellen wie einkernigen Hodgkinzellen oder mehrkernigen Riesenzellen (sog. Sternberg-Reed-Zellen).

Die Hodgkinsche Krankheit stellt die **häufigste bösartige Lymphknotenerkrankung** dar. Sie tritt bevorzugt zwischen dem 20. und 40. Lebensjahr auf und wird bei Männern und Frauen gleich häufig beobachtet.

Vorkommen und Häufigkeit

Führendes Symptom sind derbe, nicht druckschmerzhafte **Lymphknotenschwellungen,** die zunächst fast immer am Hals auftreten, sowie Juckreiz. Später erkranken auch die Lymphknoten in der Achselhöhle, im Mediastinum, in der Leistenbeuge und im Bauchraum. Dazu kommen **Fieberschübe,** die häufig regellos, in einem Drittel der Fälle periodisch als sog. Pel-Ebstein-Fieber verlaufen. Ein seltenes Symptom ist der sog. **Alkoholschmerz**, d. h. nach Alkoholgenuss treten in den befallenen Organen (Lymphknoten, Knochen) Schmerzen auf. Die Krankheit kann sich nicht nur in den Lymphknoten, sondern auch in Milz, Leber, Haut, Lungen und Knochen ausbreiten. Die histologische Untersuchung zeigt einen typischen Befund. Es finden sich mehrkernige, sog. Sternbergsche Riesenzellen, und einkernige Hodgkin-Zellen.

Klinisches Bild

Die Stadieneinteilung der Lymphogranulomatose, die auch für alle anderen malignen Lymphknotenerkrankungen gilt, bildet die Basis für Therapie und Prognose.
International werden **vier Stadien** abgegrenzt (☞ Abb. 37, S. 196), wobei „A" das Fehlen, „B" das Vorhandensein klinischer Allgemeinsymptome, wie Fieber (Temperatur > 38° C), starker Gewichtsverlust (mehr als 10 % in den sechs Monaten vor der Diagnosestellung), Nachtschweiß oder starker Juckreiz bezeichnet. Eine „B-Symptomatik" bedeutet eine wesentliche Verschlechterung der Prognose.

Stadieneinteilung

- Stadium IA/B: Befall einer LKN-Region oder einzelner Herd in einem nichtlymphatischen Organ.

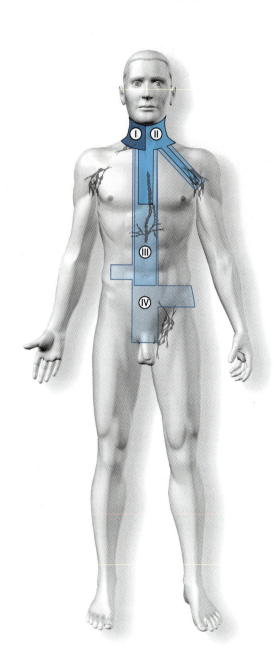

Abb. 37: Befall von Lymphknoten und Organen im Stadium I–IV bei Lymphogranulomatose (mod. nach P. Drings)

- Stadium IIA/B: Befall von zwei oder mehr LKN-Regionen der gleichen Seite des Zwerchfells.
- Stadium IIIA/B: Befall von LKN-Regionen beidseits des Zwerchfells, evtl. mit lokalisiertem extralymphatischem Organbefall. Mit S (splen) wird ein Befall der Milz bezeichnet. Da der durchschnittliche Krankheitsverlauf mehr als zehn Jahre beträgt, ist die Prognose relativ gut.
- Stadium IV: Disseminierter Befall eines oder mehrerer extralymphatischer Organe oder Gewebe mit oder ohne Befall von lymphatischem Gewebe.

Da praktisch jedes Organ betroffen sein kann, sind vielfältige Komplikationen möglich: Ikterus (Leberbefall), Pleuraergüsse, Knochenbrüche, Querschnittlähmungen, Aszites und Kompression größerer Venenstämme durch Lymphknotenpakete.

Komplikationen

Die Diagnose ist am sichersten aus den Lymphknoten bzw. dem Knochenmark zu stellen. Das Blutbild zeigt meist eine hypochrome Anämie und häufig eine Lymphopenie, selten eine Eosinophilie. Ergänzende Untersuchungen sind Röntgen-Thorax-Aufnahme sowie CT Thorax und/oder Abdomen. Schwierig kann die Diagnose sein, wenn lediglich ein Befall abdomineller Lymphknoten besteht. Die Diagnosesicherung gelingt dann erst im Rahmen einer Probelaparotomie mit multiplen Probeexzisionen aus verschiedenen Lymphknoten.

Diagnose

Es gelten folgende **Regeln:**
- Stadium I und II: Bestrahlung der befallenen Gebiete. Bei B-Symptomatik Chemotherapie.
- Stadium III A: Bestrahlung, evtl. kombiniert mit zytostatischer Behandlung.
- Stadium III B und IV: zytostatische Behandlung, evtl. kombiniert mit Bestrahlung (z. B. von Knochenherden).

Therapie

Als **Therapieschemata** kommen z. B. infrage das COPP-Schema (Cyclophosphamid – Oncovin = Vincristin – Procarbazin – Prednison) oder bei Rezidiven das ABVD-Schema (Adriablastin – Bleomycin – Velbe – Dacarbazin). Die längsten Erfahrungen bestehen mit dem MOPP-Schema nach de Vita (MOPP = Mustargen-Oncovin-Procarbazin-Prednison), das auch im Wechsel mit dem ABVD-Schema eingesetzt werden kann.

Die Überlebensrate beträgt im Durchschnitt 60 % nach zehn Jahren. Selbst in fortgeschrittenen Stadien ist gelegentlich eine definitive Heilung zu erzielen. Prognostisch am ungünstigsten sind Stadium IV mit B-Symptomatik, histologisch sog. lymphozytenarmer Typ und höheres Lebensalter.
Durch eine operative Milzentfernung lässt sich die Prognose wahrscheinlich zusätzlich verbessern. Die schlechteste Prognose hat der histologisch als sog. lymphozytenarme Form klassifizierte Typus,

Prognose

früher als „Hodgkin-Sarkom" bezeichnet. Bei chemotherapierten Patienten besteht allerdings ein erhöhtes Risiko, später an einem malignen Zweittumor, z. B. an einer Leukämie, zu erkranken.

3.3.3.2 Non-Hodgkin-Lymphome

Definition: Die Non-Hodgkin-Lymphome (NHL) umfassen alle bösartigen Erkrankungen des lymphatischen Systems, die histologisch nicht der Lymphogranulomatose zuzurechnen sind. Non-Hodgkin-Lymphome niedriger Malignität haben eine deutlich bessere Prognose als Formen mit hoher Malignität.

Nach der sog. Kieler Klassifikation werden die NHL wie in ☞ Übersicht 26 aufgeführt unterteilt. Eine andere Klassifikation ist die R.E.A.L. (Revised European-American Lymphoma)-Klassifikation. Bei den malignen NHL wird auch je nach Ursprungszelle (B- oder T-Lymphozyten) zwischen T-Zell- oder B-Zell-Neoplasien unterschieden.

Merke: Non-Hodgkin-Lymphome, die hochmaligne sind, enden mit dem Suffix „-blastisch", die niedrigmalignen Formen mit „-zytisch".

Übersicht 24: Einteilung der Non-Hodgkin-Lymphome (NHL)

Niedrig maligne Lymphome
Lymphozytische Lymphome
- Chronisch lymphatische Leukämie (CLL)
- Haarzell-Leukämie
- Mycosis fungoides
- Sézary-Bacccaredda-Syndrom
- T-Zellen-Lymphom

Immunozytom
Plasmozytisches Lymphom
Zentrozytisches Lymphom
Zentroblastisch-zentrozytisches Lymphom

Hoch maligne Lymphome
Zentroblastisches Lymphom
Immunoblastisches Lymphom
Lymphoblastisches Lymphom

3.3.3.3 Chronische lymphatische Leukämie (CLL)

> **Definition:** Die chronisch lymphatische Leukämie (chronische Lymphadenose) ist eine zu den NHL niedriger Malignität zählende Leukämieform mit einer extremen Vermehrung der Lymphozyten, Lymphknotenschwellungen sowie Milz- und Lebervergrößerung

Vorkommen

Sie tritt bevorzugt in der 6. und 7. Lebensdekade auf und befällt Männer etwas häufiger als Frauen.

Klinisches Bild

Leitsymptom sind die zunächst am Hals, dann in den Achselhöhlen und Leistenbeugen auftretenden **Lymphknotenschwellungen.** Die Lymphknoten sind derb, wenig druckschmerzhaft und gut verschieblich. Es besteht eine mäßige Lebervergrößerung und ein deutlicher **Milztumor,** der jedoch meist kleiner ist als bei der chronischen Myelose. Das Röntgenbild zeigt, dass auch am Lungenhilus und im Mediastinum Lymphknotenschwellungen vorliegen. An der **Haut** können **leukämische Infiltrate,** häufig auch ein chronisches Ekzem und ein Herpes Zoster beobachtet werden. Gelegentlich besteht quälender **Juckreiz.** Symmetrische Infiltrate der Tränen- und Speicheldrüsen werden Mikulicz-Syndrom genannt. In den Spätstadien kommt es, wie bei chronischer Myelose, zu einer Anämie, die z. T. hämolytisch bedingt ist, und zu thrombopenischen Blutungen. Das Blutbild zeigt meist eine Leukozytose über 50 000/mm^3 mit extremer Lymphozytose. Aleukämische Formen können durch die Sternalpunktion oder Lymphknotenpunktion aufgedeckt werden. Die BSG ist wechselnd stark beschleunigt.

Therapie

Fehlen Anämie oder Beeinträchtigung des Allgemeinbefindens, so ist häufig über lange Zeit keine Therapie erforderlich. Behandlungsindikationen sind Symptome vonseiten vergrößerter Lymphknoten, Anämie oder Thrombozytopenie. Am häufigsten wird mit Chlorambucil (Leukeran®) in Kombination mit Prednison behandelt. Bei großem Milztumor kann eine vorsichtige Milzbestrahlung erfolgen.

Prognose und Verlauf

Manche Patienten sind relativ lange beschwerdefrei. Die durchschnittliche Verlaufsdauer beträgt 4–5 Jahre, doch kommen gelegentlich – besonders bei älteren Menschen – Verläufe über zehn und mehr Jahre vor.

3.3.3.4 Immunoblastische Lymphome

Sie zählen zu den hochmalignen NHL und wurden früher als Retikulumzellsarkome oder Retikulosen bezeichnet. Die Erkrankung kann unter dem Bild einer Leukämie verlaufen. Die Prognose ist wegen der raschen Ausbreitung recht ungünstig.

3.3.4 Plasmozytom

> **Definition:** Beim Plasmozytom (multiples Myelom, Kahlersche Krankheit) handelt es sich um eine Systemerkrankung mit neoplastischer Vermehrung der Plasmazellen – v. a. im Knochenmark – und Bildung von Paraproteinen (abnorme Bluteiweiße) bei erhöhtem Gesamteiweiß.

Häufigkeit

Das Plasmozytom zählt zu den relativ häufigen bösartigen Blutkrankheiten.

Klinisches Bild

Leitsymptom ist die **Druck- und Klopfschmerzhaftigkeit des Skeletts** (Plasmozytomherde), besonders der Wirbelsäule, des Schädels, der Rippen und des Brustbeins. Fehldiagnosen wie „Rheumatismus" oder „Ischias" sind daher nicht selten. Blässe, Abgeschlagenheit und Knochenbrüche ohne äußeren Anlass im Bereich von Plasmozytomherden, sog. Spontanfrakturen, kommen vor. Das Röntgenbild deckt scharf ausgestanzte rundliche **Knochendefekte**, sog. Schrotschussschädel auf.

Abb. 38: Röntgenaufnahme des Schädels (posterior-anterior) bei Plasmozytom: multiple, rundliche Plasmozytomherde („Schrotschussschädel)

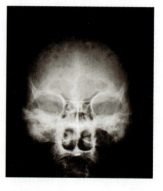

Die entarteten, vermehrt gebildeten Plasmazellen bilden **Paraproteine**, d. h. pathologische, zu den Globulinen zählende Eiweiße. Es handelt sich meist um Immunglobuline der Klasse IgG oder IgA. Man spricht auch von monoklonaler Gammopathie. Das Gesamteiweiß, das die Paraproteine mit umfasst, ist daher meist auf 8–10 g% gegenüber der Norm von 7 g% erhöht.

Diagnose

Die Paraproteine sind häufig schon im normalen Elektrophoresediagramm als ganz schmale hohe Zacke im Bereich der Gammaglobuline erkennbar (sog. schmalbasige Gammazacke ☞ Abb. 39). Der sicherste Nachweis der Paraproteine erfolgt mit der Immunelektrophorese. In der Knochenmarksbiopsie kann die Vermehrung der Plasmazellen quantitativ bestimmt werden. Bei 25–30 % der Patienten wird im Harn ein Paraprotein, der sog. Bence-Jones-Eiweißkörper, ausgeschieden. Erwärmt man den Urin, so fällt zwischen 60–70° C das Paraprotein aus und löst sich bei höheren

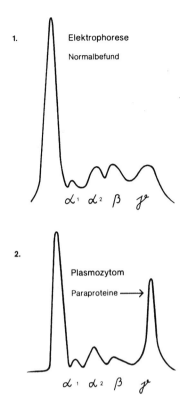

1. Normale Elektrophorese (von links nach rechts). Der hohen Albumin-Zacke folgen die α_1, α_2, β und γ-Globulin-Zacke.

2. Typische Elektrophorese beim Plasmozytom: Im Bereich der β-Zacke ist eine hohe sog. schmalbasige Zacke erkennbar, die durch Paraproteine gebildet wird.

Abb. 39: Elektrophorese

und tieferen Temperaturen wieder. Die BSG ist, durch die Paraproteinämie bedingt, maximal beschleunigt (sog. **Sturzsenkung**).

Beim Morbus Waldenström handelt es sich um eine dem Plasmozytom ähnliche, aber seltenere Erkrankung, bei der IgM-Paraproteine gebildet werden. Differentialdiagnostisch abzugrenzen sind die sog. benignen Gammopathien, bei denen über Jahre Paraproteine nachweisbar sind, es aber nicht zur Entwicklung des klinischen Bildes eines Plasmozytoms kommt.

Differenzialdiagnose

Das Plasmozytom wird mit Melphalan (Alkeran®) in Kombination mit Prednisolon therapiert. Beim VCAP-Schema wird mit einer Kombination von Vincristin, Cylophosphamid (Endoxan®), Adriamycin und Prednison behandelt. Liegt nur ein einzelner, gut lokalisierbarer Plasmozytomherd vor, ist Röntgenbestrahlung möglich. Palliativ kommt bei Knochenschmerzen eine Schmerzbestrahlung in Betracht.

Therapie

Kachexie, Knochenschmerzen und -brüche sowie Nierenversagen (Plasmozytomniere) kennzeichnen das Endstadium der Krankheit. Die Verlaufsdauer liegt im Schnitt zwischen 4 und 5 Jahren.

Verlauf und Prognose

3.3.5 Hämorrhagische Diathese

Definition: Unter dem Begriff hämorrhagische Diathese (Blutungsübel) werden verschiedene Krankheiten, die mit einer gesteigerten Blutungsbereitschaft einhergehen, zusammengefasst.

Leitsymptome

Das **Leitsymptom** sind **Haut- und Schleimhautblutungen.** Hinzutreten können Blutungen aus dem Magen-Darm- und aus dem Urogenitaltrakt.

Nach der **Ursache** können drei Krankheitsgruppen unterschieden werden:

Einteilung
- Störungen im System der Blutgerinnungsfaktoren (Koagulopathien),
- Verminderung oder Funktionsstörung der Thrombozyten (Thrombozytopenien und Thrombopathien),
- vermehrte Durchlässigkeit der Blutgefäße (vaskuläre Blutungsübel).

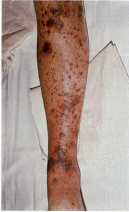

Abb. 40: Hämorrhagische Diathese bei Verbrauchskoagulopathie

Große, flächenhafte Blutungen nennt man Sugillationen (Blutunterlaufungen) oder **Ekchymosen** (ausgedehnte, scharf begrenzte Hautblutungen). Sie treten **nur bei Koagulopathien** auf. Bei thrombozytären oder vaskulären Blutungen entwickelt sich eine **Purpura,** das sind kleine punktförmige, „flohstichartige" Blutungen; man spricht auch von Petechien. Purpura und Petechien entwickeln sich bevorzugt an Extremitäten und abhängigen Körperpartien, während flächenhafte Blutungen überall auftreten können. **Gelenkblutungen** sind typisch für die **Bluterkrankheit** (Hämophilie) (☞ Abb. 41).

3.3.5.1 Normale Blutgerinnung

Der Ablauf der normalen Blutgerinnung und der Fibrinolyse sowie ihr Zusammenwirken sind in ☞ Abb. 42 (S. 204) dargestellt.

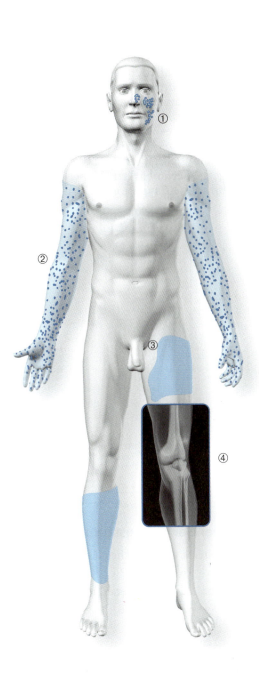

① Teleangiek-
  tasien
② Purpura,
  Petechien
③ Sugillationen
④ Gelenk-
  blutungen

- Blutgefäße
- M. Osler ①
- Vitamin-C-
  Mangel ②
- Rheumatismus ②

Thrombozyten
- M. Werlhof ②
- Milztumor ②
- Antikörper ②

Gerinnungs-
faktoren
- Leberkrankheiten
  ③
- Schock ③
- Hämophilie ④

Abb. 41: Hämorrhagische Diathese – Symptome und betroffene Organstrukturen

Das Ziel der Blutgerinnung ist die Umwandlung von Fibrinogen in Fibrin. Dabei sind die Faktoren des Intrinsic- (Blut) und Extrinsic-Systems (Gewebe) beteiligt. Das Fibrin wird im Zuge der Fibrinolyse durch das Fibrinolysin (Plasmin) in Spaltprodukte aufgelöst. Auch beim Gesunden entsteht innerhalb der Gefäßbahn in kleinsten Mengen laufend Fibrin, welches durch Fibrinolyse wieder aufgelöst wird. Diese sog. latente Gerinnung ist durch ein dynamisches Gleichgewicht zwischen Blutgerinnung und Fibrinolyse möglich. Verschiebungen dieses Gleichgewichtes führen zu:
- Blutungen durch verminderte Blutgerinnbarkeit (Hypokoagulabilität) oder verstärkte Fibrinolyse (Hyperfibrinolyse),
- Thrombosen durch gesteigerte Gerinnbarkeit (Hyperkoagulabilität) oder verminderte Fibrinolyse (Hypofibrinolyse).

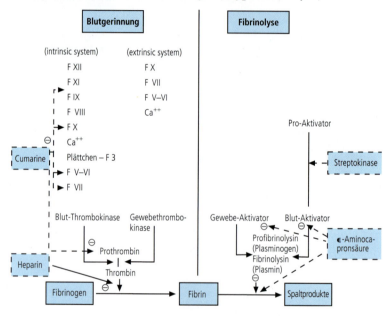

Abb. 42: Schema der Blutgerinnung und Fibrinolyse

3.3.5.2 Untersuchungen bei Gerinnungsstörungen

Für die meisten Blutgerinnungstests wird frisches Zitratplasma im Verhältnis 1 : 10 verwendet.

Rekalzifierungszeit

Der Zeitraum, den Zitratplasma nach der Wiederzugabe von Calciumchlorid ($CaCl_2$) bei 37° C zur Gerinnung benötigt, wird als Rekalzifizierungszeit bezeichnet.

Partielle Thromboplastinzeit (PTT)

Die PTT hängt von der Konzentration aller Gerinnungsfaktoren des Intrinsic-Systems, außer dem Plättchenfaktor 3, ab. Als Suchtest geeignet bei Mangel an folgenden Faktoren: I, II, V, VIII, IX, XI, XII, d. h. auch bei Hämophilie.

Thromboplastinzeit (Quick-Wert)

Beim Quick-Test wird dem zuvor durch Natriumoxalat oder -zitrat ungerinnbar gemachten Blut wird Kalzium und Gewebsthrombokinase im Überschuss zugesetzt. Die Gerinnung tritt nach 12–15 Sekunden ein. Diese normale Thromboplastinzeit wird 100 %

gleichgesetzt. Andere Zeitwerte werden dann in % der Norm angegeben. Der Test erfasst das Prothrombin, aber auch die Faktoren V, VII und X. Sinkt der sog. Quick-Wert unter 10 %, sind Blutungen zu befürchten. Der optimale therapeutische Bereich für eine Antikoagulanzien-Therapie beträgt 10–20 %, bei vielen Indikationen genügen jedoch auch Quickwerte zwischen 30–35 %. In den letzten Jahren wird statt des Quick-Wertes der INR (international normalized ratio) als Maß für die Antikoagulation verwendet, da Quickwerte verschiedener Labors im Gegensatz zu den INR-Werten nicht sicher vergleichbar sind. Normotest, Thrombotest und Hepatoquick stellen Modifikationen dar, die insbesondere die Faktoren II, VII und X erfassen.

Beziehung zwischen Quick-Wert und INR

Quickwerte	INR
100%	1,00
55%	1,50
40%	1,93
30%	2,46
25%	2,90
15%	4,71

Die Gerinnungszeit wird nach Zusatz zu Zitratplasma gemessen. Normalwert 17–24 Sek. Der Test dient vor allem zur Kontrolle im Rahmen einer Vollheparinisierung.

Thrombinzeit/Plasmathrombinzeit (PTZ)

Der Thrombo-Test verläuft im Prinzip wie der Quick-Test, nur spielt der Faktor V keine Rolle. Der allgemeine therapeutische Bereich liegt bei 15–35 %, optimal bei 15–20 %.

Thrombo-Test

Das TEG ist eine Methode, die eine globale Aussage über Gerinnungsfähigkeit, Gerinnselbildung und Thrombozytenfunktion ermöglicht.

Thrombelastogramm (TEG)

Das Fibrinogen ist wichtig zur Beurteilung von Gerinnung und Fibrinolyse.
Normbereich 200–450 mg/dl.

Fibrinogen

Faktor (Synonyme in Klammern)	Faktorenmangel hereditär (erblich)	erworben
I Fibrinogen	Afibrinogenämie	Leberkrankheiten, Plazentaablösung, Fibrinolyse, Prostata-Ca, Verbrauchsreaktion
II Prothrombin		Vitamin-K-Mangel, Lebererkrankungen, Antikoagulanzien (Cumarine)
III Thrombokinase (Thromboplastin)		
IV Calcium		

Tab. 28: Übersicht über die Gerinnungsfaktoren und wichtige Gerinnungsstörungen

Tab. 28: Übersicht über die Gerinnungsfaktoren und wichtige Gerinnungsstörungen (Fortsetzung)

Faktor (Synonyme in Klammern)	Faktorenmangel hereditär (erblich)	erworben
V (Proakzelerin)	Parahämophilie	
VI (Akzelerin*)	(Owrensche Krankheit)	Lebererkrankungen
VII Prokonvertin		Lebererkrankungen, Vitamin-K-Mangel, Antikoagulanzien (Cumarine)
VIII Antihämophiles Globulin(AHG)	Hämophilie A	
IX Christmas-Faktor (PTC)	Hämophilie B	schwere Lebererkrankungen, Cumarine, Vitamin-K-Mangel
X Stuart-Prower-Faktor		Lebererkrankungen, Cumarine
XI Plasma thromboplastic antecedent (PTA, Rosenthal-Faktor)		Lebererkrankungen
XII Hagemann-Faktor		
XIII FSF (fibrin-stabilisierender F.)		Lebererkrankungen, Fibrinolyse
• Fletcher-Faktor		schwerer Leberschaden
• Fitzgerald-Faktor		schwerer Leberschaden

* Faktor VI ist wahrscheinlich mit Faktor V identisch.

Antithrombin III (AT III)   Antithrombin III ist der wichtigste physiologische Inhibitor des plasmatischen Gerinnungssystems. Es kann angeboren verringert sein (erhöhtes Thromboserisiko) oder erworben bei Patienten mit Verbrauchskoagulopathie, Sepsis, Lebererkrankungen, nach Operationen, unter oraler Kontrazeption und unter Heparintherapie.

3.3.5.3 Die Blutgerinnung beeinflussende Medikamente

Definition: Medikamente, die die Gerinnbarkeit des Blutes herabsetzen, werden Antikoagulanzien genannt. Sie werden gegeben, um Gerinnselbildungen (Thromben) zu verhüten. Präparate, welche die Fibrinolyse aktivieren, heißen Fibrinolytika. Sie sind imstande, frische Blutgerinnsel aufzulösen. Blutstillende Substanzen heißen Hämostyptika.

Wichtigste Indikationen zur Behandlung mit gerinnungshemmenden Mitteln (Antikoagulanzien) sind:
1. Tiefe Bein- und Beckenvenenthrombosen

2. Lungenembolie
3. Arterielle Embolien und Thrombosen
4. Frischer Herzinfarkt
5. Intensiv entwässernde Therapie (z. B. Ödemausschwemmung bei Herzinsuffizienz), da hierbei aufgrund der gesteigerten Viskosität das Thrombo-Embolie-Risiko deutlich erhöht ist.
6. Vorhofflimmern (Gefahr arterieller Embolien), insbesondere bei vergrößertem linken Vorhof mit Vorhofthromben oder sog. „Sludge".
7. Thromboseprophylaxe prä- und postoperativ (low dose Heparin).
8. Längere Bettruhe bei thrombosegefährdeten Patienten.

Antikoagulanzien

Zu den Antikoagulanzien gehören die Cumarine und das Heparin. Die Cumarine (z. B. Marcumar®, Sintrom®) sind Anti-K-Vitamine. Die K-Vitamine sind erforderlich zur Bildung der Faktoren II, VII, IX und X. Die Cumarine führen daher zu einem Abfall dieser Faktoren und so zu einer verminderten Gerinnbarkeit des Blutes. Ihre Wirkung setzt nach 2–4 Tagen ein und kann mit dem Quick-Test oder Thrombo-Test erfasst werden. Theoretisch ist Vitamin K (z. B. Konakion®) das beste Gegenmittel (Antidot) bei Cumarinüberdosierung. Seine Wirkung setzt jedoch zu langsam ein, und zudem sind bei i. v.-Gabe schwere Unverträglichkeitserscheinungen möglich. Cumarinbedingte Blutungen lassen sich jedoch sofort mit Faktorenkonzentraten beherrschen, die meist die Faktoren II, VII, IX und X enthalten und intravenös verabreicht werden (z. B. Konyne®, PPSB®, PPK® etc.).
Die Heparine wirken als Antithrombine, indem sie den Einfluss des Thrombins auf das Fibrinogen hemmen. Ihre Wirkung setzt sofort ein, klingt aber nach 4–6 Stunden ab. Ihr Antidot, das Protaminsulfat (5 ml i. v.), wirkt sofort (☞ Abb. 42, S. 204). Die Heparindosis bei frischen Thrombosen oder Embolien beträgt 20 000–40 000 IE täglich als Dauerinfusion (Perfusor). Die Therapiekontrolle erfolgt durch Bestimmung der PTT, der PTZ bzw. INR. Zur Thromboseprophylaxe (z. B. postoperativ) genügen niedrigere Heparindosen, die sog. low-dose-Heparin-Therapie: Meist werden sog. niedrigmolekulare Heparine 0,5 ml einmal täglich subkutan injiziert (z. B. Mono-Embolex NM®).

Fibrinolytika

Das am häufigsten angewandte Präparat ist die Streptase® (gereinigte Streptokinase), die aus einem Stoffwechselprodukt der Streptokokken gewonnen wird. Urokinase, aus menschlichem Harn gewonnen, wirkt ebenfalls fibrinolytisch und ist besser verträglich als Streptase, jedoch nur in geringen Mengen verfügbar und sehr teuer. RT-PA (recombinant tissue plasminogen activator/Gewebe-Plasminogen-Aktivator) als neu entdeckte körpereigene Substanz wird vor allem zur Auflösung von Thromben in Koronargefäßen eingesetzt. RT-PA benötigt Fibrin als Kofaktor für die Aktivierung des Plasminogens, weshalb seine Wirkung als thrombusspezifisch bezeichnet werden kann. Da es gentechnologisch hergestellt wird, ist es zurzeit noch sehr teuer.

Reptilase

Reptilase (Arwin®), gewonnen aus dem Gift der Malaiischen Grubenotter (Bothrops atrox), wirkt durch Senkung des Fibrinogenspiegels im Blut gerinnungshemmend und verbessert die Fließeigenschaften des Blutes (Indikationen: arterielle Durchblutungsstörungen Stadium III und IV).,

> **Merke:** Intramuskuläre Injektionen sind bei Patienten mit hämorrhagischer Diathese oder während der Behandlung mit Antikoagulanzien bzw. Fibrinolytika wegen der Gefahr der Hämatombildung streng verboten!

Acetylsalicylsäure

Eine gewisse gerinnungshemmende Wirkung besitzt Acetylsalicylsäure in Tagesdosen von 100–300 mg durch Veränderung der Thrombozytenfunktion.

Eine Langzeitbehandlung mit Acetylsalicylsäure wird meist zur Prophylaxe thrombotischer Komplikationen bei Arteriosklerose durchgeführt, z. B. bei Herzinfarkt und apoplektischen Insulten.

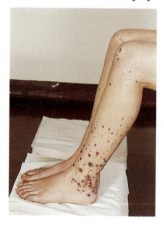

Abb. 43: Arzneimittelbedingte Hautblutungen an den Beinen

Hämostyptika

Falls möglich, sollte eine lokale Blutstillung mit einem Kompressionsverband oder mit Tamponaden versucht werden. Die beste blutstillende Wirkung besitzt Frischblut, das alle Gerinnungsfaktoren enthält. Konservenblut ist weniger wirksam.

Wichtige hämostypisch wirkende Präparate sind:
- Vitamin K (Konakion®) und Protaminsulfat (z. B. Protamin „Roche"®) als Antidot (Gegenmittel) bei cumarin- bzw. heparinbedingten Blutungen.

- Epsilon-Aminocapronsäure: Sie wirkt fibrinolysehemmend und wird daher bei gesteigerter Fibrinolyse, die spontan oder durch Streptokinaseüberdosierung entstanden sein kann, angewandt. Eine ähnliche Wirkung kann mit trans-AMCHA (z. B. Ugurol® oder Anvitoff®) oder Trasylol® erzielt werden.
- Cohn-Plasma-Fraktion I: Sie enthält die Faktoren I, V, VII, IX und X.
- Faktorenkonzentrate: z. B. antihämophiles Globulin (AHG) als Mittel der Wahl bei Hämophilie A. PPSB enthält Prothrombin, Prokonvertin Stuart-Prower-Faktor und antihämophilen Faktor B, d. h. die Faktoren II, VII, IX und X.
- Frischplasmatransfusionen: Sie enthalten außer Faktor IV (Kalzium) alle Gerinnungsfaktoren. Tiefkühlplasma ist bei -30° C gelagertes (fresh frozen plasma) Frischplasma.

Die Verabreichung von Kastanienextrakten, Kalzium oder der Vitamine C und P besitzt eine nur fragliche Wirkung.

3.3.5.4 Koagulopathien

Definition: Koagulopathien sind Krankheiten, die durch eine Störung der Blutgerinnung charakterisiert sind.

Bei einer Verminderung gerinnungsfördernder oder Prokoagulationsfaktoren treten hämorrhagische Diathesen auf („Minuskoagulopathien"). Bei einem Mangel an Gerinnungshemmstoffen kommt es zur Thromboseneigung („Pluskoagulopathien").
Die häufigste Ursache von Koagulopathien ist die Überdosierung mit Cumarinen.

Der erste Mordversuch mit Cumarinen wurde 1975 bekannt. Es handelte sich um eine Krankenschwester, die ihren Mann durch Beimengungen eines cumarinhaltigen Antikoagulans in das Essen umzubringen versuchte.

Prothrombinmangel

Prothrombin wird in Gegenwart von Vitamin K in der Leber gebildet. **Erkrankungen der Leber**, z. B. Leberzirrhose, Leberentzündung und Vergiftungen, können daher über einen Faktor-II-Mangel, meist verbunden mit einer Verminderung von Faktor V und Faktor VII, die ebenfalls in der Leber gebildet werden, zu Blutungen führen. Die gleiche Wirkung hat ein **Vitamin-K-Mangel**. Vitamin K ist fettlöslich und kann daher aus der Nahrung nur aufgenommen werden, wenn die Galle ungehindert in den Zwölffingerdarm abfließen kann, da Gallensäuren zur Fettresorption notwendig sind. Besteht eine Behinderung des Gallenabflusses, z. B. durch einen Stein in den Gallengängen oder eine Fettresorptionsstörung, so kann es zum Vitamin-K-Mangel und damit zu Blutungen kommen. Die Behandlung besteht in der Therapie der

Lebererkrankung bzw. einer parenteralen Verabreichung von Vitamin K.

Fibrinogenmangel

Ein Fehlen von Fibrinogen kommt als ganz seltene, rezessiv vererbte Erkrankung vor. Wichtiger ist der erworbene Fibrinogenmangel (Faktor-I-Mangel). Er kann durch eine schwere Lebererkrankung (Faktor I wird in der Leber gebildet) oder durch einen gesteigerten Fibronogenverbrauch verursacht sein (**Verbrauchskoagulopathie**). Im Kreislaufschock, bei verschiedenen Karzinomen wie z. B. beim Prostata- oder Pankreaskarzinom, bei Sepsis und bei Fettembolien können fibrinreiche Gerinnsel in den kleinen Gefäßen der verschiedensten Organe entstehen. Bei dieser Gerinnselbildung werden ständig Gerinnungsfaktoren und Thrombozyten verbraucht. Übersteigt der Faktorenaufbrauch die Faktorenbildung, so resultiert ein Faktorenmangel im Blut, der zu Blutungen führen kann, die als Verbrauchskoagulopathie bezeichnet werden. Solche Blutungen können – scheinbar paradoxerweise – mit Heparin gestillt werden, das die Gerinnung und einen weiteren Faktorenverbrauch unterbricht und den Nachschub neuer Faktoren erlaubt.

Hämophilie

> **Definition:** Die Hämophilie (Bluterkrankheit) ist eine rezessiv-geschlechtsgebunden vererbte Form einer hämorrhagischen Diathese, der entweder ein Mangel an Faktor VIII (antihämophiles Globulin) = Hämophilie A, oder ein Mangel an Faktor IX (Christmas-Faktor) = Hämophilie B zugrunde liegt.

Vorkommen Es erkranken praktisch nur Männer, während Frauen Konduktorinnen, d. h. Überträgerinnen der Krankheit sind. Der Defekt ist am X-Chromosom lokalisiert. Aus der Ehe zwischen einem Hämophilen und einer gesunden Frau können zwar Konduktorinnen, aber keine Hämophilen hervorgehen. Diese entstammen der Verbindung eines Gesunden mit einer Konduktorin (☞ Abb. 1, S. 19).

Die Hämophilie ist die am längsten bekannte hämorrhagische Diathese und wird bereits im Talmud erwähnt. Durch die Königin Viktoria von England fand sie Eingang in zahlreiche europäische Adelshäuser, so in die Familie der spanischen Habsburger und der russischen Zaren. Erfreulicherweise ist sie seltener, als ihre Popularität vermuten lässt (3:10 000).

Klinisches Bild **Leitsymptom** ist die seit Kindheit oder Jugend bestehende **Blutungsneigung** und die **Unstillbarkeit** kleiner, durch Verletzung bewirkter Blutungen. Die Hämophilie A ist fünfmal häufiger als die Hämophilie B.
Bagatellverletzungen oder Zahnextraktionen können zu unstillbaren Blutungen führen. Neben Haut-, Muskel- und Schleimhaut-

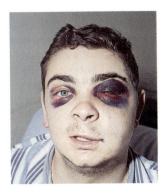

Abb. 44: Gesichtshämatome bei Hämophilie A

blutungen sind die Gelenkblutungen besonders typisch, die sonst bei keiner anderen Koagulopathie auftreten. Sie führen zu schweren Gelenkdeformationen.

Neben dem klinischen Bild finden sich als charakteristische Laborveränderungen eine starke Verlängerung der PTT, sowie bei der Einzelfaktorenbestimmung eine starke Verminderung von Faktor VIII bzw. Faktor IX, die bis zu weniger als 1 % der Norm betragen kann.

Diagnose

Die Behandlung der Hämophilie A besteht in Frischbluttransfusionen (Faktor VIII geht rasch zugrunde) und der Verabreichung von antihämophilem Globulin oder Cohnscher Plasma-Fraktion. Bei der Hämophilie B kann 1–3 Tage altes Konservenblut und Faktor IX (z. B. ACC 76) gegeben werden. Die lokale Blutstillung gelingt am besten mit einem Thrombin getränkten Fibrinschaum und Druckverband. Bei vitaler Indikation sind selbst große operative Eingriffe bei Hämophilen möglich, falls der Faktor-VIII- bzw. Faktor-IX-Gehalt des Blutes für mehrere Tage auf 40–60 % des Normwertes angehoben werden kann.

Therapie

Die Selbstbehandlung Hämophiler unter Anleitung und Überwachung spezieller Zentren wird als Erfolg versprechende Methode angesehen. Sie besteht in einer raschen i. v.-Selbstinjektion von entsprechenden Faktoren durch den Patienten selbst, z. B. bei Gelenkblutungen, und ermöglicht eine Verringerung der Krankenhausaufenthalte.
Das früher hohe Hepatitis-B-Risiko bei Hämophilie-Patienten konnte erheblich reduziert werden. 1978–1985 war eine Leberzirrhose die zweithäufigste Todesursache im Rahmen einer Hämophilie. Die Hepatitisgefahr wurde vom Risiko einer HIV-Infektion abgelöst. 90 % der vor 1985 mit Blutpräparaten behandelten Patienten waren HIV-infiziert; ca. 50 % von diesen sind an AIDS verstorben.

Wird die besonders kritische Kindheitsperiode überlebt, so ist die Lebenserwartung nur noch wenig herabgesetzt. Die Mehrzahl der Hämophilen wird aber infolge der **Gelenkdeformierungen** invalide.

Prognose und Verlauf

V.-Willebrand-Jürgens-Syndrom

Bei diesem Syndrom handelt es sich um eine hereditäre, autosomaldominant vererbte Gerinnungsstörung. Sie zählt neben der Hämophilie A und B zu den häufigsten angeborenen Gerinnungsstörungen. Ursache ist eine Verminderung, ein Fehlen oder eine Funktionsstörung des v. Willebrand-Faktors. Dieser schützt einerseits den Faktor VIII vor schnellem Abbau, andererseits heftet er Thrombozyten an defekte Gefäßwände. Frauen und Männer sind gleich häufig betroffen. Es existieren zahlreiche Varianten. Im Labor sind eine verlängerte Blutungs- und Gerinnungszeit sowie eine Störung der Faktor VIII-Aktivität auffällig. Klinisch imponieren Schleimhautblutungen – z. B. gehäuftes Nasenbluten –, Neigung zu blauen Flecken sowie gelegentlich Muskel- und Gelenkblutungen. Verstärkte Regelblutungen können zur Anämie führen. Zur Behandlung kommen Antifibrinolytika, DDAVP (1-Desamino-8-D-Arginin-Vasopressin) oder die Substitution mit v.-Willebrand-Faktor-haltigen Konzentraten in Betracht.

3.3.5.5 Thrombozytopenien und Thrombozytopathien

Blutungen sind erst bei Thrombozytenzahlen unter 30 000–40 000/mm^3 zu erwarten. Die wichtigste Erkrankung dieser Gruppe ist die idiopathische Thrombozytopenie.

Idiopathische Thrombozytopenie (ITP)

> **Definition:** Die ITP (Morbus Werlhof) ist ein Syndrom mit isolierter Verminderung der Thrombozyten durch eine verkürzte Überlebenszeit bei normaler oder erhöhter Zahl an Megakaryozyten.

Ursache — Die ITP entwickelt sich akut häufig postinfektiös 1–3 Wochen nach einem Virusinfekt. Die chronische ITP ist eine Autoimmunkrankheit mit Antikörperbildung gegen Thrombozyten.

Klinisches Bild — **Leitsymptome** dieser Krankheit sind **Petechien und Purpura**, flächenhafte Blutungen und eine **Thrombozytenverminderung**, meist unter 20 000/mm^3. Sie verläuft meist chronisch und kommt vorwiegend bei Jugendlichen unter 15 Jahren vor. Diese oft **schubweisen Blutungen** treten vor allem an den Unterschenkeln und der oberen Hälfte des Rumpfes auf. Bei Frauen kommt es zu verstärkten Menstruationsblutungen. Auffallenderweise entsteht bei Entbindungen kein größerer Blutverlust, sodass die Werlhofsche Krankheit keine absolute Indikation zur Schwangerschaftsunterbrechung darstellt. Häufig liegt ein mäßiger Milztumor vor. Bei einem Teil der Patienten finden sich Antikörper gegen die eigenen Thrombozyten.

Die Therapie besteht in Frischblut- bzw. Thrombozytentransfusionen, Gabe von Kortikoiden, Immunglobulinen oder operativer Milzentfernung, die in 80 % der Fälle zur Thrombozytennormalisierung führt.

Therapie

Thrombozytopenien anderer Ursache

Mögliche Ursachen:
- Medikamente (z. B. Chinidin, Goldsalze, Sulfonamide, Zytostatika etc.),
- Röntgenstrahlen,
- allergische Reaktionen,
- Milzvergrößerung: Fast jeder Milztumor führt zu einem gesteigerten Thrombozytenabbau und folglich zur Thrombopenie.

Ursachen

3.3.5.6 Vaskulär bedingte Blutungsübel

Definition: Erkrankungen dieser Gruppe liegen altersbedingte, infektiöse, allergische oder angeborene Gefäßveränderungen zugrunde.

Oslersche Krankheit

Definition: Die Oslersche Krankheit wird auch hereditäre Telangiektasie genannt, da es sich um eine Erbkrankheit handelt, die mit pathologischen Gefäßerweiterungen und -schlängelungen (Teleangiektasien) einhergeht. Sie wird dominant vererbt, führt aber erst nach dem 30.–40. Lebensjahr zu Blutungen („familiäres Nasenbluten", „familiäres Nierenbluten").

Typisch sind **lokalisierte Blutungen** aus Teleangiektasien im Bereich der **Haut** (Wangen, Hände) und der **Schleimhaut** (Nase, Zunge, Verdauungs- und Harntrakt). An den betroffenen Stellen sind scharfe, punktförmige Flecken erkennbar, von denen wenige millimeterlange Gefäßäste (fehlgebildete Gefäße) ausgehen.

Klinisches Bild

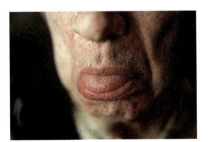

Abb. 45: Teleangiektasien der Lippe und Zunge bei M. Osler

Prognose Die Prognose ist **günstig**, da tödliche Blutungen praktisch nicht vorkommen. Nur bei schwerer Anämie sind Bluttransfusionen erforderlich.

Purpura rheumatica

Definition: Als Purpura rheumatica werden petechiale Blutungen im Rahmen eines allgemeinen rheumatischen Geschehens bezeichnet.

Purpura senilis

Definition: Die Purpura senilis alter Menschen beruht auf altersbedingten Gefäßwandveränderungen. Sie betrifft vorwiegend die unteren Extremitäten und manifestiert sich gelegentlich durch ein unbeabsichtigt ausgelöstes Rumpel-Leede-Zeichen beim Blutdruckmessen.

Skorbut

Gefäßbedingte Blutungen sind typisch für den Skorbut (Vitamin-C-Mangel). In Europa kommt diese Krankheit praktisch nur noch bei schwerer Fehlernährung vor.

In früheren Zeiten stellte der Skorbut eine gefürchtete Seefahrerkrankheit, bedingt durch den Mangel an frischen, Vitamin-C-haltigen Nahrungsmitteln dar, und bedrohte so beispielsweise die Schlagkraft der britischen Flotten im 18. Jahrhundert.

4 Vegetative Regulationsstörungen

Der Oberbegriff „vegetative Regulationsstörungen" umfasst zahlreiche Zustandsbilder, Krankheiten und Missempfindungen, die auf einer Fehlregulation von Organen oder Organsystemen beruhen, ohne dass eine organische Ursache nachweisbar ist.
Synonyme Bezeichnungen sind:
vegetative Dystonie, funktionelle Beschwerden, psycho-vegetatives Syndrom.

Definition

Vegetative Regulationsstörungen sind **sehr häufig** und kommen bei etwa 20–30 % aller Patienten in Allgemeinpraxen vor. Sie können zu nicht unerheblichen subjektiven Beeinträchtigungen führen und machen gelegentlich aufwändige Untersuchungen zum Ausschluss einer organischen Ursache der Beschwerden notwendig. Betroffen sind vor allem Menschen im jüngeren und mittleren Lebensalter, wobei Frauen überwiegen.

Vorkommen

Über die Ursachen ist wenig bekannt. Grundlage der Entwicklung funktioneller Syndrome sind belastende Lebenssituationen und/oder eine gestörte Persönlichkeitsstruktur. Als Folge entwickelt sich eine gestörte soziale Integration, die schließlich Krankheitswert annimmt. Wichtig ist es, den Patienten klarzumachen, dass es sich nicht um eine „Nervenkrankheit" oder um eine „eingebildete Krankheit" handelt.

Ursachen

Folgende Beschwerdekomplexe und Krankheitsbilder, die in den verschiedenen Kapiteln besprochen werden, lassen sich abgrenzen:
- Herz-Kreislaufstörungen:
  - Hyperkinetisches Herzsyndrom,
  - Missempfindungen in der Herzgegend, (Kardialgie, Herzneurose),
  - Hypotone Kreislaufregulationsstörung.
- Nervöses Atmungssyndrom (Hyperventilationstetanie).

Beschwerdekomplexe und Krankheitsbilder

4 Vegetative Regulationsstörungen

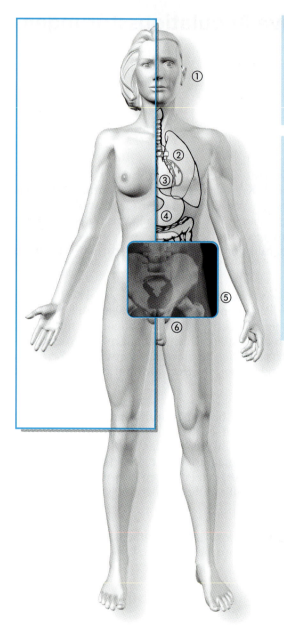

Psychische Symptome
- Schlafstörungen
- Angst
- Unruhe
- depressive Verstimmung

Physische Symptome
① Kopfschmerzen
② Atembeschwerden
③ Herzbeschwerden
④ Magen-Darm-Beschwerden
⑤ Kreuz- und Rückenbeschwerden
⑥ Sexualstörungen

Abb. 46: Leitsymptome bei vegetativen Regulationsstörungen

- Magen-Darmstörungen:
  - „Reizmagen" (nervöser Magen),
  - Irritables Kolon,
- Störungen der Sexualität.

Die Behandlung der vegetativen Störungen ist häufig schwierig. Sie setzt voraus, dass der Patient überzeugt werden kann, an keiner organischen Erkrankung zu leiden, und dass er bereit ist, u. U. seine Lebensweise zu ändern, d. h. die Ess- und Trinkgewohnheiten, Arbeitsbedingungen, Freizeitgestaltung etc., Aufdeckung und Lösung von Konfliktsituationen und Problemen, evtl. psychotherapeutische Maßnahmen und ergänzende medikamentöse Behandlung in Form von Sedativa oder Psychopharmaka für einen begrenzten Zeitraum kommen als weitere Behandlungsmaßnahmen in Betracht. Die Grundeinstellung des Therapeuten seinem Patienten gegenüber sollte vor allem durch das sog. einfühlende Verstehen (**Empathie**) bestimmt sein.

Therapie

Obwohl die Therapie vegetativer Regulationsstörungen sehr schwierig sein kann, ist die Prognose hinsichtlich der Lebenserwartung gut.

Prognose

5 Erkrankungen der Atmungsorgane

5.1 Aufgaben der Lunge

Hauptaufgabe: O_2-Aufnahme und CO_2-Abgabe

Die Hauptaufgabe der Lunge besteht in der Aufnahme von Sauerstoff (O_2) und der Abgabe von Kohlendioxid (CO_2), wobei der Energieumsatz des Körpers die jeweiligen Mengen bestimmt. Darüber hinaus stellt die Lunge ein wichtiges Blutdepot dar und ist gemeinsam mit der Niere verantwortlich für die Regulierung des Säure-Basenhaushaltes.

Folgen der respiratorischen Insuffizienz

Eine respiratorische Insuffizienz, d. h. eine ungenügende Funktion der Atmung, kann sich wie folgt auswirken:

- Der Sauerstoffgehalt des Blutes nimmt ab, es entsteht eine Hypoxämie, die klinisch als Zyanose erkennbar werden kann.
- Wird nicht genügend CO_2 abgeatmet, so tritt eine Überladung des Blutes mit Kohlensäure ein. Dieser Zustand wird Hyperkapnie genannt. Er ist ebenso gefährlich wie der Sauerstoffmangel, da er zu Unruhe, Bewusstseinsstörungen, Krämpfen und schließlich zum Tode führen kann.
- Eine schwere Hyperkapnie führt, da CO_2 eine Säure ist, zu einer Übersäuerung des Blutes, die man respiratorische (atmungsbedingte) Azidose nennt.
- Eine länger bestehende respiratorische Insuffizienz bewirkt eine Überlastung des rechten Herzens im Sinne eines chronischen Cor pulmonale.

5.2 Leitsymptome bei Bronchial- und Lungenkrankheiten

5.2.1 Husten

Husten als Reinigungsmechanismus

Dieses Symptom ist uncharakteristisch, da fast jede Lungenerkrankung mit Husten einhergehen kann. Husten, der zum Auswurf führt, dient dem Reinigungsmechanismus des Bronchialsystems und sollte nicht automatisch medikamentös gedämpft werden. Hustenstillende Mittel (Antitussiva) sind deshalb vorwiegend beim trockenen, quälenden Husten angezeigt. Da bestimmte Hustenmittel, z. B. codeinhaltige, das Atemzentrum dämpfen können, dürfen sie nicht ohne ärztliche Verordnung gegeben werden.

5.2.2 Sputum

Definition: Die Sekrete des gesamten Respirationstrakts, einschließlich des Mundes und der Nasennebenhöhlen, fasst man unter der Bezeichnung Auswurf oder Sputum zusammen.

Der Auswurf kann folgende Beschaffenheit haben:

Beschaffenheit

- schleimig (z. B. bei leichter Bronchitis), glasig und fadenziehend (typisch bei Asthma bronchiale);
- eitrig (eitrige Bronchitis, Pneumonien), rein eitrig bei Lungenabszessen; bei Bronchiektasen kann die Sputumtagesmenge im Extremfall mehrere 100 ml betragen;
- serös: dünnes, schaumiges, wie geschlagenes Eiweiß aussehendes Sputum in großen Mengen ist typisch für das Lungenödem;
- blutig: blutig verfärbter Auswurf wird Hämoptyse genannt, rein blutiges Sputum Hämoptoe.

Folgende Erkrankungen können zu Blutbeimengungen im Auswurf führen:

Mögliche Ursachen der Hämoptyse

- chronische Bronchitis, Bronchiektasen,
- Bronchialkarzinom,
- Lungentuberkulose,
- Pneumonien (v. a. bei Lobärpneumonien kann es zu rostfarbigem oder „zwetschgenbrühartigem" Sputum kommen),
- Lungeninfarkt,
- Herzklappenfehler mit Lungenstauung.

Merke: Jede unklare Blutbeimengung im Auswurf, die länger als zwei Wochen anhält, muss bis zum Beweis des Gegenteils als verdächtig auf ein Bronchialkarzinom angesehen werden. Eine Bronchoskopie ist in solchen Fällen die wichtigste Untersuchungsmaßnahme.

5.2.3 Dyspnoe

Zur Erfüllung ihrer Funktion muss die Lunge eine bestimmte Arbeit, die sog. Atemarbeit leisten, die normalerweise sehr gering ist. Ist das Lungengewebe durch krankhafte Prozesse verändert (z. B. Lungenstauung, Entzündung, Fibrose) oder sind die Bronchien eingeengt (Asthma bronchiale, obstruktive Bronchitis), kann die Atemarbeit auf das Vielfache der Norm ansteigen. Diese Zunahme der Atemarbeit empfindet der Patient als Atemnot (Dyspnoe).

Entstehungsursachen

5.2.4 Zyanose

Entstehungsursachen

Eine Zyanose tritt auf, wenn das reduzierte Hämoglobin im Kapillarblut vermehrt ist. Normalerweise ist nahezu das gesamte Hämoglobin (96 %) des arteriellen Blutes mit Sauerstoff beladen. Sauerstoffgesättigtes Hämoglobin nennt man oxydiert, Hämoglobin ohne Sauerstoff reduziert. Beim Gesunden enthalten 100 ml Blut etwa 16 g oxydiertes Hämoglobin. Steigt die Menge des reduzierten Hämoglobins auf mehr als 5 g pro 100 ml an, so wird als Ausdruck des Sauerstoffmangels eine Zyanose erkennbar. Hierbei handelt es sich um einen absoluten Wert. Hat beispielsweise ein Patient mit schwerer Anämie nur 4,5 g Hb pro 100 ml Blut, so kann er niemals eine Zyanose entwickeln.

Ursachen

Eine Zyanose kann drei Ursachen haben:
- Die **Lunge** ist **erkrankt** und nicht mehr in der Lage, das ihr angebotene venöse Blut voll mit Sauerstoff zu beladen. Es gelangt sauerstoffarmes Blut über das linke Herz in den großen Kreislauf und führt zu einer pulmonalen oder zentralen Zyanose.
- Besteht eine abnorme Verbindung zwischen dem rechten und dem linken Herzen – z. B. Fallotsche Trilogie – oder ein anderswo lokalisierter **Shunt** zwischen Venen und Arterien, so wird venöses Blut dem arteriellen Blut zugemischt. Dieses Mischblut enthält ebenfalls zu wenig Sauerstoff und bewirkt eine Mischblutzyanose.
- Ist die Blutströmung in der Kreislaufperipherie stark verlangsamt (Herzinsuffizienz, Schock), wird dadurch mehr Sauerstoff als sonst von den Geweben entnommen, was zu einer Sauerstoffarmut in der Kreislaufperipherie führt, zur sog. peripheren oder **Strömungszyanose**.

Reaktion auf Sauerstoffgabe

Durch Sauerstoffgabe kann die pulmonale Zyanose rasch, die periphere nur allmählich und die Mischblutzyanose praktisch gar nicht gebessert werden.

5.2.5 Weitere Symptome

Kolbig aufgetriebene Finger- und Zehenendglieder, sog. Trommelschlägelfinger und -zehen, und Uhrglasnägel (nach oben konvex gerundet) kommen bei chronisch Lungenkranken, bei Patienten mit angeborenen Herzfehlern, aber auch gelegentlich bei Gesunden vor.

5.3 Diagnostik

5.3.1 Sputumuntersuchung

- Neben Farbe, Beschaffenheit und Menge interessiert der mikroskopische Befund: Granulozytenvermehrung (eitriges Sputum),

Eosinophilenvermehrung (Asthma bronchiale), elastische Fasern (Lungenabszess), Erreger, vor allem Tuberkelbakterien.
- Die bakteriologische Untersuchung dient der Züchtung pathogener Keime und der Testung der Empfindlichkeit dieser Erreger gegenüber Antibiotika.
- Tumorzellen, z. B. beim Bronchialkarzinom, werden durch zytologische Untersuchung nachgewiesen.

Merke: Sputum für Untersuchungszwecke sollte der Patient nicht „auf Befehl" abliefern (meist nur Speichel), sondern dann, wenn er von sich aus abhusten muss. Zuvor sind gründliches Zähneputzen und Spülen des Mundes ohne desinfizierendes Mundwasser erforderlich.

Zur zytologischen Untersuchung wird das Sputum in formalinhaltige Röhrchen gegeben. Für die bakteriologische Aufarbeitung muss das Sputum in leeren, sterilen Röhrchen sofort weitergeleitet und innerhalb von 4 bis 6 Stunden verarbeitet werden.

Transportmedium und Weiterleitung

5.3.2 Röntgenuntersuchungen des Thorax

- Die Röntgenthoraxaufnahme ist die wichtigste Untersuchung, da sie Aufschlüsse über Ausdehnung, Lokalisation und Art von bronchopulmonalen Prozessen gibt.
- Mittels sog. Schichtaufnahmen (Tomogramm) können einzelne Schichten der Lunge gesondert untersucht und bestimmte Einzelheiten besser erkannt werden.
- Eine Bronchographie, d. h. eine Röntgenuntersuchung des Bronchialsystems nach Einbringen von Kontrastmittel, ist heute dank ergiebigerer Untersuchungsmethoden (s. u.) nur noch selten indiziert, z. B. bei Bronchiektasen.
- Die Computer-Tomographie (CT) ist eine aufwändige und relativ teure, aber sehr wertvolle Methode zur Abklärung von Befunden im Bereich der Pleura, des Mediastinums und der Hili, zur Aufdeckung und Lokalisation von Metastasen und zur Abklärung der Art und Ursache von Lungenveränderungen.
- Unter einer Pulmonalisangiographie versteht man die röntgenologische Darstellung der Arteria pulmonalis und ihrer Äste durch Kontrastmittel, das über einen bis in das rechte Herz vorgeschobenen Venenkatheter injiziert wird. Hauptindikation für die Pulmonalisangiographie ist der Verdacht auf eine Lungenembolie.

Röntgenologische Verfahren

5.3.3 Bronchoskopie

Heute werden fast ausschließlich flexible Glasfiberbronchoskope, die auch eine Beurteilung peripherer Abschnitte des Bronchialsystems erlauben, verwendet. Die Untersuchung kann in Lokalanästhesie durchgeführt werden und ist wenig belastend.

Indikationen zur Bronchoskopie

Indikationen zur Bronchoskopie sind:
- Abklärung eines Hustens unklarer Genese,
- Hämoptoe/Hämoptyse unklarer Genese,
- Verdacht auf Bronchialkarzinom oder andere Tumoren des Bronchialsystems,
- unklare broncho-pulmonale Erkrankungen,
- therapeutische Sekretabsaugung bei starker Verschleimung der Atemwege (z. B. in der Intensivmedizin),
- Durchführung einer BAL (bronchoalveoläre Lavage).

Während der Bronchoskopie können unter Sicht Probeexzisionen aus verdächtigen Stellen entnommen und Bronchialsekret gezielt zur mikrobiologischen und zytologischen Untersuchung gewonnen werden. Bei der BAL wird im Rahmen der Bronchoskopie physiologische Kochsalzlösung in kleinen Portionen, insgesamt maximal ca. 150 ml, in das Bronchialsystem eingefüllt, wieder abgesaugt und analysiert (Zellgehalt, Partikel, chemische Analyse).

Normale Zellverteilung bei der BAL

Die normale Zellverteilung bei der BAL beträgt:
- Alveolarmakrophagen 96 %,
- Lymphozyten 3–5 %,
- neutrophile Granulozyten 1 %,
- eosinophile Granulozyten < 1 %.

Man hat die BAL auch das „Blutbild" des Pneumologen genannt. Diese Untersuchungsmethode eignet sich besonders zur Differenzialdiagnose verschiedener Lungengerüsterkrankungen wie Sarkoidose (Lymphozytenvermehrung) oder Lungenfibrose (Neutrophilenvermehrung) oder zum Nachweis einer Asbestose.

Indikationen zur BAL

Es ist auch möglich, im Rahmen der Bronchoskopie durch die Bronchialwand nahe gelegene Lymphknoten zu punktieren oder Lungengewebe bioptisch zu gewinnen (transbronchiale Lymphknoten- oder Lungenbiopsie). Die Bronchoskopie mit einem starren Bronchoskop erfolgt in Narkose und ist indiziert zur Fremdkörperentfernung, Stillung massiver Blutungen aus dem Bronchialsystem oder Abtragung von Tumorgewebe. Mittels Laser, der sog. endobronchialen Lasertherapie, können beispielsweise Tumoren, die das Bronchiallumen verschließen, teilweise entfernt werden. Der Patient sollte in den letzten zwölf Stunden vor der Bronchoskopie nüchtern sein und nicht rauchen.

Biopsie

5.3.4 Bioptische Methoden

Definition: Eine Biopsie bedeutet die Gewinnung von Gewebsmaterialien beim Lebenden zur histologischen oder zytologischen Untersuchung.

Bei bronchopulmonalen Erkrankungen sind folgende Biopsien möglich:

- Bronchoskopisch: Biopsien aus dem Bronchialsystem bzw. transbronchial aus Lymphknoten und Lungengewebe.
- Pleuranahe Lungenherde können durch perkutane Feinnadelbiopsie unter Röntgendurchleuchtung oder CT-Kontrolle punktiert werden.
- Im Rahmen der endoskopischen Betrachtung der Pleurahöhle (Thoraskopie) sind Pleurabiopsien möglich.
- Bei der so genannten Mikrothorakotomie wird in Narkose mit einem kleinen Schnitt die Thoraxwand eröffnet und Lungengewebe entnommen.

Mögliche Biopsien

5.3.5 Mediastinoskopie

In Narkose wird oberhalb des Brustbeins, entlang der Vorderfläche der Luftröhre, eingegangen. Dabei können die Lymphknoten dieses Mediastinalabschnittes eingesehen, zur histologischen Untersuchung entnommen oder eine Probeexzision durchgeführt werden. Die Untersuchung dient vor allem der Abklärung unklarer Hiluslymphknotenprozesse und der Beurteilung der Operationsfähigkeit bei einem Bronchialkarzinom.

Vorgehen und Funktion

5.3.6 Lungenszintigramm

Durch Inhalation radioaktiver Gase (z. B. Xenon 133) kann die Belüftung der Lungen durch Injektion von radioaktiv markiertem ^{99m}Technetium die Lungendurchblutung anhand der gemessenen Gamma-Strahlung bestimmt werden. Das Lungenszintigramm ist eine wichtige Untersuchung bei Verdacht auf eine Lungenembolie.

Definition

5.3.7 Lungenfunktionsprüfung

> **Definition:** Die Lungenfunktionsprüfung gibt Auskunft über die Leistungsreserven bzw. die Funktionsfähigkeit der Lungen.

Wichtige Untersuchungsmethoden sind:
- Spirometrie,
- Fluss-Volumenkurve und
- Ganzkörperplethysmographie (Bodyplethysmographie).

Untersuchungsmethoden

Sie dienen der Messung des Atemwegswiderstandes, der Lungenvolumina und des Luftgehalts der Lungen. **Blutgasanalysen** erfolgen meist mit dem sog. Astrup-Gerät. Dabei können Sauerstoff-, CO_2-, Säure- und Basengehalt des Blutes gemessen werden. Der pO_2 ist die Bezeichnung des Sauerstoffdruckes, pCO_2 die des Kohlensäuredruckes des Blutes; pH-Wert (☞ Kap. 14 Säure-Basen-Haushalt). Mit einfachen und preiswerten **Peakflowmetern** kann der Höchstwert des Ausatmungsstroms (l/Sek) gemessen werden.

Funktion

Diagnostik verschiedener Störungen

Peakflowmeter eignen sich besonders zur Selbstkontrolle bei Patienten mit obstruktiven Atemwegserkrankungen.

Folgende Störungen der Lungenfunktion können mittels Lungenfunktionsprüfungen festgestellt werden:
- Obstruktive Ventilationsstörungen infolge einer Verengung oder Verlegung der Atemwege, z. B. bei Asthma.
- Restriktive Ventilationsstörungen; sie entstehen durch eine verminderte Dehnbarkeit von Lunge oder Thorax, z. B. bei Lungenfibrosen oder großen Pleuraschwielen.
- Diffusionsstörungen, d. h. die Diffusion des Sauerstoffs aus den Lungen in das Blut der Alveolarkapillaren ist behindert, z. B. bei Lungengerüsterkrankungen.
- Hypoxämie, d. h. Sauerstoffmangel im Blut.
- Hyperkapnie, d. h. erhöhter CO_2-Gehalt im Blut.

Übersicht 25: Pflegerische Aspekte der Sauerstoffbehandlung

- Als Sauerstoffquelle dienen Gasflaschen oder zentrale Gasleitungen mit Wandanschlussbuchsen.
- Beide dürfen wegen Explosionsgefahr niemals mit Öl oder Fett in Berührung kommen; schwergängige Ventile also auf keinen Fall ölen!
- Vor Gebrauch muss man sich vergewissern, dass die Gasflasche reinen Sauerstoff und kein anderes Gas, z. B. Narkosegas, enthält.
- Der Sauerstoff muss, da er sonst die Atemwege zu stark reizt, angefeuchtet werden.
- Am einfachsten und sichersten wird der Sauerstoff durch einen Nasenkatheter (Einmalsonden aus Kunststoff) verabreicht. Die Sauerstoffsonde wird durch ein Nasenloch entweder so tief bis zum Rachen vorgeschoben, wie der Abstand Nasenspitze – Ohrläppchen beträgt, und dann mit Pflaster befestigt, oder in einem kleinen Schaumgummikissen fixiert, das etwa 1 cm weit in den Nasengang eingeführt wird. Wichtig ist eine sorgfältige Nasenpflege.
- Ebenfalls bewährt haben sich Sauerstoffbrillen, die jedoch nicht für unruhige oder verwirrte Patienten geeignet sind.
- Einmal-Sauerstoffmasken aus weichem, durchsichtigem Plastikmaterial haben den Nachteil, dass sie beim Essen, Trinken, Abhusten etc. nicht verwendet werden können.

Normale O_2-Dosis

In der Regel genügen 1–3 Liter Sauerstoff pro Minute per Nasensonde. Mit der Sauerstoffmaske kann man kurzfristig reinen Sauerstoff zuführen, was jedoch nur in Notfällen erforderlich ist. Reiner Sauerstoff über eine Maske oder ein Beatmungsgerät darf beim Erwachsenen nur kurzfristig verabreicht werden; bei längerer Anwendung kann es zu Husten, Brustschmerzen und Veränderungen des Lungengewebes kommen.

Eine sog. Sauerstoff-Langzeittherapie über mindestens 12, besser 24 Stunden täglich, ist vor allem für Patienten im Spätstadium chronisch-obstruktiver Atemwegserkrankungen indiziert, bei denen ein dauerhafter Sauerstoffmangel im Blut vorliegt. Als Sauerstoffquelle dienen Sauerstoffkonzentratoren, neuerdings auch Flüssigsauerstoff. Die Sauerstoff-Langzeittherapie ist die einzige Behandlungsmaßnahme, die bei diesen Patienten nachweislich eine Lebensverlängerung bewirken kann.

Sauerstoff-Langzeittherapie

Merke: Sauerstoffbeatmung kann nicht nur nützlich, sondern auch gefährlich sein. Das Atemzentrum von Patienten mit länger bestehender Hypoxämie und Hyperkapnie hat sich an den erhöhten CO_2-Spiegel im Blut „gewöhnt". Es wird nur noch durch den Sauerstoffmangel stimuliert. Gibt man einem solchen Patienten Sauerstoff, so entfällt der letzte Reiz für die Atemzentren, und die Atmung kommt, manchmal schon nach kurzer Zeit, völlig zum Stillstand. Ob und wieviel Sauerstoff solche Patienten benötigen, kann nur der Arzt entscheiden.

5.4 Klinik der Erkrankungen der Atmungsorgane

5.4.1 Erkrankungen der oberen Luftwege

Am häufigsten sind die akut und meist mit Fieber verlaufenden Infekte des Nasen-Rachen-Raumes (Rhinitis, Pharyngitis), der Tonsillen (Tonsillitis), des Kehlkopfes (Laryngitis) sowie der Trachea und der großen Bronchien (Tracheitis, Bronchitis). Erwachsene machen im Schnitt jährlich 2–3mal solche Infekte durch.

Vorkommen und Häufigkeit

Es handelt sich fast ausnahmslos um Virusinfekte durch Influenza-, Parainfluenza-, Adeno-, Echo- oder Coxsackieviren. In geschlossenen Bevölkerungsgruppen wie z. B. in Schulen, Betrieben oder Kasernen handelt es sich meistens um Infekte durch Adenoviren. Der gewöhnliche Schnupfen wird durch Rhinoviren hervorgerufen, von denen heute etwa 60 Typen bekannt sind. Dies erklärt, weshalb wiederholte Erkrankungen so häufig sind.

Ätiologie

5.4.1.1 Schnupfen

Meist ohne Fieber kommt es nach leichtem Brennen im Nasen-Rachen-Raum zu wäßrigem, später zähem oder eitrigem Nasensekret mit Schwellung der Nasenschleimhäute, Störungen des Geruchsvermögens und Kopfschmerzen. Komplizierend können eine Laryngitis, Tracheobronchitis sowie Affektionen der Nasennebenhöhlen oder des Mittelohres hinzutreten.

Klinisches Bild

Der chronische Schnupfen beruht entweder auf anatomischen Veränderungen (z. B. Nasenscheidewandverkrümmung) oder exogenen Reizen (Staub, Allergene).
Heuschnupfen ☞ Kap. 5.4.3.2.

5.4.1.2 Fieberhafte Infekte

Klinisches Bild — Die Inkubationszeit beträgt 2–9 Tage. Das klinische Bild wird bestimmt von Husten, Schnupfen, Schluckbeschwerden, Heiserkeit, Kratzen im Hals und Fieber wechselnder Höhe. Die verschiedenen o. g. Erreger führen zum gleichen klinischen Bild.

Therapie — Eine wirksame virustatische, d. h. die Vermehrung der Viren hemmende Behandlung, steht noch nicht zur Verfügung. Symptomatisch kann mit Bettruhe, Analgetika und Husten stillenden Mitteln therapiert werden. Bei geschwächten Patienten ist eine Herz-Kreislaufüberwachung und -behandlung erforderlich. Pfropft sich ein bakterieller Infekt auf, können Antibiotika gegeben werden.

5.4.2 Pneumonien

> **Definition:** Pneumonien sind meist akut, seltener chronisch verlaufende diffuse oder herdförmige (Bronchopneumonie) Entzündungen der Lunge, wobei entweder überwiegend die Alveolen (alveoläre Pneumonie) oder – seltener – das Interstitium (interstitielle Pneumonie) befallen sind.

Vorkommen und Häufigkeit — Seit Einführung der Antibiotikabehandlung hat die Pneumoniesterblichkeit erheblich abgenommen. In Deutschland starben noch 1909 von 100 000 Menschen 170 an einer Pneumonie, heute nur noch 23. Auch das klinische Bild hat sich gewandelt:
Die klassische Form der Lobärpneumonie mit Befall eines oder mehrerer Lungenlappen ist selten geworden. Zugenommen haben die häufig gutartig verlaufenden, eher **herdförmigen Pneumonien,** die sich nicht an Lappengrenzen halten. Als *nosokomiale Pneumonien* bezeichnet man meist schwer verlaufende, im Krankenhaus erworbene Pneumonien durch gramnegative Keime.

Einteilung — Je nach Art und Ausdehnung des Lungenbefalls (Segment, Lappen, herdförmige Infiltrate) können z. B. Segment-, Lappen- oder Bronchopneumonien unterschieden werden.

Zweckmäßiger ist die Einteilung in primäre und sekundäre Pneumonien:
- Primäre Pneumonien durch Erreger bei bislang intakter Lunge.
- Sekundäre Pneumonien, die sich auf dem Boden einer vorbestehenden, meist nicht mikrobiell bedingten Veränderung der Lungen oder Bronchien entwickeln.

- Erreger primärer Pneumonien

1. Bakterien
   Pneumokokken
   Staphylokokken
   Streptokokken
   Coli-Gruppe
   Enterokokken
   Hämophilus influenzae
   Klebsiella pneumoniae (Friedländer-Pneumonie)
   Pseudomonas
   Legionella pneumophila (Legionärskrankheit)
   Anaerobier

2. Viren
   Chlamydien (Bedsonien)
   Mykoplasmen
   Rickettsien (Q-Fieber)

3. Pilze: Lungenmykosen (Candida, Aspergillus, Actinomykose)

4. Pneumocystis carinii (bei AIDS-Patienten)

5. Allergisch bedingte Pneumonien (eosinophiles Infiltrat)

6. Brucellen, Spirochäten (selten)

- Ursachen sekundärer Pneumonien

1. Kreislaufstörungen der Lunge:
   Lungenstauung, Lungenödem, Lungeninfarkt

2. Bronchusveränderungen:
   Bronchiektasien, Bronchialkarzinom

3. Aspiration:
   Mageninhalt, Blut, Fremdkörper, Öl, ölhaltige Medikamente

4. Toxische Ursachen:
   Urämie, Giftgase

Übersicht 26: Erreger primärer und Ursachen sekundärer Pneumonien

Je nach **Erreger** lassen sich folgende Pneumonien unterscheiden:
- **Bakterielle Pneumonien**

Als Erreger der bakteriellen Pneumonien spielen Pneumokokken (Diplococcus pneumoniae) eine geringere Rolle als früher. Auch Staphylokokken- und Streptokokken-Pneumonien sind nicht sehr häufig. Hingegen sind Lungenentzündungen durch die antibiotisch schwieriger angehbaren Keime wie Hämophilus influenzae, Coli-Bakterien, Klebsiellen und Pseudomonas aeruginosa im Zunehmen begriffen. Gefährdet durch diese so genannten nosokomialen, d. h. im Krankenhaus erworbenen Pneumonien, sind vor allem (abwehrgeschwächte) Patienten im Krankenhaus (Hospitalismus). Im Allgemeinen verlaufen bakterielle Pneumonien schwerer als die sog. primär atypischen Formen.

- **Legionellose**

Erreger der Legionellosen (Legionärskrankheit) ist das gramnegative Stäbchenbakterium Legionella pneumophila. Die Krankheit

Erreger und Infektionsweg

erhielt ihren Namen dadurch, dass sie erstmals im Jahre 1976 bei Teilnehmern eines Treffens ehemaliger Kriegsveteranen („Legionäre") in Philadelphia nachgewiesen wurde. Von 4400 ehemaligen „Legionären" erkrankten 221, 34 verstarben. Weitere Symptome der Legionärskrankheit sind Leber- und Niereninsuffizienz, Durchfälle und Verwirrtheitszustände. Die Letalität ist mit 15–20 % hoch.

- **Anaerobier-Pneumonien**

Eine größere Bedeutung als bisher angenommen besitzen Lungeninfektionen mit sog. Anaerobiern, d. h. Bakterien, die keinen Sauerstoff zum Wachstum benötigen. Typische Anaerobierinfektionen sind die Aspirationspneumonie, der Lungenabszess und die Infarktpneumonie.

- **Primär atypische Pneumonien**

Die Erreger der sog. primär atypischen Pneumonien – ein Begriff, der immer noch gebräuchlich, aber wenig glücklich ist – sind in ☞ Tab. 29 aufgeführt. Bei Erwachsenen und Jugendlichen kommen Mykoplasmen, d. h. Erreger, die eher Bakterien als Viren ähneln, relativ häufig als Pneumonieursache in Betracht. Bei der Ornithose, deren Erreger nicht mehr zu den Viren gerechnet, sondern als bakterienähnliche Keime (Chlamydien oder Bedsonien) angesehen werden, erfolgt die Übertragung von erkrankten Vögeln, meist Wellensittichen oder Tauben sowie Puten, Hühnern, Papageien (Psittakose oder Papageienkrankheit), Enten oder Kanarienvögeln, auf den Menschen. Die Inkubationszeit primär atypischer Pneumonien liegt zwischen 5 und 19 Tagen.

Die Immunität nach bakterieller Pneumonie beträgt nur wenige Wochen, nach Viruspneumonien mehrere Jahre. Zweit- und Mehrfacherkrankungen sind daher möglich.

Tab. 29: Erreger „primär atypischer Pneumonien"

	Erreger	Größe (nm)
1. Viren	Grippeviren A, B, C Adenoviren Parainfluenzaviren 1, 2, 3 RS-Viren (respiratory syncytial viruses) REO-Viren 1, 2, 3 (respiratory enteric orphan viruses)	60–120
2. Ornithoseerreger (Chlamydien)		300–500
3. Mycoplasma pneumoniae		180–250

Klinisches Bild der primären Pneumonien

Leitsymptome der Pneumonien sind Husten, Auswurf, Fieber und Thoraxschmerzen, v. a. bei Mitbeteiligung der Pleura.

Bakterielle Pneumonien

Die seltener gewordene Lobärpneumonie setzt akut aus vollem Wohlbefinden mit Schüttelfrost und hohem Fieber ein. Es besteht

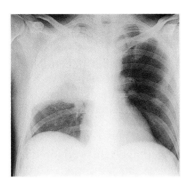

Abb. 47: Röntgenaufnahme – Lobärpneumonie im rechten Oberlappen

heftiger Husten mit zunächst rötlichem, dann rostfarbigem Auswurf, starkes Schwitzen, Zyanose, Tachykardie und „Nasenflügeln" bei beschleunigter Atmung (Tachypnoe). Schwere Verlaufsformen können über eine Begleitmyokarditis oder ein toxisches Kreislaufversagen zum Tode führen. Öfter besteht ein bläschenartiger Lippenausschlag (Herpes labialis). Die Mehrzahl der akuten Pneumonien verläuft weniger stürmisch mit leichten oder nur subfebrilen Temperaturen und mäßig beeinträchtigtem Allgemeinzustand. Die BSG ist beschleunigt, das Blutbild zeigt eine Leukozytose mit Linksverschiebung.

Primär atypische Pneumonien lassen sich häufig schon klinisch von der bakteriellen Pneumonie durch folgende Charakteristika unterscheiden:
- Fieber ohne Schüttelfrost,
- trockener Reizhusten,
- meist nur mäßige BSG-Beschleunigung,
- fehlende oder geringe Leukozytose mit Lymphozytose.

Eine bakterielle Infektion kann sich aufpfropfen.

Primär atypische Pneumonien

Eine länger als 6–8 Wochen dauernde Pneumonie wird als chronisch bezeichnet. Betroffen sind vor allem Männer zwischen 50–60 Jahren, abwehrgeschwächte Patienten und Alkoholiker.
Ursachen der Chronifizierung einer Pneumonie können Änderungen der Immunitäts- oder Resistenzlage des Patienten sein, ein Erregerwechsel, eine Superinfektion mit Pilzen oder eine vorbestehende Störung der Lungenfunktion.
Die Symptomatik ist meist wenig ausgeprägt und besteht in Husten, Auswurf (gelegentlich blutig), Atemnot und Thoraxschmerzen. Trotz des manchmal wenig beeinträchtigten Wohlbefindens ist die Prognose nicht gut. Hinter einer chronischen Pneumonie können sich andere Atemwegserkrankungen wie Bronchiektasen oder ein Bronchialkarzinom verbergen.

Chronische Pneumonien

Die typische Pneumonie des AIDS-Kranken ist die Pneumocystis-carinii-Pneumonie, die sonst nur bei Säuglingen, Frühgeborenen

Pneumonien bei AIDS-Patienten

oder stark abwehrgeschwächten Menschen beobachtet wird. Pneumocystis carinii ist ein einzelliger Mikroorganismus, der zu den Protozoen gerechnet wird. Ebenso werden Pneumonien durch das Zytomegalievirus beobachtet, das neben dem Ebstein-Barr-Virus, dem Herpes-simplex-Virus und dem Zoster-Virus zur Gruppe der Herpes-Viren zählt. Diese beiden schwer zu behandelnden Pneumonieformen werden nicht selten bei AIDS-Patienten zur eigentlichen Todesursache.

Pilzpneumonien

Pilzpneumonien (Lungenmykosen) **verlaufen meist subakut.** In unseren Breiten werden sie am häufigsten durch folgende Pilzarten hervorgerufen: Candida albicans (Soor, Moniliasis), Aspergillus fumigatus (Aspergillose) und Actinomyces (Aktionomykose). Fast immer handelt es sich um aufgepfropfte Infekte bei Abwehrgeschwächten.

Allergische Pneumonien

Am wichtigsten ist das sog. flüchtige eosinophile Löfflersche Lungeninfiltrat, das etwa 3–10 Tage lang nachweisbar ist und mit einer Bluteosinophilie zwischen 10–30 % einhergeht. Es entsteht durch Ascarislarven (Ascaris = Spulwurm), die aus dem Darm mit dem Pfortaderblut über die Leber in das rechte Herz gelangen und die Lungen durchwandern. Etwa drei Monate später können Ascarideneier im Stuhl nachgewiesen werden. Die Prognose ist immer gut.

Rheumatische Lungeninfiltrate

Rheumatische Lungeninfiltrate sind insgesamt recht selten. Sie können im Rahmen eines akuten rheumatischen Fiebers, einer chronischen Polyarthritis oder einer Periarteriitis nodosa auftreten.

Klinisches Bild der sekundären Pneumonien

Stauungs-/Infarktpneumonien

Im Rahmen einer stärkeren Lungenstauung bei Linksherzinsuffizienz können ein- oder doppelseitige herdförmige Pneumonien auftreten. Aus einem Lungeninfarkt kann sich eine Infarktpneumonie entwickeln. Plötzlich auftretende Lungenentzündungen bei Bettlägerigen sind daher immer auf Lungenembolien verdächtig.

Aspirationspneumonien

Aspirationspneumonien sind Bronchopneumonien infolge einer Aspiration von Blut, Erbrochenem, Speisen und Getränken oder Fremdkörpern etc. in die Atemwege. Gefährdet sind **Bewusstlose** (Unfälle, Volltrunkenheit, Vergiftung, Stoffwechselkoma, Narkose) und Patienten mit **Schluckstörungen.**
Pflegerisch stellen richtige Lagerung, Überwachung und das sterile Absaugen der Luftwege bei Bewusstlosen die beste Prophylaxe dar. Beim Essen geben ist bei Patienten mit Schluckstörungen Vorsicht geboten.

Pneumonien in der Intensivpflege

Trotz sterilem Vorgehen sind besonders bei intubierten, tracheotomierten und/oder beatmeteten Patienten auf Intensivstationen Pneumonien durch Klebsiellen oder Pseudomonaden häufig nicht vermeidbar und stellen eine schwere Komplikation dar (nosokomiale Pneumonien).

Zur Sicherung der Diagnose sind folgende Untersuchungen möglich:
- Die Röntgenuntersuchung des Thorax (evtl. CT) ist die wichtigste diagnostische Maßnahme.
- Durch das Blutbild kann indirekt und bedingt auf das Vorliegen einer bakteriellen (Leukozytose) oder primär atypischen Pneumonie (mäßige Leukozytose mit Lymphozytose) geschlossen werden.
- Mehrfache Sputum- und bei Fieber auch Blutkulturen sind erforderlich.
- Durch Bronchoskopie mit Absaugung von Sekret gelingt ein Erregernachweis besser als aus dem Sputum.
- Pleurapunktion bei Begleitpleuritis oder Verdacht auf Pleuraempyem.
- Positive Komplementbindungsreaktionen dienen dem Nachweis von Virus- und Pilzpneumonien.

Diagnose der Pneumonien

Differenzialdiagnostische Schwierigkeiten können vor allem chronische Pneumonien, die immer gegenüber Bronchialkarzinom und Tuberkulose abgegrenzt werden müssen, bereiten.

Differenzialdiagnose

Entscheidend ist die **Antibiotikatherapie.** ☞ Tab. 30–32 geben einen Überblick, welche Stoffe bei welchen Pneumonieerregern bevorzugt eingesetzt werden sollten. Wegen der Vielfalt der Erreger, die ursächlich für Pneumonien in Betracht kommen, ist eine differenzierte Anwendung der Antibiotika erforderlich.

Therapie

Kalkulierte Initialtherapie	
Makrolide p.o.:	
Clarithromycin	2-mal 500 mg
Roxithromycin	2-mal 150 mg
Azithromycin	1-mal 500 mg Tag 1–3
Lobärpneumonie	
Penicillin	
Penicillin V	3-mal 500.000–1 Mio. E
Penicillin G	4-mal 500.000–5 Mio. E
Reiserückkehrer (z. B. Spanien, Osteuropa, Ungarn, Japan, Korea):	
Ceftriaxon	1–2mal 2 g i.v.
Moxifloxacin	1-mal 400 mg p.o.

Tab. 30: Therapie leichter, ambulant erworbener Pneumonien. Leitkeime: Pneumokokken, Mykosplasma pneumoniae, Haemophilus influenzae, Influenzavirus (S. Rosseau, N. Suttorp, 2000)

Tab. 31: Therapie schwerer Pneumonien (Intensivstation).
Leitkeime: Pneumokokken, Legionella ssp., Staph. aureus, Klebsiellen, Enterobacteriaceae, Pseudomonas aeruginosa, Influenzavirus (S. Rosseau, N. Suttorp, 2000)

Kalkulierte Initialtherapie Kombination aus	
Acylureidopenicillin/Betalaktamasen-Inhibitor:	
• Piperacillin/Sulbactam	3–4mal 4 g/3-mal 0,5–1 g i.v.
• Piperacillin + Tazobactam	3-mal 4,5 g i.v.
Oder Cephalosporin der 3. Generation:	
• Ceftriaxon	1-mal 2 g i.v.
• Cefotaxim	3-mal 2 g i.v.
• Ceftazidim (Pseudomonas)	3-mal 2 g i.v.
plus Makrolid:	
Erythromycin	3-bis 4-mal 1 g i.v.
Clarithromycin	2-mal 500 mg i.v., p.o.
ggf. plus Aminoglykosid:	
Gentamicin	1-mal-3–4 mg/kgKG
Tobramycin (Pseudomonas)	1-mal-3–4 mg/kgKG
ggf. Staphylokokkenwirksames Antibiotikum:	
• z. B. Clindamycin	3-mal 900 mg
Reserve:	
Carbapenem:	
• Imipenem/Cilastin	3-mal 1 g i.v.
• Meropenem	3-mal 1 g i.v.
plus Makrolid	
Oder Chinolon der 4. Generation:	
Moxifloxazin	1-mal 400 mg i.v., p.o.

Tab. 32: Therapie bei bekanntem Erreger (S. Rosseau, N. Suttorp, 2000).

Erreger	Therapie der Wahl	Alternativen
Pneumokokken	Penicillin	Ceftriaxon
Staphylokokken	Cefazolin	Clindamycin Flucloxacillin
Klebsiella pneumoniae	Ceftriaxon plus Gentamicin	Imipenem Ciprofloxacin
Pseudomonas aeruginosa	Ceftazidim	Piperacillin/Tazobactam Cefepim Meropenem Aztreonam Ciprofloxazin

Erreger	Therapie der Wahl	Alternativen
	evtl. in Kombination mit Tobramycin	Amicacin
Haemophilus influenzae	Amoxicillin/ Clavulansäure Oder Ampicillin/ Sulbactam	Ceftriaxon Piperacillin/Tazobactam
Chlamydia pneumoniae Chlamydia trachomatis	Clarithromycin	Roxithromycin
Legionella pneumophila	Erythromycin	Clarithromycin Rifampicin Ciprofloxacin
Mykoplasma pneumoniae	Doxycyclin	Clarithromycin
Chlamydia psittacii Coxella burneti	Doxycyclin	Ciprofloxacin

Tab. 32: Therapie bei bekanntem Erreger (S. Rosseau, N. Suttorp, 2000). (Fortsetzung)

Pilzpneumonien werden mit Amphotericin B, meist in Kombination mit Flucytosin (Ancotil Roche®) behandelt. Zur Prophylaxe der Pneumocystis-carinii-Pneumonie bie HIV-Infizierten hat sich Pentamidin als Aerosol bewährt.

Weitere wichtige Maßnahmen bestehen in der Gabe von Sauerstoff, Sekretabsaugung, hustenstillende Mittel und evtl. Digitalisierung bei schweren Verläufen. Die Anfeuchtung der Atemluft sollte aus hygienischen Gründen nicht mit einem Ultraschallvernebler erfolgen. Unterstützend wirken Abklatschen und Atemgymnastik.

Weitere Maßnahmen

> **Merke:** Bettlägerige und bewusstlose Patienten sind verstärkt thrombose-, lungenembolie- und pneumoniegefährdet. Deswegen stellen Thromboseprophylaxe, Vermeidung von Aspiration, ausreichendes Absaugen (eventuell bronchoskopisch) und bei Bewusstlosen notfalls die Intubation wichtige prophylaktische Maßnahmen dar.

Ein Lungenabszess ist eine **eitrige Einschmelzung** von Lungengewebe. Er macht sich durch septische Temperaturen, Schüttelfrost, Leukozytose mit Linksverschiebung und evtl. Abhusten von reichlich eitrigem Auswurf bemerkbar. Lungenabszesse treten bevorzugt bei Staphylokokkenpneumonien oder nach Aspiration auf. Nicht selten handelt es sich um Infektionen mit Anaerobiern. Bei massiver entzündlicher Zerstörung spricht man von einer **Lungengangrän**, die durch übelriechenden Auswurf gekennzeichnet ist. Eine Abheilung durch antibiotische Therapie ist heute in 90 % der Fälle

Komplikationen: Lungenabszess

möglich, eine Operation ist daher nur noch ausnahmsweise erforderlich (☞ Abb. 48).

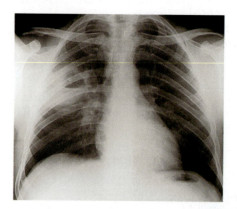

Abb. 48: Röntgenaufnahme – Lungenabszess im rechten Oberlappen

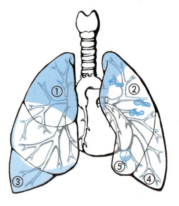

① Lappenpneumonie
② Bronchopneumonie
③ Segmentpneumonie
④ Pleuraempyem/-erguss
⑤ Lungenabszess

Abb. 49: Pneumonien, Pleuraempyem und Lungenabszess

Pleuraerguss, Pleuraempyem

Pleuraergüsse sind ein häufiges Begleitphänomen bei Pneumonien. Ein **Pleuraempyem** ist eine **Eiteransammlung** im Pleuraraum. Wichtigste Symptome des Pleuraempyems sind septische Temperaturen, Leukozytose, druckschmerzhafte, verstrichene Zwischenrippenräume und bei großen Empymen eine Vorwölbung der betroffenen Brustseite – letzteres ist jedoch selten. Tägliches Abpunktieren, Spülen und Instillieren von Antibiotika sind erforderlich.

Bronchiektasen

Bronchiektasen ☞ Kap. 5.4.4

Prognose der Pneumonien

Obwohl die Pneumoniemortalität wesentlich abgenommen hat, ist die Prognose vor dem 5. und nach dem 65. Lebensjahr nach wie vor ungünstig, insbesondere bei Abwehrgeschwächten wie Intensivpatienten, Zustand nach Organtransplantation, Tumorkranken und HIV-Infizierten. Bei primär-atypischen Pneumonien liegt die Sterblichkeit niedriger als bei den bakteriell verursachten Pneumonien, auch Komplikationen treten seltener auf.

5.4.3 Chronisch obstruktive Lungenerkrankungen

Die große Gruppe der chronisch obstruktiven Lungenerkrankungen umfasst folgende Krankheitsbilder:
- Asthma bronchiale,
- chronische obstruktive Bronchitis,
- Lungenemphysem.

Definition

Ein Synonym ist COLD (engl. chronic obstructive lung diseases) oder COPD (engl. chronic obstructive pulmonary diseases).

Sie sind durch folgende Leitsymptome charakterisiert:
- Husten,
- Auswurf,
- Atemnot.

Leitsymptome

Diese Symptome bestehen entweder permanent oder treten immer wieder auf. Sie beruhen nicht auf einer anderen Erkrankung der Atemwege, des Brustkorbs oder des Herzens (z. B. Pneumonie, Bronchialkarzinom, Herzinsuffizienz, Brustkorbmissbildung).
Die chronisch obstruktiven Lungenerkrankungen besitzen eine eminente sozialmedizinische Bedeutung. In der Skala der Invaliditätsursachen stehen sie nach den Herz-Kreislauferkrankungen an zweiter Stelle. Sie sind die **Hauptursache des tödlichen Atemversagens und des chronischen Cor pulmonale.** An den chronisch obstruktiven Atemwegserkrankungen sterben jährlich in der Bundesrepublik ca. 26 000 Menschen, d. h. fast so viele wie am Bronchialkarzinom.

Sozialmedizinische Bedeutung

5.4.3.1 Asthma bronchiale

> **Definition:** Unter Asthma bronchiale versteht man eine Erkrankung, bei der es anfallsartig zu Atemnot kommt. Ihr liegt eine variable, ganz oder teilweise reversible Verengung bzw. Verlegung der Atemwege (sog. Atemwegsobstruktion) infolge einer Hyperreaktivität (Überempfindlichkeit) der Bronchien zu Grunde.

Kennzeichen jeder Asthmaform sind daher:
- anfallsartige Atemnot,
- Atemwegsobstruktion und
- Hyperreaktivität der Atemwege.

Typische Kennzeichen

Folgende **Asthmaformen** lassen sich unterscheiden:

Ätiologie und Pathogenese

Allergisches Asthma bronchiale
Ursache der Anfallsauslösung ist das Einatmen von Allergenen. Diese Krankheitsform tritt häufig schon in der Kindheit oder Jugend und nur ausnahmsweise nach dem 40. Lebensjahr auf. Man spricht auch von exogen-allergischem oder Extrinsic-Asthma (s.u.).

Intrinsic-Asthma

Atemwegsinfekte als Auslöser

Diese Form wird häufig auch Infekt-Asthma genannt, weil Infekte der Atemwege als Auslöser von besonderer Bedeutung sind. Das Infektasthma manifestiert sich meist erst in der zweiten Lebenshälfte und verläuft eher als Dauerasthma, d. h. die Atembeschwerden wechseln zwar in der Intensität, völlige Beschwerdefreiheit ist jedoch kaum zu erreichen.

Chemisch-irritatives Asthma

Inhalation aggressiver Schadstoffe

Hier führen nicht Allergene, sondern besonders aggressive, inhalierte Schadstoffe, meist gewerblich benutzte Chemikalien, zu Asthmaanfällen (s. a. Berufsasthma).

Anstrengungs-Asthma

Körperliche Aktivität

Asthma-Anfälle werden häufig durch körperliche Anstrengung, vor allem Laufen, hervorgerufen (sog. exercise induced asthma). Diese Asthmaform ist vorwiegend bei Kindern anzutreffen.

Analgetika-Asthma

Acetylsalicylsäure und Antirheumatika

Dabei handelt es sich um Asthmatiker meist mittleren Lebensalters und mit längerer Krankheitsdauer, bei denen auch durch Schmerzmittel (Analgetika) Asthmaanfälle ausgelöst werden (ca. 3 % aller Asthma-Patienten). Nicht nur Aspirin®, sondern zahlreiche andere Analgetika wie z. B. Rheuma-Mittel können teilweise schwere Anfälle auslösen. Der pathogenetische Mechanismus ist nicht ganz klar; offenbar handelt es sich dabei jedoch nicht um ein allergisches Geschehen. Zur Verhütung weiterer Anfälle sind eine genaue Aufklärung des Patienten und die strikte Vermeidung von Analgetika wichtig.

Bedeutung psychischer Faktoren

Ein primär psychogen ausgelöstes Asthma gibt es wahrscheinlich nicht. Sicher können jedoch psychische Faktoren im Verlauf der Krankheit eine erhebliche modifizierende und modulierende Wirkung ausüben. Die engen Beziehungen zwischen psychischen Faktoren und Asthma bronchiale sind seit langem bekannt. Psychogene und allergische Auslösung von Asthmaanfällen stellen keinen Widerspruch dar, da möglicherweise erst die seelische Stress- oder Konfliktsituation die latente Allergisierung klinisch manifest werden lässt. Mit psychotherapeutischen Maßnahmen allein ist die Asthma-Krankheit praktisch nicht zu heilen; eine begleitende Psychotherapie kann in bestimmten Fällen jedoch sehr sinnvoll sein.

Allen Asthmaformen gemeinsam ist die bronchiale Hyperreaktivität

Allen Asthmaformen gemeinsam ist die sog. bronchiale Hyperreaktivität (überempfindliches Bronchialsystem). Die Patienten reagieren auf die Einatmung geringer Mengen spezifischer (Allergene) oder unspezifischer Substanzen wie industrielle Schadstoffe, Rauch, Dunst, Abgase, Nebel usw. mit einer reflektorischen Verengung des Bronchialsystems. So ist es verständlich, dass beispielsweise bei einem Patienten mit allergischem Asthma auch die Einatmung von Küchendünsten oder kalter Luft zur Atemnot führen kann.

☞ Tab. 26 zeigt die Unterschiede zwischen exogenem und endogenem Asthma bronchiale auf.

Beim allergischen Asthma bronchiale liegt eine sog. Allergie vom **Soforttyp** (☞ Kap. 17.1.3), auch Typ-I-Allergie genannt, vor; d. h. bereits wenige Minuten nach Inhalation des entsprechenden Allergens kommt es zum Asthmaanfall. Bei etwa 50 % der Kranken mit exogen-allergischem Asthma sind in der Familienanamnese **Atopien** nachweisbar. Unter dem Begriff der Atopien werden Asthma bronchiale, Heuschnupfen, Kinderekzem und Neurodermitis (bes. Ekzemform) zusammengefasst.

Allergisches Asthma bronchiale

Zu den häufigsten Inhalationsallergenen zählen
- Pollen,
- Hausstaub (-milbe),
- Pilzsporen,
- Tierhaare und -epithelien, insbesondere bei Kindern (Hunde, Meerschweinchen, Hamster, Katzen, Kaninchen, Pferde).

Häufige Inhalationsallergene

Häufige berufsbedingte Allergene sind:
- Mehle (Bäckereien, Mühlenbetriebe),
- Isozyanate (Schaumstoffindustrie),
- Enzyme (Waschmittel-, Nahrungsmittelindustrie),
- Textilien (Textilindustrie),
- Chemikalien (Frisörberufe, chemische Industrie),
- Tierepithelien (Tierhaltung),
- Arzneimittel (pharmazeutische Industrie, Ärzte, Pflegeberufe).

Häufige berufsbedingte Allergene

	exogen	endogen
Manifestation	Kindheit, Jugend	> 30 Jahre
Symptome	variabel Zusammenhang mit Allergenbelastung	variabel meist schwerer Verlauf Verschlechterung bei Infekten
Hauttest	positiv	negativ
Atopie in der Familienanamnese	häufig	selten
IgE-Antikörper	erhöht, abhängig von Allergenbelastung	normal
Bluteosinophile	variabel, meist erhöht	oft stark erhöht
Prognose	gut	fraglich bis schlecht

Tab. 33: Vergleich des exogenen und endogenen Asthma bronchiale

Die Atemnot im Asthmaanfall kommt durch eine praktisch alle Bronchien und Bronchiolen betreffende Verengung zustande. Diese Verengung oder sogar Verlegung der Atemwege, die **Obstruktion** genannt wird, hat folgende drei Ursachen:
- Über den Nervus vagus wird die Bronchialmuskulatur kontrahiert und so das Bronchialsystem enggestellt (**Bronchospasmus**).

Pathophysiologie

Ursachen der Obstruktion

- Die Bronchialschleimhaut ist entzündlich verändert und ödematös verdickt. Die **Entzündung der Bronchialschleimhaut** ist die entscheidende morphologische Veränderung beim Asthma. Deshalb ist die entzündungshemmende Behandlung mit (inhalativen) Glukokortikoiden die wichtigste therapeutische Maßnahme.
- Es wird ein glasiger, abnorm zäher Schleim gebildet, der das ohnehin eingeengte Bronchiallumen zusätzlich verlegt (**Dyskrinie** ☞ Abb. 50).

Bronchospasmus, Entzündung und Dyskrinie sind daher die entscheidenden Mechanismen, die der Asthma-Smyptomatik zugrunde liegen.

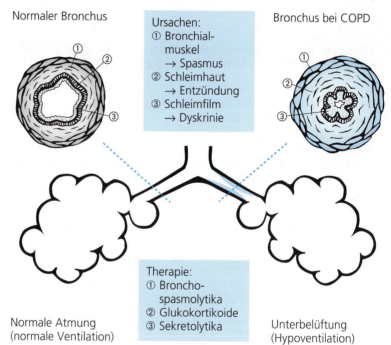

Abb. 50: Ursachen und Behandlungsmöglichkeiten der Atemwegsobstruktion (modifiziert nach Wander Pharma-Folienprogramm)

Ferner kann es bei älteren Menschen, insbesondere während der Ausatmungsphase, zu einem **Kollaps der Bronchiolen** kommen, ein Phänomen, das sich medikamentös nicht beeinflussen lässt.

Klinisches Bild

Leitsymptom ist die **anfallsartige, schwere Atemnot** mit pfeifendem Atemgeräusch. Es kommt vorwiegend zu einer **Behinderung der Ausatmung.** Im schweren Anfall sind die Patienten blass, schweißbedeckt, ganz auf ihre Atemnot konzentriert, in schweren Fällen auch zyanotisch. Sie sitzen aufrecht mit aufgestützten Armen (Orthopnoe), die Atemhilfsmuskulatur wird betätigt. Fast immer besteht eine Tachykardie. Die Symptome können wenige Stunden, aber auch Tage anhalten. Der Anfall wird meist mit heftigem

Abhusten eines **glasigen**, fadenziehenden **Schleims** beendet. Sehr typisch ist das nächtliche Auftreten der Asthmaanfälle gegen etwa 3–4 Uhr morgens. Gerade dieses nächtliche Asthma kann die Lebensqualität der Erkrankten besonders stark beeinträchtigen.
Der **Status asthmaticus** als Zustand protrahierter, massiver asthmatischer Atemnot stellt eine lebensbedrohliche **Notfallsituation** dar, die in der Regel der klinischen Behandlung bedarf. Heute wird der Begriff **schwerer Asthmaanfall** bevorzugt.

Status asthmaticus

Die Diagnose kann meist schon aus dem **klinischen Bild** gestellt werden. Beim allergischen, aber auch beim Infekt-Asthma, besteht häufig eine **Bluteosinophilie** und eine **Eosinophilenvermehrung** im **Sputum**. Der Schweregrad der asthmatischen Störung kann am exaktesten mit Hilfe der Lungenfunktionsprüfung festgestellt werden. Sehr wichtig für die Selbstkontrolle der Patienten ist die Peak-Flowmessung.
Die bronchiale Hyperreaktivität kann quantitativ durch Einatmung von Substanzen, die broncho-konstriktorisch wirken (Histamin, Metacholin, Carbachol), in steigender Konzentration und gleichzeitiger Messung der Lungenfunktion nachgewiesen werden (inhalativer Provokationstest). Die Allergie kann durch **Hauttests** (z. B. Prick-Test, Intrakutan-Test) bzw. in Zweifelsfällen durch Einatmung des verdächtigen Allergens in geringer Konzentration nachgewiesen werden (sog. inhalative Provokation). Auch eine nasale Provokation mit Einbringen des verdächtigen Allergens auf die Nasenschleimhaut ist möglich.

Diagnose

Die bei Typ-I-Allergie relevanten Antikörper sind Immunglobuline der Klasse E (IgE-Antikörper). Der Nachweis dieser spezifischen IgE-Antikörper erfolgt quantitativ mit dem sog. RAST-Test (Radio-Allergen-Sorbent-Test).
Das Röntgenbild ist meist unauffällig oder lässt nur eine Überblähung der Lungen erkennen.

Zwischen den Anfällen kann, insbesondere bei jüngeren Patienten, Beschwerdearmut oder sogar völlige Beschwerdefreiheit bestehen. Bei Kindern kann das Asthma bronchiale bis zur Pubertät in rund einem Drittel der Fälle vollständig verschwinden, kehrt allerdings im jüngeren Erwachsenenalter sehr häufig wieder. Das Intrinsic-Asthma des älteren Patienten zeigt tendenziell über die Jahre hinweg eher eine Verschlechterung. Die alte Regel „Am Asthma stirbt man nicht" ist falsch. Akute Todesfälle im Statuts astmaticus bzw. im schweren Asthmaanfall sind allerdings relativ selten.
Spätfolgen des Asthma bronchiale sind chronische respiratorische Insuffizienz und chronisches Cor pulmonale.

Verlauf und Prognose

5.4.3.2 Heuschnupfen

Definition: Der sog. Heuschnupfen (allergische Rhinitis) wird durch Pollen von Gräsern, Getreide, Bäumen (Birke, Weide) oder Sträuchern (Holunder, Jasmin) ausgelöst und stellt eine Allergie vom Sofort-Typ dar.

Die Bezeichnung Heufieber ist weniger zutreffend, da die Körpertemperatur meist nicht erhöht ist. Die Erkrankung tritt daher je nach Blütezeit saisonal gebunden auf. Sie wird auch als **Pollinose** bezeichnet und befällt vor allem jüngere Menschen. In Deutschland gibt es ca. 1 Million Pollinotiker. Die an sich harmlose, durch Symptome wie Fließschnupfen, Konjunktivitis, Exantheme und gelegentlich Fieber subjektiv erheblich belästigende Erkrankung ist insofern ernst zu nehmen, als ca. 30 % der Patienten später ein echtes allergisches Asthma bronchiale entwickeln.

Therapie Die Behandlung besteht – falls möglich – in Allergenkarenz, lokal wirkenden, entzündungshemmenden Sprays (Intal nasal®, lokal Glukokortikoide) sowie in der Gabe moderner, kaum sedierender H1-Blocker.

5.4.3.3 Chronische Bronchitis

Definition: Eine chronische Bronchitis liegt vor, wenn seit mindestens 2 Jahren an den meisten Tagen im Jahr Husten und Auswurf bestehen.

Vorkommen und Häufigkeit Die chronische Bronchitis zählt zu **den häufigsten Krankheiten überhaupt** und ist die wichtigste Erkrankung in der Gruppe der chronischen unspezifischen Lungenerkrankungen. Zu stärkeren Beschwerden kommt es meist zwischen dem 50. und 60. Lebensjahr.

Einteilung Es lassen sich drei Formen der chronischen Bronchitis unterscheiden:
- Die **einfache Bronchitis** ist bei fast jedem Raucher vorhanden und führt zu schleimigem Auswurf ohne Atemnot.
- Die **eitrige chronische Bronchitis**, bei der eitriger Auswurf besteht.
- **Die chronisch obstruktive Bronchitis**, deren Kennzeichen die ständige Obstruktion mit Atemnot ist.

Die einzelnen Stadien werden allmählich durchlaufen, eitrige und obstruktive Bronchitiden sind häufig kombiniert.

Ursachen Eine **chronische Reizung** der Atemwege, beispielsweise durch Zigarettenrauch, führt zu einer vermehrten Schleimproduktion in den Bronchien. Die erhöhte Viskosität des Schleims und die Schädigung des Flimmerepithels bewirken einen unzureichenden Abtransport des Schleims und schließlich eine **Schleimretention.** Der chronische Bronchitiker, der nie geraucht hat, ist ebenso eine Ausnahme wie der Raucher ohne jegliche Bronchitiszeichen. Bei einem Teil der chronisch Erkrankten spielt eine angeborene oder erworbene bronchiale Hyperreaktivität mit eine Rolle. Bei der chronischen Bronchitis sind vor allem die mittleren und kleinen Atemwege betroffen. Luftverschmutzung in Industriegebieten sowie später hinzutretende, meist bakterielle Infekte (vor allem Hämophilus influenzae, Pneumokokken, Staphylokokken, Streptokokken) fördern die Erkrankung. Die Obstruktion selbst kommt durch die gleichen Ursachen zustande wie beim Asthma bronchiale, d. h. durch Bronchospasmus, Schleimhautschwellung und Dyskrinie.

Husten und **Auswurf** nehmen im Laufe der Jahre zu. Die Symptome sind morgens und in der nasskalten Jahreszeit stärker ausgeprägt. Das zunächst schleimige Sputum wird dicklich, gelb-grün oder grau, d. h. eitrig. Die Atemnot ist anfangs gering und verstärkt sich später zunehmend. Symptomarme Phasen wechseln mit Zeiten starker Beschwerden. Allmählich tritt, da die Lunge das Blut nicht mehr vollständig mit Sauerstoff beladen kann, eine **Zyanose,** häufig auch eine Polyglobulie auf. Lungenemphysem, chronisches Cor pulmonale und Rechtsherzinsuffizienz sind die wichtigsten **Komplikationen** der chronischen Bronchitis. In den fortgeschrittenen Stadien haben die Patienten eine blaurote Gesichtsfarbe mit schwerer allgemeiner Zyanose. Des Weiteren leiden sie unter Atemnot, Unruhe, Benommenheit („Kohlensäurenarkose"), Halsvenenstauung, großer Leber und Beinödemen (☞ Abb. 51, S. 242).

Klinisches Bild

Da chronisches Cor pulmonale und Lungenemphysem irreversible Schäden darstellen, ist die Prognose **ungünstig.** Respiratorische Insuffizienz und Rechtsherzversagen sind die häufigsten Todesursachen. Die obstruktive Bronchitis hat die schlechteste Prognose.

Verlauf und Prognose

5.4.3.4 Lungenemphysem

> **Definition:** Beim Lungenemphysem liegt eine Überblähung und ein vermehrter Luftgehalt der Lungen durch eine irreversible Zerstörung von Alveolen vor.

Es handelt sich daher um einen nicht mehr rückbildungsfähigen Zustand, weil die **Alveolenstruktur zerstört** ist. Die Lungenbläschen sind erweitert, die Septen (Trennwände) zwischen den Lungenbläschen z. T. zerstört. Mehrere Alveolen bilden zusammen einen gemeinsamen Luftraum, einen ungegliederten Sack (☞ Abb. 52, S. 243). Die Folge ist eine Verkleinerung der Atemfläche.

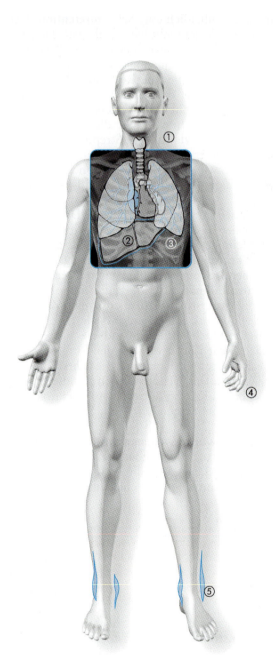

Abb. 51: Symptome bei Bronchitis und Lungenemphysem

① **Gesunde Lunge:** Bronchiolus mit traubenförmig angeordneten Alveolen

② **Lungenemphysem:** Die Lungenbläschen sind erweitert, die Trennwände zerstört; es entsteht ein untergliedertes, sackförmiges Gebilde mit verkleinerter Gasaustauschfläche.

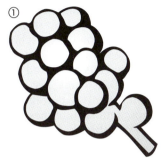
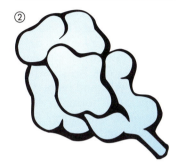

Abb. 52: Lungenbläschen bei gesunder Lunge (1) und bei Lungenemphysem (2)

Anhand der Pathophysiologie bzw. Pathogenese lassen sich folgende **Formen** eines Lungenemphysems unterscheiden:

Ursachen und Entstehung

- **Obstruktives Lungenemphysem**
  Eine wichtige Ursache des Lungenemphysems ist die Bronchialobstruktion, da es hinter den verengten Bronchiolenabschnitten zu einer Überblähung der Alveolen mit Einreißen der Alveolarwände kommt. Diese wichtigste Form des Lungenemphysems nennt man obstruktives Emphysem. Sicherlich spielt aber auch ein Ungleichgewicht zwischen zerstörenden (Proteasen) und protektiven Enzymen (Antiproteasen, z. B. α_1-Antitrypsin) im Alveolarraum eine wesentliche Rolle. Das Rauchen übt dabei einen erheblichen ursächlichen Einfluss aus. Der Erkrankungsgipfel liegt zwischen dem 50. und 60. Lebensjahr.

- **Emphysem bei angeborenen α_1-Antitrypsin-Mangel**
  Durch einen erblichen Mangel des Proteaseninhibitors α_1-Antitrypsin kommt es zu einem Überwiegen der proteolytischen Aktivität in der Lunge mit Entwicklung eines schweren Lungenemphysems bereits im 3.-4. Lebensjahrzehnt. Die Häufigkeit des Erbleidens beträgt 1:12 000. Diesen Patienten kann häufig nur durch eine Lungentransplantation geholfen werden. Im Kindesalter kann der α_1-Antitrypsin-Mangel zu einer chronischen Hepatitis mit Entwicklung einer Leberzirrhose führen.

- Das senile oder **Altersemphysem** tritt jenseits des 60. Lebensjahrs auf. Es ist bedingt durch den Elastizitätsverlust der Lunge im Alter („schlaffe Alterslunge"). Diese beiden Formen betreffen die gesamte Lunge. In umschriebenen Lungenbezirken entwickelt sich durch narbigen Zug das Narbenemphysem.

- Das **Überdehnungsemphysem** entsteht nach Resektion oder durch Ausfall von Lungengewebe infolge Ausdehnung anderer Lungenabschnitte.
- Von einem **bullösen Emphysem** spricht man, wenn größere Emphysemblasen vorliegen.

Klinisches Bild

Leitsymptom ist die **Dauerdyspnoe,** die bei Belastung stark zunimmt. Der **fassförmige Brustkorb,** der sog. Fassthorax mit stumpfem Rippenbogenwinkel und tiefstehendem Zwerchfell, gibt schon äußerlich einen Eindruck von der Überblähung der Lungen. Durch die Weitstellung des Brustkorbs erscheint der **Hals kurz und gedrungen.** Der Abstand vom Oberrand des Brustbeins bis zum Schildknorpel, der normalerweise 3 Querfinger misst, beträgt oft weniger als einen Querfinger. Starke Zyanose und chronisches Cor pulmonale sind seltener anzutreffen als bei der chronischen Bronchitis.

Entsprechend dem amerikanischen Sprachgebrauch lassen sich zwei „Typen" von chronisch obstruktiven Atemwegserkrankungen gegenüberstellen.

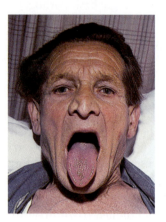

Abb. 53: Zentrale Zyanose (Zunge) bei chronisch obstruktiver Lungenerkrankung

Blue bloater und pink puffer

- Der **Bronchitis-Typ,** auch „blue bloater" (engl. blau, aufgedunsen) genannt: Meist handelt es sich um mehr oder minder übergewichtige Patienten mit massiven bronchitischen Symptomen, ausgeprägter Zyanose, relativ geringer Dyspnoe und frühzeitiger Entwicklung eines chronischen Cor pulmonale.
- Der **Emphysem-Typ,** der sog. „pink puffer" (engl. rosig, pustend) mit schwerem Lungenemphysem, erheblicher Dyspnoe, sehr schwach ausgeprägter Zyanose und häufig bestehendem Untergewicht. Diese Patienten werden oft hinsichtlich der Schwere ihrer Erkrankung gerade aufgrund der fehlenden Zyanose verkannt.

5.4.3.5 Therapie der chronischen unspezifischen Lungenerkrankungen

Im Zentrum der Behandlung steht die Bekämpfung der Obstruktion durch nachfolgend aufgeführte Medikamente.

Bronchospasmolytika

Bronchospasmolytika sind Medikamente, die durch eine Erschlaffung der glatten Bronchialmuskulatur zur Bronchialerweiterung führen. Sie sind die wichtigsten Arzneimittel zur Behandlung des Bronchospasmus. Zu den Bronchospasmolytika zählen drei Arzneimittelgruppen:
- β_2-Sympathikomimetika,
- Theophyllin,
- Parasympathikolytika.

Der Nervus vagus (Parasympathikus) spielt für das Zustandekommen des Bronchospasmus eine wesentliche Rolle. Die Stimulation seines „Gegenspielers", des Sympathikus, führt daher zu einer Bronchialerweiterung. Bronchospasmolytika, die über eine Sympathikusstimulation wirken, werden β_2-Sympathikomimetika genannt. Sie sind letztlich Adrenalinabkömmlinge. Die modernen Sympathikomimetika weisen jedoch nicht mehr die unerwünschten Nebenwirkungen des Adrenalins auf, das für die Asthmatherapie nicht mehr angewandt werden sollte. Mögliche Nebenwirkungen sind Tachykardie und Erhöhung des Sauerstoffbedarfs der Herzmuskulatur.

β_2-Sympathikomimetika

Die wichtigsten β_2-Sympathikomimetika sind:
AeroDur®, Berotec®, Bricanyl®, Sultanol®, Bronchospasmin®, Etoscol®, Pirem®, und Spiropent®.
Sie sollten als Dosieraerosol gegeben werden, da bei dieser Applikationsform die Wirkung sehr rasch eintritt (Abfangen von Asthmaattacken), jedoch kürzer (3–4 Stunden) anhält als in Retard-Tablettenform. Moderne lang wirkende β_2-Sympathikomimetika wie Formoterol oder Salmeterol wirken 10–12 Stunden. Die Patienten müssen genau instruiert werden, wie das Dosieraerosol zu handhaben ist: Zuerst tief ausatmen, dann das Dosieraerosol mit den Lippen umschließen und während des langsamen Einatmens betätigen, danach die Luft einige Sekunden anhalten. Eine typische **Nebenwirkung** ist das Auftreten von leichtem Händezittern und eventuell Herzklopfen. Heute werden bevorzugt Pulverinhalatoren eingesetzt.

Sehr zuverlässig, vor allem bei intravenöser Infusion oder als orale Retard-Präparate, wirken Theophyllin-Präparate, wie Afonilum® retard, Euphyllin® retard, PulmiDur®, Solosin® retard und Uniphyllin®. Die Dosierung beträgt im Mittel 10–13 mg/kg Körpergewicht/Tag. Der therapeutische Theophyllinspiegel liegt zwischen 8–20 mg/l.

Theophyllin

Atrovent® und Ventilat® führen zu einer Hemmung des Nervus vagus (Parasympathikolytika) und entfalten auf diese Weise ihren bronchospasmolytischen Effekt.

Parasympathikolytika

5 Erkrankungen der Atmungsorgane

Glukokortikoide

Die Glukokortikoide besitzen durch ihren entzündungshemmenden, antiallergischen und schleimhautabschwellenden Effekt ausgezeichnete **antiobstruktive Eigenschaften.** Beim Asthma bronchiale sind sie die Mittel der Wahl. Sie können im schweren Asthmaanfall lebensrettend wirken. Kortikoide sollten zunächst immer inhalativ als **Dosieraerosol** verabreicht werden (z. B. Sanasthmyl®, Sanasthmax,®, Pulmicort®, Inhacort®). Erst wenn die inhalative Therapie nicht ausreicht, müssen Kortikoide in Tablettenform gegeben werden.

Nebenwirkungen der Glukokortikoide

Wesentliche Nebenwirkungen der systemisch gegebenen Glukokortikoide sind:
- Hemmung des Längenwachstums bei Kindern,
- Osteoporose im Erwachsenenalter,
- Störung des Kohlenhydrathaushaltes (diabetische Stoffwechsellage, Blutzuckersteigerung),
- Blutdrucksteigerung,
- Ödeme, Gewichtszunahme, „Vollmondgesicht",
- Striae (rötliche bis braunrote Streifenbildungen der Haut),
- grauer Star („Kortisonkatarakt").

Diese Nebenwirkungen lassen sich durch niedrige systemische Dosierung in Grenzen halten, erfordern jedoch eine besonders kritische Indikationsstellung. Etwa 10–20 % aller Patienten mit chronisch obstruktiven Lungenerkrankungen benötigen eine Kortikoid-Langzeittherapie, wobei die Tagesgesamtdosis nicht über 10 mg Prednisolon (z. B. Decortin®) liegen sollte. Unter einer inhalativen Glukokortikoidtherapie sind diese Nebenwirkungen nicht zu befürchten.

Expektoranzien und Sekretolytika

Expektoranzien fördern das Abhusten, Sekretolytika das Lösen des Bronchialschleims. Häufig verwandt werden Bisolvon®, Mucosolvan®, Fluimucil® u. v. a.

Antibiotika

Antibiotika, wie z. B. Tetrazykline (Vibramycin®, Hostacyclin®), Aminopenicilline (z. B. Penglobe®, Amoxypen®) oder orale Cephalosporine (z. B. Zinnat®) eignen sich zur Bekämpfung des bakteriellen Infekts bei der eitrigen und obstruktiven Bronchitis.

Sauerstoffgabe

☞ Seite 224 f.

Übersicht 27: Therapie des schweren Asthmaanfalls

- Theophyllin i. v. oder als Infusion (z. B. Euphyllin®, Solosin®)
- Kortikoide hochdosiert intravenös (z. B. 50–250 mg Solu-Decortin®)
- Sympathikomimetika inhalativ oder parenteral (z. B. Bricanyl®, Berotec®)
- Sekretolytika (z. B. Mucosolvan® i. v.)
- Kontrollierte Sauerstoffbeatmung
- Flüssigkeitszufuhr
- Nur in äußersten Notfällen Intubation, bronchoskopische Absaugung von Bronchialsekret und künstliche Beatmung.

5.4 Klinik der Erkrankungen der Atmungsorgane

Intubation (Einführung eines Tubus durch den Mund, d. h. orotracheal, oder die Nase, d. h. nasotracheal) in die Luftröhre oder bei längerem Krankheitsverlauf ein Luftröhrenschnitt (Tracheotomie) sind bei schwerster respiratorischer Insuffizienz erforderlich, damit intensiv abgesaugt oder künstlich beatmet werden kann. Bei der assistierten Beatmung steuert der Patient mit Hilfe seiner noch verbliebenen Eigenatmung den Respirator, bei der kontrollierten Beatmung übernimmt das Gerät vollständig die Beatmung des Patienten.

Intubation, Tracheotomie und künstliche Beatmung

Wichtige Verhaltensmaßnahmen für „Atemwegspatienten" sind:
- striktes Rauchverbot (Bronchitis, Emphysem),
- Allergenkarenz (allergisches Asthma),
- Gewichtsnormalisierung,
- Vermeidung von starker Staubbelastung, Durchnässung und Erkältung, prophylaktische Grippeschutzimpfung im Herbst.

Allgemeine Maßnahmen und Prophylaxe

Die Atemgymnastik stellt eine wertvolle Ergänzung der medikamentösen Therapiemaßnahmen dar. Im Rahmen der Atemgymnastik lernt der Patient, seine Atmung ökonomischer einzusetzen. Bei schwerer Atemnot und vor allem beim Emphysemkranken wirkt sich die langsame Ausatmung durch die gespitzten Lippen, die sog. Lippenbremse, günstig auf die Atmung aus. Durch Klopf- und Vibrationsmassage kann das Abhusten des Bronchialsekrets erleichtert werden. Zweifelsohne spielt auch der Zuwendungsaspekt bei der Atemgymnastik eine bestimmte Rolle.

Atemgymnastik

Zur Vorbeugung von Asthmaanfällen, vor allem bei Kindern, werden folgende Substanzen eingesetzt: Chromoglycinsäure (Intal®) und Nedocromil (Tilade®).

Medikamentöse Prophylaxe

Beim allergischen Asthma bronchiale führt eine sog. **Hyposensibilisierung** oder **Desensibilisierung** gelegentlich zu guten Erfolgen. Das Prinzip dieser Therapie beruht darauf, dass über 2–3 Jahre subkutane Injektionen verabreicht werden, die in starker Verdünnung das krankheitsspezifische Allergen enthalten und zu einer Verringerung der Antikörperbildung führen. Die besten Ergebnisse der Hyposensibilisierungsbehandlung werden bei Pollenallergien erzielt. Neuerdings verwendet man zur Hyposensibilisierung auch sog. Allergoide. Die Hyposensibilisierung wird zunehmend zurückhaltender eingesetzt, da mit Prophylaktika der gleiche Effekt sicherer und rascher erzielt werden kann, andererseits die Hyposensibilisierung keineswegs risikolos ist (anaphylaktische Reaktionen).

Die Ausschaltung des spezifischen Allergens, wie z. B. Abschaffen von Haustieren bei Tierfellallergien oder der Berufswechsel beim Bäckerasthma, sollte immer angestrebt werden. Sie ist bei ubiquitär vorkommenden Allergenen wie Pollen und Hausstaub jedoch häufig schwierig oder unmöglich.

Allergenkarenz

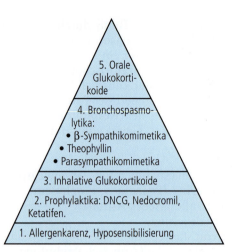

Abb. 54: Stufentherapie des Asthma bronchiale (Stufe 1–5) und der obstruktiven Bronchitis mit und ohne Lungenemphysem (Stufe 3–5)

Patientenschulung

Zunehmend findet die Schulung von Atemwegspatienten Verbreitung. Die Ziele sind:
- Vermeidung von Asthmaanfällen,
- Wiederherstellung oder Erhaltung einer normalen oder bestmöglichen Lungenfunktion,
- Verhinderung einer Beeinträchtigung der körperlichen und seelischen Entwicklung (Kinder),
- größerer individueller Freiraum („mündiger" Patient).

In meist einwöchigen Kursen lernen die Patienten mit obstruktiven Atemwegserkrankungen das Wesentliche über Diagnose, Therapie und Selbstkontrolle ihrer Krankheit. Patientenschulungen können auch durch speziell ausgebildete Pflegekräfte durchgeführt werden.

Schulungsinhalte

Schulungsinhalte sind:
- richtige Inhalationstechnik,
- Unterscheidung zwischen Dauer- und Bedarfsmedikation,
- Erkennen einer Asthmaexazerbation,
- Peak-Flow-Messung (☞ Tab. 34),
- Dokumentation von Symptomen und Medikamentenverbrauch,
- Selbsthilfemaßnahmen und Selbstmedikation.

Tab. 34: Peak-Flow-Messung durch den Patienten – Bewertung und klinische Symptome

1. Atemnot in Ruhe bei leichter Aktivität	PEF < 50 %	Sofort Betamimetika, orale Kortikoide und Notfalltherapie
2. Nächtliche Atemnot Husten, Auswurf verminderte Aktivität	PEF 50–80 %	Medikamente steigern, Betamimetika, ev. Kortikoide
3. Normaler Schlaf keine/minimale Beschwerden	PEF 80–100 %	keine Maßnahmen erforderlich

- Bronchospasmolytika:
  - β_2-Sympathikomimetika
  - Theophyllin
  - Parasympathikolytika
- Glukokortiokode:
  - inhalativ (wann immer ausreichend)
  - systemisch (oral, i. v.-Injektion, nur ausnahmsweise)
- Sekretolytika
- Antibiotika (bei bakteriellen Infekten)
- Sauerstoffbeatmung
- Prophylaktika
  - Cromoglycinsäure
  - Nedocromil
- Allergenkarenz (allergisches Asthma)
- Hyposensibilisierung (allergisches Asthma)
- Atemtherapie
- Patientenschulung

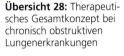

Übersicht 28: Therapeutisches Gesamtkonzept bei chronisch obstruktiven Lungenerkrankungen

Merke: Morphin und Morphinderivate dürfen bei obstruktiven Lungenerkrankungen wegen der Gefahr einer Lähmung des Atemzentrums niemals gegeben werden. Auch Sedativa können gefährlich sein und sind nur nach ärztlicher Verordnung erlaubt.

5.4.4 Bronchiektasen

Definition: Angeborene oder erworbene dauerhafte, spindel-, zylinder- oder sackförmige Erweiterungen von Bronchialästen werden Bronchiektasen genannt.

- **Angeborene** Bronchiektasen beruhen auf **Missbildungen des Bronchialgewebes.** Beim sog. Kartagener-Syndrom bestehen angeborene Bronchiektasen, Situs inversus (Organe liegen spiegelbildlich verkehrt zur normalen Lage) und Sinusitis. Nicht selten ist das Syndrom mit Infertilität (Unfruchtbarkeit) verbunden.
- **Erworbene** Bronchiektasen entstehen **meist im Kindesalter** durch Pneumonien, chronische Bronchitiden, Pleuraschwarten oder Tuberkulose.

Entstehung

Am häufigsten sind die Lungenunterlappen, in ca. 30 % der Fälle beidseits, betroffen. Die erweiterten, durch Husten niemals völlig entleerbaren Bronchialabschnitte, stellen sozusagen einen „Schlammfang" für infiziertes und eitriges Sekret dar.

Pathologische Anatomie

Das klinische Bild reicht von völliger Beschwerdefreiheit (Zufallsbefund) bis zu schwerer Beeinträchtigung. Charakteristisch ist die

Klinisches Bild

morgendliche „maulvolle" Expektoration (Abhusten von Auswurf), die bei Tieflagerung des Oberkörpers zunimmt. Der oft aashaft riechende Auswurf zeigt im Sputumglas eine typische Dreischichtigkeit:
- oben Schaum,
- in der Mitte Schleim,
- am Boden Eiter.

Daneben bestehen Trommelschlägelfinger, BSG-Beschleunigung, Leukozytose und bei Infektexazerbationen erhöhte Temperaturen. Die Patienten sind durch **zahlreiche Komplikationen** gefährdet: rezidivierende Pneumonien, Rippenfellentzündungen, Pleuraempyem, Spontanpneumothorax und metastatische Hirnabszesse (selten).

Diagnose Es bestehen folgende Diagnosemöglichkeiten:
- Röntgenthoraxaufnahme (wenig ergiebig),
- CT Thorax (genaue Diagnose möglich),
- Bronchographie (belastend).

Therapie Die **Operation,** die in einer Resektion der betroffenen Lungensegmente besteht, kommt vor allem für jüngere Menschen mit noch guter Lungenfunktion in Betracht. Die Indikation hängt auch von der Ausdehnung ab, sie sollte „not too much and not too little" sein. Ist eine Operation nicht möglich, muss über Jahre **intermittierend antibiotisch** behandelt werden. Durch die sog. **Quinckesche Lagerung,** die Tieflagerung des Oberkörpers, lässt sich das so wichtige Abhusten wesentlich fördern. Wichtig sind ferner die gezielte Antibiotikabehandlung, wobei es sich häufig um „Problemkeime" handelt, und niedrig dosierte Kortikoidgaben.

Übersicht 29: Wichtige pflegerische Maßnahmen bei bronchopulmonalen Erkrankungen

- Frühmobilisation zur Pneumonieprophylaxe
- Atemunterstützende Lagerung Oberkörper hochlagern
  „Kutschersitz" bei COLD
  Quincke-Lagerung (Oberkörpertieflage) bei Bronchiektasen und Lungenabszess
- Atemstimulierende Einreibungen
- Atemübungen
  Regelmäßiges Durchatmen „Lippenbremse"
- Atmen gegen Widerstand
  Giebel-Rohr
  „Flutter" VRP 1
- Sekretlösung
  Klopf- und Vibrationsmassagen
  „Flutter" VRP 1
- Instruktion, d. h. Information in Bezug auf Handhabung von Dosieraerosolen und Inhalationsgeräten
- Mitwirkung bei Patientenschulung (COL).

5.4.5 Mukoviszidose

> **Definition:** Die Mukoviszidose (zystische Fibrose) ist eine autosomal-rezessiv vererbte Erkrankung (Defekt im Bereich des langen Arms des Chromosoms Nr. 7) der exokrinen Drüsen von Haut, Bronchial- und Gastrointestinaltrakt (Pankreas) und betrifft vorwiegend Kinder.

Häufigkeit

Mit einer Inzidenz von 1 : 2000–3000 Neugeborenen gehört die zystische Fibrose zu den häufigsten angeborenen Stoffwechselkrankheiten.

Pathogenese

In den Bronchien wird durch eine **Hyperplasie der Becherzellen** zähes Sekret gebildet, das zur Obstruktion der kleinen Atemwege, Dys- und Atelektasen, Bronchitis, Bronchiolitis, emphysematöser und fibrotischer Umwandlung der Lunge führt.

Die Diagnose wird neben den klinischen Kriterien aus dem **Schweißtest** gestellt: Der mittels Pilocarpin-Iontophorese stimulierte Hautschweiß enthält mehr als 70 mmol Chlorid pro Liter und weist eine abnorm hohe Osmolalität (> 220 mosmol/l) auf. Heute besteht die Möglichkeit, durch **Gentests** bereits pränatal die Diagnose zu stellen.

Klinisches Bild

Das klinische Bild ist durch produktiven Husten, Atemwegsobstruktion, Atemwegsinfekte (Staphylokokken, später Hämophilus influenzae, E. coli und immer Pseudomonas-Stämme), rezidivierende Pneumonien und später in 85 % der Fälle eine exokrine Pankreasinsuffizienz bei intakter endokriner Funktion gekennzeichnet. Bei Männern findet man fast stets eine Aspermie (98 % sind infertil). Heterozygote haben keine nachweisbaren Störungen. Das Schicksal der Kranken entscheidet sich mit der chronisch obstruktiven Lungenerkrankung.

Therapie

Wichtig sind:
- Krankengymnastik (insbesondere autogene Drainage, Lagerungsdrainagen, Quincke-Lagerung zur besseren Bronchialsekretentleerung),
- Flüssigkeitszufuhr,
- β_2-Sympathikomimetika, Theophyllin und
- gezielte Antibiotikagaben.

Verlauf und Prognose

Unter konsequenter Langzeittherapie kann ein Teil der Kinder das Erwachsenenalter erreichen. Die ersten Erfahrungen mit (Herz-) Lungentransplantationen sind ermutigend. Die Behandlung der Pankreasinsuffizienz erfolgt durch orale Substitution von Verdauungsenzymen.

5.4.6 Bronchialkarzinom

> **Definition:** Das Bronchialkarzinom ist ein bösartiger epithelialer, vom Bronchialsystem ausgehender Tumor.

Vorkommen und Häufigkeit

Jährlich sterben in der Bundesrepublik etwa 34 000 Menschen am Bronchialkarzinom. Es ist die **häufigste zum Tode führende Krebsform beim Mann**. Männer erkranken zehnmal häufiger am Bronchialkarzinom **als Frauen**. Mit steigendem Zigarettenkonsum nimmt aber auch bei den Frauen das Bronchialkarzinom deutlich zu. Das Haupterkrankungsalter liegt zwischen dem 55. und 65. Lebensjahr.

Ätiologie

Zweifelsohne ist das **Zigarettenrauchen** der wichtigste ätiologische Faktor. Werden täglich 20 Zigaretten über einen Zeitraum von 40 Jahren geraucht, so gelangen etwa 3 kg **Teer** in die Luftwege. Teer enthält eine Fülle krebserzeugender Stoffe. Ebenso sind im Haupt- und Nebenstrom der Zigarette zahlreiche Kanzerogene enthalten. 80 % aller Bronchialkarzinome entstehen ausschließlich durch die Einwirkung von Tabakrauch auf die Atmungsorgane.

In der **Arbeitswelt** können Asbest, ionisierende Strahlung, Arsen, Haloäther, Chromate, Dichlordiäthylsulfid und Kokereirohgase ein Bronchialkarzinom bedingen. Diese Stoffe sind in der Berufskrankheitenverordnung erfasst. Weiterhin gibt es eine familiäre Disposition für das Bronchialkarzinom.

Pathologische Anatomie

Das Bronchialkarzinom ist rechts etwas häufiger als links und betrifft die Oberlappen häufiger als die Unterlappen. Über die Häufigkeit der verschiedenen histologischen Formen von Bronchuskarzinomen, von denen auch die Prognose der Erkrankung abhängt, gibt ☞ Tab. 35 Auskunft. Am wichtigsten ist die Unterscheidung zwischen nicht kleinzelligem und kleinzelligem Bronchialkarzinom, da das kleinzellige Bronchialkarzinom die schlechteste Prognose aufweist (1 % 5-Jahres-Überlebenszeit). Eine exakte Trennung zwischen den einzelnen histologischen Formen ist jedoch nicht immer möglich.

Tab. 35: Histologische Einteilung der Bronchialkarzinome (nach R. Joss und Mitarbeitern)

Histologie	Häufigkeit	5-Jahres-Überlebenszeit
Plattenepithelkarzinome	45 %	15 %
Adenokarzinome	20 %	10 %
Anaplastische großzellige Karzinome	10 %	10 %
Anaplastische kleinzellige Karzinome	25 %	1 %

TNM-System: 3 Stadien

Nach dem TNM-System lassen sich beim Bronchialkarzinom drei Stadien unterscheiden:
- Stadium I = T1, N0, M0
- Stadium II = T2, N1, M0
- Stadium III = T3, N2, M1.

5.4 Klinik der Erkrankungen der Atmungsorgane

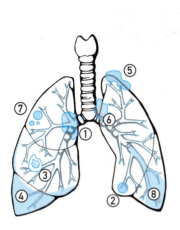

① Zentrales Bronchialkarzinom
② Peripheres Bronchialkarzinom
③ Tumorkaverne
④ Pleuritis carcinomatosa mit Pleuraerguss
⑤ Pancoast-Tumor
⑥ Hilusmetastasen
⑦ Lungenmetastasen
⑧ Segmentatelektase

Abb. 55: Lokalisationsmöglichkeiten des Bronchialkarzinoms und der Lungenmetastasen

Die Metastasierung erfolgt
- **lymphogen,** d. h. über die Lymphbahnen; die Metastasen entstehen in den einzelnen Lymphknotenregionen (Lungenhilus, Hals, Achselhöhlen)
- **hämatogen,** d. h. über den Blutweg in Form von Leber-, Knochen- (Rippen, Wirbelsäule), Nieren-, Nebennieren- und Hirnmetastasen.

Knochenmetastasen finden sich beim kleinzelligen Karzinom in etwa 45 % der Fälle, Lebermetastasen in 30 % der Fälle, Hirnmetastasen in 40 %.

Man unterscheidet folgende Formen:
- **Zentrale Form:** In 70 % geht das Karzinom von den größeren Bronchien im Bereich der Lungenwurzel (Lungenhilus) aus.
- **Peripheres Bronchialkarzinom:** Der Rest entwickelt sich in der Lungenperipherie.
- **Ausbrecherform:** oder **Pancoast-Tumor** (H. PANCOAST, amerik. Röntgenologe) wird der die Lungengrenzen überschreitende Bronchialtumor genannt (☞ Abb. 55, ⑤).

Es können Früh- und Spätsymptome unterschieden werden. Spätsymptome sind häufig bereits metastasenbedingt und bedeuten Inoperabilität (☞ Abb. 56, S. 255). Die Frühsymptome werden immer noch zu häufig fehlgedeutet („Raucherhusten").

Hartnäckiger, besonders nächtlicher, **meist trockener Husten** mit spärlichem Auswurf, der gelegentlich faserige Blutbeimengungen enthält, zählt zu den Frühsymptomen. Häufig bestehen auch mäßig dumpfe oder bohrende Brustschmerzen.

Metastasierung

Erscheinungsformen

Klinisches Bild

Frühsymptome

Spätsymptome	Fieberschübe sind durch Begleitpneumonien bedingt, die nicht selten als chronische Pneumonie missdeutet werden. Hinter durch den Tumor verschlossenen Bronchialabschnitten wird die Luft aus den Lungenalveolen resorbiert, das Lungengewebe fällt zusammen, und es entsteht eine Atelektase. Der Auswurf kann rein blutig, seltener himbeergeleeartig sein. Appetitlosigkeit, starker Gewichtsverlust und Atemnot treten hinzu. Die Thoraxschmerzen, bedingt durch Nervenkompressionen und Rippenmetastasen, verstärken sich. Meist blutige Pleuraergüsse zeigen, dass das Rippenfell von malignen Zellen durchwuchert ist. Die Schädigung verschiedener Nervenbahnen durch Metastasen kann zahlreiche Ausfälle bewirken: Heiserkeit (Nervus recurrens), Zwerchfell-Lähmung (Nervus phrenicus) und Hornersches Syndrom (Hals-Sympathikus). Wird das Mediastinum von Tumormassen eingemauert, können Schluckbeschwerden und eine obere Einflussstauung auftreten. Ein keuchendes Atemgeräusch, das Stridor genannt wird, weist auf eine erhebliche tumorbedingte Einengung des Bronchialsystems hin. Kopfschmerzen, Verwirrtheitszustände, Hirnnervenausfälle und Lähmungserscheinungen weisen auf Hirnmetastasen hin.
Paraneoplastisches Syndrom	Eine Reihe schwer erklärbarer, relativ seltener Symptome kann beim Bronchialkarzinom beobachtet werden: rezidivierende Thrombophlebitiden, Nervenentzündungen (Polyneuritiden), Gelenkschmerzen und Bilder wie bei der Cushingschen Krankheit. Diese Erscheinungen werden unter dem Begriff Paraneoplastisches Syndrom zusammengefasst.
Therapieplanung	Für die Therapieplanung, vor allem beim kleinzelligen Bronchialkarzinom, ist die Tumorausbreitung wichtig. Man unterscheidet: • „limited disease" (begrenzte Ausbreitung): 　Begrenzung auf eine Thoraxseite, 　keine wesentliche Bronchusverlegung, 　keine obere Einflussstauung, 　keine Stimmbandlähmung (Rekurrensparese). • „extensive disease" (fortgeschrittenes Stadium): 　beide Thoraxhälften betroffen, 　und/oder Pleuraerguss, 　und/oder Atelektase, 　Rekurrensparese, 　supraklavikulärer Lymphknotenbefall.
Diagnose	Die diagnostischen Schritte sind in Übersicht 30 (S. 256) aufgeführt (Empfehlungen der Deutschen Gesellschaft für Pneumologie und der Deutschen Gesellschaft für Thorax-, Herz- und Gefäßchirurgie 1994).

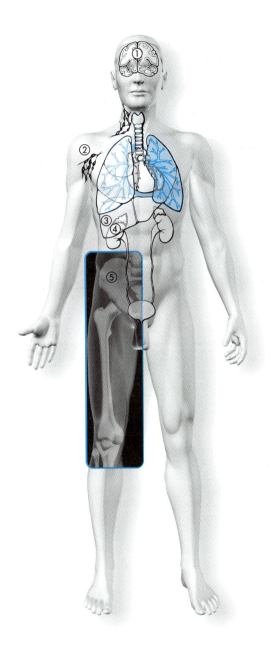

Abb. 56: Leitsymptome und Metastasierung des Bronchialkarzinoms

Übersicht 30: Diagnostik beim Bronchialkarzinom

Basisdiagnostik

Anamnese, Untersuchung, Labor, EKG
Röntgen-Thorax, Durchleuchtung
Lungenfunktionsuntersuchung
Sputumzytologie
Bronchoskopie
Oberbauchsonographie
Skelettszintigraphie
CT Thorax und Abdomen

Weiterführende Diagnostik

Mediastinoskopie
Pleurapunktion
Thorakoskopie
erweiterte Lungenfunktionsuntersuchung
Beckenkammstanze, CT Schädel (beim kleinzelligen Karzinom)

Am wichtigsten ist die Röntgenuntersuchung der Thoraxorgane einschließlich aller röntgenologischen Spezialverfahren (Schichtaufnahmen, CT) und die Bronchoskopie mit Probeexzision aus dem verdächtigen Bezirk. Zytologische Untersuchung des Sputums oder Pleurapunktats, Mediastinoskopie und evtl. operative Brustkorberöffnung mit Entnahme von Gewebe (Probethorakotomie) sind weitere wichtige diagnostische Maßnahmen. Knochenmetastasen können mit dem Knochenszintigramm nachgewiesen werden, Hirnmetastasen mit dem Schädel-CT. Die CEA-Bestimmung im Serum dient der Verlaufskontrolle sowie der frühzeitigen Erfassung von Metastasen oder eines Rezidivs nach Therapie. TPA (Tissue Polypeptide Antigen) und NSE (Neuronenspezifische Enolase) gelten als weitere Tumormarker des Bronchialkarzinoms. Die Abgrenzung gegenüber pneumonischen Infiltraten oder Tuberkulose kann gelegentlich Schwierigkeiten bereiten.

Therapie
An erster Stelle steht die **Operation**, meist als Pneumonektomie oder Lobektomie (Entfernung einer ganzen Lunge oder eines Lungenlappens). Eine potenziell kurative chirurgische Therapie ist bis zum Stadium T3 N1 M0, oft auch bis T2 N2 M0 möglich. Da Fernmetastasen, Lymphknotenmetastasen in den Schlüsselbeingruben und Achselhöhlen, Pleuraergüsse, Nervenausfälle, Schluckbehinderung und Einbruch in die Brustwand oder das Zwerchfell Inoperabilität bedeuten, kann nur ein kleiner Teil der Patienten operiert und dadurch u. U. geheilt werden.
In den anderen Fällen wird eine **Strahlentherapie** (ultraharte Strahlen, Gesamtherddosis über 6 Wochen verteilt etwa 55 Gy) durchgeführt, die vor allem beim kleinzelligen Bronchialkarzinom wirk-

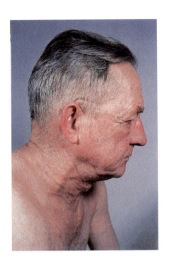

Abb. 57: Obere Einflussstauung mit gestauten Halsnerven bei Bronchialkarzinom mit Einbruch in das Mediastinum

sam ist. **Zytostatika** werden beim inoperablen Bronchialkarzinom und zur Nachbehandlung nach Operationen oder Bestrahlung angewandt. Auch eine **Kombinationsbehandlung** von Strahlentherapie und zytostatischer Therapie wird – vor allem bei inoperablen kleinzelligen Bronchialkarzinomen – eingesetzt. Bestrahlung und Chemotherapie wirken nur palliativ, d. h. lindernd, verlängern die Lebenserwartung jedoch nicht sicher. Häufig angewandte **Chemotherapie-Schemata** bei inoperablen kleinzelligen Bronchialkarzinomen sind:
- Eine Kombinationstherapie aus Adramycin (Adriblastin®), Cyclophosphamid (Endoxan®) und Oncovin (Vincristin®) = ACO-Schema,
- Epirubicin (Farmorubicin®), Cyclophosphamid und Vincristin = EpiCo-Schema,
- Cisplatin (Platinex®) und Etoposid (Vepesid®) (+Vincristin),
- Carboplatin (Carboplat®) und Etoposid (+Vincristin).

Die Prognose ist insgesamt **sehr schlecht.** In Abhängigkeit vom histologischen Zelltyp und der primären Ausbreitung werden unter Therapie 5-Jahres-Überlebenszeiten von 50 % (chirurgische Therapie Stadium 1 des nicht kleinzelligen Bronchialkarzinoms) bis 10 % (chirurgische Therapie Stadium III des nicht kleinzelligen Bronchialkarzinoms) berichtet. Für kleinzellige Tumoren ist die Prognose wesentlich schlechter. Nur 5–10 % der Patienten mit „limited disease" erreichen rezidivfrei die 2-Jahres-Überlebenszeit.

Prognose

Der 61-jährige Bauarbeiter raucht seit dem 19. Lebensjahr durchschnittlich 25 Zigaretten täglich. Er leidet seit Jahren an einer chronischen Bronchitis mit Exazerbation im Winter. In letzter Zeit bemerkt er streifige Blutbeimengungen im Sputum. Fieberschübe und Abgeschlagenheit mit Appetitlosigkeit werden als „Grippe" interpretiert. Da die Symptome nicht zurückgehen und Thoraxschmerzen auftreten, wird eine Röntgenthoraxaufnahme durchgeführt. Sie ergibt eine ca. 2,5 cm große, unregelmäßige Verschattung am unteren Hiluspol der linken Lunge. Bronchoskopisch findet sich am Abgang des linken Unterlappenbronchus

Fallbeispiel 8:

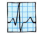

ein weißlich-grauer, knolliger, die Lichtung fast völlig verschließender Tumor. Histologischer Befund: kleinzelliges Bronchialkarzinom. Die Oberbauchsonographie ergibt den dringenden Verdacht auf drei Lebermetastasen, der durch das Oberbauch-CT erhärtet wird. Im Knochenszintigramm finden sich Hinweise auf mehrere Rippenmetastasen und zwei Metastasen in der BWS. Als Ursache einer zunehmenden Heiserkeit wird eine Lähmung des N. recurrens links festgestellt. Da es sich um ein fortgeschrittenes Tumorstadium handelt, wird eine kombinierte zytostatische und Strahlenbehandlung durchgeführt, die nur eine Teilremission bewirkt. Gangstörungen, Doppeltsehen und eine langsam einsetzende Eintrübung beruhen auf mehreren Hirnmetastasen mit ausgeprägtem Begleitödem (Schädel-CT). Die Skelettschmerzen lassen sich durch eine abgestufte Schmerztherapie befriedigend beherrschen. Der Patient verstirbt in tiefer Bewusstlosigkeit vier Monate nach der Diagnosestellung.

5.4.7 Andere Tumoren der Atmungsorgane

5.4.7.1 Lungenmetastasen

Häufigste Ursachen

Am häufigsten entstehen Lungenmetastasen durch bösartige Nieren-, Hoden-, Brust-, Magen- oder Schilddrüsentumoren. In der Regel handelt es sich um **Rundherde**. Sind sie sehr zahlreich, spricht man von einer sog. **Münzenlunge**. Eine andere Form der Krebsausbreitung in der Lunge ist die Durchsetzung der Lungenlymphbahnen mit Krebszellen, die **Lymphangiosis carcinomatosa** genannt wird.

5.4.7.2 Alveolarzellkarzinom und Pleuramesotheliom

Das Alveolarzellkarzinom ist sehr selten. Es geht vom Epithel der Lungenbläschen aus. Das Pleuramesotheliom ist ein bösartiger Tumor des Rippenfells, der zu heftigen Thoraxschmerzen und massiv blutigem Pleuraerguss führt. Eine Asbestose durch langjährige Einatmung von asbesthaltigem Staub, z. B. in der asbestverarbeitenden Industrie, gilt als Präkanzerose des Pleuramesothelioms und ist eine anerkannte Berufskrankheit. Die Prognose beider Erkrankungen ist sehr schlecht.

5.4.7.3 Tuberkulome

Tuberkulome sind tuberkulöse Rundherde, die röntgenologisch keineswegs immer von Lungenmetastasen oder peripheren Bronchialkarzinomen unterschieden werden können. Daher sollte grundsätzlich jeder Lungenrundherd operativ entfernt werden.

5.4.7.4 Adenome

Adenome der Lunge und Bronchien sind sehr selten. Sie verhalten sich meist gutartig, können aber in 10 % der Fälle Metastasen setzen. Gutartig sind auch Lungenangiome, Fibrome, Lipome und Chondrome.

5.4.8 Nächtliche Atemregulationstörungen (Schlafapnoe-Syndrom)

Definition: Durch Koordinationsstörungen zwischen Atem- und Hypopharynxmuskulatur während des Schlafs kommt es zu gehäuften Atemstillständen (Apnoen), d. h. völligen Stillständen der Lungenbelüftung für mindestens 10 Sekunden. Diese führen zu Störungen des Gasaustauschs, Blutdruckanstieg im kleinen und großen Kreislauf und Schädigung des Myokards. Treten mehr als fünf Apnoephasen pro Schlafstunde auf, spricht man von einer Schlafapnoe. Führt die Schlafapnoe zu klinischen Beschwerden, liegt ein Schlafapnoe-Syndrom (SAP) vor.

Erst in den letzten Jahren hat man erkannt, dass es sich um ein häufiges Krankheitsbild handelt. In der Bundesrepublik Deutschland leiden mindestens 200 000 Männer an einem SAP.

Vorkommen und Häufigkeit

Die durch die obstruktive Schlafapnoe häufig auftretenden Weckreaktionen führen zu einer immer wiederkehrenden Unterbrechung des Schlafs, die wahrscheinlich für die ausgeprägte Schlafneigung während des Tages verantwortlich ist. Die Symptome und klinischen Zeichen sind in ☞ Tabelle 36 aufgeführt.

Klinisches Bild

Symptome	lautes Schnarchen mehr als fünf Apnoephasen pro Schlafstunde Hypersomnolenz (übermäßige Schlafneigung) Schlaflosigkeit Nachlassen der intellektuellen Fähigkeiten Verlust der Libido Persönlichkeitsveränderungen morgendliche Kopfschmerzen Belastungsdyspnoe
Zeichen	Adipositas Knöchelödeme Polyglobulie kardiale Arrhythmien arterielle Hypertonie pulmonale Hypertonie (Cor pulmonale) Apoplexie

Tab. 36: Klinik des Schlafapnoe-Syndroms

Am sichersten lässt sich das Schlafapnoe-Syndrom in einem sog. Schlaflabor nachweisen, wo unter kontrollierten Bedingungen bestimmte Schlafparameter, Atmung, EKG, EEG und andere Werte gemessen werden können.

Diagnose

Da die pharmakologische Therapie, z. B. mit Theophyllin p. o., nur eine geringe Erfolgsrate aufweist und chirurgische Verfahren wegen ihres eingreifenden Charakters einer strengen Indikationsstellung bedürfen, hat sich die nasale Überdruckbehandlung (n) CPAP = continuous positive airway pressure = kontinuierliche

Therapie

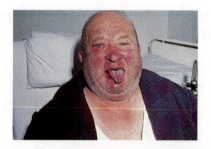

Abb. 58: Patient mit Pickwick-Syndrom (Form des Schlafapnoe-Syndroms) – zentrale Zyanose bei zentral bedingter alveolärer Hypoventilation

Atmung bzw. Beatmung gegen erhöhten Druck) während der Nacht aufgrund ihrer beeindruckenden Erfolgsraten als Therapieform der ersten Wahl herausgestellt. Bei allen adipösen Patienten ist darüber hinaus eine Gewichtsreduktion anzustreben. Abendlicher Alkoholgenuss und die Einnahme von Hypnotika sollten vermieden werden, da diese die Schlafapnoe begünstigen.

Prognose

Die Patienten sind bei langjährigem Verlauf durch Herzrhythmusstörungen, Hypertonie, Apoplexie, Herzinsuffizienz, Ateminsuffizienz und Cor pulmonale gefährdet.

5.4.9 Lungenembolie und Lungeninfarkt

Definition: Als Lungenembolie bezeichnet man die Verschleppung eines Thrombus in die arterielle Lungenstrombahn. Sie führt in der Hälfte der Fälle zu einem Lungeninfarkt, d. h. zu einer hämorrhagischen Infarzierung von Lungengewebe. Selten kommt es zu Lungenembolien durch die Verschleppung von Fett (Fettembolie), z. B. aus Trümmerfrakturen, oder durch Eindringen von Fruchtwasser in den mütterlichen Kreislauf während der Entbindung (Fruchtwasserembolie).

Vorkommen und Häufigkeit

Folgende Patientengruppen sind besonders durch Lungenembolien gefährdet:
- bettlägerige Patienten infolge der stark eingeschränkten Mobilität,
- Frischoperierte zwischen dem 2. und 15. postoperativen Tag,
- Herzpatienten (Herzinsuffizienz, Herzinfarkt),
- Patienten mit Lähmungen,
- Tumorkranke,
- Wöchnerinnen.

Auch nach stundenlanger Immobilisation in sitzender Position (Fernflüge) kann es bei Gesunden zu Beinvenenthrombosen und Lungenembolien kommen („Fluggastthrombose"). **Frauen** werden **häufiger** betroffen als Männer. Auch nimmt die Gefährdung mit dem Lebensalter zu. Angeborener oder erworbener AT-III-Mangel begünstigt die Entstehung von Thromboembolien. In großen Sektionsstatistiken macht die Lungenembolie 5 % der Todesfälle aus.

Die Thromben stammen ganz überwiegend aus den großen Venen der unteren Körperhälfte, vor allem den Bein- und Beckenvenen. Am gefährlichsten sind frische, noch wenig gut haftende Thromben. Große Thromben können den Hauptstamm der Lungenschlagader, die Arteria pulmonalis, komplett verschließen und so zum sofortigen Tod führen. Der Verschluss eines Hauptastes muss nicht unbedingt tödlich verlaufen. Je kleiner die Thromben sind, umso weiter dringen sie in die peripheren Verzweigungen der Lungenarterien vor. Die meist gehäuft auftretende Embolisierung kleinster Thromben nennt man **Mikroembolien**.

Je nach Größe des Thrombus gibt es alle Übergänge von den gehäuften, rezidivierenden unbemerkten **Mikroembolien** bis zur großen **tödlichen „fulminanten"** (lat. blitzartigen) Lungenembolie. Größere Lungenembolien führen zu einem Druckanstieg im kleinen Kreislauf mit Überlastung des rechten Herzens, d. h. zum **akuten Cor pulmonale**. Ein akutes Cor pulmonale ist praktisch gleichbedeutend mit der Lungenembolie. Gleichzeitig gelangt weniger Blut zum linken Herzen und in den großen Kreislauf. Die Folge ist eine Abnahme der Koronar- und Hirndurchblutung sowie der zirkulierenden Blutmenge im großen Kreislauf, was die klinische Symptomatik mit Herzschmerzen, Schock und eventuell Bewusstlosigkeit erklärt.

Ätiologie und Pathogenese
☞ Kap 2.3.11.3

Leitsymptome einer Lungenembolie sind:
- plötzlich auftretender Schock mit Atemnot,
- flache schnelle („maschinenhafte") Atmung,
- Brustschmerzen,
- fahle Zyanose.

Klinisches Bild

In schweren Fällen erlischt – im Gegensatz zum Herzinfarkt, dessen Symptomatik sehr ähnlich sein kann –, das Bewusstsein aufgrund der verminderten Hirndurchblutung (☞ Abb. 59, S. 263).

Der Lungeninfarkt wird nicht selten als Pneumonie verkannt. Er führt zu atemabhängigen Thoraxschmerzen, Hämoptysen, Fieber und im Röntgenbild meist zu keilförmigen, der Pleura aufsitzenden Verschattungen. Wegen der Vielfalt der Symptome und der nicht seltenen Verkennung wird die Lungenembolie nicht zu Unrecht als die „große Schauspielerin" unter den Lungenerkrankungen bezeichnet.

> **Merke:** Schocksymptome mit Atemnot und Brustschmerzen, die akut bei bettlägerigen Patienten auftreten, erwecken den dringenden Verdacht auf eine Lungenembolie. Aber auch bei plötzlich auftretenden, atemabhängigen Thoraxschmerzen ist an eine Lungenembolie zu denken! Bei Frischoperierten sollte bereits das akute Auftreten einer sonst nicht erklärbaren Tachykardie an kleinere Lungenembolien denken lassen.

Diagnose	Die Diagnose muss meist aus dem klinischen Bild gestellt werden. Typische EKG-Befunde sind relativ selten. Zur Diagnosesicherung tragen Lungenszintigramm, Echokardiographie, Röntgen-Thoraxaufnahme und evtl. eine Pulmonalisangiographie (Lungengefäßdarstellung durch Kontrastmittelinjektionen) als beweisende Methoden bei.
Differenzialdiagnose	Am schwierigsten ist die Abgrenzung gegenüber dem **Herzinfarkt**. Akute Perikarditis, Pleuritis, Pneumonien und Spontanpneumothorax können ähnliche Krankheitsbilder erzeugen.
Komplikationen	Der Lungeninfarkt entsteht infolge des Absterbens von Lungengewebe. Herzfehler und Lungenstauung fördern die Ausbildung eines Lungeninfarkts. Ein Pleuraerguss, der meist hämorrhagisch ist, kann hinzutreten. Infiziert sich der Infarkt, so entsteht eine Infarktpneumonie. Schmilzt das Infarktgewebe ein, so kann eine Infarktkaverne, d. h. ein Hohlraum innerhalb des Lungeninfarkts, entstehen. Chronisch rezidivierende Mikroembolien, die häufiger sind als man in der Vergangenheit vermutet hat, können zum chronischen Cor pulmonale führen.
Therapie	Die Behandlungsrichtlinien lauten: • absolute Ruhigstellung, Sedierung (z. B. Valium® i. v.); • Heparinisierung (z. B. Liqueminperfusor mit 25 000–40 000 IE); • Schmerzbekämpfung (Fortral®, Temgesic®, Dolantin®; Opiate sind nicht kontraindiziert); • Sauerstofftherapie (z. B. über Nasensonde 2–4 l/Min.); • bei massiver Embolie kann eine Fibrinolyse vorgenommen werden; • im Schock Intubation, Beatmung (positiv inotrope Substanzen wie Digitalis, Dobutamin); • eine operative Embolektomie aus dem Hauptstamm der Arteria pulmonalis kommt bei massiver Lungenembolie infrage. Die Embolektomie unter Zuhilfenahme der Herz-Lungen-Maschine hat dennoch eine Mortalität von rund 30 %.
Rezidivprophylaxe	Das Einlegen eines schirmartigen Filters über die Halsvene in die untere Hohlvene (Vena cava caudalis), der sog. Cava-Schirm, bzw. die operative Einengung der Hohlvene von außen, der sog. Cava-Clip, dienen dem Abfangen weiterer Embolien aus den Bein- und Beckenvenen. Diese Eingriffe können später zu postthrombotischen Stauungen an den unteren Extremitäten führen.
Prophylaxe	Frühmobilisierung, Krankengymnastik, Tragen von sog. Emboliestrümpfen sowie die prophylaktische Gabe von low-dose-Heparin sind wichtige prophylaktische Maßnahmen.

5.4 Klinik der Erkrankungen der Atmungsorgane

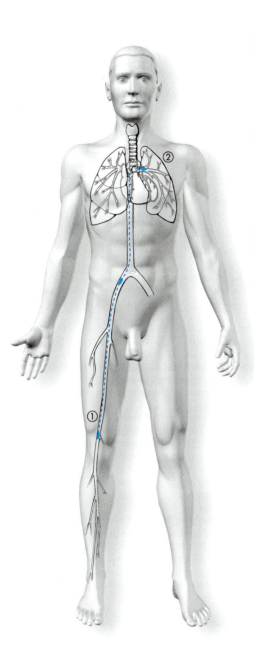

Prädisponierende Faktoren/Grunderkrankungen:
- Herzinsuffizienz
- Myokardinfarkt
- maligne Tumoren
- Lähmungen
- Operationen

Symptome:
- Schock
- Blässe/Zyanose
- Dyspnoe/Tachypnoe
- Tachykardie
- Husten
- Hämoptysen
- thorakale Schmerzen

① Thrombus
② Embolus

Abb. 59: Prädisponierende Faktoren/Erkrankungen und Symptome der Lungenembolie

Übersicht 31: Pflege bei Lungenembolie und Lungeninfarkt

Sofortmaßnahmen
- absolute Bettruhe,
- sofortige Verständigung des Arztes (fulminate Lungenembolien können innerhalb von wenigen Minuten zum Tode führen),
- Sauerstoffgabe mit 2–4 l/Min.,
- Kontrolle der Vitalzeichen,
- Vorbereiten der Materialien zu Blutentnahme, zentralvenöser Katheter, Blutgasanalyse.

Weitere Maßnahmen
- Körperpflege des Patienten komplett übernehmen,
- leichte, nicht blähende Kost, Obstipationsprophylaxe,
- bei Herzinsuffizienz Flüssigkeitsbilanzierung,
- Thromboseprophylaxe, Kompressionsverbände oder -strümpfe,
- Atemtherapie durch Krankengymnastik.

Fallbeispiel 9:

Der 21-jährige, bisher kerngesunde Berufsfußballspieler wird in Periduralanästhesie an einem linksseitigen Leistenbruch operiert. Am Morgen des 2. postoperativen Tages wird ihm unmittelbar nach dem Aufstehen „flau". Er hustet etwas, bemerkt leichtes Herzklopfen und hat das Gefühl, nicht richtig Luft zu bekommen. Im Liegen fühlt er sich wieder beschwerdefrei. Beim erneuten Versuch, sich am Waschbecken zu rasieren, kollabiert er mit Schweißausbruch, starker Luftnot, zwanghaft gesteigerter Atemfrequenz und Herzrasen. Der Blutdruck ist kaum messbar, die Herzfrequenz auf 144/Min. erhöht. Das EKG zeigt akute Rechtsherzbelastungszeichen, die Blutgasanalyse Hyperventilation mit leichter Hypoxämie. Während die Röntgen-Thoraxaufnahme nur einen leichten rechtsseitigen Zwerchfellhochstand zeigt, ergibt das Perfusionsszintigramm massive keilförmige Durchblutungsausfälle in der rechten Lunge und mehrere kleinere Defekte links. In der Phlebographie ist ein flottierender Thrombus in der Vena saphena magna des linken Beins festzustellen und ein totaler thrombotischer Verschluss aller Unterschenkelvenen.
Diagnose: fulminante Lungenembolie bei Ober- und Unterschenkelthrombose links. Auf der Intensivstation wird eine systemische Lyse durchgeführt, die innerhalb von drei Stunden eine deutliche Besserung bewirkt. Drei Wochen nach der Operation kann der Patient, marcumarisiert und versorgt mit einem Kompressionsstrumpf für das linke Bein, weitgehend beschwerdefrei entlassen werden. Die Marcumarisierung wird noch 6 Monate lang fortgeführt.

5.4.10 Adult-respiratory-distress-Syndrom (ARDS)

Definition: Das ARDS (sog. Schocklunge) stellt eine schwere Funktionsstörung der Lunge dar, die durch Einlagerungen von Flüssigkeit im Interstitium und den Alveolen infolge eines Schockzustandes, bei Sepsis oder nach Traumen bedingt ist.

5.4 Klinik der Erkrankungen der Atmungsorgane

Es kommt zum Flüssigkeitsaustritt in das Lungengewebe und die Alveolen. Als Ursachen werden Schädigungen der Lungenkapillaren durch Toxine, Gerinnungsstörungen sowie Störungen des Surfactant-Stoffwechsels der Lunge diskutiert. Physiologischerweise dient der Surfactant der Stabilisierung der Lungenalveolen.

Ätiologie und Pathogenese

Als erstes Zeichen der Schocklunge finden sich Husten, rasch fortschreitende Atemnot und Tachypnoe. Es entwickelt sich rapide eine zunehmende respiratorische Insuffizienz. Im Röntgenbild findet man Verschattungen ähnlich wie beim Lungenödem. Die Blutgasanalyse zeigt auch bei hohen inspiratorischen Sauerstoffgaben eine schwere Hypoxämie.

Klinisches Bild

Die Wirkung hochdosierter Glukokortikosteroide wird uneinheitlich beurteilt. Die wichtigste Therapie besteht in der engmaschigen intensivmedizinischen Überwachung mit PEEP-Beatmung („positive endexspiratory pressure"). Die benötigten Sauerstoffkonzentrationen sollten so hoch wie notwendig und so niedrig wie möglich sein (arterieller PaO_2 = 60 mm Hg), um toxische Effekte des Sauerstoffs, z. B. eine Fibroseförderung, zu vermeiden. Eine sog. extrakorporale CO_2-Elimination über eine Silikonmembranlunge im venovenösen Bypass wird nur in wenigen Zentren durchgeführt. Entscheidend ist die Behandlung des auslösenden Krankheitsgeschehens, insbesondere die des Schocks.

Therapie

Die Prognose ist mit einer Sterblichkeit von 50–60 % schlecht und wird wesentlich durch die Grunderkrankung mitbestimmt.

Prognose

5.4.11 Lungenfibrosen

Definition: Eine Lungenfibrose manifestiert sich in einer herdförmigen oder diffusen Fibrosierung des Lungengerüsts durch Bindegewebsablagerungen als Reaktion auf entzündliche, allergische oder destruktive Lungenprozesse.

Die wichtigsten herdförmigen Lungenfibrosen sind die
- Silikose (Staublungenerkrankung) und
- die Lungensarkoidose (Boecksche Krankheit).

5.4.11.1 Silikose

Definition: Die Silikose ist die häufigste Pneumokoniose (Staublungenerkrankung), hervorgerufen durch meist berufliche Einwirkungen lungengängigen Quarzfeinstaubs (reine Silikose) oder quarzhaltigen Mischstaubs (Mischstaubsilikose).

Vorkommen und Bedeutung

Die Silikose ist die häufigste Pneumokoniose und wird als **Berufskrankheit** unter der Nr. 4101 der BeKV geführt. Man spricht auch von Quarzstaublunge (Quarz = Kieselsäure = Siliziumdioxyd = SiO_2).

Gefährdet sind alle Berufsgruppen, die quarzhaltigen Stoffen wie Sandstein, Steinkohle, keramischen Massen, Granit, Porphyr, Bimsstein usw. ausgesetzt sind. Am häufigsten wird daher die Silikose bei Bergleuten (Kohle- und Erzbergbau) und bei Arbeitern gefunden, die mit Steingewinnung, -bearbeitung und -verarbeitung beschäftigt sind. Betroffen sind ferner Arbeiter in Mineralmahlwerken, Schottermühlen, Porzellan-, Steingut- und Putzmittelfabriken, ferner Gussputzer, Sandstrahlbläser, Former, Kernmacher, Ofenmaurer und Gießer.

Pathogenese

In den Lungen verstorbener Bergleute mit Silikose wurden Quarzstaubmengen zwischen 2 und 50 g gefunden. Schon 1 g Quarzstaub genügt, um eine Silikose hervorzurufen. **Quarzhaltiger Staub** dringt, wenn seine Teilchengröße unter 5 µ liegt, **bis in die Lungenalveolen** vor und wird **dort phagozytiert**, d. h. von den Zellen aufgenommen und im Lungengewebe abgelagert. An den Ablagerungsstellen kommt es zu einer reaktiven **Bindegewebswucherung**. Diese Herde (herdförmige Lungenfibrose) werden silikotische Granulome genannt. Die Entwicklung einer ausgeprägten Silikose im Ruhrbergbau dauert durchschnittlich 15–20 Jahre.

Klinisches Bild

Für die Silikose typische Symptome gibt es nicht. Die Beschwerden sind meist durch Komplikationen wie Bronchitis, Emphysem, Bronchiektasen oder chronisches Cor pulmonale bestimmt. Eine seltene Komplikation ist eine aufgepfropfte Lungentuberkulose.

Diagnose

Die Diagnose wird aufgrund der **Berufsanamnese** und des **Röntgenbildes** gestellt. Anfänglich finden sich vergrößerte Hiluslymphknoten und eine feine, netzig-streifige Lungenzeichnung („Gitter-Tüll-Lunge"). Später entsteht eine Tüpfelung, vorwiegend in den Mantelpartien der Lunge („Schneegestöberlunge"), die sich verdichten kann („Schrotkornlunge"), bis große Ballungsherde silikotischer Granulome entstehen. Eine modernere Stadieneinteilung der Silikose erlaubt eine exakte Beschreibung und Klassifizierung der silikotischen Lungenveränderungen (☞Abb. 61, S. 268).

Therapie

Eine spezifische Behandlung gibt es nicht. Die Therapie richtet sich gegen die Komplikationen wie Bronchitis, Emphysem und Cor pulmonale.

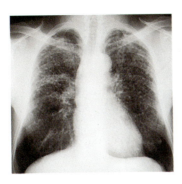

Abb. 60: Röntgenaufnahme – Silikose Stadium II „Schneegestöberlunge"

Die Lungenveränderungen entwickeln sich allmählich und nehmen oft auch noch nach Beendigung der Staubbelastung zu. Da sie nicht mehr rückbildungsfähig sind, ist die Prognose der fortgeschrittenen Silikose nicht günstig.

Verlauf und Prognose

5.4.11.2 Sarkoidose

Definition: Bei der Sarkoidose (Boecksche Krankheit) handelt es sich um eine chronische, ätiologisch unklare, systematisierte gutartige Granulomatose mit hauptsächlichem Befall von Lungen, Lymphknoten, Leber, Milz, Haut und Skelett. Histologisch finden sich charakteristische Granulome (Herde), die aus sog. Epitheloidzellen, Riesenzellen, Makrophagen und Lymphozyten aufgebaut sind. Man nennt die Krankheit daher auch epitheloidzellige Granulomatose.

Neben den genannten Organen können auch die Augen in Form einer Iritis, Muskeln, Nieren, das Herz, Gehirn und die Ohrspeicheldrüsen befallen sein.

Klinisches Bild

Frauen im 3.–5. Lebensjahrzehnt erkranken bevorzugt. Bei Farbigen ist die Häufigkeit 10–20 mal höher als bei Weißen. Häufig bestehen keine Beschwerden. Manchmal besteht ein trockener Husten, im Stadium II und III klagen die Patienten meist über Luftnot. Eine akute Verlaufsform der Sarkoidose mit Hiluslymphknotenvergrößerungen, Gelenkbeschwerden, eventuell Fieber und Hautveränderungen (Erythema nodosum) wird als Löfgren-Syndrom bezeichnet.

An der Lunge lassen sich röntgenologisch drei Stadien unterscheiden:
- Stadium I: Vergrößerung der Hiluslymphknoten beidseits,
- Stadium II: netzig-streifige oder feinfleckige, doppelseitige Lungenveränderungen,
- Stadium III: interstitielle Lungenfibrose.

Röntgenologische Befunde

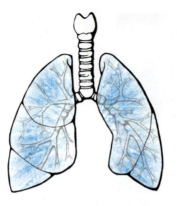

① Stadium I
Netzige Zeichnung

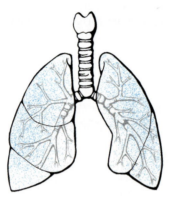

② Stadium II
Schneegestöber-Lunge

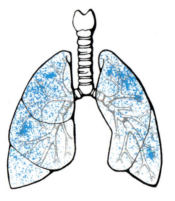

③ Stadium III
Ballungsherde

Abb. 61: Stadieneinteilung der Silikose

Eine spontane Rückbildung der Veränderungen ist im Stadium I häufig, im Stadium II möglich und im Stadium III nicht mehr zu erwarten.

Die Diagnose kann durch **Biopsien** aus Leber, Lymphknoten und Haut sowie bei Lungenbeteiligung durch bronchoalveoläre Lavage gesichert werden. Der Tuberkulintest ist zu ca. 80 % negativ. Zur Aktivitätsbeurteilung dient die Bestimmung der ACE-Serumaktivität (Angiotensin Converting Enzyme), eventuell auch die Serum-Lysozym-Bestimmung.

Diagnose

In Stadium I, häufig auch in Stadium II, genügt die sorgfältige Beobachtung mit röntgenologischen Verlaufskontrollen. In Stadium III muss oft über viele Monate mit Glukokortikoiden, z. B. Prednisolon, behandelt werden.

Therapie

Die Prognose ist im Allgemeinen gut. Etwa 10–15 % der Patienten sterben allerdings infolge der Lungenfibrose an der Ateminsuffizienz oder am chronischen Cor pulmonale.

Verlauf und Prognose

5.4.11.3 Diffuse interstitielle Lungenfibrosen

Die diffusen interstitiellen Lungenfibrosen, die klinisch und röntgenologisch meist gleichartig erscheinen, können sehr verschiedene Ursachen haben.

Ursachen

Potenzielle Ursachen sind:
- anorganischer Staub (Asbest, Beryllium, Aluminium),
- organischer Staub (Zuckerrohr, verschimmeltes Stroh und Heu, Baumwolle),
- Gase, Dämpfe, Aerosole,
- Röntgenstrahlen (Strahlenfibrose)
- Medikamente (Zytostatika, Antihypertensiva),
- als Komplikation bei Erkrankungen des rheumatischen Formenkreises wie z. B. der Sklerodermie.

Organischer Staub kann über eine **allergisch bedingte Entzündung** der Alveolen (allergische Alveolitis, sog. Typ-III-Allergie) zu einer Lungenfibrose führen. Typisch hierfür ist die Farmerlunge, die durch Einatmung von Pilzsporen aus verschimmeltem Heu oder Stroh ausgelöst wird (häufig in England und Norddeutschland), oder die sog. Taubenzüchterlunge, die durch inhalierte Taubenkotpartikel entsteht. Eine häufig rasch verlaufende Form der Lungenfibrose, deren Ursache unbekannt ist, wird als sog. Hamman-Rich-Syndrom bezeichnet.

Leitsymptome der meist schleichend, selten akut verlaufenden Erkrankung sind:
- zunehmende Belastungsatemnot mit flacher, frequenter Atmung,
- Husten mit nur spärlichem Auswurf,
- Zyanose und Polyglobulie in den fortgeschrittenen Stadien,
- Uhrglasnägel und Trommelschlägelfinger (50 %).

Klinisches Bild

Diagnose
Im Röntgenbild erkennt man streifige (interstitielles Bindegewebe) oder wabige („Wabenlunge") diffuse Lungenveränderungen. Eine weitere Abklärung ist durch die bronchoalveoläre Lavage, CT des Thorax, Bronchoskopie mit transbronchialer Lungenbiopsie oder offene Lungenbiopsie möglich.

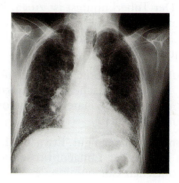

Abb. 62: Röntgenaufnahme – diffuse interstitielle Lungenfibrose

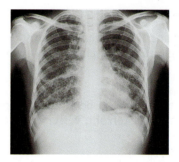

Abb. 63: Röntgenaufnahme – Wabenlunge

Therapie
Eine Langzeitbehandlung mit Kortikoiden, Immunsuppressiva und/oder D-Penicillamin (z. B. Metalcaptase®) kann die Bindegewebsneubildung in der Lunge bremsen, nicht jedoch beseitigen. Sauerstoffgaben, Behandlung der Rechtsherzinsuffizienz, Antibiotika bei infektiösen Komplikationen und Atemgymnastik sind die wichtigsten Behandlungsmaßnahmen.

Verlauf und Prognose
Innerhalb von Monaten oder Jahren führen vor allem die interstitiellen Lungenfibrosen unbekannter Ursache zur respiratorischen Insuffizienz und/oder zum chronischen Cor pulmonale mit Rechtsherzversagen. Die Prognose ist demzufolge schlecht.

5.4.12 Pleuritis und Pleuraerguss

Definition: Eine Pleuritis (Rippenfellentzündung) ist eine umschriebene oder diffuse Entzündung der Pleura.

Die ohne Erguss einhergehende Rippenfellentzündung wird Pleuritis sicca genannt. Besteht ein Pleuraerguss, liegt eine Pleuritis exsudativa vor. Die Pleuritis sicca bildet häufig nur ein Vorstadium der Pleuritis exsudativa.

Pleuritis sicca und exsudativa

Hauptursachen einer Pleuritis sind:
- Pneumonien (meist als Begleitpleuritis = Pleuropneumonie),
- Tumoren (Pleuritis karzinomatosa, z. B. bei Bronchialkarzinom),
- Tuberkulose (in jedem Tuberkulosestadium möglich),
- Autoimmunerkrankungen (z. B. Lupus erythematodes).

Ursachen

> **Definition:** Als Pleuraempyem wird ein eitriger Pleuraerguss bezeichnet. Die Ursachen von Pleuraergüssen sind in ☞ Abb. 64 dargestellt.

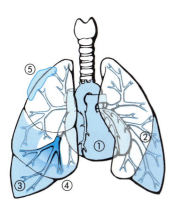

① Herzinsuffizienz (Transsudat)
② Tuberkulose (Exsudat)
③ Pneumonie (Exsudat)
④ Lungeninfarkt (blutiges Exsudat)
⑤ Tumor (blutiges Exsudat)

Abb. 64: Pleuraergüsse und ihre Ursachen

Bei jungen Menschen überwiegen entzündliche Ursachen, bei Patienten über 50 Jahre das Bronchialkarzinom.

Der Zellgehalt des Pleuraergusses erlaubt Rückschlüsse auf die Entstehungsursache. Bei Pleuropneumonien und beim Pleuraempyem sind vorwiegend neutrophile Granulozyten, bei der Tuberkulose Lymphozyten im Erguss nachweisbar. Blutige Ergüsse sind hochverdächtig auf ein Karzinom, kommen aber auch im Rahmen einer Infarktpneumonie vor. Eosinophile im Exsudat weisen auf eine allergische Ursache hin.

Pathologische Anatomie

Leitsymptom der trockenen Pleuritis ist der **atemabhängige Thoraxschmerz**. Der Patient „kann nicht durchatmen". Die Schmerzen werden durch das Aneinanderreihen der entzündeten, fibrinbedeckten Pleurablätter hervorgerufen. Häufig besteht auch Husten. Die Patienten weisen eine **schmerzbedingte Schonatmung** auf. Sobald sich ein Erguss entwickelt, nehmen die Beschwerden deutlich

Klinisches Bild

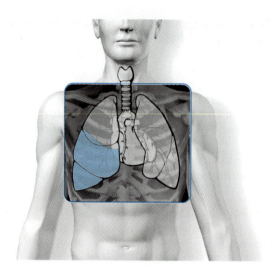

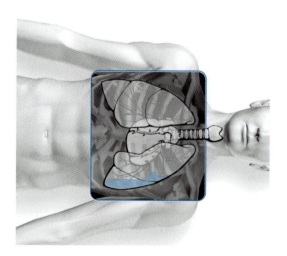

Abb. 65: Pleuraerguss – röntgenologische Darstellung eines rechtsseitigen Pleuraergusses (1) sowie eines kleineren Pleuraergusses in linker Seitenlage (2)

ab. Bei größeren Pleuraergüssen, die mehrere Liter betragen können, treten Atemnot und Beklemmungserscheinungen mehr und mehr in den Vordergrund. Die betroffene Thoraxseite schleppt bei der Atmung sichtbar nach. Fieber besteht bei der Pleuropneumonie, der tuberkulösen Pleuritis und der Infarktpleuritis. Septische Temperaturen sind verdächtig auf ein Pleuraempyem. Die karzinomatöse Pleuritis verläuft meist afebril.

Diagnose   Liegt eine Flüssigkeitsansammlung von mehr als 300–500 ml im Pleuraraum vor, so wird der Erguss röntgenologisch nachweisbar. Kleinere Pleuraergüsse sind bereits sonographisch zu erkennen. In unklaren Fällen kann das CT weiterhelfen. Größere Pleuraergüsse sind durch Perkussion und Auskultation erfassbar.

Die mittels Pleurapunktion gewonnene Flüssigkeit beweist das Vorliegen eines Pleuraergusses (☞ Abb. 65). Die Pleurapunktion wird in Lokalanästhesie durchgeführt. Fertige Sets erleichtern die Punktion.

Pleurapunktion

Merke: Mehr als 1000 ml Erguss sollten nicht auf einmal abgelassen werden, da sich durch die rasche Entfaltung der vorher zusammengedrängten Lungenabschnitte ein Lungenödem entwickeln kann.

Häufiges Punktieren ist ungünstig, da alle Ergüsse zum Nachlaufen neigen und bei jeder Pleurapunktion eines Exsudats Eiweiß verloren geht. Sind mehrfache Punktionen unvermeidbar, ist das Anlegen einer Pleuradrainage zur Ableitung eines Pleuraergusses oder -empyems zweckmäßig.

Thorakoskopie und gezielte Pleurabiopsie sind weitere diagnostische Hilfen.

Folgende Untersuchungen sind erforderlich:
- Makroskopische Beurteilung: Aussehen serös, blutig, Konsistenz, Geruch eitrig fötide riechend (Verdacht auf Empyem);
- spezifisches Gewicht;
- Gesamteiweiß zur Unterscheidung Exsudat/Transsudat (☞ Tab. 12, S. 50);
- mikrobiologische Untersuchung; Ausstrich und Kulturen (verschiedene Erreger, u. a. Mykobakterium tuberkulosis);
- zytologische Untersuchung (Leukozyten, Lymphozyten, Tumorzellen);
- fakultativ:
  Amylase bei Verdacht auf Pankreatitis,
  CEA und andere Tumormarker bei Tumorverdacht,
  Triglyzeride und Cholesterin bei Chylothorax.

Untersuchungen des Pleurapunktats

Die Therapie richtet sich nach der Grunderkrankung:
- Antibiotika bzw. Tuberkulostatika bei Pleuropneumonie oder spezifischer Pleuritis,
- Zytostatika oder Bestrahlung bei Pleuritis carcinomatosa,
- Pleurodese, d. h. Verödung des Pleuraspalts bei rasch nachlaufenden malignen Ergüssen durch Einbringen von Medikamenten in den Pleuraspalt (z. B. Supramycin® 1 g/die) nach vorherigem, möglichst vollständigem Abpunktieren des Ergusses.

Therapie

☞ Übersicht 29, S. 250: Pflege bei bronchopulmonalen Erkrankungen.

Pflege

Übersicht 32: Ätiologie der Pleuraergüsse

Transsudate:
- Herzinsuffizienz
- Hypalbuminämie (nephrotisches Syndrom, Leberzirrhose)
- Pericarditis constrictiva
- Myxödem
- Meigs-Syndrom

Exsudate:
- Pneumonien
- Lungeninfarkt
- Pleurakarzinose
- Tuberkulose
- Pleuramesotheliom
- Kollagenosen (Lupus erythematodes)
- Autoimmunkrankheiten
- Urämie
- Pankratitis
- Mykosen

Empyem:
- Pneumonie
- Tuberkulose
- subphrenischer Abszess

Chyliformer Erguss:
- Tumoren
- Traumata
- Systemerkrankungen

5.4.13 Pneumothorax

Definition: Bei einem Pneumothorax befindet sich Luft (Gas) im Pleuraspalt, was zu einem totalen oder partiellen Kollaps der Lungen führt.

Ätiologie und Pathogenese

Das Aneinanderliegen der beiden Pleurablätter aufgrund des Unterdrucks im Pleuraraum verhindert normalerweise, dass die Lunge durch ihre Eigenelastizität hiluswärts zusammenfällt. Gelangt Luft durch die Brustwand, z. B. durch eine Verletzung (**äußerer Pneumothorax**), oder durch die Lunge (innerer Pneumothorax) in den Pleuraraum, so weichen die Pleurablätter auseinander, und die Lunge verkleinert sich oder fällt völlig zusammen (**Lungenkollaps**). Der **innere Pneumothorax** ist häufiger. Eingerissene Emphysemblasen, Lungenzysten, aber auch eine Lungentuberkulose, Tumoren oder entzündliche Lungenprozesse können zu einer Eröffnung der Pleura visceralis führen. Diesen plötzlich auftretenden Pneumothorax nennt man Spontanpneumothorax, und zwar symptomatisch bei bekannter Ursache, idiopathisch bei unklarer Entstehungsweise.

Ein sog. **Spannungspneumothorax** entsteht, wenn durch einen ventilartigen Mechanismus (daher auch „Ventil-Pneu") Luft zwar bei jeder Inspiration in den Pleuraraum eindringt, exspiratorisch jedoch nicht entweichen kann. Der daraus resultierende Überdruck im Pleuraraum (normalerweise herrscht dort immer ein Unterdruck) führt durch die Verdrängung des Mediastinums zur gesunden Seite zu einer Verlagerung oder sogar Abknickung der großen herznahen Gefäße, was innerhalb kürzester Zeit zu einem lebensbedrohlichen Zustand führen kann (☞ Abb. 66 und Abb. 67).

Spannungspneumothorax

Der gelegentlich in Ruhe aus vollem Wohlbefinden, manchmal auch nach Husten, Pressen oder Heben schwerer Lasten auftretende Pneumothorax führt zu **plötzlichem Hustenreiz mit Brustschmerzen und Atemnot**. In schweren Fällen, z. B. beim Spannungs-Pneu, bestehen Kollaps und Tachykardie sowie obere Einflussstauung. Ein kleiner Spontanpneumothorax kann völlig unbemerkt ablaufen. Männer, vorwiegend mittleren Lebensalters, werden bevorzugt betroffen.

Klinisches Bild

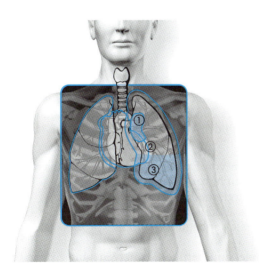

Abb. 66: Linksseitiger Pneumothorax im Röntgenbild. Die linke Lunge ist völlig zusammengefallen (1), infolge eines Spannungspneumothorax' ist die linke Thoraxhälfte überdehnt (2), Herz und Mediastinum sind nach rechts verlagert, es liegt freie Flüssigkeit (sog. Sero-Pneumothorax) im Thoraxraum links vor (3)

Die Diagnose ist, vor allem, was das Ausmaß des Pneumothorax anbetrifft, am sichersten röntgenologisch zu stellen. Über der betroffenen Lunge ist bei größerem Pneumothorax mit dem Stethoskop kein Atemgeräusch hörbar. Nicht selten wird die Fehldiagnose Herzinfarkt, Lungenembolie oder Myokarditis gestellt.

Diagnose

Eine spontane Ausheilung bei kleinem Pneumothorax durch Verkleben der Pleurablätter ist häufig. Im Allgemeinen muss der Pneumothorax über einen in den Pleuraspalt eingeführten Schlauch mittels Elektrosaugpumpe oder einer sog. **Bülau-Drainage** abgesaugt werden. Gleichzeitig werden Sauerstoff, Antibiotika und Antitussiva (Hustenmittel) angeordnet. Führt das Absaugen zu

Therapie

keinem Erfolg oder kommt es zu Rezidiven, muss die Fistel, d. h. die Stelle des Luftaustritts in der Lunge, operativ verschlossen werden.

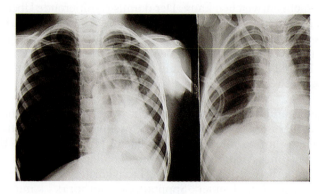

Abb. 67: Röntgenaufnahme Li. Bild: Spannungspneumothorax mit Totalkollaps der rechten Lunge und Verdrängung des Mediastinums nach links. Re. Bild: weitgehende Entfaltung der rechten Lunge nach Einlegen einer Bülau-Drainage

5.5 Krankheiten des Mediastinums

5.5.1 Mediastinitis

Definition: Eine Entzündung oder Vereiterung (Mediastinalphlegmone) des Mediastinums wird als Mediastinitis bezeichnet. Häufig handelt es sich um ein schweres Krankheitsbild.

Ursachen

Das Eindringen von Eitererregern in das Mediastinum kann vielfältige Ursachen haben:
- thoraxchirurgische Eingriffe,
- fortgeleitete Abszesse der Wirbelsäule oder des Halsbereichs,
- perforiertes Ösophaguskarzinom.

Klinisches Bild

Leitsymptome sind heftige Schmerzen hinter dem Brustbein und Fieber. Im Blutbild ist eine Leukozytose erkennbar.

Therapie

Falls eine antibiotische Behandlung nicht wirksam ist, muss chirurgisch therapiert werden.

5.5.2 Mediastinaltumoren

Formen

Tumoren im vorderen Mediastinum können sein:
- Strumen (sog. retrosternale Struma) als häufigste Ursache,
- Lymphknotenmetastasen (z. B. Bronchialkarzinom),
- Lymphknotenschwellungen anderer Genese (Lymphome, Sarkoidose, Tuberkulose),
- Thymustumoren.

Im hinteren Mediastinum finden sich meist vom Nervengewebe ausgehende Tumoren, sog. Neurinome.

Mediastinoskopie und CT dienen der weiteren Abklärung von unklaren Mediastinalprozessen. Die Therapie richtet sich nach der Grunderkrankung.

Diagnose und Therapie

6 Erkrankungen der Speiseröhre

6.1 Aufgabe der Speiseröhre

Transportfunktion des Ösophagus

Die Aufgabe der Speiseröhre (Ösophagus) besteht im Transport der Nahrung aus dem Mund zum Magen. Bei den meisten Ösophaguserkrankungen ist dieser Transportmechanismus funktionell oder mechanisch beeinträchtigt.

6.2 Diagnostik

Technische Untersuchungsmethoden

- **Ösophagoskopie**
  Bei der Ösophagoskopie erfolgt eine Betrachtung des Speiseröhreninneren mit einem eingeführten optischen Instrument. Hierzu werden flexible Fiberglasoptiken verwendet, die im gleichen Arbeitsgang die Betrachtung von Magen und Zwölffingerdarm erlauben (Gastro-Duodenoskop). Aus verdächtigen Bezirken können unter Sicht Biopsien (Gewebsproben) zur histologischen Untersuchung entnommen werden.

- **Röntgenologische Ösophagusdarstellung** mit Kontrastmittel-Breischluck.

- **Ösophagus-Druckmessung (Ösophagusmanometrie)**
  Mittels einer dünnen Sonde im Ösophagus werden die Drücke des oberen und unteren Ösophagussphinkters sowie des Speiseröhrenkörpers gemessen.

- **Ösophagus-pH-Metrie**
  Messung der Säure-Verhältnisse, meist als 24 Std.-Langzeituntersuchung mit pH-Schlucksonde im Ösophagus. Wichtig zur Diagnostik des gastroösophagealen Refluxes.

- **Computertomographie des Mediastinums bei Ösophaguskarzinom**

- **Endosonographie**
  An der Spitze eines Endoskops befindet sich eine Ultraschalleinheit, die eine Wandbeurteilung des Ösophagus (z. B. beim Ösophaguskarzinom) erlaubt.

6.3 Leitsymptome bei Speiseröhrenerkrankungen

Allgemeine Leitsymptome

- **Dysphagie** (Schluckstörungen), d. h. ein Gefühl des Steckenbleibens der Nahrung, insbesondere beim Schlucken von Brot und Fleisch.
- **Sodbrennen** durch Reflux (Rückfluss) von Mageninhalt in den untersten Ösophagusabschnitt.
- **Schmerzen** hinter dem Brustbein.
- **Regurgitieren**, d. h. Aufstoßen und Wiederauswürgen unverdauter Speisen.

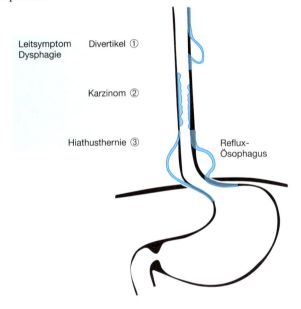

Abb. 68: Erkrankungen des Ösophagus

6.4 Klinik der Speiseröhrenerkrankungen

6.4.1 Ösophagusdivertikel

Definition: Ösophagusdivertikel sind sackartige Ausbuchtungen der Ösophaguswand.

Ätiologie

Divertikel entstehen durch eine Wandschwäche bzw. durch Zug von außen (**Traktionsdivertikel**) oder durch erhöhten Innendruck (**Pulsionsdivertikel**).

Klinisches Bild

Häufig handelt es sich um einen Zufallsbefund. Leitsymptome sind Fremdkörpergefühl, Dysphagie und in Spätstadien das Regurgitieren von Speisen. Übertritt in das Bronchialsystem (Aspirationspneumonie!) oder Durchbruch ins Mediastinum (Mediastinitis) sind möglich, aber selten.

Therapie   Operative Divertikelabtragung, evtl. Einstülpung und Übernähung.

6.4.2 Achalasie

> **Definition:** Die Achalasie stellt eine funktionelle Passagebehinderung des Ösophagus dar. Die beim normalen Schluckakt eintretende Erschlaffung des Schließmuskels am Mageneingang (Kardia), die den Nahrungsdurchtritt ermöglicht, bleibt aus.

Klinisches Bild   Der früher gebrauchte Begriff „Kardiospasmus" ist unzutreffend, da es sich um keinen Spasmus handelt.

Dysphagie, Druckgefühl und retrosternale, d. h. hinter dem Brustbein gelegene Schmerzen sowie Regurgitieren (Aspirationsgefahr) sind die typischen Symptome. Der Ösophagus kann durch das Abflusshindernis enorm – u. U. bis zu Armdicke – aufgeweitet werden. Man spricht dann von einem **Megaösophagus**.

Therapie   Nitrate oder Calciumantagonisten können Linderung bringen. Die Methode der Wahl ist die Dehnung des verengten Abschnitts durch **pneumatische Dilatation** (Erweiterung mit Hilfe eines Ballons), die in ca. 75 % der Fälle erfolgreich ist. Die operative Durchtrennung des Schließmuskels, die sog. **Myotomie**, wird angewandt bei Erfolglosigkeit oder bei Nicht-Durchführbarkeit der Dilatationsbehandlung. Die Ergebnisse sind ähnlich, die Komplikationsrate liegt geringgradig höher.

6.4.3 Ösophaguskarzinom

> **Definition:** Beim Ösophaguskarzinom handelt es sich in der Regel um ein primäres Karzinom der Speiseröhre.

Vorkommen und Häufigkeit   Speiseröhrenkarzinome sind meist Plattenephitelkarzinome, die am häufigsten im unteren Ösophagusdrittel, am seltensten im oberen Drittel auftreten. Bevorzugt werden Männer jenseits des 60. Lebensjahres befallen. Als Präkanzerosen gelten der Zustand nach Laugen- und Säureverätzung, Achalasie und das Plummer-Vinson-Syndrom. Nikotin- und Alkoholabusus fördern ebenfalls die Entstehung eines Ösophaguskarzinoms.

Klinisches Bild   Die **Dysphagie** ist das **Leitsymptom** des Speiseröhrenkarzinoms. Daher muss bei Schluckbeschwerden älterer Menschen immer an ein Ösophaguskarzinom gedacht werden. Retrosternale Schmerzen sind bereits ein Zeichen des Spätstadiums. Verlegt der Tumor die Ösophaguslichtung, so kommt es zum Regurgitieren.

Das Ösophaguskarzinom **metastasiert früh**, insbesondere in die umgebenden Lymphknoten, die Lungen und die Leber, und es bricht häufig ins Mediastinum und in das Bronchialsystem ein. Typisch für den Einbruch des Tumors in das Bronchialsystem (Ösophago-Bronchialfistel) ist das Auftreten von massivem Hustenreiz beim Schlucken von Nahrung.

Diagnostisch erforderlich sind: *Diagnose*
- Ösophagus-Breischluck mit Röntgenkontrolle,
- Ösophagoskopie mit Biopsie,
- ev. CT Thorax.

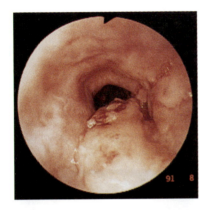

Abb. 69: Ösophaguskarzinom

Eine **Operation** in kurativer Absicht ist nur erfolgversprechend, wenn der Tumor auf die Wand der Speiseröhre begrenzt ist. In diesem Fall wird der Ösophagus mit angrenzenden Lymphknoten und Gefäßen komplett entfernt. Auf **Bestrahlung** sprechen Plattenepithelkarzinome des oberen und mittleren Ösophagusdrittels am besten an. Als Palliativmaßnahmen zur Aufrechterhaltung der Speisenpassage eignen sich z. B. die **Lasertherapie** oder das Einlegen eines **Tubus** oder so genannter Stents. Stents sind flexible, maschengitterartige Prothesen, die durch Druck das Lumen der Speiseröhre offenhalten.

Therapie

6.4.4 Ösophagusvarizen
☞ Kap. 10.3.4 Portale Hypertension

6.4.5 Gastroösophageale Refluxkrankheit

Definition: Als gastroösophagealen Reflux bezeichnet man den Übertritt von Magensaft in die Speiseröhre. Die gastroösophageale Refluxkrankheit umfasst alle Beschwerden und Veränderungen der Speiseröhre, die Folge eines Reflux' von Magensaft sind.

Definition: Unter einer Refluxösophagitis versteht man Epitheldefekte der Ösophagusschleimhaut, die von fleckiger Rötung bis zu flächigen Ulcera reichen können.

Ätiologie

Der Reflux entsteht durch Motilitätsstörungen der Speiseröhre und des Magens, insbesondere des unteren Ösophagussphinkters. Aber auch mechanische Transportstörungen können die Ursache sein. Nikotin, Alkohol, fettreiche oder süße Nahrung begünstigen die Entstehung.

Klinisches Bild

Am häufigsten sind Schmerzen, vorwiegend hinter dem Brustbein, Sodbrennen und saures Aufstoßen. Manche Patienten geben nur Schmerzen im oberen Mittelbauch (Epigastrium) an. Selten führt die Aspiration von Magensaft zu asthmatischen Beschwerden oder zur chronischen Bronchitis.

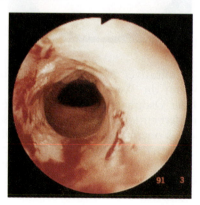

Abb. 70: Refluxösophagitis

Verlauf

Die narbige Abheilung von Ulcera kann zur Verengung der Speiseröhre führen, die ihrerseits Schluckstörungen zur Folge hat. Die Schleimhautgrenze zwischen Ösophagus und Magen wandert unter dem Säureeinfluss mundwärts, man spricht dann vom sog. Barret-Ösophagus oder Endobrachyösophagus. Komplikationen

Komplikationen

sind Stenosen, z. T. tiefe Ulcera und in etwa 10 % der Fälle das Auftreten eines Adenokarzinoms.

Therapie

Die Therapie der Refluxkrankheit besteht neben der Beseitigung erkennbarer Ursachen, wie z. B. Adipositas oder enge Kleidungsstücke, in kleinen Mahlzeiten, Schlafen mit erhöhtem Oberkörper und konsequenter Säureblockade, z. B. mit Omeprazol (Antra®). In seltenen Fällen ist eine Operation zu empfehlen.

- Lagerung/Schlafen mit erhöhtem Oberkörper.
- Patient sollte sich nach den Mahlzeiten nicht hinlegen und in den letzten drei Stunden vor dem Schlafengehen keine Nahrung mehr zu sich nehmen.
- Mehrere kleinere Mahlzeiten am Tag sind günstiger als drei Hauptmahlzeiten; bei Adipositas Reduktionskost.
- Keine „Säurelocker" wie Kaffee, Tee, Alkohol, Süßspeisen und saure Getränke oder saures Obst.
- Absolutes Nikotinverbot.
- Auf sorgfältige Mundpflege achten, da der Patient soor- und gingivitisgefährdet ist.
- Einengende Kleidung unbedingt vermeiden.

Übersicht 33: Pflegerische Schwerpunkte bei Refluxösophagitis

Merke: Tagelange Horizontallage, insbesondere bei liegender Magensonde, fördert die Entstehung einer Refluxösophagitis!

7 Erkrankungen des Magens

7.1 Aufgaben des Magens

Die Aufgaben des Magens bestehen in der Nahrungsspeicherung und der Zubereitung des sog. Chymus (Magenspeisebrei). Man unterscheidet folgende Magenabschnitte:

Magenabschnitte
- Kardia (Speiseröhreneinmündung),
- Fornix oder Fundus (Magengewölbe),
- Korpus (Körper),
- Antrum (dem Magenausgang vorgeschaltet),
- Pylorus (Pförtner; Einmündungsstelle in den Zwölffingerdarm).

Der linke, längere Magenrand wird große Kurvatur, der rechte kleine Kurvatur genannt. Die in der Magenschleimhaut gelegenen Belegzellen bilden Salzsäure (HCl). Die Hauptzellen bilden proteolytische, d. h. eiweißspaltende Enzyme (z. B. Pepsinogen) und die Nebenzellen den Magenschleim, der den Magen als Film überzieht und ihn vor Selbstverdauung durch Salzsäure und Pepsin schützt.

Merke: Die häufigsten Magenerkrankungen, d. h. Magengeschwüre und Magenkarzinome, betreffen bevorzugt die kleine Kurvatur.

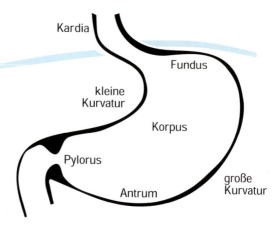

Abb. 71: Anatomie des Magens

7.2 Diagnostik

Endoskopie mit Biopsie
Die Ösophago-Gastro-Duodenoskopie (ÖGD) wird mit flexiblen kabelartigen Instrumenten durchgeführt, bei denen heute die Glasfiberendoskope zunehmend durch vollelektronische Chip-Geräte ersetzt werden. Sie erlaubt eine komplette Inspektion des sog. oberen Gastrointestinaltraktes, d. h. von Ösophagus, Magen und oberem Duodenum. Gleichzeitig können gezielt Gewebsproben entnommen werden. Die Gastroduodenoskopie ist in ihrer Aussagekraft der Röntgenuntersuchung des Magens überlegen und gilt als die zentrale Untersuchungsmethode des Magens. Sie kann auch therapeutisch eingesetzt werden, z. B. zur endoskopischen Abtragung von Magenpolypen, Fremdkörperentfernung oder Absaugung bestimmter, in suizidaler Absicht genommener Schlafmittel aus dem Magen.
Die Befunde können fotografisch bzw. auf Videokassetten und über einen Printer dokumentiert werden.

Indikationen zur Gastroskopie sind:
- Gastritisdiagnostik,
- Verdacht auf Ulcus, Tumor oder Blutung im oberen Gastrointestinaltrakt, Abklärung von Oberbauchbeschwerden,
- Fremdkörperentfernung aus dem Magen,
- Giftelimination.

Indikationen zur Gastroskopie

Röntgenuntersuchung
Die Röntgenuntersuchung hat ihre Bedeutung in der allgemeinen Magendiagnostik zwar zugunsten der Endoskopie eingebüßt, kann aber zu einzelnen Spezialfragen, z. B. zur Motilität (Wandbeweglichkeit) oder der Beziehung des Magens zur Umgebung, wertvolle Hinweise geben.

Säuremessung
Die früher häufig durchgeführte Magensekretionsanalyse ist heute durch moderne Verfahren der Säuremessung abgelöst worden, die mit Hilfe von pH-Elektroden die Säurewerte über einen bestimmten Zeitraum, z. B. 24 Stunden, messen und der Datenverarbeitung zugängig machen. Mit der pH-Metrie kann z. B. der Erfolg einer proximal-selektiven Vagotomie (PSV) oder einer medikamentösen Therapie durch H_2-Blocker kontrolliert werden.

ph-Metrie

Gastrinbestimmung
Auch diese Methode hat in einem Teilbereich die Magensekretionsanalyse ersetzt. Der Gastrinwert kann im Serum radioimmunologisch bestimmt werden. Die normalen Nüchternspiegel liegen unter 100 pg/ml. Bei Gastrin produzierenden Tumoren (Zollinger-Ellison-Syndrom) ist der Gastrinwert um ein Vielfaches erhöht. Eine leichte Hypergastrinämie wird unter der Therapie mit H_2-Rezeptorenblockern (z. B. Zantic®) oder Protonenpumpenblockern (z. B. Antra®) beobachtet.

Nachweis von Blut im Stuhl
Nachweis okkulter Blutungen aus Geschwüren oder Tumoren des Magen-Darmtraktes.

Haemoccult-Test   Die früher bevorzugte Benzidinprobe gilt als überholt. Heute wird der Haemoccult-Test, der mit Guajak als Indikator arbeitet, am häufigsten verwendet. Der Test wird mit drei Stuhlproben, die in Testbriefchen verpackt sind, durchgeführt. Falsch negative Ergebnisse sind bis zu 15 % möglich.

> **Merke:** Vier Tage vor dem Test sollten rohes Fleisch, Tatar und Blutwurst weggelassen werden. Auch Vitamin-C-haltige Eisenpräparate können den Test verfälschen.

7.3 Klinik der Magen- und Zwölffingerdarmerkrankungen

Die wichtigsten Erkrankungen des Magens und Zwölffingerdarms sind:
- Ulcus pepticum (Magen- und Zwölffingerdarmgeschwür),
- Magenkarzinom,
- Gastritis (Magenschleimhautentzündung),
- Hiatushernie.

7.3.1 Ulcus pepticum/gastroduodenales Ulcus

> **Definition:** Peptische Ulcera sind runde oder ovale, scharf begrenzte, vorwiegend an der kleinen Kurvatur oder der oberen Hinterwand des Magens sowie im Anfangsteil des Duodenums (Bulbus duodeni) lokalisierte Magenschleimhautnekrosen. Erosionen sind Substanzdefekte der obersten Schleimhautschicht. Ulcus pepticum bedeutet wörtlich „das durch Verdauung entstandene Geschwür".

Einteilung   Je nach Ulkuslokalisation unterscheidet man:
- Ulcus ventriculi (Magengeschwür),
- Ulcus duodeni (Zwölffingerdarmgeschwür),
- Ulcus pepticum jejuni (tritt nur nach Magenoperationen auf),
- Ulcus oesophagi (ist sehr selten).

Häufigkeit und Vorkommen   Die Ulkuskrankheit ist häufig (4–6 % der Erwachsenen) und stellt die **wichtigste Magenerkrankung** dar. Männer erkranken häufiger als Frauen, insbesondere am Ulcus duodeni (Männer : Frauen = 4:1). Bei jüngeren Menschen überwiegen Ulcera duodeni, während das Magenulkus häufiger bei älteren Patienten auftritt.

Ätiologie und Pathogenese

Beim Gesunden tritt, obwohl hochaktiver, proteolytisch wirksamer Magensaft vorhanden ist, keine Selbstverdauung der Magenschleimhaut ein, da diese durch eine doppelte „Barriere", bestehend aus Magenschleim und rasch sich regenerierendem Schleimhautoberflächenepithel, geschützt ist. Ein Rückkoppelungsmechanismus verhindert darüber hinaus die Überproduktion von saurem Magensaft. Dieser Mechanismus besteht darin, dass mit zunehmender Säuerung des Magensaftes die Gastrinbildung gebremst und das Hormon Sekretin in der Dünndarmschleimhaut gebildet wird. Sekretin bremst die Magensäurebildung und stimuliert das Pankreas. Schließlich löst ins Duodenum gelangtes Fett die Freisetzung von Gewebshormonen der Duodenalschleimhaut aus, die ebenfalls als Gegenspieler des Gastrin fungieren (☞ Abb. 72). Als GIP (Gastric Inhibitory Polypeptide) werden körpereigene, die HCl-Produktion hemmende Substanzen bezeichnet. Das vasoaktive intestinale Polypeptid VIP, das im Gehirn und im peripheren Nervensystem gebildet wird, steigert indirekt die Pankreassekretion. Die Überproduktion durch einen Tumor (sog. Vipom) führt zu massiven Durchfällen.

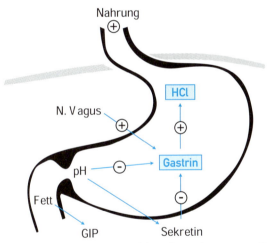

Abb. 72: Salzsäurebildung

Die Ulkuskrankheit wird durch zahlreiche Faktoren und Bedingungen beeinflusst. Neben geografischen Unterschieden in Bezug auf das Auftreten und den Verlauf des Ulkusleidens gilt auch eine erbliche Komponente für die Entstehung als gesichert – zum Beispiel erkranken Menschen mit der Blutgruppe 0 häufiger an Ulcera duodeni als andere.

Die Bedeutung von Helicobacter pylori

In den letzten Jahren ist die Bedeutung von Helicobacter pylori, einem gramnegativen Spiralbakterium, das in der Magenschleimhaut nachgewiesen werden kann, ganz in den Mittelpunkt der Ulkusentstehung gerückt. Inzwischen kann als gesichert angesehen werden, dass das Ulcus-duodeni-Leiden beinahe zu 100 % eine Helicobacter-Gastritis-Folgekrankheit ist und das Ulcus ventriculi in 70–80 % der Fälle auf eine Helicobacter-pylori-Infektion zurückzuführen ist.

80–90 % aller Gastritiden beruhen auf einer Helicobacter-pylori-Infektion.

Nachweis und Infektionsmodus

Helicobacter-pylori kann durch den Ureasenachweistest (CLO-Test) oder durch histologische Untersuchung nachgewiesen werden. Die Infektion mit Helicobacter pylori erfolgt überwiegend in der Kindheit und Jugend auf fäkal-oralem Weg. Die Eradikation (Ausrottung) von Helicobacter pylori kann daher zur Verhütung chronisch-rezidivierender gastro-duodenaler Ulcera notwendig sein. Nikotinmissbrauch, Kortikoide in hoher Dosierung und Antirheumatika begünstigen darüber hinaus die Entstehung von Ulcera, ebenso einige Erkrankungen wie Herz- und Niereninsuffizienz (Dialyse-Patienten). Schließlich treten peptische Ulzera gehäuft bei bestimmten Erkrankungen auf, wie z. B. in 10 % der Fälle von Nebenschilddrüsenüberfunktionen und regelmäßig beim Zollinger-Ellison-Syndrom (s. o.), das gekennzeichnet ist durch die Trias Ulcus duodeni, hyperazider Magensaft und Tumoren des Inselzellapparates der Bauchspeicheldrüse.

Erkrankungen mit Begleitulcera

Nicht eindeutig bewiesen ist die Bedeutung der Ernährung oder des Alkoholkonsums auf das Ulkusleiden. Als sog. Stressulkus wird das meist schmerzlose, häufig zu Blutungen neigende Geschwür bei schwerstkranken Intensivpatienten bezeichnet.

Der bereits im Jahre 1910 von SCHWARTZ formulierte Satz: „Kein Ulcus ohne Säure" hat für die Ätiologie des Ulcus duodeni unverändert Geltung. Beim Ulcus ventriculi ist die pathogenetische Bedeutung der Magensäure weniger geklärt.

Die heutigen Vorstellungen über die Pathogenese des Ulcus ventriculi und duodeni sind in der folgenden Übersicht zusammengestellt.

Übersicht 34: Pathogenetische Faktoren des gastro-duodenalen Ulkus

- Helicobacter pylori,
- Hypersekretion von Magensäure (gilt vor allem für das Ulcus duodeni),
- Motilitätsstörungen des Magens,
- Antiphlogistika (nichtsteroidale Antirheumatika, evtl. Kortikoide),
- Rauchen,
- psychische Faktoren,
- Stress,
- Zollinger-Ellison-Syndrom,
- genetische Faktoren.

Klinisches Bild

Führendes Symptom ist der nagende, brennende oder drückende Magenschmerz, der in zeitlicher Abhängigkeit zur Nahrungsaufnahme steht (sog. „Stundenplan").

Früh-, Spät- und Nüchternschmerz

Der **Frühschmerz** setzt unmittelbar, der **Spätschmerz** 1–3 Stunden nach der Nahrungsaufnahme ein. Der für das Ulcus duodeni typische **Nüchternschmerz** verschwindet bei der Nahrungsaufnahme. Beim Magenulkus dagegen nimmt der Schmerz nach dem Essen oftmals zu. Charakteristisch sind auch nächtliche Magenschmer-

zen. Man hat daher auch von den „drei N" der Ulkuskrankheit gesprochen:
Nachschmerz, Nachtschmerz, Nüchternschmerz.
Milch oder säurebindende Mittel (Alkalien) bewirken rasch eine Linderung.

Die Beschwerden treten in 3–5 Wochen dauernden Schüben auf. Die oft zitierte Häufung von Ulkusschüben im Frühjahr und Herbst trifft wahrscheinlich nicht zu. Der Appetit ist ungestört. In der Mitte zwischen Schwertfortsatz und Nabel, beim Ulcus duodeni etwas rechts davon, lässt sich häufig ein lebhafter Druckschmerz auslösen. Es gibt jedoch auch Ulcera (besonders Medikamenten- und Stressulcera) ohne Beschwerden und andererseits typische Ulkussymptome, die auf einer Magenschleimhautentzündung oder einem Magenkarzinom beruhen.
<small>Schubweiser Krankheitsverlauf</small>

Typisch für den Ulkuspatienten ist das hagere Gesicht mit tief eingeschnittenen Nasen-Lippen-Falten (sog. Ulkusgesicht). Es entsprechen jedoch keineswegs alle Ulkuspatienten diesem Typus. Ulkuspatienten leiden öfter unter einer spastischen Obstipation mit schafkotartigem Stuhl.
<small>Physiognomie des Ulkuspatienten</small>

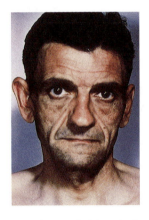

Abb. 73: Typisches „Ulkusgesicht" eines Patienten mit chronischer Ulkuskrankheit

Die Diagnose wird **gastroskopisch-bioptisch** gestellt. Röntgenologisch kann durch Trinkenlassen von bariumhaltigem Kontrastmittel der typische Befund einer sog. „Ulkusnische" erhoben werden. Beim sog. Reizmagen (☞ Kap. 4: Vegetative Regulationsstörungen) können bei organisch völlig intaktem Magen Symptome auftreten, die durchaus an ein peptisches Ulkus denken lassen. Dies zeigt, dass die klinische Ulkusdiagnose sehr unsicher ist.
<small>Diagnose</small>

Das peptische Ulkus kann als einmaliges Ereignis auftreten oder über Jahre hinweg, meistens beginnend im 3. Lebensjahrzehnt, rezidivieren. In diesem Fall spricht man von der sog. **Ulkuskrankheit.**
<small>Verlauf</small>

Das unkomplizierte peptische Ulkus wird heute ambulant behandelt. Zu vermeiden sind saure und gewürzte Speisen, Koffein, Alkohol und Nikotin. Zigarettenrauchen begünstigt die Entste-
<small>Therapie des unkomplizierten peptischen Ulkus</small>

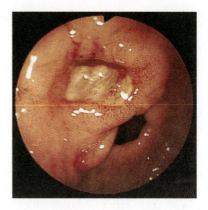

Abb. 74: Peptisches Ulkus im Bulbus

hung eines Ulcus, verzögert die Heilung, lässt Rezidive früher und häufiger auftreten und verursacht öfter Komplikationen. Günstig sind zahlreiche kleinere Mahlzeiten. Als Faustregel gilt: Der Magen soll „nie ganz voll und nie ganz leer" sein. Strenge Diäten, wie sie früher häufig angewandt wurden, schaden mehr, als sie nützen. Überreichliche Milchzufuhr ist unangebracht. Alle Speisen, die dem Patienten keine Beschwerden bereiten, kann er ohne weiteres zu sich nehmen.

Medikamentöse Therapie

Medikamente:
- **Antacida** haben nicht nur eine rasch einsetzende schmerzlindernde Wirkung, sondern beschleunigen auch die Ulkusheilung. Sie enthalten Natriumbikarbonat, Calcium carbonicum, Magnesiumperoxyd oder Aluminiumhydroxyd (z. B. Maalox 70®, Gemisch aus Magnesiumhydroxyd und Aluminiumhydroxyd). Sie sollten ein bis zwei Stunden nach jeder Hauptmahlzeit und unmittelbar vor dem Schlafengehen eingenommen werden.
- Die wirksamsten Substanzen zur Therapie des akuten Ulkus sind die H_2-**Rezeptorantagonisten** (H steht für Histamin) wie Cimetidin (Tagamet®), Ranitidin (Zantic®) oder Famotidin (Pepdul®), sowie
- **Protonenpumpenblocker** wie zum Beispiel Omeprazol (Antra®), Lansoprazol (Agopton®) oder Pantoprazol (Rifun®).
- Ist eine **Helicobacter**besiedlung der Magenschleimhaut bewiesen, kann die **Beseitigung** (Eradikation) dieses Keimes zu einem günstigen Verlauf der Ulkuskrankheit führen. In einigen Untersuchungen wird eine Heilung (Rezidivfreiheit) beschrieben. Die Eradikation wird meistens mit einer Kombination aus Säureblockern und Antibiotika durchgeführt. Damit sind Eradikationsraten bis zu 95 % zu erzielen.

Medikamente, die die Ulkusentstehung fördern (z. B. Glukokortikoide, Acetylsalicylsäure, Antirheumatika), sind selbstverständlich kontraindiziert.

Die 82-jährige Patientin wird wegen „akuter Schwäche" klinisch eingewiesen. Sie klagt über Kraftlosigkeit sowie einen hartnäckigen „Hexenschuss", der seit ca. zwei Wochen besteht. Die Patientin ist auffallend blass, RR 105/90 mm Hg, Pulsfrequenz 95/Min., Hb 7,3 g/dl. Auf näheres Befragen gibt sie an, in den letzten Tagen „dunklen" Stuhl gehabt zu haben, jedoch keinerlei Oberbauchschmerzen. Aus der Medikamentenanamnese ergibt sich die Einnahme von „Schmerzzäpfchen" gegen die Rückenbeschwerden, die sich schließlich als diclofenachaltige, antirheumatisch wirkende Suppositorien identifizieren lassen. Bei der ÖGD finden sich zwei präpylorische Ulcera. Die Behandlung umfasst die intravenöse Applikation von Omeprazol, Legen einer Magensonde, Nahrungskarenz und Blutersatz.
Diagnose: akute Ulkusblutung nach Gabe nichtsteroidaler Antirheumatika.

Fallbeispiel 10:

Ulkusblutung

Sie ereignet sich im Laufe der Zeit bei 15–30% aller Fälle. Die Blutung kann minimal (lediglich positiver Blutnachweis im Stuhl) oder so massiv sein, dass der Patient akut verblutet (☞ Kap. 3.3.1.1 Akute Blutungsanämie). Am häufigsten ist die mittelschwere Magenblutung, die sich durch Hämatemesis (Erbrechen von kaffeesatzartigem Mageninhalt), Melaena (Entleerung teerfarbenen Stuhls) und Kreislaufkollaps infolge des Volumenmangels bemerkbar macht.

Komplikationen

Blutungen im oberen Gastrointestinaltrakt werden, entsprechend dem Endoskopiebefund, nach FORREST klassifiziert:
- Forrest I :
  Ia: pulsierende, d. h. arterielle Blutung,
  Ib: kapilläre Sickerblutung,
  Ic: venöse Blutung.
- Forrest II :
  Zeichen der vorangegangenen, jetzt aber inaktiven Blutung:
  IIa: Hämatin, Koagel, Blut oder Fibrin an der Blutungsstelle,
  IIb: sichtbarer Gefäßstumpf.
- Forrest III : keine Blutungszeichen.

Klassifikation der Ulkusblutungen

> **Merke:** Das blutende peptische Ulkus ist mit 70 % der Fälle die häufigste Ursache einer Blutung aus dem oberen Verdauungstrakt.

1. Bluterbrechen (Hämatemesis), Teerstuhl (Melaena)
2. Volumenmangelschock:
   Patient blass, schweißig, Haut kalt
3. Pulsfrequenz > 100–120/Min.
4. RR systolisch < 100 mm Hg
5. Akute Blutungsanämie

Übersicht 35: Leitsymptome der massiven oberen gastrointestinalen Blutung

Ziele der Behandlung:
- Blutstillung und
- Beseitigung des Volumenmangels.

Therapie der akuten Ulkusblutung

Vorgehen:
- Notfallendoskopie zur Lokalisation der Blutungsquelle und Blutstillung. Dies kann durch Unterspritzen mit Adrenalin oder Venenverödungsmittel (z. B. Polydocanol) oder hypertoner Kochsalzlösung geschehen. Gute Ergebnisse werden auch durch Einspritzen eines Fibrinklebers erzielt. Eine andere Möglichkeit ist die Hitzekoagulation mit Laserlicht oder elektrisch (Elektrohydrothermosonde = EHT).
- Beginn der Therapie mit Säureblockern, um die Ulkusabheilung zu beschleunigen.
- Blutersatz und/oder Blutersatzmittel (☞ Kap. 2.3.1.3 Schock).
- Magensonde und ggf. Reinspülung des Magens mit Wasser (Zimmertemperatur) bzw. Darmspülung zur Beseitigung der Blutreste.
- Absolute Ruhe, evtl. leichte Sedierung.
- Jede schwerere gastrointestinale Blutung sollte auf der Intensivstation überwacht und behandelt werden.

Die Indikation zu einer **Operation** hängt ab vom endoskopischen Befund, vom Blutstillungsergebnis, von der Rezidivblutungssituation sowie vom Alter und Gesamtzustand des Patienten.

Übersicht 36: Pflegerische Überwachung und Ernährung bei akuter Ulkusbildung

- Engmaschige Vitalzeichenkontrolle!
- Kontrolle der Magensonde: Mageninhalt klar? Kaffeesatz?
- Beobachtung von Stuhl und Erbrochenem auf Farbe, Blutbeimengung und Konsistenz.
- Ernährung: zunächst Nahrungskarenz, später aufbauend ausgewogene Ernährung und mehrere kleinere Mahlzeiten.

Pylorusstenose

Leitsymptome der Pylorusstenose

Peptische Ulcera am Magenausgang können durch narbige Schrumpfung oder durch Schwellung der Schleimhaut in der Umgebung zu einer Stenose (Einengung) des Magenausgangs führen. Die Leitsymptome einer solchen Pylorusstenose sind **Völlegefühl und Erbrechen großer Mengen älterer Speisereste,** oft vom Vortag. Dauert der Zustand länger an, so kommt es infolge Kalorien- und Flüssigkeitsmangels zur Unterernährung und Austrocknung (faltige Haut). Neben dieser sog. benignen Pylorusstenose gibt es auch eine maligne, durch ein Magenkarzinom bedingte Stenosierung.

Therapie

Eine Pylorusstenose sollte möglichst immer operiert werden.

Perforation

Symptome der Perforation

Durchbricht das Ulkus die Magenwand, sodass Mageninhalt in die freie Bauchhöhle übertritt, spricht man von einer Perforation. Die Symptome der Perforation sind der **schlagartig auftretende, vernichtende Oberbauchschmerz,** die bretthart gespannten, maximal berührungsempfindlichen Bauchdecken sowie Blässe, Schweißausbruch und verfallenes Aussehen. Die röntgenologische Abdomen-

Übersichtsaufnahme im Stehen zeigt in ca. 70 % Luftansammlungen unter dem Zwerchfell (sog. Luftsichel). Unbehandelt entwickelt sich innerhalb weniger Stunden eine Bauchfellentzündung (Peritonitis), die in 1–2 Tagen zum Tode führt.

Allein die sofortige Operation, die in der Übernähung der Perforationsstelle, besser in einer Teilentfernung des Magens besteht, bietet reelle Überlebenschancen, da sich die Prognose stündlich rapide verschlechtert.

Therapie

Penetration
Kommt es zu einer Penetration (Eindringen) des Ulkus in die Nachbarschaft, so tritt eine nur umschriebene Peritonitis mit Verklebung der Nachbarorgane wie Pankreas, Leber, Milz oder Kolon auf.
Eine maligne Entartung, d. h. der Übergang des Magengeschwürs in ein Magenkarzinom, ist wahrscheinlich selten und kommt beim Ulcus duodeni praktisch nicht vor.

Operative Therapie
Neben den absoluten Operationsindikationen (unstillbare Blutung, Perforation, Stenose) gibt es relative Indikationen, wie rezidivierende Ulkusschübe und mehrfache Blutungen. Am häufigsten angewandt werden:
- Die sog. Billroth-I-Operation (C. Th. Billroth, Wiener Chirurg, 1829–1894). Sie besteht darin, dass nach operativer teilweiser Magenentfernung eine Vereinigung (End-zu-End-Anastomose) des Magenstumpfes mit dem Zwölffingerdarmstumpf erfolgt.
- Bei der sog. Billroth-II-Operation wird der Magenstumpf blind verschlossen und eine Verbindung zwischen Restmagen und oberster Jejunumschlinge angelegt (End-zu-Seit-Anastomose). Da es nach 15–25 Jahren in bis zu 10 % der Fälle zur malignen Entartung des Restmagens kommt, wird heute überwiegend die Billroth-I-Operation durchgeführt.
- Bei der selektiven Vagotomie und Pyloroplastik wird eine Durchtrennung von Ästen des Nervus vagus mit dem Effekt der verminderten Salzsäure- und Gastrinproduktion und eine plastische Operation des Pylorus zur besseren Ableitung des Chymus vorgenommen. Die Vagotomie erbringt – von geübter Hand ausgeführt – bei kleinerem Operationsrisiko gleich gute Ergebnisse wie die Billroth-Operation.

Operative Therapiemöglichkeiten

Übersicht 37: Pflegerische Schwerpunkte bei Ulkuspatienten

- Nur in schweren Fällen ist anfangs Bettruhe indiziert!
- Keine beengende Kleidung tragen.
- Beobachtung von Stuhl und Erbrochenem auf Blutbeimengungen (Teerstuhl, Hämatemesis).
- Vitalzeichenkontrolle.
- Sorgfältige Mundpflege – besonders nach dem Erbrechen – durchführen (lassen).
- Mehrere kleine Mahlzeiten anbieten und auf Spätmahlzeiten verzichten. Eine spezielle Diät ist nicht erforderlich – Kaffee, Süßspeisen und stark gewürzte Speisen sind jedoch zu vermeiden.
- Ggf. psychische Unterstützung.

7.3.2 Beschwerden und Folgekrankheiten nach Magenoperationen

10–20 % der Patienten werden postoperativ nicht beschwerdefrei oder entwickeln später neue, vorher nicht vorhandene Symptome:

Dumping-Syndrom

Eine halbe Stunde, in anderen Fällen erst 2–3 Stunden nach dem Essen (sog. Früh- bzw. Spätform), kommt es zu Oberbauchbeschwerden, Blässe, Schweißausbruch, Kollapsneigung und Durchfällen. Typisch ist die Auslösung durch Zucker oder Milch. Die Symptome beruhen beim Frühdumpingsyndrom auf einer **Sturzentleerung** des Mageninhalts in den Darm, beim Spätdumping-Syndrom auf einer **hypoglykämischen Reaktion**.
Die Beschwerden können durch kleine Mahlzeiten, Vermeiden von Zucker und Milch, Hinlegen nach dem Essen und straffe Bauchbinden weitgehend behoben werden.

Beschwerden des kleinen Magens

Durch die Diskrepanz zwischen Magen- und Speisevolumen kommt es nach dem Essen zu **Völle- und Druckgefühl** im Epigastrium. Die Behandlung besteht in häufigen kleinen Mahlzeiten.

Mangelsymptome

Durch Maldigestion (mangelhafte Verdauung) und Malabsorption (gestörte Nahrungsaufnahme aus dem Darm) kann es zu Vitamin A-, Vitamin B_{12}-, Eiweiß-, Eisen- oder Kalziummangel kommen, in deren Folge Anämien, Eiweißmangel und Osteoporose auftreten.

Ulcus pepticum jejuni (Anastomosenulcus)

Das Anastomosenulkus entwickelt sich an der abführenden Jejunumschlinge in der Nähe der Anastomose (Verbindungsstelle) mit dem Restmagen. Schmerzen und Blutungen sind die Leitsymptome. Das insgesamt nicht sehr häufige Ulcus pepticum jejuni entwickelt sich vorwiegend bei zu großem Restmagen mit erhaltener Säureproduktion.

7.3.3 Magenkarzinom

> **Definition:** Ein Magenkarzinom ist ein maligner, von den Drüsen (Adenokarzinom) oder vom Zylinderepithel der Magenschleimhaut ausgehender Tumor.

Männer erkranken doppelt so häufig wie Frauen. Der Erkrankungsgipfel liegt zwischen dem 50. und 60. Lebensjahr. Das Magenkarzinom zeigt insgesamt jedoch eine rückläufige Tendenz.

Häufigkeit und Vorkommen

Die Ursachen sind weitgehend unbekannt. Gesicherte Risikogruppen sind jedoch Patienten mit:
- perniziöser Anämie,
- Zustand nach Magenresektion,
- atrophischer Gastritis,
- Magenpolypen,
- familiärer Belastung.

Ursachen/Risikogruppen

Helicobacter pylori-Infektionen der Magenschleimhaut werden zunehmend als weiterer Risikofaktor für das Magenkarzinom bzw. für Magenlymphome diskutiert.

Die Mehrzahl der Magenkarzinome ist im Antrum lokalisiert. Das Karzinom kann sich tumorartig in die Magenlichtung vorwölben, die Wand infiltrieren oder einen Tumorkrater bilden. Das sog. Magenfrühkarzinom ist auf die oberen Schleimhautschichten beschränkt. Das Magenkarzinom metastasiert regional in die umgebenden Lymphknoten oder Nachbarschaftsorgane, hämatogen in Leber, Lunge oder weiter entfernte Lymphknoten.

Pathologische Anatomie

Die Symptome des Frühstadiums, das Monate und u. U. Jahre dauern kann, sind uncharakteristisch. Häufig besteht nur ein „empfindlicher Magen". In fortgeschrittenen Fällen kommt es zu Druck- und Völlegefühl, Oberbauchschmerzen (z. T. wie beim peptischen Ulkus), Übelkeit, Aufstoßen, Appetitlosigkeit und eine unüberwindliche Abneigung gegen Fleisch und Wurst. Ein tastbarer, knolliger Magentumor, Anämie, Kachexie und Blutsenkungsbeschleunigung zeigen Inoperabilität an. Gelegentlich entwickelt sich eine maligne Pylorusstenose (☞ S. 292).

Klinisches Bild

Die entscheidende Untersuchung ist die **Gastroskopie mit Biopsie**. Sie erlaubt eine direkte Betrachtung verdächtiger Bezirke der Magenwand und durch gezielte Biopsien eine histologische Diagnosesicherung. Durch sorgfältige Endoskopie lassen sich 10–15 % der Magenkarzinome bereits im Stadium des Frühkarzinoms entdecken. Röntgenologisch kann das Magenkarzinom als Füllungsdefekt, Nische oder wandstarrer Bezirk imponieren. Zum Zeitpunkt der Diagnosestellung ist die Hälfte der Patienten bereits inoperabel.

Diagnose

7 Erkrankungen des Magens

Therapie — Heilungsaussichten verspricht nur die Teilresektion oder die totale **Gastrektomie** (Magenentfernung) beim hoch sitzenden Magenkarzinom. Bei kombinierter Chemotherapie sind gute Remissionsraten und teilweise eine Verlängerung der Überlebenszeit beschrieben. Die 5-Jahres-Heilung bei Frühkarzinomen des Magens beträgt ca. 90 %, bei fortgeschrittenen Karzinomen nur noch 5–10 %.

7.3.4 Gastritis

> **Definition:** Bei der Gastritis handelt es sich um eine akute oder chronische Entzündung der Magenschleimhaut.

7.3.4.1 Akute Gastritis

Ursachen — Eine akute Gastritis entsteht meist durch **Diätfehler,** vor allem durch übermäßigen Alkoholgenuss, durch bestimmte Medikamente wie Salicylate oder Antirheumatica, seltener als Begleiterscheinung bei Infektionskrankheiten oder Nierenversagen.

Klinisches Bild — Das klinische Bild ist durch die Symptome des „verdorbenen Magens" gekennzeichnet und manifestiert sich in Übelkeit, Appetitlosigkeit, unangenehmem faden oder pappigen Geschmack, Aufstoßen, Magendruck und Erbrechen.

Therapie — Unbehandelt klingen die Beschwerden meistens innerhalb weniger Tage ab. Die Therapie besteht in Nahrungskarenz bzw. Tee und Zwieback, lokaler Wärmeanwendung und der Gabe krampflösender Medikamente (Spasmolytika).

7.3.4.2 Chronische Gastritis

Klassifikation — Nach einer neuen Klassifikation der Gastritiden liegt eine chronische Gastritis vor, wenn eine unterschiedlich starke Infiltration der Magenschleimhaut mit Lymphozyten und Plasmazellen besteht. Unterschieden davon wird die chronisch-aktive Gastritis, die ihre Graduierung durch die Ansammlung von neutrophilen Granulozyten findet. Diese Zellen bewirken über mehrere Mechanismen verschiedene Schleimhautdefekte.

Weitere Befunde — Zur weiteren Charakterisierung werden folgende Befunde herangezogen:
- Atrophie des Drüsenkörpers,
- sichtbare Erosionen,
- Helicobacter pylori-Nachweis. Dieser Erreger wird heute für einen Großteil der Gastritiden und einen Teil des Ulkusleidens verantwortlich gemacht.

Die Gastritiden lassen sich daher wie folgt einteilen (ABC der chronischen Gastritis):

Einteilung der Gastritiden

- Typ A – Gastritis = Autoimmungastritis (Atrophie, Perniziosa).
- Typ B – Gastritis = erregerbedingte Gastritis (besonders Helicobacter pylori).
- Typ C – Gastritis = chemisch-toxisch bedingte Gastritis.
- Sonderformen (z. B. Crohn-Gastritis).

Diagnose

Die Diagnose ist nur mittels Magenschleimhautbiopsie zu stellen. In jüngster Vergangenheit sind auch endoskopische Klassifikationsmerkmale erarbeitet worden.

Klinisches Bild

Die dyspeptischen Beschwerden, wie Druck- und Völlegefühl, Brennen und Speisenunverträglichkeiten, sind nach Vorkommen und Graduierung nicht sicher mit den Magenschleimhautveränderungen in Deckung zu bringen. Lediglich bei der hochgradigen Helicobacter pylori-bedingten Typ-B-Gastritis scheint dies doch der Fall zu sein.

Therapie

In der Regel genügt es, wenn der Patient die Speisen, Medikamente oder andere Noxen meidet, denen er die Beschwerden zuschreibt. Bei der Helicobacter-pylori-Besiedlung kann eine Eradikation zu einer Keimbefreiung und einem Rückgang der entzündlichen Schleimhautveränderungen führen. Häufig wird es zweckmäßig sein, den histologischen Befund gar nicht mitzuteilen, um beschwerdefreie Menschen nicht zu „Magenkranken" zu stempeln.

7.3.5 Hiatushernie

Definition: Treten Teile des Magens – meist in der Fornixregion – durch die Durchtrittsstelle der Speiseröhre im Zwerchfell (Hiatus oesophageus) in den Thoraxraum über, so spricht man von einer Hiatushernie (Zwerchfellbruch).

Vorkommen und Häufigkeit

Die Erkrankung wird **besonders bei älteren, übergewichtigen Menschen** angetroffen. Sie ist relativ häufig und betrifft ca. 40 % aller über 50-Jährigen. Etwa 15 % der Oberbauchbeschwerden beruhen auf einer Hiatushernie.

Klinisches Bild

Im Verhältnis zur Häufigkeit sind Beschwerden relativ selten und werden meist durch einen Magensaftreflux in die Speiseröhre und die dadurch bedingten entzündlichen Veränderungen hervorgerufen.

Diagnose

Die Diagnose kann häufig schon klinisch aus den recht typischen Beschwerden gestellt werden: Hinter dem Brustbein bzw. im linken Oberbauch bestehen Druck-, Schmerz- und Krampfgefühl, weiterhin Aufstoßen und Sodbrennen. Die Beschwerden verstärken sich im Liegen, beim Bücken oder bei Anspannung der Bauchpresse, weil sich dabei die Hernie vergrößert. Durch kohlensäurehaltige

Getränke, in abgeknickter Körperhaltung getrunken (Bier- oder Sektgenuss in tiefen Sesseln), lassen sich die Beschwerden provozieren.

Therapie — Vor allem muss flaches Liegen mit vollem Magen vermieden werden. Der Patient sollte mit erhöhtem Oberkörper schlafen. Ungünstig sind kohlensäurehaltige Getränke wie Mineralwasser, Cola, Bier oder Sekt. Antacida mildern die Beschwerden. Bei höhergradigen Refluxveränderungen ist eine Säureblockade die Therapie der Wahl. Eine Operation ist angezeigt bei Versagen der konservativen Therapie. Die Resultate sind jedoch nicht immer befriedigend.

Komplikationen — Komplikationen der Hiatushernie sind die Refluxösophagitis (Ösophagusschleimhautentzündung durch Rückfluss von Magensaft) und Schleimhautblutungen im Hernienbereich mit chronischer Blutungsanämie (ca. 10%).

7.3.6 Mallory-Weiss-Syndrom

Kennzeichen und Therapie — Das Mallory-Weiss-Syndrom ist gekennzeichnet durch **Hämatemesis** nach heftigem Erbrechen. Blutungsquelle sind Schleimhauteinrisse im Kardiabereich, die sich endoskopisch meist gut nachweisen lassen. Das Syndrom tritt bevorzugt bei Alkoholikern auf und ist eine keineswegs seltene Ursache des Bluterbrechens. Die Therapie entspricht derjenigen des Ulcus pepticum (☞ S. 293 f.).

7.3.7 Magenpolypen

Kontrollen in Bezug auf maligne Entartung — Einzelne Magenpolypen sind ein häufiger Befund. Diese Polypen sind zwar fast immer gutartig, sollten jedoch zur Sicherheit biopsiert werden. Sie bereiten in der Regel keine Beschwerden. Bei multiplen Magenpolypen sind jährliche Endoskopien indiziert, um die Entwicklung eines Magenkarzinoms, das bei diesen Patienten häufiger auftritt, nicht zu übersehen.

8 Darmerkrankungen

8.1 Aufgaben des Dick- und Dünndarms

Der Dünndarm schließt sich an den Magenausgang an und wird anatomisch in drei Abschnitte unterteilt: das Duodenum, das Jejunum und das Ileum. Im Dünndarm wird der aus dem Magen entleerte Speisebrei vermischt und weitertransportiert. Die Nährstoffe werden durch die spezifischen Verdauungssäfte in resorbierbare Moleküle aufgespalten.

Anatomie und Physiologie

Der Dickdarm ist rund 1,5 m lang und transportiert seinen Inhalt wesentlich langsamer. Hier erfolgt nahezu keine Nährstoffresorption. Die Hauptaufgaben des Dickdarms bestehen in der Eindickung des Stuhls durch Flüssigkeitsresorption, Schleimproduktion zur Verbesserung der Gleitfähigkeit des Kots sowie der bakteriellen Zersetzung von bisher unverdauten Nahrungsbestandteilen.

8.2 Diagnostik

8.2.1 Stuhluntersuchung

Der Stuhl wird untersucht auf:

Diagnostische Verfahren

- Blut (Haemoccultprobe ☞ S. 286);
  Mikroorganismen, z. B. Bakterien, Amöben, Viren;
  Parasiteneier;
  Schleim- und Eiterbeimengungen;
  Stuhlfettbestimmung: Der Stuhlfettgehalt beträgt normalerweise 2–6 g/24 Stunden. Eine Steatorrhoe (pathologisch erhöhte Stuhlfettausscheidung) spricht für eine Malabsorption oder Maldigestion (☞ S. 306).
- Stuhlgewicht: Das Stuhlgewicht ist bei chronischer Pankreatitis häufig erhöht.
- D-Xylose-Test: Es wird die Ausscheidung von oral verabreichter Xylose im Harn gemessen. Eine verminderte Ausscheidung spricht bei intakter Nierenfunktion für eine eingeschränkte Dünndarmabsorption.

8.2.2 Blutuntersuchung

Eine Erhöhung des CEA über 10–20 ng/ml spricht für ein (metastasierendes) Dickdarm- oder Pankreaskarzinom. Bei ausgedehnten karzinomatösen Prozessen kann das CEA auf mehrere 100 ng/ml erhöht sein. Die CEA-Bestimmung ist jedoch kein Such-, sondern ein Verlaufstest.

8.2.3 Röntgenuntersuchungen

Der Dünndarm wird durch perorale Kontrastmittel, das Kolon durch einen Kontrastmitteleinlauf dargestellt.

8.2.4 Endoskopie

Nach gründlicher Darmreinigung können mit einem Rektoskop das Rektum sowie Teile des Sigmas bis etwa 25–30 cm Tiefe eingesehen werden. Bei Verdacht auf ein Rektumkarzinom ist die Rektoskopie die wichtigste und aussagekräftigste Untersuchung.

Mit flexiblen, durch den Mastdarm eingeführten optischen Instrumenten ist eine Beurteilung höherer Dickdarmabschnitte wie des Sigmas (Sigmoidoskopie) oder des Kolons (Koloskopie) möglich. Mit dem Proktoskop werden Anus und anusnahe Abschnitte inspiziert und Hämorrhoiden, Analfissuren etc. diagnostiziert. Mit modernen Endoskopen kann man die oberen 50–100 cm des Jejunums spiegeln, allerdings mit begrenzter Inspektionsmöglichkeit.

Die Koloskopie erfordert eine gründliche Darmreinigung mit Salzlösungen, die erst ausreichend ist, wenn aus dem Darm nur noch klare Flüssigkeit entleert wird.

8.2.5 Biopsien

Material zur histologischen Untersuchung kann gezielt aus dem gesamten Dickdarm und dem angrenzenden Ileum entnommen werden.

8.2.6 Funktionstests

- d-Xylose-Test (☞ S. 306);
- Schilling-Test (☞ S. 178) zur Funktionsprüfung des terminalen Ileum;
- **Lactose-Belastungstest** zur Aufdeckung eines Lactasemangels. Beim Gesunden wird das Disaccharid Lactose ohne Bauchbeschwerden und in Form seiner Bestandteile Glukose und Galaktose im Darm aufgenommen. Ein Testtrunk mit Laktose führt zu einem Blutzuckeranstieg. Entsprechend umgekehrt verhält sich die Situation bei Laktasemangel.

- **Wasserstoff-Atemtest** (H_2-Exhalationstest): H_2, ein stabiles Wasserstoffisotop, fällt im Darm an, gelangt ins Blut und in die Atemluft, wenn eine orale Testdosis von Laktose wegen eines Laktasemangels nicht resorbiert, sondern im Darm bakteriell zersetzt wird. Der Test wird auch bei bakterieller Fehlbesiedlung im Dünndarm oder bei Motilitätsprüfungen des Darmtrakts eingesetzt.

8.3 Leitsymptome bei Darmkrankheiten

8.3.1 Diarrhoe

Definition: Als Diarrhoe (Durchfälle) bezeichnet man gehäufte, breiig-flüssige Stuhlentleerungen.

Sie können auf folgenden Ursachen beruhen:
- verminderte Resorption des Darminhaltes,
- vermehrte Sekretion im Dünn- und Dickdarm oder
- gestörte intestinale Motilität.

Ursachen

Ursachen akuter und chronischer Durchfälle ☞ Tab. 37.
Enthalten die Durchfälle Blut, Schleim und Eiter, so spricht man von einer Dysenterie, deren Hauptursachen Shigellen und Amöben sind. Die sog. Touristendiarrhoe – je nach Besuchsland „Tourista", „Rache Montezumas", „Delhi-Bauch" etc. genannt – wird am häufigsten durch Salmonellen, Shigellen oder spezielle Kolibakterien infolge von Nahrungsmittel- und Trinkwasserverunreinigungen hervorgerufen.

Tab. 37: Ursachen akuter und chronischer Durchfälle

Ursachen	1. Akuter Durchfall
• Bakterien	Salmonellen (Typhus, Paratyphus) Shigellen (Bakterienruhr) Staphylokokken Clostridium botulinum (Botulismus) Escherichia coli Yersinia enterocolitica Campylobacter jejuni
• Viren	Enteroviren (ECHO-Viren, Coxsackie-Viren, Rota-Viren)
• Parasiten	Amöben (Amöbenruhr) Choleravibrionen (Cholera) Lamblien, Würmer, Pilze
• Medikamente	Antibiotika Abführmittel, Digitalis, Zytostatika, Mannit, Sorbit
• Toxine	Pilze, Staphylokokken-Endotoxin

Tab. 37: Ursachen akuter und chronischer Durchfälle (Fortsetzung)

Ursachen	2. Chronischer Durchfall
• Funktionelle Störungen	Reizkolon, Colica mucosa
• Organische Erkrankungen: – Entzündungen – Tumoren	Kolitis, Ileitis, Divertikulitis, Tuberkulose, Karzinome, Polypen
• Maldigestion	fehlerhafte Verdauung (Salzsäuremangel), Pankreaserkrankungen, Zustände nach Magen-Darm-Operation
• Malabsorption	Störung der Nahrungsaufnahme aus dem Darm
• Chronische Infekte	Tuberkulose, Amöben
• Nahrungsmittel	Nahrungsmittelallergie, Milchunverträglichkeit
• Endokrine Erkrankungen	Hyperthyreose, Karzinoid-Syndrom, Vipome
• Chronischer Alkoholabusus	

8.3.2 Obstipation

Definition: Die verzögerte Entleerung eines meist harten Stuhls wird Obstipation (Verstopfung) genannt.

Ursachen

Die Krankheit kann als jahrelang bestehendes selbstständiges Leiden, sog. habituelle Obstipation, vorkommen oder Folge anderer Erkrankungen bzw. Zustände wie Fieber, längere Bettruhe, Ortswechsel, Tumoren des Dickdarms etc. sein.

8.3.3 Meteorismus

Definition: Einen vermehrten Gasgehalt im Magen-Darm-Trakt nennt man Meteorismus.

Ursachen

Er kann folgende Ursachen haben:
- Luftschlucken (Aerophagie),
- Behinderung der Darmpassage (Subileus, Ileus),
- Leberzirrhose (Meteorismus im Vorstadium der Aszitesbildung),
- blähende Speisen (Kohl, Bohnen, Linsen, Zwiebeln),
- bakteriell bedingte Gärungs- und Fäulnisprozesse,
- Tonus- und Motilitätsstörungen des Darmes.

8.3.4 Darmblutung

Frisches, rotes Blut stammt meist aus dem Sigma, Rektum oder After und kann ein Hinweis auf einen Tumor, Entzündung, Fissuren oder Hämorrhoiden sein. Melaena (Teerstühle) setzen eine Blutung von mindestens 100 ml aus Ösophagus, Magen, Duodenum oder Ileum voraus.

Ursachen

Hauptursachen einer **Melaena** in der Reihenfolge ihrer Häufigkeit sind:
- peptische Ulzera und Erosionen, d.h. flache Defekte der Magenschleimhaut (60–70 %),
- Ösophagusvarizen (10 %),
- Mallory-Weiß-Syndrom,
- Ösophagus- oder Magenkarzinom,
- Hiatushernie,
- Polypen,
- Mesenterialinfarkte,
- Antikoagulanzienbehandlung.

8.3.5 Ileus

> **Definition:** Als Ileus (Darmverschluss) bezeichnet man eine lebensbedrohliche Unterbrechung der Darmpassage.

Die Unterbrechung kann durch ein mechanisches Hindernis (mechanischer Ileus) oder durch eine Darmlähmung (paralytischer Ileus), welche ebenfalls den Weitertransport des Darminhaltes verhindert, zustande kommen.

Ileusformen

8.3.5.1 Mechanischer Ileus

Der mechanische Ileus kann durch eine Strangulation (Abschnürung) des Darmes von außen (**Strangulations-Ileus**) oder durch eine Verlegung des Darmlumens (**Okklusions-Ileus**) zustande kommen.

Ursachen

Zur Strangulation führen Einklemmungen von Eingeweidebrüchen, Briden (Verwachsungssträngen) oder eine Achsendrehung des Darmes, die Volvulus genannt wird und meist das Sigma oder Zökum betrifft.

Strangulationsileus

Die Okklusion entsteht vor allem durch maligne Tumoren, seltener durch narbige Veränderungen, Fremdkörper oder eine Invagination, d.h. die Einstülpung eines Darmabschnittes in einen benachbarten. Die Invagination, vor allem die des Ileums in das Zökum, ist eine häufige Ursache des kindlichen Ileus. Beim Erwachsenen entsteht der mechanische Ileus vorwiegend durch Brucheinklemmung – z. B. von Leisten-, Schenkel- und Nabelbrüchen – und Dickdarmkarzinome.

Okklusionsileus

Klinisches Bild — **Leitsymptome** des mechanischen Ileus sind heftige, wehenartige Bauchschmerzen, Erbrechen, z. T. Koterbrechen, Stuhl- und Windverhaltung und Meteorismus. Hinzu kommen Schocksymptome durch Verlust von großen Mengen elektrolythaltiger Flüssigkeit. Gasblähung und Stockung des Darminhalts führen zu einer Schädigung der Darmwand, die ihrerseits eine Hemmung der Peristaltik zur Folge hat.

Diagnose — Die Diagnose kann aufgrund der Stuhl- und Windverhaltung meist schon aus der Anamnese und aufgrund der Schmerzen und des Erbrechens anhand des klinischen Bildes gestellt werden. Die im Stehen angefertigte Röntgenaufnahme zeigt zahlreiche Flüssigkeitsspiegel im Darm mit darüberliegenden Gaskuppeln.

> **Merke:** Die möglichst frühzeitige Diagnose des mechanischen Ileus ist unerlässlich, da sich mit jeder Stunde die Prognose verschlechtert.

8.3.5.2 Paralytischer Ileus

Ursachen — Hauptursache des paralytischen Ileus ist die **diffuse Peritonitis** durch Eitererreger (z. B. perforierte Appendizitis), Durchbruch eines peptischen Ulkus, Gallenblasenperforation oder eine akute Pankreatitis. Auch die Thrombose oder Embolie der Darmgefäße (Mesenterialthrombose/Embolie) führen zum Absterben der betroffenen Darmabschnitte, zum sog. **Mesenterialinfarkt**, und so zur Darmlähmung. Der Gewebsuntergang ist an der blauschwarzen Verfärbung erkennbar.

Andere Ursachen des paralytischen Ileus sind stumpfe Bauchverletzungen, Blutungen im Bauchraum, Nierenversagen, Kaliumverluste und das Coma diabeticum (☞ Abb. 75).

Klinik — Bauchschmerzen, Abwehrspannung der stark berührungsempfindlichen Bauchdecken, verfallenes Aussehen mit tiefliegenden Augen, spitze, kalte Nase, Blässe und Erbrechen – vorwiegend als „Überlaufen" von Magen-Darm-Inhalt –, zunehmender Meteorismus sowie Stuhl- und Windverhaltung sind die Leitsymptome.

Diagnose und Differenzialdiagnose — Für die Unterscheidung zwischen mechanischem und paralytischem Ileus sind die **Darmgeräusche** ausschlaggebend:
- Beim mechanischen Ileus finden sich infolge der gesteigerten Peristaltik zur Überwindung der Stenose verstärkte, oft schon ohne Stethoskop hörbare Darmgeräusche.
- Beim paralytischen Ileus fehlen aufgrund der Darmlähmung die Darmgeräusche u. U. völlig. Man spricht bezeichnenderweise von einer „Totenstille" im Bauchraum.

8.3 Leitsymptome bei Darmkrankheiten

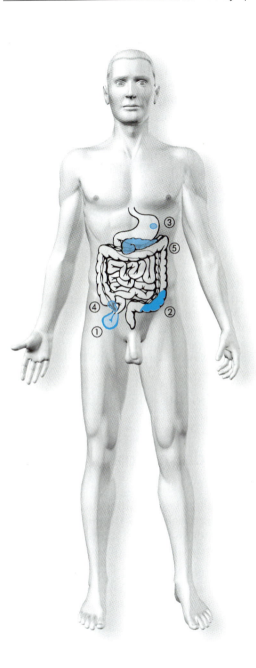

Ursachen des mechanischen Ileus:
① Hernieneinklemmung
② Tumoren
- Briden
- Volvulus
- Invagination

Ursachen des paralytischen Ileus:
① Ulkusperforation
② perforierte Appendizitis mit Peritonitis
③ Pankreatitis, Mesenterialinfarkt

Symptome des mechanischen und paralytischen Ileus
- Erbrechen
- Schocksymptomatik
- starke, wehenartige abdominelle Schmerzen
- Meteorismus
- Stuhl- und Windverhaltung

Abb. 75: Mechanischer und paralytischer Ileus – Ursachen und Symptome

Therapie: Die Flüssigkeits- und Elektrolytzufuhr erfolgt durch **Infusionen.** In erster Linie muss der geschädigte **Darm entlastet** werden (Dekompression), was am Besten durch Absaugen des Darminhalts erfolgt. **Der mechanische Ileus** stellt eine **absolute Operationsindikation** dar. Die Operation besteht in der Beseitigung der Brucheinklemmung, Durchtrennung von Verwachsungssträngen, Tumorentfernung etc.

Beruht der paralytische Ileus auf einer Perforation oder Peritonitis, muss ebenfalls sofort operiert werden. Bei leichteren Verläufen kommen Bepanthen®, Paspertin® und Prostigmin® als i.v.-Infusion zur Peristaltikanregung in Betracht.

Übersicht 38: Pflegerische Schwerpunkte bei Patienten mit Ileus

- Bis zur definitiven Abklärung dem Patienten keine Analgetika oder Spasmolytika und keine Einläufe oder Abführmittel verabreichen!
- Bauchdeckenentlastende Lagerung (Knierolle).
- Kontrolle der Ausscheidung und ggf. des Erbrochenen.
- Nahrungskarenz, ev. Magensonde legen.
- Engmaschige Vitalzeichenkontrolle – auf Schocksymptome achten!
- Bei mechanischem Ileus muss eine sofortige OP-Vorbereitung des Patienten erfolgen.

8.4 Klinik der Dünndarmerkrankungen

Malabsorption: Die Absorption, d.h. die Aufnahme von Nahrungsstoffen aus dem Darmlumen, vollzieht sich überwiegend im Dünndarm. Erkrankungen, welche diffus den Dünndarm befallen, führen daher häufig zu Absorptionsstörungen, die man als **Malabsorption** bezeichnet.

Folgen: Folgen der Malabsorption sind ein Mangel an Fett, Kohlenhydraten, Eiweiß, Elektrolyten (Natrium, Kalium, Kalzium), Wasser und Vitaminen (fettlösliche Vitamine A, D, E, K sowie wasserlösliche B-Vitamine).

Leitsymptome: Leitsymptome der Malabsorption sind Durchfälle in Form voluminöser Fettstühle und verschiedene Mangelerscheinungen.

Maldigestion: Die Maldigestion, d. h. eine mangelhafte Verdauung, kann folgende Ursachen haben: Achylie, ausgedehnte Magenresektionen, Pankreasinsuffizienz, entzündliche Darmkrankungen und Störungen der Darmbakterienflora. Zur Unterscheidung zwischen Maldigestion und Malabsorption dienen verschiedene Absorptionstests (☞ Abb. 76).

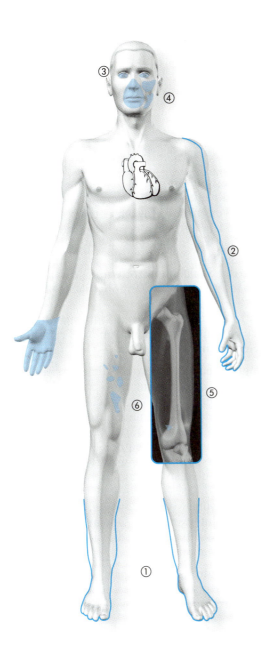

Leitsymptome:
- Fettstühle
- Durchfälle

Ursachen und Folgen:
① Eiweißmangel
  → Ödeme
② Eiweißmangel
  → Muskelatrophie
③ Vitamin A-Mangel
  → Nachtblindheit
④ Vitamin B_1-, B_2-, B_6- und B_{12}-Mangel
  → Haut- und Schleimhautveränderungen, Anämie
⑤ Vitamin D-Mangel
  → Osteomalazie
⑥ Vitamin K-Mangel
  → Hämorrhagische Diathese

- Kaliummangel
  → Schwäche
- Kalziummangel
  → Tetanie
- Eisenmangel
  → Anämie

Abb. 76: Malabsorption – Leitsymptome, Ursachen und Folgen

8.4.1 Zöliakie/Sprue

Definition: Die Zöliakie oder einheimische Sprue (idiopathische Steatorrhoe) ist eine hereditäre Dünndarmerkrankung, die chronisch verläuft und mit Fettstühlen und Malabsorptionssymptomen einhergeht.

Die beim Kind als Zöliakie bezeichnete Krankheit wird beim Erwachsenen Sprue genannt.

Ätiologie

Die eigentliche Ursache der Krankheit ist unbekannt. Die Symptome werden durch das im Weizen und Roggen enthaltene **Gluten** (Klebereiweiß) ausgelöst und bessern sich bei glutenfreier Ernährung.

Pathologische Anatomie

Typisch ist eine **Atrophie der Schleimhautzotten** im Jejunum und damit eine Abnahme der resorbierenden Darmoberfläche.

Klinisches Bild

Die Erkrankung, die in jedem Alter auftreten kann und Frauen häufiger betrifft, führt zu chronischen Durchfällen mit Fettstühlen und zahlreichen **Mangelerscheinungen:**

- Der Fettmangel bedingt neben einer Gewichtsabnahme ein Defizit an fettlöslichen Vitaminen. Daher kommt es zu Nachtblindheit (Vitamin A), Rachitis beim Kind und Knochenerweichung (Osteomalazie) beim Erwachsenen (Vitamin D) sowie zu hämorrhagischer Diathese (Vitamin K ☞ S. 207).
- Der Mangel an wasserlöslichen Vitaminen der B-Gruppe führt zu neurologischen Ausfallerscheinungen, Hautveränderungen und perniziosaähnlichen Anämien (Vitamin B_{12} ☞ Kap. 3.3.1.4).
- Folgen des Eiweißmangels sind Muskelschwund, Gewichtsabnahme, Verminderung der Bluteiweiße und Ödeme. Hinzu kommen Eisen-, Kalium- und Kalziummangel, die sich in Muskelkrämpfen und Osteoporose äußern.

Therapie

Wichtig ist eine **fettarme, glutenfreie** Kost in Form von Mais, Reis, Kartoffeln und glutenfreiem Brot sowie die parenterale Zufuhr der fehlenden Vitamine, Elektrolyte und des Eisens.

8.4.2 Morbus Crohn

Definition: Der M. Crohn (Ileitis terminalis, Enteritis regionalis) ist eine chronisch-entzündliche Erkrankung, die vorwiegend den untersten Ileumabschnitt, das terminale Ileum, befällt. Es können jedoch alle Anteile des Verdauungskanals vom Ösophagus bis zum Anus betroffen sein. Die Entzündung befällt die ganze Darmwand bis in die benachbarte Umgebung.

Die Ätiologie ist unklar. Möglicherweise handelt es sich um eine immunologisch bedingte Erkrankung auf dem Boden einer genetisch bedingten Veranlagung.

Ätiologie

Die Erkrankung, die meist jüngere Menschen betrifft, verläuft schubweise mit Schmerzen im rechten Mittel-/Unterbauch, die von z. T. blutigen Durchfällen begleitet werden. Des Weiteren bestehen Fieber und Fistelbildungen im Ileozoekal- und Analbereich. Nicht selten wird unter der Fehldiagnose Blinddarmentzündung operiert. Bei längerem Verlauf kommt es zu Malabsorptionserscheinungen. Miterkrankungen anderer Organe wie Haut, Augen und Gelenke sind möglich.

Klinisches Bild

Die Diagnose wird durch Röntgenuntersuchungen des Dünn- und Dickdarms sowie durch Endoskopie und Biopsien gestellt.

Diagnose

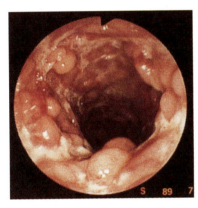

Abb. 77: M. Crohn

Die Kost sollte leicht und ausgewogen, ggf. milcharm sein. Mittel der ersten Wahl sind Kortikoide, Salazosulfapyridin (z. B. Azulfidine) und 5-ASA (Salofalk®, Claversal®). Als Medikament der zweiten Wahl gilt Metronidazol (z. B. Clont®, Flagyl®), als Reservemedikament Imurek®.

Therapie

Operationsindikationen sind innere Fistelbildungen, Darmstenosen oder die – allerdings seltene – Perforation. Die Operation sollte möglichst Darm erhaltend sein. Eine Heilung der Krankheit durch eine Operation ist jedoch nicht möglich.

Operationsindikationen

Die Prognose ist aufgrund des chronischen Verlaufs und der Rezidivneigung ungünstig.

Prognose

Da es sich meist um jüngere Patienten mit deutlich eingeschränkter Lebensqualität handelt, denen zudem die ungünstige Prognose ihrer Krankheit bald klar wird und die häufig recht differenziert sind, werden sie nicht selten als „schwierig" erlebt. Ein behutsamer und einfühlender Umgang ist daher wichtig. Eine Psychotherapie und der Anschluss an eine Selbsthilfegruppe können von Nutzen sein.

Psychosoziale Aspekte

8.4.3 Morbus Whipple

Definition: Beim M. Whipple handelt sich um eine sehr seltene, wahrscheinlich bakteriell bedingte Dünndarmerkrankung (lipophage Intestinalgranulomatose).

Symptome und Therapie — Typisch sind subfebrile Temperaturen, Lymphknotenschwellungen, Bauchschmerzen, Malabsorptionssyndrom und evtl. Polyarthritis. Die Erkrankung spricht gut auf Tetrazykline an.

8.4.4 Dünndarmtumoren – Karzinoid

Dünndarmtumoren sind wesentlich seltener als Tumoren des Magens oder des Dickdarms.

Definition: Das Karzinoid ist ein meist im Wurmfortsatz oder terminalen Ileum lokalisierter, oft nur kirschgroßer Tumor niedrigen Malignitätsgrads.

Das Karzinoid metastasiert erst nach Jahren in die Leber und die Lungen. Seine Eigenart besteht in der Produktion von Serotonin, einem Gewebshormon. Die Ausschüttung größerer Mengen von Serotonin in den Kreislauf ist verantwortlich für die klinischen Symptome.

Klinisches Bild — Durchfälle, anfallsartige, für wenige Minuten auftretende Rötung des Gesichts mit Hitzegefühl, sog. „flush" und Atemnot sind die führenden Symptome. In Spätstadien finden sich Veränderungen am Endokard des rechten Herzens. Karzinoide kommen ausnahmsweise auch im Magen oder im Bronchialsystem vor.

Diagnose — Die Diagnose lässt sich neben dem endoskopischen und bioptischen Befund durch den Nachweis von Serotoninabbauprodukten im Urin stellen.

Therapie — Die Therapie besteht in der chirurgischen Entfernung des Tumors. Die Durchfälle können mit Deseril, einem Gegenspieler des Serotonins, behandelt werden.

8.5 Klinik der Dickdarmerkrankungen

8.5.1 Colitis ulcerosa

> **Definition:** Bei der Colitis ulcerosa handelt es sich um eine chronische, meist im Rektum beginnende Entzündung des Dickdarms, die zu geschwürigen Schleimhautdefekten führt.

Die Colitis ulcerosa ist eine wichtige, relativ häufige Dickdarmerkrankung, die vorwiegend jüngere Menschen befällt. Frauen sind häufiger betroffen. *(Vorkommen und Häufigkeit)*

Als ätiologische Faktoren werden Nahrungsmittelallergien, Autoimmunprozesse und psychische Einflüsse diskutiert. Letztere sind zweifelsohne bedeutungsvoll, wie das Auftreten neuer Schübe bei seelisch belastenden Situationen zeigt. *(Ätiologie)*

Am häufigsten werden das Rektum und das absteigende Kolon betroffen, nicht selten ist der gesamte Dickdarm erkrankt. Im fortgeschrittenen Stadium bestehen ausgedehnte Geschwürsflächen mit Zerstörung der Schleimhaut. Schließlich kommt es zur Schrumpfung des Dickdarms, der sich allmählich in ein starres Rohr verwandelt. *(Pathologische Anatomie)*

Das **Leitsymptom** sind **schleimig-blutige Durchfälle**, die in den meisten Fällen allmählich einsetzen. Eitrige Stuhlabgänge, Fieber und Leukozytose können hinzukommen. Die Stuhlentleerungen gehen manchmal mit schweren Darmkrämpfen und quälenden rektalen Tenesmen einher. *(Klinisches Bild)*
Begleitsymptome wie Polyarthritis, Iritis und Hauterscheinungen zeigen, dass es sich um eine Systemerkrankung handelt. Sie verläuft meist **schubweise**.

Gefürchtet ist die relativ seltene akute Verlaufsform, die sog. toxische Colitis, mit heftigen eitrig-blutigen Stühlen, septischen Temperaturen, schwer gestörtem Gesamtzustand und Anämie. Dabei ist das Kolon massiv erweitert und gasgefüllt (sog. toxisches Megakolon). Es kommt zur lokalisierten Peritonitis und zum Ileus mit drohender Perforation. Der Zustand kann innerhalb weniger Tage zum Tode führen. *(Toxische Colitis und toxisches Megakolon)*

Das Auftreten von Abszessen im Analbereich, Fistelbildungen, Perforation, schwerer Anämie und paralytischem Ileus zeigen, dass es sich um eine gefährliche Erkrankung handelt. Mit zunehmender Erkrankungsdauer steigt die Gefahr der Entstehung eines Kolonkarzinoms. Die Colitis ulcerosa ist somit eine echte Präkanzerose – engmaschige Verlaufskontrollen sind daher erforderlich. *(Komplikationen)*

Diagnose
: Die Diagnose ist aus dem klinischen Bild, den endoskopisch-bioptischen Befunden und den röntgenologisch nachweisbaren Kolonveränderungen zu stellen. Die Abgrenzung zur Ileitis terminalis kann schwierig sein.

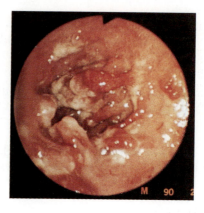

Abb. 78: Colitis ulcerosa

Verlauf und Prognose
: Die Prognose ist **ungünstig,** da eine Ausheilung auf Dauer nur bei 20 % der Patienten gelingt. Sie ist jedoch günstiger als beim Morbus Crohn. Bei den meisten Patienten bestehen über Jahre mehr oder minder ausgeprägte Symptome.

Therapie
: Die Behandlung besteht aus folgenden Maßnahmen:
- **Diät**
  Schlackenarme, kalorienreiche, leicht verdauliche Kost – evtl. sog. Astronautenkost.
- **Medikamente**
  Am wirksamsten sind Salazosulfapyridin (z. B. Azulfidine®), 5-ASA-Präparate (z. B. Salofalk®, Claversal®) und Kortikoide.
- **Operative Maßnahmen**
  Eine operative Intervention ist angezeigt bei unstillbaren Blutungen und Perforationen. In medikamentös nicht beherrschbaren Fällen muss fast das ganze Kolon entfernt und eine Ileostomie angelegt werden. Sie besteht im Einnähen des Ileumstumpfes in die Bauchwand. Die Entleerung der Stühle erfolgt in einen luft- und wasserdicht anliegenden Ileostomiebeutel.
  Durch moderne Operationsverfahren kann die Anlage eines Ileostomas jedoch vermieden werden. Hierbei wird eine Verbindung des terminalen Ileum mit dem Enddarm bei Entfernung des gesamten Dickdarms hergestellt, einschließlich der Beseitigung der Rektumschleimhaut. Dann wird ein Reservoir aus Dünndarm, ein sog. pouches, gebildet. Die Krankheit kann durch dieses operative Verfahren vollständig geheilt werden.
- **Psychotherapie**
  Da bei der Krankheitsentstehung psychische Faktoren beteiligt sein können, kann bei bestimmten Patienten begleitend eine Psychotherapie wertvoll sein.

- Im akuten Schub bzw. bei schwerem Verlauf sollte der Patient weitestgehend Bettruhe einhalten. Die damit verbundenen Prophylaxen (Dekubitus, Pneumonie, Thrombose) sind sorgfältigst durchzuführen. Besonders wichtig ist die Dekubitusprophylaxe, da die Patienten oft kachektisch sind.
- Unterstützung bei der Körperpflege; für die Intimtoilette Einmalmaterial und spezielle Pflegemittel verwenden (Hautschutz).
- Die Nahrungskarenz bzw. verordnete Diät beachten.
- Vitalzeichenkontrolle: bei hohen Temperaturen mit gleichzeitigem Erbrechen und Schocksymptomatik sofort den Arzt informieren, da Verdacht auf ein toxisches Megakolon besteht.
- Psychische Betreuung – auf Wunsch des Patienten kann die Vermittlung von Selbsthilfegruppenkontakten sinnvoll sein.

Übersicht 39: Pflegerische Schwerpunkte bei chronisch entzündlichen Darmerkrankungen (M. Crohn/Colitis ulcerosa)

8.5.2 Irritables Kolon

Definition: Als irritables oder Reizkolon (spastisches Kolon) bezeichnet man eine häufige, funktionell bedingte Kolonerkrankung, bei der es zu Spasmen des Dickdarms kommt.

Die Symptome bestehen in krampfartigen Leibschmerzen wechselnder Lokalisation, Druck oder Stechen im Kolonverlauf, sog. Rahmenschmerz, und Wechsel zwischen Obstipation und Diarrhoe. Das Krankheitsbild wird, wenn gleichzeitig glasiger Schleim abgeht, auch Colica mucosa genannt. Die Diagnose darf nur bei Ausschluss einer organischen Ursache für die Beschwerden gestellt werden.

Klinisches Bild

Durch lokale Wärmeanwendung, Schonkost und krampflösende Präparate kann eine Linderung erzielt werden. Für die Langzeitbehandlung sind ballaststoffreiche Kost, Gaben von Weizenkleie und Stuhlgangregulierungen wichtig.

Therapie

8.5.3 Kolondivertikel

Definition: Divertikel sind umschriebene Wandausstülpungen eines Hohlorgans. Kolondivertikel sind „falsche Divertikel", da lediglich Ausstülpungen der Darmschleimhaut durch die Muskelschicht hindurch vorliegen. Kolondivertikel sind die häufigsten Divertikel des Verdauungstraktes.

Jenseits des 40. Lebensjahres nimmt die Häufigkeit der Kolondivertikel kontinuierlich zu. Kolondivertikel finden sich bei 40 % aller über Sechzigjährigen.

Häufigkeit und Vorkommen

Pathologische Anatomie — Die meist bohnengroßen Divertikel, aus denen sich Darminhalt gegen das Darmlumen auspressen lässt, finden sich im gesamten Dickdarm. Sie sind vorwiegend im Sigma und Colon descendens lokalisiert.

Klinisches Bild und Komplikationen — Zu Beschwerden kommt es meist erst, wenn Komplikationen auftreten. Die Entzündung der Divertikel, die **Divertikulitis,** führt zu Unterbauchschmerzen mit tastbarer Resistenz im linken Unterbauch, Obstipation, Fieber und Leukozytose zur sog. Linksappendizitis. Abszedierung und Einbruch der Eiterherde in Nachbarorgane wie z. B. in die Harnblase (kothaltiger Urin) oder in die Blutbahn mit Sepsis sind möglich. Die chronische Divertikulitis birgt die Gefahr der narbigen Darmstenose.

Diagnose — Die Diagnoseerstellung erfolgt durch einen **Kolonkontrasteinlauf** oder eine Rekto-Sigmoidoskopie.

Therapie — Die akute Divertikulitis wird mit Wärme, leichter Kost, milden Abführmitteln und Antibiotika behandelt. Perforation, Abszedierung, Fistelbildung und stärkere Stenosierungen machen eine Operation erforderlich.

8.5.4 Gutartige Dickdarmtumoren

Polypen — Am wichtigsten sind die sog. **Polypen,** d.h. Gewebsneubildungen, die von der Schleimhaut ausgehen und im Darmlumen vortreten. Histologisch handelt es sich um tubuläre, villöse oder tubulovillöse Adenome. Mit einer malignen Entartung ist bei tubulovillösen Adenomen, die größer als 1 cm sind, zu rechnen. In diesem Fall ist deswegen eine endoskopische Abtragung erforderlich.

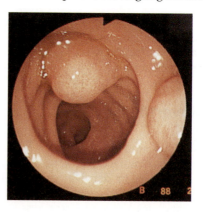

Abb. 79: Adenom im Kolon

Polyposis — Von einer Polyposis spricht man, wenn mehr als 100 Polypen vorliegen. Die familiäre generalisierte Polyposis ist ein sehr seltenes Erbleiden. Im Jugendalter sind bereits das gesamte Rektum und Kolon mit zahllosen Polypen übersät. Fast regelmäßig kommt es zur karzinomatösen Entartung, sodass möglichst frühzeitig das gesamte Kolon und Rektum entfernt und eine Ileostomie (☞ S. 312) angelegt werden muss.

8.5.5 Kolonkarzinom

Definition: Das Kolonkarzinom ist ein bösartiger Tumor des Dickdarms, der in der Häufigkeitsskala maligner Tumoren an dritter Stelle steht.

Als **Präkanzerosen** des Kolonkarzinoms gelten:
- Colitis ulcerosa,
- Morbus Crohn des Dickdarms,
- adenomatöse Kolonpolypen und die
- familiäre generalisierte Polypose.

Ätiologie

Kolonkarzinome entwickeln sich – mit abnehmender Häufigkeit – vorwiegend im Sigma, im absteigenden Kolon, Zoekum und an der rechten Kolonflexur. Das Karzinom kann papillomatös wachsen und so die Darmlichtung verlegen, zu einem Ulkus führen oder in die Wand infiltrieren.

Pathologische Anatomie

Die Klassifikation der Dickdarmkarzinome erfolgt nach Dukes (C. E. Dukes, engl. Pathologe):
- Dukes A = auf die Darmwand beschränkt
- Dukes B = Übergreifen des Tumors auf das Gekröse (Mesenterium)
- Dukes C = Befall der regionalen Lymphknoten
- Dukes D = Fernmetastasen
  TNM-Klassifizierung (☞ S. 36).

Klassifikation

Dickdarmkarzinome treten am häufigsten zwischen dem 55. und 65. Lebensjahr auf. Zu Beschwerden kommt es erst relativ spät. Sie bestehen in Darmblutungen die sich, je nach Höhe des Sitzes, in Abgang von rotem oder schwarzem Blut und plötzlich auftretenden Stuhlunregelmäßigkeiten manifestieren, die bei älteren Menschen daher immer verdächtig sind. Des Weiteren bestehen krampfartige Schmerzen im Tumorbereich, Meteorismus sowie Subileus- und Ileuszeichen. Die Metastasierung erfolgt in die umgebenden Lymphknoten, die Leber, Lunge und das Skelettsystem. Eine Perforation in die Bauchhöhle ist möglich.

Klinisches Bild

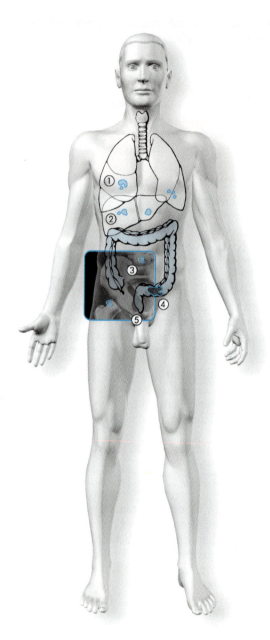

Abb. 80: Kolonkarzinom – Präkanzerosen, Metastasierung, Symptome und Komplikationen

Die Diagnose wird endoskopisch durch eine **Koloskopie** mit **Biopsien** und/oder röntgenologisch gestellt.

Diagnose

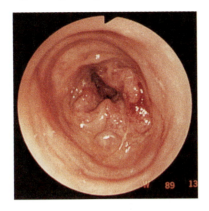

Abb. 81: Adenokarzinom im Sigma

Wenn möglich, sollte operiert werden. Je nach Lokalisation des Tumors wird die links- oder rechtsseitige Hemikolektomie, d. h. die Entfernung einer Kolonhälfte, vorgenommen und eine Verbindung zwischen Ileum und Transversum (Ileotransversostomie) bzw. Transversum und Sigma (Transversosigmoidostomie) hergestellt. In der Regel versucht man, ohne Anlage eines Anus praeter (☞ S. 318), d.h. kontinenzerhaltend zu operieren. Einzelne Lebermetastasen können in etwa 30 % der Fälle kurativ reseziert werden. Im DUKES D Stadium kann eine Chemotherapie mit 5-Fluorouracil und Folinsäure durchgeführt werden.

Therapie

Die Prognose ist bei rechtzeitiger Diagnose **relativ günstig.** Die Mehrzahl der Patienten ist zum Zeitpunkt der Diagnosestellung operabel. Nach 5 Jahren leben noch 50 % der Operierten. Engmaschige Nachuntersuchungen in Form von Endoskopien, Sonographien, CT und CEA-Bestimmungen sind erforderlich.

Prognose

8.5.6 Rektumkarzinom

Definition: Das Rektumkarzinom ist der häufigste maligne Dickdarmtumor. Meist handelt es sich um ein Adenokarzinom.

Das Haupterkrankungsalter ist das 6. Lebensjahrzehnt. Männer erkranken etwas häufiger am Rektumkarzinom als Frauen. Als **Präkanzerosen** gelten dieselben Erkrankungen wie für das Kolonkarzinom (☞ Kap. 8.5.5).

Vorkommen und Häufigkeit

Der Tumor kann geschwürig wachsen, die Wand infiltrieren oder sich knollig bzw. blumenkohlartig in das Darmlumen vorwölben und es verlegen.

Pathologische Anatomie

Klinisches Bild	Leitsymptome sind blutige Stühle, Tenesmen bzw. schmerzhafter Stuhlgang, abnorme Stuhlentleerungen und Stuhlabgang mit den Winden. Zuletzt genanntes Phänomen wird auch „falscher Freund" genannt.
Diagnose	Die wichtigsten diagnostischen Maßnahmen bestehen in der **digitalen Austastung** des Mastdarms sowie der Endo-Sonographie und Rektoskopie mit Biopsien. Die digitale Austastung des Mastdarms ist jedoch eine relativ unzuverlässige Methode.
Komplikationen	Als Komplikationen des Tumors können Blutungen, Perforationen in die Bauchhöhle mit Peritonitis, Fistelbildungen zu Nachbarorganen, Ileus und Metastasen in Lymphknoten, Leber und Lunge auftreten. Jede Darmblutung muss daher sorgfältig abgeklärt werden. Die Beschwichtigung, es habe sich nur um eine Hämorrhoidalblutung gehandelt, kann verhängnisvoll sein.
Therapie	Eine **Operation,** die bei 55–60 % der Patienten möglich ist, sollte immer angestrebt werden. Meist muss das gesamte Rektum amputiert und ein bleibender künstlicher Ausgang, ein sog. Anus praeter oder Anus praeternaturalis, angelegt werden, indem der Kolonstumpf in die Bauchwand eingenäht wird (Kolostomie). Bei hochsitzendem Rektumkarzinom ist eine Kontinenz erhaltende Resektion möglich.
Prognose	Die Prognose ist umso ungünstiger, je tiefer das Karzinom sitzt. Nach 5 Jahren leben noch 50 % der operierten Patienten.

8.5.7 Durchblutungsstörungen der Mesenterialgefäße

Ursachen	Hauptursachen akuter mesenterialer Durchblutungsstörungen sind vom Herzen ausgehende Embolien in die Mesenterialarterien oder eine Thrombose von Mesenterialvenen.
Klinisches Bild	Aufgrund der Mangeldurchblutung kommt es zu mehr oder minder schweren Ernährungsstörungen der Darmwand, die vom Ödem bis zur totalen Nekrose reichen können. Der akute Verschluss eines großen Mesenterialgefäßes (Mesenterialinfarkt) führt zu abdominellen Schmerzen, zum paralytischen Ileus, zur Peritonitis und zum Schock.
Diagnose und Therapie	Die Diagnose ist schwierig. Wird sie rechtzeitig gestellt, besteht die Chance, den Patienten durch eine Resektion der betroffenen Darmabschnitte zu retten.
Prognose	Die Prognose ist jedoch im Allgemeinen schlecht, da die Diagnose häufig sehr spät gestellt wird und es sich meist um ältere Patienten handelt.

9 Akutes Abdomen

> **Definition:** Beim akuten Abdomen handelt es sich um ein plötzlich einsetzendes, zunehmend bedrohliches Krankheitsbild mit den Kardinalsymptomen:
> - abdomineller Schmerz (umschrieben oder diffus, Druckschmerz),
> - Erbrechen und Meteorismus infolge einer Darmmotilitätsstörung,
> - akute Kreislaufstörungen bis zum Schock.

Bedeutung

Das akute Abdomen erfordert eine **sofortige** diagnostische Abklärung. Die Differenzialdiagnose ist schwierig und verantwortungsvoll, da je nach Ursache – z. B. beim perforierten Magenulkus – eine sofortige chirurgische Behandlung notwendig ist, in anderen Fällen jedoch eine Operation nur eine Gefährdung des Patienten darstellt – z. B. bei der akuten, unkomplizierten Pankreatitis.

Klinisches Bild

Die innerhalb von Stunden oder wenigen Tagen auftretenden Symptome sind alarmierend und bestehen in **heftigen Bauchschmerzen, Erbrechen** und einer **Abwehrspannung** der Bauchdecken. Charakteristisch ist – z. B. im Rahmen einer akuten Appendizitis – der sog. Entlastungs- oder Loslassschmerz, d. h. eine intensive Schmerzzunahme, wenn nach langsamem Eindrücken der Hand in die Bauchdecke die Hand rasch abgehoben wird. Des Weiteren bestehen ein starker Meteorismus – sog. „Trommelbauch" – und ein Schock. Hinzutreten können Wind- und Stuhlverhaltung. Meist besteht eine Leukozytose mit Linksverschiebung. Die Gesamtsymptomatik lässt sich mit den Stichworten Peritonitis-Ileus-Schockzustand charakterisieren.

Peritonitis-Ileus-Schockzustand

Aufgrund der praktischen Relevanz wird im Folgenden unterschieden zwischen Ursachen, die eine sofortige operative Behandlung notwendig machen, und solchen, bei denen – zunächst – nicht operiert werden soll.

Ursachen

Ursachen, die sofortige operative Behandlung erfordern:
- mechanischer Ileus (Hernie, Bride, Tumor, Fremdkörper),
- akute Appendizitis,
- Perforation (Ulkus, Gallenblase, Divertikel, Tumor),
- Mesenterialinfarkt (☞ S. 318),
- Tubarruptur (geplatzte Eileiterschwangerschaft).

Ursachen, die eine konservative Behandlung zulassen:
Koliken oder Entzündungen von:
- Gallenwegen,
- Pankreas,
- Darm,
- Harnwegen,
- weiblichem Genitale.

Differentialdiagnose Es gibt eine Reihe von Erkrankungen, die ein akutes Abdomen vortäuschen können und deren Verkennung verhängnisvoll sein kann. Dazu zählen der Herzinfarkt, insbesondere Hinterwandinfarkte, der Lungeninfarkt, die akute Perikarditis, der Spontanpneumothorax, das Coma diabeticum und die akute hepatische Porphyrie.

Therapie Wichtig ist die rechtzeitige Entscheidung zur operativen bzw. konservativen Therapie und die Bekämpfung des meist bestehenden Schockzustandes.

Merke: Zwei Maßnahmen sind beim akuten Abdomen prinzipiell falsch:
- perorale Verabreichung von Nahrung und Flüssigkeit,
- massive Schmerzmittelgabe vor Abklärung der Diagnose.

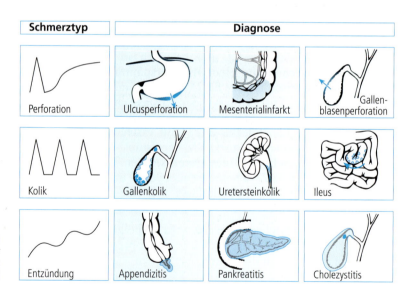

Abb. 82: Schmerztypen verschiedener akuter abdomineller Erkrankungen (nach Siewert und Blum)

10 Lebererkrankungen

10.1 Aufgaben der Leber

Die Leber stellt sozusagen das zentrale Stoffwechselorgan des menschlichen Körpers dar. Sie erfüllt lebenswichtige Funktionen im Kohlenhydrat-, Eiweiß- und Fettstoffwechsel, sie baut Gifte ab, inaktiviert sie, bildet Gerinnungsfaktoren und dient als Speicherorgan für zahlreiche Substanzen.

Funktion und Bedeutung

Das Versagen der Leber wird Leberinsuffizienz genannt. Als Coma hepaticum wird eine Bewusstseinsstörung infolge schweren Leberversagens bezeichnet.

Leberversagen und Leberkoma

10.2 Diagnostik

10.2.1 Tastbefund

Beim Gesunden ist die Leber nicht tastbar oder bei tiefer Einatmung eben am rechten Rippenbogenrand anstoßend. Eine Vergrößerung oder Induration (Verhärtung) beweist, dass eine Lebererkrankung vorliegt. Bei einigen Lebererkrankungen besteht gleichzeitig auch eine Milzvergrößerung.

Palpation

10.2.2 Sonographie

Die Sonographie stellt eine wertvolle, nicht belastende, wichtige Untersuchung bei Lebererkrankungen dar, die folgende Beurteilungen ermöglicht:

- Form, Größe und „Echodichte" der Leber,
- Nachweis von erweiterten Gallengängen innerhalb der Leber,
- umschriebene Veränderungen von mehr als einem halben Zentimeter Durchmesser wie z. B. Metastasen, Zysten oder Abszesse,
- Fettleber,
- Aszites-Nachweis.

Sonographische Beurteilungsmöglichkeiten

10.2.3 Perkutane Leberbiopsie

Indikationen

Die perkutane Leberbiopsie (Leberblindpunktion) stellt eine wertvolle und weitgehend gefahrlose Methode zur Gewinnung von Lebergewebe für histologische Untersuchungen dar. Sie ist vorzugsweise zur Diagnose diffuser Lebererkrankungen wie Hepatitiden, Leberzirrhose und vor allem zur Verlaufskontrolle geeignet. Unter Ultraschallkontrolle wird mit einem Einmalbesteck nach Hautdesinfektion und Lokalanästhesie in einer raschen Biopsie („Sekundenbiopsie") ein Leberzylinder ausgestanzt und zur histologischen Weiterverarbeitung geleitet. Umschriebene Befunde können ultraschallgeführt gezielt punktiert werden.

Kontraindikationen

Die Leberblindpunktion ist kontraindiziert bei:
- hämorrhagischer Diathese,
- Stauungsleber bei Herzinsuffizienz,
- Lebervenenthrombose,
- Stauungsikterus,
- Fieber,
- extrahepatischem Verschluss der Gallenwege,
- stärkerem Aszites sowie
- Verdacht auf Leberabszess oder Leberechinokokkus.

10.2.4 Laparoskopie

Bedeutung und Stellenwert

Die laparoskopische Technik hat in letzter Zeit in den operativen Fächern einen enormen Aufschwung durch Anwendung moderner Verfahren erlebt, sodass heute z. B. die Appendektomie und die Cholezystektomie häufig als minimal-invasive Operationstechnik durchgeführt wird. Für den Internisten ist die Laparoskopie (Bauchspiegelung) fast ausschließlich ein diagnostischer Weg, um Erkrankungen der Leber, der Gallenblase und der Milz sowie des Peritoneums u. a. erkennen zu können, soweit sie durch die bildgebenden Verfahren wie Sonographie, Computertomographie und Kernspintomographie nicht hinreichend dargestellt werden können. Ein weiterer Vorteil der Laparoskopie ist die gezielte Probeentnahme unter Sicht. Die Komplikationsrate beträgt 2,5 ‰, die Letalität 0,02 ‰.

Durchführung

In örtlicher Betäubung wird ein Trokar etwa 2 Querfinger links oberhalb des Nabels eingeführt, nachdem zuvor ca. 2–5 l Gas (CO_2 oder N_2O) in die Bauchhöhle eingeblasen wurden. Dann wird unter aseptischen Bedingungen ein optisches Instrument (Laparoskop) eingeführt.

10.2.5 Laboruntersuchungen

- Serum-Bilirubin (direktes und indirektes Bilirubin):
  Das Gesamt-Bilirubin liegt normalerweise unter 2 mg/dl.

- **SGOT und SGPT (Serum-Glutamat-Oxalacetat- und Pyruvat-Transaminase):**
  Enzyme, die in der Leberzelle enthalten sind und deren Gehalt im Blut daher bei Schädigung von Lebergewebe ansteigt.
- **Alkalische Phosphatase:**
  Im Knochen und in der Leber vorkommendes Enzym, das über die Galle ausgeschieden wird.
- **Gerinnungsfaktoren:**
  II, V, VII, IX und X (☞ S. 204).
  Ein Abfall der Gerinnungsfaktoren bei Lebererkrankungen weist auf eine schwere Leberfunktionsstörung hin.
- **Elektrophoresediagramm:**
  (☞ S. 167, S. 201 f.)
- **LAP (Leuzin-Aminopeptidase):**
  Eiweißspaltendes Leberenzym. Im Serum erhöht bei Lebererkrankungen und Gallenwegsverschlüssen.
- **Serologische Hepatitis-Marker:**
  (☞ S. 338 f.)
  Sie dienen dem Nachweis oder Ausschluss bzw. der Verlaufskontrolle von Hepatitis A, B und C.
- **Serum-Kalium:**
  Bei zahlreichen Lebererkrankungen erniedrigt (Ursache: sekundärer Hyperaldosteronismus (☞ S. 67, S. 73).
- **γ-GT (γ-Glutamyltranspeptidase):**
  Enzym, das bei zahlreichen Leber-Galle-Erkrankungen erhöht ist.
- **GLDH (Glutamat-Dehydrogenase):**
  Erhöhung spricht für eine tiefgreifende Leberzellschädigung. Sie wird auch bei Leberstauung beobachtet.
- **ChE-Aktivität (Cholinesterase-Aktivität):**
  Die ChE-Aktivität ist ein Maßstab für die Syntheseleistung der Leber und daher typischerweise bei Leberzirrhose vermindert.

Tab. 38: Bilirubin-Formen

Bilirubin	indirekt	direkt
Synonyme	freies Bilirubin prähepatisches Bilirubin nicht gebundenes Bilirubin	posthepatisches Bilirubin gebundenes Bilirubin
Entstehung	aus Hämoglobin im RES	aus indirektem Bilirubin und Glukuronsäure in der Leber
wasserlöslich harnfähig Ausscheidung durch Galle	Ø Ø Ø	+ + +
erhöht bei	Hämolyse	Leberparenchymschädigung, Verschluss der Gallenwege

10.2.6 Röntgenuntersuchungen

Angiographie zur Darstellung der Lebergefäße, PTC ☞ S. 350. Mittels der Computertomographie können Zysten, Tumoren, Metastasen und Abszesse in der Leber nachgewiesen werden.

10.2.7 Kernspintomographische Untersuchungen

Die Magnetresonanztomographie (MRT) wird auch als Kernspintomographie (KST) oder NMR (nuclear magnetic resonance) bezeichnet. Es handelt sich um ein bildgebendes Verfahren ohne ionisierende Strahlen, das eine schichtweise Darstellung des Körpers ermöglicht. Sie ist besonders gut zur Untersuchung des ZNS geeignet.

> **Merke:** Die MRT darf nicht bei Patienten mit Metall im Körper (Herzschrittmacher, Endoprothesen, Metallsplitter) eingesetzt werden, da es zu Verbrennungen durch Metallerhitzung kommen kann.

10.3 Leitsymptome bei Leberkrankheiten

10.3.1 Ikterus

> **Definition:** Die Gelbfärbung der Haut und Schleimhaut durch Bilirubinablagerung wird Ikterus genannt. Besteht nur ein ganz leichter Ikterus, so spricht man von einem Subikterus. Bei mittelschwerem Ikterus liegen die Serum-Bilirubinwerte zwischen 10–20 mg/dl.

Das Bilirubin kommt im Blut in zwei Formen vor (☞ Tab 31):

Indirektes Bilirubin
- Indirektes Bilirubin entsteht im RES durch Abbau aus Hämoglobin. Da es nicht in, sondern vor der Leber gebildet wird, spricht man auch von prähepatischem Bilirubin. Das indirekte Bilirubin wird im Blut an Albumin gebunden transportiert; es ist **nicht wasserlöslich** und kann daher auch nicht im Harn oder in der Galle ausgeschieden werden. Es wird indirektes Bilirubin genannt, da es mit der van den Berghschen Methode (Methode zum Bilirubinnachweis) nicht direkt, sondern erst nach Vorbehandlung nachweisbar ist. Eine Erhöhung des indirekten Bilirubins findet sich vorzugsweise bei Hämolyse durch Abbau aus dem vermehrt frei werdenden Hämoglobin (☞ Abb. 83).

Direktes Bilirubin
- Direktes Bilirubin wird in der Leber an Glukuronsäure gebunden, wodurch es **wasserlöslich** wird und über Galle und Harn ausgeschieden werden kann. Das direkte Bilirubin gelangt über

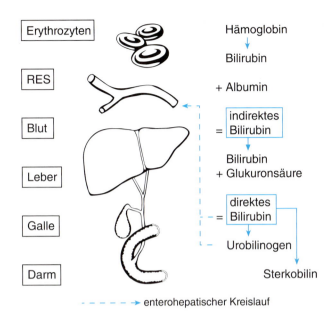

Abb. 83: Bilirubin-Stoffwechsel

die Galle in den Darm. Dort wird es bakteriell zu Urobilinogen abgebaut, aus dem über Sterkobilinogen das gelbe Urobilin und Sterkobilin entstehen und mit dem Stuhl ausgeschieden werden (Braunfärbung des Stuhls). Ein Teil des Urobilinogens, Urobilins und Sterkobilins wird im terminalen Ileum resorbiert und gelangt über den enterohepatischen Kreislauf erneut in die Galle, Bilirubin wird im Darm rückresorbiert und gelangt so wieder in den Kreislauf (☞ Abb. 83). Etwa 10 % des Urobilinogens sind im Urin nachweisbar.

Nach der Lokalisation der Entstehung lassen sich drei Ikterusformen unterscheiden:

- Prähepatischer (Ursache liegt vor der Leber) oder hämolytischer Ikterus:
  Durch gesteigerte **Hämolyse** (z. B. hämolytische Anämie, Hämolyse-Gifte, Transfusionszwischenfall usw.) fällt vermehrt indirektes Bilirubin an. Da es nicht harnfähig ist, besteht keine Bilirubinurie. Der Ikterus ist meist leicht, d. h. der Bilirubinwert liegt in der Regel unter 5 mg/dl.
- Hepatischer (parenchymatöser, hepatozellulärer) Ikterus:
  Bei **Schädigung der Leberzellen**, z. B. durch eine Virushepatitis oder bei einer Leberzirrhose, tritt das direkte, wasserlösliche Bilirubin aus den Gallekapillaren der Leber in das Blut über. Die Bilirubinwerte sind wesentlich höher als beim prähepatischen Ikterus, und es besteht eine Bilirubinurie.
- Posthepatischer (Ursache liegt hinter der Leber), mechanischer oder Verschlussikterus:
  Es besteht ein **Abflusshindernis,** z. B. durch Steine im Ductus choledochus, Entzündung der Gallengänge oder einen Tumor.

Ikterusformen

Prähepatischer Ikterus

Hepatischer Ikterus

Posthepatischer Ikterus

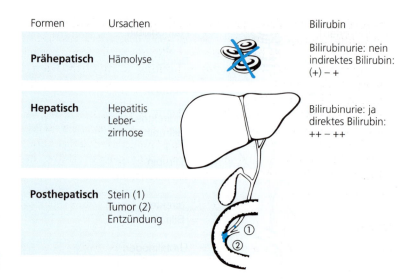

Abb. 84: Ikterus – Formen und Ursachen

Der daraus resultierende Gallestau (Cholestase) bewirkt, dass Bilirubin rückläufig ins Blut übertritt. Da es sich um direktes Bilirubin handelt, kommt es zur Bilirubinurie. Häufig besteht starker Juckreiz durch gleichzeitigen Rückstau von Gallesäuren. Je nach Lokalisation des Abflusshindernisses kann eine extrahepatische (Hindernis liegt außerhalb der Leber, z. B. im Choledochus) oder eine intrahepatische (Abflusshindernis liegt innerhalb der Leber) Cholestase unterschieden werden. Zu einer intrahepatischen Cholestase können zahlreiche Medikamente, insbesondere Psychopharmaka, toxische Substanzen führen. Heute sind mehr als 200 leberzellschädigende Arzneimittel bekannt.

Differenzialdiagnose des Ikterus

Die Unterscheidung dieser drei Ikterusformen ist von großer praktischer Bedeutung und oft außerordentlich schwierig. Am leichtesten ist der prähepatische (hämolytische) Ikterus zu erkennen – die Erhöhung des indirekten Bilirubins, der nur mäßige Ikterus und fehlende Bilirubinurie sowie andere Hämolysezeichen (z. B. Retikulozytose) erlauben rasch die Diagnosestellung.

Schwierigkeiten entstehen vorwiegend bei der Unterscheidung zwischen hepatischem und posthepatischem Ikterus. Die Differenzierung dieser beiden Ikterusformen ist deswegen so wichtig, weil beim Verschlussikterus, der durch einen Stein oder Tumor verursacht wird, zur Beseitigung des Abflusshindernisses meist operiert werden kann oder muss, während beim hepatischen Ikterus, der aufgrund einer Hepatitis oder Leberzirrhose entstanden ist, jede Operation eine schwere Belastung des Patienten darstellt. Neben dem klinischen Bild ist das Ergebnis der Laboruntersuchungen für die Differenzialdiagnose des Ikterus entscheidend.

- Hepatischer Ikterus (z. B. Hepatitis): Da das Leberparenchym geschädigt ist, treten vermehrte Enzyme ins Blut über. SGPT und

SGOT sind daher deutlich bis stark erhöht. Da der Gallenabfluss unbehindert ist, bleiben die Werte für alkalische Phosphatase und Cholesterin, die beide über die Galle ausgeschieden werden, weitgehend normal; eine leichte Erhöhung ist möglich. Die gestörte Speicherfunktion der Leber führt zu einem Anstieg des Serum – Eisenspiegels.
- Posthepatischer Verschlussikterus: Typisch ist die Erhöhung der alkalischen Phosphatase, der LAP und des Cholesterins. SGOT und SGPT sind anfänglich, solange der Gallerückstau das Leberparenchym noch nicht geschädigt hat, nur gering erhöht, der Eisenspiegel ist normal (☞ Tab. 39).

	Verschlussikterus	Hepatitis
Juckreiz	häufig	selten
Fieber	bei Steinverschluss häufig	eventuell
Schmerzen	bei Steinverschluss häufig	diffus
Ikterusentwicklung	bei Tumor langsam progredient, bei Stein wechselnd	rasch
tastbare Gallenblase	bei Tumor häufig (Courvoisiersches Zeichen)	eventuell
Urobilinogenurie	bei komplettem Verschluss negativ	eventuell
Transaminasen	< 400 U/l	> 400 U/l
alkalische Phosphatase	stark erhöht	normal oder gering erhöht
Eisen	normal	erhöht
Prothrombinzeit (PTZ)	Häufig verlängert, Besserung nach Gabe von Vitamin K	häufig verlängert, keine Besserung nach Gabe von Vitamin K
Sonographie	erweiterte Gallengänge	normal weite Gallengänge
endoskopisch retrograde Cholangiographie (ERCP)	erweiterte Gallengänge (Stein oder Tumor)	normal weite Gallengänge
perkutane transhepatische Cholangiographie (PTC)	erweiterte Gallengänge (Stein oder Tumor)	normal weite Gallengänge

Tab. 39: Typische Befundkonstellation bei Verschlussikterus und Hepatitis (nach W. Siegenthaler)

10.3.2 Subjektive Beschwerden bei Lebererkrankungen

Die subjektiven Symptome sind vielfältig und daher meist wenig charakteristisch. Die Patienten klagen häufig über:
- Appetitlosigkeit, Übelkeit, Mattigkeit, Abgeschlagenheit,

- Druck- und Völlegefühl im Oberbauch,
- Meteorismus (Blähungen),
- Wechsel zwischen Verstopfung und Durchfällen oder
- Juckreiz (Verdacht auf Cholestase).

10.3.3 Hämorrhagische Diathese

Eine hämorrhagische Diathese (gesteigerte Blutungsbereitschaft) bei Patienten mit Lebererkrankungen, die sich in Form von Petechien und kleineren flächenhaften Blutungen manifestieren kann, zeigt, dass die Leberfunktion bereits deutlich eingeschränkt ist.

Ursachen

Hauptursache der hämorrhagischen Diathese ist eine verminderte Bildung der Faktoren II, V und VII in der Leber. Hinzu treten können eine Thrombopenie (Milztumor), Störung der Kapillarwanddurchlässigkeit und eine gesteigerte Fibrinolyse (☞ Kap. 3.3.5).

10.3.4 Portale Hypertension

> **Merke:** Die portale Hypertension (Pfortaderstauung) ist die folgenreichste Komplikation, die bei chronischen Lebererkrankungen und vor allem im Rahmen einer Leberzirrhose auftritt.

Pathophysiologie

Die Pfortader (Vena portae) sammelt das venöse Blut der unpaaren Bauchorgane und führt es der Leber zu. Nach Durchströmung der Leber gelangt es über die Lebervenen in die untere Hohlvene. Eine Blockierung im Pfortaderkreislauf bewirkt eine Drucksteigerung im Pfortadergefäßsystem. Je nachdem, ob der Block vor, in oder hinter der Leber liegt, spricht man von einem prä-, intra- oder posthepatischen Block. Am häufigsten (90 %) ist der intrahepatische, meist auf einer Leberzirrhose beruhende Block. Durch die narbigen und schrumpfenden Lebergewebsprozesse sowie knotige Lebergewebsneubildung, den sog. Regeneratknoten bei Leberzirrhose, wird die venöse Strombahn der Leber eingeengt.
Ein prähepatischer Block liegt beispielsweise bei der sog. Pfortaderthrombose vor, die in der Regel eine Komplikation einer anderen Erkrankung im Bauchraum wie z. B. Blinddarmentzündung, Tumor, operativer Eingriff darstellt.
Ein posthepatischer Block entsteht durch die – sehr seltene – Thrombose der Lebervenen oder bei der Pericarditis constrictiva (☞ Kap. 2.3.3.5).

Folgen

Als Folge der portalen Hypertension entwickeln sich **venöse Umgehungskreisläufe**. Sie sind Ursache der vermehrten Venenzeichnung im Bereich der Bauchhaut, die bei vielen Patienten beobachtet werden kann. Eine extreme Venenerweiterung, vorwiegend in der Umgebung des Nabels, wird Medusenhaupt (Caput medusae, nach dem Schlangen tragenden Haupt der Medusa, eines weiblichen

Ungeheuers der gr. Sage) genannt. Die Gefahr des Pfortaderhochdrucks besteht vor allem darin, dass ein Teil des Pfortaderblutes über die Magen- und Ösophagusvenen zur Vena cava abgeleitet wird. Dabei bilden sich Varizen (Krampfadern) in den unteren Ösophagus- und oberen Magenabschnitten, sog. Ösophagusvarizen bzw. Fornixvarizen. Die Blutung aus solchen Ösophagusvarizen (Ösophagusvarizenblutung) ist aufgrund der allgemein erhöhten Blutungsneigung häufig. Bei etwa der Hälfte der Leberzirrhosepatienten stellt sie die Todesursache dar.

10.3.5 Aszites

Definition: Beim Aszites handelt es sich um eine Flüssigkeitsansammlung in der freien Bauchhöhle.

Er tritt vor allem bei fortgeschrittener Leberzirrhose auf und hat folgende Ursachen:
- Portale Hypertension: Durch den erhöhten Venendruck tritt vermehrt Flüssigkeit in den Bauchraum aus.
- Albuminmangel: Die Albuminbildung in der Leber ist herabgesetzt. Albuminmangel bedeutet jedoch herabgesetzte Wasserbindungsfähigkeit des Blutes.
- Natriumretention: Sie ist Folge eines Hyperaldosteronismus (Kap. 2.3.1.1 Herzinsuffizienz), der bei portaler Hypertension häufig vorliegt. Eine weitere Folge des Hyperaldosteronismus ist die häufig anzutreffende Hypokaliämie.
- Lymphabflussstauung: Bei schwerem Aszites können sich zehn oder mehr Liter Flüssigkeit im Bauchraum ansammeln.

Ursachen

Nachgewiesen wird ein Aszites durch Perkussion und Palpation, Sonographie des Abdomens und eventuell Punktion von Aszitesflüssigkeit.

Diagnose

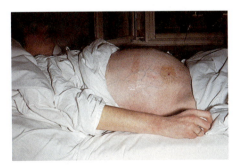

Abb. 85: Aszites bei Leberzirrhose

10.4 Klinik der Leberkrankheiten

10.4.1 Hepatitiden

Definition: Als Hepatitiden werden meist infektiös bedingte, herdförmige bis ausgedehnte Entzündungen des Gefäß-Bindegewebes der Leber bezeichnet. Neben Viren kommen auch Bakterien oder Protozoen als Erreger in Betracht.

10.4.1.1 Akute Hepatitis

Definition: Die akute Hepatitis (epidemische Hepatitis, infektiöse Hepatitis, Serumhepatitis) ist eine durch Viren bedingte, diffuse Leberentzündung.

Vorkommen und Häufigkeit

Die akute Virushepatitis ist mit jährlich über 20.000 Erkrankungen in Deutschland eine der häufigsten Infektionskrankheiten. Bei Ärzten und im Pflegebereich ist sie eine der wichtigsten Berufskrankheiten. Insbesondere Heroinabhängige sind in hohem Maße durch Hepatitis B-, C- und D-Infektionen gefährdet. Jeder Erkrankungs- und Todesfall an Hepatitis ist meldepflichtig.

Erreger

Man unterscheidet heute hauptsächlich 5 Erreger einer Virushepatitis: das Hepatitis A-Virus (HAV), das Hepatitis B-Virus (HBV), das Hepatitis C-Virus (HCV), das Hepatitis D-Virus (HDV) und das Hepatitis E-Virus (HEV). Diese Viren können direkt und über ihre spezifischen Antikörper nachgewiesen werden.

Hepatitis A-Virus

Das Hepatitis A-Virus (HAV) ruft die **epidemische Hepatitis** hervor und wird meist **oral** durch infizierte Nahrungsmittel, Schmierinfektion, verseuchtes Wasser, selten parenteral, z. B. durch infizierte Instrumente wie Skalpelle, Messer, Spritzen und Kanülen, übertragen. Seine Größe beträgt ca. 27 nm. Die Inkubationszeit der epidemischen Hepatitis beträgt 6–50 Tage. Ein fulminanter Verlauf ist sehr selten, ein Übergang in die chronische Hepatitis oder eine Leberzirrhose kommt nicht vor. Ausgeschieden wird das HAV mit dem Stuhl schon etwa 1–2 Wochen vor Beginn der Erkrankung mit einem Maximum vor dem Höhepunkt der Erkrankung. Das Anti-HAV bleibt normalerweise das ganze Leben lang bestehen.

Inkubationszeit

Diagnose

Der Anti-HAV-Nachweis erfolgt nuklearmedizinisch. Da in Deutschland HA-Antikörper bei 40–60 % aller über 40-Jährigen nachweisbar sind, muss man annehmen, dass der Verlauf stummer Infektionen in der Jugend oder Kindheit mit dem Hepatitis A-Virus sehr häufig ist. HA-Antikörper der IgG-Klasse weisen auf eine zurückliegende, HA-Antikörper der IgM-Klasse auf eine akute Hepatitisvirus A-Infektion hin.

Die Hepatitis hinterlässt eine lebenslange Immunität. Chronische Träger von HAV sind nicht bekannt.

Verlauf

So genannte Begleithepatitiden bei systemischen Virusinfektionen können durch folgende Viren hervorgerufen werden:
Adeno-, Coxsackie-, Cytomegalie-, Echo-, Epstein-Barr-, Gelbfieber-, Herpes-simplex-, HI-, Masern-, Röteln- und Varizella-Zoster-Viren.

Begleithepatitiden

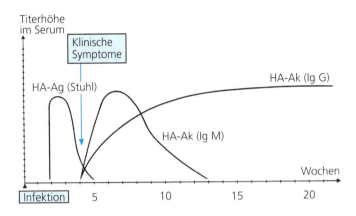

Abb. 86: Hepatitis A-Marker im Verlauf einer Hepatitis A-Infektion (modif. nach R. Seelig)

Das Hepatitis B-Virus verursacht die **Serumhepatitis** (sog. Spritzenhepatitis). Die Hepatitis B wird vorwiegend parenteral, z. B. durch infiziertes Blut und Blutprodukte, unsterile Nadeln und Instrumente sowie durch Intimverkehr übertragen. Auch eine Übertragung von der infizierten Mutter auf das Kind, besonders perinatal, ist möglich. Das sog. HBs-Ag ist in Blut, Speichel, Samen, Vaginalsekret, Brustmilch, Aszites und Pleuraergüssen nachgewiesen worden. Die Inkubationszeit beträgt 30–180 Tage.

Hepatitis B-Virus

Infektionsmodus

Inkubationszeit

Im Blut von Hepatitis B-Patienten lassen sich 42 nm große, morphologisch an Viren erinnernde Körper, die sog. Dane-Partikel, nachweisen. Die äußere Eiweißhülle wird Hepatitis B-Surface-Antigen, abgekürzt HBs-Ag genannt. Da das HBs-Ag 1965 erstmals bei einem australischen Ureinwohner nachgewiesen wurde, wird es auch als „Australia-Antigen" bezeichnet.

Diagnose

Der Nachweis dieses Antigens beweist die Infektion mit dem Hepatitis B-Virus. Das HBs-Ag ist schon während der Inkubationsphase nachweisbar und erreicht meist vor dem Transaminasengipfel seinen höchsten Titer. Nach dem Krankheitsausbruch ist es mit abfallender Tendenz noch 1–6 Wochen lang im Serum nachweisbar. Bei etwa 5 % der Hepatitis B-Patienten ist es lebenslang nachweisbar. Der direkte Nachweis der HBV-DNA im Serum gilt heute als die genaueste Nachweisart der Virusreplikation (Neubildung).

Das Virus enthält im Kern das sog. HBc-Antigen (Core-Antigen). Es sind auch Antikörper gegen HBs- und HBc-Antigen nachweisbar.

Merke: Die gefährlichste Infektionsquelle bei der Hepatitis B stellt das Blut dar. Bereits 0,0001 ml Blut reichen für die Infektion aus.

Antikörper gegen HBc der IgM-Klasse eignen sich zum Nachweis einer akuten Hepatitis B.

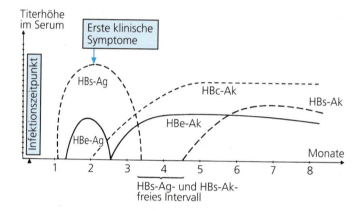

Abb. 87: Hepatitis B-Marker im Verlauf einer Hepatitis B-Infektion (modif. nach R. Seelig)

Das HBe-Antigen tritt während der Akutphase der Hepatitis B und der Virusvermehrung auf, besonders bei Personen, die später eine HBs-Ag-positive chronische Hepatitis entwickeln.

Merke: HBe-Antigen-positives Blut ist hochinfektiös!

Die Mehrzahl der Patienten entwickelt Antikörper gegen das HBe-Antigen, d. h. HBe-Ak. Das Fehlen der HBe-Ak-Entwicklung kann als Hinweis auf den Übergang in die chronische Verlaufsform angesehen werden. Hepatitis B-Antigene und -Antikörper werden zusammen als Hepatitis B-Marker bezeichnet. Das Verhalten der Hepatitis B-Marker im Serum bei normalem Hepatitis B-Verlauf zeigt ☞ Abb. 87.

Verlaufsformen

Etwa 5–10 % der Hepatitis B-Fälle gehen in eine chronische HBs-Antigen-positive Form über. Durch die modernen serologischen Nachweismethoden mit der verbesserten Möglichkeit, infektiöse Spender auszuschließen, wird die Hepatitis B heute wesentlich seltener durch Transfusionen übertragen als früher.

Fallbeispiel 11:  Der 24-jährige Geografiestudent erkrankt eine Woche nach der Rückkehr von einer zweimonatigen Indienrundreise mit erheblicher Abgeschlagenheit, Muskelschmerzen, Kopfschmerzen und ausgeprägter Übelkeit. In Indien hat er meistens in einfachsten Hotelunterkünften übernachtet und sich häufig an kleinen Imbissständen am Straßenrand ernährt. Am dritten Tag sind seine Beschwerden deutlich gebessert, es fallen ihm aber ein „bierbrauner" Urin sowie ein heller Stuhl auf. Von Kommilitonen wird er auf eine Gelbverfärbung der Augen aufmerksam gemacht. Die Blutuntersuchung zwei Tage später beim Hausarzt ergibt eine deutliche Transaminasenerhöhung (SGPT 940 mU, SGOT 478 mU, γ-GT 96 mU). Das Gesamtbilirubin ist auf 9,8 mg/dl erhöht. Die HA-IgM-Antikörper sind erhöht, HBs-Ag ist negativ. Diagnose: Hepatitis A-Infektion nach Auslandsaufenthalt (wahrscheinlich Schmierinfektion). Die Kontrolle nach sechs Wochen ergibt weitgehend normale Laborparameter bei klinischer Beschwerdefreiheit.

1988 gelang die Isolierung des Hepatitis C-Virus (HCV), das für ca. 90 % der **Posttransfusionshepatitiden** sowie für viele Hepatitis-Virusinfektionen bei Drogenabhängigen, Homosexuellen, Hämophilen und Dialysepatienten der verantwortliche Erreger ist. Man kann heute HCV-RNA und Antikörper gegen HCV nachweisen. Die Hepatitis C ähnelt der Hepatitis B, hat eine Inkubationszeit bis zu 100 Tagen, weist keine jahreszeitliche Häufung und keine Altersabhängigkeit auf. Die Übertragung erfolgt wie bei der Hepatitis B. Bei über 50 % der Fälle geht sie in eine chronische Verlaufsform über, die ihrerseits in eine Leberzirrhose übergehen kann. Die früher als Hepatitis Non A Non B bezeichneten Hepatitiden waren zu einem großen Teil Hepatitis C-Erkrankungen.

Hepatitis C-Virus

Der Erreger der Hepatitis D (HDV) ist ein defektes RNA-Virus. Seine Hülle ist vom Hepatitis B-Virus „geliehen," sodass die HDV-Infektion nur gleichzeitig bei einer akuten oder chronischen Hepatitis B-Virusinfektion auftreten kann. Das HDV ist also eine Art „Trittbrett-Fahrer", das zu einer **Ko- oder Superinfektion** führt, die meist gefährlicher als die reine HBV-Infektion ist und häufig in eine Leberzirrhose übergeht. Eine HDV-Infektion kann durch den Nachweis von Delta-Antikörpern bestätigt werden. Mit modernen diagnostischen Verfahren kann neuerdings auch die HDV-RNA im Serum und im Lebergewebe nachgewiesen werden.

Hepatitis D-Virus

Das Hepatitis E-Virus (HEV) zählt wahrscheinlich zu einer neuen Gruppe von RNA-Viren. Die Übertragung erfolgt enteral (**fäkal-oral**), insbesondere durch kontaminiertes Trinkwasser. Die Hepatitis E ist besonders in Ostafrika, Indien und den angrenzenden Gebieten sowie in Mittelamerika verbreitet. Infektionen in Deutschland sind bisher selten beobachtet worden und treten meist nach Auslandsaufenthalten auf. Die Inkubationszeit beträgt zwei bis neun Wochen, im Mittel 40 Tage. Die Hepatitis E führt, wie auch die vergleichbare Hepatitis A, nicht zu einer chronischen Infektion. Mit 1–2 % ist die Mortalitätsrate deutlich höher als bei der Hepatitis A. Besonders gefährdet sind Schwangere im letzten Trimenon. Hier beträgt die Mortalitätsrate durch fulminante Verläufe 15–20 %.

Hepatitis E-Virus

Im **Prodromalstadium** (Vorläuferstadium) bestehen neben Übelkeit, Appetitlosigkeit, Blähungen, Wechsel zwischen Verstopfung und Durchfall, Abneigung gegen Fett und Nikotin – selbst bei

Klinisches Bild der akuten Virushepatitiden

passionierten Rauchern – häufig Gelenkbeschwerden und Fieber sowie starke Kopfschmerzen. Diese Symptome können u. U. zu den Fehldiagnosen akutes rheumatisches Fieber oder grippaler Infekt führen. Dazu kommen Oberbauchsymptome.

Die subjektiven Beschwerden lassen meist beim Auftreten des Ikterus deutlich nach. Gleichzeitig wird der Stuhl hell und der Urin infolge der Bilirubinurie bierbraun.

Die Leber ist immer vergrößert, druckschmerzhaft und glatt. Eine Milzvergrößerung besteht in 20–30 % der Fälle. Hautausschläge, mäßige Lymphknotenschwellungen am Hals und Juckreiz sind selten. Meist besteht eine Bradykardie. Der Ikterus klingt in der Regel nach 4–8 Wochen ab. Es gibt jedoch, vor allem im Kindesalter, Hepatitisfälle ohne Ikterus (anikterische Hepatitis), die häufig als grippaler Infekt verkannt werden. Die Serumhepatitis verläuft meist schwerer als die epidemische Hepatitis.

Die Hepatitis C ist meist durch einen langwierigen und stark wechselnden Verlauf gekennzeichnet.

Die fulminante Hepatitis ist eine schwer verlaufende akute Hepatitis A, B oder E mit akutem Leberversagen. Die Prognose ist sehr schlecht. Coma hepaticum sowie der Zusammenbruch der Gerinnung führen unbehandelt meist unaufhaltsam zum Tode. Eine Lebertransplantation kann dann eine lebensrettende Maßnahme darstellen.

Diagnose

Das **Bilirubin,** primär das direkte Bilirubin, ist meist auf 10–20 mg/dl, in schweren Fällen auf 30 mg/dl und mehr **erhöht.** Es bestehen **Bilirubinurie** und Urobilinogenvermehrung im Harn. Die **Erhöhung der Transaminasen** SGOT und SGPT bis auf mehrere hundert Einheiten stellt den besten **Gradmesser für die Schwere** des Entzündungsprozesses dar. Dies gilt nicht für die Hepatitis C. Der Eisenspiegel ist erhöht, der Kupferspiegel im Blut ist niedrig. Die alkalische Phosphatase weist allenfalls eine mäßiggradige Erhöhung auf, nur bei der cholestatischen Verlaufsform (5–10 % der Patienten) sind γ-GT und alkalische Phosphatase auf das 5–7fache der Norm erhöht.

Tab. 40: Differenzialdiagnose der Virushepatitiden

	Hepatitis A	Hepatitis B	Hepatitis C
Inkubationszeit	6–50 Tage	30–180 Tage	21–84 Tage
jahreszeitliche Häufung	Herbst-Winter	Ø	Ø
Lebensalter	Kinder Jugendliche	jedes Alter	jedes Alter
Erreger	Hepatitisvirus A	Hepatitisvirus B	Hepatitisvirus C
Infektionsweg	oral selten parenteral	parenteral selten oral	parenteral

	Hepatitis A	Hepatitis B	Hepatitis C
Posttransfusionshepatitis	Ø	(+)	++
HBs-Antigen	Negativ	positiv	negativ
Übergang in chronische Verlaufsform	Ø	1–10 %	50%
Leberzirrhose (bei chronischem Verlauf)	Ø	20–30 %	10–20 %
Latenz bis zum Auftreten eines Leberzellkarzinoms (Jahre)	Ø	30–60	20–30

Tab. 40: Differenzialdiagnose der Virushepatitiden (Fortsetzung)

Während die Hepatitis A und die Hepatitis E keine chronischen Verläufe kennen, kommt es bei der Hepatitis B in ca. 10–15 % und bei der Hepatitis C in bis zu über 50 % der Infektionen zu einer chronischen Verlaufsform bis hin zu einer Leberzirrhose. Für die chronische Hepatitis B und auch die chronische Hepatitis C ist der Übergang in ein Leberzellkarzinom eindeutig belegt.

Verlauf

Die Letalität der Hepatitis B ist mit 0,2–0,4 % gering. Etwa 5 % der Patienten weisen später eine – harmlose – geringfügige Bilirubinerhöhung im Blut auf (sog. posthepatitische Hyperbilirubinämie). Häufig leiden die Patienten jedoch nach Abklingen des Ikterus mehrere Monate lang unter vegetativen Beschwerden wie Abgeschlagenheit, Schweißneigung, Schwindel, Leistungsminderung usw.

Prognose

Die Therapie besteht in **Bettruhe**, solange der Patient sich abgeschlagen fühlt und die Laborwerte noch schlecht sind. Das Einhalten verschiedener Diäten ist ohne nachweislichen Sinn. Der Patient soll eine **Wunschkost** bekommen. Am zweckmäßigsten ist eine wohlschmeckende, eiweißreiche und abwechslungsreiche Kost. Vitaminzusätze sind unnötig. Wichtig ist eine **Alkoholabstinenz** für ein Jahr.

Therapie

Die Behandlung mit Interferon alpha bei chronischen Virushepatitiden, insbesondere der Hepatitis B, hat sich als eindeutig wirksam erwiesen. Die Ansprechrate bei Hepatitis C ist niedriger. Bei manchen Formen, z. B. bei der fulminanten Hepatitis, ist eine Lebertransplantation die Therapie der Wahl. Kortikoide sind bei der akuten Virushepatitis kontraindiziert.

Eine Krankenhausbehandlung ist nur notwendig, wenn die hygienischen Verhältnisse nicht gewährleistet sind, der Patient keine Pflege hat, in einer geschlossenen Gemeinschaft lebt oder es sich um eine besonders schwere Hepatitis handelt. Im Krankenhaus ist eine Isolierung nicht erforderlich. Wichtig hingegen ist, dass Ärzte

Prophylaxe

und Pflegekräfte bei Blutentnahmen und beim Umgang mit Stuhl und Urin Handschuhe tragen.

Die Möglichkeit der aktiven Impfung empfiehlt sich besonders für gefährdete Ärzte, Pflege- und Laborpersonal (z. B. Tätigkeit auf Isolierstationen, Dialyseabteilungen oder im klinisch-chemischen Labor).

Impfstoffe: H-B-Vax® und Hevac B®.

Vier Monate nach der Impfung ist bei 90–95 % der Geimpften Anti-HBs-Ag nachweisbar. Richtlinien zur Auffrischungsimpfung ☞ Tab. 41.

Tab. 41: Empfehlungen zur Kontrolle des Impferfolges und zur Auffrischungsimpfung (nach Jilg et al.)

Anti-HBs nach Grundimmunisierung (IU/l)	Vorgehen
< 10	Wiederimpfung 3 Monate nach Grundimmunisierung
11–100	Wiederimpfung 3-6 Monate nach Grundimmunisierung, ggf. Wiederimpfung
101–1000	Anti-HBs-Kontrolle $1/2 - 1\ 1/2$ Jahre nach Grundimmunisierung, ggf. Wiederimpfung*
1001–10000	Anti HBs-Kontrolle $1\ 1/2 - 3$ Jahre nach Grundimmunisierung, ggf. Wiederimpfung*
> 10000	Anti HBs-Kontrolle $3\ 1/2 - 6$ Jahre nach Grundimmunisierung, ggf. Wiederimpfung*

*wenn Anti-HBs < 10 IU/l

Bei erhöhtem Infektionsrisiko mit Hepatitisvirus A, z. B. bei Kontakt mit Erkrankten oder Aufenthalt in Gebieten mit schlechten hygienischen Verhältnissen, besteht die Möglichkeit einer aktiven Schutzimpfung mit inaktivierten Hepatitis A-Viren (z. B. Havrix®). Eine aktive Impfung gegen Hepatitis C und Hepatitis E existiert noch nicht.

10.4.1.2 Chronische Hepatitis

Definition: Als chronische Hepatitis werden entzündliche Lebererkrankungen bezeichnet, bei denen histologische und laborchemische Veränderungen im Sinne einer Hepatitis länger als sechs Monate anhalten.

Formen Es können zwei Formen der chronischen Hepatitis unterschieden werden:
- Chronisch **persistierende** Hepatitis:
  Sie heilt in der Regel aus, führt selten zur Leberzirrhose und weist daher eine gute Prognose auf.
- Chronisch **aggressive** Hepatitis oder chronisch aktive Hepatitis:
  Sie kann sich aus einer Hepatitis B, C oder D entwickeln bzw. primär durch Autoimmunprozesse (Autoimmunhepatitis) be-

dingt sein. Ebenso ist eine Auslösung durch Alkohol (häufig) und Medikamente (selten) möglich. Bei der HBs-Ag-positiven chronischen Hepatitis sind vorwiegend Männer, bei der Autoimmunhepatitis jüngere Frauen betroffen.

Klinisches Bild

Fast immer besteht eine Vergrößerung oder Verhärtung der Leber. Die Patienten klagen über Müdigkeit, Übelkeit und unbestimmte Verdauungsbeschwerden. Ein wechselnd starker Ikterus kann vorliegen.

Diagnose

Diagnose und Einordnung erfolgen in erster Linie durch Laparoskopie und Leberbiopsie, ergänzt durch laborchemische Untersuchungen. Hier ist die Bestimmung von Transaminasen, Bilirubin, Gerinnungsfaktoren, Hepatitis-Markern, antimitochondrialen und antinukleären Antikörpern aufschlussreich.

Verlauf

Gefürchtet ist der Übergang in eine Leberzirrhose. Die HBs-Ag-positive, chronisch aktive Hepatitis hat eine etwas bessere Prognose als die Autoimmunhepatitis. Nach einer großen Statistik sieht der Spontanverlauf der chronischen HBs-Ag-positiven Hepatitis folgendermaßen aus: unveränderter Verlauf über vier bis fünf Jahre in ca. 50 %, Übergang in eine Zirrhose in 10–30 %, in den restlichen Fällen Ausheilung innerhalb von acht Jahren.

Therapie

Neben den Allgemeinmaßnahmen (☞ akute Hepatitis und Leberzirrhose) kommt es bei einer Therapie mit Interferon-α, dreimal 4–6 Mio IE pro Woche subkutan über 4–6 Monate, zu einer Ansprechrate über 40 %, wobei jedoch die komplette Beseitigung des HBs-Ag mit Bildung von HBs-Ak nur bei weniger als 15 % der Patienten gelingt. Andererseits liegt die Rezidivrate unter 5 %. Bei der chronischen Hepatitis C liegt zwar die Ansprechrate mit bis zu 50 % etwas höher, jedoch kommt es in bis zu 50 % der behandelten Fälle zu einem Entzündungsrezidiv, weshalb für 6–12 Monate therapiert werden sollte. Bei der chronischen Hepatitis D sind die Ergebnisse zurzeit noch deutlich schlechter; es werden daher dreimal 9 Millionen IE Interferon-α pro Woche gegeben.

10.4.1.3 Autoimmune Hepatitis

> **Definition:** Die autoimmune Hepatitis (aiH) ist eine chronische, nicht durch Virusinfektion, sondern durch (auto-)immune Prozesse hervorgerufene Hepatitis.

Vorkommen

Es besteht eine genetische Disposition. In 70–80 % der Fälle sind Frauen betroffen. Das Manifestationsalter liegt zwischen 16 und 40 Jahren.

Laborbefunde

Typische Laborbefunde sind: deutliche Erhöhung von GOT, GPT, GLDH, Hypergammaglobulinämie und der Nachweis von Antikör-

Therapie | pern: ANA (antinukleäre Antikörper), SMA (Antikörper gegen glatte Muskulatur) und LKM (mikrosomales Antigen in Leber und Niere). Die autoimmune Hepatitis ist immer histologisch zu sichern. Sie spricht gut auf eine Therapie mit Glukokortikoiden (initial 1,5 mg Prednisolon/kg Körpergewicht) an, eventuell in Kombination mit 2 mg Azathioprin/kg Körpergewicht pro Tag (Imurek®).

Verlauf und Prognose | Der Verlauf ist sehr variabel. Er reicht von jahrelang schleichend verlaufenden Fällen mit Spontanremissionen bis zu fulminanten Verläufen, die in eine Leberzirrhose übergehen. Die meisten Patienten können jedoch mit einer normalen Lebenserwartung rechnen.

10.4.1.4 Alkohol-Hepatitis

Definition: Die Alkohol-Hepatitis ist eine Fettleberhepatitis mit entzündlichen oder/und nekrotischen organischen Veränderungen.

Ursache | Durch massiven Alkoholkonsum kann eine akute Alkoholhepatitis hervorgerufen werden.

Klinisches Bild | Die Erkrankung beginnt meist akut mit Erbrechen, Durchfall, Appetitlosigkeit, Ikterus, Fieber und einer Bewusstseinseintrübung. Die Leber ist groß und schmerzhaft, und es kann zu einer massiven Aszitesbildung kommen.

Diagnose | Neben dem klinischen Bild und der Anamnese sprechen die Erhöhung von Transaminasen, alkalischer Phosphatase, γ-GT und γ-Globulinen für eine akute Alkohol induzierte Hepatitis.

Therapie | Die Therapie besteht in Bettruhe, totaler Alkoholabstinenz und hyperkalorischer, proteinreicher Kost. Eine gesicherte medikamentöse Behandlung steht nicht zur Verfügung.

Verlauf | Die Prognose ist, insbesondere bei fortgesetztem Alkoholkonsum, ungünstig. Massiver Ikterus, reichlich Aszites, Enzephalopathie und Niereninsuffizienz sind die klinischen Symptome der häufig zum Tode führenden Erkrankung.

10.4.2 Fettleber

Definition: Eine Fettleber liegt vor, wenn eine Verfettung der Hälfte aller Leberzellen oder mehr besteht.

Häufigkeit | Die Fettleber ist wahrscheinlich die häufigste Lebererkrankung. In ausgeprägten Fällen kann die Leber 25–30 % ihres Gewichts an Fett enthalten (normalerweise 3,5 %).

Zahlreiche Faktoren können zur Fettleber führen. Die Wichtigsten sind:
- chronischer Alkoholabusus (30–50 %),
- Adipositas,
- Diabetes mellitus,
- Hypoproteinämie (z. B. in Entwicklungsländern),
- Hyperlipidämie.

Entstehungsursachen

Häufig bestehen keine Symptome, in anderen Fällen uncharakteristische Oberbauchbeschwerden. Die Leber ist regelmäßig vergrößert, relativ weich, aber auch induriert (verhärtet) und kaum druckschmerzhaft.

Klinisches Bild

Eine „echodichte" Struktur der Leber in der Sonographie gilt als Verdachtsdiagnose. Eine Sicherung der Diagnose gelingt mittels **Leberbiopsie**. Meist besteht eine ausgeprägte Erhöhung der γ-GT bei mäßiger Transaminasenerhöhung. Beim Nachweis einer Fettleber muss immer ein Diabetes mellitus ausgeschlossen werden.

Diagnose

Kann die Ursache erkannt und beseitigt werden, z. B. durch Alkoholverbot, Regulierung der diabetischen Stoffwechsellage, Gewichtsreduktion, Eiweißzufuhr, weniger Kohlenhydrate etc., so bildet sich die Leberverfettung meist rasch und erstaunlich gut zurück. Dieses Vorgehen ist die wirksamste Therapie. Ungünstiger ist die Prognose, wenn entzündliche Prozesse hinzukommen und **Leberzellnekrosen** auftreten (Fettleberhepatitis). Dann ist der Übergang in eine Leberzirrhose (Fettzirrhose) möglich.

Therapie

10.4.3 Funktionelle Hyperbilirubinämien

> **Definition:** Der in diese Gruppe gehörende Morbus Meulengracht ist eine harmlose Erkrankung, die durch eine Störung der Bilirubinaufnahme in die Leberzelle und die Bindung an Glukuronsäure gekennzeichnet ist.

Dadurch kommt es intermittierend zu einer leichten Erhöhung des freien Bilirubins. Meist handelt es sich um Kinder und Jugendliche mit einem zeitweise auftretenden leichten Ikterus (Serum-Bilirubin 2–4 mg/dl). Diese nicht behandlungsbedürftige Störung hat ihre Bedeutung lediglich darin, dass sie bei Unkenntnis des Krankheitsbildes mit einer Lebererkrankung verwechselt werden kann.

10.4.4 Morbus Wilson

Definition: Beim M. Wilson (hepatozerebrale Degeneration) handelt es sich um eine angeborene, rezessiv-autosomal vererbte Erkrankung, die durch einen Mangel an Zäruloplasmin, das für den Kupfertransport im Organismus verantwortlich ist, hervorgerufen wird. Es kommt zu Kupferablagerungen in Gehirn, Leber, Nieren und Augen. Diese chronische Kupfervergiftung führt u. a. auch zu einer Leberschädigung mit Ikterusschüben.

Klinisches Bild — Klinisch imponiert die Erkrankung als chronische Hepatitis. Ein typisches Spätsymptom ist ein durch Kupfereinlagerung hervorgerufener, braungrüner Ring in der Hornhaut, der sog. Kayser-Fleischersche Kornealring. Es ist wichtig, bei jeder unklaren chronischen Lebererkrankung einen Morbus Wilson in Betracht zu ziehen, da eine spezifische Therapiemöglichkeit gegeben ist!

Therapie — Die Behandlung besteht in kupferarmer Diät und dem Versuch, Kupfer durch D-Penicillamin aus dem Körper zu eliminieren.

12.4.5 Leberzirrhose

Definition: Leberzirrhose bedeutet eine fortschreitende, narbig-bindegewebige Umwandlung der Leber und eine ungeordnete Leberzellregeneration (sog. Regeneratknoten). Dies führt zu einer Zerstörung des normalen Leberläppchenaufbaus, einem tiefgreifenden Umbau der Leberarchitektur und einer Behinderung des Durchflusses des aus der Pfortader stammenden Blutes.

Ätiologie — In mindestens 50 % der Fälle spielt ein **chronischer Alkoholmissbrauch** die entscheidende Rolle. Werden über Jahre hinweg täglich mehr als 100 g reiner Alkohol getrunken (Alkoholgehalt in Vol.-% ca. 5 bei Bier, 11 bei Wein, 40 bei Schnaps), so ist mit großer Wahrscheinlichkeit eine Fettleber und später in einem bestimmten Prozentsatz eine Leberzirrhose zu erwarten. Etwa 25 % der Leberzirrhosen beruht auf einer früher durchgemachten, chronifizierten Virushepatitis B oder C (posthepatitische Leberzirrhose). Lang dauernde Cholestase (biliäre Zirrhose) und Herzinsuffizienz mit Leberstauung (Stauungszirrhose, Cirrhose cardiaque) sind weitere Ursachen. Nicht selten kombinieren sich mehrere Faktoren.

Primär biliäre Zirrhose — Eine Sonderform stellt die sog. primär biliäre Zirrhose dar, die sich aus einer chronischen, nichteitrigen Cholangitis entwickelt. Das Leiden befällt vorwiegend Frauen zwischen 30–60 Jahren. Typisch ist der serologische Nachweis sog. antimitochondrialer Antikörper (AMA) in über 90 % der Fälle.

Klinisches Bild

Das äußerliche Erscheinungsbild des Patienten erlaubt häufig bereits die „Blickdiagnose" Leberzirrhose. Besonders charakteristisch sind die **Hautveränderungen.** Die Haut ist braungrau pigmentiert, dünn, und besonders an den Händen pergamentartig (Geldscheinhaut). Die Handinnenflächen, insbesondere der Daumen und Kleinfingerballen, weisen eine Rötung, das sog. Palmarerythem, auf. Im Gesicht, am Hals, am Rücken und auf der Brust finden sich Lebersternchen – sog. Spider naevi oder Eppinger-Sternchen. Es handelt sich um stecknadelkopf- bis pfennigstückgroße rötliche Flecken, die aus sternförmig auseinanderlaufenden arteriellen Hautgefäßen bestehen. Sie kommen allerdings auch bei anderen Lebererkrankungen und – selten – auch bei Gesunden vor. Die Behaarung in den Achselhöhlen ist stark vermindert, die Schambehaarung bei Männern feminin, eine Bauchbehaarung fehlt (Bauchglatze). **Hodenatrophie** und **Gynäkomastie** (verstärkte Brustbildung beim Mann) kommen wahrscheinlich dadurch zustande, dass ein Ungleichgewicht zwischen männlichen und – auch beim Mann gebildeten – weiblichen Sexualhormonen besteht. Die Zunge ist glänzend, glatt und gerötet (sog. **Lackzunge**). Petechiale und flächenförmige Hautblutungen zeigen, dass eine hämorrhagische Diathese besteht. Die portale Hypertension ist an der verstärkten Bauchvenenzeichnung und im fortgeschrittenen Stadium am Aszites erkennbar.

Die **Leber** ist meist vergrößert und verhärtet und weist eine unregelmäßige, fein- oder grobgehöckerte Oberfläche auf. Häufig besteht eine **Milzvergrößerung.** In Spätstadien kann sich die Leber durch weitere Schrumpfung wieder verkleinern (☞ Abb. 88, S. 342).

Beschwerden

Die Beschwerden sind anfangs gering. Der Aszitesbildung gehen oft Phasen mit starken Blähungen voraus: Merksatz der Franzosen: „Erst der Wind und dann der Regen".
Oberbauchbeschwerden, Appetitmangel, Gewichtsverlust, Übelkeit, Juckreiz, gelegentlich Fieber, mürrisch-depressive Verstimmung und Nachlassen der sexuellen Potenz sind weitere Symptome.

Laborbefunde

Charakteristisch sind die Verminderung der Albumine, Vermehrung der Gamma-Globuline, im „Schub" eine Transaminasen- und Bilirubinerhöhung sowie die Verminderung der Gerinnungsfaktoren. Anämie, Leukopenie und Thrombozytopenie (Milztumor) können hinzutreten.

Verlauf und Komplikationen

Inaktive Phasen (kompensierte Leberzirrhose) werden von aktiven Phasen (dekompensierte Leberzirrhose) abgelöst. Folgende Möglichkeiten der Dekompensation bestehen:
- Pfortaderhochdruck mit Aszites und Ösophagusvarizenblutung. Die erste Ösophagusvarizenblutung führt in rund 30 % der Fälle zum Tode.
- Sog. dystrophischer Schub mit Verschlechterung der Leberfunktion und Bilirubin- und Transaminasenanstieg.
- Infolge der portalen Hypertension werden toxische Stoffe wie Ammoniak, Amine und/oder Phenole, die aus stickstoffhaltigen

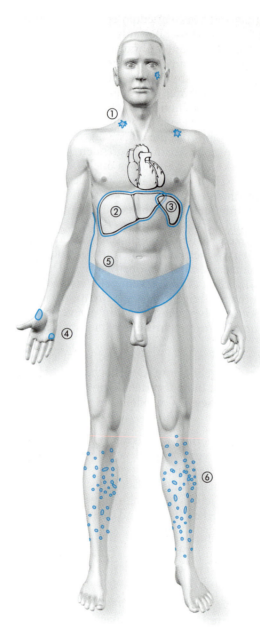

Abb. 88: Leberzirrhose – Ursachen, Symptome und Komplikationen

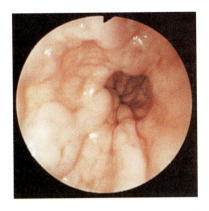

Abb. 89: Ösophagusvarizen

Substanzen von Darmbakterien gebildet werden, durch einen Umgehungskreislauf an der Leber vorbei in den großen Kreislauf geleitet und gelangen so in das Gehirn. Die Folge davon ist die sog. hepatische Enzephalopathie. Man versteht darunter Störungen der Bewusstseinslage verschiedenen Ausmaßes, die sich von Stadium I bis IV erstrecken. Sie reichen von leichter Schläfrigkeit im Wechsel mit Unruhe, Reizbarkeit, intellektuellen Störungen, Erregungszuständen, flapping tremor (grobes Muskelzittern und flügelartige Armbewegungen bei ausgestreckten Armen und nach oben gebeugten Händen) bis zum Koma.

Meist bestehen ein Foetor hepaticus, d. h. ein schwer beschreibbarer, faulig-süßlicher oder erdiger Mundgeruch, und ein Ikterus.

Definition: Unter dem Begriff des Coma hepaticum werden Zustände zusammengefasst, die mit Bewusstseinsstörungen bis zur Bewusstlosigkeit einhergehen und durch Lebererkrankungen, am häufigsten durch eine Leberzirrhose, hervorgerufen werden.

Im kompensierten Stadium genügt eine ausgewogene, kalorisch ausreichende Kost, die Kohlenhydrate, Fett und Eiweiße im Verhältnis 40 : 40 : 20 enthält. Absolute Alkoholkarenz und das Vermeiden aller nicht dringend erforderlichen Medikamente sind selbstverständlich. Bei parenteraler Ernährung im Leberkoma oder bei Bewusstlosigkeit sind Glucoseinfusionen Hauptenergieträger. Die Aminosäurenzufuhr wird auf maximal 1,5 g/kg Körpergewicht pro Tag begrenzt. Eine sorgfältige Bilanzierung des Wasser- und Elektrolythaushaltes ist erforderlich.

Bei drohender Enzephalopathie ist eine proteinarme Ernährung notwendig.

Therapie im kompensierten Stadium der Leberzirrhose

Die **Aszitesausschwemmung** soll **langsam und schonend** unter täglicher Kontrolle von Körpergewicht, Flüssigkeitszufuhr und Urinausscheidung durchgeführt werden. Die tägliche Gewichtsreduktion sollte, sofern keine Ödeme bestehen, 750 g nicht überschreiten. Die

Therapie des Aszites

Flüssigkeitszufuhr sollte ca. 2 l betragen. Regelmäßige Natrium- und Kaliumkontrollen im Serum sind notwendig. Wichtig ist eine natriumarme Kost mit maximal 50 mval Natrium täglich. Die diuretische Behandlung wird mit Aldosteron-Antagonisten (z. B. Aldactone®, Osyrol®) oder Diuretika (z. B. Aquaphor®) durchgeführt. Aszitespunktionen sind zur Entlastung bei massiven Flüssigkeitsansammlungen im Bauch indiziert. Ein Eiweißverlust muss vermieden bzw. ausgeglichen werden (z. B. mit Humanalbuminlösung).

Bei therapierefraktärem Aszites kommen ausnahmsweise Aszitesreinfusionen infrage, d. h. die Aszitesflüssigkeit aus dem Bauchraum wird über eine Infusionspumpe oder ein Spezialventil in die obere Hohlvene infundiert.

Therapie der akuten Ösophagusvarizenblutung

Da die Letalität im akuten Stadium bei ca. 60 % liegt, ist eine **sofortige intensivmedizinische Behandlung** notwendig. Neben der Schockbekämpfung durch Volumensubstitution mit Frischblut, das aktive Gerinnungsfaktoren und Thrombozyten enthält, kommen folgende Maßnahmen in Betracht:

- **Sklerosierung**: Die Therapie der Wahl bei gesicherter Blutung aus Ösophagusvarizen ist die Verödung (Sklerosierung) mit einem flexiblen Endoskop. Durch Injektion von Aethoxysklerol in die Ösophagusschleimhaut unmittelbar neben die Varizen wird die Verödung in mehreren Sitzungen vorgenommen.
- **Kompression der Ösophagusvarizen** durch eine sog. Sengstaken-Blakemore-Sonde. Dabei handelt es sich um eine dreiläufige Doppelballonsonde zum Einlegen in die Speiseröhre und den oberen Magenanteil. Nach Einführung der Sonde wird zuerst der Magenballon aufgeblasen und bis an die Kardia zurückgezogen. Der aufblasbare Ösophagusballon komprimiert die Ösophagusvarizen, der ballonfreie dritte Sonderkanal dient der Absaugung von Mageninhalt bzw. der Zufuhr von Nahrung oder Medikamenten. Die Linton-Nachlass-Sonde (Einballonsonde) eignet sich zur Kompression von Magenfundusvarizen. Die Ballonsonden können im Notfall die Blutung bis zur weiteren Versorgung durch die Sklerosierungstherapie stillen.
- Die **Gummibandligatur** stellt ein neues elegantes Verfahren dar. Aufgrund der guten Handhabung und der wahrscheinlich geringeren Komplikationsrate hat die Methode schon vielfach die Sklerosierung ersetzt.
- Die medikamentöse Senkung des Pfortaderdrucks ist im akuten Blutungsfall heute nicht mehr so sehr von Bedeutung. Langfristig kann durch Betarezeptorenblocker (z. B. Dociton®, Beloc®) oder Molsidomin die Blutungs-Rezidivneigung verringert werden.

Prophylaxe und Therapie des Coma hepaticum

Jeder Patient mit Leberzirrhose und gastrointestinaler Blutung ist generell durch ein Coma hepaticum bedroht, da toxische Abbauprodukte des Blutes, die im Darm entstehen, von der Leber nicht ausreichend entgiftet werden können. Prophylaktisch muss daher mit Abführmitteln, Neomycin oder Paromomycin (Humatin®) und

Lactulose (Bifiteral®) behandelt werden. In geeigneten Fällen wird ein sog. **portokavaler Shunt** (End-zu-Seit-Verbindung zwischen Vena portae und unterer Hohlvenen bzw. anderen Venen wie der V. renalis) angelegt, der eine Druckentlastung des Pfortaderkreislaufs bewirkt. Die Folge ist nicht selten ein weiterer Anstieg des Blutammoniakspiegels mit Dämmerzuständen und komaähnlichen Bildern (sog. episodischer Stupor), weil größere Mengen des Pfortaderblutes an der Leber vorbeigeleitet und nicht mehr entgiftet werden. Wichtig sind die Verminderung des Nahrungseiweißes sowie die Sterilisierung des Darmes mit Antibiotika (z. B. Neomycin), um einen Eiweißabbau im Darm zu verhindern. Des Weiteren sind Infusionen mit Laevulose (Kohlehydratzufuhr), Ausgleich der Elektrolyte, Humanalbumin-Infusionen, Laktulosegaben (Bifiteral®) und bei erheblicher Anämie Bluttransfusionen indiziert. Aufgrund der Gefahr von gastrointestinalen Blutungen sollte eine Blutungsprophylaxe durch Schleimhautprotektion (s. o.) oder Säureblockade durchgeführt werden.
Eine Lebertransplantation kann lediglich bei nichtalkoholischer Leberzirrhose erwogen werden.

Die Prognose ist **schlecht**. Die Hälfte der Patienten stirbt im Leberkoma, 30 % versterben an der Ösophagusvarizenblutung. In 1–5 % der Fälle entwickelt sich ein Leberkarzinom.

Prognose

- Ernährung:
  - im kompensierten Stadium ausgewogene, kalorisch ausreichende Ernährung,
  - bei drohender Enzephalopathie eiweißarme Kost,
  - im Koma Glucoseinfusionen, Aminosäurezufuhr max. 1,5 g/kg Körpergewicht/Tag.
- Bei Aszites:
  - Flüssigkeitsbilanzierung,
  - Elektrolytkontrolle,
  - Ausschwemmung mit Aldosteronantagonisten,
  - Aszitespunktion.
- Bei Ösophagusvarizenblutung:
  - Sengstaken-Blakemore-Sonde,
  - Pfortaderdrucksenkung mit Betablockern oder Molsidomin,
  - Gummibandligatur oder
  - Sklerosierung der Ösophagusvarizen.
- Lebertransplantation bei nichtalkoholischer Leberzirrhose.

Übersicht 40: Checkliste Therapie der Leberzirrhose

10.4.6 Leberkarzinom

Das **primäre**, d. h. nicht metastatisch entstandene Leberkarzinom, entwickelt sich häufig auf dem Boden einer alkoholischen Leberzirrhose und führt zu Kachexie, blutigem Aszites, Oberbauch-

Entstehungsursachen

schmerzen und Anämie. Das Alpha-1-Fetoprotein (AFP) im Serum (☞ S. 41) ist deutlich bis massiv erhöht.

Therapie und Prognose

In Ausnahmefällen kann eine Heilung durch operative Entfernung größerer Leberanteile erreicht werden. Die Erfolgsaussichten der Lebertransplantation haben sich in den letzten Jahren deutlich verbessert. Die Einjahres-Überlebenszeit bei lebertransplantierten Patienten liegt bei 50–80 %.

10.4.7 Lebermetastasen

Entstehungsursachen – Primärtumoren

Lebermetastasen entstehen **hämatogen** beim Mann am häufigsten durch Magen-, Pankreas-, Lungen- oder Dickdarmkarzinome, bei der Frau durch Metastasierung eines Brust-, Dickdarm-, Magen- oder Uteruskarzinoms. Rund 30 % aller Karzinome führen zur Absiedlung von Lebermetastasen. Lebermetastasen ab einem Durchmesser von ca. 1 cm lassen sich sonographisch gut nachweisen und eventuell zu diagnostischen Zwecken punktieren. Ausgedehnte oder multiple Lebermetastasen führen zu einem Ikterus und zur Erhöhung von SGOT, SGPT, γ-GT und alkalischer Phosphatase. Die Metastasenleber ist sehr hart, knotig und vergrößert.

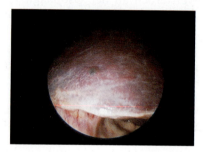

Abb. 90: Metastase (bläulich) eines malignen Melanoms im rechten Leberlappen (laparoskopischer Befund)

Fallbeispiel 12:

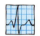

Der 74-jährige Rentner K. J. sucht seinen Hausarzt wegen eines unbestimmten Druckgefühls im rechten Oberbauch, Völlegefühl und Obstipation auf. In den letzten zwei Monaten hat er 7 kg Körpergewicht verloren. Sonographisch finden sich zahlreiche, bis zu fünfmarkstückgroße Rundherde in der Leber und etwas Aszites im Unterbauch. Bei der Koloskopie ist ein zirkulär wachsendes Sigmakarzinom (Adenokarzinom) mit deutlicher Stenosierung nachweisbar. Intraoperativ zeigt sich ein infiltrierendes Wachstum des Tumors in die Umgebung und die regionalen Lymphknoten sowie eine Peritonealkarzinose. Da eine radikale Tumorresektion nicht möglich ist, wird zur Vermeidung eines Ileus ein Anus praeter angelegt und als Palliativmaßnahme eine Chemotherapie mit 5-Fluorouracil durchgeführt.

10.4.8 Gutartige Lebertumoren

Häufigkeit

Gutartige Lebertumore sind relativ selten. Meist handelt es sich um Hämangiome, sog. Gefäßgeschwülste, oder Adenome. Hepatome als ebenfalls gutartige Leberturmoren wurden auch nach der Einnahme von Ovulationshemmern beschrieben.

10.4.9 Leberechinokokken

Der Mensch nimmt als Zwischenwirt die Eier des Hundebandwurms auf. Diese entwickeln sich im Magen-Darm-Kanal zur Larve und gelangen zu 65 % in die Leber, seltener in die Lungen (10 %), wo sich die Finnen bilden und Echinokokkenzysten entwickeln. Der Echinococcus cysticus bildet große Einzelzysten, der seltenere Echinococcus alveolaris wächst tumorartig infiltrierend innerhalb der Leber. Leberechinokokken kommen bei Bewohnern des Mittelmeerraumes gehäuft vor.
Die Diagnose kann sonographisch, durch Computertomographie bzw. serologisch anhand der Komplementbindungsreaktion gestellt werden.
Eine Heilung ist nur operativ möglich.

10.4.10 Leberabszesse

Leberabszesse können sich im Rahmen einer Sepsis, bei eitrigen Bauchhöhlenprozessen wie einer Blinddarmentzündung, Divertikulitis oder Kolitis, Amöbeninfektion oder durch eine Cholangitis entwickeln.
Sie werden sonographisch oder mittels Computertomographie diagnostiziert. Eine Gewinnung von Abszessmaterial kann durch sonographisch gesteuerte Punktion erfolgen.
Die mikrobiologische Untersuchung ermöglicht eine gezielte antibiotische Behandlung, die heute dem Patienten eine operative Behandlung meist ersparen kann.

10.4.11 Medikamentöse Leberschäden

Medikamentös bedingte Leberschäden können in unterschiedlicher Form auftreten:

- **Hepatitisähnliche Bilder,** z.T. mit Fieber („drug fever"), Hautexanthemen und Eosinophilie. Auslösende Medikamente: Alpha-Methyldopa (Bluthochdruckmittel), Paracetamol (in vielen Schmerzmitteln enthalten), das Narkosegas Halothan. Das Risiko einer Halothan-Hepatitis beträgt ca. 1: 10 000.
- **Cholestase-Syndrom,** z. B. durch Immunsuppressiva (z. B. Imurek®), Neo-Gilurytmal®, Testosteron, Östrogene, Ovulationshemmer, Chlorpromazin (Megaphen®).

Formen

Da die Zahl der potenziell leberschädigenden Medikamente sehr groß ist, muss bei jedem ätiologisch unklaren Ikterus eine sehr sorgfältige Arzneimittelanamnese erhoben werden. Die meisten medikamentös bedingten Leberschäden sind nach Absetzen des Medikaments voll reversibel.

Wichtig: Arzneimittel-Anamnese

10.4.12 Schwangerschaftsikterus

Ursachen

Einem Ikterus während der Schwangerschaft können folgende Ursachen zugrunde liegen:
- Benigne Schwangerschaftscholestase: Es bestehen Juckreiz, ein leichter Ikterus und laborchemisch die Zeichen der Cholestase. Meist handelt es sich um eine harmlose Erscheinung, die allerdings bei weiteren Schwangerschaften immer wieder auftritt (genetisch bedingt).
- Akute Virushepatitis: Sie ist mit ca. 40 % die häufigste Ursache des Schwangerschaftsikterus. Kindliche Missbildungen sind nicht zu befürchten.
- Akute Schwangerschaftsfettleber: Sie ist eine sehr seltene, schwer verlaufende Lebererkrankung mit schlechter Prognose, die in etwa dem Bild der fulminanten Virushepatitis entspricht.
- Verschlussikterus durch Gallensteine.

11 Gallenblasen- und Gallenwegserkrankungen

11.1 Funktion der Gallenblase

Die Leber produziert täglich etwa 800 bis 1100 ml Galle. Mit der Gallenflüssigkeit werden Gallenpigmente, inaktive Hormone, Steroide, Toxine und Stoffwechselprodukte ausgeschieden. Die Gallenblase dient als Reservoir für die Gallenflüssigkeit, die dort bis auf das Zehnfache eingedickt und auf bestimmte Reize (Fett im Duodenum, Cholezystokinin) hin in den Dünndarm abgegeben wird, wo sie als Verdauungssekret wirkt.

11.2 Diagnostik

Durch die sorgfältige Palpation des rechten Oberbauches kann ein lokaler Druckschmerz oder eine tastbare Gallenblasenvergrößerung festgestellt werden. Des Weiteren sind folgende Untersuchungen wertvoll:

11.2.1 Sonographie

Bei der Sonographie handelt es sich um eine Untersuchung mittels gebündelter Ultraschallwellen, die an Grenzflächen von Geweben verschiedener Dichte reflektiert und als „Echo" optisch in ein zweidimensionales Bild umgewandelt werden.

Vorteile der Sonographie: *Vorteile*
- völlige Gefahr- und Schmerzlosigkeit, da es sich um ein nicht invasives Verfahren handelt,
- keine Belastung durch Kontrastmittel oder radioaktive Strahlen,
- beliebige Wiederholbarkeit.

Im Bauchraum lassen sich folgende Organe sonographisch gut beurteilen: *Beurteilung*
- Leber (Metastasen, Zysten, Abszess),
- Gallenblase und -wege (Steine, Cholestase, Hydrops, Tumorbildung),
- Milz (Größe),
- Bauchspeicheldrüse (Zysten, Tumoren),

- Aorta (Aneurysma),
- Nieren (Größe, Zysten, Tumoren, Aufstau der ableitenden Harnwege, größere Steine),
- untere Hohlvene (Stauung),
- Uterus,
- Harnblase, Prostata,
- vergrößerte Lymphknoten.

Nicht geeignet ist die Sonographie zur Beurteilung von Magen und Darm.

11.2.2 Röntgenuntersuchungen

Bedeutung und Stellenwert

Die radiologische Untersuchung der Gallenwege mit Kontrastmittel hat durch die Sonographie und Computertomographie stark an Bedeutung verloren.

Cholezystogramm und Cholangiogramm

Die Gallenblase und Gallenwege werden mit jodhaltigen Kontrastmitteln dargestellt, die peroral, intravenös bzw. als Infusion appliziert werden. Die Untersuchung dient vor allem dem Nachweis von Gallenblasen- oder Gallenwegssteinen. Bei bestehendem Ikterus (über 2–3 mg % Serum-Bilirubin) oder stärkerer Leberfunktionsstörung ist die Darstellung der Gallenblase (Cholezystogramm) bzw. der Gallengänge (Cholangiogramm) nicht möglich.

PTC

Sollte eine ERCP (☞ Kap. 11.2.3) nicht zum Ziel führen, lassen sich die gestauten größeren Gallengänge in der Leber durch die Haut punktieren und röntgenologisch darstellen. Diese Untersuchung wird perkutane transhepatische Cholangiographie (PTC) genannt.

11.2.3 ERCP

Vorgehensweise und Aussagekraft

Bei der ERCP (endoskopische retrograde Cholangio-Pankreatikographie) wird mit einem flexiblen Gastro-Duodenoskop die Papilla Vateri, die gemeinsame Einmündungsstelle von Ductus choledochus und großem Pankreasgang ins Duodenum, aufgesucht und mit einem Katheter sondiert. Durch Injektion von Röntgenkontrastmittel können Gallen- und Pankreasgänge dargestellt werden. Die Darstellung gelingt ohne Kontrastmittel auch durch MRT (MRCP).

11.3 Leitsymptome bei Gallenblasen- und Gallenwegserkrankungen

Leitsymptome

Schmerzen im rechten Oberbauch, Übelkeit und Fettunverträglichkeit sind die Leitsymptome. Der Schmerz beruht auf einer Drucksteigerung im Gallenwegssystem durch ein Abflusshindernis in

Form eines Steins, einer entzündlichen Stenose oder eines Tumors. Fieber, Schüttelfrost und Leukozytose deuten auf eine Entzündung der Gallenblase oder Gallengänge hin. Ein wichtiges Symptom ist der Verschlussikterus. Ein starker Juckreiz spricht für eine Cholestase.

11.4 Klinik der Gallenblasen- und Gallenwegserkrankungen

11.4.1 Cholelithiasis

> **Definition:** Cholelithiasis bedeuet das Vorhandensein von einem oder mehreren Konkrementen in den Gallenwegen. Bei der Choledocholithiasis befinden sich die Steine im Ductus choledochus.

Gallensteinträger weisen Steine in der Gallenblase oder in den Gallenwegen ohne Beschwerden oder Symptome auf. Gallensteinkranke haben unter den **Komplikationen** ihrer Steine zu leiden (ca. 25 %). Die Komplikationen äußern sich in Koliken, Verschlussikterus oder einer Entzündung. Das Vorliegen von Gallensteinen in den Gallenwegen führt fast immer zu Symptomen.

Häufigkeit und Vorkommen

Gallensteine findet man bei etwa 15 % der Bevölkerung, d. h. bei ca. 11 Millionen Bundesbürgern. Frauen erkranken etwa dreimal so häufig wie Männer. Die Cholelithiasis ist eine typische Wohlstandserkrankung. Sie ist nicht selten mit anderen Oberbaucherkrankungen wie peptischen Ulcera, Hiatushernien oder Pankreasaffektionen kombiniert. Auch Medikamente – z. B. Clofibrat – können die Entstehung von Gallensteinen begünstigen.

Ätiologie und Pathogenese

Die **Disposition** zur Gallensteinbildung – öfter auch kombiniert mit der Neigung zu Nierensteinen – kann **vererbt** werden. **Fördernde Faktoren** sind Adipositas, Schwangerschaft, Diabetes mellitus, hämolytische Anämie, Hypercholesterinämie und der heute selten gewordene Typhus. Jede Abflussbehinderung der Gallenflüssigkeit begünstigt die Steinentstehung.

Man unterscheidet Cholesterinsteine und Pigment-(Bilirubin-)Steine. Cholesterinsteine entstehen, wenn über längere Zeit eine an Cholesterin übersättigte Galle, verbunden mit einer relativ raschen Kristallisation des Cholesterins, vorliegt. Pigmentsteine entstehen in der Gallenblase oder in den Gallenwegen, wenn vermehrt nicht an Glukuronsäure gebundenes, d. h. wasserunlösliches Bilirubin in der Galle vorliegt. Dies kann z. B. bei Hämolyse oder der Infektion der Gallenblase und Gallengänge der Fall sein. Häufig liegen Mischsteine vor, die überwiegend aus Cholesterin bestehen und wechselnde Anteile von Pigment oder Kalk haben (sog. CPK-Steine).

Die Gallensteine können winzig sein (Gallengrieß) oder im Extremfall Hühnereigröße erreichen. Die meisten Gallensteine sind etwa kirschkern- bis haselnussgroß. Fast immer besteht eine mehr oder minder starke chronische Gallenblasenentzündung.

Klinisches Bild

Die typische **Gallensteinkolik** geht mit massiven, zum Rücken oder zur rechten Schulter ausstrahlenden, rechtsseitigen Oberbauchschmerzen sowie Übelkeit und Erbrechen einher. Unbehandelt kann sie über Stunden anhalten; meist vergehen bis zur völligen Beschwerdefreiheit 1–3 Tage. Ausgelöst werden die Koliken meistens durch fette oder reichliche Mahlzeiten. Die zum Kolikschmerz führende Drucksteigerung im Gallenwegssystem beruht fast immer auf einer Steineinklemmung im Ductus cysticus oder choledochus. Nicht alle Gallensteinkranken leiden unter Koliken. Doch weisen Druckgefühl im Oberbauch, Fettunverträglichkeit und die Unfähigkeit, beengende Kleidungsstücke wie Gürtel, Mieder oder enge Kleider zu tragen, auf eine Gallenwegserkrankung hin.

Früh- und Spätkomplikationen

Der **Verschluss des Ductus cysticus** durch einen Stein bedingt eine Flüssigkeitsansammlung in der Gallenblase. Ein solcher Gallenblasenhydrops lässt sich öfter als größerer, prall-elastischer, druckschmerzhafter Oberbauchtumor tasten. Die Diagnosesicherung erfolgt durch die Sonographie. Ein länger bestehender Verschluss des Ductus choledochus führt zum Verschlussikterus (☞ Abb. 92, S. 355).

Weitere Komplikationen sind Gallenblasen- und Gallengangsentzündung, Gallenblasenempyem sowie die Perforation einer vereiterten Gallenblase in die freie Bauchhöhle oder in den Darm (Gallensteinileus) und in 1–5 % die Entwicklung eines Gallenblasenkarzinoms.

Therapie der akuten Gallenkolik

Die Kolik wird durch die **intravenöse Injektion krampflösender Medikamente** (z. B. Buscopan®), ggf. kombiniert mit schmerzstillenden Medikamenten (z. B. Aspisol®) und heißen Kompressen behandelt. Letztere führen bei häufiger Anwendung zu einer typischen Pigmentierung der Bauchhaut, die eine Anhiebsdiagnose erlaubt. Morphin und Morphinderivate sind bei Choledochussteinen kontraindiziert, da sie den Druck in den Gallengängen erhöhen können.

In den ersten 24 Stunden nach einer Kolik ist Nahrungskarenz angezeigt. Wichtig sind danach häufige kleine Mahlzeiten und das Vermeiden von Fettgebackenem, Gebratenem und eisgekühlten sowie blähenden Speisen.

11.4.1.1 Medikamentöse Litholyse

Nicht operative Therapieverfahren der Cholelithiasis

Voraussetzungen für eine medikamentöse Auflösung des Steins sind:
- normal funktionierende Gallenblase,
- Cholesteringallensteine (80% aller Gallenblasensteine),

- röntgennegative Konkremente,
- Durchmesser von weniger als 15 mm.

Die Behandlung wird mit einer Kombination von Ursodeoxycholsäure und Chenodesoxycholsäure (Ursofalk®, Chenofalk®) per os durchgeführt. Je nach Steingröße dauert die Behandlung ein bis zwei Jahre, die Erfolgsquoten liegen zwischen 30 und 70 %. Bei der Hälfte der Patienten muss mit Steinrezidiven gerechnet werden. Kontraindikationen sind Schwangerschaft, entzündliche und ulzerierende Erkrankungen des Magen-Darm-Traktes, Lebererkrankungen und Hypercholesterinämie.

11.4.1.2 Direkte Litholyse

Die Gallenblase wird perkutan transhepatisch punktiert. Über einen Katheter werden die Gallensteine ein bis drei Tage lang durch Einbringen von tertiärem Methyl-Butyl-Äther gespült. Der lytische Effekt beruht darauf, dass die Substanz cholesterinlösend wirkt; deswegen eignet sich dieses Verfahren nur bei reinen Cholesterinkonkrementen. Auf diese Weise können nicht nur einzelne, sondern auch mehrere große Steine beseitigt werden. Mit diesem Verfahren gelingt es, etwa 80 % der behandelten Patienten steinfrei zu bekommen. Es wird jedoch nur in wenigen Zentren durchgeführt.

11.4.1.3 Extrakorporale Stoßwellenlithotripsie (ESWL)

Der Patient wird auf ein Wasserkissen gelagert, welches durch Ultraschallgel Kontakt mit der Haut hat. Die Behandlung dauert ca. 40 Minuten. Eine Narkose ist nicht mehr erforderlich, bei 80 % der Patienten reicht die intravenöse Gabe von Analgetika.

Voraussetzungen bzw. Indikationen für eine Stoßwellenbehandlung von Gallenblasensteinen sind: *Indikationen*
- Gallenkoliken bzw. Gallenbeschwerden,
- ein einzelner, nicht verkalkter (allenfalls randverkalkter) Stein bis zu einer Größe von 3 cm oder bis zu 3 Steine gleichen Gesamtvolumens,
- eine normale Funktionsfähigkeit der Gallenblase,
- physiologische Blutgerinnungsverhältnisse.

Die ESWL darf nicht durchgeführt werden bei akuter Cholezystitis oder Cholangitis, Einengung der Gallenwege oder Gallengangsteinen, da hierbei die durch Zertrümmerung entstehenden Fragmente nicht abgehen können. Sie ist ebenfalls kontraindiziert bei akuter Pankreatitis, gastroduodenalen Ulcera, Gerinnungsstörungen, Antikoagulanzienbehandlung und bestehender Schwangerschaft. Eine anschließende Gallensäuretherapie soll die durch Lithotripsie entstandenen Steintrümmer komplett auflösen. Die Stoßwellenbehandlung hat keine ernsthaften Nebenwirkungen, nach zwei Jahren sind rund 90 % der Patienten steinfrei. Das Verfahren kommt für etwa 25 % der symptomatischen Patienten in Betracht. *Kontraindikationen*

11 Gallenblasen- und Gallenwegserkrankungen

Operative Therapieverfahren der Cholelithiasis: Cholezystektomie

Die operative Gallenblasenentfernung (Cholezystektomie) ist absolut indiziert bei Cystikus- und Choledochusverschluss, nach akuter Cholezystitis und bei Verdacht auf ein Gallenblasenkarzinom. Rezidivierende Koliken stellen eine relative Indikation dar. Die Letalität liegt bei 0,5–1 %.

Minimal invasive Chirurgie

Die laparoskopische Gallenblasenentfernung ist heute die Methode der Wahl. Sie zählt zu den Verfahren der minimal invasiven Chirurgie, die stark an Bedeutung und Häufigkeit zugenommen haben. Unter der minimal invasiven Chirurgie versteht man die Durchführung operativer Eingriffe unter Verwendung der technischen Möglichkeiten der Endoskopie. Die Belastung des Patienten durch dieses Verfahren ist aufgrund der geringeren Traumatisierung geringer als bei der konventionellen Operation, und der postoperative Verlauf ist deutlich verkürzt. Als Kontraindikationen gelten akute Cholezystitis mit Peritonitis, eine Schrumpfgallenblase, Vorliegen einer portalen Hypertension und Voroperationen am Magen.

Postcholezystektomie-Syndrom

Ein Viertel der cholezystektomierten Patienten klagt weiterhin über Beschwerden. Ursachen dieses sog. Postcholezystektomie-Syndroms sind vorbestehende unbekannte Oberbaucherkrankungen wie peptisches Ulkus oder Hiatushernie, übersehene Choledochussteine, narbige oder entzündliche Stenosen im Gebiet der Papilla Vateri, der Einmündungsstelle des Choledochus in das Duodenum, sowie funktionelle Gallenwegsstörungen.

Endoskopische Papillotomie

Bei papillennahen Choledochussteinen kann mit einem speziellen Gastro-Duodenoskop die Papille dargestellt, mit einem sog. Papillotom gespalten und der Stein mit einem Greifinstrument – z. B. einem Dormia-Körbchen – extrahiert werden. Diese Methode ist besonders bei älteren Patienten mit stark erhöhtem Operationsrisiko indiziert. Die Erfolgsquote liegt bei 60–80 %. Mögliche

Potenzielle Komplikationen

Komplikationen, die evtl. einen operativen Eingriff notwendig machen, sind Blutung, Pankreatitis und Cholangitis. Sind Gallengangssteine endoskopisch nicht extrahierbar, so kann die Auflösung durch eine endoskopisch in den Gallengang eingelegte Sonde mit tertiärem Butyl-Methyl-Äther bzw. EDTA versucht werden.

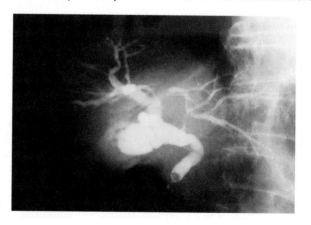

Abb. 91: ERCP – Präpapilläres Konkrement – Erweiterter Gallengang mit Stein vor der Papilla Vateri (1)

11.4.2 Cholezystitis

> **Definition:** Die akute oder chronische Entzündung der Gallenblase wird Cholezystitis genannt. Ist der Gallenblaseninhalt infiziert, so liegt ein Gallenblasenempyem vor.

Entstehung

Gallenblasen-, Cystikus- oder Choledochussteine sind in der Mehrzahl der Fälle Ursache der Cholezystitis. Beim Typhus kann ohne Anwesenheit von Steinen infolge der Ausscheidung von Salmonellen mit der Galle eine Cholezystitis entstehen.

Klinisches Bild

Die **Leitsymptome** der akuten Cholezystitis **entsprechen denjenigen der Gallensteinkolik,** kompliziert durch Fieber, Leukozytose und evtl. Schüttelfrost im Rahmen eines Gallenblasenempyems oder einer Cholangitis. Die zahlreichen Komplikationsmöglichkeiten, wie gedeckte oder freie Perforation, welche zur galligen Peritonitis führt, Fistelbildungen mit dem Darmtrakt, Pankreatitis (☞ S. 359) sowie Sepsis zeigen, dass es sich um eine ernst zu nehmende Erkrankung handelt (☞ Abb. 92).

Die chronische Cholezystitis verläuft schubweise und weniger stürmisch. Sie kann zur Schrumpfung der Gallenblase oder durch Verhärtung der Gallenblasenwand infolge Kalksalzablagerungen zur sog. Porzellangallenblase führen.

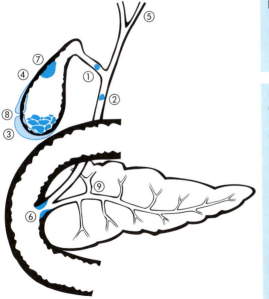

Leitsymptome:
- Rechtsschmerz
- Übelkeit
- Fettunverträglichkeit

Komplikationen:
① Verschluss des Ductus cysticus
② Verschluss des Choledochus
③ Gallenblasenhydrops/-empyem
④ Cholezystitis
⑤ Cholangitis
⑥ Papillenstenose
⑦ Gallenblasenkarzinom
⑧ Gallenblasenperforation mit Peritonitis
⑨ Pankreatitis

Abb. 92: Cholezystolithiasis – Symptome und Komplikationen (nach J. Holl)

Therapie · Bei der akuten Cholezystitis sind Antibiotika, Analgetika, Kühlelemente, absolute Nahrungskarenz und parenterale Flüssigkeitszufuhr die wichtigsten Maßnahmen. Es sollte möglichst rasch cholezystektomiert werden, insbesondere wenn der Verdacht auf eine Perforation oder Peritonitis besteht. Bei weniger fulminantem Verlauf kann die Cholezystektomie nach Abklingen der akuten Beschwerden im sog. freien Intervall durchgeführt werden.

11.4.3 Cholangitis

Definition: Im Rahmen einer Gallengangsentzündung bestehen entzündliche Veränderungen in den Gallenwegen

Verlaufsformen · Die Erkrankung verläuft entweder als akute oder chronisch-rezidivierende Entzündung der Gallenwege. Meist sind auch die kleinen in der Leber gelegenen Gallengänge mitbetroffen (Cholangiolitis). Sie ist eine häufige Begleiterscheinung bei Cholelithiasis, Cholezystitis, Gallenwegskarzinom sowie Leber- und Pankreaserkrankungen.

Entstehung · Die Cholangitis beruht fast immer auf einer Behinderung des Gallenabflusses durch Steine, narbige Einengungen oder Tumoren, wodurch die bakterielle Infektion v. a. durch Kolibakterien, Strepto- und Staphylokokken begünstigt wird.

Klinisches Bild · **Die Leitsymptome der akuten Cholangitis sind Oberbauchschmerzen, Fieber, Juckreiz und Ikterus.** Auch ein septischer Verlauf mit Schüttelfrösten, der die Abnahme von Blutkulturen erforderlich macht, ist möglich. Leukozytose und Blutsenkungsbeschleunigung beruhen auf der Entzündung, die Erhöhung der alkalischen Phosphatase und der γ-GT auf der Cholestase.

Die chronische Cholangitis kann schwer zu erkennen sein. Sie muss in Erwägung gezogen werden, wenn unklare Fieberschübe, Juckreiz und Blutsenkungsbeschleunigung bestehen. Eine druckschmerzhafte und vergrößerte Leber zeigt, dass die Entzündung sich auch dort ausgebreitet hat und zu einer Cholangio-Hepatitis geführt hat. Eine Milzvergrößerung ist möglich, aber nicht zwingend.

Therapie · Entscheidend ist die endoskopische oder operative Beseitigung des Abflusshindernisses. Der Infekt wird z. B. mit Ampicillin (Unacid®), Mezlocillin (Baypen®) oder Cephalosporinen in Kombination (Rocephin®) mit Metronidazol (Clont®) behandelt.

11.4.4 Tumoren der Gallenblase und der Gallenwege

Tumoren der Gallenblase bzw. -wege sind meist im Gallenblasenhals, seltener in den Gallengängen oder an der Papille lokalisiert. In 80 % der Fälle bestehen Gallensteine, die als Präkanzerose anzusehen sind.

Lokalisation

Es erkranken vorwiegend Frauen jenseits des 60. Lebensjahres.

Vorkommen und Häufigkeit

Die Leitsymptome sind ein langsam entstehender Verschlussikterus, rechtsseitige Oberbauchschmerzen und eine tastbare Gallenblasenvergrößerung. Dieses Syndrom wird auch **Courvoisiersches Zeichen** genannt. Hinzu kommen Übelkeit, Erbrechen und Gewichtsverlust.

Klinisches Bild

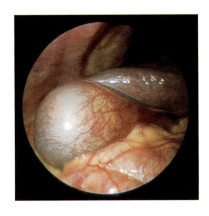

Abb. 93: Gestaute Gallenblase (1) bei Gallengangskarzinom (Courvoisier-Zeichen), laparoskopischer Befund

Die Diagnoseerhebung erfolgt aufgrund der Laborbefunde (☞ Tab. 39, S. 327) sowie durch Röntgenuntersuchung, Sonographie oder ERCP, gegebenenfalls durch PTC oder Computertomographie.

Diagnose

Da die Diagnose meist erst spät gestellt wird, ist eine radikale operative Behandlung nur selten möglich. Palliativ kann versucht werden, durch operative Maßnahmen oder Drainage mit einem Katheter den Galleabfluss zu gewährleisten. Chemotherapie und Strahlenbehandlung sind weitgehend wirkungslos. Die durchschnittliche Fünfjahres-Überlebenszeit liegt bei 2 %.

Therapie und Prognose

12 Erkrankungen der Bauchspeicheldrüse

12.1 Funktion der Bauchspeicheldrüse

Exokrine und endokrine Funktion des Pankreas

Die aus Kopf, Körper und Schwanz bestehende, mit dem Kopfteil der Duodenalschlinge anliegende Bauchspeicheldrüse (Pankreas) erfüllt zwei Aufgaben:
- **Exokrine Funktion:**
  Es wird ein Verdauungssaft ins Duodenum abgesondert, der eiweißspaltende (z. B. Trypsin und Chymotrypsin), fettspaltende (z. B. Pankreaslipase) und kohlenhydratspaltende Enzyme (z. B. Amylase) enthält.
- **Endokrine, d. h. hormonelle Funktion:**
  In den sog. Langerhansschen Inseln (Inselapparat) der Bauchspeicheldrüse wird in den B-Zellen Insulin und in den A-Zellen Glukagon gebildet. Insulin bewirkt eine Blutzuckererniedrigung, Glukagon eine Blutzuckererhöhung.

12.2 Diagnostik

α-Amylase- und Lipasebestimmung

Eine α-Amylaseerhöhung im Blut und Urin spricht für eine akute Pankreatitis (☞ Kap. 12.2.1), ohne jedoch beweisend zu sein, da diese auch bei Niereninsuffizienz, Parotitis oder nach Gabe von Opiaten vorkommen kann.

Serumlipase

Die Serumlipase ist pankreasspezifisch. Der Normbereich beträgt je nach Methode 20–240 U/l.

Stuhluntersuchung

Fettig glänzende, salbenartige Fettstühle kommen bei chronischer Pankreasinsuffizienz, aber auch bei Darmerkrankungen vor.

Chymotrypsinwerte im Stuhl unter 20 U/g sprechen für eine exekretorische Pankreasinsuffizienz. Eine Stuhlfettausscheidung bis 6 g/24 Stunden bei mindestens 100 g Nahrungsfett täglich ist normal, höhere Werte sprechen ebenfalls für eine Pankreasinsuffizienz.

Pankreasfunktionstests

Beim Sektretin-Pankreozymin-Test wird nach Legen einer doppelläufigen Sonde der Duodenalsaft vor und nach Stimulierung des Pankreas mit Sekretin und Pankreozymin auf Pankreasenzyme untersucht. Dieser Test ist jedoch sehr aufwändig und schwer standardisierbar. Weitere Pankreasfunktionstests sind der PABA-Test und der Pankreolauryltest. Letzterer ist sehr einfach und hat eine Treffsicherheit von über 90 %. Das Prinzip beruht darauf, dass die peroral zugeführte Testsubstanz über die Nieren ausgeschieden und im 10-Stunden-Sammelurin nachgewiesen wird.

Sonographie ☞ S. 349

Röntgenuntersuchungen

ERCP, Computertomographie des Abdomens sowie eine röntgenologische Beurteilung der Arteria coeliaca (Zoeliakographie), die u.a. die Bauchspeicheldrüse mit Blut versorgt, dienen der Beurteilung von Größe, Form und Struktur der Bauchspeicheldrüse.

12.3 Klinik der Bauchspeicheldrüsenerkrankungen

12.2.1 Akute Pankreatitis

> **Definition:** Bei der akuten Pankreatitis handelt es sich um eine akute Entzündung der Bauchspeicheldrüse infolge einer Selbstverdauung durch deren eigene aktivierten Enzyme (Lipase, Trypsin).

Die Aktivierung der Pankreasenzyme erfolgt im Dünndarm. Die Hauptursachen der akuten Pankreatitis sind ein behinderter Sekretabfluss, Störungen der Gallenzusammensetzung und des Gallenflusses, eine gesteigerte Pankreassekretion sowie Durchblutungsstörungen des Pankreas. Dadurch kommt es zur Autodigestion, d. h. zu einer Art Selbstverdauung der Bauchspeicheldrüse. Ausgelöst wird die akute Pankreatitis häufig durch überreiche Mahlzeiten bei gleichzeitigem Alkoholgenuss, ferner durch Erkrankungen der Nachbarschaftsorgane wie Gallenwegserkrankungen oder Papillenstenose, selten durch Pankreassteine.

Ätiologie und Pathogenese

Klinisches Bild

Leitsymptome bestehen in dem **meist nach einem Essen** auftretenden, heftigen, eher links, aber auch in der Mitte oder rechts lokalisierten, zum Rücken **ausstrahlenden Oberbauchschmerz** mit Übelkeit und Erbrechen und den Zeichen des Kreislaufschocks. Die auffallende Gesichtsröte, die evtl. auf der Histaminwirkung beruht, täuscht gelegentlich über die Schwere des Zustands hinweg. Im Gegensatz zur Ulkusperforation ist die **Bauchdecke nicht bretthart** gespannt. Hinzu kommen Fieber und in schweren Fällen ein Subileus, Ikterus, Nierenversagen und eine Ateminsuffizienz.

Diagnose und Differenzialdiagnose

Der wichtigste Befund sind erhöhte Blutlipasewerte sowie eine Erhöhung der Blut- und Urinamylasewerte, die nach etwa 12–24 Stunden nachweisbar sind. Darüber hinaus bestehen eine Leukozytose, Blutzuckererhöhung und eine Eiweißausscheidung im Urin.

Die differenzialdiagnostische Unterscheidung Ulkusperforation – akute Pankreatitis ist wichtig und schwierig, da bei der Ulkusperforation sofort operiert werden muss, wohingegen bei der akuten Pankreatitis Operationen eine zusätzliche Gefährdung des Patienten bedeuten.

Komplikationen

Zu den Frühkomplikationen zählt der paralytische Ileus. Mögliche weitere Komplikationen sind Durchwanderungspleuritis und Pneumonie, Perikarditis, Enzephalopathie, Abszessbildung und Pseudozysten in der Bauchspeicheldrüse sowie akutes Nierenversagen. Pseudozysten in der Bauchspeicheldrüse können mehrere Wochen nach einer akuten Pankreatitis auftreten. Moderne Punktions- und Drainageverfahren haben für Patienten mit einer Pankreaspseudozyste deutliche Fortschritte gebracht, eine Operation ist nur selten nötig.

Therapie

Strenge Bettruhe ist erforderlich. Jede Stimulierung der Pankreassekretion muss vermieden werden. Diesem Zweck dienen **völlige Nahrungskarenz** und die ständige **Absaugung von Magensaft** über eine Sonde. Die Flüssigkeits- und Kalorienzufuhr erfolgt über Infusionen.

Aufgrund der Schmerzen sind meist Analgetika erforderlich, Morphin ist jedoch zu vermeiden. Auch die Gabe von Kalzitonin scheint schmerzlindernd zu wirken. Spielen bakterielle Infekte eine Rolle, so muss anbitiotisch, z. B. mit Meziocillin (Baypen®), behandelt werden. Bei dem Verdacht auf eine Gallenstein bedingte Pankreatitis ist eine rasche ERCP indiziert, um nach Papillotomie einen möglichen abflusshindernden Gallengangstein zu entfernen.

> **Merke:** Infolge der Schwere des Krankheitsbildes der akuten Pankreatitis ist eine intensivmedizinische Behandlung in fast allen Fällen angezeigt. Schocktherapie, künstliche Beatmung und Dialyse können notwendig werden.

Die Behandlung der Pankreatitis erfolgt konservativ. Eine enge Zusammenarbeit mit dem Chirurgen ist aber zwingend, um zum richtigen Zeitpunkt eine erforderliche Operation durchzuführen, z. B. bei zunehmenden Nekrosen und dabei sich verschlechterndem Zustand des Patienten.
Pankreasabszesse werden chirurgisch drainiert.

Die Prognose ist **ernst,** da die Sterblichkeit 10% beträgt. — Prognose

12.3.2 Chronische Pankreatitis

Definition: Die chronische Pankreatitis ist eine chronische oder chronisch-rezidivierende Bauchspeicheldrüsenentzündung.

Die chronische Pankreatitis ist relativ selten, betrifft vorzugsweise Männer und führt zur Schrumpfung, bindegewebigen Verhärtung und teilweise auch zur Verkalkung der Bauchspeicheldrüse. Hauptursache ist ein **Alkoholabusus** (80 %), während Erkrankungen der Gallenwege – bei der akuten Pankreatitis noch führender Grund – in der Entstehung der chronischen Pankreatitis wahrscheinlich keinen Stellenwert haben. Zu den seltenen Auslösern einer chronischen Pankreatitis gehört der Hyperparathyreoidismus (☞ Kap. 16.5.1). — Vorkommen und Ursachen

Typisch sind die gürtelförmigen, durch Fett und Alkoholgenuss **provozierbaren Oberbauchschmerzen,** die sich im Gegensatz zum Ulkusschmerz durch Nahrungsaufnahme und Antazida nicht lindern lassen. Ebenso sind **rezidivierende Durchfälle sowie Fettstühle** und die zusammengekrümmte Haltung während der Schmerzattacken charakteristisch. Oft besteht aber nur ein unbestimmtes Druck- und Völlegefühl im Epigastrium. Längere Intervalle von Wohlbefinden sind möglich. In den Spätstadien finden sich Abmagerung bis zur Kachexie und in 25 % der Fälle ein Diabetes mellitus (☞ Kap. 15.3.1) als Folge einer endokrinen Pankreasinsuffizienz. — Klinisches Bild

Röntgenologisch können Pankreasverkalkungen erkennbar sein. Typisch sind in schweren Fällen fetthaltige, glänzende Stühle. Die ERCP (☞ Kap. 11.2.3) kann weiterführen. Der Sekretintest und der Glukose-Toleranztest fallen pathologisch aus, die Stuhlfettausscheidung ist erhöht, der Chymotrypsingehalt des Stuhls erniedrigt. — Diagnose

Eine Ausheilung ist kaum möglich. Analgetika, Pankreasenzyme in hohen Dosen, Alkoholabstinenz, fettarme sowie eiweiß- und kohlenhydratreiche Nahrung können jedoch eine Besserung bewirken. In manchen Fällen ist eine Operation angezeigt. — Therapie

12.3.3 Pankreaskarzinom

Lokalisation und Häufigkeit

Das Pankreaskarzinom ist vorwiegend im Kopfteil der Bauchspeicheldrüse lokalisiert. Es zeigt eine zunehmende Tendenz und tritt meist im 6.–7. Lebensjahrzehnt auf.

Klinisches Bild

Der Schmerzcharakter des Pankreaskarzinoms entspricht dem der chronischen Pankreatitis. Manchmal dominieren „Rückenschmerzen". Bei Lokalisation des Tumors im Pankreaskopf ist der Verschlussikterus infolge der Kompression der Gallengänge häufig das erste Symptom. Auffallenderweise kommt es bei mehr als 25 % der Patienten zu rezidivierenden Thrombophlebitiden. Das Pankreasschwanzkarzinom kann in die linke Niere und den Magen einwachsen. Die Metastasierung erfolgt in die Leber, Wirbel und die Lunge (☞ Abb. 94).

Diagnose

Die Diagnose des Pankreaskarzinoms, insbesondere des Pankreasschwanzkarzinoms, kann schwierig sein. Die Sicherung der Diagnose gelingt oft erst durch den Einsatz mehrerer Untersuchungsverfahren wie die Röntgenuntersuchung von Magen und Duodenum, Sonographie, Endosonographie, ERCP und die Computertomographie des Abdomens. Der Tumormarker CA 19-9 ist meist stark erhöht. Dennoch wird das Pankreaskarzinom fast immer erst im inoperablen Stadium diagnostiziert. Eine Ausnahme bildet das seltene, lediglich auf die Papille beschränkte Karzinom, das sog. Papillenkarzinom.

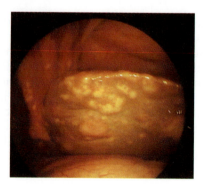

Abb. 94: Metastasenleber bei Pankreaskarzinom (laparoskopischer Befund)

Therapie

Die selten mögliche chirurgische Behandlung ist sehr eingreifend und besteht in der Entfernung des Duodenums sowie des Kopfteils des Pankreas. Das Ergebnis dieser sog. Whippleschen Operation ist zudem wenig befriedigend. Die Mehrzahl der Patienten stirbt im 1. Jahr nach der Diagnosestellung.

12.3.4 Weitere Pankreaserkrankungen

Pankreaszysten

Man unterscheidet echte Pankreaszysten und Pseudo-Zysten (falsche Zysten) der Bauchspeicheldrüse.

Die echten Zysten sind durch eine Gewebskapsel abgeschlossene Gewebehohlräume mit Epithelauskleidung und dünn- oder dickflüssigem Inhalt. Sie sind gelegentlich mit Zystennieren und Leberzysten kombiniert. Die echten Zysten können Kinderkopfgröße erreichen.

Die Pseudozysten sind Gebilde ohne Epithelauskleidung und entstehen durch eine stumpfe Verletzung der Bauchspeicheldrüse oder eine Pankreatitis. Die Diagnose kann meist sonographisch gestellt werden.

Pankreassteine sind selten und meist Folge einer chronischen Pankreatitis.

Pankreassteine

Beim Zollinger-Ellison-Syndrom kommt es durch Tumoren des Inselzellapparates, sog. Gastrinome, die teils benigne, teils maligne sind und Gastrin bilden, zur Salzsäureüberproduktion des Magens mit atypisch lokalisierten peptischen Ulcera, die auf die übliche Behandlung nicht ansprechen.

Zollinger-Ellison-Syndrom

Beim sog. Vipom, das vasoaktive intestinale Polypeptide bildet, stehen exzessive Durchfälle im Vordergrund.

Vipom

13 Nierenerkrankungen

13.1 Aufbau und Funktion der Nieren

Aufbau

Das Nierengewebe besteht aus einer äußeren Zone, der **Rinde**, und dem zentral gelegenen **Mark**. Das **Nephron** als Funktionseinheit besteht aus einem Kapillarknäuel, welches Glomerulus genannt wird und in der Rinde liegt, einem daran sich anschließenden Harnkanälchen (proximaler Tubulus), das sich in die sog. Henlesche Schleife mit einem im Mark gelegenen ab- und aufsteigenden Schenkel fortsetzt, und dem sog. distalen Tubulus in der Rinde, welcher in ein Sammelrohr übergeht. Das Sammelrohr mündet schließlich in das Nierenbecken ein. Jede Niere enthält etwa 1,2 Mio. Nephrone (☞ Abb. 95, S. 365). Die Glomeruluskapillaren werden von der sog. Bowmanschen Kapsel umhüllt.

Harnbereitung

Zusammensetzung des Primärharns

Täglich werden durch die Glomeruluskapillaren etwa 150–180 Liter Flüssigkeit, der so genannte **Primärharn**, abfiltriert. Der Primärharn weist praktisch die gleiche Zusammensetzung wie das Blutplasma auf, enthält jedoch kein Eiweiß. Der Primärharn gelangt in den proximalen Tubulus, wo etwa 70 % des Natriumchlorids, des Wassers sowie die gesamte Glukose und das gesamte Kalium rückresorbiert, d. h. wieder aufgenommen werden. Im proximalen Tubulus werden aber auch – vor allem körperfremde – Substanzen ausgeschieden, d. h. sezerniert, so z. B. die meisten Medikamente und auch Farbstoffe. Aus diesem Grund ist im Rahmen einer Niereninsuffizienz bei vielen Medikamenten eine Dosisanpassung in Abhängigkeit von der Kreatininclearance erforderlich. Während der Harnpassage durch die Henlesche Schleife tritt eine weitere Verminderung des Harnvolumens durch Wasserrückstrom auf.

Regulation des Säure-Basen-Haushalts

Im distalen Tubulus wird vor allem der Säure-Basen-Haushalt durch die Abgabe von Wasserstoffionen und Kalium und die Wiederaufnahme von Natrium reguliert. Hier und in den Sammelrohren erfolgt ein weiterer Rückstrom von Wasser. Die Wasserrückresorption im distalen Tubulus wird durch ADH, das antidiuretische Hormon des Hypophysenhinterlappens, gefördert.

Urinmenge

Die täglich ausgeschiedene Urinmenge beträgt im Durchschnitt 1,5 Liter, was bedeutet, dass 99 % des Primärharns rückresorbiert werden. Die hier geschilderten Mechanismen erklären auch, warum der Urin des Gesunden überhaupt nicht oder nur in geringsten Spuren Zucker, Eiweiß oder Blutkörperchen enthält (☞ Abb. 95).

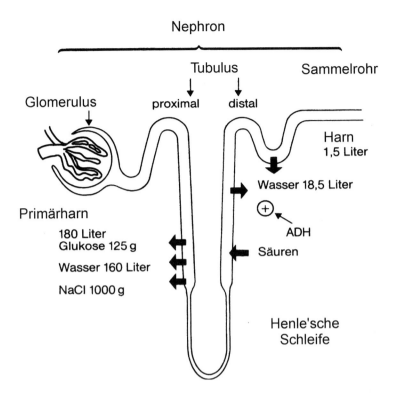

Abb. 95: Funktion der Niere

Die Nieren erfüllen folgende Hauptaufgaben:

- **Ausscheidung von Stoffwechselprodukten:**
  Hierbei handelt es sich vorwiegend um Endprodukte des Eiweißstoffwechsels, die auch harnpflichtige Substanzen genannt werden (☞ S. 368).
- **Regulierung des Wasser- und Elektrolythaushaltes:**
  Bei der Aufrechterhaltung einer normalen Flüssigkeits- und Elektrolytbilanz (Natrium, Chlorid, Calcium, Kalium, Phosphat) spielt die Niere die führende Rolle.
- **Regulierung des Säure-Basen-Haushaltes:**
  Die ständig im Stoffwechsel anfallenden Säuren werden über den Harn ausgeschieden.
- **Ausscheidung von Giften und Medikamenten über den Urin:**
  eine Vielzahl an Medikamenten wird über den Urin ausgeschieden.
- **Blutdruckregulation:**
  Durch das in der Niere gebildete Hormon Renin greifen die Nieren über das Renin-Angiotensin-Aldosteron-System in die Blutdruckregulation ein (☞ Kap. 2.2.2).
- Das in den Nieren gebildete **Erythropoëtin** stimuliert die Erythrozytenneubildung, weshalb bei chronischen Nierenerkrankungen mit verringerter Erythropoëtinbildung ausgeprägte Anämien auftreten. Zur Behandlung von renalen Anämien kann – meist gentechnologisch hergestelltes – Erythropoëtin, wie z. B.

Hauptaufgaben der Nieren

Erythopoëtin alpha (Erypo®) oder Erythopoëtin beta (Reconorm®), eingesetzt werden.

13.2 Diagnostik

Palpation und Perkussion

Der Tastbefund ist meist unergiebig. Bei großen Nierentumoren oder Zystennieren kann eine tastbare Nierenvergrößerung vorliegen. Eine Schmerzauslösung durch Beklopfen des Nierenlagers spricht vor allem für Nierensteine oder eine Nierenbeckenentzündung.

13.2.1 Urinuntersuchungen

Farbe

Eine sichtbare Blutbeimengung zum Harn, eine sog. Makrohämaturie, führt je nach Ausmaß zu einer schmutzig-braunen bis rötlichen oder blutroten Harnverfärbung.
Bei der **Mikrohämaturie** sind Erythrozyten nur mikroskopisch nachweisbar.
Bei der **Pyurie** erscheint der Urin milchig trüb. Das sog. **Ziegelmehlsediment**, ein gelb-roter Niederschlag in abgestandenem, saurem Harn, entsteht durch harnsaures Natrium, Kalium oder Ammonium. Es löst sich durch Erhitzen oder etwas Natronlauge auf und hat keine diagnostische Bedeutung. Bei chronischer Niereninsuffizienz ist der Harn meistens wasserhell.

Spezifisches Gewicht

Das **spezifische Gewicht** liegt beim Gesunden, je nachdem, ob der Harn dünn oder sehr konzentriert ist, zwischen 1,001 und 1,040. Es wird mit Urometern (Aräometern) bestimmt, die auf eine Temperatur von 20° C geeicht sind. Für je 3° C Harntemperatur über 20° C müssen 0,001 zum spezifischen Gewicht hinzugezählt, für je 3° C unter 20° C 0,001 abgezogen werden. Eiweiß- und Zuckerausscheidung im Harn verändern das spezifische Gewicht. Für etwa 3,9 g Eiweiß/Liter Harn bzw. 2,7 g Glukose/Liter Harn müssen 0,001 vom spezifischen Gewicht abgezogen werden. Unphysiologisch hohe spezifische Gewichte entstehen durch die Ausscheidung von Röntgen-Kontrastmitteln oder infundierten Substanzen (Mannit, Sorbit).

Osmolalität

Statt des spezifischen Gewichts des Harns kann auch die sog. **Osmolalität** angegeben werden. Sie gibt die Konzentration aller osmotisch aktiven, gelösten Teilchen in einem Kilogramm Körperflüssigkeit an. Die Angabe erfolgt in mosmol/kg. Die Messungen erfolgen vorwiegend in Serum und Urin, seltener in Dialyseflüssigkeiten. Entsprechend der Schwankungsbreite des spezifischen Gewichts zwischen 1,001–1,040 kann die Osmolalität bei Messung mit dem Osmometer zwischen 50 und 1200 mosmol/l betragen.

Nach 12–24 Stunden Flüssigkeitskarenz soll die Urin-Osmolalität über 800 mosmol/l betragen. Osmolarität und Osmalalität sind im Harn praktisch gleich. Liegt bei Oligurie, einer Harnausscheidung unter 500 ml/24 Stunden, die Osmolalität hoch, so spricht dies für unzureichende Flüssigkeitszufuhr (Dursteffekt), während eine niedrige Osmolalität für ein akutes Nierenversagen spricht.

Die Ausscheidung von Eiweiß im Urin (**Proteinurie**) ist ein wichtiger Hinweis auf eine Erkrankung des Nierenparenchyms. Je nach dem Ursprungsort kann eine glomeruläre, tubuläre oder gemischt glomerulär-tubuläre Eiweißausscheidung unterschieden werden. Eine geringgradige Proteinurie kann auch beim Nierengesunden nachgewiesen werden (< 150 mg/24 Stunden). Bei der mäßigen Proteinurie liegen die Urineiweißverluste zwischen 0,5–3,0 g/24 h. Als große Proteinurie werden Urineiweißverluste > 3,0 g/24 Std. bezeichnet. Eine Eiweißausscheidung unter 1,5 g/24 h spricht für eine tubuläre, eine darüber liegende für eine glomeruläre Erkrankung. Qualitativ wird Eiweiß im Urin mit der Sulfosalizylsäureprobe durchgeführt. Die Nachweisgrenze liegt bei 5–10 mg/dl. Bei Teststäbchen liegt die Nachweisgrenze bei etwa 20 mg/dl. Die quantitative Messung der Urineiweißausscheidung erfolgt heute mit der Biuret-Methode. Noch spezifischer ist der Albuminnachweis mit RIA (Radio-immuno-assay).

Eiweißnachweis

☞ Diabetes mellitus Kap. 15.3.1.

Glukosenachweis

Das abzentrifugierte Harnsediment wird **mikroskopisch** auf Epithelzellen aus Niere, Harnleiter, Blase und Harnröhre, Erythrozyten, Leukozyten, Kristalle, Bakterien und sog. Zylinder untersucht. **Zylinder** sind Eiweißausgüsse der Harnkanälchen. Sie können hyalin (glashell) sein und aus reinem Eiweiß bestehen oder granuliert (gekörnt) durch eingelagerte Tröpfchen von Plasmaproteinen in eine hyaline Matrix. **Leukozyten** und **Erythrozyten** in geringer Zahl kommen auch im Urin des Gesunden vor. Der Nachweis von **granulierten Zylindern** stellt immer einen krankhaften Befund dar. **Erythrozytenzylinder** sprechen für eine glomeruläre Blutung.

Urinsediment

Das sog. **quantitative Sediment**, auch Addis-Count genannt, erlaubt eine genaue Auszählung der Blutkörperchen pro Zeiteinheit (24 Std.). Obere Grenzwerte für Gesunde: 100 000 – 1 Millionen Erythrozyten und 500 000 – 2 Millionen Leukozyten pro 24 Stunden.

Die **bakteriologische Urindiagnostik** umfasst:
- Keimzählung,
- Keimidentifizierung,
- Antibiotika-Resistenzbestimmung.

Urinkultur

Mittelstrahlurin und K-Urin

Verwendet wird der sog. **Mittelstrahlurin**, d. h. die nach Säubern der Harnröhrenmündung entleerte zweite Urinportion, oder **Katheter-Urin**. Zur kulturellen Untersuchung kann Urin auch unter sonographischer Kontrolle mittels Blasenpunktion gewonnen werden. Zur Schnelldiagnostik von Harnwegsinfekten werden als orientierende Untersuchung Teststreifen (z. B. Nitriur-Test®) verwendet.

Die sog. **Uricult-Methode** ermöglicht eine quantitative Bestimmung der Zahl pathogener Keime im Harn. Eine pathologische Bakteriurie liegt bei Werten ab 100 000 Bakterien pro ml Urin vor, bei 10 000 Keimen/ml sind Kontrollen angezeigt.

> **Merke:** In dem durch Blasenpunktion gewonnenen Urin ist ein Keimnachweis immer pathologisch. Am häufigsten wird Escherichia coli als Erreger einer Harnwegsinfektion nachgewiesen.

13.2.2 Blutuntersuchungen

Harnpflichtige Substanzen

Schlackenstoffe, die über den Urin ausgeschieden werden müssen, nennt man **harnpflichtige Substanzen**. Zu ihnen zählen Harnstoff, Kreatinin, Harnsäure und andere, noch nicht näher analysierte „Urämiestoffe" (☞ S. 378f.).

Azotämie und Urämie

Eine Erhöhung der harnpflichtigen Substanzen spricht für eine Niereninsuffizienz und wird **Azotämie** genannt.

Ist die Azotämie so ausgeprägt, dass sie zu klinischen Erscheinungen führt, spricht man von einer **Urämie**. Am häufigsten bestimmt man das Serum-Kreatinin, weil die Harnstoffkonzentration im Gegensatz zur Kreatininkonzentration von mehreren extrarenalen Faktoren abhängig ist.

Normalwerte

Die Normalwerte betragen:
- Harnstoff im Serum 20–42,5 mg %,
- Kreatinin 0,7–1,3 mg% und
- Harnsäure 2,0–6,0 mg %.
- Bei der Urämie sind die Harnstoffwerte meist auf 200–400 mg % erhöht,
- die Kreatininwerte im Serum liegen meist zwischen 10–20 mg %.

Bedeutung des Serumkreatininspiegels

Die Höhe des Serumkreatininspiegels und die funktionstüchtige Nierenmasse stehen in umgekehrtem Verhältnis zueinander. Ist die funktionstüchtige Nierenmasse auf die Hälfte reduziert, so liegt der Serumkreatininspiegel doppelt so hoch. Eine Reduktion der funktionstüchtigen Nierenmasse auf 25 % führt zu einer 4fachen Erhöhung des Serumkreatininspiegels.

Liegen die Serumkreatininwerte zwischen 1,0 und 1,5 mg %, so kann eine möglicherweise bestehende Einschränkung der Nierenfunktion nur durch zusätzliche Funktionsprüfungen erfasst werden (sog. kreatininblinder Bereich).

Die Höhe der Serumharnstoffkonzentration wird in gewissen Grenzen unabhängig von der Nierenfunktion auch von der Stoffwechselaktivität bestimmt. So finden sich beispielsweise bei bestehendem Fieber und bei massiv eiweißreicher Diät erhöhte, bei starker Eiweißeinschränkung niedrige Serumharnstoffkonzentrationen.

Serumharnstoffkonzentration

Die Bestimmung der Natrium-, Chlorid-, Kalzium- und Phosphatkonzentrationen im Blut ist bei Nierenkranken aus diagnostischen und therapeutischen Gründen wichtig.

Serumelektrolyte

Eine starke Proteinurie kann zur Abnahme des Gesamteiweißgehaltes im Blut, einer sog. Hypoproteinämie, und zu charakteristischen Veränderungen der Elektrophorese führen (☞ S. 167).

Bluteiweiß

13.2.3 Funktionsprüfungen

Ist die Konzentrationsleistung vermindert, so spricht man von einer Hyposthenurie. Ändert sich als Ausdruck der stark eingeschränkten Konzentrationsfähigkeit das erniedrigte spezifische Gewicht des Harns nicht mehr nennenswert, so liegt eine Isosthenurie vor. Dies ist der Fall, wenn z. B. das spezifische Gewicht ständig um 1,010 liegt. Das Konzentrationsvermögen der Nieren lässt sich am genauesten durch die Osmolalitätsmessung ermitteln. Nach 12–24 Std. Flüssigkeitskarenz sollte die Urinosmolalität > 800/kg H$_2$O betragen. So spricht beispielsweise bei Oligurie, einer Urinausscheidung < 500 ml/ Std., eine hohe Osmolalität für eine erhaltene Konzentrationsfähigkeit der Nieren, eine niedrige hingegen für ein akutes Nierenversagen.

Konzentration des Urins

Die verschiedenen Clearance-Verfahren erlauben eine exakte Aussage über die Nierenfunktion.

Clearance-Verfahren

> **Definition:** Als renale Clearance einer Substanz ist diejenige Menge Blutplasma definiert, aus der die betreffende Substanz in einer Minute durch die Nierentätigkeit vollständig entfernt wird.

Clearanceverfahren erlauben die Messungen des Glomerulusfiltrates, die sog. glomeruläre Filtrationsrate (GFR). Es stehen zwei Methoden zur Verfügung:
- Als Indikatorsubstanz wird das **endogen** gebildete Kreatinin herangezogen (endogene Kreatinin-Clearance). Sie lässt sich berechnen durch zweimalige Messung der Plasmakreatininkonzentration und Messung der 24-Stunden-Urinkreatinin-Ausscheidung. Wichtig ist, dass der Harn vollständig gesammelt wird, weil sonst fälschlich zu niedrige Kreatininwerte resultieren. Der Normalwert der Kreatinin-Clearance, bezogen auf 1,73 m^2 Körperoberfläche, beträgt beim Mann 98–156 ml/Min., bei der Frau 95–160 ml/Min.

Methoden

- Als **exogen** zugeführte Testsubstanz dienen radioaktiv markiertes EDTA oder DTPA (^{51}Cr-EDTA, ^{168}Yb-DTPA).

Clearance-Untersuchungen sind jedoch nur sinnvoll, solange keine Azotämie besteht, d. h. zur Frühdiagnose der Niereninsuffizienz. Ein Kreatininanstieg ist erst zu erwarten, wenn die Clearancewerte bereits auf ca. 60 % der Norm abgesunken sind. Clearance-Untersuchungen sind daher bei Serum-Kreatininwerten zwischen 1–1,5 mg % sinnvoll, über 2–3 mg % jedoch nicht mehr.

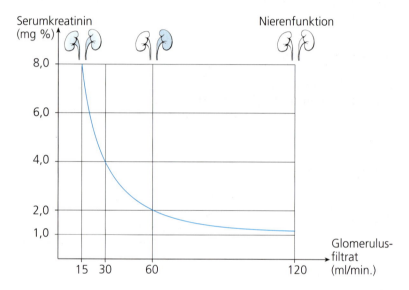

Abb. 96: Glomerulusfiltrat (nach E. Ritz) Beziehung zwischen Glomerulusfiltrat und Höhe des Serum-Kreatinins sowie Anteil des funktionstüchtigen Nierengewebes (orange schraffiert). Wegen der Hyperbelfunktion der Beziehung führen große Veränderungen im Bereich zwischen 60 und 120 ml/Min. Glomerulusfiltrat nur zu geringen Änderungen des Serum-Kreatininwertes, während Änderungen des Glomerulusfiltrats zu großen Änderungen des Serum-Kreatininspiegels führen.

13.2.4 Sonographie

Beurteilungsgrößen

Die Sonographie erlaubt die Beurteilung von Größe, Lage, Form und Struktur der Nieren und ermöglicht die Diagnose von Zysten, Anomalien, Tumoren, Steinen sowie eines Aufstaus des Nierenbeckens.

13.2.5 Röntgenologische Verfahren

Nierenleeraufnahme

Auf einer sog. Nierenleeraufnahme können zum Einen Form, Lage und Größe der Nieren feststellbar sein. Zum Anderen lassen sich schattengebende, d. h. kalkhaltige Konkremente – z. B. Steine – in den ableitenden Harnwegen erkennen.

Infusionsurogramm

Durch jodhaltige Röntgenkontrastmittel, die intravenös injiziert oder als Infusion appliziert werden (i. v.- oder Infusionsurogramm), ist eine Anfärbung des Nierengewebes und eine Darstellung des Nierenbeckens und der übrigen ableitenden Harnwege möglich.

Retrograde Pyelographie

Wird das Nierenbeckenhohlsystem durch eingeführte Ureterenkatheter mit Kontrastmittel gefüllt, so spricht man von einer retrograden Pyelographie.

Eine Darstellung der Nierengefäße durch Röntgen-Kontrastmittel nennt man Nierenangiographie. In unklaren Fällen, besonders bei Tumorverdacht, kann eine Computertomographie weiterführen.

Nierenangiographie

13.2.6 Isotopenuntersuchung

☞ Clearence-Verfahren S. 369.
Lage, Form, Größe und ausgedehntere anatomische Veränderungen wie Zysten und Tumoren werden mittels radioaktiver Substanzen dargestellt.

Isotopen-Clearance

Nierenszintigramm

13.2.7 Zystoskopie

Bei der Zystoskopie (Harnblasenspiegelung) besteht die Möglichkeit, die retrograd mit Wasser gefüllte und entfaltete Harnblase mittels Zystoskop für diagnostische und therapeutische Zwecke zu endoskopieren.

13.2.8 Nierenbiopsie

Ziel der Nierenpunktion ist die Gewinnung von Nierengewebe zur histologischen Untersuchung. Die Biopsie kann entweder „blind", d. h. unter sonographischer oder radiologischer Kontrolle, oder offen, z. B. im Rahmen einer operativen Freilegung, durchgeführt werden. Die Blindpunktion der Niere ist kontraindiziert bei Einzelnieren, hämorrhagischer Diathese, exzessiver Hypertonie, Nierentumoren, Hydro- und Pyonephrose.
Die gefährlichste Komplikation ist die Blutung in das die Niere umgebende Gewebe oder in die ableitenden Harnwege.

Blindpunktion und offene Biopsie

Kontraindikationen

> **Merke:** Nach einer Nierenbiopsie müssen über mehrere Stunden Puls, Blutdruck, Urin und der Allgemeinzustand des Patienten kontrolliert werden.

13.3 Leitsymptome bei Nierenerkrankungen

13.3.1 Proteinurie

Definition: Eine Proteinurie liegt vor, wenn täglich > 100 mg Eiweiß im Urin ausgeschieden werden.

Häufigkeit und Vorkommen   Eine Proteinurie kommt bei vielen Nierenerkrankungen vor und ist das am längsten (seit 1770) bekannte Symptom einer Nierenkrankheit. Der Begriff Albuminurie ist veraltet und unzutreffend, da nicht nur Albumine, sondern auch Globuline ausgeschieden werden.

Auch beim Gesunden werden geringe Eiweißmengen im Urin ausgeschieden. Die Proteinurie beruht meist auf einer Durchlässigkeit der Glomeruluskapillaren für Eiweiß, d. h. auf einer glomerulären Nierenerkrankung, seltener auf einer Störung der Eiweißrückresorption durch die Tubuluszellen (tubuläre Nierenerkrankungen). Da Albumine und Gammaglobuline stärker als andere Bluteiweiße im Urin ausgeschieden werden, geht eine Proteinurie im Blut mit einer Verminderung der Albumine und Gammaglobuline und einer relativen Vermehrung der α-Globuline, einer sog. Dysproteinämie, einher. Eine ausschließlich im Stehen nachweisbare Proteinurie – die sog. orthostatische Proteinurie – wird bei vielen Jugendlichen gefunden. Ist der Nachtharn proteinfrei, so ist die orthostatische Proteinurie als prognostisch meist harmlos anzusehen. Die im Harn ausgeschiedenen Proteine lassen sich mittels Elektrophorese differenzieren.

13.3.2 Ödeme

Lokalisation   Renale Ödeme unterscheiden sich von Ödemen, die im Rahmen einer Herzinsuffizienz oder Leberzirrhose bestehen, vor allem dadurch, dass sie häufig auch oder ausschließlich das Gesicht und die Hände (Handrücken) betreffen. Besonders **typisch ist das morgendliche Lid- und Wangenödem.** Zudem sind die Ödeme der Nierenkranken meist weich, leicht eindrückbar und „teigig". In schweren Fällen kann es zur Einlagerung von 20 und mehr Litern Flüssigkeit ins Gewebe kommen.

Entstehungsursachen   Bei der Entstehung renaler Ödeme spielen – häufig kombiniert – vier Faktoren eine Rolle:
- gesteigerte Durchlässigkeit der Kapillaren,
- verminderte Ausscheidung von Wasser und Natrium infolge der Abnahme eines Glomerulusfiltrates,
- Eiweißmangel, dadurch verringerte Wasserbindungsfähigkeit des Plasmas,

- sekundärer Hyperaldosteronismus mit vermehrter Natrium- und Wasserrückresorption (☞ S. 67 f.).

Der Normalwert des Gesamteiweißgehaltes des Blutes liegt zwischen 6–8 g %. Sinkt er durch eine länger andauernde Proteinurie unter 4,5 g % ab, so treten zwangsläufig Ödeme auf.

13.3.3 Hypertonie

Die arterielle Hypertonie ist nicht selten das einzige Symptom einer Nierenerkrankung, sodass bei jeder Hypertonie nach einer renalen Ursache gefahndet werden muss. Die am häufigsten zur Hypertonie führenden Nierenerkrankungen sind die verschiedenen Formen der Glomerulonephritis, die chronische Pyelonephritis und Nierenarterienstenosen. Eindeutige klinische Kriterien, die eine Differenzierung zwischen essenzieller und renaler Hypertonie erlauben, gibt es nicht (bezüglich der Pathogenese der renalen Hypertonie ☞ S. 134 f.).

13.3.4 Veränderungen der Urinausscheidung

Die tägliche physiologische Harnausscheidung beträgt je nach Flüssigkeitszufuhr und -verlusten aufgrund vermehrter Schweißsekretion oder aufgrund starker Durchfälle 0,5–1,5 Liter.

Definition: Ein Absinken der Diurese unter 500 ml am Tag wird Oligurie genannt.

Definition: Wird überhaupt kein Urin ausgeschieden oder liegt die tägliche Diuresemenge unter 100 ml, so spricht man von einer Anurie.

Definition: Als Polyurie bezeichnet man eine krankhafte Vermehrung der Urinausscheidung auf > 3 l täglich.

Eine Polyurie kommt im fortgeschrittenen Stadium vieler chronischer Nierenerkrankungen vor: Da die Nieren nicht mehr in der Lage sind, einen genügend konzentrierten Harn zu bereiten, wird zur Ausscheidung der harnpflichtigen Substanzen ein gering konzentrierter Harn in größerer Menge gebildet. Die Urinmenge kann im Extremfall auf bis zu 20 l am Tag erhöht sein.

Definition: Pollakisurie bedeutet den Drang zu häufiger Harnentleerung in kleinen Mengen, ohne dass die Harnmenge verändert sein muss.

Hauptursache einer Pollakisurie sind Erkrankungen der ableitenden Harnwege.

Definition: Bei der Dysurie bestehen Schmerzen bei der Urinentleerung in Form von Brennen beim Wasserlassen.

Definition: Unter einer Nykturie versteht man vermehrtes nächtliches Wasserlassen.

13.4 Klinik der Nierenerkrankungen

13.4.1 Akutes Nierenversagen

Definition: Ein akutes Nierenversagen (ANV) liegt vor, wenn die Funktion der Nieren innerhalb kurzer Zeit – meist weniger Stunden – so schwer beeinträchtigt wird, dass eine Oligurie oder Anurie auftritt. Meist handelt es sich um eine Komplikation eines extrarenalen, seltener eines renalen Grundleidens oder einer postrenalen Abflussbehinderung.

Zirkulatorisch-ischämisches akutes Nierenversagen

Ursachen   Voraussetzung einer normalen glomerulären Filtration ist eine ausreichende Durchblutung der Nieren. Kommt es infolge ausgedehnter Blut- oder Flüssigkeitsverluste, durch einen Herzinfarkt, eine akute Herzinsuffizienz anderer Genese, schwere Verbrennungen oder eine Sepsis zum Schock, so besteht die Gefahr einer Minderdurchblutung der Nieren, die bis zum akuten Nierenversagen führen kann. Aus der „Niere im Schock" entwickelt sich das Vollbild der **Schockniere**. Durch ausgedehnte Schädigung von Muskelgewebe, beispielsweise durch Traumata oder Muskelzerfall (Rhabdomyolyse), kann sich eine sog. Crush-Niere als Sonderform der Schockniere entwickeln.

Merke: Die Entwicklung eines akuten Nierenversagens ist die gefürchtetste Komplikation des Schocks. Die Kontrolle der Diuresemenge beim Schockpatienten ist daher besonders wichtig. Sinkt im Schock die Diurese unter 30 ml/Stunde ab, so ist ein akutes Nierenversagen zu befürchten (☞ S. 80 f.).

Toxische Nierenschädigung

Eine toxische Nierenschädigung kann durch verschiedene Medikamente oder Toxine ausgelöst werden. Am häufigsten kommen in Betracht (nach H. GEIGER und A. HEIDLAND):

Auslösende Medikamente oder Toxine

- nichtsteroidale Antiphlogistika,
- ACE-Hemmer,
- Antibiotika (Aminoglykoside, Cephalosporine, Amphotericin B),
- Röntgenkontrastmittel,
- Zytostatika (Cisplatin, Methotrexat),
- Schwermetalle,
- Hämoglobin (Transfusionszwischenfall),
- Giftpilze (Knollenblätterpilz),
- Myoglobin (Rhabdomyolyse, d. h. Auflösung quergestreifter Muskelfasern),
- Drogenabusus,
- Alkoholentzugsdelir,
- exzessive körperliche Belastung,
- Lipidsenker.

Weitere Ursachen

In seltenen Fällen, bei ca. 1–2 % der Patienten, kann es auch im Verlauf einer primären Nierenerkrankung, z. B. einer rapid progressiven Glomerulonephritis, zu einem akuten Nierenversagen kommen.

Eine weitere Ursache eines akuten Nierenversagens kann eine Abflussbehinderung der ableitenden Harnwege durch Prostataerkrankungen, gynäkologische Tumoren oder Harnleitersteine sein.

Leitsymptom des akuten Nierenversagens ist eine – nicht selten zu spät beachtete – **Oligurie,** seltener einer Anurie. Sie entwickelt sich meist innerhalb 24 Stunden nach dem auslösenden Ereignis. Der tägliche Serumharnstoffanstieg im Rahmen einer Anurie beträgt je nach Stoffwechselsituation 50–100 mg/dl. Eine mehrtägige Oligurie oder Anurie führt zu einem erheblichen Anstieg der harnpflichtigen Substanzen und zur Entstehung einer Urämie. Die Harnstoffwerte liegen dann meist um 400 mg %, die Kreatininwerte zwischen 10 und 20 mg%.

Klinisches Bild

Anurisch-oligurische Phase

Urämie

Bei einer Oligurie infolge eines akuten Nierenversagens ist die Urin-Osmolalität erniedrigt, bei Oligurie durch Flüssigkeitsmangel erhöht. Der Säure-Basen-Haushalt ist im Sinne einer metabolischen Azidose verändert (☞ Kap. 14.1.1).

Metabolische Azidose

Da eine Kaliumausscheidung über die Nieren nicht mehr möglich ist und durch ständigen Zellzerfall zusätzlich Kalium frei wird, kommt es zur Hyperkaliämie, d.h. zu erhöhten Blutkaliumwerten. Die Hyperkaliämie stellt eine gefürchtete Komplikation des akuten Nierenversagens dar, weil sie leicht zum Kammerflimmern und damit zum Sekundenherztod führt (☞ S. 87).

Hyperkaliämie

Gefahr der Hyperhydratation Hält die Anurie länger als 5 bis 6 Tage an, so treten die klinischen Zeichen der Urämie wie Übelkeit, Erbrechen, Benommenheit, vertiefte Atmung, Neigung zu Muskelkrämpfen usw. in den Vordergrund. Darüber hinaus wird das klinische Bild wesentlich durch die Grundkrankheit (Sepsis, schwere innere Blutung, Kreislaufschock, Intoxikationen, Verbrennungen) mitbestimmt. Im Stadium der Oligurie-Anurie besteht die Gefahr der Überwässerung des Organismus entweder durch zu große Trink- oder/und Infusionsmengen. Die **Folgen** sind **akute Linksherzinsuffizienz** und eine besondere Form des Lungenödems, die „fluid-lung" (**Flüssigkeitslunge**) genannt wird. Sonographisch sind die Nieren im Gegensatz zum chronischen Nierenversagen normal groß oder vergrößert.

Polyurische Phase Nach Überwindung der anurisch-oligurischen Phase, spontan oder mit Hilfe der Dialyse, setzt die polyurische Phase als Zeichen einer Erholung der Nieren und einer Regeneration der Tubulusepithelien ein. Sie dauert etwa 1 bis 2 Wochen und ist charakterisiert durch tägliche Diuresemengen zwischen 2 und 8 Litern. Die harnpflichtigen Substanzen normalisieren sich allmählich. Clearance-Untersuchungen zeigen jedoch, dass eine Einschränkung der Nierenleistung noch für Monate bestehen kann. Prinzipiell ist die akute Niereninsuffizienz jedoch voll rückbildungsfähig.

Diagnose Die Diagnose ist bei Kenntnis der Vorgeschichte und bei Beachtung der Anurie leicht zu stellen. Ein akutes Nierenversagen kann jedoch, bei zunächst intakten Nieren, fälschlicherweise angenommen werden, wenn die Anurie beispielsweise auf einer Verlegung beider Harnleiter beruht. Als Ursachen einer doppelseitigen Harnleiterverlegung kommen infrage:

Differenzialdiagnose Harnleitersteine, Blutgerinnsel bei Hämaturie, Kompression von außen durch Tumoren oder versehentliche Unterbindung bei Bauchoperationen.

Bevor man ein akutes Nierenversagen annimmt, muss daher in jedem Fall eine mechanische Verlegung der Harnwege, d. h. eine **obstruktive Uropathie,** ausgeschlossen werden (z. B. durch Ureterenkatheter). Wichtig ist die Sonographie der Nieren zur Beurteilung von Größe, Aufstau der ableitenden Harnwege und eines Abflusshindernisses.

Therapie Da der Nierenprozess selbst meistens nicht beeinflusst werden kann, liegen die therapeutischen Schwerpunkte auf:
- einer exakten Bilanzierung von Flüssigkeit und Elektrolyten,
- einer adäquaten Diät und
- einer sorgfältigen Pflege.

Flüssigkeitszufuhr

Merke: Beim akuten Nierenversagen beträgt die tägliche Flüssigkeitszufuhr (oral oder parenteral) 500 ml plus ausgeschiedener Urinmenge plus Flüssigkeitsverluste über den Magen-Darm-Trakt wie Erbrochenes oder wäßrige Stühle und über die Haut. Das Körpergewicht muss täglich kontrolliert werden.

Elektrolyte

Die Hyperkaliämie, die bei Werten ab ca. 6,5 mval/l die Gefahr des Kammerflimmerns in sich birgt, wird durch intravenöse Infusionen von 20%iger Glukoselösung mit Altinsulin behandelt. Bestimmte Kunstharze wirken als Kationenaustauscher (z. B. Resonium®). Peroral oder als Klysma verabreicht, nehmen sie durch die Darmwand aus dem Blut Kalium auf und geben Natrium in das Blut ab. Hierbei besteht jedoch die Gefahr der Hypernatriämie. Zur Bekämpfung der metabolischen Azidose wird Natriumbikarbonat infundiert.

Diät

Es wird eine streng kaliumarme und natriumarme Diät mit normalem Eiweißanteil verabreicht. Parenteral können Glukose und essenzielle Aminosäuren infundiert werden.

Diuretika

Die hochdosierte Gabe von Furosemid (Lasix®) bis zu 1 g tgl., eventuell in Kombination mit Dopamin (2–4 μg/kg Körpergewicht/Min.) kann gelegentlich die Diurese erhöhen, hat aber wahrscheinlich keinen wesentlichen Einfluss auf den Verlauf.

- Wichtig ist die exakte Ein- und Ausfuhrkontrolle mit Flüssigkeitsbilanzierung. In der Akutphase ermöglicht ein DK die stündliche Ausscheidungskontrolle.
- Im oligo-/anurischen Stadium sollte die Kost kalium-, natrium- und proteinarm sein, im polyurischen Stadium hingegen natrium- und kaliumreich. Der Patient sollte in der polyurischen Phase viel Flüssigkeit erhalten.
- Im Rahmen der Körperpflege ist v. a. auf eine gute Hautpflege zu achten, da die Haut meist trocken ist und der Patient aufgrund der Einlagerung harnpflichtiger Substanzen unter starkem Juckreiz leidet.
- Kontrolle der Vitalzeichen: auf Hypertonie, Rhythmusstörungen und Zeichen der Dyspnoe achten (Lungenödem).
- Auf urämische Zeichen achten (urinöser Mundgeruch, Übelkeit, Erbrechen, Bewusstseinstrübung).

Übersicht 41: Pflegerische Schwerpunkte bei Patienten mit akutem Nierenversagen

Komplikationen
: Kammerflimmern, Herzversagen, Lungenödem, zerebrale Krampfanfälle (Hirnödem) und bakterielle Infekte (Sepsis) sind die häufigsten Komplikationen.

Verlauf
: Das akute Nierenversagen, das ein Syndrom und keine Krankheitseinheit ist, verläuft in der Regel in **drei Phasen:**
- akutes Ereignis,
- Oligurie/Anurie,
- Polyurie.

Prognose
: Die Prognose, die auch vom Grundleiden abhängt, ist seit Anwendung der Dialysebehandlung erheblich besser geworden. Dennoch liegt die Letalität zwischen 40–60%. Die höchste Letalität haben das postoperative, das posttraumatische und das septische ANV.

Hämodialyse
: Die Hämodialyse soll frühzeitig, d. h. bevor der Serumharnstoff über 200 mg/dl ansteigt, und anfänglich täglich eingesetzt werden. Fehlt die Möglichkeit zur Hämodialyse, so kann die Peritonealdialyse eingesetzt werden. Die Prognoseverbesserung des akuten Nierenversagens ist vor allem auf die modernen Dialyseverfahren zurückzuführen.

13.4.2 Chronische Urämie

> **Definition:** Bei einer Urämie liegen neben der Azotämie auch ausgeprägte klinische Symptome einer Niereninsuffizienz vor.

Solange eine Erhöhung harnpflichtiger Substanzen ohne nennenswerte klinische Symptomatik besteht, befindet sich der Patient im Stadium der kompensierten Retention. Die Diagnose Urämie ist daher eine klinische Diagnose und – wie das akute Nierenversagen – kein eigenständiges Krankheitsbild.

Ursachen
: Einen Überblick über die häufigsten Ursachen der chronischen Urämie gibt ☞ Übersicht 42.

Übersicht 42: Häufigste Ursachen der chronischen Urämie (Grundlage: Register der Europäischen Dialyse- und Transplantationsgesellschaft)

1. Chronische Glomerulonephritis (ca. 20 %)
2. Diabetische Nephropathie (ca. 20 %)
3. Chronische Pyelonephritis (ca. 15%)
4. Zystennieren (ca. 7%)
5. Analgetikanephropathie (ca. 5%)

Klinisches Bild
: Das klinische Bild der chronischen Urämie ist eindrucksvoll. Die Patienten sind blass, da immer eine **Anämie** vorliegt. Die dem Licht ausgesetzten **Hautpartien** wie Gesicht und Hände erscheinen durch Ablagerung des Harnfarbstoffs Urochrom **schmutziggelbgrau.** Es besteht der typische **urinöse Mundgeruch,** der sog. Foetor uraemi-

cus, der sich durch sorgfältige Mundpflege etwas eindämmen lässt. Auffallend ist die deutlich vertiefte Atmung infolge der Übersäuerung des Blutes (**Azidose-Atmung**). Da über die Nieren nicht mehr ausreichend Säuren ausgeschieden werden können, versucht der Organismus, kompensatorisch mehr Kohlensäure aus dem Blut durch eine Steigerung der Atmung abzugeben.
Übelkeit und Erbrechen beruhen auf der Vergiftung durch Stoffwechselschlacken sowie einer **urämischen Gastritis**.

Der **Blutdruck ist meist erhöht.** Linksherzinsuffizienz, Hypoproteinämie und toxische Kapillarwandschädigung führen zum Lungenödem bzw. zur sog. „**Flüssigkeitslunge**" mit vorwiegend interstitieller Ablagerung von Flüssigkeit. Manchmal besteht eine Perikarditis, z.T. mit Perikarderguss, seltener eine Pleuritis. Die hämorrhagische Diathese, deren Symptom oft Nasenbluten ist, kommt durch Gerinnungs- und Gefäßwandstörungen zustande (☞ Kap. 3.3.5). Häufig besteht quälender Juckreiz aufgrund der Einlagerung harnpflichtiger Substanzen in die Haut.

Störungen im Phosphat- und Kalziumhaushalt sowie im Vitamin-D-Stoffwechsel führen bei chronischer Niereninsuffizienz zu Knochenveränderungen, die man als renale Osteopathie bezeichnet und die sich klinisch durch diffuse Knochenschmerzen, Spontanfrakturen (z. B. Rippen) und Muskelschwäche bemerkbar machen kann. In der Endphase kommt es schließlich zu Bewusstseinsstörungen bis zum urämischen Koma (☞ Abb. 97, S. 380).

Charakteristisch sind eine ausgeprägte normochrome Anämie sowie eine starke Erhöhung der harnpflichtigen Substanzen Harnstoff, Kreatinin und Harnsäure. Außerdem bestehen eine Leukozytose, eine Übersäuerung des Blutes sowie eine Erniedrigung des Kalzium- und eine Erhöhung des Phosphatspiegels und eine Hyperkaliämie, sobald sich eine Oligurie entwickelt. Die Serum-Osmolalität ist erniedrigt. Der Serum-Kreatininspiegel liegt bei terminaler Niereninsuffizienz meist über 8–10 mg/dl.

Laborbefunde

Die Therapie verfolgt drei **Ziele**:
- Therapie des Grundleidens,
- Verlangsamung der Progression der Niereninsuffizienz,
- Behandlung der Symptome und Komplikationen.

Therapie

Der Behandlung des Grundleidens dienen beispielsweise eine optimale Diabeteseinstellung, die Antibiose bei einer Pyelonephritis oder das Vermeiden von Schmerzmitteln bei einer Analgetika-Nephropathie. Zur Progressionsverhütung wird eine proteinarme Diät empfohlen (0,8 g Protein/kg Körpergewicht/Tag). Ebenso wichtig ist die konsequente Behandlung einer arteriellen Hypertonie.

Liegen Ödeme und/oder eine arterielle Hypertonie vor, ist eine salzarme Diät (NaCl < 5 g täglich) indiziert. Die Trinkmenge bei ausgeglichenem Flüssigkeitshaushalt liegt bei 2,5 l täglich. Die Hyperkaliämie wird durch diätetische Kaliumrestriktion, Schleifen-

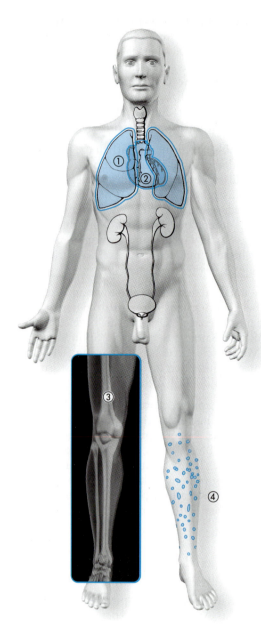

Abb. 97: Ursachen und Symptome der chronischen Niereninsuffizienz

diuretika und eventuell Ionenaustauscher auf Kunstharzbasis (z. B. Resonium A®) behandelt. So genannte kaliumsparende Diuretika sind streng kontraindiziert, da sie zu lebensgefährlichen Hyperkaliämien führen können. Zum Azidose-Ausgleich wird Kalziumazetat (z. B. Calcetat-Gry®) verabreicht sowie aktive Vitamin-D-Metaboliten wie z. B. Rocatrol®. Zur Prävention der renalen Osteopathie werden orale Phosphatbinder wie Kalziumkarbonat gegeben. Aluminiumhaltige Phosphatbinder sind kontraindiziert. Die bei chronischer Niereninsuffizienz immer vorhandene, auf einem Erythropoëtinmangel beruhende Anämie kann durch parenteral gegebenes humanes Erythropoëtin (Erypo®) erfolgreich behandelt werden. Bei Serumkreatininkonzentrationen > 10 mg/dl ist die Indikation zur Hämodialyse oder Nierentransplantation gegeben.

13.4.3 Glomerulonephritis

Definition: Die Glomerulonephritis ist eine akute, rasch progediente oder chronische Nierenkrankheit mit diffuser oder herdförmiger (Herdnephritis) Entzündung der Glomeruli beider Nieren.

13.4.3.1 Akute Glomerulonephritis

Vorwiegend erkranken Kinder und jüngere Erwachsene. Nach dem 30. Lebensjahr ist die akute Glomerulonephritis sehr selten.

Vorkommen

Die akute Glomerulonephritis tritt 1–2 Wochen nach einem Streptokokkeninfekt, z. B. einer eitrigen Angina, einer Mittelohr- oder Nasennebenhöhlenaffektion, Scharlach bzw. einer Streptokokkeninfektion der Haut (Erysipel) auf. Die Nieren selbst sind nicht infiziert. Es handelt sich also um eine **abakterielle postinfektiöse Nephritis.** Nur bestimmte Streptokokken, nämlich hämolysierende Streptokokken der Gruppe A, wirken nephritisauslösend. Dies erklärt, weshalb die akute Glomerulonephritis viel seltener auftritt als die allgemein recht zahlreichen Streptokokkeninfekte. Man nimmt an, dass Immunkomplexe, die Streptokokkenantigene enthalten, in der Basalmembran der Glomerula – aber auch im RES – fixiert werden und dort eine schädigende Wirkung entfalten. In ca. 5 % der Fälle entsteht eine Glomerulonephritis durch Autoantikörper gegen die Basalmembran des Glomerulus, die sich streng linear an die Membran binden und zu ihrer Schädigung führen (Anti-Basalmembran-Antikörper-Nephritis).

Ätiologie und Pathogenese

Die **Latenzzeit** zwischen Streptokokkeninfekt (7–14 Tage) und dem Auftreten der akuten Nephritis ist diejenige Zeitspanne, die zur Antikörperbildung benötigt wird. Die Pathogenese der akuten Nephritis bietet einige Parallelen zu derjenigen des akuten rheumatischen Fiebers (☞ Kap. 2.3.3.1). Die Glomerulonephritis ist keine isolierte Nierenkrankheit, sondern eine Allgemeinerkrankung.

Klinisches Bild

Die **Leitsymptome** der akuten Glomerulonephritis sind **Hypertonie, Ödeme und Hämaturie.** Der Blutdruck ist meist mäßiggradig sowohl systolisch als auch diastolisch erhöht. Häufig besteht eine Bradykardie. Die Ödeme entwickeln sich vor allem im Gesicht, und dort vorzugsweise im Bereich der Augenlider. Manchmal suchen die Patienten den Arzt wegen ihres veränderten Aussehens auf. Die Ödeme sind überwiegend die Folge einer allgemeinen Kapillarwandschädigung. In beiden Weltkriegen wurde eine besondere Verlaufsform der akuten Nephritis, die sog. Feldnephritis, beobachtet. Sie ging mit massiven, z. T. grotesken Ödemen einher.

Eine **Hämaturie** ist bei der akuten Glomerulonephritis immer vorhanden. Sie kann entweder nur mikroskopisch nachweisbar sein oder als Makrohämaturie zu einer schmutzigroten, „fleischwasserfarbigen" Harnfarbe führen. Weiterhin fällt eine **Proteinurie** auf, im Sediment sind hyaline und granulierte **Zylinder** nachweisbar.

Die Patienten klagen über Kopfschmerzen, Übelkeit und Augenflimmern als Zeichen eines gesteigerten Hirndrucks. Die Urinmenge ist meist vermindert, eine Anurie tritt allerdings sehr selten auf. Neben fast symptomlosen Verläufen gibt es Fälle mit heftigen Kopfschmerzen, erheblichem Krankheitsgefühl, Ziehen im Rücken, Übelkeit, Erbrechen und ausgeprägter Atemnot.

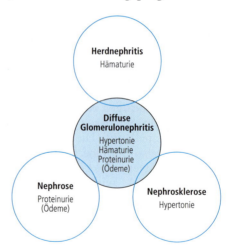

Abb. 98: Leitsymptome glomerulärer Erkrankungen

Komplikationen

Gefürchtete Komplikationen der akuten Glomerulonephritis sind Lungenödem, Herzversagen, akutes Nierenversagen, ein Hirnödem mit generalisierten Krampfanfällen (sog. Niereneklampsie) und Sehstörungen bis zur – vorübergehenden – Erblindung.

Laborbefunde

Typisch sind Hämaturie, Proteinurie, Zylinderausscheidung und ein spezifisches Gewicht des Urins um 1,020. Da es sich um eine glomeruläre Erkrankung handelt, ist die Konzentrationsfähigkeit der Tubuli noch befriedigend erhalten. Im Gegensatz dazu geht das akute Nierenversagen (akute tubuläre Nekrose) mit einer Hyposthenurie einher. Die BSG ist leicht beschleunigt, der Anti-Streptolysin-Titer deutlich meist über 200 IE erhöht (☞ Kap. 2.3.3.1). Meist kommt es nur zu einem leichten Anstieg der harnpflichtigen Substanzen.

Die akute diffuse Glomerulonephritis ist abzugrenzen von der prognostisch wesentlich günstigeren herdförmigen Glomerulonephritis, der sog. Herdnephritis, die während einer Infektionskrankheit als Begleiterscheinung auftritt und meist nur zu einer Mikrohämaturie führt.

Differenzialdiagnose

Am wichtigsten sind absolute Bettruhe und eine ausgewogene Diät. Aufgrund des Streptokokkeninfekts ist die tägliche Gabe von Penicillin V in einer Dosis von 1–3 Mio. IE erforderlich.

Therapie

Die Flüssigkeitszufuhr wird wie beim akuten Nierenversagen gehandhabt und errechnet sich aus der Urinmenge des Vortages plus 500 ml plus andere Flüssigkeitsverluste durch Erbrechen, Schwitzen oder Durchfall.

Nicht angebracht ist die früher empfohlene absolute Nahrungs- und Flüssigkeitskarenz. Die Entfernung der Mandeln unter Penicillinschutz sollte erst 4–6 Wochen nach Abklingen der akuten Symptome vorgenommen werden.

Es gibt folgende Verlaufsmöglichkeiten:
- Frühheilung innerhalb weniger Wochen (am häufigsten),
- Spätheilung im Verlauf von 2 Jahren,
- Übergang in die chronische Glomerulonephritis,
- Frühtodesfälle durch Herzversagen oder Urämie (selten).

Prognose und Verlauf

- Im akuten Stadium ist Bettruhe indiziert. Hierbei sind alle notwendigen Prophylaxen sorgfältig durchzuführen. Aufgrund der Ödeme und des Eiweißmangels sind die Patienten hochgradig dekubitusgefährdet.
- Ein- und Ausfuhrkontrolle mit Flüssigkeitsbilanzierung zur Kontrolle der Nierenfunktion.
- Eine tägliche Gewichtskontrolle unterstützt die Kontrolle hinsichtlich der Flüssigkeitseinlagerung im Gewebe.
- Wenn aufgrund der Ödeme Flüssigkeitsrestriktion besteht, haben die Patienten oft ein starkes Durstgefühl. Hier sind ggf. Kaugummis, Zitronenstäbchen und häufige Mundpflege hilfreich.
- Vitalzeichenkontrolle (Bradykardie und/oder Rhythmusstörungen können Ausdruck einer Hyperkaliämie sein).

Übersicht 43: Pflegerische Schwerpunkte bei Patienten mit Glomerulonephritis

13.4.3.2 Chronische Glomerulonephritis

Die Bezeichnung „chronische Glomerulonephritis" wird heute als Oberbegriff für zahlreiche ätiologisch und morphologisch unterschiedliche chronisch-entzündliche Nierenerkrankungen gebraucht.

Ätiologie und Pathogenese

Es handelt sich um chronische, abakterielle, also nicht durch Bakterien entstandene, doppelseitige Entzündungen der Nierenrinde mit primärem Befall der Glomerula. In vielen Fällen spielen immunologische Prozesse eine wesentliche Rolle. Chronische Glomerulonephritiden sind die häufigste Ursache einer chronischen Urämie.

Klinisches Bild — Während der Latenzperiode besteht oft nur eine geringfügige Proteinurie und Hämaturie. Allmählich, seltener schubweise, kommt es zu einer Verstärkung der Symptomatik und einer Zunahme der Niereninsuffizienz. Es gibt Verlaufsformen, bei denen eher die schwere renale Hypertonie im Vordergrund steht, und andere, deren führende Symptome Proteinurie und Ödeme sind.

Schließlich mündet die Erkrankung in die chronische Urämie ein.

Die pathologisch-anatomische Untersuchung zeigt in diesem Stadium den typischen Befund der kleinen, blassen, an der Oberfläche gekörnten glomerulonephritischen Schrumpfnieren.

Therapie — Wichtig sind körperliche Schonung, Vermeidung von Infekten, den Blutdruck senkende Mittel sowie ausreichende Flüssigkeitszufuhr in der polyurischen Phase der Erkrankung. Bei bestimmten Formen von chronischer Glomerulonephritis sind zur Unterdrückung immunologischer Vorgänge Steroide und Immunsuppressiva (Imurek®) von Nutzen. Im Stadium der terminalen Niereninsuffizienz muss eine chronische Hämodialyse durchgeführt oder eine Nierentransplantation vorgenommen werden.

13.4.3.3 Sonderformen der Glomerulonephritis

Rasch progrediente Glomerulonephritis — Bei dieser Sonderform der GN handelt es sich um eine rasch fortschreitende Glomerulonephritis ohne nachweislich vorausgegangenen Infekt, die innerhalb kurzer Zeit zu einem irreversiblen Nierenversagen führt. Es handelt sich um einen medizinischen **Notfall!** Bei einem Teil der Fälle sind im Serum Antikörper gegen zytoplasmatische Antigene in neutrophilen Granulozyten nachweisbar, die als ANCA (antineutrophil cytoplasmatic antibodies) bezeichnet werden. Vereinzelt können auch extrarenale Symptome, wie Hautausschläge, Gelenkbeschwerden oder Hämoptysen, beobachtet werden.

Therapie — Eine **immunsuppressive Therapie** in Form von hochdosierten Glukokortikoiden oder Cyclophosphamid bzw. eine Plasmapherese ermöglichen in einigen Fällen die Ausheilung. Bei der Plasmapherese entzieht man dem Patienten kontinuierlich Vollblut. Durch ein bestimmtes Verfahren werden Antikörper und Immunkomplexe abgetrennt und die Erythrozyten danach wieder infundiert.

IgA-Glomerulonephritis — Die IgA-Glomerulonephritis ist eine der häufigsten Glomerulonephritis-Formen. Sie tritt während respiratorischer Infekte auf und ist gekennzeichnet durch rezidivierende schmerzlose Makrohämaturien. Mikroskopisch finden sich innerhalb der Glomerula massive Ablagerungen von IgA. Sie verläuft eminent chronisch und hat eine schlechtere Prognose als früher angenommen. Häufig entwickelt sich eine maligne Hypertonie. Nach 20 Jahren ist die Hälfte der Patienten urämisch.

Glomerulonephritiden können beispielsweise im Rahmen des Lupus erythematodes und ferner beim Goodpasture-Syndrom (junge Männer mit Hämoptysen und Glomerulonephritis) auftreten. Des Weiteren können sie im Rahmen der Wegener-Granulomatose, bei der als Vorläufer der Nephritis Granulome der oberen und unteren Luftwege, Ulzera im Tonsillen- und Mundbereich und Lungeninfiltrate auftreten können, vorkommen (ANCA sind im Blut nachweisbar).

Glomerulonephritiden bei Systemerkrankungen

13.4.4 Nephrotisches Syndrom

> **Definition:** Das nephrotische Syndrom ist ein klinischer, durch die folgenden Leitsymptome charakterisierter Krankheitsbegriff:
> - erhebliche Proteinurie mit einer täglichen Eiweißausscheidung > 3,5 g,
> - Ödeme,
> - Hypoproteinämie und Dysproteinämie,
> - Hyperlipidämie.

Die erhöhte Durchlässigkeit der glomerulären Basalmembran für Proteine führt zu einem massiven **Plasmaeiweißverlust** – vor allem von Albuminen, aber auch Gammaglobulinen – in den Urin. Die Serumelektrophorese zeigt typischerweise eine deutliche Albuminverminderung bei relativer Erhöhung der α_2- und β-Globulinfraktion (Dysproteinämie). Durch die Hypalbuminämie ist der kolloidosmotische Druck in den Kapillaren vermindert, wodurch es zur **Ödementstehung** kommt. Als Folge der Hypogammaglobulinämie kommt es zu einer **verringerten Infektabwehr**. Kompensatorisch entwickelt sich ein sekundärer Hyperaldosteronismus. **Die Hyperlipoproteinämie** resultiert einerseits aus einer Überproduktion von Lipoproteinen in der Leber, andererseits aus einem verminderten Lipoproteinabbau.

Ätiologie

Eine Glomerulonephritis ist in über 80 % der Fälle Ursache des nephrotischen Syndroms. Die histologischen Veränderungen an den Glomeruli können sehr unterschiedlich sein. Bei der sog. Minimal-changes-Glomerulonephritis – früher Lipoidnephrose genannt – sind die Glomeruli lichtmikroskopisch unauffällig, zeigen jedoch elektronenmikroskopisch gewisse Veränderungen. Diese Form des nephrotischen Syndroms kommt vor allem bei Kindern vor.

In der Mehrzahl der Fälle liegt eine sog. membranöse Glomerulonephritis vor, deren Charakteristikum eine Verdickung der Basalmembranen der Glomeruluskapillaren ist. Andere pathologisch-anatomisch differenzierbare Formen der Glomerulonephritis können ebenso zum nephrotischen Syndrom führen wie die diabetische Nephropathie, eine Thrombose der Nierenvenen, Kollagenosen, das Plasmozytom (☞ Plasmozytomniere S. 201) oder nierenschädigende Substanzen wie z. B. Quecksilber, Wismut oder Gold.

Eine Abklärung der Ätiologie ist am ehesten durch die Nierenbiopsie möglich.

Übersicht 44: Ursachen des nephrotischen Syndroms

- Glomerulonephritiden, z. B. Minimal-changes-Nephritis oder membranöse Glomerulonephritis,
- Kollagenosen,
- diabetische Nephropathie,
- schwere Herzinsuffizienz,
- Amyloidose,
- Nierenvenenthrombose,
- Plasmozytom,
- Schwangerschaftsnephropathie,
- Medikamente oder Drogen, z. B. Gold, Penicillamin, Heroin,
- Transplantationsnephropathie.

Klinisches Bild

Das führende Symptom der meist chronisch verlaufenden Krankheit ist die **extreme Proteinurie**: Im Harnsediment finden sich hyaline und granulierte Zylinder. Folge des ständigen Eiweißverlustes sind die typischen weichen, teigigen, auch das Gesicht betreffenden Ödeme. Die Patienten klagen meist über starke Müdigkeit, Leistungsschwäche und Durst. Pleuraergüsse können zu stärkerer Atemnot führen. Der Blutdruck ist in der Regel normal. Trotz nur mäßiggradiger Anämie sind die Patienten auffallend blass.

Laborbefunde

Das Blutplasma kann infolge der starken Hyperlipämie milchig getrübt sein, die Triglyzeride sind meist über 400 mg/dl erhöht. Die BSG ist stark beschleunigt, häufig über 80 mm in der 1. Std., die CRP ist erhöht. Eine Azotämie besteht nur selten. Das Gesamteiweiß im Blut liegt meist um oder unter 4 g%. Die Elektrophorese zeigt, dass vor allem die Albumine und die Gamma-Globuline vermindert sind, woraus eine erhöhte Infektanfälligkeit resultiert. Durch die Proteinurie ist das spezifische Gewicht des Harns erhöht. Mit einem speziellen Mikroskop können im Harn mit polarisiertem Licht Fett-Tröpfchen nachweisbar sein, die wegen ihrer Ähnlichkeit mit dem achtspitzigen Kreuz des Malteser-(Johanniter-)Ordens „Malteserkreuze" genannt werden (Cholesterin-Kristalle).

Therapie

Entscheidend ist eine **eiweißreiche**, d. h. 1,5–3 g Eiweiß tgl. pro kg Körpergewicht, und eine **kochsalzarme Diät**. Das Eiweiß wird am besten in Form von magerem Fleisch, Fisch, Eiern oder Milcheiweiß gegeben oder infundiert – z. B. mit Humanalbumin-Infusionen. Eine lang dauernde Therapie mit hohen Kortikoiddosen oder Imurek® kann bei bestimmten Formen des nephrotischen Syndroms die Eiweißdurchlässigkeit der Gloreruluskapillaren mindern und so zur Besserung führen.

Die Krankheit verläuft i.d.R. chronisch, jedoch kommen einmalige Schübe und spontane Abheilungen vor. Entsprechend der unterschiedlichen Ursache des nephrotischen Syndroms kann eine einheitliche Prognose nicht angegeben werden. Die als nephrotisches Syndrom in Erscheinung tretende chronische Glomerulonephritis des Erwachsenen führt nach zehn Jahren bei der Hälfte der Patienten zur Dialysepflichtigkeit.

Verlauf

Die Prognose der Lipoidnephrose ohne lichtmikroskopisch nachweisbare Veränderungen ist besser.

Prognose

13.4.5 Akute und chronische Pyelonephritis

Definition: Bei der Pyelonephritis liegt eine bakteriell bedingte Entzündung des Nierenbeckens mit oder ohne begleitende Entzündung des interstitiellen Nierengewebes vor.

Die Pyelonephritis ist eine häufige Nierenerkrankung, die im Endstadium zur Schrumpfnierenbildung und Urämie führen kann. **Frauen erkranken** aufgrund der kürzeren Harnröhre, die aszendierende Infektionen begünstigt, **dreimal häufiger als Männer.**

Häufigkeit und Vorkommen

Da nicht die Glomeruli, sondern das dazwischengelegene Gewebe, das sog. Interstitium, betroffen ist, handelt es sich, vor allem bei der chronischen Form, um eine **interstitielle Nephritis.**

Pathologische Anatomie

Die wichtigsten Erreger der Pyelonephritis sind Colibakterien (60–80%), Enterokokken, Proteus und Pseudomonas. Die Keime gelangen meist **aufsteigend** von den Harnwegen, seltener über die Blutbahn, in die Nieren. Jede Obstruktion, d. h. Verlegung oder Einengung der Harnwege, z. B. durch Missbildungen, Stenosen, Steine, Tumoren, gynäkologische Prozesse oder eine Prostatavergrößerung, begünstigt das Entstehen von Infekten. Weitere wichtige disponierende Faktoren sind Diabetes mellitus (chronische Pyelonephritis bei 20 % aller Diabetiker) und Schwangerschaft. Bei unklaren Fieberzuständen in der zweiten Schwangerschaftshälfte muss in erster Linie an eine Pyelonephritis gedacht werden. Der chronische Abusus von Schmerzmitteln, früher insbesondere Phenacetin, fördert die Entstehung einer interstitiellen Nephritis (Analgetika-Nephropathie). Die chronische Pyelonephritis entwickelt sich in der Regel aus einer nicht ausgeheilten akuten Pyelonephritis (☞ Abb. 99, S. 388).

Ätiologie und Pathogenese

Akute Pyelonephritis

Klinisches Bild der akuten Pyelonephritis

Leitsymptome der akuten Pyelonephritis sind **Schmerzen** in den Nierenlagern und **Fieber**. Brennen beim Wasserlassen und Pollakisurie deuten auf eine gleichzeitige Blasenentzündung hin. Übelkeit und Erbrechen sind möglich. In schweren Fällen kann es zu Schüttelfrösten und septischen Temperaturen, zur sog. Urosepsis kommen. Der Prozess kann ein- oder doppelseitig auftreten und bedingt eine entsprechende Klopfempfindlichkeit des jeweiligen Nierenlagers.

Es besteht fast immer eine ausgeprägte Leukozyturie bei mäßiger Proteinurie. Die Nierenfunktion ist kaum beeinträchtigt, die BSG stärker beschleunigt.

Chronische Pyelonephritis

Klinisches Bild der chronischen Pyelonephritis

Die chronische Pyelonephritis verläuft schleichend und weist, da die Diagnose sehr schwierig sein kann, eine beträchtliche Dunkelziffer auf. Gelegentlich führt erst die Urämie den Patienten zum Arzt.

Oft bestehen nur uncharakteristische Beschwerden wie Abgeschlagenheit, Übelkeit, Kopfschmerzen und Appetitlosigkeit. Brennen beim Wasserlassen, Durst und – meist nur geringe – Rückenschmerzen lenken den Verdacht auf eine Nierenerkrankung. Fieber fehlt in der Regel, allenfalls bestehen gelegentlich subfebrile Temperaturen.

Entscheidend sind Leukozyturie, Leukozytenzylinder und vor allem der kulturelle Nachweis von Bakterien im Urin. Eine Anämie

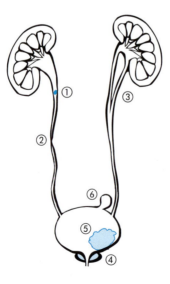

Abb. 99: Ursachen und Folgen der chronischen Pyelonephritis

Ursachen:
① Stein
② Stenose
③ Missbildungen
④ Prostatahyperthrophie
⑤ Blasentumor
⑥ Blasendivertikel

Prädisponierende Faktoren:
• Schwangerschaft
• Diabetes mellitus
• Analgetikaabusus

Folgen:
• pyelonephritische Schrumpfniere
• progrediente Niereninsuffizienz

infolge des chronischen Infekts und Untergang von Nierengewebe sowie eine Blutsenkungsbeschleunigung sind häufig. In der Hälfte der Fälle liegt eine Hypertonie vor.

Die Prognose der chronischen Pyelonephritis ist ungünstig, da eine völlige Ausheilung kaum gelingt. In ca. 30 % der Fälle kommt es nach 10–12-jährigem Verlauf zur pyelonephritischen Schrumpfniere und zur Urämie.

Prognose und Verlauf

Entscheidend ist die **gezielte antibiotische Behandlung** entsprechend der Empfindlichkeit der nachgewiesenen Keime. Die meisten Erreger der Pyelonephritis sprechen auf Ampicilline, Gyrase-Hemmer (Norfloxacin, Ofloxacin, Ciprofloxacin) oder Cotrimoxazol (Bactrim®, Eusaprim®) an. Zur Langzeit-Therapie und Rezidivvorbeugung eignet sich Cotrimoxazol. Wichtig sind ferner reichliche **Flüssigkeitszufuhr** und die **chirurgische Beseitigung** einer ggf. bestehenden **Harnwegsobstruktion.**

Therapie

13.4.6 Paranephritischer Abszess

Definition: Beim paranephritischen Abszess handelt es sich um eine meist einseitige Vereiterung im Bereich der Fettgewebskapsel der Niere.

Die Diagnose lässt sich mittels Ultraschall oder CT sichern. Klinisch bestehen Nierenschmerzen und Fieber bei unauffälligem Urin. Die Behandlung besteht in der operativen Abszesseröffnung.

13.4.7 Nephrosklerose

Definition: Als Nephrosklerose bezeichnet man Veränderungen an den Nierengefäßen, die in Verbindung mit einer arteriellen Hypertonie auftreten.

Die gutartige Nephrosklerose entwickelt sich im Rahmen einer essenziellen Hypertonie. Typisch ist die Arteriolosklerose, d. h. die Sklerosierung der Nierenarteriolen. Zu einer nennenswerten Niereninsuffizienz kommt es nur ausnahmsweise. Eine Gefährdung besteht weniger vonseiten der Nieren als durch die Hypertonie, die zum Herzinfarkt, zur Herzinsuffizienz oder zur Apoplexie führen kann.

Benigne Nephrosklerose

Bei diesem Krankheitsbild handelt es sich um die „bösartige Schwester" der benignen Nephrosklerose. Es kann eine primäre und eine sekundäre Form unterschieden werden. Jüngere Menschen und Patienten mittleren Lebensalters werden bevorzugt be-

Maligne Nephrosklerose

troffen. Klinisch im Vordergrund stehen die maligne Hypertonie mit diastolischen Werten > 120 mmHg neben Nierenfunktionsstörungen und hochdruckbedingten Augenhintergrundveränderungen. Typisch sind zwiebelschalenförmige Intimaproliferationen an den mittleren und kleinen Rindenarterien sowie Nekrosen der Nierenarteriolen (Arteriolonekrose). Therapeutisch wichtig ist eine rasche und intensive Blutdrucksenkung. Die **Prognose** ist wenig günstig.

13.4.8 Nephrolithiasis

Definition: Bei der Nephrolithiasis liegen Konkrementbildungen in der Niere und im Nierenbecken (Nephrolithiasis) sowie in den ableitenden Harnwegen (Urolithiasis) vor.

Vorkommen und Häufigkeit

Die Krankheit betrifft Männer häufiger als Frauen, tritt vorwiegend im 3.–5. Lebensjahrzehnt auf und hat in den letzten Jahrzehnten zugenommen. Eine familiäre Disposition kommt vor. Bekannte geographische Gebiete, in denen die Erkrankung gehäuft auftritt, sind Dalmatien, Persien, Mesopotamien, das Wolgatal und die Südstaaten der USA, also heiße, trockene Gegenden. Grund hierfür sind die erhöhten Wasserverluste.

Ätiologie und Pathogenese

Die Steine entstehen aus Kristalloiden (kristallisierbaren Substanzen) im Harn, entweder weil diese in besonders großer Menge ausgeschieden werden – z. B. Harnsäureverbindungen bei Gicht und Leukämie, Kalzium bei verstärktem Knochenabbau – oder aber andere Faktoren vorliegen, die die **Ausfällung von Kristallen** fördern, wie z. B. Harnstauung und Harnwegsinfektionen. Da die Urolithiasis ihrerseits wiederum Harnwegsinfekte begünstigt, liegt nicht selten ein Circulus vitiosus vor. Saure Urin-pH-Werte fördern die Entstehung von Harnsäuresteinen, alkalische pH-Werte die Bildung von Phosphatsteinen. Beim Hyperparathyreoidismus kommt es typischerweise zu rezidivierender Urolithiasis.

Pathologische Anatomie

Die Steine entstehen meist im Nierenbecken oder in den Nierenkelchen. Sie können reiskorngroß sein oder als sog. Korallen-, Hirschgeweih-, Ausguss- oder Ventilsteine das gesamte Nierenbecken ausfüllen. Nach der Häufigkeit unterscheidet man maulbeerförmige, dunkelbraune Kalziumoxalatsteine, weißliche, rauhe Kalziumphosphatsteine, helle, braungelbe Uratsteine und die seltenen Zystin- und Xanthinsteine. Der Kalziumgehalt ist dafür verantwortlich, ob ein Stein im einfachen Röntgenbild dargestellt wird (70–80%). Reine Urat- und Xanthinsteine sind „röntgennegativ", können jedoch beim i. v.-Urogramm anhand entsprechender Kontrastmittelaussparungen diagnostiziert werden. Die Nierensteindiagnostik erfolgt heute vorwiegend mittels Sonographie, die sich auch gut zur Verlaufskontrolle und zur Beurteilung von Komplikationen wie z. B. dem Aufstau der ableitenden Harnwege eignet.

Leitsymptom der Urolithiasis ist die **Kolik,** die vor allem durch Steineinklemmung im Ureter ausgelöst wird. Im Rahmen einer Nierenkolik treten aus heiterem Himmel heftigste Schmerzen entweder im Bereich der Nierenlager auf oder im Ureterenverlauf mit Ausstrahlung zum Genitale, zur Harnblase oder zum Oberschenkel. Übelkeit, Erbrechen, Meteorismus und Störungen der Darmtätigkeit bis zum Subileus können hinzutreten.

Klinisches Bild

Fieber spricht für einen gleichzeitigen Harnwegsinfekt. Eine vorübergehende Anurie ist möglich, eine länger dauernde Harnsperre lässt an eine doppelseitige Urolithiasis denken. Fast immer ist eine **Mikro- oder Makrohämaturie** nachweisbar. In anderen Fällen können Symptome jahrelang fehlen, oder es besteht lediglich ein leichter Druck in der Nierengegend.

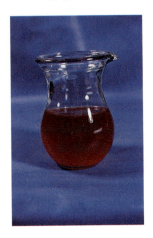

Abb. 100: Massive Makrohämaturie bei Ureterstein

Eine länger dauernde Steineinklemmung im Ureter birgt durch Harnaufstau die Gefahr der **Hydronephrose,** d. h. einer erheblichen Ausweitung des Nierenbeckens und der Nierenkelche in sich. Eine länger bestehende Hydronephrose führt zur Druckschädigung des Nierenparenchyms. Als Pyonephrose bezeichnet man eine infizierte, vereiterte Hydronephrose.

Komplikationen und Folgen

Steine, die in der Blase liegenbleiben, vergrößern sich im Laufe der Zeit. Sie können zu Schmerzen, plötzlich lageabhängiger Unterbrechung des Harnstrahls, chronischer Blasenentzündung und Hämaturie führen, wobei letztere nicht selten mechanisch, z. B. durch Reiten, Motorrad- und Autofahren, ausgelöst werden.

Die Steinkolik wird mit **Spasmolytika**, die den Tonus der glatten Muskulatur der Harnwege herabsetzen (z. B. Buscopan®) und **Analgetika** (z. B. Novalgin®) behandelt. Der Patient soll nicht

Therapie

liegen, sondern umhergehen, Treppen steigen, evtl. auch hüpfen und reichlich Flüssigkeit trinken (z. B. 1,5 l Tee innerhalb $^{1}/_{2}$ Stunde), um die mechanische Abtreibung des Steins zu fördern. Unter dieser Therapie gehen ca. 75 % aller Steine innerhalb der ersten zwei Wochen ab. Ist im Laufe von 4–5 Wochen kein Steinabgang zu erzielen, muss das Konkrement bei Lokalisation im Nierenbecken operativ oder, bei Lokalisation im Ureter, mit einer Schlinge entfernt werden.

Bei der sog. **extrakorporalen Stoßwellenlithotrypsie (ESWL)** können Nierensteine durch gerätetechnisch erzeugte Stoßwellen von außen in sandkorngroße, abgangsfähige Partikel zerlegt werden. Die Erfolgsquote liegt bei über 90 %. Die ESWL hat die operative Steinentfernung weitgehend verdrängt.

Rezidivprophylaxe Behandlung des Harnwegsinfekts, reichliche Flüssigkeitszufuhr (Spüleffekt), Alkalisieren des Harns bei Uratsteinen und Ansäuern bei Phosphatsteinen vermindern die Rezidivquote. Jeder Nierenstein sollte chemisch analysiert werden.

13.4.9 Hypernephrom

Definition: Das Hypernephrom (Nierenkarzinom) ist ein vom Epithel der Nierentubuli ausgehender maligner Tumor (hypernephroides Karzinom).

Häufigkeit Das Hypernephrom ist der häufigste bösartige Nierentumor des Erwachsenen und tritt meist nach dem 50. Lebensjahr auf. Es betrifft Männer doppelt so häufig wie Frauen. Gutartige Nierentumoren wie Adenome, Papillome oder Hämangiome spielen nur eine untergeordnete Rolle.

Pathologische Anatomie Der Tumor wächst meist verdrängend von der Nierenrinde in das Nierenparenchym und das Nierenbecken vor. Er kann in eine Nierenvene einbrechen. Hypernephrome treten nur ausnahmsweise doppelseitig auf. Die Metastasierung erfolgt vorzugsweise in die Lunge, das Skelettsystem (Wirbelsäule, lange Röhrenknochen), die Leber und das Gehirn.

Klinisches Bild **Hämaturie und Flankenschmerz** sind die führenden Symptome. Hinzutreten können durch Blutkoagel ausgelöste Koliken und Fieber (Tumorfieber). Die BSG ist stärker beschleunigt, der Blutdruck meist normal. Große Tumoren können als Resistenz im Flankenbereich tastbar sein. In wenigen Fällen besteht eine Polyglobulie infolge der möglicherweise vermehrten Erythropoëtinbildung. Pathologische Frakturen, d. h. Knochenbrüche ohne entsprechende Gewalteinwirkung infolge von Knochenmetastasen, können u. U. das erste Symptom sein.

Sonographie, Computertomographie, intravenöses Pyelogramm und gegebenenfalls eine Arteriographie (Renovasographie) sichern die Diagnose. Jede Makrohämaturie ist auf ein Hypernephrom verdächtig.

Diagnose

Wenn möglich, sollte der Tumor operativ entfernt werden, Zytostatika sind weitgehend wirkungslos. Etwa 50 % der nephrektomierten Patienten überleben fünf Jahre.

Therapie

13.4.10 Missbildungen der Nieren und ableitenden Harnwege

Missbildungen des Urogenitalsystems sind insgesamt relativ häufig (5 % aller Neugeborenensektionen). Beobachtet werden Beckennieren (Verlagerung einer Niere ins kleine Becken), Hufeisennieren (Nieren am unteren Pol durch eine Gewebsbrücke verbunden), Dysplasien (kleine, missgestaltete Nieren), Doppelungen des Nierenbeckens und der Ureteren sowie die sehr seltene Hypoplasie (regelrecht aufgebaute, stark verkleinerte Niere). Alle Nierenmissbildungen begünstigen die Entstehung von Harnwegsinfekten.

Häufigkeit und Formen

Zystennieren

> **Definition:** Bei Zystennieren (polyzystische Nierendegeneration) handelt es sich um eine meist doppelseitige (90 %), autosomal dominant vererbte Entwicklungsstörung der Nieren, die zum Auftreten zahlreicher Zysten und damit zu einer starken Vergrößerung der Nieren führt. Häufig bestehen gleichzeitig Pankreas- und Leberzysten.

Die Nieren können im Extremfall mehrere Kilogramm wiegen und Zysten bis Kleinapfelgröße aufweisen. Zystennieren sind die wichtigste Nierenmissbildung. Sie kommt bei 0,2 ‰ der Gesamtbevölkerung vor.

Vorkommen

Symptome treten beim Erwachsenen meist erst im 4.–5. Lebensjahrzehnt auf. Es kommt zu Hämaturien, Schmerzen im Ober- und Mittelbauch, Koliken durch Blutgerinnsel und Steine, aufgepfropften Infekten und in etwa 50 % der Fälle zur Hypertonie. Die Patienten werden meist zwischen dem 40.–60. Lebensjahr urämisch. Zystennieren sind bei etwa 10 % der dialysepflichtigen Patienten Ursache des terminalen Nierenversagens.

Klinisches Bild

Die Diagnose wird sonographisch, durch CT oder durch das i. v.-Pyelogramm gestellt.

Diagnose und Differenzialdiagnose

Einzelne, sog. solitäre Nierenzysten, stellen kein Erbleiden dar und sind klinisch wenig bedeutungsvoll. Häufig handelt es sich um Zufallsbefunde. Die Sonographie hat gezeigt, dass sie wesentlich häufiger vorkommen, als früher angenommen wurde.

Therapie Hypertonie, Harnwegsinfekte und Urämie werden wie üblich behandelt. Die Grunderkrankung ist jedoch nicht zu beeinflussen. Eine Operation hat nur bei einseitiger Zystenniere Sinn. Im Stadium der terminalen Niereninsuffizienz ist die Hämodialyse oder eine Nierentransplantation indiziert.

13.4.11 Diabetische Nephropathie

Definiton: Die diabetische Nephropathie (Kimmelstiel-Wilson-Syndrom, diabetische Glomerulosklerose) stellt einen Sammelbegriff für Diabetes bedingte Spätschäden an den Nieren dar. Ihr liegen durch eine diabetische Stoffwechselstörung bedingte Veränderungen an den kleinen Gefäßen der Nieren zugrunde (diabetische Mikroangiopathie). Meist finden sich entsprechende Veränderungen auch an der Netzhaut des Auges (Retinopathia diabetica).

Häufigkeit Die diabetische Nephropathie stellt die häufigste Todesursache bei Patienten mit Typ-I-Diabetes dar.

Klinisches Bild und Laborbefunde Die Erkrankung beginnt mit einer Mikroalbuminurie als „Marker" der diabetischen Nephropathie. Danach entwickelt sich eine Makroalbuminurie, zu der sich später Hypertonie, generalisierte Ödeme und zunehmende Einschränkung der Nierenfunktion hinzugesellen. In Einzelfällen findet man das Vollbild eines nephrotischen Syndroms.

Therapie Wesentlich ist die gute Einstellung des Diabetes mellitus. Bei erhöhten Blutdruckwerten ist eine antihypertensive Therapie erforderlich, wobei sich Hinweise darauf ergeben, dass ACE-Hemmer besonders vorteilhaft sind und möglicherweise den Krankheitsverlauf verzögern. Sobald die Nierenfunktion dekompensiert ist und ein Anstieg der harnpflichtigen Substanzen vorliegt, kommt es häufig zu einer raschen Verschlechterung mit Sehstörungen bis zur Erblindung und Herzkreislaufkomplikationen. Dialyse bzw. Nierentransplantation müssen rechtzeitig geplant werden.

13.4.12 Nierenarterienstenose

> **Definiton:** Die Nierenarterienstenose ist eine angeborene oder erworbene Verengung der Nierenarterie.

Nierenarterienstenosen sind für ca. 1–2% der Bluthochdruckerkrankungen verantwortlich (renovaskuläre Hypertonie). In ca. 70 % der Fälle sind Nierenarterienstenosen durch arteriosklerotische Gefäßeinengungen bedingt. Bei den angeborenen Formen handelt es sich um eine bindegewebige Fehlbildung, die sog. fibromuskuläre Dysplasie. *Ursachen*

Durch die Minderdurchblutung der Niere und die dadurch bedingte Blutdruckerniedrigung in der Niere kommt es zu einer vermehrten Reninbildung. Diese bewirkt einen Blutdruckanstieg im Gesamtkreislauf und eine Zunahme des Blutvolumens. *Pathophysiologie*

Das klinische Bild entspricht der Klinik der arteriellen Hypertonie (☞ Kap. 2.3.9) mit häufig besonders starker Erhöhung der diastolischen Blutdruckwerte. *Klinisches Bild*

- Der Captopriltest ist ein wichtiger Suchtest bei Verdacht auf eine Nierenarterienstenose. Nach Gabe des ACE-Hemmers Captopril kommt es bei funktionell wirksamer Nierenarterienstenose zu Blutdruckabfall und starkem Reninanstieg.
- Die Nierenszintigraphie dient der Erfassung von Durchblutungsdifferenzen der Nieren.
- Der direkte Nachweis einer Nierenarterienstenose durch Nierenangiographie mittels DSA ist die beweisende Methode.

Diagnose

Folgende Behandlungsverfahren kommen in Betracht:
- Aufdehnung der Gefäßverengung mittels Ballonkatheter (Ballondilatation, PTA),
- Einlegen eines Stents (Drahtgeflecht, das das Gefäß offen hält),
- operative Beseitigung der Gefäßstenose.

Therapie

Die medikamentöse Behandlung der renovaskulären Hypertonie entspricht den gängigen Regeln der Hochdrucktherapie.

Bei rechtzeitiger Behandlung der Nierenarterienstenose ist die Prognose gut, nicht hingegen, wenn bei allgemeiner Arteriosklerose bereits Hochdruckfolgeschäden vorliegen. *Prognose*

13.4.13 Niere und Schwangerschaft

Eine Proteinurie > 300 mg täglich und Blutdruckwerte > 140/90 mm Hg in der Schwangerschaft gelten als pathologisch. *Einteilung*

Folgende Hypertonieformen können während der Schwangerschaft auftreten:

- idiopathische Gestose (Hypertonie und Proteinurie > 300 mg/die),
- Propfgestose (schwangerschaftsspezifische Verschlechterung von Hypertonie und Proteinurie bei einer vorbestehenden Nieren- oder Hochdruckkrankheit),
- chronische schwangerschaftsunspezifische Hypertonie.

Pathogenese Die Pathogenese der Schwangerschaftsnephropathie ist noch nicht befriedigend geklärt. Es wird diskutiert, dass die Plazenta vasopressorische, d. h. gefäßverengende Substanzen abgibt, die zu einer Mangeldurchblutung vor allem der Nieren, der Leber und des Gehirns führen. Für diese Annahme spricht, dass nach Entfernung der Plazenta die Symptome zurückgehen und Gestosen bei Zwillingsschwangerschaften häufiger sind.

Klinisches Bild Die **Gefahr** der verschiedenen Hypertonieformen in der Schwangerschaft liegt im Auftreten einer **Eklampsie.** Symptome der Eklampsie sind zerebrale Krämpfe, Bewusstseinseintrübung bis zum Koma, Absinken der Nierenfunktion, Leberausfall und Gerinnungsstörungen.

Hypertonie und **Proteinurie** werden als **Präklampsie** bezeichnet. Der früher hierfür gebrauchte Begriff der EPH-Gestose (engl. edema, proteinuria, hypertension) wird zunehmend weniger gebraucht, da die Ödeme für die Prognose nicht bedeutsam sind.

Die idiopathische Gestose tritt fast ausnahmslos bei jungen Erstschwangeren nach der 20. Schwangerschaftswoche oder ganz am Ende der Gravidität auf. Unbehandelt führt sie zur Eklampsie und zum Tod des Feten.

Therapie Zur Behandlung der Hypertonie in der Schwangerschaft eignen sich α-Methyldopa und kardioselektive β-Rezeptoren-Blocker. Kochsalzrestriktion und Diuretika sind beim Schwangerschaftshochdruck nicht indiziert, da meist ein Volumenmangel vorliegt. Die entscheidende therapeutische Maßnahme bei Präklampsie und Eklampsie ist die Einleitung der Geburt.

13.4.14 Tubuläre Syndrome

Definiton: Bei den tubulären Syndromen handelt es sich um unterschiedliche, meist vererbte Störungen bestimmter Funktionen der Nierentubuli.

Je nach dem Effekt kann es beispielsweise zu vermehrter Ausscheidung von Wasser, Phosphat, Glukose, bestimmten Aminosäuren, Xanthin, Bikarbonat oder Kalzium kommen. Es kann auch eine kombinierte Störung – z. B. Glukosurie, vermehrte Ausscheidung von Aminosäuren, tubuläre Proteinurie – wie zum Beispiel beim Debré-Toni-Syndrom auftreten. Alle diese Erkrankungen machen sich meist bereits im Kindesalter bemerkbar.

13.5 Therapiemöglichkeiten der chronischen Nierenerkrankungen

15.5.1 Hämodialyse und Peritonealdialyse

Die Verfahren der Dialyse stellen ein wichtiges, seit Mitte der 40er Jahre angewandtes Verfahren zur Entfernung harnpflichtiger Substanzen aus dem Blut dar.

Die Indikation zum Einsatz einer Dialysetherapie ist im Allgemeinen bei Serum-Kreatininwerten über 10 mg/dl gegeben. Die künstliche Niere wirkt beim akuten Nierenversagen lebensrettend, wenn dadurch die anurisch-oligurische Phase überbrückt werden kann. Die **Hauptindikation** zur Hämodialyse stellt jedoch die **terminale Niereninsuffizienz,** das chronische Nierenversagen im Endstadium dar.

Indikationen

Des Weiteren kann die Hämodialyse auch zur Elimination bestimmter Gifte aus dem Blut – z. B. Schlafmittel im Rahmen von Intoxikationen – eingesetzt werden.

Das Prinzip der Hämodialyse besteht darin, dass das durch Heparin ungerinnbar gemachte **Blut** des Patienten mit Hilfe einer Pumpe an einer Membran entlanggetrieben wird. Auf der anderen Seite der **Membran** fließt die sog. Spüllösung, das **Dialysat.** Das Dialysat enthält Natrium, Kalium und Chlorid in Konzentrationen, die derjenigen des normalen Blutes in etwa entsprechen (im Einzelfall variabel).

Funktionsweise der Hämodialyse

Elektrolyte und harnpflichtige Substanzen können die Zellophanmembranen passieren, nicht jedoch Bakterien und Viren, sodass die Flüssigkeit nicht sterilisiert werden muss. Auf diese Weise treten die harnpflichtigen Substanzen aus dem Blut in die Spüllösung über. Das so dialysierte Blut wird über eine Vene wieder dem Körper zugeleitet. Man spricht daher von einer **Hämodialyse** (Dialyse des Blutes). Durch die Dialyse können dem Patienten auch Stoffe wie Kalzium, Bikarbonat oder Glukose zugeführt werden. Eine Dialysebehandlung dauert durchschnittlich ca. 5 Stunden und muss 3 mal wöchentlich erfolgen. Der Harnstoff im Blut lässt sich dabei auf Normalwerte reduzieren. Ein Nachteil der Hämodialyse ist die Notwendigkeit der Heparinisierung des Blutes.

Ein großes Problem der permanenten Dialysetherapie besteht darin, dass ein funktionssicherer Zugang zum Blutgefäßsystem vorhanden sein muss. Hierfür verwendet man am häufigsten eine sog. Brescia-Cimino-Fistel. Dabei werden die A. radialis und eine Vene des Unterarmes ohne Kunststoffzwischenschaltung Seit-zu-Seit operativ vereinigt (sog. Anastomose). Die nun unter arteriellem Druck stehende, erweiterte Vene wird dann zum Anschluss an das Dialysegerät jedesmal punktiert.

Probleme der permanenten Dialysetherapie

Durch gleichzeitige Ultrafiltration besteht die Möglichkeit, bei Überwässerung des Patienten dem Körper Flüssigkeit zu entziehen.

Merke: Patienten, bei denen in absehbarer Zeit eine Hämodialyse in Betracht kommt, sollten zur Schonung der Venen keinerlei Injektionen oder Infusionen in bzw. Blutabnahmen aus Unterarmvenen bekommen! Handrückenvenen können benutzt werden.

Funktionsweise der Peritonealdialyse

Bei der Peritonealdialyse, die routinemäßig seit ca. 1968 durchgeführt wird, werden die Blutgefäße im Bauchraum des Patienten als Dialysemembran benutzt. Die erste Peritonealdialyse am Menschen wurde bereits von GANTER 1923 in Würzburg durchgeführt. Über einen implantierten Katheter (Verweilkatheter nach TENCKHOFF) werden 1–2 Liter geeignete Dialyseflüssigkeit in indikationsspezifischer Zusammensetzung in die Bauchhöhle ein- und wieder abgelassen. Innerhalb von 24 Stunden können auf diese Weise maximal bis zu 60–80 Liter Dialysierflüssigkeit durch die Bauchhöhle geleitet werden. CAPD steht als Abkürzung für die kontinuierliche ambulante Peritonealdialyse (Continuous Ambulatory Peritoneal Dialysis), bei der über den ganzen Tag verteilt 2 Liter Dialysat in der Bauchhöhle verbleiben, und dieses Dialysatvolumen 4 mal pro Tag gewechselt wird.

Die Diät des Dialysepatienten soll eiweiß- und kalorienreich sowie kaliumarm sein. Eine Natriumreduktion ist bei Hypertonie und Herzinsuffizienz erforderlich.

Therapeutisch bedingte Folgen und Probleme

Dialysepatienten sind sehr hepatitisgefährdet (Hepatitis B und C). Eine aktive Impfung ist zurzeit nur gegen Hepatitis-B möglich. Es ist wichtig, eine **Überwässerung** und eine **Hyperkaliämie** zu vermeiden. An **neurologischen Störungen** kommen die urämische Enzephalopathie, zerebrale Krampfanfälle und eine urämische Neuropathie (ca. 50 %) infrage.

Obwohl die Dialysebehandlung bei terminaler Niereninsuffizienz die Lebenserwartung erheblich verlängert, ist das Befinden der Dialysepatienten nicht selten durch Komplikationen der Dialyse und die chronische Niereninsuffizienz selbst empfindlich beeinträchtigt. Sie bestehen in Übelkeit, Erbrechen, Störungen im Wasser- und Elektrolythaushalt, Hepatitis, neurotischen Symptomen, Depressionen etc. Hinzu kommen die Probleme der diätetischen Einschränkungen.

Psychosoziale Aspekte

Dass die chronische Dialyse deshalb zu erheblichen psychosozialen Problemen führen kann, liegt auf der Hand. Dennoch ermöglicht die permanente Hämodialyse nicht nur eine Lebensverlängerung, sondern für viele Patienten auch ein lebenswertes Dasein. Vielfach ist auch eine berufliche Rehabilitation möglich. Im Gegensatz zu früher wird heute die Ansicht vertreten, dass bei chronischer Urämie, unabhängig von Grundkrankheit und Lebensalter, immer der Versuch einer Dauerdialyse unternommen werden sollte. Neben der Klinikdialyse, die im Allgemeinen nur bei Komplikationen indiziert ist, wird heute die ambulante Dialyse, vor allem in Zentren des Kuratoriums für Heimdialyse, unter Aufsicht erfahrener Ärzte und erfahrenen Pflegepersonals durchgeführt.

Die Überlebenszeit bei chronischer Hämodialyse liegt nach einem Jahr bei ca. 90%, nach 3 Jahren bei 78% und nach 5 Jahren bei 70%. Häufigste Todesursachen sind Herzinfarkt, Linksherzversagen, Aortenaneurysmen und apoplektische Insulte.

Prognose

13.5.2 Hämofiltration

Die Hämofiltration ist eine technische Methode, um aus dem Blut harnpflichtige Substanzen und ggf. auch Gifte zu entfernen und dem Körper schonend Flüssigkeit zu entziehen. Das Verfahren imitiert die Arbeitsweise der Niere besser als die Hämodialyse. Bestimmten Patientengruppen – z. B. ältere Menschen – scheint die Hämofiltration gegenüber der Hämodialyse Vorteile zu bieten. Durch Hämofiltration kann überwässerten Patienten ein entsprechendes Flüssigkeitsvolumen entzogen werden.

13.5.3 Nierentransplantation

Die erste erfolgreiche Nierentransplantation an eineiigen Zwillingen wurde 1954 von Dr. John P. Merrill in Boston durchgeführt. Am 23. Dezember verpflanzte er mit seinem Team dem dreiundzwanzigjährigen Richard Herrick eine Niere seines Zwillingsbruders Ronald.
Heute werden in der Bundesrepublik Deutschland jährlich rund 2000 und weltweit rund 20 000 Nierentransplantationen durchgeführt.
Neben der Leichennierentransplantation von hirntoten Spendern kommt die Lebendnierentransplantation von Verwandten ersten Grades, aber auch Ehepaaren oder Lebenspartnern in Betracht.

Entwicklung und aktuelle Zahlen

Absolute Kontraindikationen für Transplantatempfänger sind:
- Infektionen, z. B. positiver HIV-Antikörpernachweis,
- maligne, nicht heilbare Grunderkrankung.

Absolute und relative Kontraindikationen

Als relative Kontraindikationen gelten:
- sehr hohes Alter,
- schwer wiegende psychiatrische Krankheiten,
- schwere angeborene Missbildungen der ableitenden Harnwege.

Personen mit malignen Grunderkrankungen und Allgemeininfektionen wie Hepatitis, Sepsis oder HIV kommen nicht als Spender in Betracht. Die obere Altersgrenze liegt bei ca. 65 Jahren.

Eine **Transplantatabstoßung** zeigt sich klinisch durch Fieber, Oligurie, Hypertonie, Ödeme, Proteinurie, Anstieg der harnpflich-

Komplikationen

tigen Substanzen und Anschwellen des Transplantats, das sonographisch nachweisbar ist. Zur Vermeidung von Abstoßungskrisen muss eine lebenslange **immunsuppressive Therapie,** meist mit Ciclosporin A (z. B. Sandimmun®) durchgeführt werden.

Bei 5–6% der Transplantierten treten als Spätkomplikationen bösartige Neubildungen in Form von epithelialen Tumoren und Tumoren des lymphatischen Systems auf. Etwa die Hälfte der Patienten muss antihypertensiv behandelt werden. In unterschiedlicher Häufigkeit kann die ursprüngliche Nierenerkrankung auch das Transplantat befallen.

Prognose Die 1-Jahres- und 5-Jahres-Transplantatfunktionsraten betragen 77% bzw. 56%. Haupttodesursachen sind Sepsis, kardiovaskuläre Zwischenfälle und Leberversagen.

14 Störungen des Säure-Basen- und des Wasser- und Elektrolythaushaltes

14.1 Störungen des Säure-Basen-Haushaltes

Die Aufrechterhaltung eines möglichst konstanten pH-Werts im Blut und in den Geweben ist Grundlage aller Stoffwechselprozesse des Körpers. Bereits geringste Verschiebungen wirken sich nachhaltig auf den Gesamtorganismus aus. Relativ mäßige Abweichungen führen zu lebensbedrohlichen Zuständen.

Bedeutung

Merke: Die Aufrechterhaltung eines konstanten pH-Werts ist daher von vitaler Bedeutung. Lunge und Niere sind die beiden Organe, die für das Gleichgewicht im Säure-Basen-Haushalt sorgen.

Der normale pH-Wert im Blut beträgt 7,40 ± 0,05, im Zellinneren 6,9. pH-Abweichungen, die über 7,45 liegen, werden als Alkalose bezeichnet, Werte unter 7,35 als Azidose. Der biologische „Neutralpunkt" liegt demnach bei 7,45; der physikalisch-chemische Neutralpunkt liegt bei 7,0. Länger bestehende pH-Werte über 7,8 und unter 6,8 sind nicht mehr mit dem Leben zu vereinbaren.

Normwerte und Abweichungen

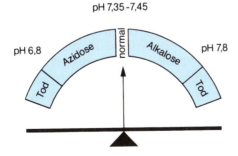

Abb. 101: Säure-Basen-Haushalt

Im Stoffwechsel fallen laufend „saure" Stoffwechselprodukte wie z. B. Kohlensäure an. Die Lunge eliminiert ständig Kohlensäure (H_2CO_3), die Niere kann Säuren und Basen (HCO_3^-, $H_3PO_4^-$, NH_4^+, Azetessigsäure) ausscheiden.

Je nachdem, ob die Azidose oder Alkalose durch eine Störung der Atmung oder eine Störung des Stoffwechsels zustande kommt,

Einteilung

unterscheidet man **respiratorische** bzw. **metabolische Azidosen** oder **Alkalosen**.

Säure-Basen-Haushalt-Störungen sind relativ häufige, meist schwer wiegende Komplikationen bestimmter Grunderkrankungen. Nicht selten sind sie mit Störungen des Wasser- und Elektrolythaushalts (Kalium) verbunden. Sie spielen daher vor allem in der Intensivmedizin eine große Rolle. Durch Messung von pH-Wert, CO_2 und Bikarbonat (HCO_3) im Blut kann die jeweilige Störung sicher eingeordnet werden. Auch gemischte Störungen kommen vor. Die Messung von pH, pCO_2, Bikarbonat sowie den Blutgasen erfolgt in der Regel mit dem sog. Astrupgerät aus dem Ohrkapillarblut – nach Einreiben des Ohrläppchens mit einer hyperämisierenden Salbe – oder, wenn nicht ausreichend Kapillarblut zu gewinnen ist, aus arteriellem Blut.

14.1.1 Metabolische Azidosen

Bedeutung — Metabolische Azidosen besitzen große Bedeutung.

Ursachen — Ihre Hauptursache sind Stoffwechselstörungen mit massivem Anfall von sauren Endprodukten (z. B. Coma diabeticum) oder gestörter Ausscheidung (Urämie). Auch bei allgemeinem Sauerstoffmangel (Hypoxie) entsteht eine Azidose.

Hauptursachen einer metabolischen Azidose sind:
- Coma diabeticum,
- Urämie,
- Schock,
- Hypoxie,
- Intoxikationen.

Therapie — Die Therapie besteht zunächst in der intensiven Behandlung der Grundkrankheit, z. B. Insulintherapie, Hämodialyse und Schockbehandlung. Eine rasche Korrektur einer schweren, sonst nicht behebbaren metabolischen Azidose ist durch die i. v. – Zufuhr von Puffersubstanzen, wie z. B. Natriumbikarbonat, in exakter Dosierung möglich.

14.1.2 Respiratorische Azidosen

Ursachen — Die respiratorische Azidose ist immer Folge einer schweren Atemstörung bzw. Ateminsuffizienz und der dadurch bedingten Anhäufung von Kohlensäure im Blut (**Hyperkapnie**). Am häufigsten wird eine respiratorische Azidose in Spätstadien der obstruktiven Atemwegserkrankungen wie Asthma, Bronchitis und Emphysem angetroffen. Aber auch schwere Vergiftungen, Brustkorbverletzungen oder Lähmungen der Atemmuskulatur können zur respiratorischen Azidose führen.

Eine direkte medikamentöse Behandlung der respiratorischen Azidose ist nicht möglich. Nur Maßnahmen zur Verbesserung der Atmung, z. B. die künstliche Beatmung, sind imstande, den Kohlensäuregehalt des Blutes zu normalisieren und damit die Azidose zu beheben. — Therapie

14.1.3 Metabolische Alkalosen

Metabolische Alkalosen können eine schwere Gefährdung bedeuten. — Bedeutung

Ursachen einer metabolischen Alkalose sind entweder schwere Elektrolytstörungen, vor allem eine Hypokaliämie, beispielsweise durch Kaliumverluste über die Nieren und/oder den Darm, oder Säureverluste durch massives Erbrechen. — Ursachen

Die Korrektur des Serum-Kaliumspiegels oder die exakt dosierte i.v. – Zufuhr von Säuren, z. B. Lysin-Hydrochlorid, ermöglichen die Beseitigung der metabolischen Alkalose. — Therapie

14.1.4 Respiratorische Alkalosen

Respiratorische Alkalosen sind weniger gefährlich. Sie beruhen auf einer gesteigerten Atmung (Hyperventilation) mit vermehrter Abatmung von Kohlensäure (**Hypokapnie**), die zu einer geringeren Säuerung, d. h. zur Alkalose des Blutes führt. — Bedeutung

Eine häufige Ursache ist das **Hyperventilationssyndrom**. Es ist nicht selten Ausdruck einer Atemneurose und tritt meist anfallsartig bei jungen Menschen auf. Aus einem Gefühl der Angst und Atemnot kommt es zur Hyperventilation. Diese führt zu unangenehmen Krämpfen der Hände, zur sog. Pfötchenstellung und auch der Füße, was wiederum die Angst und Aufregung steigert. Man spricht von einer Hyperventilations-Tetanie. Der Zustand ist, obwohl objektiv harmlos, subjektiv sehr unangenehm. — Ursachen

Verbale oder medikamentöse Beruhigung, z. B. mit Valium®, reichen häufig zur Anfallsunterbrechung aus. Wenn nicht, kann man durch **Rückatmung** aus einer vor den Mund gehaltenen größeren Plastiktüte den weiteren Verlust an Kohlensäure unterbinden, da diese aus der Atemluft in der Tüte wieder rückgeatmet wird. Da diese Tetanieform nicht auf einem Kalziummangel beruht, sind keine Kalzium-Injektionen indiziert. — Therapie

14.2 Störungen des Wasser- und Elektrolythaushaltes

Wasser-, Elektrolyt- und Säure-Basen-Haushalt sind eng miteinander verknüpft. Dies lässt sich an folgendem Beispiel verdeutlichen: Wird beispielsweise ein Patient zu intensiv mit einem Diuretikum behandelt, so kommt es zu überschießender Flüssigkeitsausscheidung und gleichzeitig erheblichen Kaliumverlusten über die Nieren. Das Resultat sind Volumenmangel, Hypokaliämie und metabolische Alkalose.

14.2.1 Störungen des Wasserhaushaltes

14.2.1.1 Hyperhydratation

Ursachen Zur Hyperhydratation (Überwässerung) kommt es am häufigsten aus folgenden Gründen:
- exzessive Wasserzufuhr, z. B. inadäquate Infusionstherapie,
- mangelnde Wasserausscheidung über die Nieren, z. B. bei Niereninsuffizienz.

Am stärksten durch Überwässerung gefährdet sind daher Patienten mit Niereninsuffizienz im Stadium der Oligurie-Anurie.

Klinisches Bild Klinische Zeichen der Überwässerung sind aufgedunsenes Aussehen, Gesichts-, Körper- und Beinödeme, in schweren Fällen Lungenödem und Hirnödem (Bewusstlosigkeit, Krämpfe).

Laborbefunde Laborchemisch findet sich eine Erniedrigung des Hämatokritwertes (☞ S. 170), ferner ein erhöhter zentraler Venendruck.

Therapie Die Therapie besteht in exakter Bilanzierung, Versuch einer Diuresesteigerung durch Gabe von Diuretika oder Flüssigkeitsentzug durch Hämofiltration bzw. bei fortgeschrittenem Nierenversagen durch Dialysetherapie.

14.2.1.2 Dehydratation

Ursachen Zur Dehydratation (Wassermangel) kann es aufgrund folgender Ursachen kommen:
Verminderte Wasserzufuhr:
- intensives Dursten,
- Bewusstlosigkeit, verbunden mit unzureichender Flüssigkeitszufuhr,
- Beeinträchtigung der oralen Flüssigkeitsaufnahme.

Gesteigerte Wasserverluste:
- über die Haut durch starkes Schwitzen und/oder hohes Fieber,
- über die Nieren als Folge einer massiven Diuretikabehandlung,

- über den Verdauungstrakt aufgrund von Erbrechen und Durchfällen.

Klinische Zeichen des Wassermangels sind trockene, faltige Haut, trockene Zunge und in schweren Fällen eine Bewusstseinseintrübung. Besonders bei Kindern und alten Menschen, die wegen ihres herabgesetzten Durstgefühls dazu neigen, zu wenig zu trinken, besteht ggf. Fieber, das sog. Durstfieber.

Laborchemisch finden sich ein erhöhter Hämatokrit sowie eine reaktive Polyglobulie als Ausdruck der Bluteindickung. Der ZVD ist erniedrigt.

Die Therapie besteht in ausreichender Zufuhr von Flüssigkeit – und ggf. von Elektrolyten – per os oder als Infusion.

14.2.2 Störungen des Elektrolythaushaltes

Im Rahmen der Störungen des Elektrolythaushaltes sind klinische Störungen des Kaliumhaushaltes am bedeutsamsten.

14.2.2.1 Störungen des Kaliumhaushaltes

Die häufigste Elektrolytstörung ist die **Hypokaliämie**. Folgende Ursachen kommen in Betracht:
- intensive Behandlung mit Diuretika mit Kaliumverlusten über die Nieren,
- inadäquate Kaliumzufuhr, z. B. im Rahmen einer Infusionstherapie oder bei künstlicher Ernährung,
- Alkalose, Hyperaldosteronismus, z. B. bei Herzinsuffizienz oder Leberzirrhose,
- Kaliumverluste über den Magen-Darm-Kanal durch akute und chronische Durchfälle, z. B. bei Abführmittelmissbrauch,
- Verlust von Magen- oder Duodenalsaft über Sonden oder Fisteln.

Hyperkaliämien sind seltener. Sie können folgende Ursachen haben:
- verringerte Kaliumausscheidung über die Nieren, z. B. Niereninsuffizienz mit Oligo-Anurie,
- kaliumsparende Diuretika, z. B. Aldosteronantagonisten (Aldactone®, Osyrol®),
- Aldosteronmangel (sehr selten, z. B. bei Nebennierenrindeninsuffizienz).

Hypo- und Hyperkaliämien stärkeren Grades führen zu relativ ähnlichen Symptomen. Sie bestehen in **Herzrhythmusstörungen** bis zum Kammerflimmern, **Muskelschwäche** bis hin zu Lähmungen sowie zur **Obstipation**. Hypokaliämien können darüber hinaus selbst eine Störung der **Nierenfunktion** bewirken.

| Diagnose | Die Diagnose wird durch Bestimmung des Serum-Kalium-Spiegels (Normwerte 4,5–5,5 mval/l) gestellt; außerdem können typische EKG-Veränderungen auftreten. |

Therapie der Hypokaliämie: Die Therapie der Hypokaliämie besteht in kaliumreicher Kost, Kaliumsubstitution durch Tabletten (meist kaliumchloridhaltige Zubereitungen) und in schweren Fällen in intravenöser Kalium-Zufuhr.

> **Merke:** Intravenös dürfen maximal 20 mval Kalium/h gegeben werden, da höhere Dosen zu tödlichen Rhythmusstörungen führen können! Kaliumhaltige Infusionen müssen daher sorgfältig überwacht werden! Regelmäßige Vitalzeichenkontrollen sowie die Beobachtung des venösen Zugangs auf Entzündungszeichen sind erforderlich, da die Vene durch das Kalium stark gereizt wird. Aus diesem Grunde sollte die i.v.-Gabe möglichst über einen ZVK erfolgen. Konzentrationen über 40 mmol/l dürfen ausschließlich über einen ZVK infundiert werden.

Therapie der Hyperkaliämie: Bei Serum-Kalium-Werten über 6,5 mval/l liegt ein Notfall vor, der folgende Sofortmaßnahmen erfordert:
20 ml 10%iges Kalzium-Glukonat intravenös, Infusionen mit Glucoselösung und Zusatz von Alt-Insulin, bei Azidose zusätzlich Pufferlösungen. Falls die Hyperkaliämie durch eine schwere Niereninsuffizienz bedingt ist, muss evtl. eine Hämodialyse durchgeführt werden. Durch Gabe sog. Ionenaustauscher per os (z. B. Resonium®) oder als Klysma kann Kalium über den Darmtrakt entzogen werden.

14.2.2.2 Störungen des Natriumhaushaltes

Ursachen: Störungen des Natriumhaushaltes sind meist Ausdruck einer **Wasserhaushaltsstörung.** Hypernatriämien kommen bei Wassermangel, Hyponatriämien bei Überwässerung, zu geringer Kochsalzzufuhr oder massiver Diuretikaanwendung vor.

Therapie: Die Therapie besteht in Behandlung der Grundkrankheit und entsprechender Regulierung der Natrium- und Wasserzufuhr.

14.2.2.3 Störungen des Kalziumhaushaltes

Hypokalzämie

Ursachen und Therapie: Eine Hypokalzämie ist meist Folge einer Nebenschilddrüseninsuffizienz. Bei der akuten Hypokalzämie kann Kalziumglukonat 10% 10–40 ml langsam i. v. gegeben werden. Bei chronischem Kalziummangel wird Kalzium oral (1 g/pro Tag) oder Vitamin D (z. B. beim Hypoparathyreoidismus) verabreicht.

Hyperkalzämie

Eine Hyperkalzämie kommt vor allem bei Nebenschilddrüsenüberfunktion (Hyperparathyreoidismus) oder bei Knochenmetastasen durch vermehrten Übertritt von Kalzium ins Blut vor. Je nach Ursache werden 0,9%ige NaCl-Infusionen, zur Steigerung der Diurese Furosemid, Glukokortikoide, Calcitonin oder bei tumorbedingter Hyperkalzämie Clodronat (Ostac®) gegeben.

Ursachen und Therapie

15 Stoffwechselerkrankungen

15.1 Physiologische Grundlagen des Kohlenhydratstoffwechsels

 Definition: Kohlenhydrate sind chemische Verbindungen, die aus Kohlenstoff, Wasserstoff und Sauerstoff bestehen.

Einteilung — Entsprechend dem chemischen Aufbau unterscheidet man **Monosaccharide**, wie z. B. die Glukose und Fruktose, **Disaccharide**, zu denen die Saccharose (Rohrzucker) und die Laktose (Milchzucker) gehören, und schließlich sog. **Polysaccharide**, von denen die wichtigsten Stärke und Glykogen sind.

Die mit der Nahrung aufgenommenen Kohlenhydrate werden im Magen-Darm-Trakt durch Enzyme zu Monosacchariden gespalten, im Darm resorbiert und über das Pfortaderblut der Leber zugeführt. Dort werden sie entweder als Glykogen gespeichert, abgebaut oder als Glukose in den großen Kreislauf eingeschleust.

Störungen — Störungen des Kohlenhydratstoffwechsels äußern sich überwiegend in einer **Hyperglykämie**, z. B. im Rahmen eines Diabetes mellitus, seltener in einer **Hypoglykämie**, z. B. bei Hyperinsulinismus.

Kohlenhydratstoffwechsel — Die Glukose wird in der Leber durch bestimmte Enzyme in Glykogen umgewandelt, das vorwiegend in der Leber und in der Muskulatur gespeichert wird. Das Muskelglykogen ist der Energielieferant der Muskulatur. Es kann nicht mehr in Glukose zurückverwandelt werden. Das Leberglykogen kann durch Hormone, z. B. durch Adrenalin oder Glukagon, zu Glukose abgebaut werden und stellt die wichtigste Nachschubquelle für den Blutzucker dar. Die Leber ist aber auch in der Lage, Glykogen aus Eiweiß, Milchsäure (aus dem Muskel stammend) und z. T. aus Fett aufzubauen. Kohlenhydrat-, Eiweiß- und Fettstoffwechsel sind daher eng miteinander verflochten.

Blutzuckerregulation — In den sog. **B-Zellen der Langerhansschen Inseln** der Bauchspeicheldrüse wird das Blutzucker senkende, lebensnotwendige **Insulin**, in den **A-Zellen** das nicht lebensnotwendige Blutzucker steigernde **Glukagon** gebildet.

Die Insulinsekretion und -ausschüttung wird durch die Höhe des Blutzuckerspiegels geregelt:

Eine Blutzuckererhöhung steigert, eine Blutzuckererniedrigung hemmt die Sekretion und Ausschüttung von Insulin. In diesen Regelkreis greifen direkt oder indirekt andere Hormone ein, die alle Blutzucker steigernd wirken.

Regelkreis

Bei diesen Hormonen handelt es sich um
- Adrenalin (Nebennierenmark),
- Glukagon,
- STH (somatotropes Hormon, Wachstumshormon des Hypophysenvorderlappens),
- Glukokortikoide (Nebennierenrinde) und
- Schilddrüsenhormone.

Blutzucker steigernde Hormone

Das 1922 von den kanadischen Ärzten BANTING und BEST entdeckte Insulin ist ein Eiweißkörper. Seine Wirkung beruht im Wesentlichen darauf, dass es den Transport der Glukose aus dem Blut in das Zellinnere von Muskel-, Fett- und Lebergewebe aktiv fördert und die Glukoseverbrennung erhöht. Diese Mechanismen führen zu einer Blutzuckersenkung (☞ Abb. 102).

Wirkungsweise des Insulins

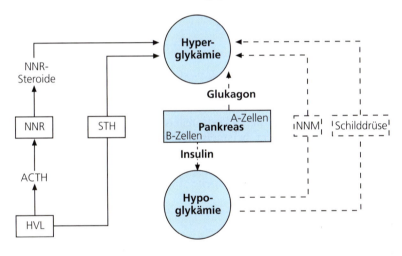

Abb. 102: Blutzuckerregulation (nach Dennig)

15.2 Diagnostik

15.2.1 Blutzuckerbestimmung

Heute werden vorwiegend enzymatische Verfahren wie z. B. die Glukoseoxidase-Methode zur Blutzuckerbestimmung eingesetzt. Die Normalwerte liegen dabei niedriger als bei den früher verwendeten sog. Reduktionsmethoden (55–100 mg/dl vs. 80–120 mg/dl), die somit weniger spezifisch als die modernen Verfahren sind. Zur Selbstmessung der Blutzuckerwerte gibt es für den Patienten kleine Taschengeräte, die eine zuverlässige Blutzuckermessung im Bereich zwischen 40 und 400 mg/dl erlauben.

Methoden der BZ-Bestimmung

15.2.2 Glukosenachweis im Urin

Methoden zum Glukosenachweis im Urin

Überall durchgesetzt haben sich **Teststreifen** wie z. B. Glukotest, Combur, Clinistix oder Uristix. Sie arbeiten alle auf enzymatischer Grundlage, der sog. Glucoseoxidase/Peroxidase-Reaktion, und ergeben bei Vorhandensein von Glukose eine grünblaue Farbreaktion, die bis zu einem Zuckergehalt von 2 % eine annähernd quantitative Schätzung erlaubt. Die exakte quantitative Zuckerbestimmung erfolgt mit der Hexokinase- oder Glucose-Dehyrogenase-Methode. Sie setzt voraus, dass der Urin exakt gesammelt wird, wobei gelegentlich eine Trennung zwischen Tag- und Nachturin zweckmäßig ist.

15.2.3 Azetonbestimmung im Urin

Verfahren

Die Azetonbestimmung wird heute vorwiegend mit Teststäbchen (z. B. Ketostik) durchgeführt. Ein Tropfen Urin auf eine Testtablette ergibt in Gegenwart von Azeton eine rotviolette Farbe (Bedeutung ☞ Kap. 15.3.1).

15.2.4 C-Peptid

Insulin wird in den B-Zellen des Pankreas in Form des Proinsulins gebildet, das aus der A- und B-Kette des Insulins und dem die beiden Ketten verbindenden C-Peptid besteht. Mit der Bestimmung des C-Peptids kann die Sekretionsleistung des Inselorgans bestimmt werden. Besteht beispielsweise durch einen insulinproduzierenden Tumor eine Hypoglykämie, so sind die C-Peptidwerte erhöht, bei einer Hypoglykämie durch Insulininjektionen jedoch erniedrigt, weil die körpereigene Insulinsekretion unterdrückt wird.

15.2.5 Diabetes-Suchtests

Diese Suchtests werden angewandt, wenn der Verdacht auf das Vorliegen eines Diabetes mellitus besteht.

Oraler Glukosetoleranztest (GTT)

Im Rahmen des oralen Glukosetoleranztests (GTT) wird mindestens einen Tag vor dem Test eine kohlenhydratreiche Kost, d. h. ca. 250 g KH gegeben. Am Untersuchungstag wird zunächst morgens der Nüchternblutzucker bestimmt. Dann trinkt der Proband nach einer Empfehlung der WHO 75 g Glukose, gelöst in ca. 300 ml warmem Tee. Eine und zwei Stunden nach dem Glukose-Probetrunk wird der Blutzucker erneut bestimmt. Es empfiehlt sich, gleichzeitig auch den Urin auf Glukose zu untersuchen.

Norm- und Grenzwerte, pathologische Bereiche

Normalwerte, Grenzbereiche und pathologische Bereiche können aus Nomogrammen oder Tabellen entnommen werden. Allgemeingültige Werte für den GTT existieren nicht. Als **Faustregel** kann gelten, dass die Addition von 1- und 2-Stundenwert bei Gesunden eine Zahl unter 300 ergibt (darüber subklinischer Diabetes) und der 2-Stundenwert nicht über 120 mg/dl liegen sollte. Ein maximaler Blutzuckerwert über 180 mg/dl oder die Ausscheidung von Zucker im Urin sprechen für einen gestörten Kohlenhydratstoffwechsel. Der GTT ist beim Einzelnen nicht konstant und kann durch Magen- und Lebererkrankungen, Zustand nach Billroth II-Operation, Medikamente wie Diuretika, Abführmittel oder Ovulationshemmer, Hunger oder Stresssituationen verfälscht werden.

Der GTT kann auch bei Verdacht auf Hypoglykämien modifiziert eingesetzt werden. Hierbei werden die Blutzuckerbestimmungen bis zu 5–6 Stunden nach Glukosegabe durchgeführt. Der GTT wird heute allgemein dem Tolbutamid-Test vorgezogen.

Indikationen

Das Gesamt-Hb besteht zu 96–98 % aus HbA_1. Dessen glykosilierter Teil, ca. 6,8 % des Gesamt-HbA_1, hat 3 Untergruppen, von denen die wichtigste das HbA_1c (4,4 % des Gesamt-HbA_1) ist, da es nur mit Glukose besetzt ist. Blutzuckerwerte, die über 160–180 mg% liegen, führen zur Zunahme der glykosilierten Erythrozyten. 40 % des glykosilierten HbA_1 werden durch den Blutzucker der letzten 4 Wochen bestimmt, je 30 % durch die davor liegenden 2 x 4 Wochen. Der HbA_1-Wert spiegelt sozusagen die mittleren Blutzuckerwerte der letzten 6–8 Wochen wider und dient somit der retrospektiven integrierten Langzeitkontrolle des Kohlenhydratstoffwechsels im Rahmen eines Diabetes mellitus. Die Normalwerte betragen für HbA_1 5,2–7,8%, für HbA_1c 4,4–5,7 %. Je nach Schwere des Diabetes liegen beim Zuckerkranken die HbA_1-Werte zwischen 10–20 %.

Glykohämoglobin (HbA_1)

Noch aussagekräftiger ist die Bestimmung der Insulinaktivität im Blut, die allerdings technisch aufwendig ist. Beim Diabetiker findet sich nach Glukosegabe ein im Vergleich zum Stoffwechselgesunden zu geringer, fehlender oder verzögerter Anstieg des Insulinspiegels.

Insulinaktivität

15.3 Klinik der Kohlenhydratstoffwechselstörungen

Merke: Die häufigste Kohlenhydratstoffwechselstörung ist der Diabetes mellitus. Sehr viel seltener sind Erkrankungen mit einer Überproduktion von Insulin, die unter dem Sammelbegriff Hyperinsulinismus zusammengefasst werden.

15.3.1 Diabetes mellitus

Definition: Der Diabetes mellitus beruht auf einem relativen oder absoluten Insulinmangel, der zu einer chronischen Glukosestoffwechselstörung mit erhöhten Blutzuckerwerten führt.

15.3.1.1 Häufigkeit und Vorkommen

Etwa 3–5 % der bundesdeutschen Bevölkerung leiden an einem manifesten Diabetes mellitus, rund 10 % befinden sich im Vorstadium. In Deutschland leben also rund 3,2 Millionen Diabetiker. In den meisten Fällen handelt es sich um eine klassische Wohlstandserkrankung, bedingt durch Überernährung und mangelnde körperliche Aktivität. Dies wird durch den rapiden Rückgang der Diabeteshäufigkeit in und unmittelbar nach den beiden Weltkriegen sowie durch die Diabeteszunahme in Entwicklungsländern mit steigendem Wohlstand verdeutlicht. Die Mehrzahl der Diabetiker sind ältere Menschen (Altersdiabetes), sodass die Diabeteshäufigkeit bei den 55–70-Jährigen zwischen 6 % und 8 % liegt.

15.3.1.2 Einteilung

Nach neueren Untersuchungen ist die frühere Einteilung in verschiedene Vorstufen der Zuckerkrankheit, wie z. B. potenzieller, latenter und asymptomatischer Diabetes mellitus, die dann schließlich in den manifesten Diabetes einmünden, als überholt anzusehen. Es zeigt sich nämlich, dass z. B. beim Diabetes Typ II eine Gewichtsreduktion zu einem totalen Verschwinden der Krankheit führen kann.

Als Vorstufe des manifesten Diabetes mellitus wird ein Syndrom mit Übergewicht und pathologischer Glukosetoleranz bezeichnet.

Primärer und sekundärer Diabetes mellitus

Man unterscheidet zwei Hauptgruppen: den primären Diabetes mellitus und den sehr seltenen sekundären Diabetes mellitus. Der primäre Diabetes mellitus ist der spontan auftretende Diabetes mellitus im engeren Sinne, der sekundäre Diabetes mellitus ist immer eine erworbene Form (☞ Tab. 42).

Tab. 42: Merkmale der Haupttypen des primären Diabetes (nach W. Siegenthaler)

Merkmal	Typ I	Typ II
andere Bezeichnungen	juveniler Typ, insulinabhängiger Diabetes mellitus	Erwachsenen-Typ, nicht insulinabhängiger Diabetes mellitus
bevorzugtes Manifestationsalter	Jugend und frühes Erwachsenenalter	mittleres und hohes Erwachsenenalter
Immunphänomene	in der Regel vorhanden	fehlend
HLA-Assoziation	in der Regel vorhanden	fehlend

Merkmal	Typ I	Typ II
Manifestation	rasch, unter Umständen dramatisch	verzögert, oft unbemerkt
Adipositas	selten	häufig
Insulin im Blut	niedrig	zu Beginn normal bis erhöht
Stoffwechsel	oft labil Neigung zu Ketose insulinempfindlich	labil Neigung zu Dyslipoproteinämie insulinresistent
Sulfonylharnstoffe	unwirksam	oft wirksam
Insulintherapie	erforderlich	zu Beginn nicht erforderlich

Tab. 42: Merkmale der Haupttypen des primären Diabetes (nach W. Siegenthaler) (Fortsetzung)

15.3.1.3 Pathogenese

Auch die Vorstellungen zur Pathogenese des Diabetes mellitus haben sich in den letzten Jahren gewandelt.

Der Typ-I-Diabetes, auch **Insulinmangel-Diabetes,** jugendlicher Diabetes oder IDDM (insulin dependent diabetes mellitus) genannt, der ganz überwiegend Kinder und Jugendliche betrifft, ist in seiner Ätiologie auch heute noch nicht geklärt. Man geht jedoch inzwischen davon aus, dass es sich bei der Erkrankung um eine Autoimmunerkrankung handelt, für die genetische und exogene, d. h. von außen einwirkende Faktoren, von Bedeutung sind. Wahrscheinlich spielen Viren bei der Entstehung der Krankheit eine wichtige Rolle. Man nimmt an, dass z. B. Coxsackie-B-, Mumps-, Zytomegalie- und Rötelnviren für die so genannte Insulitis eine begünstigende Wirkung haben. Als Folge dieser Gesamtvorgänge kommt es zu einer Zerstörung der insulinproduzierenden B-Zellen des Pankreas.

Typ-I-Diabetes

Ob sich beim Typ-I-Diabetes eine **komplette Inselzellinsuffizienz** mit absolutem Insulinmangel **oder** nur ein **inkomplettes Insulindefizit** bei unvollständiger Zerstörung des B-Zellapparates entwickelt, hängt von der Schwere der primären Virusinfektion und der darauf folgenden Autoantikörperbildung gegen das körpereigene Inselgewebe ab. In der Diagnostik des Typ-I-Diabetes können verschiedene Autoantikörper nachgewiesen werden, wobei besonders den zytoplasmatischen Inselzellantikörpern (ICA) eine große Bedeutung zukommt. Diese sind in der Anfangsphase in 70–90 % der Fälle des Typ-I-Diabetes nachzuweisen. Es ist verständlich, dass eine Besserung oder ein Verschwinden des Typ-I-Diabetes nicht zu erwarten ist.

Schweregrade des Typ-I-Diabetes

Der Typ-I-Diabetes macht nur einen Anteil von 1–5 % aller Diabetiker aus. Die Prognose des Typ-I-Diabetes ist jedoch wesentlich

Häufigkeit und Prognose des Typ-I-Diabetes

schlechter, da er im Gegensatz zum Typ-II-Diabetes zur Frühinvalidisierung und Lebensverkürzung führen kann und nicht reversibel ist.

Typ-II-Diabetes

Beim Typ-II-Diabetes, auch **nicht insulinbedürftiger Diabetes,** Erwachsenen-Diabetes oder NIDDM (non insulin dependent diabetes mellitus), der ganz überwiegend Erwachsene betrifft, spielt das Übergewicht die wesentliche ursächliche Rolle.

Charakteristisch für den Typ-II-Diabetes: Insulinresistenz und Hyperinsulinämie

Beim Typ-II-Diabetiker besteht eine sog. **Insulinresistenz,** d. h. eine Störung der insulinvermittelten Glukoseaufnahme im peripheren Gewebe, besonders in der Skelettmuskulatur, durch Abnahme der Empfindlichkeit der Insulinrezeptoren. Im Gegensatz zum Typ-I-Diabetes besteht beim Typ-II-Diabetes daher kein Insulinmangel, sondern eine **Hyperinsulinämie.** Dies erklärt, warum beim Typ-II-Diabetes trotz erhöhtem körpereigenem Insulinspiegel kein normaler, sondern ein erhöhter Blutzuckerspiegel vorliegt. Da sich durch Gewichtsreduktion die Empfindlichkeit der Insulinrezeptoren wieder normalisieren lässt, besteht grundsätzlich beim Typ-II-Diabetes die Möglichkeit der weitgehenden Besserung oder des völligen Verschwindens der Krankheit durch Normalisierung des Körpergewichts. Der Typ-II-Diabetes wird weiter unterteilt in Typ IIa (normalgewichtig) und Typ IIb (übergewichtig).

Merke: Die Normalisierung des Körpergewichts ist die entscheidende Therapiemaßnahme des Erwachsenendiabetes vom Typ II.

15.3.1.4 Pathophysiologie

Insulinmangel

Die gestörten Stoffwechselvorgänge beim Diabetes mellitus sind sehr komplex. Sie lassen sich folgendermaßen skizzieren:
Durch den Insulinmangel kommt es zur Anhäufung von Glukose im Blut (Hyperglykämie), die nicht in vollem Umfang verwertet werden kann. Der Energiebedarf des Körpers wird nun durch vermehrten Umsatz von Fett gedeckt. Die Folgen sind ein erhöhter Blutfettspiegel (Hyperlipämie) sowie das vermehrte Auftreten von sog. Ketokörpern, wie Azetessigsäure, β-Oxybuttersäure und Azeton als Zwischenprodukte des Fettsäureabbaus. Daraus resultiert eine Übersäuerung des Blutes, die **Ketoazidose** genannt wird. Im Urin tritt Azeton als Spaltprodukt der Azetessigsäure auf (**Azetonurie**). Beim Diabetiker ist folglich nicht nur der Kohlenhydrat-, sondern auch der Fettstoffwechsel gestört, und der Azetonnachweis im Urin zeigt eine stärkere Entgleisung der diabetischen Stoffwechselsituation an.

Insulinresistenz und Hyperinsulinämie

Insulinresistenz und Hyperinsulinämie werden wahrscheinlich als eigenständige metabolische Störung genetisch bedingt vererbt. Häufig besteht eine Kombination von Insulinresistenz, Hyperinsulinämie, Adipositas, Hypertonie und Hyperlipidämie, das so genannte **metabolische Syndrom.** Es wird angenommen, dass ca. 50–65 % der Patienten mit essenzieller Hypertonie eine Insulinresistenz aufweisen. Dies erklärt auch, warum die Zahl der Hypertoniker unter den Diabetespatienten sowie die der Diabetiker unter den Hypertonikern deutlich über den Zahlen der Durchschnittsbevölkerung liegt.

Das metabolische Syndrom wird heute als eigenständiger kardiovaskulärer Risikofaktor angesehen, da die Hyperinsulinämie über verschiedene Mechanismen zu einer Beschleunigung arteriosklerotischer Prozesse und damit zur Häufung arteriosklerotischer Komplikationen führt. Durch Gewichtsabnahme und körperliche Betätigung lässt sich daher häufig nicht nur der Diabetes mellitus, sondern die nicht selten gleichzeitig bestehende Hypertonie bessern. *Metabolisches Syndrom*

15.3.1.5 Klinisches Bild

Leitsymptome des Diabetes mellitus bestehen in starkem Durstgefühl, großen Trinkmengen (Polydipsie), Polyurie, Gewichtsabnahme bei normalem Appetit und körperlicher Schwäche. *Leitsymptome*
Liegt der Nüchternblutzucker bei gleichzeitiger Glukosurie über 140 mg/dl, so ist die Diagnose praktisch gesichert. Die Symptomatik ist umso deutlicher ausgeprägt, je jünger der Patient ist. Bei alten Menschen können nicht selten typische Symptome völlig fehlen.

Frühsymptome des Diabetes mellitus können quälender Juckreiz, insbesondere im Bereich des Genitale, Nervenschmerzen (diabetische Polyneuropathie), Furunkulose, Balanitis (Eichel- und Vorhautentzündung) und schlecht heilende Wunden sein, sodass der Diabetes nicht selten zuerst vom Chirurgen oder Hautarzt diagnostiziert wird. *Frühsymptome*

> **Merke:** Der jugendliche Diabetiker ist häufig schlank bis mager, hoch aufgeschossen und weist einen niedrigen Blutdruck auf. Seine Blutzuckerwerte sind labil, er neigt zur Ketoazidose und unter Insulinbehandlung zu hypoglykämischen Reaktionen.

> **Merke:** Der Altersdiabetiker ist fast immer übergewichtig, von gedrungenem Körperbau, weist öfters eine Gesichtsrötung, eine sog. Rubeose, auf und neigt zur Hypertonie. Seine Blutzuckerwerte sind relativ stabil, zur Ketoazidose kommt es seltener, häufig besteht eine diabetische Fettleber.

15.3.1.6 Coma diabeticum

Definition: Das Coma diabeticum ist eine mit Hyperglykämie, Ketoazidose und Bewusstseinseintrübung bis zum Bewusstseinsverlust einhergehende schwere Stoffwechselentgleisung, die unbehandelt in der Regel zum Tode führt. Es stellt die schwerste Form der diabetischen Stoffwechselstörungen dar.

Ursachen

Das Coma diabeticum kann sich rasch, innerhalb von 1–2 Tagen, oder allmählich entwickeln. Am häufigsten führen Infekte sowie eigenmächtiges Unterlassen der Insulin-Injektionen beim insulinbedürftigen Diabetiker zum Koma.

Klinisches Bild

Erheblicher Durst, Polydipsie, Übelkeit, Erbrechen, Muskelschwäche, Apathie und Bewusstseinseintrübung kennzeichnen das **Präkoma.**

Prägnante Symptome des **Coma diabeticum** sind die azidosebedingte, regelmäßige, aber abnorm tiefe Atmung, die, (nach A. KUSSMAUL, Heidelberger Kliniker, 1822–1902), auch Kussmaulsche Atmung genannt wird. Des Weiteren sind der Azetongeruch der Ausatmungsluft – ähnlich wie überreifes Obst – und eine hochgradige Exsikkose, die am besten an der völlig trockenen Zunge und Mundschleimhaut sowie der in Falten abhebbaren Haut erkennbar wird, charakteristisch. Die Reflexe sind erloschen. Im fortgeschrittenen Stadium kommt es infolge des Flüssigkeitsmangels und der Vergiftung zum Schock.

Kussmaulsche Atmung, Azetongeruch und Exsikkose

Beim so genannten hyperosmolaren, nichtketoazidotischen Koma ist der Blutzucker (> 600 mg/dl) und die Plasmaosmolalität stärker erhöht, es besteht jedoch keine Ketoazidose. Daher fehlen auch die Symptome der Ketoazidose wie die Kussmaulsche Atmung und der Azetongeruch.

Laborbefunde

Typisch sind eine **Hyperglykämie** mit Werten meist zwischen 700–1000 mg/dl und höher, Glukosurie, Azetonurie, ein exsikkosebedingter hoher Hämatokritwert und eine Polyglobulie, eine Leukozytose, Proteinurie und Zylindrurie.

Fallbeispiel 13:

Ein 17-jähriges Mädchen, Diabetikerin seit neun Jahren, wird unter der Diagnose „akutes Abdomen" eingewiesen, weil seit einigen Stunden heftige diffuse Bauchschmerzen, Erbrechen und Durchfälle bestehen. Haut und Schleimhäute des Mädchens wirken ausgetrocknet, die Atmung ist maschinenhaft gesteigert, das Bewusstsein stark eingetrübt. Bei leichtem Druck auf die Bauchdecken finden sich Abwehrspannung und lebhafte Schmerzreaktionen. Von der Mutter ist zu erfahren, dass die Tochter wegen einer „Grippe" mit starker Appetitlosigkeit seit zwei Tagen kaum etwas gegessen und sich deshalb nur die halbe tägliche Insulindosis injiziert habe. Das Labor ergibt:
Blutzucker auf 840 mg/dl erhöht, im Urin Glukosurie, Azeton positiv, im Astrup erhebliche metabolische Azidose (pH 6,95), im Blutbild Leukozytose und stark erhöhter Hämtokritwert. Diagnose: Coma diabeticum. Auf der Intensivstation kann die Situation durch adäquate Altinsulingaben, Volumenzufuhr und Regu-

lierung der Elektrolyte innerhalb von 24 Stunden weitgehend normalisiert werden. Die abdominelle Symptomatik, die Ausdruck einer sog. Pseudoperitonitis bei Coma diabeticum war, ist völlig verschwunden.

15.3.1.7 Spätkomplikationen

> **Merke:** Die Komplikationen des langjährig bestehenden Diabetes betreffen fast den gesamten Organismus. Der Diabetes wird zum Lebensschicksal des Patienten.

Bei einem mehr als 15 Jahre bestehenden Diabetes spricht man vom sog. „long-term-Diabetes". In dessen Folge treten zwei Veränderungen auf, die man auch als diabetisches Spätsyndrom bezeichnet. Sie beruhen beide auf **Veränderungen der Kapillaren:**

Spezifische Diabetesfolgen

- **Diabetische Retinopathie**
  Die diabetische Retinopathie ist gekennzeichnet durch mikroaneurysmatische Kapillarausweitungen in der Netzhaut, Netzhautblutungen, Gefäßproliferationen, die auch in den Glaskörper hineinwuchern können, und die Entwicklung eines Sekundärglaukoms (grüner Star) im Endstadium mit schwerster Beeinträchtigung der Sehfähigkeit bis zu Erblindung. Ihre Häufigkeit bei longterm-Diabetes beträgt 60–90 %.

Mikroangiopathie

- **Diabetische Glomerulosklerose (Nephropathie)**
  Es kommt zu charakteristischen Veränderungen an den Glomeruluskapillaren. Klinische Zeichen dieser spezifisch diabetischen Nierenerkrankung, die nach ihren Erstbeschreibern (1936) auch Kimmelstiel-Wilson-Syndrom genannt wird, sind Proteinurie und Hypertonie. Eine Mikroalbuminurie wird als „Marker" der beginnenden diabetischen Glomerulosklerose gewertet. Es besteht immer eine Retinopathie. Die Häufigkeit beträgt 25 %. Nicht selten treffen beim Diabetiker Glomerulosklerose, Pyelonephritis und Nephrosklerose zusammen, sodass man meist nur von diabetischer Nephropathie spricht.

Begleiterkrankungen sind meist Folge der **herabgesetzten Resistenz gegenüber Infektionen.** So kommen beim Diabetiker staphylokokkenbedingte Hautkrankheiten, Furunkulose, Karbunkel, Phlegmonen, Hepatitiden, Harnwegsinfekte und Tuberkulose gehäuft vor.

Begleiterkrankungen

Neben der oben angegebenen Mikroangiopathie im Bereich der Augen und der Nieren ist die so genannte Makroangiopathie eine weitere schwer wiegende Folgeerkrankung des Diabetes mellitus. Ihre Ursache ist die **Arteriosklerose,** die durch den Diabetes erheblich gefördert wird. Sie wird bei 75 % der Diabetiker zur

Komplikationen

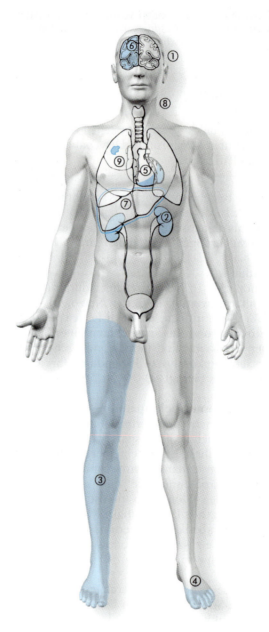

Abb. 103: Spezifische und unspezifische Komplikationen des Diabetes mellitus

15.3 Klinik der Kohlenhydratstoffwechselstörungen

Haupttodesursache. Klinisch tritt sie vor allem in einer Häufung von Herzinfarkten, Apoplexie und als arterielle Verschlusskrankheit der unteren Extremitäten, als sog. diabetische Angiopathie, in Erscheinung. Die diabetische Angiopathie betrifft primär die kleinen Gefäße und führt häufig zu Nekrosen und Gangrän der Zehen (☞ Abb. 102). Der so genannte „diabetische Fuß" ist eine Kombination aus Folgen der Angiopathien und der diabetischen Neuropathie und bedarf der gezielten spezialisierten Betreuung. Am Coma diabeticum sterben nur noch 1 % der Diabetiker.

Makroangiopathie

Neurologische Erkrankungen sind mit einem Anteil um 50 % eine häufige Komplikation des Diabetes mellitus. Klinisch äußern sie sich in zwei Manifestationsformen:

Diabetische Neuropathie

- **Periphere sensomotorische Neuropathie**
  Typisch sind Parästhesien und Hypästhesien, Taubheitsgefühl, aber auch brennende Schmerzen, vor allem an den unteren Extremitäten, mit nächtlicher Beschwerdezunahme.

- **Autonome diabetische Neuropathie**
  Sie kann prinzipiell alle Funktionen des vegetativen Nervensystems betreffen. Am Gastrointestinaltrakt kann es zu Durchfällen, besonders nachts, Obstipation oder Magenentleerungsstörungen kommen. Ist das Urogenitalsystem betroffen, so können sich Impotenz und Blasenentleerungsstörungen entwickeln.

15.3.1.8 Diabetestherapie

Die Therapie verfolgt zwei Ziele:
- Wiederherstellung der vollen körperlichen und geistigen Leistungsfähigkeit,
- Verhinderung oder Verzögerung der diabetischen Komplikationen (☞ Übersicht 45).

Therapieziele

• Wohlbefinden/Symptomlosigkeit	
• Blutzucker:	
– nüchtern	80–120 mg/dl
– postprandial	80–160 mg/dl
• Hämoglobin A_1	< 8,5 %
• Harnglukose	0
• Serumcholesterin	< 200 mg/dl
• HDL-Cholesterin	> 40 mg/dl
• Nüchterntriglyceride	< 150 mg/dl
• Normalgewicht	
• Blutdruck	< 140/90 mm Hg

Übersicht 45: Ziele der Diabetestherapie (nach M. Toeller)

Basis der Diabetestherapie ist die **Diätbehandlung.** Erst wenn diese nicht mehr ausreicht, sind Medikamente indiziert. Die Grundzüge der Diabetesbehandlung sollte das examinierte Pflegepersonal sicher beherrschen.

Diätetische Therapie

Berechnung des individuellen Kalorienbedarfs

Da Übergewichtigkeit den Diabetes mellitus ungünstig beeinflusst und der gestörte Fettstoffwechsel ausschlaggebend für die Ketoazidose und die Gefäßkomplikationen ist, besteht das Ziel der Diätbehandlung in einer der individuellen Leistungsfähigkeit angepassten ausgewogenen Diät. Zunächst muss der Kalorienbedarf abgeschätzt werden. Er beträgt in Ruhe 25 Kalorien, bei leichter Arbeit 30 Kalorien, bei mittelschwerer Arbeit 35–40 Kalorien und bei Schwerstarbeit 45–50 Kalorien pro kg Körpergewicht. Ein 70 kg schwerer, bettlägeriger Patient erhält daher etwa 1750 Kalorien, ein schwer körperlich arbeitender 2800 Kalorien pro Tag. **1 Kalorie entspricht 4,1868 Joule.**

- **Kohlenhydrate**
  Sie sollen etwa 50–55 % der Gesamtnahrung ausmachen. Im Allgemeinen werden täglich zwischen 150–350 g Kohlenhydrate, im Mittel 200–250 g, in Form von Brot, Kartoffeln, Teigwaren, Gemüse und Obst, verteilt auf sechs Mahlzeiten, gegeben.

> **Merke:** 100 g Brot enthalten 48 g Kohlenhydrate, 100 g Kartoffeln hingegen nur 20 g Kohlenhydrate.

- **Fett**
  Das Fett sollte etwa 30–35 % der täglichen Gesamtkalorienzahl ausmachen, insgesamt jedoch 70 g pro Tag nicht überschreiten. Höhere Fettmengen begünstigen die Ketoazidose.

- **Eiweiß**
  Der restliche Kalorienbedarf von 15–20 % wird durch Eiweiß gedeckt, das mindestens zur Hälfte aus tierischem Eiweiß bestehen sollte.
  Richtwert: 1 g Eiweiß/Tag/kg Körpergewicht.

Die frühere Bezeichnung der BE mit Broteinheit ist heute durch den Begriff der Berechnungseinheit ersetzt und hilft bei der Kostzusammenstellung.

Ernährungsrichtlinien

Als diätische Richtlinien für Diabetiker gilt:
Zu **meiden** sind möglichst
- alle Süßigkeiten,
- Speiseeis, Schlagsahne, Mayonnaise,
- Trockenobst, Backobst, Datteln,
- Bier, Cola (eine Flasche enthält 20 g Zucker), Südweine, Liköre,
- zuckerhaltige Medikamente (z. B. Hustensirup).

Ohne Anrechnung sind **erlaubt**:
- alle Gemüse, die über der Erde wachsen, außer Hülsenfrüchten (Blumenkohl, Endivien, Gurken, Kohlrabi, Kopfsalat, Pilze, Rhabarber, Sauerkraut, Spargel, Tomaten, Weißkohl, Wirsing),
- andere Lebens-/Genussmittel wie Kaffee, Tee, Mineralwasser, Fleischbrühe, Zwiebeln, Senf, Gewürzgurken, Zitronensaft,
- in kleinen Mengen Cognac, Weinbrand und trockene Weine.

> **Merke:** Für die Zahl der Mahlzeiten gilt die Regel: Etwa 6–7 kleine Mahlzeiten täglich sind wesentlich günstiger als drei „große" Mahlzeiten.

Beispiel: 1. Frühstück, 1. Zwischenmahlzeit, Mittagessen, 2. Zwischenmahlzeit, Abendessen, Spätmahlzeit. Eine kleine Mahlzeit, kann z. B. lediglich aus einem Apfel oder einem Brötchen bestehen.

Als Basisdiät für einen älteren, übergewichtigen Diabetiker (häufigster Fall) kann gelten:
180 g Kohlenhydrate, 60 g Fett, 85 g Eiweiß =_ 1700 kcal.
Einzelheiten können den zahlreichen, überall erhältlichen Tabellen und Diätvorschriften entnommen werden.

Basisdiät

Entscheidend ist die Aufklärung des Patienten über Bedeutung und Wichtigkeit der Diabetikerkost. Hier kann das Pflegepersonal entscheidend mithelfen. Große Umfragen haben gezeigt, dass nur jeder 8. Diabetiker über seine Diät ausreichend Bescheid weiß! Inhalte der Diabetikerschulung können Übersicht 46 entnommen werden.

Diabetikerschulung

1. Ursachen und Symptome des Diabetes mellitus
2. Natürlicher Verlauf und Komplikationen, Bedeutung der guten Stoffwechseleinstellung
3. Bedeutung der Diät und körperlichen Aktivität
4. Umsetzung des Diätplans in die tägliche Kost
5. Lebens- und Hygieneregeln, soziale Fragen
6. Stoffwechselselbstkontrolle
7. Wirkungsweise und Anwendung Blutzucker senkender Medikamente
8. Regeln für die Selbstanpassung der Therapie unter Einschluss besonderer Situationen
9. Insulininjektion
10. Erkennung und Verhinderung hypoglykämischer Zustände

Übersicht 46: Inhalte der Diabetikerschulung (nach W. Siegenthaler)

Vereinfacht kann man sagen, dass folgende Ernährungshinweise eine gute Grundlage der Diabetes-Diät und auch für die Ernährung des Stoffwechselgesunden darstellen.

Übersicht 47: Grundlagen der Diabetes-Diät

- Viele verschiedene Gemüse,
- ausgewählte Getreideprodukte,
- Olivenöl,
- großzügig Gewürze,
- wenig tierische Fette, dafür mehr pflanzliche Öle,
- wenig Fleisch, reichlich Fisch,
- wenig Zucker, viel Obst.

Insulintherapie

Insulintherapie

Eine Insulinbehandlung ist indiziert im Coma und Praecoma diabeticum, bei schwerer Ketoazidose, beim jugendlichen Insulinmangeldiabetes, bei diätetisch oder mit Tabletten nicht ausreichend einstellbaren Patienten und während besonderer Belastungen wie z. B. Operation, Schwangerschaft oder schweren Infekten. Insulin muss, da es als Eiweiß im Magen-Darm-Kanal aufgespalten wird, injiziert werden.

Injektionsmodus

Dies geschieht in der Regel subkutan in die Haut der Oberarme, der Oberschenkel und des Bauches.

Übersicht 48: Indikationen der Insulintherapie (nach W. Siegenthaler)

1. Typ-I-Diabetes-mellitus
2. Coma diabeticum
3. Kontraindikationen für orale Antidiabetika
   - schwere diabetische Ketose/Ketoazidose
   - Sekundärversagen der oralen Antidiabetika
   - Schwangerschaft, sofern eine ausreichende Stoffwechselkompensation mit Diät allein nicht gelingt
   - Nebenwirkungen der oralen Antidiabetika
4. Diabetische Neuropathie und progredientes mikroangiopathisches Spätsyndrom
5. Drohende Stoffwechselentgleisung unter Therapie mit Maximaldosen der oralen Antidiabetika

Nur im Coma diabeticum wird Insulin intravenös oder als Infusion gegeben.

Die meisten Insulinzubereitungen enthalten 40 IE/ml, für den Insulin-PEN 100 IE/ml. Spezielle Insulinspritzen weisen eine Graduierung auf, die das Ablesen in Einheiten erleichtert.

Die früher häufig verwendeten Rinderinsuline und auch die hochgereinigten Schweineinsuline sind heute durch Humaninsuline abgelöst worden. Die gentechnologisch hergestellten Humaninsuline zeichnen sich durch eine gute lokale Verträglichkeit und eine fehlende Antikörperbildung aus.

An der Entwicklung von inhalativ bzw. oral applizierbarem Insulin wird intensiv geforscht. Mit der Markteinführung solcher Insulinzubereitungen ist in den nächsten ein bis zwei Jahren zu rechnen.

15.3 Klinik der Kohlenhydratstoffwechselstörungen

Die Insuline lassen sich in vier Gruppen unterteilen:
- Alt- oder Normalinsuline,
- Verzögerungsinsuline mit Protamin als retardierendem Prinzip (NPH-Insuline; neutrales Protamin Hagedorn),
- Verzögerungsinsuline mit überschüssigem Zink als retardierendem Prinzip (sog. Lente-Insuline). Sie treten zurzeit etwas in den Hintergrund,
- stabile Mischungen aus Alt- und NPH-Insulinen in verschiedenen Verhältnissen,
- sog. Mischinsuline zeichnen sich durch schnellen Wirkungseintritt bei mittellanger Wirkungsdauer aus (☞ Tab. 43).

Einteilung der Insuline

• Normalinsuline	Zusammensetzung	Wirkprofil
H-Insulin Hoechst Huminsulin Normal Lilly Actrapid HM Novo Velasulin human Nordisk	gelöstes Insulin	schneller Wirkungseintritt innerhalb 30 Minuten Wirkungsmaximum 1.–3. Std. Wirkdauer ca. 6 Std.
• Verzögerungs- oder Basalinsuline	Zusammensetzung	Wirkprofil
Basal-H-Insulin Hoechst Huminsulin Basal Lilly Protaphan HM Novo Insulatard human Nordisk	kristallines Protamin Humaninsulin NPH = neutrales Protamin Hagedorn	langsamer Wirkungseintritt innerhalb 1 Std. Wirkungsmaximum 4.–12. Std. Wirkdauer bis 20 Std.
Monotard HM Novo	30 % amorphes/ 70 % kristallines Zinkinsulin	langsamer Wirkungseintritt nach 2 Std. Wirkungsmaximum 6.–16. Std. Wirkdauer bis 22 Std.
Ultratard HM Novo	kristallines Zinkinsulin	sehr langsamer Wirkungseintritt nach 2 Std. Wirkdauer bis 28 Std.
• Mischinsuline	Verhältnis Normal/NPH-Insulin	Wirkprofil
Huminsulin Depot-H-15-Insulin Hoechst Huminsulin Profil II Depot-H-Insulin Hoechst Mixtard human Actraphane HM Initard human Komb-H-Insulin	10:90 15:85 20:80 25:75 30.70 30:70 50:50 50:50	schneller Wirkungseintritt bei mittellanger Wirkungsdauer

Tab. 43: Humaninsuline (nach Greten u. Mitarbeiter)

Das Prinzip der intensivierten Insulintherapie besteht darin, **dass die Insulinsekretion der gesunden B-Zelle imitiert wird.** Die Insu-

Intensivierte Insulintherapie

linzufuhr besteht deshalb aus einer basalen und einer von der Einnahme der Mahlzeiten abhängigen Komponente. Darüber hinaus können ergänzende Insulingaben zur Korrektur erhöhter Blutzuckerwerte erforderlich sein. Die intensivierte Insulintherapie kann mittels extern tragbarer Pumpen erfolgen. Eine andere Möglichkeit besteht darin, dass als basale Insulintherapie ein oder zwei Injektionen eines Verzögerungsinsulins appliziert und zusätzlich präprandial oder zur Korrektur erhöhter Blutzuckerwerte Altinsulin gespritzt wird (☞ Abb. 104).

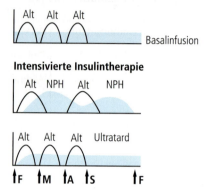

Abb. 104: Schematische Darstellung des Prinzips der Insulinpumpentherapie (kontinuierliche subkutane Insulininfusion) und der intensivierten konventionellen Insulintherapie (Alt: Altinsulin; NPH: Protamininsulin; F: Frühstück, M: Mittagessen, A: Abendessen, S: Spätmahlzeit) (nach W. Kerner)

Weitere Insulin-Applikationsformen

- Die sog. Insulin-PENs haben die Form und Größe eines Füllfederhalters. Sie enthalten austauschbare Patronen mit 300 IE Humaninsulin. Durch einen Druckknopf kann die vom Patienten vorgewählte Dosis injiziert werden. Die Handhabung ist einfach, das sonst übliche und umständliche Vorbereiten der Insulininjektion entfällt. Die Insulin-PENs sind vor allem für Patienten, die häufig am Tag Insulin spritzen müssen oder Schwierigkeiten beim Vorbereiten der üblichen Insulininjektion haben, geeignet.

Pens

Jet-Injektoren

- Mit den Insulin-Jet-Injektoren wird Insulin unter hohem Druck durch eine sehr enge Öffnung gepresst und kann damit als feiner Strahl die Haut durchdringen und sich im subkutanen Gewebe verteilen.

Computer

- Insulindosis-Computer sind programmierbare Taschenrechner, die den Patienten bei der Festlegung der aktuellen Insulindosis unterstützen. Der Patient gibt vor einer geplanten Insulininjektion die notwendigen Daten, z. B. Uhrzeit, Blutzucker, Art und Kohlenhydratgehalt der nächsten Mahlzeit, bevorstehende körperliche Aktivitäten etc. in den Computer ein. Entsprechend einem vorprogrammierten Algorithmus wird die Insulindosis (Alt- und/oder Verzögerungsinsulin) errechnet, die den Blutzucker in einem vorgewählten erwünschten Bereich halten soll. Eine Besonderheit dieser Programme ist es, dass sie aus den Vorgängen der Vortage „lernen".

- Externe tragbare Insulinpumpen sind seit über zehn Jahren verfügbar und technisch weitgehend ausgereift. Ihre Funktion besteht darin, einerseits kontinuierlich eine basale Insulindosis zu fördern, andererseits die Abgabe eines Insulinbolus vor den Mahlzeiten zu ermöglichen. Häufig verwendete Pumpen in Deutschland sind AS8MP, Betatron I/II, H-Tron und Nordisk-Infuser. Die Insulinreservoirs enthalten bis zu 570 IE Altinsulin.

Pumpen

Jeder insulinspritzende Diabetiker ist durch **Hypoglykämien** gefährdet. Hauptursachen der – besonders bei labilem Diabetes auftretenden – Hypoglykämie sind Auslassen der Mahlzeit nach erfolgter Injektion, Insulinüberdosierung und abnorme körperliche Anstrengungen.

Komplikationen der Insulintherapie

> **Merke:** Die Leitsymptome der Hypoglykämie sind Heißhunger, Schweißausbruch, Augenflimmern, Zittern, Schwäche, Verwirrtheit und schließlich Bewusstlosigkeit.

Jeder insulinpflichtige Diabetiker muss:
- über die Symptomatik der Hypoglykämie aufgeklärt werden und stets ein Stück Zucker oder Obst mit sich führen, um eine beginnende Hypoglykämie abfangen zu können,
- einen Diabetikerausweis bei sich tragen.

Diabetiker sollten keinen Beruf ausüben, in dem sie sich oder andere durch Hypoglykämien gefährden können (Bus-, Straßenbahn-, Lokomotiv-, Flugzeugführer, Dachdecker, Bauarbeiter, Feuerwehrleute, Telegrafenarbeiter, Schornsteinfeger).

Um Hypoglykämien zu vermeiden, müssen dem insulinspritzenden Diabetiker folgende Verhaltensregeln nahegelegt werden:
- niemals ohne zwingenden Grund die Insulindosis ändern (bei festem Spritzenregime),
- niemals die vorgeschriebenen Mahlzeiten auslassen, wenn schon gespritzt wurde,
- außergewöhnliche körperliche Anstrengungen miteinberechnen und die Insulindosis daran anpassen.

Verhaltensregeln zur Vermeidung von Hypoglykämien

Die Injektion von 30–50 ml (evtl. mehr) 40%iger **Glukose** i. v. führt im hypoglykämischen Schock innerhalb weniger Minuten zur Wiederkehr des Bewusstseins und zum Verschwinden der Symptomatik. Falls Glukose nicht verfügbar ist, kann 1 mg Glukagon i. m. injiziert werden.

Gegenmaßnahmen bei Hypoglykämien

Das erfahrene Pflegepersonal sollte Coma diabeticum und hypoglykämischen Schock anhand der klinischen Symptome unterscheiden können (☞ Tab. 44).

Tab. 44: Unterscheidung: Coma diabeticum und Hypoglykämie

	Coma diabeticum	Hypoglykämie
Haut	stark ausgetrocknet	feucht, schweißig
Zunge	trocken	feucht
Geruch	Azeton	unauffällig
Atmung	tief	unauffällig
Puls	flach, frequent	langsam, gut gefüllt

Orale Antidiabetika

Indikation

Orale Antidiabetika sind indiziert, wenn eine diätetische Einstellung nicht befriedigend möglich und der Diabetes nicht sehr schwer ist. Domäne dieser Therapie ist der Typ-II-Diabetes.

Wirkungsweise

Als orale Antidiabetika finden heute nur noch Sulfonylharnstoffderivate Verwendung (☞ Tab. 45). Ihre Wirkung beruht auf einer **Stimulierung der Insulinsekretion des Pankreas.** Sulfonylharnstoffderivate können auch dazu beitragen, die Insulinresistenz in der Peripherie zu verbessern.

Komplikationen

Diese letztere Wirkung ist noch stärker ausgeprägt bei den so genannten Biguaniden, die seit vielen Jahren ebenfalls als orale Antidiabetika eingesetzt wurden, jedoch aufgrund seltener, aber lebensgefährlicher Komplikationen (bis auf Glucophage® retard) aus dem Handel gezogen werden mussten. Besonders bei gleichzeitiger Niereninsuffizienz wurden meist tödlich verlaufende, schwerste Azidosen durch Anhäufung von Milchsäure (Laktat) im Blut beobachtet. Diese metabolische Azidose wird auch Laktatazidose genannt.

Kontraindikationen

Orale Antidiabetika eignen sich nicht zur Behandlung des Coma und Praecoma diabeticum, der Ketoazidose sowie des jugendlichen Insulinmangeldiabetes.

Nachteile und Nebenwirkungen

Hypoglykämien können auch bei dieser Behandlungsform – allerdings wesentlich seltener als unter Insulin – auftreten. Ein gewisser Nachteil der oralen Antidiabetika liegt in der **Gefahr der Appetitsteigerung und Gewichtszunahme** sowie der Vernachlässigung der vorgeschriebenen Diät.

Tab. 45: Trivialname, Handelsbezeichnung und mittlere Tagesdosis der wichtigsten oralen Antidiabetika (nach G. Schettler)

Stoffgruppe	Trivialname	Handelsbezeichnung	Durchschnittliche Tagesdosis
Sulfonylharnstoffe	Glibornurid Glisoxepid Gliquidon Glibenclamid	Glutril, Gluborid Pro-Diaban Glurenorm Euglucon N Semi Euglucon N	12,5 – 75 mg 2 – 16 mg 15 – 120 mg 1,75 – 14 mg

Im Gegensatz zu früheren Anschauungen scheint bei einigen wenigen Diabetikern, die mit Insulin allein nicht befriedigend eingestellt werden können, die Kombinationsbehandlung von Insulin mit oralen Antidiabetika zu einer besseren Stoffwechseleinstellung zu führen.

> **Indikationen**
> - Typ-II-Diabetes-mellitus, der mit Diät allein nicht voll kompensiert ist,
> - durch Diät kompensierbarer Diabetes mellitus bei drohender passagerer Stoffwechselentgleisung.
>
> **Kontraindikationen**
> - Typ-I-Diabetes-mellitus,
> - diabetische Ketose/Ketoazidose,
> - unzureichende Wirksamkeit (Primär-/Sekundärversagen),
> - Niereninsuffizienz,
> - Schwangerschaft,
> - Nebenwirkungen.

Übersicht 49: Indikationen und Kontraindikationen der oralen Antidiabetika vom Sulfonylharnstofftyp (nach W. Siegenthaler)

Guar (z. B. Glucotard®) ist ein pflanzlicher Faserstoff, der zu einer verzögerten Glukoseresorption aus dem Darm führt. Es werden drei Einzeldosen von jeweils 5 g vor den Mahlzeiten verabreicht. Acarbose (Glucobay®) kann als Zusatztherapie bei Diabetes mellitus in Verbindung mit einer Diät eingesetzt werden.

Die Grundzüge der Behandlung des Coma diabeticum gehen aus ☞ Tab. 46 hervor. Die Koma-Sterblichkeit beträgt auch heute noch bis zu 10 %.

Therapie des Coma diabeticum

Hausarzt	Sofort mit Infusionstherapie beginnen (z. B. 500 ml 0,9%ige NaCl-Lösung) Normalinsulin: 12–20 IE i.v. und i.m.
Klinik Flüssigkeit:	insgesamt 6–8 l (ca. 10% des Körpergewichts) innerhalb 24 Std. in den ersten 2 Std. ca. 2 l isotone (0,9%) NaCl- Lösung, bei Blutzuckerwerten um 250 mg/dl 5%ige Glukoselösung
Normalinsulin: Kalium:	6–12 IE/Std. mit der Infusionspumpe 15–20 mmol/Std. mit Beginn der Insulintherapie, bei Kalium > 5,5 mmol/l abwarten!
Phosphat:	nur wenn Phosphor < 1,5 mg/dl und bei erhaltener Nierenfunktion 5–10 mmol/Std.; Verabreichung als KH_2PO_4 (2,7%)- und K_2HPO_4 (7%)-Lösung (1 ml enthält 0,6 mmol Phosphat und 1 mmol Kalium)
Bikarbonat:	nur wenn pH < 7,1 50 mmol bei pH 7,0–7,1 100 mmol bei pH < 7,0
allgemeine Maßnahmen	Intensivüberwachung mit engmaschigen Laborkontrollen, zentralvenösem Zugang, Warmhalten, Antibiotika, Thromboembolieprophylaxe

Tab. 46: Schema zur Komatherapie (nach H. Greten u. Mitarbeiter)

Übersicht 50: Pflegerische Besonderheiten bei Patienten mit Diabetes mellitus

- Generell auf regelmäßige körperliche Belastung achten. Längerfristig sollte sie der späteren Betätigung zu Hause bzw. im Beruf entsprechen (möglichst konstanter BZ-Spiegel).
- Solange sich der Patient vorwiegend im Bett aufhält, müssen die erforderlichen Prophylaxen sorgfältig durchgeführt werden. Diabetespatienten sind insbesondere pneumonie- und dekubitusgefährdet!
- Bei Parästhesien/diabetischer Gangrän kann ein Bettbogen eine Schmerzlinderung erzielen. Vorsicht bei der Wärmezufuhr: Gefahr von Verbrennungen!
- Aufgrund der Glukosurie/Restharnbildung besteht ein erhöhtes Risiko von Harnwegsinfektionen. Deswegen ist eine ev. Katheterisierung nur unter strenger Indikationsstellung und streng antiseptischen Maßnahmen durchzuführen.
- Regelmäßige Gewichtskontrollen sind besonders bei adipösen Patienten mit Typ-II-Diabetes angezeigt. Oft ist eine Gewichtsreduktion bereits als Therapie ausreichend.
- Bei Übelkeit/Erbrechen und Azetongeruch Stix-Kontrolle durchführen, da ev. eine hyperglykämische Entgleisung besteht. Entsprechend der ärztlichen Anordnung (Nachspritzplan) erfolgt die sofortige Gabe eines schnell wirksamen Insulins. Auch bei V. a. eine Hypoglykämie (Heißhunger, Tremor, Schweißausbruch, Blässe) muss eine sofortige Stix-Kontrolle erfolgen. Bei BZ < 45 mg% erhalten ansprechbare Patienten Tee mit Traubenzucker.
- Der Patient sollte an einer speziellen Diabetikerschulung teilnehmen und auf die Notwendigkeit der Diäteinhaltung hingewiesen werden. Da die Patienten vermehrten Durst haben, sollte man auf eine ausreichende Flüssigkeitszufuhr achten.
- Auch bei der Körperpflege sollte der Patient dahingehend angeleitet werden, die Haut nach dem Waschen gut abzutrocknen und rückzufetten (Gefahr von Infektionen, Furunkel). Aufgrund der erhöhten Gefahr von Soor, Gingivitis und Parodontitis ist eine sehr sorgfältige Mundpflege erforderlich. Die Fußpflege sollte zur Vermeidung von Mikrotraumen und aufgrund der schlechten Wundheilung nur von Fachpersonal durchgeführt werden. Druckstellen durch enge Schuhe und Barfußlaufen möglichst vermeiden.
- Vitalzeichenkontrolle (Bewusstseinsstörungen, Kussmaulsche Atmung); bei fieberhaften Infekten besteht die Gefahr der hyperglykämischen Entgleisung (insbesondere bei älteren Patienten); BZ- und Temperaturkontrollen.
- Psychische Betreuung und Einbezug von Partner/Eltern. Es ist zudem wichtig, den Patienten zur Selbstbeobachtung sowie zur selbständigen Durchführung von Insulininjektionen und BZ-Kontrollen anzuleiten.

15.3.2 Hyperinsulinismus

Ein relativ oder absolut erhöhter Insulinspiegel im Blut macht sich in der Regel durch ein Absinken des Blutzuckerspiegels, d. h. eine **Hypoglykämie,** bemerkbar. Der Blutzucker liegt in diesem Fall meist unter 50 mg/dl.

- Hauptursache ist die Überdosierung von Insulin oder oralen Antidiabetika beim Diabetiker, evtl. suizidale Insulininjektion.
- Beim funktionellen Hyperinsulinismus handelt es sich um eine Störung der Blutzuckerregulierung mit überschießender Bildung von Insulin.
- Der organische Hyperinsulinismus beruht in der Regel auf einzeln oder multipel auftretenden, gutartigen, insulinproduzierenden Tumoren des Pankreas, sog. Inselzelladenomen.

Ursachen

Die klinischen Symptome bestehen in Heißhunger, Schwäche, Zittern und Schweißausbruch (☞ S. 425). Immer wieder auftretende Hypoglykämien, z. B. bei Pankreastumoren, können zu bleibenden Hirnschäden mit Intelligenzminderung und Wesensveränderungen führen.

Klinisches Bild

Die Diagnose gelingt am sichersten durch Bestimmung der Insulinaktivität und des C-Peptids im Blut.

Diagnose

Im hypoglykämischen Schock wird Glukose intravenös injiziert, falls nicht verfügbar 1 mg Glukagon i.m. Bei funktionellen Hypoglykämien empfiehlt sich eine eiweiß- und fettreiche, kohlenhydratarme Diät, bei Inselzelladenomen eine Operation.

Therapie

15.4 Störungen des Purinstoffwechsels

Gicht

> **Definition:** Die Gicht (Arthritis urica) ist eine erbliche Erkrankung, bei der es zu einer Anreicherung und Ablagerung von Harnsäure im Organismus kommt. Sie kann zu akuten, anfallsartigen, später auch chronischen Gelenkveränderungen führen und geht mit einer Erhöhung des Harnsäurespiegels im Blut (Hyperurikämie) einher.

Bei der Arthritis urica handelt es sich um eine Erkrankung des Zellkernstoffwechsels, da es sich bei der **Harnsäure** um das Endprodukt des Zellkernstoffwechsels handelt. Sie stammt z. T. aus den mit der Nahrung zugeführten Zellkernsubstanzen, den sog.

Pathogenese

Purinen aus Fleisch, Leber, Hirn, oder Fisch und z. T. aus den körpereigenen Zellen. Die Harnsäure wird als harnpflichtige Substanz mit dem Urin ausgeschieden.

Häufigkeit und Vorkommen

Männer erkranken an der Gicht – meist um das 40. Lebensjahr – **10–20mal häufiger als Frauen.** Die Gicht ist eine typische Wohlstandskrankheit, deren Auftreten durch Adipositas, opulentes Essen und Alkoholkonsum gefördert wird.

Stadieneinteilung

Im Verlauf der Erkrankung können vier Stadien abgegrenzt werden:
- Hyperurikämie ohne klinische Symptome,
- akuter Gichtanfall,
- symptomfreies Intervall,
- bleibende Gelenkveränderungen.

Klinisches Bild

Leitsymptom ist der akute Gichtanfall, der zu einer akuten Gelenkentzündung durch den Ausfall von Harnsäurekristallen im Gelenk führt (Arthritis urica). In 80 % der Fälle wird das **Großzehengrundgelenk** befallen, seltener Finger-, Hand-, Knie-, Sprung- oder Ellenbogengelenke. Anfallauslösend können überreichliches Essen, alkoholische Exzesse, Kälte und Traumen wirken. Die Attacke ist **außerordentlich schmerzhaft.** Das befallene Gelenk ist rotblau verfärbt, geschwollen und extrem berührungsempfindlich. Es bestehen Fieber, Leukozytose mit Linksverschiebung und eine BSG-Beschleunigung. Nach 3–5 Tagen klingen die Erscheinungen ab.

In der **chronischen Phase** kommt es zur knotenförmigen Ablagerung von Harnsäurekristallen im Gewebe, die man Tophi nennt. Die Gichttophi, die erbs- bis maximal walnussgroß werden können, finden sich vorwiegend an den Ohrmuscheln, aber auch an den Fingern, Zehen und Ellenbogengelenken. In fortgeschrittenen Fällen finden sich bleibende Gelenkdeformierungen, die heute allerdings nur noch selten zu beobachten sind.

Diagnose

Entscheidend für die Diagnose ist der meist auf Werte über 10 mg% **erhöhte Harnsäurespiegel im Blut** (Normalwerte 2,0–6,5 mg%). Während des Gichtanfalls kann jedoch der Harnsäurespiegel wieder normal sein.

Zu einer nicht gichtigen Hyperurikämie kann es durch alle Zustände, die mit vermehrtem Zellzerfall einhergehen, kommen – z. B. durch eine zytostatische Therapie, längeres Fasten oder zerfallende Tumormassen. Auch eine Niereninsuffizienz kann aufgrund der verminderten Harnsäureausscheidung dazu führen.

Komplikationen

Die vermehrte Harnsäureausscheidung führt in 10–25 % der Fälle zur **Urolithiasis** (Uratsteine).

So schrieb schon der Humanist Erasmus von Rotterdam (um 1500) an den englischen Humanisten und Theologen Thomas Morus: „Du hast Nierensteine und ich habe Gicht. Wir haben zwei Schwestern geheiratet."

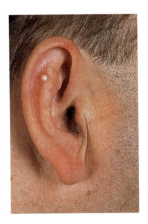

Abb. 105: Gichttophi in der Ohrmuschel bei Hyperurikämie

Uratablagerungen im Interstitium und Entzündungen führen zum Bild der Gichtniere mit langsam fortschreitender Niereninsuffizienz. Darüber hinaus fördert die Gicht die Arteriosklerose mit allen ihren Komplikationen.

Im akuten Anfall ist neben Ruhigstellung des bzw. der betroffene(n) Gelenke und feuchten, kühlen Umschlägen die Gabe von Colchizin® am wirksamsten.
Reichliche **Flüssigkeitszufuhr** ist zweckmäßig. Die **Kost** sollte keine purinreichen Nahrungsmittel wie beispielsweise Leber, Niere, Thymus oder Gehirn enthalten. Des Weiteren sollte sie kalorienarm, vitamin- und ballaststoffreich sowie milch- bzw. eiweißreich ausgerichtet sein.
Im Intervall werden Substanzen angewandt, die die Harnsäureausscheidung steigern, wie z. B. Sulfinpyrazon (Anturano®) oder Uricovac®, besser noch Mittel, die die Harnsäurebildung hemmen, wie Allopurinol (Zyloric®). Um eine Uratsteinbildung bei medikamentös gesteigerter Harnsäureausscheidung zu vermeiden, muss der Urin – z. B. durch Einnahme von Uralyt-U® – alkalisiert werden.

Therapie

15.5 Hämochromatose

Definition: Die Hämochromatose (Eisenspeicherkrankheit) ist eine seltene, autosomal-rezessiv vererbte Stoffwechselkrankheit, die zu einer vermehrten Resorption von Eisen aus dem Verdauungstrakt führt. Das Eisen wird in Form von Hämosiderin in Haut, Leber, Pankreas und im Herzmuskel gespeichert.

Die klassische **Symptomen-Trias** der fortgeschrittenen Hämochromatose ist gekennzeichnet durch:

Klinisches Bild

- graubraune Hautverfärbung, sog. Bronzepigmentierung,
- Diabetes mellitus, sog. „Bronzediabetes",
- Leberzirrhose.

In der Leber können bis zu 50 g Eisen gespeichert werden (normal 5 g). Durch die Eiseneinlagerung kommt es auch zur Myokardschädigung in Form einer Kardiomyopathie und zu Arthropathien. Verlust von Libido, Potenz und Amenorrhoe sind oft Frühsymptome. Eiseneinlagerungen in den Langerhans-Zellinseln und Insulinresistenz sind die Ursachen des Diabetes. Der Eisen- und der Ferritinspiegel im Blut sind stark erhöht.

Therapie Die Therapie besteht in eisenarmer Kost und wöchentlichen Aderlässen über einem Zeitraum von 1–2 Jahren. Mit Deferoxamin in Form einer Infusionstherapie kann die Eisenüberladung vor allem bei anämischen Patienten behandelt werden.

Prognose Die Prognose ist aufgrund der Leberzirrhose, die zum Übergang ins Leberkarzinom neigt, sowie der kardialen Spätfolgen in Form einer Herzinsuffizienz und von Herzrhythmusstörungen **ungünstig**.

15.6 Störungen des Fettstoffwechsels

Definition: Ein erhöhter Gehalt an Blutfetten wird Hyperlipidämie genannt. Je nachdem, welcher Anteil des Fettes überwiegt, z. B. das Cholesterin oder die sog. Triglyzeride, unterscheidet man Hypercholesterinämien und Hypertriglyzeridämien.

15.6.1 Hyperlipoproteinämien

Definition Unter Hyperlipoproteinämien versteht man einen vermehrten Gehalt an Lipoproteinen im Blut. Der Transport der wasserunlöslichen Lipide wird erst durch Bindung an Proteine im Serum als Lipoproteine ermöglicht. Hyperlipidämien sind daher stets auch Hyperlipoproteinämien. Die Bedeutung dieser Fettstoffwechselstörungen liegt vor allem darin, dass sie mit einem mehr oder minder hohen **Arterioskleroserisiko** verbunden sind. Es werden heute fünf Typen, Typ I-V, unterschieden. Eine Differenzierung ist anhand des Cholesterin- und Triglyzeridspiegels im Blut möglich, eventuell auch durch eine Elektrophorese der Fettanteile, eine sog. **Lipidelektrophorese**. Am häufigsten ist der Typ IV.

Einteilung der Lipoproteine Die Lipoproteine werden elektrophoretisch und nach ihren verschiedenen Dichteklassen eingeteilt. Danach lassen sich unterscheiden:

- **hohe Dichte: HDL** (high density lipoproteins),
- **niedrige Dichte: LDL** (low density lipoproteins),
- **sehr niedrige Dichte: VLDL** (very low density lipoproteins).

Die Bedeutung dieser Differenzierung liegt darin, dass eine Erhöhung von LDL und VLDL mit einem hohen Arterioskleroserisiko korreliert, während HDL-Cholesterin als „Schutzfaktor" gegenüber Arteriosklerose gilt. Hohe HDL-Konzentrationen gehen mit einem verringerten Infarktrisiko einher. Als prognostisch ungünstig gilt ein Serum-HDL-Cholesterin < 45 mg% bei Frauen und < 35 mg% bei Männern.

Entscheidend ist, dass der arterioskleroseförderende Stellenwert der Hyperlipoproteinämien mit dem Bestehen zusätzlicher Risikofaktoren wie Hypertonie, Diabetes mellitus oder Rauchen sprunghaft ansteigt.

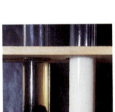

Abb. 106: Vergleich von Blutseren – Links: normales Blutserum, rechts: massive Hyperlipidämie („rahmiges" Serum)

Man unterscheidet:
- **primäre** Hyperlipidämien, die meist genetisch bedingt sind und eigenständige Störungen des Fettstoffwechsels darstellen,
- **sekundäre** Hyperlipidämien, die bei verschiedensten Erkrankungen auftreten und zu den begleitenden Fettstoffwechselstörungen gerechnet werden (☞ Übersicht 51).

- Lebererkrankungen, z. B. Hepatitis, Fettleber, Cholestase,
- Nierenerkrankungen, z. B. Urämie, nephrotisches Syndrom,
- Hypothyreose,
- Plasmozytom,
- Alkoholismus,
- Medikamente (Ovulationshemmer, Diuretika, Betablocker).

Übersicht 51: Ursachen sekundärer Hyperlipidämien

Patienten mit angeborenen Hyperlipämien leiden häufig unter sog. Xanthomen, das sind gelbliche Hautknoten, die eingelagerte Fettsubstanzen enthalten und an der Haut, den Handflächen oder im Bereich von Sehnen – z. B. der Achillessehne – auftreten können. Massive Hypertriglyzeridämien können zu krisenhaften abdomi-

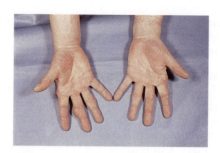

Abb. 107: Xanthome der Handinnenflächen bei Hyperlipidämie

nellen Beschwerden führen. Bei familiären Hypercholesterinämien tritt eine Koronarsklerose 2–10 mal häufiger als in der Durchschnittsbevölkerung auf und führt gelegentlich schon im Kindesalter zu Herzinfarkten.

Therapie

Therapieziel beim Vorliegen anderer Risikofaktoren ist die Absenkung des Gesamtcholesterins auf < 200 mg/dl und des LDL-Cholesterins auf < 135 mg/dl.
Die Therapie wird diätetisch und medikamentös durchgeführt. Am günstigsten erscheint die sog. **„modifizierte Mittelmeerdiät"**, wie sie auch für Diabetiker empfohlen wird (☞ S. 420 ff.). Medikamentös wird mit Clofibrat (z. B. Regelan®), Etofibrat (z. B. Lipo-Merz®), Bezafibrat (Cedur®), Cholestyramin (z. B. Quantalan®) oder Nikotinsäure (z. B. Ronicol®) behandelt. Die sog. HMG-CoA-Reduktasehemmer bewirken durch Hemmung des Enzyms HMG-CoA-Reduktase (HMG-CoA= Hydroymethylglutaryl-CoA) eine Hemmung der Cholesterin-Synthese. Sie werden auch als CSE-Hemmer (Cholesterin-Synthese-Hemmer) bezeichnet. Sie bewirken ferner durch eine gegenregulatorische Erhöhung der sog. LDL-Rezeptoren der Leber, dass diese LDL-Cholesterin aus der Blutbahn binden und dadurch den LDL-Cholesterinblutspiegel senken. Gängige CSE-Hemmer sind Fluvastatin (Cranoc®), Lovastatin (Mevinacor®), Pravastatin (Liprevil®) und Simvastatin (Zocor®). Unter Cerivastatin (Lipobay®) sind, besonders in Kombination mit Fibraten, gehäuft Todesfälle durch Rhabdomyolyse und sekundärem Nierenversagen beobachtet worden, weshalb die Substanz vom Markt genommen werden musste.

15.6.2 Hypolipoproteinämien

Definition und Häufigkeit

Bei diesen Erkrankungen handelt es sich um verschiedene, sehr seltene, angeborene, meist im Kindesalter auftretende Stoffwechselstörungen mit erniedrigten Plasmacholesterinkonzentrationen (< 100 mg /dl), wie beispielsweise die Abetalipoproteinämie oder die familiäre Hypoalphalipoproteinämie (Tangier-Krankheit).

15.7 Anorexia nervosa und Bulimie

> **Definition:** Die Anorexia nervosa, die in der Regel in der Pubertät oder Adoleszenz beginnt und deswegen auch als sog. Pubertätsmagersucht bezeichnet wird, ist eine seelisch bedingte, lebensbedrohliche Essstörung mit zwanghaftem Fasten und einer Abnahme des Körpergewichts um mehr als 15 % des Ausgangsgewichts.
> Die Bulimie, die sog. Ess-Brechsucht, ist ebenfalls eine Essstörung. Sie ist gekennzeichnet durch einen Wechsel von „Fressattacken" mit Erbrechen und/oder Fasten.

Häufigkeit und Vorkommen

Die Erkrankung betrifft überwiegend das weibliche Geschlecht, tritt aber in den letzten Jahren zunehmend häufiger auch bei Männern auf.

Pathophysiologie und Psychopathologie

Typisch ist die sog. **Gewichtsphobie,** die Angst der Betroffenen vor Zunahme und Normalisierung des Körpergewichts, meist verbunden mit Fehleinschätzungen des eigenen Aussehens, sog. „**Körperschemastörungen**", sodass sich auch die stark untergewichtigen Patientinnen noch zu dick fühlen. Als aktive Maßnahmen zur Gewichtsreduktion werden Fasten, Diät, Erbrechen und Abführmittel eingesetzt. Eine falsch verstandene Askese wird zum lebensbestimmenden Ideal. Neuere Befunde sprechen für eine genetische Mitursache („bulimische" Familien).

Klinisches Bild

Die an Anorexie Erkrankten fasten zwanghaft, bis sich eine extreme, nicht selten lebensbedrohliche Gewichtsabnahme einstellt. Patientinnen mit Bulimie verschlingen oft mehrmals täglich exzessive Nahrungsmengen, erbrechen diese aber anschließend wieder. Bulimisches Verhalten kann sich im Verlauf einer Anorexia nervosa einstellen oder aber unabhängig davon auftreten. Mangelernährung, Laxanzienabusus und Erbrechen führen zur Kachexie, zu Zahnschäden, zur sekundären Amenorrhoe, Hypotonie, Bradykardie sowie zu Elektrolytverschiebungen mit Obstipation und der Gefahr von Herzrhythmusstörungen. Das Körpergewicht liegt häufig unter 40 kg.

Therapie

Die Behandlung ist sehr schwierig, da meist überhaupt keine Krankheitseinsicht besteht. Sie muss meist mehrschichtig unter stationären Bedingungen durchgeführt werden und besteht aus Komponenten der Physiotherapie kombiniert mit einer Psychotherapie. Psychotherapeutisch haben sich Familien-, Einzel- und Gruppentherapien bewährt. In lebensbedrohlichen Situationen erfolgt die Ernährung über eine Magensonde. Die wöchentliche Gewichtszunahme sollte 1–1,5 kg betragen.

Prognose Die Prognose der Erkrankung ist wegen der typischen Krankheitsverleugnung, der somatischen Komplikationen und der erhöhten Suizidalität sehr ernst. Die Sterblichkeit beim voll ausgebildeten Krankheitsbild liegt bei langjährigem Verlauf zwischen 15 % und 20 %.

16 Endokrinologische Erkrankungen

16.1 Aufgaben der Endokrinologie

Die Endokrinologie befasst sich mit der Funktion und den Erkrankungen hormonbildender Organe. Endokrine Störungen beruhen in der Regel auf einer Über- oder Unterproduktion der jeweiligen Hormone.

Für den Internisten sind die Störungen folgender endokriner Organe von Bedeutung:
- Schilddrüse,
- Inselzellsystem,
- Nebenschilddrüsen,
- Hypophyse,
- Nebennieren.

Internistisch relevante endokrinologische Erkrankungen

Erkrankungen des Inselzellsystems wie Diabetes mellitus und Hyperinsulinismus ☞ Seite 408 ff.
Störungen der weiblichen Sexualfunktion sind ein Teilgebiet der Gynäkologie.

16.2 Erkrankungen der Hypophyse

16.2.1 Aufbau und Funktion der Hypophyse

Der Hypothalamus, ein Teil des Zwischenhirns, und die Hypophyse bilden hormonell eine Funktionseinheit, weshalb sie auch als **hypothalamisch-hypophysäres System** bezeichnet werden.

Die Hypophyse besteht aus Hypophysenvorderlappen (HVL), Hypophysenzwischenlappen und Hypophysenhinterlappen (HHL). Letzterer wird auch Neurohypophyse genannt.

HVL und HHL

Folgende Hormone werden in der Hypophyse gebildet bzw. gespeichert:
- **Adiuretin** (ADH, Vasopressin):
  Adiuretin wird im Hypothalamus gebildet und im Hypophysenhinterlappen gespeichert. Es wirkt durch Förderung der Wasser-

Hypophysenhormone

rückresorption in den distalen Nierentubuli diuresehemmend und ist daher für den Wasserhaushalt des Organismus von großer Bedeutung.
- **Oxitozin:**
Oxitozin wird wie Adiuretin gebildet und gespeichert. Es spielt bei der natürlichen Geburtseinleitung eine Rolle, da es die Kontraktionen der Gebärmutter steigert.
- **MSH (Melanotropin, melanotropes Hormon):**
MSH entsteht im Hypophysenzwischenlappen, ist beim Menschen ein Bestandteil des Proopiomelanokortikotropin, einer Vorstufe des ACTH, und steigert die Hautpigmentierung.
- **STH (Somatotropin, somatotropes Hormon):**
Das Wachstumshormon wird in den sog. eosinophilen Zellen des Hypophysenvorderlappens gebildet. Es steigert beim Kind das Längenwachstum und wirkt, da es ein Gegenspieler des Insulins ist, diabetogen.
- **ACTH (adrenokortikotropes Hormon):**
Das in den sog. basophilen HVL-Zellen gebildete Hormon stimuliert die Produktion der Kortikoide, d. h. der in der Nebennierenrinde (NNR) gebildeten Hormone. Die ACTH-Bildung und -Ausschüttung wird dahingehend von der Menge der zirkulierenden NNR-Hormone bestimmt, als dass z. B. ein Absinken des NNR-Hormonspiegels zu einer vermehrten ACTH-Ausschüttung führt.
- **TSH (Thyreotropin, thyreoideastimulierendes Hormon):**
TSH wird in den basophilen HVL-Zellen gebildet, fördert das Wachstum der Schilddrüse, die Bildung, Aktivierung und Ausschüttung von Schilddrüsenhormonen sowie die Jodaufnahme in die Schilddrüse. Seine Produktion und Ausschüttung ist abhängig von der Konzentration der im Blut zirkulierenden Schilddrüsenhormone.
- **Gonadotropine:**
Zu den Gonadotropinen gehören das FSH (follikelstimulierendes Hormon), das bei der Frau die Eireifung und beim Mann die Spermienbildung anregt, das LH (Luteinisierungshormon) und das LTH (luteotropes Hormon), welche ebenfalls auf die Keimdrüsen einwirken.
- **Prolactin:**
wird von den lactotropen HVL-Zellen ohne besondere Stimulation sezerniert und ist bei Frauen für die Lactation verantwortlich.

Freisetzung von HVL-Hormonen

Die Freisetzung von HVL-Hormonen wird durch sog. **Releasingfaktoren** bzw. **-hormone** beeinflusst, die im Hypothalamus gebildet werden und über den Hypophysenstiel in den HVL gelangen.
Beispiele: Thyreotropin-Releasing-Hormon (TRH) oder Kortikotropin-(ACTH-) Releasing-Faktor (CRF, engl. to release, freisetzen).

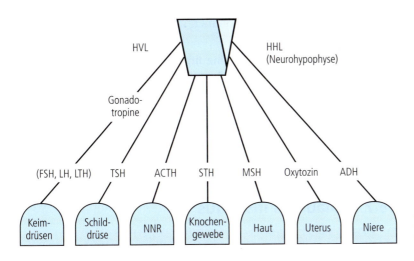

Abb. 108: Hormonbildung und -speicherung in der Hypophyse (HVL und HHL)

Im Hypothalamus werden auch hemmende Faktoren, sog. **Inhibiting factors** (IF), gebildet, so das Somatostatin, welches die Sekretion des STH hemmt.

Es ist grundsätzlich wichtig, sich klarzumachen, dass die Sekretion von Hypophysenhormonen und Hormonen der peripheren Drüsen durch Regelmechanismen gesteuert wird:
So führt die Zunahme eines bestimmten Hormons im Blut über den Hypothalamus zu einer Hemmung der Ausschüttung des entsprechenden Hypophysenhormons, was im Endeffekt wieder ein Absinken des Hormonspiegels im Blut zur Folge hat.

Regelmechanismen: Negative Rückkoppelung

16.2.2 Hypophysentumoren

Bei den Hypophysentumoren handelt es sich in 70–80 % der Fälle um Adenome, im übrigen um Karzinome. Man kann bei den Adenomen je nach Zelltyp ein eosinophiles Adenom, ein chromophobes Adenom sowie Mischtypadenome unterscheiden. Das eosinophile Adenom tritt vorwiegend bei Kindern und Jugendlichen auf, das chromophobe Adenom eher im Erwachsenenalter. Die häufigsten Hypophysentumoren sind Prolaktinome.

Die **Leitsymptome** der Hypophysentumoren sind:
- **Kopfschmerzen,**
- **Sehstörungen,** die dann auftreten, wenn der Tumor die Sella (sog. Türkensattel, Sitz der Hypophyse) überschreitet und die Kreuzungsstelle der Sehnerven, das sog. Chiasma, schädigt. Dieses sog. Chiasmasyndrom führt an beiden Augen zu einem Gesichtsfeldausfall an der Schläfenseite.
- **Endokrine Störungen** je nach dem im Übermaß sezernierten hypophysären Hormon (STH, Prolaktin, ACTH oder Adiuretin).

Klinisches Bild

Therapie Als Behandlungsverfahren kommen infrage:

- **Bestrahlung**
  Röntgenbestrahlung, Einbringung radioaktiver Substanzen in die Hypophyse, wie z. B. Yttrium 90.

- **Operation**
  Sie wird besonders beim Chiasmasyndrom in Form der Hypophysenentfernung (Hypophysektomie) durchgeführt. Da bei beiden Behandlungsarten eine Zerstörung der Hypophyse erfolgt, müssen postoperativ die entsprechenden Hormone verabreicht werden.

16.2.3 Diabetes insipidus

Definition: Durch eine ungenügende Sekretion von Adiuretin – sehr viel seltener durch ein Nichtansprechen der Nierentubuli auf ADH – kommt es zu einer massiv gesteigerten Diurese und einem erheblichen Durstgefühl. Der Adiuretinmangel führt zu einer mangelhaften Rückresorption von Wasser in den distalen Nierentubuli.

Der Name Diabetes insipidus besagt, dass eine **massive Polyurie ohne** Glukosurie vorliegt. Der Diabetes mellitus hat nichts mit dem Diabetes insipidus zu tun, obwohl beide zu verstärktem Durst und zur Polyurie führen. Die täglichen Trink- und Diuresemengen können beim Diabetes insipidus zehn Liter und mehr betragen.

Ursachen Der Diabetes insipidus entsteht am häufigsten als Folge von Operationen im Bereich des Hypothalamus und der Hypophyse, seltener durch einen HHL- oder Hypothalamus-Tumor, Entzündungen, Blutungen, Zysten oder Metastasen im HHL. In 50 % der Fälle ist die Ursache unbekannt. In diesen Fällen eines sog. idiopathischen Diabetes insipidus sind in jüngster Zeit durch Kernspintomographie (NMR) lymphozytäre entzündliche Veränderungen im Bereich der Neurohypophyse festgestellt worden.

Klinisches Bild Die **führenden Symptome** der Erkrankung bestehen in **abnorm gesteigertem Durstgefühl und massiver Polyurie**. Die Diuresemenge beträgt zwischen 10 bis maximal 18 Liter pro Tag. Typisch sind weiter die Polydipsie, d. h. das Trinken großer Flüssigkeitsmengen, sowie die mangelnde Konzentrationsfähigkeit des Harns. Die Urinosmolalität liegt unter 800 mOsmol/l. Der Durst ist zwanghaft und unüberwindlich. Wird dem Patienten die Flüssigkeit gewaltsam entzogen, so können sich innerhalb kürzester Zeit schwere Krankheitsbilder mit Verwirrtheit und deliranten Zuständen entwickeln.

Patienten, die aus irgendwelchen Gründen in eine derartige Zwangslage geraten, stillen ihren Durst mit jeder verfügbaren

Flüssigkeit, z. B. auch mit dem eigenen Urin. Liegt dem Diabetes insipidus ein Hypophysentumor zugrunde, so können begleitend entsprechende Symptome wie Kopfschmerzen und Sehstörungen auftreten.

Da es sich um einen Adiuretinmangel handelt, muss ADH substituiert werden. Dies gelingt beispielsweise durch die intranasale Verabreichung eines synthetischen Vasopressinanalogons (Minirin®). Angestrebt wird eine tägliche Urinmenge von ca. 2–6 Litern.

Therapie

16.2.4 Akromegalie

> **Definition:** Bei der Akromegalie liegt ein ungewöhnliches Größenwachstum der Akren, d. h. der distalen Körperteile vor, die auf einer Überproduktion von STH beruht.

Ursache der vermehrten STH-Bildung sind eosinophile Hypophysenvorderlappenadenome, seltener eine Vermehrung der eosinophilen Zellen der Hypophyse.

Ursachen

Beim Erwachsenen kommt es unter der STH-Wirkung zu einem Wachstum von Nase, Ohren, Zunge, Kinn, Händen (Tatzenhand) und Füßen. Schuhe und Handschuhe werden im Laufe der Zeit zu klein. Die Gesichtszüge vergröbern sich.

Klinisches Bild

Die Symptome eines Hypophysentumors können hinzutreten. In 12 % der Fälle besteht ein Diabetes mellitus. Darüber hinaus kommt es zu Potenzstörungen beim Mann und zur Amenorrhoe bei der Frau. Entwickelt sich während des Wachstumsalters ein STH-produzierendes Hypophysenadenom, so kommt es zu einer starken Beschleunigung des Längenwachstums, zum hypophysären Riesenwuchs (sog. Gigantismus), der häufig in Kombination mit einem Diabetes mellitus auftritt.

Die Therapie erfolgt nach demselben Schema wie beim Hypophysentumor (s. o.). Bei kleineren Tumoren ist die transsphenoidale chirurgische Entfernung die Behandlung der Wahl. Medikamentös kann zur Hemmung der STH-Produktion Bromocriptin (Pravidel®) eingesetzt werden. Dieses Verfahren ist jedoch nicht in allen Fällen wirksam. Mit Octreotide (Somatostatinanalogon) kann in fast der Hälfte der Fälle der Wachstumshormonspiegel im Blut normalisiert und die Tumorgröße um die Hälfte reduziert werden.

Therapie

16.2.5 Prolactinom

Definition: Prolactinome sind Prolactin produzierende Hypophysentumoren.

Klinisches Bild — Prolactinome bewirken bei der Frau Menstruationsstörungen bis zur Amenorrhoe sowie in 50 % der Fälle eine Galactorrhoe. Bei Männern führen allerdings erst wesentlich höhere Prolactinspiegel zu Libido- und Potenzstörungen, sehr viel seltener zur Galactorrhoe.

Laborbefunde — Die Prolactinbestimmung im Serum ergibt Werte von mehreren 100 bis 1000 ng/ml (Normbereich für Männer bis 15 ng/ml, für Frauen bis 20 ng/ml).

Diagnose — Bei Verdacht auf ein Prolactinom muss die Hypophysenregion genau untersucht werden. Die Diagnostik besteht aus Röntgen, CT, NMR, einem augenärztlichen Konsil sowie einer neurologischen Untersuchung.

Therapie — Therapie der Wahl ist die Behandlung mit Bromocriptin (Pravidel®), die meist nicht nur zu einer Normalisierung der Prolactinkonzentrationen, sondern auch zu einer Abnahme der Tumorgröße führt. Eine Operation ist nur selten erforderlich.

16.2.6 Multiple endokrine Neoplasie

Definition: Als multiple endokrine Neoplasie (MEN) bezeichnet man eine episodisch oder familiär gehäuft auftretende endokrinoiogische Störung, bei der mehrere endokrine Organe betroffen sind: primärer Hyperparathyreoidismus, Pankreastumoren mit Bildung von Gastrin oder Insulin und Hypophysentumoren (Akromegalie, Prolaktinom).

16.2.7 Hypophysenvorderlappeninsuffizienz

Definition: Als HVL-Insuffizienz bezeichnet man ein Krankheitsbild, das durch den Ausfall oder die Verminderung von HVL-Hormonen hervorgerufen wird.

Ätiologie — Die HVL-Insuffizienz kann durch Hypophysentumoren, Traumen (Schädelbasisfraktur), entzündliche Prozesse wie eine Meningitis oder Enzephalitis, Metastasen, zerebrale Durchblutungsstörungen oder als Folge von Operationen und Bestrahlungen auftreten.

Eine Nekrose der Hypophyse als Folge ausgedehnter Blutungen nach schweren Geburten, die sog. postpartale Hypophysennekrose bei Frauen, 1937 als Sheehan-Syndrom beschrieben, wird heute kaum mehr beobachtet.

Pathophysiologie

Die Symptome sind durch die fehlende Stimulierung von Schilddrüse, Nebennierenrinde und Gonaden sowie durch den Mangel an MSH bedingt.

Klinisches Bild

Klinische Symptome entwickeln sich erst, wenn etwa 90 % des HVL-Gewebes ausgefallen sind. Das klinische Bild wird durch die **Symptome des Glukokortikoid-, Schilddrüsenhormon- und Gonadenhormonmangels** infolge des Ausfalls der entsprechenden „tropen" Hormone des HVL bestimmt.
Auffallend ist die blasse Hautfarbe der Patienten, die sog. Alabasterhaut, infolge fehlender Hautpigmentierung. Darüber hinaus kommt es zu Antriebsmangel, Hypotonie, großer Müdigkeit, Hypoglykämien, Amenorrhoe, Verlust der sexuellen Potenz und Ausfall der Scham- und Axillarbehaarung. In schwersten Fällen kann sich ein hypophysäres Koma entwickeln.

Als hypophysären Zwergwuchs bezeichnet man eine im Kindesalter auftretende HVL-Insuffizienz, deren Ursache, zumindest bei einem Teil der Fälle, eine Hypophysenschädigung unter der Geburt ist. Die Patienten werden meist nur 120 bis 140 cm groß. Häufig durchlaufen sie keine normale sexuelle Entwicklung und weisen Zeichen der Schilddrüsenunterfunktion und des Glukokortikoidmangels auf.

Diagnose und Differenzialdiagnose

Die Diagnose stützt sich auf das klinische Bild und den Nachweis der Schilddrüsen-, NNR- und Gonadeninsuffizienz durch entsprechende Hormonbestimmungen. Bei der Anorexia nervosa fehlen diese endokrinen Störungen, darüber hinaus weisen die Patientinnen die typische konflikthafte Einstellung zur Nahrungsaufnahme auf.

Therapie

Die Therapie besteht in der **Substitution,** d. h. im Ersatz der fehlenden Schilddrüsen-, Nebennierenrinden- und Sexualhormone, die als entsprechende Präparate meistens **lebenslang** verabreicht werden müssen.

16.3 Erkrankungen der Schilddrüse

Bedeutung und Formen

Schilddrüsenerkrankungen spielen in der Endokrinologie eine zentrale Rolle. Neben Erkrankungen mit Störungen der Stoffwechsellage in Form einer Überfunktion (Hyperthyreose) oder einer Unterfunktion (Hypothyreose) sind vor allem Schilddrüsenvergrößerungen ohne Funktionsstörungen von Bedeutung. Ist die Schilddrüsenfunktion normal, so spricht man von einer Euthyreose bzw. einer euthyreoten Stoffwechsellage.

16.3.1 Physiologische Grundlagen

Bildung der Schilddrüsenhormone

Die Schilddrüsenhormone werden aus dem über den Darm aufgenommenen und mit Blut zur Schilddrüse transportierten Jod sowie der im Kolloid der Schilddrüse bestehenden Aminosäure Tyrosin gebildet. Der durchschnittliche Tagesbedarf an Jod beträgt zwischen 150 und 200 µg.

Speicherung der Schilddrüsenhormone

Über Zwischenstufen entstehen die beiden Schilddrüsenhormone L-Trijodthyronin (T_3) und L-Thyroxin (T_4). T_3 und T_4 werden an Thyreoglobulin gebunden gespeichert.

Freisetzung der Schilddrüsenhormone

Unter der Einwirkung des aus dem Hypophysenvorderlappen stammenden TSH werden T_3 und T_4 ins Blut abgegeben. Im zirkulierenden Blut sind die Schilddrüsenhormone zum größten Teil an Transporteiweiße gebunden. Biologisch wirksam ist jedoch nicht das gebundene, sondern das freie Hormon. Das Verhältnis von freiem zu eiweißgebundenem Hormon im Blut beträgt ca. 1:1000. Im Blut wird ein großer Teil des T_4 zu T_3 dem eigentlich bedeutsamen Schilddrüsenhormon, umgewandelt. Die sog. biologische Halbwertzeit von T_3 beträgt ca. 19 Stunden, von T_4 ca. 190 Stunden.

Hormoneller Regelkreis: Feed-back-Mechanismus oder negative Rückkoppelung

Im Hypothalamus wird TRH freigesetzt, welches zu einer Abgabe von TSH aus dem Hypophysenvorderlappen führt. TSH stimuliert alle Stufen der Schilddrüsenhormonbildung und führt bei längerer Einwirkung zu einer Hyperplasie, d. h. einer Zellgewebsvermehrung der Schilddrüse. Ausschlaggebend für den Regulationsvorgang ist die **Konzentration freier Schilddrüsenhormone im Blut:** Sinkt deren Spiegel ab, wird über den Hypothalamus und Hypophysenvorderlappen durch die Ausschüttung von TRH und TSH die Produktion von Schilddrüsenhormonen gesteigert, bei hohem Hormonspiegel gehemmt. Diesen Mechanismus nennt man **feed-back-Mechanismus** oder auch **negative Rückkoppelung.** Im Schilddrüsenregelkreis ist somit der Hypothalamus die Führungsgröße, die Hypophyse der Regler, ihr Hormon TSH die Stellgröße, die Schilddrüse das Stellglied, und T_3 und T_4 im Blut sind die Regelgrößen (☞ Abb. 109).

Wirkung der Schilddrüsenhormone

Die Schilddrüsenhormone wirken auf alle Körpergewebe. Sie führen zu einer **Steigerung des Zellstoffwechsels mit vermehrtem Sauerstoffverbrauch.** Sie fördern Wachstum und Entwicklung des Organismus, insbesondere auch die Reifung des Gehirns. Dies erklärt, warum es bei angeborener Schilddrüsenunterfunktion zu Zwergwuchs, Voralterung und hochgradiger geistiger Retardierung bis zur Idiotie kommt. Die Schilddrüsenhormone sind folglich für eine normale körperliche und geistige Entwicklung und Aktivität zwingend notwendig.

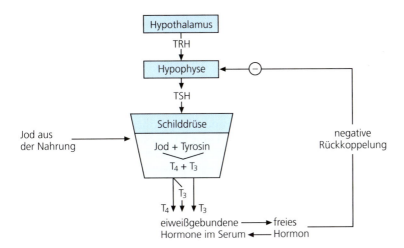

Abb. 109: Regelkreis der Schilddrüsenfunktion (modif. nach G. Mödder)

16.3.2 Diagnostik

16.3.2.1 Körperliche Untersuchung

Die Palpation der Schilddrüse dient dem Nachweis und der Beurteilung einer Schilddrüsenvergrößerung. Eine vergrößerte Schilddrüse wird als **Struma** bezeichnet. Sie kann hart, weich, knotig, diffus vergrößert, verschieblich oder auch druckschmerzhaft sein. Zusätzlich muss immer auf die klinischen Zeichen einer Hyper- oder Hypothyreose geachtet werden, da das Vorliegen einer Struma nichts über die Stoffwechsellage der Schilddrüse aussagt.

Palpation

16.3.2.2 Sonographie der Schilddrüse

Die Ultraschalldiagnostik der Schilddrüse erlaubt eine genaue Bestimmung des Schilddrüsenvolumens, die Beurteilung der Morphologie sowie die Erfassung von Knoten, Zysten oder Verkalkungen. Die Obergrenze des Schilddrüsenvolumens liegt für Frauen bei 18 ml, für Männer bei 25 ml. Krankhafte Befunde können gezielt ultraschallgeführt punktiert und zytologisch untersucht werden.

Ultraschall
Punktion
Histologie

16.3.2.3 Röntgenuntersuchung

Durch eine Röntgenuntersuchung kann festgestellt werden, ob eine Einengung oder Verlagerung der Luftröhre durch eine Struma besteht und ob die Struma bis in den Thorax, d. h. hinter das Brustbein (retrosternal) reicht und somit eine retrosternale Struma vorliegt. In Zweifelsfällen kann die Halsregion auch mittels Computertomographie untersucht werden.

Röntgen und CT

16.3.2.4 Schilddrüsenhormone

Heute werden labortechnisch in erster Linie die freien Schilddrüsenhormone, das freie T_3 und T_4, sowie das TSH bestimmt.

FT_3, FT_4, TSH

Die Normalwerte für FT₃ und FT₄ betragen:
FT₃ 1,7–5,5 pg/ml
FT₄ 1,0–2,5 ng/ml.

Bewertung der Laborbefunde

FT₃ und FT₄ sind erniedrigt bei Hypothyreose, aber auch bei zahlreichen schweren, lebensbedrohlichen Erkrankungen wie z. B. im Schock, bei schweren Intoxikationen oder dem so genannten „Niedrig-T₃-Syndrom".
Bei Hyperthyreose sind FT₃ und FT₄ erhöht, bei beginnender oder abklingender Hyperthyreose kann FT₃ isoliert erhöht sein.

16.3.2.5 TSH im Serum

Basales TSH

Der Normalwert für das basale TSH beträgt 0,4–4,0 µU/ml. Eine Erniedrigung des basalen TSH-Wertes spricht – je nach Ausmaß – für eine latente oder manifeste Hyperthyreose, eine Erhöhung für eine latente oder manifeste Hypothyreose.

> **Merke:** Der basale TSH-Spiegel ist die empfindlichste und zugleich aussagekräftigste Messgröße für die Beurteilung der Schilddrüsenfunktion.

16.3.2.6 TRH-TSH-Test

Prinzip

Der TRH-TSH-Test wird oft nur als TRH-Test bezeichnet. Das Prinzip des Tests wird aus den zuvor geschilderten Funktionen des Regelkreises (s. o.) verständlich: Niedrige Serumhormonspiegel bei einer Hypothyreose führen zu einer starken Stimulierung von Hypothalamus und Hypophyse mit einer Erhöhung von TSH, insbesondere aber TRH.

Bei einer Hyperthyreose hingegen ist durch die hohen Konzentrationen von T₃ und T₄ die TSH-Sekretion im Hypophysenvorderlappen blockiert und auch durch intravenöse oder orale Gabe von TRH nicht stimulierbar. Der TRH-Test ist bei „blockiertem Regelkreis" negativ.

Indikationen

Bei basalen TSH-Werten innerhalb des Normbereichs ist eine Funktionsstörung auszuschließen und ein TRH-Test unnötig. Eine Indikation für den TRH-Test stellen TSH-Werte dar, die sich im unteren oder oberen Grenzbereich bewegen, um latente Funktionsstörungen zu erfassen.

Durchführung des Tests

- Blutentnahme und Bestimmung des basalen TSH (TSH 1),
- Applikation von TRH, – entweder 200 µg intravenös oder 40 mg oral,
- nach 30 Minuten bei intravenöser Stimulierung bzw. 3–4 Stunden nach oraler Gabe erfolgt die zweite Blutentnahme und erneute TSH-(TSH 2)Bestimmung.

Bewertung der Testergebnisse

Bei einer Euthyreose, d. h. intaktem Regelkreis, steigt das TSH nach TRH-Gabe an.

Der Normalwert des TSH-Spiegels nach TRH-Gabe liegt zwischen 2–20 µU/ml.
Sind FT_3 und FT_4 normal, ist eine Störung des Regelkreises Hypophyse–Schilddrüse ausgeschlossen.

- Der TRH-Test ist negativ, d. h. die Differenz zwischen TSH 2 und TSH 1 beträgt weniger als 2 µU/ml, wenn eine Hyperthyreose vorliegt (sog. blockierter Regelkreis). Der negative TRH-Test ist die empfindlichste Untersuchungsmethode zum Nachweis einer Schilddrüsenüberfunktion.
- Ein positiver TRH-Test entspricht der Norm, d. h. es liegt eine euthyreote Stoffwechsellage vor.
- Ein pathologisch positiver TRH-Test liegt vor, wenn TSH überschießend ansteigt, d. h. die Differenz zwischen TSH 2 und TSH 1 mehr als 20 µU/ml beträgt. Diese Befundkonstellation spricht für eine primäre Hypothyreose.

16.3.2.7 Schilddrüsenszintigramm

Das Schilddrüsenszintigramm liefert Informationen über Lage, Form und Größe der Schilddrüse sowie über Bezirke mit starker oder fehlender Speicherung des Nuklids, d. h. des zuvor intravenös injizierten radioaktiven Materials. Die Speicherung des Radionuklids gibt Auskunft über sog. heiße oder kalte Knoten: Kalte Knoten nehmen das Nuklid überhaupt nicht auf, heiße Knoten speichern es hingegen sehr intensiv. Schließlich können mittels Ganzkörperszintigraphie Fernmetastasen bestimmter Schilddrüsenkarzinome nachgewiesen werden.

Darstellung heißer und kalter Knoten

Zur Szintigraphie wird heute überwiegend radioaktives Technetium verwendet (^{99m}Tc-Pertechnetat). Es ist ein reiner Gamma-Strahler mit einer Halbwertszeit von sechs Stunden. Die ^{131}Jod-Szintigraphie wird vor allem zur Vorbereitung der Radiojodbehandlung, Durchführung der Ganzkörperszintigraphie und zur Nachsorge bei differenziertem Schilddrüsenkarzinom eingesetzt.

> **Merke:** Praktisch sehr wichtig ist, dass bei jedem Verdacht auf eine Schilddrüsenerkrankung keine jodhaltigen Röntgenkontrastmittel im Rahmen von Untersuchungen wie i.v.-Galle, i.v.-Urogramm oder einer Angiographie verabreicht werden, sondern zuerst die Schilddrüsendiagnostik durchgeführt wird.

Dafür gibt es zwei wichtige Gründe:
- Durch die Gabe jodhaltiger Kontrastmittel ist die Durchführung eines Schilddrüsenszintigramms für mehrere Wochen bis zu maximal 6 Monaten nicht mehr möglich!
- Bei einer bestehenden Hyperthyreose bewirkt die Jodzufuhr oft eine massive Verschlechterung des Krankheitsbildes.

16.3.2.8 Feinnadelpunktion

NPL-Abklärung

Die Aspirationszytologie der Schilddrüse ist geeignet zur zytologischen Abklärung kalter Knoten oder anderer verdächtiger Schilddrüsenbezirke, d. h. insbesondere zum Ausschluss oder Nachweis eines Malignoms. Der Verdacht auf ein Schilddrüsenkarzinom besteht vor allem bei szintigraphisch kalten Knoten (Karzinomhäufigkeit 3–5 %) oder sonographisch echoarmen Knoten (Karzinomhäufigkeit ebenfalls 3–5 %).

16.3.2.9 Schilddrüsen-Autoantikörper

Einteilung

Es können verschiedene **Schilddrüsen-Autoantikörper** bestimmt werden:
- MAK = Mikrosomale Antikörper (= Autoantikörper gegen Schilddrüsenperoxidase = Anti-TPO-Antikörper),
- TAK = Thyreoglobulin Antikörper,
- TRAK = TSH-Rezeptoren Antikörper,
- Antikörper gegen T_4 und T_3.

Eine Erhöhung von MAK und TAK kommt bei Autoimmunthyreoiditis (Typ Hashimoto ☞ S. 459), aber auch bei Morbus Basedow vor.
Die Bestimmung der TRAK erlaubt eine Abgrenzung des Morbus Basedow (70–80 % positiv = Werte > 14 U/l)) gegenüber anderen Formen der Schilddrüsenüberfunktion, die meist TRAK-negativ sind.
T_4- und T_3-Antikörper-Bestimmungen können weiterhelfen, wenn die Diagnose eines Morbus Basedow oder einer Hashimoto-Thyreoiditis Schwierigkeiten bereitet.

16.3.2.10 Radiojodtest

Die häufigste Indikation zur Durchführung eines Radiojodtests mit ^{131}J ist heute die Ermittlung der für eine Radiojodtherapie erforderlichen ^{131}J-Menge.

16.3.3 Euthyreote Struma

Definition: Bei einer euthyreoten oder blanden Struma liegt eine Schilddrüsenvergrößerung mit normaler Schilddrüsenfunktion vor. Die Schilddrüse kann gleichmäßig, d. h. diffus (Struma diffusa), oder knotig (Struma nodosa) vergrößert sein.

Stadieneinteilung

Man unterteilt die Struma **nach ihrer Größe** in mehrere Grade:
- Stadium I a: Knoten in sonst normaler Schilddrüse
- Stadium I b: nur bei zurückgebeugtem Hals sichtbare Struma
- Stadium II: bei normaler Kopfhaltung sichtbare Struma
- Stadium III: sichtbare Struma mit lokalen Stauungs- und Kompressionszeichen.

16.3 Erkrankungen der Schilddrüse

Vorkommen und Häufigkeit

Die euthyreote Struma kommt mit einem Verhältnis von 6:1 bei Frauen wesentlich häufiger als bei Männern vor. Nicht selten entwickelt sie sich in der Pubertätsphase, während der Gravidität oder im Klimakterium.

Endemiegebiete

Gebiete, in denen Strumen überdurchschnittlich häufig auftreten, bezeichnet man als Strumenendemiegebiete (Endemie ist eine in einer Gegend heimische Krankheit, von der ein größerer Teil der Bevölkerung regelmäßig erfasst wird). Bekannte deutsche derartige Endemiegebiete sind z. B. Breisgau, Schwarzwald, Südbayern, Vogtland, Erzgebirge, Hunsrück und das Bergische Land, also meist gebirgige Gegenden. Dort können 40–70 % der Erwachsenen eine Struma aufweisen. Im Bundesdurchschnitt sind es lediglich 15 %.

Ätiologie und Pathogenese

Der endemischen Struma liegt meist ein nahrungsbedingter (alimentärer) **Jodmangel** zugrunde, der auf den geringen Jodgehalt des Wassers in Gebirgsgegenden zurückzuführen ist. Der tägliche Jodbedarf von 150–200 µg Jodid wird in Deutschland in der Regel durch die Nahrung nicht gedeckt. Bei der sog. sporadischen, d. h. nur vereinzelt auftretenden Struma, die häufig familiär vorkommt, dürfte die mangelhafte Verwertung des angebotenen Jods durch die Schilddrüse die Hauptrolle spielen (**Jodfehlverwertung**). Der Jodmangel führt über eine vermehrte TSH-Ausschüttung zu einem Wachstum der Schilddrüse, nicht aber zu einer vermehrten Bildung von Schilddrüsenhormonen. Der intrathyreoidale Jodmangel spielt die zentrale Rolle bei der Strumaentstehung. Darüber hinaus spielen auch lokal wirksame Wachstumsfaktoren wie der epidermale Wachstumsfaktor EGF (epidermal growth factor) und der insulinähnliche Wachstumsfaktor IGE I (insulin-like growth factor I) als potente Stimulatoren des Schilddrüsenzellwachstums eine bedeutsame Rolle.

Eine strumigene, d. h. eine Struma auslösende Wirkung, haben auch verschiedene **Medikamente**, wie z. B. alle Thyreostatika, Lithium, Amiodaron sowie jodhaltige Arzneimittel und Röntgen-Kontrastmittel.

Klinisches Bild

Häufig führen nur kosmetische Erwägungen den Patienten zum Arzt. In anderen Fällen klagen die Betroffenen über Druck- und Engegefühl im Halsbereich. Zu Atemnot und Stridor, d. h. einem pfeifenden Atemgeräusch, kann es durch die Einengung der Luftröhre bei Strumen 3. Grades kommen. Ist diese Einengung hochgradig, so spricht man von einer Säbelscheidentrachea. Bei massiven Strumen treten Halsvenenstauungen bis zum Vollbild der oberen Einflussstauung mit prall gefüllten Hals- und Oberkörpervenen und blau-roter Gesichtsfarbe auf. Heiserkeit spricht für eine Schädigung des Stimmbandnerven (Nervus recurrens), ein Hornersches Syndrom (☞ Kap. 1.3.7) für eine Beeinträchtigung des Halssympathikus. Das Schilddrüsenszintigramm zeigt, ob die Struma retrosternal reicht und evtl. kalte Knoten aufweist, welche zu 3–5 % auf einer malignen Entartung des Schilddrüsengewebes beruhen können.

Diagnose	Anamnese und klinische Untersuchung sollten immer durch eine Schilddrüsenfunktionsdiagnostik und eine Sonographie mit Volumenbestimmung ergänzt werden.
Therapie	Während früher die medikamentöse Behandlung der endemischen Struma ausschließlich in der Substitution von Schilddrüsenhormonen zur Hemmung der TSH-Ausschüttung bestand, spielt aufgrund neuerer Erkenntnisse (s.o.) die Behandlung mit Jodid, das die lokalen wachstumsstimulierenden Faktoren beeinflusst, zunehmend eine Rolle.
Therapieempfehlungen	Bei Erwachsenen < 40 Jahre entweder Jodidtherapie mit 300–500 µg Jodid /Tag über ein Jahr oder 75–150 µg Levothyroxin/Tag über ein Jahr oder für den gleichen Zeitraum eine Kombinationsbehandlung mit 75–150 µg Levothyroxin und 100–200 µg Jodid/Tag. Danach sollte eine Dauerprophylaxe mit 100–200 Mikrogramm Jodid tgl. oder 1,5 mg Jodid Depot wöchentlich durchgeführt werden. Liegt bei Erwachsenen > 40 Jahre keine funktionelle Autonomie und bei Knotenstruma kein Malignomverdacht und keine Operationsindikation vor, wird in gleicher Weise therapiert. Ältere Patienten sollten nicht konservativ behandelt werden, da L-Thyroxin® kardial belastend wirken kann und Jodid ein Hyperthyreoserisiko mit sich bringt. Da während der Schwangerschaft der Jodbedarf deutlich erhöht ist, sollte bei einer Veranlagung zur Jodmangelstruma während dieser Zeit und der Stillzeit Jodid zur Verhinderung einer Strumaentwicklung beim Feten verabreicht werden.
Operation	Eine Operationsindikation liegt bei **Malignomverdacht** vor (Sonographie, Szintigraphie, rasches Knotenwachstum, verdächtige Zytologie) oder bei ausdrücklichem Operationswunsch des Patienten.
Prophylaxe	Die beste Strumaprophylaxe stellt die **Jodierung des Kochsalzes** dar. Bei erhöhtem Risiko zur Entwicklung einer Jodmangelstruma erhalten Erwachsene 150–200 µg Jodid/Tag.

16.3.4 Hyperthyreose

> **Definition:** Als Hyperthyreose bezeichnet man ein Krankheitsbild, das auf einer Überproduktion von Schilddrüsenhormonen beruht.

Formen der Hyperthyreose	Klinisch können Hyperthyreosen hauptsächlich in zwei Formen in Erscheinung treten: • als funktionelle Autonomie der Schilddrüse, • in Form eines Morbus Basedow.

16.3.4.1 Funktionelle Autonomie der Schilddrüse

Schon in der gesunden Schilddrüse finden sich nebeneinander funktionell aktive und ruhende Zellen. Meist durch einen Jodmangel kommt es zur Proliferation funktionell autonomer, d. h. TSH-unabhängig hormonproduzierender Zellen, die schließlich Schilddrüsenhormone im Überschuss produzieren. Durch Verminderung der Hormonabgabe des nicht autonomen Schilddrüsengewebes kann die Schilddrüsenfunktion normal bleiben (kompensiertes autonomes Adenom). Übersteigt die autonome Hormonproduktion trotz dieser Regulation die Normgrenze im Serum, so tritt eine Hyperthyreose auf (dekompensiertes autonomes Adenom). In Deutschland beruhen etwa 60 % aller Hyperthyreosen auf einer Schilddrüsenautonomie.

Definition und Pathogenese

Diese autonom funktionierenden Zellen können als einzelne Knoten in Erscheinung treten. Dann spricht man von unifokaler Autonomie oder von einem autonomen Adenom. Seltener ist die disseminierte Autonomie mit diffus über die Schilddrüse verteiltem, autonom funktionierendem Gewebe.

Die Autonomie ist die häufigste Ursache einer Hyperthyreose im höheren Lebensalter. Sie bewirkt selten das Vollbild einer Schilddrüsenüberfunktion wie beim Morbus Basedow, sondern verläuft häufig mit nur einem oder wenigen Symptomen, d. h. mono- oder oligosymptomatisch. So bestehen oft nur eine Tachyarrhythmie, Gewichtsverlust, Durchfälle oder Schlaflosigkeit. Eine endokrine Ophthalmopathie fehlt immer. Verständlicherweise erschwert dies die frühzeitige Erkennung.

Klinisches Bild

Schilddrüsenszintigraphie, -sonographie und -funktionsdiagnostik ermöglichen die Diagnose.
In der Sonographie können die meist echoarmen autonomen Adenome nachgewiesen werden. Szintigraphisch sind heiße Knoten ein typischer Befund. Der TRH-Test fällt im Sinne einer Überfunktion aus, schließlich findet sich eine Erhöhung von T_3 und weniger stark von T_4 im Serum. Wichtigster Befund ist jedoch die **Erniedrigung des basalen TSH-Wertes.**

Diagnose

Eine thyreostatische Therapie kommt nur bei manifester Hyperthyreose und zur Überbrückung in Betracht (☞ S. 455). Die Therapie der Wahl ist in den meisten Fällen die **Radiojodtherapie.** Sie wird mit dem Radionuklid ^{131}J durchgeführt, das sich in der Schilddrüse stark anreichert und seinen therapeutischen Effekt durch Aussendung von Betastrahlen sehr kurzer Reichweite (2,2 mm) bei einer physikalischen Halbwertszeit von 8,1 Tagen entfaltet. Das Strahlenrisiko im Hinblick auf eine Auslösung von Malignomen sowie genetische Schäden sind zu vernachlässigen. Eine Altersgrenze im Erwachsenenalter nach unten besteht nicht mehr.

Therapie

Eine **absolute Kontraindikation** ist eine bestehende Schwangerschaft aufgrund der Anreicherung von ^{131}J in der fetalen Schild-

Operation
: drüse. Die Radiojodtherapie sollte immer dann durchgeführt werden, wenn keine Indikation zur Operation besteht.

Operationsindikationen sind Schwangerschaft, Malignomverdacht und mechanische Strumakomplikationen. Wichtigste Komplikationen der Strumaresektion sind Rekurrensparese mit Heiserkeit (0,5–2 %) und Hypoparathyreoidismus (0,5 %).

16.3.4.2 Morbus Basedow

Merseburger Trias
: CARL AD. V. BASEDOW (1799–1854), Kreisarzt in Merseburg, beschrieb 1840 als erster im deutschen Sprachraum die klinischen Leitsymptome der Krankheit, die sog. Merseburger Trias:
- Struma,
- Tachykardie,
- Exophthalmus.

> **Definition:** Der Morbus Basedow wird heute als immunologisch bedingte Multisystemerkrankung (Autoimmunerkrankung) aufgefasst, die mit einer Hyperthyreose, einer diffusen Vergrößerung der Schilddrüse sowie einer infiltrativen Ophthalmopathie und Dermopathie einhergehen kann.

Pathogenese
: Die Rolle von Autoantikörpern beim Morbus Basedow – z. B. TRAK – ist schon seit längerem bekannt. Bestimmte Autoantikörper können, ähnlich wie TSH, die Schilddrüsenzellen zu einer Synthese und Freisetzung von Schilddrüsenhormonen stimulieren. Wodurch der Autoimmunprozess in Gang kommt, ist im einzelnen noch weiter unklar. Neben genetischen Faktoren, z. B. Assoziation mit den HLA-Markern B 8 und DR 3, spielen Umweltfaktoren, wie erhöhte alimentäre Jodzufuhr, vielleicht auch Infektionen mit Yersinien oder Viren, eine Rolle. Auch nach Geburten wird eine Häufung von Hyperthyreosen beobachtet.

Klinisches Bild
: Im Gegensatz zur funktionellen Autonomie, die vor allem ältere Menschen betrifft, kann der Morbus Basedow in jedem Lebensalter auftreten. Die Patienten klagen über innere Unruhe, Schlaflosigkeit, Gewichtsabnahme, Schweißausbrüche, Durchfälle und plötzliche Schwächezustände und Wärmeunverträglichkeit, die sich in einer Bevorzugung leichter Kleider und Öffnen der Fenster manifestiert.

Objektive Symptome
: An objektiven Symptomen finden sich eine gering und diffus vergrößerte Schilddrüse, Dauertachykardie, ein erhöhter Blutdruck mit großer Amplitude sowie ein feinschlägiger Tremor der Finger. Die Tachykardie wird von den Patienten als sehr unangenehm empfunden. In schweren Fällen besteht eine absolute Arrhythmie mit Vorhofflimmern. Schließlich kann sich eine Herzinsuffizienz, die kaum auf Digitalis, wohl aber auf eine Behandlung der Schilddrüsenüberfunktion anspricht, entwickeln.

Als richtungweisende Veränderung ist bei etwa 60 % der Patienten eine endokrine Ophthalmopathie nachweisbar. Der **Exophthalmus**, d. h. das Hervortreten der Augäpfel, das auf einem Ödem und einer Infiltration des um den Augapfel gelegenen Gewebes beruht und zu einer Erweiterung der Lidspalten führt, verleiht dem Patienten den charakteristischen starren Gesichtsausdruck mit sog. „Glotzaugen". Die Augenlider sind stark zurückgezogen, sodass die Lederhaut der Augen als schmaler Streifen über der Hornhaut sichtbar wird. Weitere Augensymptome sind

- das Zurückbleiben des Oberlides beim Blick nach unten, das sog. Graefesche Zeichen,
- der – nicht immer vorhandene – seltene Lidschlag (Stellwagsches Zeichen) und die
- Konvergenzschwäche der Augen (Möbiussches Zeichen), d. h. die mangelnde Annäherung der Augenachsen beim Fixieren naher Gegenstände.

In schweren Fällen kann es zu Lidschwellungen, Bindehautentzündungen, Hornhautgeschwüren und zur Erblindung kommen. Die endokrine Ophthalmopathie, auch Orbitopathie genannt, wird heute als eigenständige Autoimmunerkrankung angesehen. Sie kann z. B. auch im Rahmen einer Euthyreose vorkommen.

Der voll ausgebildete Morbus Basedow ist klinisch auf Anhieb zu diagnostizieren. Schwierigkeiten bereitet die Abgrenzung zwischen leichter Hyperthyreose und vegetativer Labilität. Problematisch kann die Diagnose der nicht selten monosymptomatisch verlaufenden Altershyperthyreose sein, die sich oft nur durch einen rapiden Gewichtsverlust äußert. Werden dann unter der Verdachtsdiagnose eines malignen Tumors jodhaltige Röntgenkontrastmittel zur Tumorsuche angewandt, so kann dies zu einer massiven Verschlechterung der Hyperthyreose führen!

Folgende Laborbefunde sind typisch für eine Hyperthyreose:
- T_3 und T_4 sind erhöht (gelegentlich zu Beginn und am Ende einer Hyperthyreose besteht eine alleinige T_3-Erhöhung),
- der basale TSH-Spiegel ist erniedrigt,
- der TRH-Test ist negativ (blockierter Regelkreis).

Die Schilddrüsensonographie zeigt eine mäßiggradige Schilddrüsenvergrößerung mit diffuser Echoarmut. Die nicht regelmäßig erforderliche Szintigraphie zeigt eine vermehrte Aufnahme von ^{99m}Tc-Pertechnetat.

Die Krankheit beginnt meist allmählich, verläuft ausgesprochen chronisch, neigt zu Rezidiven und hat unbehandelt eine schlechte Prognose. Besonders gefährlich ist das – heute allerdings seltene – Coma basedowicum, das den höchsten Grad einer Schilddrüsenüberfunktion darstellt und auch Thyreotoxikose (Vergiftung durch Schilddrüsenhormone) genannt wird. Neben den Zeichen der Hyperthyreose bestehen hochgradige Muskelschwäche, Fieber bis

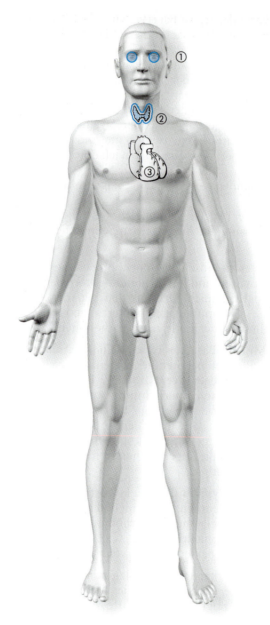

Abb. 110: Symptome bei M. Basedow

41 °C, Durchfälle, massive Tachykardien und schließlich ein tiefes Koma. Die Letalität des Coma basedowicum beträgt 50 %.

Es stehen mehrere Behandlungsmethoden zur Verfügung: Therapie

- **Thyreostatika**
Thyreostatika sind Substanzen, die die Bildung von Schilddrüsenhormonen hemmen, wie z. B. Thiamazol (Favistan®), Carbimazol (neo-morphazole®), Propylthiouracii (Propycil®) oder Natriumperchlorat (Irenat®). Als Nebenwirkungen können eine Leukopenie und eine Agranulozytose auftreten. Die Dauer der Therapie liegt meist zwischen 6 und 18 Monaten. Unter der Therapie kann sich die Struma vergrößern. Zusätzlich gegebene kleine Mengen von Schilddrüsenhormonen zur Bremsung der TSH-Ausschüttung können ein weiteres Schilddrüsenwachstum und eine Zunahme der endokrinen Ophthalmopathie hemmen.

- **Radiojod-Behandlung**
Die Radiojodbehandlung ermöglicht eine definitive Behandlung der Hyperthyreose (☞ S. 451). Zuvor ist jedoch eine thyreostatische Behandlung bis zum Erreichen einer Euthyreose erforderlich. Mit der meist eingesetzten hochdosierten Therapie, einer Herddosis von etwa 150 Gy, kann die Rezidivrate auf etwa 5 % gesenkt werden. Allerdings entwickelt sich bei etwa 60 % der Patienten im ersten Jahr nach der Therapie eine Hypothyreose, die eine adäquate Substitution mit Schilddrüsenhormonen erforderlich macht.

- **Operation**
Eine operative Therapie ist nur indiziert bei Kontraindikationen für eine Radiojodtherapie, also bei Kindern und Jugendlichen, in der Schwangerschaft, bei jungen Frauen mit Kinderwunsch und ungesichertem Konzeptionsschutz, bei großen Strumen mit mechanischen Komplikationen und konkretem Malignomverdacht.

- **Behandlung der thyreotoxischen Krise**
Die Behandlung der thyreotoxischen Krise muss unter Intensivüberwachung erfolgen. Ziel ist die Verminderung der Schilddrüsenhormonsynthese durch Thiamazol und die Verminderung der Schilddrüsenhormonfreisetzung durch die orale Gabe von Jod in hoher Dosierung (sog. Lugolsche Lösung per Magensonde) nach Thiamazol-Gabe, falls es sich nicht um eine jodinduzierte Hyperthyreose handelt. Liegt diese vor, wird mit 1000–1500 mg Lithiumchlorid behandelt. Wichtig sind ferner der Flüssigkeits- und Elektrolytausgleich, die intravenöse Gabe von Glukokortikoiden sowie die Verabreichung von Betarezeptorenblockern.

- **Endokrine Ophthalmopathie**
Die endokrine Ophthalmopathie stellt das am schwersten zu behandelnde Symptom dar. Nicht selten nimmt sie unter der Behandlung sogar noch zu. Anzustreben ist eine Euthyreose, eine Hypothyreose ist jedoch zu vermeiden. Lokale Maßnahmen bestehen in der Gabe von entsprechenden Augentropfen und einer getönten

Brille. Medikamentös kommen Glukokortikoide und eventuell Immunsuppressiva in Betracht. Weitere Behandlungsmöglichkeiten in schwersten Fällen sind die Strahlentherapie oder die Plasmapherese sowie die Dekompressionsoperation der Orbita.

Fallbeispiel 14:  Der 78-jährige Patient wird unter der Verdachtsdiagnose eines malignen Tumors unbekannter Lokalisation in die Klinik eingewiesen, da er innerhalb von sechs Wochen ca. 8 kg an Gewicht verloren hat. Der Patient klagt über allgemeine Schwäche, mäßige Appetitlosigkeit, gelegentliche Durchfälle und unruhigen Schlaf. Bei näherem Fragen gibt er an, dass vor zwei oder drei Monaten im Rahmen einer urologischen Untersuchung ein intravenöses Pyelogramm durchgeführt worden sei. Die klinische Untersuchung ergibt bis auf eine leichte Tachykardie keine Auffälligkeiten, insbesondere keinen Hinweis auf einen malignen Tumor. Schließlich wird die Diagnose Hyperthyreose aufgrund deutlich erhöhter FT_3- und FT_4-Werte bei erniedrigtem basalen TSH gestellt. Sonographisch liegt eine mäßiggradige Schilddrüsenvergrößerung mit diffuser Echoarmut vor. Auslöser der Hyperthyreose dürfte die Jodzufuhr beim i.v.-Pyelogramm gewesen sein. Als Therapie wird eine Radiojodbehandlung eingeleitet.

16.3.5 Hypothyreose

Definition: Als Hypothyreose bezeichnet man eine Schilddrüsenunterfunktion, die sich durch ein Defizit an Schilddrüsenhormonen in den Zielorganen manifestiert.

Formen der Hypothyreose

Man unterscheidet klinisch eine **latente** und eine **manifeste** Hypothyreose. Bei der latenten Form sind die klinischen Symptome so diskret, dass die Krankheit oft verkannt wird. Labortests ergeben einen pathologisch erhöhten TSH-Anstieg nach TRH-Stimulation. Der basale TSH-Wert ist erhöht.

Ätiologie

Je nach Ursache können primäre und sekundäre Hypothyreosen unterschieden werden. In der Mehrzahl der Fälle liegt jedoch die primäre Form vor.

Primäre Hypothyreosen

Im Rahmen einer primären Hypothyreose ist die Schilddrüse selbst geschädigt. Ursache ist ein Mangel an funktionstüchtigem Schilddrüsengewebe, z. B. als Folge einer Schilddrüsenentzündung, der Einnahme von Medikamenten wie Thyreostatika und Lithium oder nach zu ausgiebiger Strumaresektion bzw. Radiojodresektion. Es gibt ferner angeborene Störungen der Jodverwertung in der Schilddrüse und sog. idiopathische Formen, die meist Frauen zwischen dem 40. und 60. Lebensjahr betreffen.

Häufigkeit

Die Häufigkeit der angeborenen Hypothyreose beträgt bei Neugeborenen 1:3000. Die frühestmögliche Diagnose und Therapie ist zur Vermeidung bleibender Hirnschäden äußerst wichtig! Daher ist heute das **Hypothyreose-Screening bei Neugeborenen** gesetzlich vorgeschrieben. Bei diesem Suchtest wird am 5. Lebenstag aus

1–2 Blutstropfen aus der Ferse das TSH bestimmt. Ein TSH-Wert unter 20 mU/l schließt eine primäre konnatale Hypothyreose mit großer Sicherheit aus. Ein TSH-Wert über 100 mU/ml spricht für eine angeborene Hypothyreose.

Sekundäre Hypothyreosen sind selten und treten aufgrund der Abnahme der TSH-Produktion meist als Folge von HVL-Tumoren auf. Daher liegen meist auch die Symptome einer partiellen oder kompletten Hypophysenvorderlappeninsuffizienz vor.

Sekundäre Hypothyreosen

Die Hypothyreose stellt unter vielen Aspekten das Gegenstück der Hyperthyreose dar. Auffallend ist die große Trägheit, Antriebsarmut und Interessenlosigkeit der Patienten. Sie klagen über Obstipation und Neigung zum Frieren. Besonders charakteristisch ist die Beschaffenheit der Haut, die gelblich, gedunsen, teigig, trocken und rissig ist. Im Gegensatz zu echten Ödemen lassen sich bei den als **Myxödem** bezeichneten Hautveränderungen keine Dellen eindrücken. Die Gesichtszüge erscheinen plump und ausdruckslos. Die Zunge ist rissig, trocken und schwer beweglich. Schleimhautveränderungen am Kehlkopf sind Ursache der „blechernen" Stimme. Die **Haare** des gesamten Körpers neigen zum Ausfallen, die Schweißbildung kann völlig versiegen. Nicht selten liegt eine Schwerhörigkeit vor.

Klinisches Bild der Hypothyreose

Myxödem

Typisch ist eine **Bradykardie** infolge der Stoffwechselverlangsamung. Die **Körpertemperatur** ist erniedrigt. Häufig entwickelt sich eine Amenorrhoe, und die sexuelle Potenz lässt nach. Hypothyreosen werden vor allem zu Beginn der Erkrankung nicht selten verkannt und laufen dann unter Fehldiagnosen wie „vorzeitige Alterung" oder „Zerebralsklerose". In anderen Fällen wird nur Einzelsymptomen wie der Bradykardie, der Herzinsuffizienz oder der Hypercholesterinämie Beachtung geschenkt. Daher ist bei jeder Bradykardie unklarer Genese älterer Menschen immer eine Schilddrüsendiagnostik erforderlich.

Durch Unterentwicklung oder Fehlen der Schilddrüse bereits bei der Geburt entsteht das Bild des Kretinismus. Es kommt zu Schwachsinn, Taubheit, Schäden des ZNS, zum Minderwuchs und zur Hypothyreose. Das Myxödem-Koma stellt das Endstadium einer lange bestehenden, schweren Hypothyreose dar. Es bestehen Somnolenz bis zur Bewusstlosigkeit, Bradykardie, Hypothermie, Hypotonie, erloschene Reflexe sowie eine Ateminsuffizienz mit Hypoxie und Hyperkapnie.

Kretinismus

Myxödem-Koma

Bei primärer Hypothyreose sind T_3 und T_4 erniedrigt, die basale TSH-Konzentration ist erhöht, und der TRH-Test ist pathologisch positiv. Bei sekundärer Hypothyreose sind T_3, T_4 und basaler TSH-Spiegel erniedrigt. Nach TRH-Gabe steigt der TSH-Wert nicht an, da die erkrankte Hypophyse nicht mehr TSH produzieren kann. Eine weitere Abklärung erfolgt durch die Bestimmung von Schilddrüsen-Autoantikörpern (Hypothyreose als Thyreoiditisfolge), Sonographie, Szintigraphie und eventuell Feinnadelpunktion.

Typische laborchemische Veränderungen im Rahmen einer Hypothyreose sind die Erhöhung von CK (Myopathie), GOT, LDH, Gesamtcholesterin, LDL-Cholesterin und Triglyzeriden im Serum. Bei rund der Hälfte der Patienten liegt eine Anämie vor, seltener eine Leuko- und Thrombopenie.

Therapie Die Behandlung der Hypothyreose zählt zu den besonders „dankbaren" internistischen Aufgaben – wie immer, wenn eine **Substitution fehlender Hormone** oder Vitamine (☞ Vitamin B_{12}-Mangelanämie) möglich ist.
Durch Gabe allmählich steigender Dosen von Levothyroxin kann eine völlige **Normalisierung der Stoffwechsellage** erreicht werden. Die Dosis unter der Langzeitbehandlung beträgt durchschnittlich 100 – 200 µg-L-Thyroxin® täglich. Ziel ist die Normalisierung des TSH-Spiegels.
In Einzelfällen kann unter klinischer Kontrolle eine rasche intravenöse Initialtherapie mit 500 µg-L-Thyroxin® täglich durchgeführt werden. Diese ist auch für die Behandlung des hypothyreoten Komas erforderlich, die bei einer Letalität von ca. 50 % wegen der schlechten Prognose intensivmedizinisch erfolgen muss.

16.3.6 Thyreoiditis

Definition: Bei einer Thyreoditis liegt eine Entzündung der Schilddrüse vor.

Einteilung der Thyreoiditiden Schilddrüsenentzündungen werden folgendermaßen eingeteilt:
- akute eitrige und nichteitrige Thyreoiditis,
- subakute Thyreoiditis de Quervain und
- chronisch-lymphozytäre Thyreoiditis.

Akute Thyreoiditis Die akute Thyreoiditis wird meist bakteriell durch Staphylokokkus aureus, Streptokokken oder E. coli-Bakterien hervorgerufen. Das Krankheitsbild erfordert eine rasche und gezielte antibiotische Behandlung sowie ggf. eine rechtzeitige operative Inzision und Drainage.

Subakute Thyreoiditis de Quervain Die subakute Thyreoiditis de Quervain geht mit lokalen Schmerzen und einer stark erhöhten BSG einher. Die Schilddrüsenautoantikörper können leicht erhöht sein. Diagnostisch aufschlussreich sind auch Sonographie, Szintigraphie und eventuell eine Feinnadelpunktion. Die Behandlung erfolgt mit Acetylsalicylsäure, nichtsteroidalen Antirheumatika und in schweren Fällen mit Glukokortikoiden.

Chronisch-lymphozytäre Thyreoiditis Die chronische lymphozytäre Thyreoiditis ist eine Autoimmunkrankheit der Schilddrüse, die familiär gehäuft auftritt (Assoziation zu bestimmten HLA-Markern) und gelegentlich kombiniert mit anderen Autoimmunkrankheiten wie der perniziösen Anämie oder Nebennierenrindeninsuffizienz vorkommt. Die klassische Verlaufsform ist die **Hashimoto-Thyreoiditis,** die später infolge des Untergangs von Schilddrüsengewebe zu einer Hypothyreose führt. Bei 90 % der Patienten sind Autoantikörper (MAK) nachweisbar. Bei Vorliegen einer Hypothyreose werden Schilddrüsenhormone gegeben. Eine Operationsindikation besteht nur bei Malignomverdacht oder mechanischer Beeinträchtigung.

16.3.7 Schilddrüsenkarzinom

Das Schilddrüsenkarzinom steht etwa an elfter Stelle bei den Krebstodesfällen. Es tritt vorwiegend im 4. – 6. Lebensjahrzehnt auf und ist bei Frauen zwei- bis dreimal häufiger. Etwa 90 % sind Karzinome, davon wiederum sind über 80 % differenzierte Karzinome (papilläres und follikuläres Schilddrüsenkarzinom), 10 % undifferenzierte (anaplastische) Karzinome und 5 bis 8 % C-Zellkarzinome (medulläres Schilddrüsenkarzinom). Schilddrüsensarkome sind selten.

Vorkommen und Häufigkeit

Eine rasche Vergrößerung der Schilddrüse, höckerige Oberfläche, die Ausbildung harter Knoten innerhalb der Struma und Lymphknotenschwellungen am Hals erwecken den dringenden Verdacht auf ein Schilddrüsenkarzinom. Heiserkeit, Halsvenenstauung, Schluckbeschwerden, stridoröse Atmung und Hornersches Syndrom sind Zeichen eines fortschreitenden Tumorwachstums. Die BSG ist häufig beschleunigt. Die Metastasierung erfolgt in die Nackenlymphknoten, die Knochen und die Lungen.

Klinisches Bild

Besonders verdächtig sind sonographisch echoarme und szintigraphisch **kalte Knoten,** die durch Feinnadelbiopsie abgeklärt werden müssen. Das Serum-Calcitonin gilt für medulläre Schilddrüsenkarzinome, die sich aus den calcitoninproduzierenden C-Zellen ableiten, als Tumormarker.

Diagnose

Die Therapie besteht in der **operativen Entfernung** der gesamten Schilddrüse und anschließender ablativer Radiojod-Therapie (^{131}J), bei fortgeschrittenen Tumoren auch in zusätzlicher Strahlentherapie. Jodspeichernde Metastasen können ebenfalls mit Radiojod behandelt werden. Anschließend ist eine hoch dosierte Dauertherapie mit Schilddrüsenhormonen zur Suppression des TSH erforderlich.

Therapie

Die Prognose der differenzierten Schilddrüsenkarzinome hat sich durch die moderne Therapie deutlich verbessert. Die 5- bis 10-Jahres-Überlebensrate beträgt für das papilläre Schilddrüsenkarzinom 80 bis 90 %, für das follikuläre 60 bis 75 % und für das medulläre etwa 50 %. Für das undifferenzierte anaplastische Karzinom liegt sie allerdings nur noch zwischen 0 bis 5 %.

Prognose

16.4 Erkrankungen der Nebennierenrinde (NNR)

16.4.1 Funktion der Nebennierenrinde

Produktion von Kortikoiden

Die Nebennierenrinde ist ein lebenswichtiges Organ. Die von ihr gebildeten Hormone werden Kortikosteroide oder Kortikoide genannt (cortex, lat. Rinde). Das im Hypophysenvorderlappen gebildete ACTH stimuliert die Kortikoidproduktion. Der Kortikoidblutspiegel seinerseits beeinflusst in einem Regelkreis die ACTH-Bildung.

Einteilung der NNR-Hormone

Die NNR-Hormone können in drei Gruppen eingeteilt werden:

- **Glukokortikoide** (z. B. Kortisol)
Als Gegenspieler des Insulins bewirken sie durch Glukoneogenese eine Erhöhung des Blutzuckerspiegels bei gleichzeitig vermehrtem Abbau von Eiweiß. Sie wirken entzündungshemmend und bremsen die Bindegewebsneubildung. Unter ihrem Einfluss kommt es zu einer Lympho- und Eosinopenie, zu einer Hemmung der Antikörperbildung, zu einem Kalziummangel im Knochen und einer gesteigerten Bildung sauren Magensaftes (Steroidulkus).

- **Mineralokortikoide** (z. B. Aldosteron)
Mineralokortikoide führen zu einer Natriumretention und einer vermehrten Kaliumausscheidung. Aldosteron spielt in der Pathogenese bestimmter Ödeme – z. B. bei Herzinsuffizienz und Leberzirrhose – eine bedeutsame Rolle.

- **Androgene** (z. B. Dehydroepiandrosteron)
Sie fördern die Eiweißbildung und die Ausprägung der sekundären Geschlechtsmerkmale. In geringerem Maße wirken sie virilisierend, d. h. vermännlichend.

Wirkung der NNR-Hormone

Die Wirkung der Kortikoide lässt sich somit kurz folgendermaßen beschreiben: Die Glukokortikoide fördern die Zuckerbildung, die Mineralokortikoide regulieren den Wasser- und Elektrolythaushalt, die Androgene steigern die Eiweißsynthese und wirken virilisierend.

Nachweis der NNR-Hormone

Der Nachweis der NNR-Hormone erfolgt über:

- **Blutkortisolspiegel**
Die Normalwerte für das Blutkortisol betragen 5–25 µ/dl.

- **Kortikoid-Abbauprodukte**
Eine einfachere Methode stellt die Messung der Kortikoid-Abbauprodukte im 24-Stunden-Urin dar. In der Regel werden die Abbauprodukte der Glukokortikoide (17-OHCS) und die Abbauprodukte der Androgene (17-KS) bestimmt.

- **ACTH-Stimulationstest**

Mit dem ACTH-Stimulationstest kann geprüft werden, ob eine und zwei Stunden nach intravenöser Injektion von 25 IE ACTH der Blutkortisolspiegel entsprechend ansteigt. Beim Gesunden steigt dieser auf das Zwei- bis Fünffache des basalen Spiegels an.

16.4.2 Cushing-Syndrom

> **Definition:** Als Cushing-Syndrom bezeichnet man ein seltenes, 1932 von dem amerikanischen Chirurgen H. CUSHING beschriebenes Krankheitsbild, das durch die Überproduktion von Glukokortikoiden zustande kommt. Da es sich um eine Überfunktion der Nebennierenrinde handelt, spricht man auch von einem Hyperkortizismus.

Ursachen

Das Cushing-Syndrom beruht beim Erwachsenen in 75 % der Fälle auf einer doppelseitigen Hyperplasie (Wucherung) der Nebennierenrinde durch vermehrte hypothalamische CRH-Sekretion und hypophysäre ACTH-Bildung. In den restlichen Fällen handelt es sich um gutartige NNR-Adenome oder um Karzinome.

Klinisches Bild

Es handelt sich um eine schwere, unbehandelt meist tödlich verlaufende Krankheit. Typische Symptome sind das breite „Vollmondgesicht", Muskelatrophie, Stammfettsucht bei relativ schlanken Gliedmaßen, Hypertonie sowie flammend rote Striae, d. h. breite Dehnungsstreifen der Haut, wie sie ähnlich auch in der Schwangerschaft vorkommen. Des Weiteren bestehen Zeichen der Osteoporose, eine rasche Ermüdbarkeit und ein allgemeines Schwächegefühl. Polyglobulie, diabetische Stoffwechsellage, Amenorrhoe und Hirsutismus, d. h. vermehrter Haarwuchs, besonders im Gesicht bei Frauen, sind weitere Symptome.

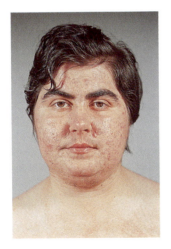

Abb. 111: Patientin mit Cushing-Syndrom bei Nebennierenrindenadenom

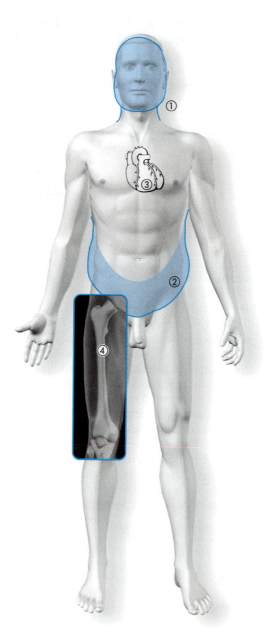

Abb. 112: Symptome beim Cushing-Syndrom

Besteht ein Hypophysentumor, können Gesichtsfeldausfälle auftreten. Nebennierenrindenkarzinome metastasieren bevorzugt in die Leber.

Diagnose

Der Blutkortisolspiegel und die Ausscheidung der 17-Hydroxykortikoide im Urin sind erhöht. Beim sog. Dexamethason-Hemmtest werden ACTH und Kortisol im Blut vor und nach Gabe von 1 mg Dexamethason per os gemessen. Dexamethason als hochpotentes Glukokortikoid hemmt die ACTH-Ausschüttung, weshalb es beim Gesunden zu einer Abnahme des ACTH- und Kortisolspiegels kommt. Dieser Suppressionseffekt ist beim zentralen Cushing-Syndrom stark abgeschwächt und fehlt beim peripheren Cushing-Syndrom vollständig.

Bildgebende Verfahren

Mit speziellen röntgenologischen Untersuchungsmethoden, durch Sonographie, Computertomographie oder MRT kann die Nebennierenvergrößerung nachgewiesen werden. Nach einem Hypophysentumor muss gesucht werden. Am Skelett fällt die Osteoporose auf.

Durch die verbesserten bildgebenden Verfahren, vor allem durch die Computertomographie, werden immer häufiger Nebennierentumoren entdeckt, die klinisch stumm und hormonell inaktiv sind. Sie werden, da es sich um Zufallsbefunde handelt, als sog. Inzidentalome bezeichnet. Meist genügt eine regelmäßige Weiterbeobachtung.

Therapie

Die Therapie erfolgt in erster Linie operativ. Nebennierentumoren werden entfernt, beim zentralen Cushing-Syndrom wird das Hypophysenadenom möglichst selektiv operiert. Bei der seltenen doppelseitigen Hyperplasie werden beide Nebennieren operativ entfernt. Die fehlenden Kortikoide müssen substituiert werden. Eine symptomatische medikamentöse Behandlung bei nicht entfernbaren Tumoren ist mit Ketokonazol, Mitotane (Lysodren®) oder dem Glukokortikoidantagonisten RU 486 möglich.

16.4.3 Nebennierenrindeninsuffizienz

Definition: Als primäre Nebennierenrindeninsuffizienz oder Morbus Addison wird ein Krankheitsbild bezeichnet, das auf einem erheblichen Mangel oder einem völligen Fehlen von NNR-Hormonen durch beidseitigen Nebennierenrindenausfall beruht.
Bei der sekundären Nebennierenrindeninsuffizienz fällt durch die fehlende ACTH-Stimulierung die Glukokortikoid- und Androgenbildung aus, während Mineralokortikoide weitgehend ungestört gebildet werden.

16 Endokrinologische Erkrankungen

Ursachen

Die NNR-Insuffizienz beruht auf einem fast vollständigen Untergang der Nebennierenrinde durch Autoimmunprozesse. Seltenere Ursachen sind Nebennierentuberkulose oder -mykose, Metastasen der Nebenniere oder Blutungen. Als Folge der starken Erniedrigung des Blutkortisolspiegels kommt es reaktiv zu einer erhöhten CRH- und ACTH-Ausschüttung.

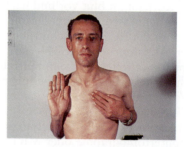

Abb. 113: Intensive Braunfärbung der Haut bei einem Patienten mit M. Addison infolge Nebennierenrinden-Tuberkulose

Klinisches Bild

Leitsymptome der relativ seltenen Erkrankung, die das mittlere Lebensalter bevorzugt, sind **Adynamie** (Muskelschwäche) und eine auffallend **starke Hautpigmentierung** aufgrund der MSH-Wirkung. Die Adynamie steigert sich im Verlauf des Tages und kann bis zur völligen Erschöpfung gehen. Die Überpigmentierung, die als hochsommerliche Bräune imponiert und über die Schwere des Krankheitsbildes hinwegtäuschen kann, tritt bevorzugt an dem Licht ausgesetzten Hautstellen auf. Auffallend ist auch die starke Pigmentierung der Brustwarzen, der Mundschleimhaut und der Anal- und Genitalregion. Hinzu kommen Appetitlosigkeit, niedriger Blutdruck, Hypoglykämie und Salzhunger (Natriummangel infolge Aldosteronmangel). Im Blut kann das Kalium erhöht, das Natrium erniedrigt sein.

Die Ausscheidung der NNR-Hormonabbauprodukte im Urin ist erniedrigt. Im ACTH-Stimulationstest, der vorsichtig durchgeführt werden muss, bleibt der normale Kortisolanstieg aus.

Addison-Krise

Bei Belastungssituationen wie im Rahmen von Infektionskrankheiten oder nach einer Operation kann sich rasch ein lebensgefährliches schweres Krankheitsbild mit Koma, nicht messbarem Blutdruck und Durchfällen, die sog. Addison-Krise, entwickeln. Im Gegensatz zu dieser primären Form der NNR-Insuffizienz fehlt bei den sekundären Formen, die beispielsweise auf einer Hypophysenvorderlappeninsuffizienz beruhen (ACTH-Mangel), die Überpigmentierung.

Therapie

Es muss eine lebenslange orale Substitution mit Gluko- und Mineralokortikoiden durchgeführt werden. Bei besonderen Belastungen ist eine Erhöhung der Dosis erforderlich. Bei der Addison-Krise müssen sofort 100 mg Hydrocortison i. v. gegeben und der Flüssigkeits- und Elektrolythaushalt durch Infusionstherapie ausgeglichen werden.

16.4.4 Adrenogenitales Syndrom (AGS)

> **Definition:** Das AGS ist ein klinisches Syndrom, das durch eine Überproduktion androgener Steroidhormone in der Nebennierenrinde bedingt ist. Das Krankheitsbild tritt als angeborene und als erworbene Form auf.

Bei der erblichen Form des AGS kommt es bei Mädchen zu einer erheblichen Virilisierung und bei Jungen zu einer vorzeitigen sexuellen Reifung. Der Störung liegt meist ein Defekt der 21-Hydroxylase, seltener der 3β-Dehydrogenase zugrunde. Durch den daraus resultierenden relativen Kortisolmangel werden vermehrt CRF und ACTH sowie androgenwirkende Vorläufer des Kortisols gebildet.

Klinisches Bild

Die postpuberale, d. h. nach der Pubertät auftretende Form, betrifft fast ausschließlich Mädchen, bei denen sich dann zunehmend ein männlicher Körperbau und Behaarungstypus sowie eine Amenorrhoe einstellen. Virilisierungserscheinungen bei erwachsenen Frauen können auch bei androgenproduzierenden Tumoren der NNR oder der Ovarien auftreten, die meist mit erheblich erhöhten Testosteron- und Dehydroepiandrosteron (DHEAS)-Spiegeln im Plasma einhergehen.

Postpuberale Form

Die Behandlung besteht in niedrig dosierten Glukokortikoidgaben oder – bei fehlendem Kinderwunsch – mit Antiandrogenen, bei Tumoren in der Operation.

Therapie

16.4.5 Hyperaldosteronismus

Der primäre Hyperaldosteronismus beruht entweder auf einem Nebennierenadenom oder auf einer doppelseitigen Nebennierenhyperplasie. Eine vermehrte Aldosteronsekretion führt zur Natriumretention, die häufig mit einem Blutdruckanstieg und einem Kaliumverlust verbunden ist.

Primärer Hyperaldosteronismus (CONN-Syndrom)

Leitsymptome des CONN-Syndroms sind daher Hypertonie, Polyurie und Kaliummangel sowie evtl. eine metabolische Alkalose.

Klinisches Bild

Die Therapie besteht beim lokalisierten Adenom in einer Operation, bei der Hyperplasie in der Gabe von Aldosteronantagonisten wie z. B. Aldactone® oder Osyrol®.

Therapie

Ein sekundärer Hyperaldosteronismus ist sehr viel häufiger und tritt bei folgenden Krankheitsbildern auf:
- Herzinsuffizienz,
- Leberzirrhose,
- Nierenarterienstenose,
- maligne Hypertonie,
- medikamentös bedingt durch Diuretika oder Laxanzien.

Sekundärer Hyperaldosteronismus

Therapie Eine Normalisierung ist möglich, wenn die zugrunde liegende Erkrankung – z. B. eine Nierenarterienstenose – beseitigt werden kann. In den übrigen Fällen werden Aldosteronantagonisten eingesetzt.

16.5 Erkrankungen der Nebenschilddrüsen

Lage und Funktion der Nebenschilddrüsen Die Nebenschilddrüsen (Epithelkörperchen) sind vier etwa linsengroße, hinter der Schilddrüse gelegene Organe, die das lebensnotwendige **Parathormon** (PTH) bilden. Die Aufgabe des Parathormons besteht in der **Konstanterhaltung des Serumkalziumspiegels,** was durch eine Hemmung der Kalziumausscheidung über die Nieren und eventuell eine Kalziummobilisation aus den Knochen durch verstärkte Kalziumresorption erreicht wird. PTH fördert ferner die Bildung des 1,25-Vitamin D3 in der Niere und damit die Kalziumresorption aus dem Darm. Da die Phosphatausscheidung durch die Nieren gesteigert wird, sinkt der Phosphatspiegel unter der Wirkung des PTH ab. Die Sekretion des Parathormons wird durch die Höhe des Blutkalziumspiegels reguliert.

16.5.1 Hyperparathyreoidismus

Definition: Der Hyperparathyreoidismus ist durch eine Überfunktion der Nebenschilddrüsen gekennzeichnet.

Pathogenese der primären Form Die primäre Form dieser Erkrankung beruht meistens auf einem gutartigen Tumor eines Epithelkörperchens, seltener auf einer Hyperplasie oder einem Karzinom.

Folgen der Überproduktion von Parathormon Eine Überproduktion an Parathormon führt zu folgenden Veränderungen:
- Hyperkalzämie (erhöhter Blutkalziumspiegel),
- Hyperkalzurie (vermehrte Kalziumausscheidung),
- Hypophosphatämie (erniedrigter Blutphosphatspiegel),
- Hyperphosphaturie (vermehrte Phosphatausscheidung).

Die Folgen sind Knochenveränderungen durch Knochenabbau, die man als Ostitis cystica fibrosa oder auch Recklinghausensche Krankheit bezeichnet. Außerdem treten rezidivierende Nierensteine infolge der Hyperkalzurie und Nierenverkalkungen, die sog. Nephrokalzinose auf.
Zudem kann es zu Kalkablagerungen in den verschiedensten Organen kommen.

Führende Symptome sind rezidivierende Nierensteine (50–70 %), Knochenschmerzen und -deformierungen, Spontanfrakturen (Knochenbrüche ohne äußeren Anlass) und in 10–12 % der Fälle Duodenalucera. Ferner treten Gallensteine und Pankreatitiden gehäuft auf.

Klinisches Bild

Merke: Bei jedem Nierensteinleiden muss als Ursache ein Hyperparathyreoidismus ausgeschlossen werden.

Der akute Hyperparathyreoidismus, die hyperkalzämische Krise, stellt eine plötzlich auftretende, lebensbedrohliche Verlaufsform des primären Hyperparathyreoidismus mit Oligurie bis Anurie, Somnolenz oder Koma dar.

Hyperkalzämische Krise

Der wichtigste Laborbefund ist die Hyperkalzämie, wobei in schweren Fällen der Kalziumgehalt auf das Doppelte ansteigen kann. Die Diagnose wird gesichert durch erhöhte Parathormonspiegel im Serum sowie durch den Nachweis eines Nebenschilddrüsentumors mittels Sonographie oder Computertomographie. In schwierigen Fällen kann eine Knochenbiopsie weiterhelfen.

Diagnose

Differenzialdiagnostisch ist in erster Linie an eine tumorbedingte Hyperkalzämie zu denken, die entweder durch Knochenmetastasen oder als paraneoplastisches Syndrom zu erklären ist. Sie wird besonders bei Bronchial-, Pankreas-, Nieren und Genitalkarzinomen beobachtet.

Differenzialdiagnose

Neben dieser primären Form gibt es auch einen sekundären Hyperparathyreoidismus. Er entsteht als Regulationsvorgang bei einem erniedrigten Kalziumspiegel, wie er bei Vitamin-D-Mangel, chronischer Niereninsuffizienz oder einem Malabsorptionssyndrom auftreten kann.

Sekundärer Hyperpararhyreoidismus

Die Therapie besteht in der **operativen Entfernung des Epithelkörperchentumors.**
Darüber hinaus führen folgende Maßnahmen zu einer raschen Senkung eines erhöhten Serumkalziumspiegels:
reichliche Flüssigkeitszufuhr in Form einer Infusionstherapie mit
- NaCl 0,9 %,
- Diuresesteigerung, z. B. mit Furosemid (Lasix®),
- Gabe von Clodronat i.v. (Ostac®) und eventuell
- Hämodialyse.

Therapie

16.5.2 Hypoparathyreoidismus

Definition: Der Hypoparathyreoidismus ist ein klinisches Syndrom, das durch einen Mangel an Parathormon bedingt ist.

Ursache Die Ursache beruht beim Erwachsenen fast immer auf einer Schädigung oder versehentlichen Entfernung der Epithelkörperchen im Rahmen einer Schilddrüsenoperation. Ein bleibender Hypoparathyreoidismus entwickelt sich als Komplikation bei etwa 0,5 % der Strumaresektionen. Sehr selten ist ein angeborener oder durch eine Immunerkrankung entstandener Hypoparathyreoidismus.

Die Folge des Parathormonmangels ist ein **Absinken des Blutkalziumspiegels bei erhöhten Phosphatwerten** (Hyperphosphatämie). Der erniedrigte Blutkalziumspiegel führt zu einer erhöhten Erregbarkeit des Nervensystems.

Klinisches Bild **Leitsymptom** des Hypoparathyreoidismus ist **der tetanische Anfall**. Es kommt zu meist schmerzhaften, symmetrischen Krämpfen, vor allem der Extremitäten- sowie der Gesichts- und Rumpfmuskulatur (sog. Pfötchenstellung der Hände, Karpfenmaul). Besonders gefürchtet ist der Laryngospasmus, d. h. der Stimmritzenkrampf, der zu hochgradiger Atemnot und Erstickungszuständen führen kann. In leichteren Fällen besteht lediglich ein Kribbeln an Händen, Füßen und im Gesicht. Im fortgeschrittenen Stadium kommt es zu Haut- und Nagelveränderungen, zu Haarausfall und durch paradoxe Verkalkungen zur Linsentrübung, zum sog. Tetaniestar.

Diagnose Typische Laborwerte beim Hypoparathyreoidismus sind Hypokalzämie, Hyperphosphatämie und ein erniedrigter Parathormonspiegel im Serum. Wegweisend ist die Anamnese (Zustand nach Schilddrüsenresektion).

Differenzialdiagnose Sehr viel häufiger als diese hypokalzämische Form der Tetanie ist die sog. **Hyperventilationstetanie,** die mit normalen Serumkalziumspiegeln einhergeht. Es handelt sich praktisch um eine Atemneurose, die vorwiegend jüngere Frauen betrifft und zu einer krankhaften Steigerung der Atmung (Hyperventilation) führt, die über eine Verminderung des CO_2-Spiegels im Blut ebenfalls tetanische Zustände nach sich zieht. Die Erkrankung ist unangenehm, aber harmlos.

Merke: Am raschesten kann den Patienten im tetanischen Anfall bei Hyperventilationssyndrom geholfen werden, indem man sie in eine größere, vor Mund und Nase gehaltene Plastiktüte atmen lässt, da hierdurch eine Rückatmung der Kohlensäure erfolgt.

Therapie Im akuten tetanischen Anfall bei Hypoparathyreoidismus werden 10–20 ml 10 %iges Calcium langsam i.v. injiziert. Zur Dauerbehandlung verwendet man Vitamin D3, oder Dihydrotachysterol (A.T.10®). Die drei genannten Medikamente sind bei der Hyperventilationstetanie nicht angebracht.

16.6 Hypogonadismus

> **Definition:** Als (männlicher) Hypogonadismus wird eine schwere Hodenfunktionsstörung bezeichnet. Meist besteht neben Fortpflanzungsunfähigkeit auch eine unzureichende Produktion des männlichen Sexualhormons Testosteron.

Man unterscheidet folgende Formen:
Primärer Hypogonadismus:
- angeborener oder präpubertärer Hypogonadismus,
- Klinefeltersyndrom (Chromosomenanomalie 47/XXY),
- postpubertärer Hypogonadismus (Hodentrauma, Orchitis).

Sekundärer Hypogonadismus:
- im Rahmen einer Hypophysenvorderlappeninsuffizienz.

Formen des Hypogonadismus

Das klinische Bild hängt wesentlich davon ab, ob der Hypogonadismus vor oder nach der Pubertät aufgetreten ist.
Bei angeborenem oder präpubertär erworbenem Hypogonadismus bleibt die Pubertät aus. Das Genitale bleibt infantil, es tritt kein Stimmbruch auf, und es bildet sich keine sekundäre Geschlechtsbehaarung aus. Der LH- und der FSH-Spiegel sind erhöht, der Testosteronspiegel ist erniedrigt. Beim postpubertär erworbenen Hypogonadismus ist der äußere Habitus wenig verändert, es kommt jedoch zur Abnahme der Libido und der Potenz sowie zur Infertilität.

Klinisches Bild

Die Therapie beider Formen besteht in der regelmäßigen Substitution von Testosteron.

Therapie

17 Allergische und immunologische Krankheiten

17.1 Pathophysiologische Grundlagen

Definition: Allergische und immunologische Krankheiten stellen Überempfindlichkeitsreaktionen im weitesten Sinne dar. Sie beruhen auf pathologischen Prozessen, die aus der spezifischen Wechselwirkung zwischen Antigenen, Antikörpern und Immunzellen resultieren. Hierbei kann es sich um exogene oder endogene Antigene einerseits und um humorale Antikörper oder sensibilisierte Lymphozyten andererseits handeln.

Es ist daher verständlich, dass Überempfindlichkeitsreaktionen bei einer großen Zahl sehr unterschiedlicher Krankheitsbilder eine Rolle spielen. Beispiele allergischer und immunologischer Erkrankungen sind:

Beispiele allergischer und immunologischer Erkrankungen

- Heuschnupfen,
- allergisches Asthma bronchiale,
- hämolytische Anämien,
- Lupus erythematodes,
- Serumkrankheit,
- rheumatoide Arthritis,
- Transplantatabstoßungen,
- Thyreoiditis, M. Basedow.

Antigene

Kommen bestimmte Stoffe, die man Antigene nennt und deren Eigenschaften nachfolgend dargestellt werden, mit dem Organismus in Kontakt, so lösen sie die Bildung von gegen sie gerichteten Substanzen (Antikörpern) oder Zellen (Immunzellen) aus.

Antikörper

Die Antikörper sind in den Gewebsflüssigkeiten, vorwiegend im Blut, enthalten (humorale Antikörper). Bei den Immunzellen handelt es sich um besondere Lymphozytenformen oder lymphoretikuläre Zellelemente. Die Bildung von Antikörpern oder Immunzellen, die im Durchschnitt 6–8 Tage dauert, wird Immunisierung oder Sensibilisierung genannt.

Antigen-Antikörper-Reaktion

Kommt der sensibilisierte Organismus mit dem spezifischen Antigen erneut in Kontakt, so kommt es zu einer Reaktion zwischen Antigen und Antikörper. Diese Antigen-Antikörper-Reaktion (AAR) führt häufig zu klinischen Erscheinungen im Sinne einer allergischen oder immunologischen Krankheit. Das Auftreten einer Allergie bedeutet also, dass sich nach Immunisierung die Reaktionslage des Organismus gegenüber dem sensibilisierenden oder immunisierenden Antigen verändert hat.

> **Definition:** Eine Allergie ist eine spezifisch veränderte Reaktionsbereitschaft infolge einer Antikörperbildung oder einer Immunzellenintervention. Eine allergische Krankheit ist der Ausdruck einer Funktionsstörung, die durch Antigen-Antikörper-Reaktion bzw. Antigen-Immunzellen-Reaktion ausgelöst wird.

Die intensivste allergische Reaktion ist der anaphylaktische Schock. Er tritt auf, wenn ein hochsensibilisierter Organismus einer massiven Antigenbelastung ausgesetzt wird. Ein typisches Beispiel ist eine anaphylaktische Reaktion auf Penicillingabe bei bestehender Penicillinallergie. Als Ausdruck einer **fulminanten Antigen-Antikörperreaktion** entwickelt sich ein Schockzustand mit Unruhe, Erbrechen, Benommenheit und Atemnot, der meist nach 1–2 Stunden zum Tode führt. Die Sektion zeigt ein Lungenödem, Leberzellschäden, Ödeme der Haut und Schleimhäute, ein Hirnödem und eine hämorrhagische Diathese. Der Terminus anaphylaktischer Schock ist wenig präzise, da Anaphylaxie wörtlich übersetzt „Schutzlosigkeit" bedeutet. Diese Bezeichnung ist jedoch irreführend, da der Schock keineswegs Folge einer Schutzlosigkeit, sondern – im Gegenteil – einer überschießenden Abwehrreaktion des Körpers ist.

Anaphylaktischer Schock

17.1.1 Antigene

> **Definition:** Allergene sind Antigene, die zu allergischen Reaktionen führen können. Es handelt sich entweder um Antigene, die Eiweiß enthalten, oder Halbantigene (sog. Haptene), d. h. Stoffe ohne Eiweiß, die erst nach Bindung an Eiweiß Antigencharakter erlangen.

Die Zahl der möglichen Antigene ist außerordentlich groß (Albumin, Pollenkörner, Hausstaub, Schimmelpilze, Tierhaare, Medikamente, Farben, Lacke, Fischeiweiß usw.). Die zur Antikörperbildung benötigten Antigenmengen können minimal sein – so genügen unter Umständen zwei Pollenkörner zur Auslösung eines Asthmaanfalls.

Allergene können auf fünf Wegen in den Organismus gelangen:
- über die Einatmung: Inhalationsallergene – z. B. Hausstaub, Gräserpollen, Pilzsporen, Tierhaare, Isozyanate,
- über die Nahrung: Ingestionsallergene – z. B. Fisch, Milch, Eier, Tomaten,

Eintrittsmodi in den Organismus

- über die Haut: Kontaktallergene – z. B. Wolle, Chemikalien, Arzneimittel,
- Injektionsallergene – z. B. Blut, Impfstoffe, Medikamente (z. B. Penicilline),
- Invasionsallergene – z. B. Bakterien und Parasiten.

In der Praxis spielen Inhalations-, Kontakt- und Ingestionsallergene die wichtigste Rolle.

17.1.2 Antikörper und Immunzellen

Prinzip der Bildung von Antikörpern und Immunzellen

Die Bildung von Antikörpern und Immunzellen erfolgt nach modernen Kenntnissen folgendermaßen:
Aus dem Knochenmark stammende Lymphozyten werden zu sog. B-Lymphozyten umgewandelt, deren Hauptaufgabe in der Bildung spezifischer Immunglobuline (z. B. IgE, IgG) besteht. Die sog. T-Lymphozyten, die bei allergischen und immunologischen Reaktionen eine große Rolle spielen, stammen aus dem Knochenmark und werden im Thymus zu spezifischen T-Lymphozyten umgewandelt. T-Lymphozyten können auch über Mediatorsubstanzen die B-Lymphozyten zur Bildung von Antikörpern veranlassen. Diese Antikörpersynthese wird durch den fördernden (Helfer-T-Zellen) oder bremsenden (Suppressor-T-Zellen) Einfluss der T-Zellen kontrolliert.

17.1.3 Reaktion der Antigene mit Antikörpern oder Immunzellen

Allergien vom Sofottyp

Antigene und Antikörper reagieren **unmittelbar** im Sinne einer AAR miteinander (Allergie vom Soforttyp). Dabei wird das krankmachende allergische Geschehen durch Freisetzung bestimmter pharmakologisch aktiver Substanzen wie Histamin, Prostaglandine, plättchenaktivierende Faktoren etc. aus Mastzellen oder Basophilen ausgelöst. Der akute Asthmaanfall bei allergischem Asthma ist ein typisches Beispiel für eine solche allergische Reaktion vom Soforttyp. Das gleiche geschieht, wenn z. B. durch eine Penicillininjektion ein Hautausschlag auftritt.

Isoantikörper

Antikörper können auch gegen Zellen gerichtet sein. Man nennt sie Isoantikörper, wenn sie der gleichen Art (Spezies) entstammen. So beruht beispielsweise der Transfusionszwischenfall auf einer Übertragung gruppenungleichen Blutes, das Isoantikörper gegen die Blutgruppenantigene A und B enthält. Autoantikörper entstehen im eigenen Organismus und sind gegen körpereigene Zellen gerichtet. Sie sind beispielsweise Ursache bestimmter hämolytischer Anämien und zahlreicher anderer Autoimmunkrankheiten.

Allergien vom Spättyp

Die Reaktion zwischen Antigenen und Immunzellen (immunkompetente Zellen), also T- und B-Lymphozyten, führt zur Allergie vom

Spättyp. Sie spielt eine große Rolle bei der **Abstoßung transplantierter Gewebe und Organe.** Auch die Tuberkulinprobe gehört zu dieser Gruppe. Injiziert man einem Menschen, der durch früheren Kontakt mit Tuberkelbakterien sensibilisiert ist, Tuberkulin (Gifte, Zerfallstoffe der Tuberkelbakterien) intrakutan, so entwickelt sich nach 24–48 Stunden an der Injektionsstelle ein gerötetes Infiltrat als Ausdruck einer allergischen Reaktion vom Spättyp. Auf diesem Reiz-Reaktionsmuster basiert der sog. Tine-Test.

17.2 Diagnostik

Oft gibt schon die Anamnese Hinweise auf eine Allergie (Milchschorf in der Kindheit, Neigung zu Urtikaria, Heuschnupfen, asthmatische Reaktionen oder juckende Hautausschläge). Patienten mit derartigen Erkrankungen in der Eigen- oder Familienanamnese werden als Atopiker bezeichnet. Der Begriff **Atopie** steht für eine Vielzahl allergischer, genetisch bedingter Krankheiten.

Anamnese

Folgende Untersuchungsmethoden dienen dem Nachweis einer Allergie:

Untersuchungsmethoden

17.2.1 Reibtest

Der Reibtest ist der einfachste Hauttest. Er eignet sich jedoch nur zum Nachweis bestimmter Allergien und bei Patienten mit hohem Sensibilisierungsgrad. Man reibt die Haut an der **Innenseite des Unterarms** etwa 10–20 mal kräftig mit dem verdächtigen Allergen – z. B. Tierhaaren, Früchten, Mehl etc. Im positiven Fall treten nach etwa 10–20 Minuten große, juckende Quaddeln auf.

17.2.2 Pricktest

Der Pricktest wird ebenfalls an der Innenseite des Unterarms oder am Rücken des Patienten durchgeführt. Hierbei wird ein Tropfen eines käuflichen Allergenextraktes auf die **Haut** gebracht und diese durch den Tropfen hindurch mit einer kleinen Lanzette oder speziellen Nadel **angestochen.** Bei positiver Reaktion entwickelt sich innerhalb von 15–30 Minuten eine typische Quaddel mit rotem Hof. Der Pricktest ist der am häufigsten angewandte Test zum Nachweis einer Allergie vom Soforttyp.

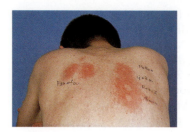
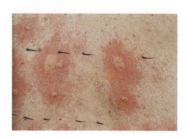

Abb. 114: Pricktest bei Asthmapatienten am Rücken mit typischer Quaddelbildung

17.2.3 Intrakutantest

Der Intrakutantest ist **empfindlicher** als der Pricktest, aber auch aufwändiger. Geringe Mengen, d. h. 0,05–0,07 ml eines 0,1 %igen Allergenextraktes werden mit einer Nadel intrakutan in die Haut injiziert. Im positiven Fall kommt es auch hier, wie beim Pricktest, zu einer Quaddelbildung und Hautrötung.

17.2.4 Läppchentest

Beim Läppchentest oder der **Epikutanprobe** wird in Wasser, Öl, Alkohol oder Glyzerin gelöstes Antigen mit einem Heftpflaster 24–48 Stunden lang auf die Haut gebracht. Der Test ist positiv, wenn sich eine Rötung, ein Ödem, Bläschen oder Hautnekrosen entwickeln.

17.2.5 Expositionsversuch

Beim Expositionsversuch oder **Provokationstest** wird der Patient versuchsweise in Kontakt mit einer starken Verdünnung des verdächtigen Allergens gebracht und die Reaktion registriert (z. B. Inhalationsallergene beim Asthma bronchiale).

17.2.6 RAST-Test

Der RAST-Test (Radio-Allergo-Sorbent-Test) dient dem Nachweis spezifischer IgE-Antikörper, z. B. gegen Gräser- oder Getreidepollen, Tierhaare, Hausstaubmilben, Nahrungsmittelallergene usw. Auch das Gesamt-IgE kann nachgewiesen werden. Es ist häufig, aber nicht immer bei Allergien vom Soforttyp erhöht. Erhöhte Werte finden sich auch bei Parasitosen wie Wurmerkrankungen oder Echinokokkosen. Der Vorteil des RAST-Tests besteht darin, dass er ungefährlich und für den Patienten nicht belastend ist, da nur geringe Mengen Blut benötigt werden. Der Nachteil besteht im hohen methodischen Aufwand und den dadurch bedingten hohen Kosten. Ähnlich empfindlich ist der ELISA-Test (enzyme linked immuno-sorbent assay), der den Vorteil fehlender Strahlenbelastung hat.

Vor- und Nachteile des RAST-Tests

17.3 Klinik der allergischen und immunologischen Krankheiten

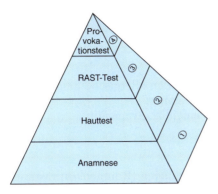

Abb. 115: Die vier Stufen der Allergiediagnostik –
1. Anamnese 2. Hauttest (Reib-, Prick-, Intrakutantest)
3. RAST-Test
4. Provokationstest

Weitere, häufig eingesetzte Untersuchungsmethoden bei allergischen und immunologischen Krankheiten sind:

- Serumelektrophorese,
- Immunelektrophorese:
  Sie erlaubt den quantitativen Nachweis der fünf verschiedenen Immunglobuline IgA, IgG, IgM, IgD und IgE,
- Quantitative Immunglobulinbestimmung:
  Normalwerte im Serum sind: IgG 1200, IgA 250, IgM 100 mg/100 ml,
- Agglutinationsmethoden:
  typische Beispiele sind der Blutgruppennachweis, die Widal-Reaktion oder der Waaler-Rose-Test,
- Bestimmung von Kälte- und Wärmeagglutininen,
- Komplementbindungsreaktionen,
- Bestimmung von T- und B-Lymphozyten im peripheren Venenblut, wichtig vor allem für die Diagnose und Verlaufsbeobachtung bei HIV-Infizierten.

Weitere Untersuchungsmöglichkeiten

17.3 Klinik der allergischen und immunologischen Krankheiten

Allergische und immunologische Reaktionen können einerseits zu lediglich flüchtigen und harmlosen Zuständen, andererseits aber auch zu schweren, evtl. sogar tödlichen Erkrankungen führen. Im Folgenden sollen einige der wichtigsten, auf immunologischen Abläufen beruhende Krankheiten besprochen werden.

Schweregrade

17.3.1 Arzneimittelallergie

Fast jedes Arzneimittel kann als Allergen wirken und zu allergischen Reaktionen führen, die sich in der Regel als masern- oder **scharlachähnliche Hautausschläge** oder als **Urtikaria** in Form von stark juckenden Hautquaddeln äußern. In anderen Fällen können Arzneimittel aber auch zu Fieber, Gelenk- und Muskelschmerzen, zum sog. drug fever, und evtl. zum Vollbild des anaphylaktischen Schocks führen.

Medikamente, die häufig Allergien hervorrufen

Besonders häufig werden allergische Erscheinungen bei folgenden Arzneimitteln beobachtet:
- Antibiotika (Penicillin, Ampicillin),
- Chinin,
- Salicylate,
- Antipyretika,
- jodhaltige Verbindungen (Röntgenkontrastmittel),
- Desinfektionslösungen,
- Quecksilberverbindungen,
- goldhaltige Präparate.

Merke: Die Häufigkeit der Penicillinallergie beruht z. T. darauf, dass zahlreiche Lutschtabletten, Augentropfen und Salben verordnet werden, die Penicillin in einer Dosierung enthalten, die antibiotisch kaum wirksam ist, jedoch genügt, um eine Sensibilisierung auszulösen. Muss dann, beispielsweise bei einer Infektionskrankheit, Penicillin erneut verabreicht werden, so kann es zu schweren allergischen Reaktionen kommen.

Kontaktallergien durch Arzneimittel können bei Ärzten und Pflegepersonal zu schweren beruflichen Einschränkungen führen.

Merke: Jede Arzneimittelallergie muss deutlich sichtbar auf dem Deckblatt des Krankenblattes und im Kardex vermerkt werden. Der Patient muss eingehend aufgeklärt werden und sollte einen Allergie-Pass erhalten.

17.3.2 Asthma bronchiale

☞ Kap. 5.4.3.1

17.3.3 Serumkrankheit

Definition: Bei der Serumkrankheit handelt es sich um eine allergische Reaktion im Sinne einer Immunkomplexerkrankung gegen einmalig verabreichtes Fremdserum – z. B. Botulismus-, Tetanus-, Diphtherie- oder Schlangengiftserum – bzw. gegen die darin enthaltenen artfremden Eiweiße.

Zur allergischen Reaktion kommt es, weil das einmal gesetzte Fremdserum als Depot wirkt, ständig Antigene abgibt und daher bei anlaufender Antikörperbildung noch Antigene vorhanden sind.

Ursachen

Symptome entwickeln sich daher erst nach einer zur Antikörperbildung benötigten Latenzzeit von 7–12 Tagen. Charakteristisch sind urtikarielle, masern- bzw. scharlachähnliche Hautausschläge, Juckreiz, Gelenkschwellungen, Fieber, Lymphknoten- oder Milzvergrößerungen, Bluteosinophilie und in schweren Fällen ein Schock (Serumschock). Weiterhin können eine Vaskulitis, Glomerulonephritis, Arthritis oder Neuritis auftreten.

Klinisches Bild

Die Therapie besteht im Absetzen des Medikamentes, ggf. ist ein Plasmaaustausch hilfreich.

Therapie

17.3.4 Autoimmunkrankheiten

> **Definition:** Als Autoimmunkrankheiten bezeichnet man Erkrankungen, die durch Reaktionen des Immunsystems mit körpereigenen Strukturen entstehen.

Autoimmunkrankheiten können durch drei immunologische Mechanismen entstehen:
- Durch Autoantikörper kommt es an körpereigenen Strukturen zu Entzündungsreaktionen und zur Zellschädigung.
- Bei der Immunkomplex vermittelten Reaktion lagern sich Antigen-Antikörper-Komplexe in verschiedenen Geweben, z. B. Hautgefäßen, Glomerula oder Gelenksynovia ab.
- Durch zellvermittelte Reaktionen greifen sensibilisierte T-Zellen direkt an oder verstärken die Entzündung durch so genannte Lymphokine.

Ursachen

Beim systemischen Lupus erythematodes als Prototyp einer Autoimmunkrankheit spielen zum Beispiel Autoantikörper und Immunkomplexe eine Rolle.

Häufige Autoimmunkrankheiten sind:
- Morbus Basedow,
- Thyreoiditis,
- Myasthenia gravis,
- perniziöse Anämie,
- Morbus Addison,
- primär biliäre Zirrhose,
- autoimmunhämolytische Anämie,
- chronisch aktive Hepatitis,
- systemischer Lupus erythematodes,
- Sklerodermie,
- Polymyositis,
- rheumatisches Fieber.

Häufige Autoimmunerkrankungen

Je nach Autoimmunkrankheit können die verschiedensten Antikörper auftreten, die sich diagnostisch verwerten lassen – so z. B. der Rheumafaktor bei der rheumatoiden Arthritis oder Anti-DNS-Antikörper beim systemischen Lupus erythematodes.

17.3.5 Heuschnupfen

☞ Kap. 5.4.3.2

17.3.6 Infektionsallergische Krankheiten

Meist handelt es sich um **Zweitkrankheiten** nach Infektionen, bei denen Bakterien – in der Regel Streptokokken – als Antigene wirken. Die beiden wichtigsten Erkrankungen dieser Gruppe, das akute rheumatische Fieber und die akute Glomerulonephritis, sind ausführlich in ☞ Kap. 2.3.3.1 und 13.4.3.1 dargestellt.

17.3.7 Abstoßungsreaktionen nach Organ- und Gewebstransplantationen

Bedeutung der Haut- und Organtransplantationen

Während Hauttransplantationen schon seit langer Zeit mit Erfolg vorgenommen werden (und bereits im Altertum versucht wurden), stellen Organtransplantationen, vor allem der Niere und des Herzens, einen relativ jungen, aber mächtig expandierenden Zweig der Medizin dar. Die erste Herztransplantation beim Menschen wurde am 3. Dezember 1967 vorgenommen.

Unterscheidung der Transplantate

Man kann folgende Transplantate unterscheiden:
- **Autotransplantat:**
  Spender und Empfänger sind identisch. Dieser Fall liegt vor, wenn beispielsweise Haut, Gefäße oder Knochenteile eines Menschen an eine andere Körperstelle verpflanzt werden (z. B. Bypass-Operationen).
- **Isotransplantat:**
  Spender und Empfänger sind genetisch, d. h. dem Erbgut nach identisch (z. B. eineiige Zwillinge).
- **Allotransplantat:**
  Spender und Empfänger sind von der gleichen Art, aber genetisch verschieden (häufigste Situation bei menschlichen Organtransplantaten).
- **Xenotransplantat:**
  Spender und Empfänger entstammen von unterschiedlichen Arten (z. B. Transplantation tierischer Organe, z. B. Pavianleber auf den Menschen).

> **Merke:** Häufig transplantierte Organe sind Herz, Lungen, Nieren, Leber und Knochenmark, zunehmend jedoch auch Pankreasgewebe.

Ursachen und therapeutische Möglichkeiten

Schwierigkeiten ergeben sich vor allem bei Allo- und Xenotransplantaten, die als Antigene wirken und durch zelluläre Immunmechanismen zerstört und abgestoßen werden (Abstoßungsreaktion). Für das Annehmen oder die Abstoßung eines Transplantats spielen Antigene des Histokompatibilitäts-Komplexes (Gewebsverträglichkeit) eine entscheidende Rolle. Diese Antigene werden als MHC-Antigene bezeichnet (MHC = major histocompatibility complex). Transplantatabstoßungsreaktionen entsprechen einer zellvermittelten Überempfindlichkeitsreaktion vom verzögerten Typ. Sie werden vorwiegend durch T-Zellen unterhalten. Transplantatabstoßungen können wirksam mit Glukokortikoiden, Azathioprin sowie Cyclosporin A behandelt werden.

17.3.8 AIDS (acquired immunodeficiency syndrome)

AIDS stellt das klassische Beispiel eines erworbenen Immundefektsyndroms dar, das weltweit weiterhin stärker im Zunehmen ist, als noch Anfang der 90er Jahre angenommen wurde. Nach Schätzungen der UN-Fachorganisation leben (Stand November 2000) weltweit 36,1 Millionen HIV-Infizierte, darunter 1,4 Millionen Kinder. Am stärksten betroffen ist Schwarzafrika mit 25,3 Millionen HIV-Infizierten. Allein im Jahr 2000 infizierten sich weltweit 5,3 Millionen Menschen mit dem AIDS-Virus. Seit Ausbruch der HIV-Epidemie in den siebziger Jahren sind 21,8 Millionen Menschen an AIDS gestorben (4,3 Millionen Kinder).
In Deutschland wird die Gesamtzahl der Infizierten seit Beginn der Epidemie auf 50.000–60.000 geschätzt (Männer ca. 80%, Frauen ca. 20%). Die Zahl der Neuinfektionen wird pro Jahr auf rund 2.000 geschätzt. Von den seit 1982 gemeldeten 18.700 AIDS-Patienten sind 11.700 verstorben (Stand Herbst 2000).

Häufigkeit und Vorkommen

> **Definition:** Nach internationaler Definition ist das Syndrom AIDS gekennzeichnet durch die HIV-Infektion mit dadurch bedingtem Defekt der zellulären Immunität.

Indikatorkrankheiten

Für das Vorliegen eines zellulären Immunitätdefekts spricht das Auftreten von einer oder mehreren Indikatorkrankheiten. Hierbei handelt es sich einerseits um so genannte **opportunistische Infektionen**, die durch ubiquitär vorkommende Erreger hervorgerufen werden und bei intakter Immunabwehr keine Krankheitserscheinungen auslösen, andererseits um bestimmte **Tumoren** und **neurologische Krankheitsbilder**.

17 Allergische und immunologische Krankheiten

Ätiologie und Pathogenese

Das erworbene Immundefektsyndrom wird durch lymphotrope und neurotrope Retroviren hervorgerufen. Die jetzige Nomenklatur lautet HIV für human immunodeficiency virus (HIV Typ I und II). Es löst beim Menschen spezifische HIV-Antikörper aus. Die Zielzellen des HIV sind in erster Linie Zellen, die auf ihrer Oberfläche einen spezifischen Rezeptor, den so genannten CD4-Rezeptor tragen. Diese Rezeptoren finden sich vor allem auf einer Untergruppe der lymphatischen Zellen, den sog. T-Helferzellen. HIV verursacht daher eine Reduktion und Zerstörung der T-Helferzellen, woraus eine Verschiebung der Relation zwischen Helfer- und Suppressorzellen resultiert. Der Quotient, der normalerweise bei 1,5 liegt, sinkt im Rahmen einer HIV-Infektion auf < 1. Da die T-Helferzellen eine zentrale Stellung für verschiedene Funktionen des Immunsystems besitzen, resultieren bei AIDS umfangreiche Störungen der Infektabwehr.

Epidemiologie

Die Übertragung des HIV erfolgt durch parenterale Inokulation von erregerhaltigen Körperflüssigkeiten, Blut und Blutprodukten. Am häufigsten wird die Infektion bei Sexualkontakten und beim gemeinsamen Gebrauch von unsterilen und mehrfach benutzten Nadeln bei Drogenabhängigen übertragen. Auch die prä- und perinatale Ansteckung des Kindes durch die HIV-infizierte Mutter ist möglich.

Die Häufigkeitsverteilung der Risikogruppen in der Bundesrepublik (Stand Herbst 2000) beträgt:
- Homosexuelle Männer 50%
- i.v.-Drogengebrauch 12%
- Heterosexuelle Kontakte 8%
- Bluttransfusionen und -produkte 0%
- Patienten aus Endemiegebieten 13%
- Mutter-Kind-Infektion 0%
- Ohne Angabe 17%

60 % aller Erkrankten leben in den Großstädten Berlin, Frankfurt/Main, Hamburg, Köln, Düsseldorf und München.

Klinisches Bild

Das HIV-Infektionssyndrom verläuft über mehrere Jahre in vier Stadien:

1. Phase

Zwei bis sechs Wochen nach der Erstinfektion kann es bei einigen Patienten – ähnlich wie bei der Mononukleose – zum **Bild der akuten HIV-Infektion** mit Fieber, „Grippegefühl", Hautexanthem und Lymphknotenschwellungen kommen.
Der HIV-Antikörper-Test oder sog. AIDS-Test wird jedoch erst ca. sechs Wochen nach der Infektion positiv. Es besteht folglich eine diagnostische Lücke, während der der Patient schon infektiös sein kann.

2. Phase

Es beginnt die **klinische Latenzphase,** die bis zu zehn Jahren betragen kann und für die Verbreitung der HIV-Infektion bedeutungsvoll ist. Bei der Mehrzahl der Patienten tritt ein **Lymphade-**

nopathie-Syndrom (LAS) in Form einer mehr als drei Monate persistierenden Lymphknotenvergrößerung auf. Der Durchmesser der Lymphknoten, die sich in mindestens zwei außerhalb der Leistengegend liegenden Lymphknotenregionen befinden, beträgt mehr als einen Zentimeter.

Als AIDS-Vorstufe, nicht immer scharf vom LAS abzutrennen, tritt der **AIDS-related-complex** (ARC) auf. Patienten mit ARC werden in den nachfolgenden ein bis fünf Jahren mit großer Wahrscheinlichkeit das Vollbild der AIDS-Erkrankung aufweisen.

3. Phase

Diese Phase ist gekennzeichnet durch das **Vollbild** des erworbenen Immundefektsyndroms AIDS als letztes Stadium der HIV-Infektion mit typischen opportunistischen Infektionen, Tumoren und neurologischen Störungen (☞ Übersicht 53, S. 482). Unter dem Begriff Neuro-AIDS versteht man den direkten Befall des ZNS mit HI-Viren, die zu entzündlichen und atrophischen Schäden an Gehirn und Rückenmark führen. Die Folgen sind psychische Veränderungen in Form von Depressionen und Demenz.

4. Phase

Allgemeine Symptome:
- Gewichtsverlust von mehr als 10 % des Körpergewichts,
- Fieber,
- Nachtschweiß,
- allgemeine Abgeschlagenheit,
- Durchfälle ohne Keimnachweis.

Laborbefunde:
- Anämie, Thrombopenie und Leukopenie,
- Verminderung der T-Helferzellzahl im Blut auf Werte < 400/µl (normal 1000 – 1500 µl),
- IgG-Vermehrung,
- Erhöhung des β_2-Mikroglobulins und Neopterins im Serum.

Übersicht 52: Symptome und Befunde bei ARC (nach M. Franke)

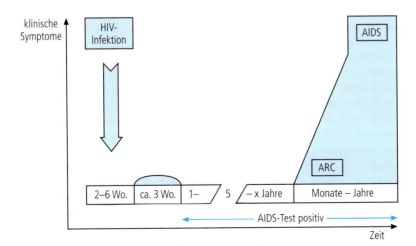

Abb. 116: Zeitlicher Verlauf der HIV-Infektion

Übersicht 53: Symptome (Indikatorkrankheiten) bei AIDS (nach M. Franke et al.)

Pulmonale Infektionen
- Pneumocystis-carinii-Pneumonie
- Candidiasis
- Zytomegalievirusbedingte Pneumonie

Gastrointestinale Infektionen
- Kryptosporidiose
- Candidiasis des Ösophagus
- Zytomegalievirusbedingte Kolitis
- Herpes-simplex-bedingte Ösophagitis
- Isosporidiose

ZNS-Erkrankungen
- HIV-Enzephalopathie (Neuro-AIDS)
- Kryptokokkenmeningitis
- Toxoplasmose des Gehirns
- progressive multifokale Leukenzephalopathie

Sonstige Infektionen
- Kokzidioidomykose
- Salmonellensepsis
- Histoplasmose
- atypische Mykobakteriosen
- extrapulmonale Erkrankung mit Mycobacterium tuberculosis

Tumorerkrankungen
- Kaposi-Sarkom
- malignes Non-Hodgkin-Lymphom

Die entscheidende Untersuchung ist der **Nachweis spezifischer Antikörper gegen HIV** mit der so genannten ELISA-Technik und bei positivem Ergebnis durch Bestätigungstests mittels Immunfluoreszenz bzw. Immunoblot (Western-Blot).

Merke: Der HIV-Test ist grundsätzlich anders zu bewerten als jeder andere biologische Test, da das Testergebnis „HIV positiv" für den Betroffenen einen schwer wiegenden Befund darstellt, wenn er erfährt, dass er sich mit dem AIDS-Virus infiziert hat und eine große Wahrscheinlichkeit besteht, an AIDS zu erkranken und zu sterben. Die Durchführung eines HIV-Tests darf nur mit dem ausdrücklichen Einverständnis des Betroffenen erfolgen.

Diagnose

Ob ein HIV-Test durchgeführt wird, muss jedesmal sorgfältig erwogen werden. Die HIV-Testberatung umfasst zwei Gespräche. Das erste Gespräch vor dem Test hat das Ziel, aufzuklären, was der Test prinzipiell aussagt bzw. nicht aussagt und was er für den, der ihn durchführen lassen möchte, bedeutet. Das zweite Gespräch dient der Mitteilung des Testergebnisses, verbunden mit einer Aufklärung über die Konsequenzen und notwendigen Verhaltensmaßregeln.

Als Minimal-Diagnostik bei positivem HIV-Test sollten durchgeführt werden:

- gründliche körperliche Untersuchung,
- Differenzialblutbild,
- Bestimmung der T-Helferzell-Zahl,
- Testung der verzögerten zellulären Immunreaktion (Multitest Merieux),
- Röntgen-Thoraxaufnahme,
- Oberbauchsonographie.

Minimal-Diagnostik bei positivem HIV-Test

Eine spezifische Therapie gegen HIV steht zurzeit noch nicht zur Verfügung. Ziel der Behandlung („antiretrovirale Therapie") ist es, die Vermehrung des HIV-Virus so weit zu hemmen, dass es unterhalb der Nachweisgrenze bleibt, ohne den Gesamtorganismus wesentlich zu schädigen.

Therapie

Als **Wirkprinzipien** kommen infrage:
- Hemmstoffe der Reverse-Transkriptase (Reverse-Transkriptase-Inhibitoren = RT-Inhibitoren). Sie verhindern die Virusvermehrung in der Wirtszelle, sind aber gegen ruhende oder latente Viren unwirksam. Zu ihnen zählen: Zidovudin, Didanosin, Zalcitabin, Staduvin, Lamivudin und Abacavir.
- Substanzen, die die virale Proteinase hemmen (Proteinase-Inhibitoren), z. B: Indinavir, Nelfinavir, Saquinavir, Ritonavir.

In der Regel werden beide Stoffgruppen kombiniert angewandt. Neue Entwicklungen sind beispielsweise Eiweißmoleküle, die verhindern, dass der AIDS-Erreger in Zellen eindringen kann (z. B. 5-Helix).
Die Kombinationstherapie mit AIDS-Medikamenten bewirkt, dass für AIDS charakteristische Infektionen wie Pneumocystis-carinii-Pneumonien oder Toxoplasmose viel später auftreten als noch vor fünf Jahren. Dadurch ließ sich die AIDS-Sterberate drastisch senken. Ein Impfstoff gegen AIDS steht bisher noch nicht zur Verfügung.

Da die heute üblichen **hochaktiven antiretroviralen Kombinationstherapien** (HAART) erhebliche Nebenwirkungen haben, wie z. B. Fett- und Zuckerstoffwechselentgleisungen, Erhöhung des KHK-Risikos, Leberschäden, Osteoporose etc., tendiert man dazu, die Indikation der **Ersttherapie** von HIV-Infizierten strenger zu stellen. Gab es ab 1996 die Tendenz, schon bei einer Virusmenge von 5 000 bis 10 000 Kopien pro Milliliter Blut eine antiretrovirale Therapie zu beginnen, so raten heute die meisten Experten, erst ab 30 000 Viruskopien pro Milliliter Blut und weniger als 350 CD4-Zellen pro Mikroliter Blut zu behandeln.

Ganz wichtig ist die psychosoziale Unterstützung und Begleitung der Patienten durch erfahrene Therapeuten zur Bewältigung von Ängsten und Partnerschaftskonflikten.

Psychotherapie

Prognose	Obwohl der Beobachtungszeitraum noch relativ kurz ist, muss befürchtet werden, dass die Mehrzahl der HIV-Antikörper-positiven Personen früher oder später an AIDS erkranken wird. Wenn das Vollbild vorliegt, beträgt die mittlere Überlebenszeit bei Unbehandelten etwa ein Jahr. Die AZT-Therapie verbessert die Prognose.
Prophylaxe	Zur Prophylaxe der HIV-Infektion dienen: • „Safer sex" mit Kondomen unter Vermeidung aller ansteckungsgefährdender Sexualpraktiken, • HIV-Testung aller Blutkonserven, virussichere Blutprodukte, • kein Tausch von Spritzenbestecken bei Drogenabhängigen, • Einhaltung entsprechender hygienischer Vorschriften bei medizinischem Personal (☞ Übersicht 54).
Trends	Durch die in letzter Zeit erheblich verbesserten therapeutischen Möglichkeiten hat die Zeitspanne von der HIV-Infektion bis zum Auftreten AIDS-definierender Erkrankungen deutlich zugenommen. Die Zahl der zu versorgenden Patienten mit fortgeschrittenem Immundefekt wird bei konstanter Zahl von Neuinfektionen durch die längeren Überlebenszeiten weiter ansteigen, auch sind Veränderungen im Spektrum der Erstmanifestationen der Immunschwäche AIDS zu erwarten.

Merke: Alle Maßnahmen, die vor der Übertragung einer Hepatitis-B-Infektion schützen, schützen auch vor einer HIV-Infektion!

Übersicht 54: Verhaltensmaßnahmen für medizinisches Personal im Umgang mit HIV-Patienten (DGHM: Deutsche Gesellschaft für Hygiene und Mikrobiologie)

- Bei Kontaminationsgefahr mit infektiösem Patientenmaterial wie Blut, Urin, Sputum etc. Tragen von Handschuhen und ggf. gesondertem Schutzkittel. Bei Gefahr von Verspritzen zusätzlich Mundschutz und Schutzbrille tragen.
- Material von infektiösen Patienten kennzeichnen und nach Bearbeitung als infektiösen Abfall entsorgen.
- Medizinische Geräte patientenbezogen benutzen, möglichst Einmalartikel verwenden, wieder zu verwendende Instrumente vorschriftsmäßig desinfizieren bzw. sterilisieren lassen.
- Kontaminierte scharfe Gegenstände und Kanülen in geeigneten Behältern entsorgen. Das Zurückstecken von Kanülen in die Schutzhülle ist verboten!
- Desinfektion von Flaschen und Instrumenten mit Mitteln (bevorzugt auf alkoholischer Basis oder Natriumhypochlorit) gemäß der DGHM-Liste, unter Beachtung von Konzentration und Einwirkungszeit.
- Bei stattgefundener Verletzung sofortige Desinfektion, „Ausblutung" der Verletzung und erneute Wundreinigung. Meldung beim Betriebsarzt sowie Einleitung eines D-Arzt-Verfahrens zur Dokumentation, zur serologischen Überwachung des Verletzten und eventuell zur Durchführung einer prophylaktischen Azidothymidintherapie.

Der **HIV-Test darf nur nach Aufklärung und mit Einwilligung des Probanden** durchgeführt werden. Das Aufklärungsgespräch über das Ergebnis eines HIV-Tests muss durch einen Arzt erfolgen. Das Ergebnis unterliegt den allgemeinen Grundsätzen der ärztlichen Schweigepflicht. Eine Behandlungspflicht besteht nicht. Die HIV-Infektion bzw. die AIDS-Erkrankung gehören nicht zu den im Bundesseuchengesetz aufgeführten übertragbaren Krankheiten und sind keine Geschlechtskrankheiten im Sinne des Geschlechtskrankheitengesetzes. Der Arzt kann jedoch einen Fallberichtsbogen in anonymisierter Form an das AIDS-Infektionsregister senden. Ein positiver HIV-Test muss dem zentralen AIDS-Infektionsregister in Form eines anonymen Berichts gemeldet werden. Die **Einstellung von Mitarbeitern** kann generell nicht von der Durchführung eines HIV-Tests abhängig gemacht werden. Die HIV-Infektion von Mitarbeitern stellt auch keinen Grund zur Kündigung dar. In einigen noch nicht rechtskräftigen Urteilen von Strafgerichten wird die absichtliche Ansteckung mit AIDS als Körperverletzung gewertet.

AIDS und rechtliche Grundlagen

> Die Pflege der meist relativ jungen Patienten stellt wegen der schlechten Prognose und der ständigen Konfrontation mit dem Sterben und dem Tod besonders hohe Anforderungen an die psychische Stabilität der Pflegekräfte. Durch die lange Krankheitsdauer können sich besonders intensive emotionale Bindungen entwickeln. Großes Einfühlungsvermögen und Zuhörenkönnen sind ebenso wichtig wie die Bereitschaft, auf Wunsch des Patienten über noch zu erledigende Dinge, aber auch über Alltägliches zu sprechen. Häufig gelingt eine umfassende Betreuung erst im Team mit anderen sozialen Helfern wie Psychologen und Seelsorgern.

Übersicht 55: Psychosoziale Aspekte bei der Pflege von HIV-Patienten

17.4 Therapie allergischer und immunologischer Krankheiten

Die Allergenausschaltung setzt voraus, dass das Allergen oder Antigen bekannt ist. Das Vermeiden solcher Antigene kann verhältnismäßig leicht – z. B. Fisch als Nahrungsallergen oder – im Fall von Pollen oder Hausstaub – praktisch kaum durchführbar sein. Handelt es sich um gewerbliche Allergene (Drucker-, Bäcker-, Schäferasthma), muss evtl. eine Umschulung erfolgen.

Ausschaltung des Allergens

Bei Pollenallergikern ist zu beachten, dass auch Nahrungsmittel Beschwerden auslösen können, so z. B. bei
- Birke, Hasel, Erle: Kernobst, Steinobst, Nüsse, Mandeln, Kiwi, Erdbeeren
- Beifuß: Sellerie, Mohrrüben, Paprika, viele Gewürze,
- Gräser, Roggen: Getreidemehl, Soja, Erdnüsse.

Verhinderung der Allergenaufnahme	Die Verhinderung der Allergenaufnahme kann beispielsweise durch Schutzmasken, Schutzkleidung oder intensive Absaug- und Filterungsmaßnahmen bei betrieblichen Allergenen erfolgen.
Hyposensibilisierung	Das Prinzip der Hyposensibilisierung besteht darin, dass über längere Zeit wiederholt unterschwellige Dosen des Antigens verabreicht werden, die möglicherweise zur Bildung sog. blockierender Antikörper führen, die eine Antigen-Antikörper-Reaktion unterbinden. Die Hyposensibilisierung beim Asthma ist am ehesten bei Gräserpollen- und Hausstaubmilbenallergie erfolgversprechend. Sie sollte nur von erfahrenen Fachspezialisten durchgeführt werden, da bei fehlerhaftem Vorgehen anaphylaktische Reaktionen, im Extremfall mit tödlichen Ausgang, möglich sind.
Antihistaminika, H_1-Blocker	Während die früher eingesetzten Antihistaminika wegen der deutlichen sedierenden Wirkung häufig nicht zu befriedigenden Ergebnissen führten, trifft dies für die modernen H_1-Blocker wie Astemizol (Hismanal®), Terfenandin (Teldane®) oder Cetrizin (Zyrtec®) praktisch nicht mehr zu.
Prophylaktika	Intal® (Dinatriumcromoglicinum) verhindert bei Allergien vom Soforttyp die Freisetzung bestimmter chemischer Substanzen, so genannter Mediatoren (z. B. Histamin, Serotonin, Prostaglandine, Leukotriene, plättchenaktivierender Faktor etc.), die für das klinische Bild, z. B. den Asthmaanfall, maßgeblich sind. Eine ähnliche Wirkung besitzt als neue Substanz Tilade® (Nedocromil).
	Prophylaktisch verabreicht, hat sich Intal® vor allem bei allergischer Rhinitis und beim allergischen Asthma jüngerer Menschen bewährt.
Immunsuppressiva, Kortikoide, Zytostatika	Medikamente, die die Bildung von Immunzellen und die immunologischen Reaktionen unterdrücken, nennt man Immunsuppressiva. Am häufigsten angewandt wird Azathioprin (Imurek®). Zytostatika und Kortikoide in hohen Dosen wirken ebenfalls immunsuppressiv. Leider wird auch die natürliche Infektabwehr stark herabgesetzt, sodass unter dieser Therapie die Patienten durch beträchtliche Komplikationen wie eine Pneumonie oder Sepsis gefährdet sind. Hochdosierte Kortikoidgaben führen darüber hinaus fast regelmäßig zum Bild des Cushing-Syndroms und bergen die Gefahr der Entstehung peptischer Ulcera.
	Die Therapie mit Immunsuppressiva, Kortikoiden und Zytostatika stellt folglich zwar eine hochpotente Therapie dar, ist aber mit erheblichen Risiken belastet. So verstarb auch der erste Empfänger eines transplantierten menschlichen Herzens nicht an Herzversagen, sondern an einer Pneumokokkenpneumonie, die sich als Komplikation einer intensiven immunsuppressiven Therapie eingestellt hatte. Durch Ciclosporin A (Sandimmun®) können Abstoßungsreaktionen nach Transplantation heute gut unterdrückt werden. Gleichzeitig wird aber auch das spätere Auftreten von malignen Tumoren gefördert.

18 Erkrankungen des Bewegungsapparates

18.1 Rheumatische Erkrankungen

Etymologisch gesehen stammt der Begriff des Rheumatismus aus dem Griechischen. Nach den Vorstellungen der antiken Medizin wird der Rheumatismus von im Körper „herumfließenden" Krankheitsstoffen verursacht. Der Rheumatismus umfasst Krankheitsbilder, bei denen zwar als gemeinsames Symptom „fließende, reißende oder ziehende" Schmerzen am Bewegungsapparat auftreten, die jedoch eine sehr unterschiedliche Ätiologie und Pathogenese aufweisen.

Etymologie des Rheumabegriffs

> **Definition:** Der Rheumabegriff umfasst im weitesten Sinne Erkrankungen des Bindegewebes.

Bindegewebe kommt als verbindendes und stützendes Gewebe überall im Organismus vor, so beispielsweise in der Gelenkkapsel, in Sehnen, in der Muskulatur oder im Gefäßbindegewebe.

Am besten bewährt hat sich folgende Einteilung:
- entzündlicher Rheumatismus,
- degenerativer Rheumatismus und
- Weichteilrheumatismus.

Einteilung

18.1.1 Entzündlicher Rheumatismus

- Akutes rheumatisches Fieber,
- rheumatoide Arthritis (RA, früher sog. PCP: primär chronische Polyarthritis),
- Bechterewsche Krankheit oder ankylosierende Spondylitis,
- Psoriasisarthritis.

18.1.2 Degenerativer Rheumatismus

- Coxarthrose, Gonarthrose,
- Polyarthrose,
- Arthrose der Wirbelsäule.

18.1.3 Weichteilrheumatismus

Der Weichteilrheumatismus umfasst teils entzündliche, teils degenerative Prozesse, die nicht die Gelenke, sondern Schleimbeutel, Sehnenscheiden, Muskeln und Gelenkkapseln betreffen. Man spricht daher auch von extraartikulärem (nicht die Gelenke betreffenden) Rheumatismus. Diese Erkrankungen wie zum Beispiel Tendovaginitis, Muskelrheumatismus oder Panniculitis zählen nicht zum engeren Gebiet der Inneren Medizin.

18.1.4 Kollagenosen

Schließlich gehören noch zum rheumatischen Formenkreis die sog. Kollagenosen oder Kollagenkrankheiten.

Definition: Bei den Kollagenosen handelt es sich um Systemerkrankungen des Bindegewebes, die mit Gelenksymptomen einhergehen.

Zu den Kollagenosen zählen:
- Lupus erythematodes,
- Periarteriitis nodosa,
- Sklerodermie,
- Dermatomyositis.

18.2 Klinik der rheumatischen Erkrankungen

18.2.1 Entzündlicher Rheumatismus

18.2.1.1 Akutes rheumatisches Fieber
☞ Kap. 2.3.3.1

18.2.1.2 Rheumatoide Arthritis

Definition: Bei der rheumatoiden Arthritis (RA) handelt es sich um eine chronische Systemerkrankung des Bindegewebes, die zu ausgedehnten Gelenkdeformierungen führen kann. Es entstehen Antikörper gegen das vorgeschädigte Bindegewebe. Typisch ist der Nachweis des sog. Rheumafaktors (RF) im Serum, der bei 80–90 % der Patienten vorhanden ist.

Die Krankheit ist mit einem Anteil von ca. 0,5–1 % an der Gesamtbevölkerung relativ häufig. Sie beginnt meist zwischen dem 30. und 40. Lebensjahr und befällt **Frauen dreimal häufiger** als Männer.	Häufigkeit und Vorkommen
Die Ätiologie der Erkrankung ist unbekannt. Möglicherweise gehört sie zu den Autoaggressionskrankheiten. Genetische Faktoren spielen ebenfalls eine Rolle.	Ätiologie
Symptome des Prodromalstadiums (Vorläuferstadium), das sich über Wochen bis Monate hinziehen kann, bestehen in Müdigkeit, subfebrilen Temperaturen, Gewichtsabnahme und abnormem Schwitzen. Des Weiteren bestehen eine leichte Anämie, Parästhesien, Kältegefühl und Steifigkeit der Hände, vor allem morgens (Morgensteifigkeit), sowie eine Druckempfindlichkeit, die sich z. B. beim Händedruck bemerkbar macht.	Klinisches Bild
Später kommt es zu teigigen **Schwellungen** der Fingergrundgelenke und danach zu spindeligen **Auftreibungen** der Fingermittelgelenke. Die Schwellungen sind symmetrisch und schmerzhaft. Schließlich entwickeln sich die typischen **Subluxationen** (unvollständige Verrenkung) mit Abweichung der Finger zur Ellenseite hin (ulnare Deviation) (☞ Abb. 117, S. 490). Von den größeren Gelenken werden im späteren Krankheitsverlauf vor allem Hand-, Ellenbogen-, Schulter-, Fuß-, Knie- und Hüftgelenke befallen. An den Handgelenken kommt es oft zur sog. Bajonettstellung mit scheinbarer Rückwärtsverschiebung von Elle und Speiche durch Zerstörung der Handwurzelknochen. Die Kniegelenke zeigen keulenförmige Auftreibungen, und oft entwickelt sich eine Spreizfußdeformierung.	Spätfolgen
Zu einer klinisch fassbaren Herzbeteiligung kommt es – im Gegensatz zum akuten rheumatischen Fieber – nicht. Häufig bestehen eine **massive BSG-Beschleunigung** und eine **hypochrome Anämie**. Sog. Rheumaknoten im Unterhautgewebe, besonders im Bereich der Ellbogen, treten in 15 % der Fälle auf. Eine Milzvergrößerung ist selten, eine Entzündung der Regenbogenhaut (Iritis) kommt ebenfalls in manchen Fällen vor. Die Kombination von Psoriasis und rheumatoider Arthritis wird als Psoriasis-Arthritis bezeichnet. Die Erkrankung verläuft ähnlich wie die rheumatoide Arthritis, zeichnet sich aber durch einen unruhigeren Verlauf und einen asymmetrischen Gelenkbefall, vorzugsweise der Fingerendgelenke, aus.	Weitere Symptome

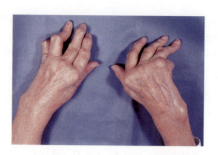

Abb. 117: Typische Deformierung der Hände bei rheumatoider Arthritis

Diagnose

Neben dem klinischen Bild ist der labortechnische Nachweis der **Rheumafaktoren,** die vorwiegend im Rahmen der rheumatoiden Arthritis vorkommen, von Bedeutung. Bei den Rheumafaktoren handelt es sich um Antikörper der IgG- und IgM-Klasse, die gegen körpereigenes IgG gerichtet sind. Die Rheumafaktoren können mit dem Waaler-Rose-Test oder Latex-Test bei 70–80 % der Patienten nachgewiesen werden. Das Fehlen der Rheumafaktoren schließt die Diagnose einer RA jedoch nicht aus. Ebensowenig berechtigt der alleinige Nachweis dieser Faktoren die Annahme einer RA.

Als typische Veränderungen im **Röntgenbild** sind gelenknahe Osteoporose, Usuren, Gelenkspaltverschmälerungen, Knorpel- und Knochenzerstörungen sowie Subluxationen und Deviationen zu erkennen.

Therapie: Physiotherapeutische und medikamentöse Maßnahmen

Das therapeutische Ziel besteht in einer Schmerzlinderung, Funktionsverbesserung der betroffenen Gelenke und in der Vermeidung von Deformierungen. Dabei spielen **Lagerungs- und Bewegungsübungen** unter krankengymnastischer Anleitung eine wichtige Rolle. In der akuten Phase kommen Kälteanwendung in Betracht, in der Langzeittherapiebehandlung Bäderbehandlung, Moor- und Schlammpackungen.

Häufig müssen über längere Zeiträume **schmerzlindernde und entzündungshemmende Medikamente** wie Indometacin (Amuno®), Ibuprofen (Brufen®), Diclofenac (Voltaren®) und in schweren Fällen Kortikoide gegeben werden. Sog. Langzeit- bzw. Basistherapeutika wie Antimalariamittel (Resochin®), Sulfasalazin (Azulfidine®) Goldpräparate (Aureotan®) und Immunsuppressiva wie zum Beispiel Azathioprin (Imurek®) können zu lang anhaltenden Remissionen führen. In besonders schwierigen Fällen können auch Zytostatika wie Methotraxat (Methotrexat®) oder Cyclophosphamid (Endoxan®) angewendet werden.

Othopädisch-chirurgische Maßnahmen

Auch orthopädisch-chirurgische Maßnahmen, wie beispielsweise die operative Entfernung der erkrankten Synovia, die Dekompression eingeklemmter Nerven und Sehnen sowie der künstliche Gelenkersatz – sog. Endoprothesen – kommen in Betracht.

Verlauf und Prognose

Die Prognose ist insgesamt **nicht gut,** jedoch durch die frühzeitige Erkennung und potentere Therapie günstiger als früher, insbesondere bezüglich der Lebensqualität. Nach jahrzehntelangem Verlauf kommt es bei 10–15 % der Patienten zur völligen Invalidität. In etwa der gleichen Zahl kann eine Defektheilung erhofft werden. Bei den übrigen Patienten entwickeln sich mehr oder minder schwere bleibende Deformierungen. Es kann aber auch im Frühstadium zu einer vollständigen Ausheilung kommen. Die Lebenserwartung der Patienten mit schwerer RA ist vermindert.

18.2.1.3 Spondylitis ankylopoetica

> **Definition:** Die Spondylitis ankylopoetica (M. Bechterew) ist eine versteifende Wirbelentzündung.

Sie wurde zuerst von STRÜMPELL, MARIE und BECHTEREW beschrieben. Es handelt sich um eine chronisch-entzündliche rheumatische Erkrankung, die mit einer Entzündung der **Ileosakralgelenke** (Kreuz-Darmbein-Gelenke) beginnt und im weiteren Verlauf die verschiedenen Abschnitte der Wirbelsäule aufsteigend befällt. Sie führt zu einer knöchernen Versteifung der Ileosakralfugen, einer Verknöcherung bestimmter Bandscheibenanteile und zur Versteifung der kleinen Wirbelgelenke. Typisch ist eine Verkalkung der Bänder der Wirbelsäule.

Krankheitsursprung und -verlauf

Die Erkrankung ist mit einem Anteil von 0,1 % an der Gesamtbevölkerung keineswegs selten. Sie befällt **überwiegend Männer** und tritt meist zwischen dem 20. und 30. Lebensjahr auf.

Häufigkeit und Vorkommen

Die Ätiologie ist unbekannt, genetische Faktoren spielen jedoch sicher eine Rolle. Dafür spricht neben der familiären Häufung der Nachweis des Zellantigens HLA-B 27 in über 90 % der Fälle, das bei der Normalbevölkerung nur zu 6–7 % vorkommt.

Ätiologie

Frühsymptome, die meist fehlgedeutet werden, sind uncharakteristische Gelenk- und Kreuzschmerzen sowie eine Entzündung der Regenbogenhaut (Iritis). Später entwickelt sich eine fortschreitende, von unten aufwärtssteigende **Versteifung der Wirbelsäule,** die im Röntgenbild als sog. Bambusstabwirbelsäule zu erkennen ist, mit Abflachung der Lendenwirbelsäule, verstärkter Vorwärtskrümmung der Brustwirbelsäule und Überstreckung der Halswirbelsäule (☞ Abb. 118, S. 492).
In schweren Fällen kann bereits der Blick nach vorn Schwierigkeiten bereiten. Der Abstand zwischen Kinn und Brustbein, der beim Gesunden bis maximal 20 cm beträgt, ist deutlich verringert. Der Brustkorb wird starr, der Bauch wölbt sich kugelig vor und wird als sog. Fußballbauch bezeichnet. Die Erkrankung kann auch auf die Extremitätengelenke übergreifen.
In etwa 5 % der Fälle kommt es zu einer Herzbeteiligung, meist in Form eines Aortenklappenfehlers. Die BSG ist meistens beschleunigt. Die Rheumatests fallen jedoch negativ aus.

Klinisches Bild

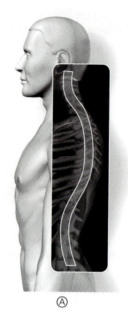
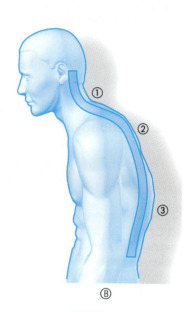

① Hyperlordose
② Kyphose
③ Streckstellung

Abb. 118: Typische Körperhaltung bei M. Bechterew –
A gesunde Wirbelsäule
B kranke Wirbelsäule

Therapie
: Wie bei der RA sind die krankengymnastische Behandlung und die medikamentöse Therapie mit entzündungshemmenden Substanzen von großer Bedeutung. Kortikoide sind selten erforderlich.

18.2.1.4 Infektarthritiden

Definition: Mit Infektarthritiden (reaktiven Arthritiden) werden Gelenkerscheinungen bezeichnet, die während oder nach viralen oder bakteriellen Infekten auftreten, ohne dass ein direkter Gelenkbefall durch Erreger vorliegt.

Klinisches Bild
: Die Beschwerden reichen von flüchtigen Gelenkschmerzen bis zu stark entzündlichen, mit Gelenkergüssen einhergehenden Reaktionen.

Reiter-Syndrom
: Das Reiter-Syndrom ist gekennzeichnet durch die Trias:
- Urethritis (Harnröhrenentzündung),
- Arthritis und
- Konjunktivitis.

Auch bei Urethritis durch andere Erreger sowie bei Durchfallerkrankungen kann es zu reaktiven Arhtritiden kommen.

18.2 Klinik der rheumatischen Erkrankungen

primäre Lokalisation der Infektion	Erreger
• Urethritis	• Chlamydien • Gonokokken • Ureaplasmen
• Enteritis	• Campylobakter • Salmonellen • Shigellen (Ruhr) • Yersinien

Tab. 47: Bakterielle Krankheitsauslöser bei Infektarthritiden (reaktiven Arthritiden) und M. Reiter

Die Behandlung erfolgt symptomatisch mit nichtsteroidalen Antirheumatika und physikalischer Therapie, z. B. Kälteanwendungen. Das betroffene Gelenk soll nicht ruhiggestellt werden. Bei schweren Verläufen oder extraartikulären Komplikationen (Iridozyklitis) sind Kortikoide indiziert.

Therapie

Die sog. **Lyme-Arthritis** kann im Rahmen einer Infektion mit Borrelien, einer Spirochätenart auftreten, die meist durch Zeckenbiss übertragen werden. An der Haut rufen sie typischerweise das Erythema chronicum migrans hervor. Darüber hinaus kann es zu Gelenkbeschwerden und ZNS-Befall kommen. Die Therapie erfolgt mit Cephalosporinen, bei ZNS-Beteiligung mit hoch dosierten parenteralen Penicillingaben.

Während die Infektarthritiden und reaktiven Arthritiden nur ein Begleitsymptom darstellen, werden bestimmte Gelenkentzündungen durch einen direkten mikrobiellen Befall hervorgerufen, so z. B. durch Staphylokokken, Gonokokken oder Tuberkelbakterien.

18.2.2 Degenerativer Rheumatismus

18.2.2.1 Arthrosis deformans

> **Definition:** Die Arthrosis deformans ist eine degenerative, primär den Gelenkknorpel betreffende Gelenkerkrankung. Reaktiv kommt es zu Reizerscheinungen mit Erguss und eventuell auch zu entzündlichen Reaktionen. Die Muskulatur kann mit schmerzhafter reflektorischer Verspannung reagieren.

Arthrosen sind außerordentlich verbreitet. Sie treten meist nach dem 40. Lebensjahr auf und sind bei Frauen etwas häufiger als bei Männern. Nach dem 70. Lebensjahr sind fast bei jedem Menschen degenerative Gelenkveränderungen nachweisbar.

Vorkommen und Häufigkeit

Wahrscheinlich spielen Alterungsvorgänge des Knorpelgewebes mit Abbau und Umbau der Gelenke die Hauptrolle. Sie werden verstärkt und gefördert durch folgende Faktoren:

Ätiologie und Pathogenese

- einseitige und unphysiologische Belastungen (z. B. Arthrose der Ellbogengelenke bei Pressluftarbeitern, einseitige sportliche Belastungen),
- entzündliche Schädigungen,
- Stoffwechselstörungen (z. B. Gicht),
- Ernährungs- und Durchblutungsstörungen,
- hormonelle Faktoren (Klimakterium).

Klinisches Bild

Am häufigsten sind Knie-, Hüft- und Fußgelenke befallen, weiterhin die Schulter-, Ellbogen- und Handgelenke.
Typisch ist der sog. **Start- oder Anlaufschmerz.** Ein Ruheschmerz ist außer bei der Hüftgelenksarthrose – seltener vorhanden. Die Beweglichkeit der Gelenke ist schmerzbedingt eingeschränkt, auch kann ein Knirschen und Knacken hörbar sein. In fortgeschrittenen Fällen treten knöcherne Gelenkverdickungen auf, aus denen durch Gelenkumbau Deformierungen, Fehlstellungen und deutliche Bewegungseinschränkungen resultieren. Die BSG ist nicht beschleunigt, und auch der Rheumafaktor ist nicht nachweisbar.

Gelenkmanifestationen

Gelenkmanifestationen:
- Gonarthrose (Arthrose des Kniegelenks).
  Sie ist die häufigste Gelenkarthrose. Frauen sind 4mal häufiger betroffen als Männer.
- Coxarthrose (Arthrose des Hüftgelenks). Das typische Hinken dient zur Schmerzentlastung.
- Polyarthrose (Arthrose der kleinen Gelenke). An den Fingerendgelenken treten die typischen Heberdenschen Knötchen auf. Die Arthrose des Daumengrundgelenkes wird Rhizarthrose genannt.

Therapie

Die **Knorpelveränderungen sind irreversibel.** Eine Dauerbehandlung mit Medikamenten sollte vermieden werden. Kurzfristig können nichtsteroidale Antirheumatika wie z. B. Indometacin und Diclofenac eingesetzt werden. Wichtig sind krankengymnastische Übungen, Wärmeanwendungen (Wickel, Packungen, Kurzwellen), Bäder (Schlamm-, Moor-, Radonbäder) und ggf. eine Gewichtsreduktion.
Operative Maßnahmen, z. B. Hüftgelenkprothesen und zunehmend auch Kniegelenkprothesen, kommen in fortgeschrittenen Stadien in Betracht.

18.2.2.2 Degenerative Wirbelsäulenerkrankungen

Definition: Die Arthrosis deformans ist eine degenerative Gelenkerkrankung mit Schädigung des Gelenkknorpels und Entzündung der Gelenkkapselinnenschicht. Als Spondylarthrose werden degenerative Schäden der Wirbelkörper bezeichnet.

Degenerative Wirbelsäulenveränderungen sind, wie die Arthrosis deformans, außerordentlich verbreitet. Sie treten überwiegend jenseits des 40. Lebensjahres auf und sind bei 60 % aller über 50-Jährigen nachweisbar.

Häufigkeit und Vorkommen

Die Bandscheibendegeneration (Chondrose) führt zu einer Verschmälerung des Abstands zwischen den einzelnen Wirbelkörpern. Durchbricht der innere Kern der Bandscheibe, der Nucleus pulposus, die umgebende Bindegewebskapsel, so kann er auf Bänder und Nerven oder sogar auf das Rückenmark drücken. Die Reaktion der Wirbelkörper auf die Bandscheibenschädigung besteht in einer Sklerosierung der Deckplatten und einer Randspornbildung (**Osteochondrose**). Spondylose und Osteochondrose entwickeln sich bevorzugt an den unteren Abschnitten der Lenden- und Halswirbelsäule und sind möglicherweise eine Erkrankung, die durch den aufrechten Gang des Menschen hervorgerufen wird. Ein Bandscheibenvorfall liegt vor, wenn der Bandscheibenkern (Nucleus pulposus) zeitweilig oder dauernd durch den Faserring hervortritt. Erfolgt der Prolaps nach vorn oder seitlich, sind die Folgen gering. Beim **Bandscheibenvorfall** in den Wirbelkanal bzw. in die Gegend der Nervenaustrittsstellen kann es zu Rückenmarkskompression und zu Schäden an den betroffenen Nerven kommen.

Pathologische Anatomie

Beschwerden können völlig fehlen; außerdem korrelieren sie nicht mit dem Ausmaß der anatomischen Veränderungen. Die Spondylose und Osteochondrose der Lendenwirbelbandscheibe, bevorzugt 4. und 5. Lendenwirbelbandscheibe, kann entweder zu chronischen oder rezidivierenden Kreuzschmerzen, zur akuten Lumbago oder zum akuten Bandscheibenvorfall führen.

Klinisches Bild

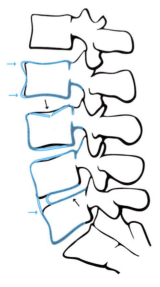

Abb. 119: Organische Wirbelsäulenveränderungen bei Spondylose und Osteochondrose

Akute Lumbago — Der akute Hexenschuss (Lumbago) tritt plötzlich, meist nach abrupten oder ungewohnten Belastungen der LWS auf, z. B. durch ungewohntes Koffertragen als typische Urlaubskrankheit. Es bestehen heftige Schmerzen in der Lumbalgegend, die sich durch Bewegung und Husten verstärken und den Patienten zwingen, vorgebeugt eine Schonhaltung einzunehmen. Neurologische Symptome fehlen.

Bandscheibenvorfall — Beim Bandscheibenvorfall bestehen Schmerzen an der Hinterseite des Beins bis zur Ferse bzw. Empfindungsstörungen an der Außenseite des Unterschenkels und Fußes. In schweren Fällen kann es zu Reflexstörungen und motorischen Ausfällen, evtl. sogar zu Blasen- und Mastdarmstörungen kommen. Die **Diagnose** des Bandscheibenvorfalls wird **klinisch sowie röntgenologisch** mittels Computertomographie gestellt.

Degenerative Veränderungen der HWS — Degenerative Halswirbelsäulenveränderungen sind gelegentlich die Ursache von Nacken- und Hinterkopfschmerzen, Schulter- und Armschmerzen sowie Empfindungsstörungen und Schwächegefühl im Arm, das sog. Schulter-Arm-Syndrom.

Therapie — Krankengymnastik, Wärmeanwendung, die Gabe von Analgetika und evtl. örtliche Infiltrationen mit Lokalanästhetika bringen Linderung.
Beim Bandscheibenvorfall mit neurologischen Ausfallserscheinungen wie Lähmungen, Blasen- und Mastdarmstörungen muss umgehend operiert werden.

18.2.3 Kollagenosen

> **Definition:** Kollagenosen, die im modernen Sprachgebrauch auch als rheumatologisch-immunologische Systemerkrankungen bezeichnet werden, umfassen eine Gruppe von Erkrankungen, die mit Autoimmunkörperbildung einhergehen und (auch) das Bindegewebe (Kollagen) betreffen.

Da sie auch zu Gelenkerscheinungen führen können, zählt man sie zum rheumatischen Formenkreis.

Kollagenosen: Hauptkrankheitsbilder — Die vier Hauptkrankheitsbilder sind:
- Periarteriitis nodosa (Panarteriitis),
- Systemischer Lupus erythematodes,
- Sklerodermie,
- Dermatomyositis.

18.2.3.1 Periarteriitis nodosa (Panarteriitis)
☞ S. 147

18.2.3.2 Systemischer Lupus erythematodes

> **Definition:** Beim systemischen Lupus erythematodes (SLE) handelt es sich um eine schwere, überwiegend jüngere Frauen befallende Systemerkrankung, die zu den Autoimmunkrankheiten gezählt wird. Die Erkrankung, bei der Autoantikörper gegen Antigene der Zellkerne, evtl. auch gegen Blutzellen und andere Gewebe gebildet werden, entsteht auf dem Boden einer genetischen Prädisposition.

Gelegentlich können Medikamente, wie z. B. Antiarrhythmika, Antihypertensiva, Antiepileptika etc., ein Krankheitsbild hervorrufen, das dem des SLE sehr ähnlich ist.

Leitsymptome sind Polyarthritis, symmetrisches, schmetterlingsförmiges Erythem im Bereich der Nase und der Wangen (sog. Schmetterlingsflechte), Fieberschübe, die sog. Libmann-Sacks-Endokarditis sowie eine Nierenbeteiligung in Form einer Glomerulonephritis, welche zur terminalen Niereninsuffizienz führen kann. Hinzutreten können Pleuritis, Lungeninfiltrate, Perikarditis, Lymphknotenschwellungen und Gefäßverschlüsse bis zur Nekrose (☞ Übersicht 56).

Klinisches Bild

Gelenke	> 80 %
Pleura	> 70 %
Haut	> 70 %
Nieren	> 70 %
Herz	> 60 %
Nervensystem	> 50 %
Lunge	> 40 %
Leber	> 40 %

Übersicht 56: Organbeteiligung beim SLE (nach W. L. Gross)

Die Diagnose wird aus dem klinischen Bild und bestimmten **Laborparametern** gestellt. Fast immer ist der Nachweis von Zellkern-Antikörpern (antinukleäre Antikörper, ANA) möglich. Eine hohe Spezifität kommt dem Nachweis von Antikörpern gegen Doppelstrang-DNS (Anti-ds-DNS) oder gegen ein nukleäres Glykoprotein (Sm-Antigen) zu. Die BSG ist stark beschleunigt.

Diagnose

Die Basisbehandlung erfolgt mit **nichtsteroidalen Antirheumatika** und Chloroquin (z. B. Resochin®). Bei Schüben werden hoch dosierte Kortikoide, eventuell kombiniert mit Azathioprin (Imurek®) und Zytostatika gegeben.

Therapie

Die Prognose hängt wesentlich vom Organbefall (Niere, ZNS) ab. Zehn Jahre nach Krankheitsbeginn leben noch ca. 70 % der Patienten.

Prognose

18.2.3.3 Progressive Sklerodermie

Definition: Bei der Sklerodermie besteht eine Verhärtung der Haut und des Unterhautgewebes.

Vorkommen — Es werden bevorzugt Frauen zwischen dem 30. und 50. Lebensjahr befallen.

Klinisches Bild — Die Krankheit beginnt mit Durchblutungsstörungen der Finger im Sinne eines **Raynaud-Syndroms** (☞ S. 146). Später kommt es zur Hautverdickung und zu „rattenbißartigen" Nekrosen an den Fingerspitzen. Die Hautverhärtungen führen im Gesicht zu mimischer Starre, zum sog. Maskengesicht, und an den Fingern allmählich zu einer erheblichen Einschränkung der Beweglichkeit.
Die Mitbeteiligung innerer Organe führt durch Verengung und Starre des Ösophagus zu typischen Schluckbeschwerden. Auch Magen und Darm können befallen sein.
Typisch ist das Auftreten einer Lungenfibrose. Eine Mitbeteiligung der Nieren kann zu einer chronischen Niereninsuffizienz führen.

Therapie — Eine sicher wirkende medikamentöse Therapie ist nicht bekannt.

Prognose — Der Krankheitsverlauf ist sehr variabel. Die Prognose ist schlecht, und die durchschnittliche Lebenserwartung liegt bei 7 Jahren.

18.2.3.4 Polymyositis und Dermatomyositis

Definition: Bei der Polymyositis und Dermatomyositis handelt es sich um eine immunologisch bedingte generalisierte Entzündung der quergestreiften Muskulatur (Polymyositis) und eventuell auch der Haut (Dermatomyositis).

Vorkommen und Häufigkeit — Sie befällt bevorzugt Frauen mittleren Lebensalters und ist insgesamt eine sehr seltene Erkrankung.

Klinisches Bild — Es kommt zu zunehmender Muskelschwäche und muskelkaterartigen Beschwerden. Vor allem im Gesicht kann eine Lilafärbung der Haut mit weißen Flecken innerhalb der verfärbten Bezirke auftreten (sog. „weißfleckige Lila-Krankheit"). Herzmuskel, Lungen und Verdauungstrakt können mitbefallen sein. Es kommt zu regellosen Fieberschüben. Im Blut sind durch Zerfall von Muskelgewebe die CK, LDH und die Transaminasen erhöht. Auffallend ist, dass etwa 20 % der Patienten gleichzeitig einen bösartigen Tumor aufweisen.

Therapie und Prognose — Eine hoch dosierte Kortikoidbehandlung, eventuell kombiniert mit Azathioprin oder Ciclosporin A, kann zur vollständigen Rückbildung führen. In anderen Fällen tritt der Tod nach wenigen Wochen ein.

18.3 Erkrankungen der Knochen

Die Hauptaufgabe der Knochen ist ihre **Stützfunktion** im Skelettsystem. Daneben dienen sie als **Kalziumreservoir.** Der Aufbau der Knochen erfolgt durch bestimmte Zellen, sog. Osteoblasten, die das Osteid, d. h. die organische Knochensubstanz, und das Enzym alkalische Phosphatase bilden. Der Knochenabbau erfolgt durch Osteoklasten. Seine Festigkeit erhält der Knochen durch Ablagerung von Kalziumphosphatverbindungen. Der tägliche Kalziumbedarf des Erwachsenen beträgt etwa 1000 mg.

Aufbau und Funktion des Skelettsystems

18.3.1 Osteoporose

> Definition der Deutschen Gesellschaft für Endokrinologie:
> „Osteoporose ist ein mit Frakturen einhergehender Verlust bzw. eine Verminderung von Knochenmasse, -struktur und -funktion."

Da die Osteoporose vorwiegend eine Erkrankung älterer Frauen in der Postmenopause ist, gewinnt sie im Zuge der Veränderung der Bevölkerungsstruktur erheblich an Bedeutung. Etwa jede 3. Frau nach dem 60. Lebensjahr leidet unter Osteoporose.

Vorkommen und Häufigkeit

Die Osteoporose ist das Resultat eines die Knochenneubildung überwiegenden Knochenabbaus. Die Zahl der Knochenbälkchen ist vermindert, die vorhandenen Knochenbälkchen sind dünner. Der Knochen verliert dadurch seine Festigkeit und kann leichter brechen.

Ätiologie

Die primäre Osteoporose, deren Ursache unbekannt ist, ist die häufigste Form. Zu einer sekundären Osteoporose kann es durch lang andauernde körperliche Inaktivität, Kortikoidbehandlung, Nebennierenüberfunktion (M. Cushing), Hyperthyreose, Hypogonadismus, Mangelernährung oder Akromegalie kommen. Eine lokalisierte Osteoporose findet sich z. B. bei der rheumatoiden Arthritis im Bereich der entzündeten Gelenke. Die starke Zunahme der Osteoporose bei Frauen während und nach den Wechseljahren wird im Wesentlichen auf den Östrogenmangel zurückgeführt.

Ursachen

Die primäre Osteoporose tritt meist nach dem 50. Lebensjahr auf und ist bei Frauen häufiger als bei Männern. Sie kann symptomlos verlaufen oder zu diffusen Rückenschmerzen, zur Wirbelsäulenverkrümmung und zu Wirbelkörper- und Schenkelhalsfrakturen bei nur geringer äußerer Gewalteinwirkung führen.

Klinisches Bild

Leitsymptom der Osteoporose ist der **Skelettschmerz durch Frakturen,** vor allem der Wirbelkörper mit akuter Schmerzsymptomatik für einige Wochen und sekundär dadurch provozierte **lang**

Leitsymptome

anhaltende Schmerzen durch Muskelverspannungen. Typische osteoporosebedingte Frakturlokalisationen sind (spontan) die mittleren Wirbelsäulenabschnitte – v. a. die Vorderkanten der Wirbelkörper – sowie nach oft nur geringen Traumen Handgelenks- und Oberschenkelhalsfrakturen. Die fortgeschrittene Osteoporose führt zu einer typischen Veränderung der Körperhaltung, die häufig eine Anhiebsdiagnose ermöglicht:
- ausgeprägte Kyphose der oberen BWS (so genannter Witwen- oder Matronenbuckel),
- Hyperlordose der LWS,
- nach vorn geneigter Kopf und vorgewölbter Unterbauch.

Im Verlauf der Jahre kommt es zu einer Abnahme der Körpergröße, die u. U. bis zu 20 cm betragen kann (☞ Abb. 120).

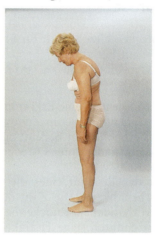

Abb. 120: Typische Körperhaltung bei Osteoporose

Diagnose

Die Diagnose kann aufgrund der klinischen Symptome bei Risikopatienten, d. h. Frauen in der Menopause, die häufig schlank bis untergewichtig und nicht selten starke Raucherinnen sind, durch die typische Symptomatik vermutet werden. Laborbefunde, die eine Osteoporose beweisen, existieren nicht. Im Röntgenbild sind so genannte Keilwirbel- oder Fischwirbelbildungen als Frakturfolgen typisch. Eine quantitative Diagnose der Osteoporose lässt sich mit bestimmten Knochendichtemessungen, z. B. durch eine Computertomographie der Wirbelkörper, stellen (Osteodensitometrie).

Therapieziele

Die Therapie umfasst folgende Ziele:
- Schmerzbehandlung,
- gezielte Gymnastik,
- Gabe von Medikamenten, die den Knochenabbau hemmen oder den Knochenaufbau fördern,
- ausreichende körperliche Bewegung sowie das Vermeiden von Fehlbelastungen der Wirbelsäule,
- kalziumreiche Kost, vor allem Milch und Milchprodukte, Nikotinabstinenz.

Medikamentöse Therapie

Außer der Kalzium- und eventuell der Vitamin D-Substitution spielen folgende Medikamente eine Rolle:
Natriumfluorid (z. B. Ossin®, Tridin®) wird oral über 2–4 Jahre verabreicht und führt zwar zu einer allmählichen Besserung der Knochenfestigkeit, wird bezüglich seines Einflusses auf die Frakturrate jedoch kontrovers beurteilt. Große Hoffnungen werden in die modernen Biphosphonate gesetzt, die über eine Hemmung der Knochenresorption wirken. Calcitonininjektionen eignen sich besonders zur Akutbehandlung, da Calcitonin neben seiner knochenabbauhemmenden Wirkung einen deutlich analgetischen Effekt besitzt.

18.3.2 Osteomalazie

Definition: Bei der Osteomalazie handelt es sich um eine Erweichung der Knochen. Sie stellt die sog. Rachitis des Erwachsenen dar. Der Kalkgehalt der Knochen ist vermindert, die Knochen sind jedoch nicht brüchig, sondern weich und biegsam.

Ursachen

Die Osteomalazie beruht auf einem **Vitamin-D-Mangel**. Früher wurde sie vor allem in der Schwangerschaft infolge des vermehrten Kalziumbedarfs beobachtet. Heute beruht sie meistens auf einem Vitaminmangel durch einseitige Ernährung und ungenügender UV-Exposition (Altenheimbewohner, Mittelmeeranrainer in unseren Regionen).

Klinisches Bild

Es kommt zu Glieder- und Rückenschmerzen, Deformierung des Thorax, der Wirbelsäule und des Beckens sowie zur X- bzw. 0-Beinstellung.

Therapie

Die Therapie besteht in der **Verabreichung von Vitamin D** in einer täglichen Dosis von 1000 bis 10000 IU.

18.3.3 Ostitis deformans

Definition: Bei der Ostitis deformans (M. Paget) handelt es sich um eine chronische, zur Knochenverdickung und Skelettverformung führende Krankheit unbekannter Genese, möglicherweise um eine durch Viren hervorgerufene Entzündung (Slow-Virus-Infektion).

Vorkommen

Es erkranken vorwiegend ältere Männer.

Klinisches Bild

Am häufigsten betroffen sind Kreuzbein-, Becken-, Ober- und Unterschenkelknochen, das Schienbein und der knöcherne Schädel.

Die Krankheit kann symptomlos verlaufen, aber auch zu erheblichen Knochenschmerzen führen. **Leitsymptom** sind die **Knochenverformungen** (Säbelscheidenschienbein, bischofsstabartige Oberschenkelknochenverbiegung, Kartenherzform des Beckens). Der Kopfumfang nimmt zu.

Laborbefunde Ein wichtiger Laborbefund ist die **Erhöhung der alkalischen Phosphatase** als Ausdruck der verstärkten Osteoblastenaktivität. In Zweifelsfällen kann die Knochenbiopsie weiterführen. In 5 % der Fälle kommt es zu einer malignen Entartung des Knochens (Knochensarkome).

Therapie Eingesetzt werden Calcitonin und/oder sog. Diphosphonate. Bei Patienten, die unter sehr starken Schmerzen leiden, kann eine lokale Röntgenbestrahlung durchgeführt werden.

18.3.4 Primäre Knochentumoren

Benigne Tumoren Chondrome gehen vom Knorpel aus, Osteome vom Knochen selbst – insbesondere vom Schädeldach und vom Kiefer. Darüber hinaus kommen Fibrome und Hämangiome an den Wirbeln und den platten Knochen vor.

Maligne Tumoren Der häufigste bösartige Knochentumor ist das ",4>Ewing-Sarkom (J. EWING, amerik. Pathologe), das vor allem bei Jugendlichen vorkommt und relativ gut auf Röntgenbestrahlung anspricht. Weitere bösartige Knochentumoren sind die Chondro- und Fibrosarkome.

18.3.5 Knochenmetastasen

Entstehung Knochenmetastasen entstehen **meist hämatogen,** d. h. auf dem Blutweg, seltener durch direktes Übergreifen des Tumors (z. B. auf den Beckenknochen übergreifendes Uteruskarzinom).

Differenzierung Sie können osteoblastisch sein, d. h. durch Reizung der Osteoblasten zur Knochenneubildung anregen, oder osteoklastisch wirken und durch verstärkte Osteoklastentätigkeit zum Abbau von Knochengewebe führen.

Metastasenmuster **Osteoblastische** Metastasen sind typisch für das Prostatakarzinom, **osteoklastische** Metastasen für das Hypernephrom und das Schilddrüsenkarzinom. Mischformen kommen beim Brust- und Bronchialkarzinom vor. Das Prostatakarzinom metastasiert bevorzugt in das Kreuzbein, das Hypernephrom in die Lendenwirbelsäule und das Schilddrüsenkarzinom in die Halswirbelsäule.

Folgen und Therapie Knochenmetastasen können zu **schwersten Schmerzen** führen und Ursache plötzlicher Knochenbrüche, sog. **pathologischer Spontanfrakturen** sein. Neben einer abgestuften Schmerztherapie bewähren sich als schmerzlindernde Medikamente vor allem beim Mammakarzinom die Biphosphonate (z. B. Ostac®, Aredia®). Ferner kommen lokale Röntgenbestrahlungen und eventuell orthopädische Maßnahmen infrage.

19 Geriatrische Erkrankungen

19.1 Allgemeine Grundlagen

Definition: Geriatrie bedeutet die Wissenschaft von Physiologie und Pathologie des alten Menschen (Altersforschung). Geriatrische Erkrankungen sind Krankheiten, die für das höhere Lebensalter besonders typisch sind.

Demographische Entwicklung und Multimorbidität

Bedingt durch die Veränderungen der Bevölkerungsstruktur nehmen Alterskrankheiten einen immer größeren Raum in der Inneren Medizin ein. Viele ältere Menschen weisen nicht nur eine, sondern mehrere Erkrankungen oder krankhafte Veränderungen auf. Dieses Phänomen wird **Multimorbidität** oder **Polymorbidität** genannt und kann große Probleme in der Betreuung, Pflege und Behandlung alter Menschen aufwerfen.

Typische geriatrische Krankheitsbilder

Eine typische **multimorbide Konstellation** im Alter umfasst folgende Krankheitsbilder:
- Herzinsuffizienz,
- Koronare Herzkrankheit,
- Hypertonie,
- Diabetes mellitus,
- Niereninsuffizienz,
- Polyarthrose,
- Inkontinenz/Miktionsstörungen.

Epidemiologische Situation

In der Bundesrepublik Deutschland sind zurzeit 25 % der Gesamtbevölkerung älter als 60 Jahre. Alte Menschen bilden einen hohen Anteil der Patienten in Praxen und Kliniken. Bis zum Jahre 2030 wird der Anteil der über 60 Jahre alten Personen in der Gesamtbevölkerung auf 36 % ansteigen. Der Anteil der unter 20-Jährigen wird hingegen von 20 % auf 15 % zurückgehen. In Abteilungen für Innere Medizin sind etwa 40 % der Patienten älter als 70 Jahre.

Bedeutung

So wie das Kind medizinisch gesehen nicht als „kleiner Erwachsener" betrachtet werden kann, so wird man auch dem Alterspatienten nicht gerecht, wenn man ihn nur als „alten Kranken" betrachtet. Der alte Mensch kann sein Kranksein in sehr unterschiedlicher Weise erleben. Kranksein kann im Alter sehr viel mehr, aber auch sehr viel weniger bedeuten als in der Jugend und in mittleren Lebensjahren. So erleben wir einerseits alte Patienten, deren Verhalten durch Hypochondrie und nahezu sklavische Befolgung ärztlicher Ratschläge gekennzeichnet ist, andererseits aber auch alte Menschen, die auch von schwer wiegenden Befunden und Diagnosen unbeeindruckt bleiben, weil ihnen ihr Körper und ihre körperliche Gesundheit nicht mehr sehr viel bedeuten. Arzt und Pflegekräfte müssen diesem weit gesteckten Spielraum in den Verhaltensweisen alter Menschen Rechnung tragen, wenn eine individuelle Betreuung gewährleistet sein soll.

> **Merke:** Drei Grundphänomene im Umgang mit alten Menschen müssen unbedingt berücksichtigt werden:
> - Die Gewichtung der Dinge im Alter wandelt sich.
> - Soziale Kontakte bekommen einen veränderten Stellenwert.
> - Krankheit und Tod rücken real und nicht nur gedanklich näher.

An vielen Organen und Organsystemen kommt es während des Alterungsprozesses zu Funktionseinbußen. Die Natur hat es aber so eingerichtet, dass diese Vorgänge graduell in etwa parallel verlaufen und daher nicht so starke Auswirkungen haben. Ein Beispiel:
Herzleistung, Lungenfunktion und Muskelmasse nehmen jeweils um ca. 30–40 % ab, sodass es subjektiv nicht zu einseitig erlebten Funktionsminderungen kommt.
Die wichtigsten funktionellen und strukturellen Organveränderungen im Laufe des Alterns gehen aus ☞ Tab. 48 hervor.

Biologische Veränderungen im Alter

Organ/Organsystem	Prozentuale Abnahme	Auswirkung
• Gehirngewicht	44%	sinkende Hirnleistung
• Maximale Pulsfrequenz	25 %	verminderte körperliche Leistungsfähigkeit
• HZV in Ruhe	30%	verminderte körperliche Leistungsfähigkeit
• Maximale O_2-Aufnahme des Blutes	60 %	verminderte körperliche Leistungsfähigkeit
• Lungenfunktion	44%	verminderte körperliche Leistungsfähigkeit
• Nierenfunktion	31 %	verringerte Medikamenten-Ausscheidung
• Knochen-Mineral-Gehalt Frauen ♀ Männer ♂	30 % 15 %	Osteoporose, Frakturgefährdung
• Grundumsatz	16%	Übergewicht

Tab. 48: Strukturelle und funktionelle Organveränderungen im Alter im Vergleich zu 30-Jährigen. Nach M. E. Sloane 1992

Einschränkungen der Sinnesfunktionen

Für viele Verhaltensweisen und gesundheitliche Probleme im Alter sind Einschränkungen der Sinnesfunktionen verantwortlich:

- Presbyopie (Alterssichtigkeit): Die Fähigkeit zur Nahakkomodation des Auges als Folge von Linsenveränderungen nimmt ab und erfordert eine Korrektur durch Konvexgläser („Altersbrille").
- Linsentrübung (Katarakt, grauer Star).
- Altersschwerhörigkeit (physiologische Innenohrschwerhörigkeit ab dem 5. Lebensjahrzehnt mit zunehmendem Hörverlust für hohe Töne (Überhören des Telefons).
- Vermindertes Durstgefühl mit Gefahr der Dehydratation.
- Verringerte Temperaturwahrnehmung mit Gefahr der Abkühlung.
- Verringerte Schmerzempfindung (z. B. Nichtempfinden von schweren Gewebsschäden bei diabetischer Gangrän).

Veränderungen der kognitiven Funktionen

Als kognitive Funktionen versteht man die Gesamtheit von Wahrnehmen, Denken, Erkennen und Erinnern. Typische Veränderungen im Alter sind eine **Verschlechterung des Kurzzeitgedächtnisses** und eine **Verlängerung der Reaktionszeiten**. Gibt man jedoch älteren Menschen die von ihnen benötigte Zeit bei sog. Intelligenztests, die unabhängig von der Schulbildung sind, schneiden sie nur etwas schlechter als jüngere Menschen ab. Auch die Lernfähigkeit alter Menschen ist besser als allgemein angenommen – auch hier spielt die zur Verfügung stehende Zeit eine wichtige Rolle.

Introversion und Isolation

Im Alter neigen viele Menschen zu gesteigerter Vorsicht und zum Rückzug von sozialen Kontakten (Introversion und Isolation), letzteres als Folge ihrer gesellschaftlichen Stellung. Die emotionale Schwingungsfähigkeit nimmt ab. Depressive Verstimmungen haben sehr häufig äußere Gründe wie z. B. Vereinsamung oder Unterbringung in Alten- oder Pflegeheimen.

Typische Verhaltensweisen und Symptome

Bei alten Menschen finden wir immer wieder typische Verhaltensweisen und Symptome, die nicht selten zu gehäuften stationären Behandlungen und schließlich zur Einweisung in Altenpflegeheime führen:

- Der Patient will nicht mehr ausreichend essen oder trinken, was zu Gewichtsverlust und zur Austrocknung führen kann.
- Harn- und Stuhlinkontinenz stellen sich ein.
- Viele ältere Menschen leider unter Schwindel und werden dadurch in ihrer Bewegungsfähigkeit eingeschränkt. Es kommt zu Stürzen, oft mit weitreichenden Folgen, z. B. zu Schenkelhalsfrakturen.
- Antriebsarmut.
- Intellektueller Abbau bis zum Auftreten einer Demenz wird beobachtet.
- Es kommt zu Verwirrtheitszuständen.

Therapeutisch evozierte Schäden

Nicht selten kommen zu diesen altersbedingten körperlichen Abbauerscheinungen noch ungewollt durch die Therapie evozierte Schäden, sog. **iatrogene Erkrankungen**:

- Harnwegsinfekte durch unnötige Harnblasenkatheterisierung,
- Dekubitalgeschwüre durch fehlerhafte Lagerung,
- Austrocknen der Patienten durch zu intensive diuretische Therapie,
- Übelkeit und Appetitlosigkeit durch Überdigitalisierung,
- Blutdruckabfall durch Antihypertensiva,
- Dämmerzustände und Verwirrtheitssymptome durch Psychopharmaka.

Dies unterstreicht, wie behutsam und durchdacht jede diagnostische und therapeutische Maßnahme beim alten Menschen vorzunehmen ist.

Merke: Aufgrund der verringerten Ausscheidung vieler Arzneimittel über die Nieren und einer gesteigerten Empfindlichkeit gegenüber psychotropen Substanzen muss die Verordnung und Verabreichung von Arzneimitteln im Alter besonders vorsichtig und zurückhaltend erfolgen.

Zudem verlaufen Krankheiten im Alter klinisch oft anders als in jüngeren Jahren, so z. B. Infektionskrankheiten ohne Fieber oder ein Herzinfarkt ohne wesentliche Schmerzen.

Stürze

In Alten- und Pflegeheimen stürzt mehr als jeder zweite Bewohner mindestens einmal im Jahr. Frauen sind häufiger betroffen als Männer. Bei rund 10% dieser Unfälle kommt es zu behandlungsbedürftigen Verletzungen. Die folgenreichste ist die Oberschenkelhalsfraktur. Die Rehabilitation ist bei hochbetagten Menschen langwierig und nur bedingt erfolgreich. Bis zu 40% der Patienten sterben im Jahr nach dem Unfall.

Bedeutung und Folgen

Altersbedingt
1. Synkopen
2. Zerebale Durchblutungsstörungen
3. Muskelschwäche
4. Sehschwäche, Hörschwäche
5. Gleichgewichtsstörungen
6. Gestörte Balance (Haltungsschwäche, kurzschrittiger Gang, inadäquate Wahrnehmung)
7. Orthostatische Hypotonie
8. Exsikkose
9. Sensibilitätsstörungen (Neuropathie)

Ursachen im Umfeld
1. Beleuchtung (zu schwach, Blendung)
2. Glatter Fußboden
3. Teppich (zu hoch, nicht rutschfest)

Übersicht 57: Sturzursachen (nach I. Füsgen)

> 4. Stühle (instabil, zu niedrig, keine Armlehne)
> 5. Treppen (zu hoch, glatt, ohne Geländer)
> 6. Badezimmer (glatt)
> 7. Küche (Regale zu hoch, unkenntliche Armaturen)
>
> **Arzneimittel**
> 1. Schlafmittel
> 2. Tranquilizer
> 3. Antidepressiva
> 4. Antiparkinsonmittel
> 5. Antihypertensiva
> 6. Bradykardisierende Mittel
> 7. Diuretika (Exsikkose)

Die Übersicht der Sturzursachen macht deutlich, welche prophylaktischen Maßnahmen erforderlich und sinnvoll sind.

Prophylaktische Maßnahmen

Maßnahmen zur Sturzprophylaxe:
- gute Beleuchtung,
- rutschfeste Böden und Teppiche,
- festes Schuhwerk,
- angepasste Stuhl- und Betthöhe,
- Haltegriffe, Geländer,
- kritische, altersgerechte Verordnung von Arzneimitteln (s.o.).

Wesentlich für die Sturzprophylaxe sind ferner das Training von Muskelkraft und Balance. Durch eine Polsterung des Skeletts mit so genannten **Hüftprotektoren** kann Knochenbrüchen vorgebeugt werden.

19.2 Demenz

Vorkommen und Häufigkeit

Ein besonderes Problem in der Betreuung älterer Menschen stellt der geistige Abbau im Sinne einer Demenz dar. Etwa 7 % der über 65-Jährigen in der Bundesrepublik weisen eine schwere und 10 % eine mittlere Demenz auf. Insgesamt gesehen leiden bis zu 20 % der alten Menschen an einer Hirnleistungsschwäche von praktischer Bedeutung.

Der Begriff „hirnorganisches Psychosyndrom" ist wenig präzise, da er einer differenzierenden Betrachtungsweise der Demenz im Alter entgegen steht. Bei jeder noch nicht sehr lange bestehenden Demenz im Alter sollte aber auf jeden Fall versucht werden, die Ursache herauszufinden.

Ursachen

Beim alten Menschen sind:
- ca. 50 % senile Demenzen vom Alzheimer-Typ,

- ca. 15 % Demenz aufgrund von Durchblutungsstörungen des Gehirns (z. B. Multiinfarktdemenz),
- 5 % Mischtypen aus den beiden genannten Formen.

Bei den übrigen 30 % kann es sich um Folgen eines Medikamentenabusus (Psychopharmaka) handeln, oder es spielen Alkoholismus, Stoffwechsel- oder Hormonstörungen (Schilddrüsenunterfunktion, Niereninsuffizienz, Anämie, Elektrolytstörungen), Vitaminmangelzustände (Vitamin B_{12}, Folsäure, Vitamin D), Herz-Kreislauf-Erkrankungen oder depressive Verstimmungszustände eine Rolle.

Zur Beurteilung der körperlichen und geistigen Fähigkeiten des alten Menschen eignen sich bestimmte Skalen bzw. Testfragen:

Diagnose

körperlich:	funktionell:
waschen	kochen
anziehen	einkaufen
zur Toilette gehen	telefonieren
essen	Hausarbeiten
	Medikamente einnehmen
	Finanzen regeln
	Plätze außerhalb der Gehdistanz aufsuchen

Übersicht 58:
Erfassung der Aktivitäten des täglichen Lebens (ADL-Skala)

Der folgende Kurztest dient zur orientierenden Erfassung einer Demenz. Die Beurteilung der geistigen Leistungsfähigkeit muss sich aber auch auf den klinischen Gesamteindruck stützen.

Kurztest zur Demenz-Erfassung

Testfragen:
1. Welches Datum haben wir heute?
2. Welchen Wochentag haben wir heute?
3. An welchem Ort befinden Sie sich jetzt?
4. Wie lautet Ihre Telefon-Nr.? Wie lautet Ihre Adresse?
5. Wie alt sind Sie?
6. Wann sind Sie geboren?
7. Wie heißt der jetzige Bundeskanzler?
8. Wer war der Bundeskanzler vor ihm?
9. Wie lautet der Mädchenname Ihrer Mutter?
10. Ziehen Sie 3 von 20 ab und zählen Sie weiter jeweils um 3 rückwärts.

Für die Auswertung gilt: 8–10 Richtige: intakte intellektuelle Funktionen, 6–7 Richtige: leichte, 3–5 Richtige: beträchtliche, 0–2 Richtige: schwere Demenz. Bei Volksschulbildung soll ein Punkt dazugezählt, bei höherer Bildung als der mittleren Reife 1 Punkt abgezogen werden.

Testauswertung

Die **Multiinfarktdemenz** beginnt häufig plötzlich und weist einen schwankenden Verlauf auf. Für die **Demenz vom Alzheimertyp** ist hingegen ein schleichender Beginn und ein langsames Fortschreiten typisch. Zur Erfassung der Alzheimer Demenz kann auch der

Verlauf und Erfassung

Uhren-Zeichen-Test eingesetzt werden. Die Aufgabe dabei besteht darin, in einen vorgegebenen Kreis das Zifferblatt einer Uhr zu zeichnen und die Zeiger auf eine bestimmte Uhrzeit einzustellen (☞ Abb. 121).

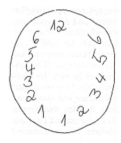

Abb. 121: Uhren-Zeichen-Test (nach G. Stoppe): Typisches Ergebnis des Uhren-Zeichen-Tests bei fortgeschrittener Demenz vom Alzheimer-Typ.

CT und MRT

Mittels CT und MRT können entsprechende Läsionen im Gehirn nachgewiesen werden. Die Computertomographie kann dazu beitragen, Ursachen sekundärer Demenzen wie z. B. einen Tumor oder ein subdurales Hämatom auszuschließen. Die im CT evtl. erkennbaren Zeichen einer Hirnatrophie in Form einer Verkleinerung der Hirnwindungen, Verbreiterung der Hirnfurchen, Vergrößerung der Hirnventrikel korrelieren nur lose mit klinischen Zeichen der Hirnleistungsschwäche.

Tab. 49: Kriterien zur Unterscheidung von Depression und Demenz bei Alzheimer-Krankheit (nach Müller-Spahn)

Kriterien	Depression	Demenz
Persönliche Anamnese Depressive Episoden in der Vorgeschichte	häufig	selten
Familienanamnese	häufig positiv	häufig positiv
Krankheitsbeginn	meist schnell	schleichend
Krankheitsverlauf	meist nicht chronisch	chronisch progredient
Neurologische Symptomatik	meist unauffällig	Wortfindungsstörungen, apraktische Störungen
Psychopathologie		
• Orientierung	ungestört	meist gestört, vor allem zeitlich, örtlich, situativ
• Merkfähigkeits- und Gedächtnisstörungen	leicht, mit Depression abklingend	Störungen des Kurzzeitgedächtnisses, progredient
• Formales Denken	verlangsamt, gehemmt	umständlich, weitschweifig
• Inhaltliches Denken	Verarmung, Schuldgefühle, Hypochondrie	Verfolgung (Diebstahl, Fremde in der Wohnung)

Kriterien	Depression	Demenz
• Auffassungsstörungen	meist keine	ausgeprägt
• Krankheitsgefühl	Aggravationstendenz	Bagatellisierungstendenz
• Affekt	Morgentief, Hilflosigkeit, Hoffnungslosigkeit	affektlabil, affektarm, ratlos, Leistungen abends meist schlechter
• Schlafstörungen	Früherwachen	Schlaf-Wachrhythmus-Umkehr, nächtliche Verwirrtheit
• Antriebs- und psychomotorische Störungen	antriebsarm, antriebsgehemmt	motorisch unruhig (zielloses Wandern), aber auch antriebsarm
Therapieerfolg mit Antidepressiva	Besserung oder Abklingen der depressiven Symptomatik	Besserung der depressiven Symptomatik, keine Beeinflussung der kognitiven Störungen

Tab. 49: Kriterien zur Unterscheidung von Depression und Demenz bei Alzheimer-Krankheit (nach Müller-Spahn) (Fortsetzung)

Aggressives Verhalten bei Demenzkranken resultiert häufig aus Missverständnissen als Folgen der eingeschränkten Kommunikationsfähigkeit. Wahnvorstellungen, krankhaftes Misstrauen und Feindseligkeit sind weitere Ursachen. Geduldiges Zuhören, Einfühlung und Erklären können hier helfen. In der Praxis hat sich als hilfreich erwiesen, aggressives Verhalten einfach zu ignorieren und den Aufbau von Aggressionsketten, das sog. Hochschaukeln, zu unterbrechen. Dies kann z. B. durch Ablenkung, Umarmung oder durch freundlichen Zuspruch erfolgen. Wichtig ist es, das eigene Aggressionspotenzial zu erkennen, was manchmal nur durch Supervision zu erreichen ist. Bei chronischer Aggressivität und psychotischen Symptomen haben sich so genannte atypische Neuroleptika wie z. B. Risperadon (Risperidal®) bewährt.

Aggressives Verhalten

Depressionen sind mit einer Häufigkeit von 15–25% in der älteren Bevölkerung die häufigste psychische Erkrankung im Alter überhaupt. Oft steht weniger die „depressive Verstimmung" im Vordergrund, sondern körperliche Beschwerden, Schlafstörungen und Störungen von Konzentration und Aufmerksamkeit. Depressionen im Alter beginnen häufig schleichend, werden meist sehr spät erkannt oder nach Verlustsituationen als „verständlich" abgetan. Trotz oft formal „leichterer" depressiver Symptomatik steigt die **Selbstmordrate** im Alter erheblich und liegt in der Altersgruppe der über 75-Jährigen am höchsten. Männer haben mit einem Verhältnis von 3,5:1 ein mehrfach höheres Suizidrisiko als Frauen.

Depressionen

Übersicht 59: Schlüsselfragen zur Erkennung von depressiven Syndromen (nach I. Füsgen, J. D. Summa)

1. Können Sie sich freuen?
2. Wie steht es mit Ihren Interessen? Änderung? Seit wann?
3. Wie denken Sie über Ihre Zukunft? Pläne? Sorgen?
4. Fühlen Sie sich müde, schwunglos? Tagesschwankungen („Morgentief")?
5. Neigen Sie in letzter Zeit vermehrt zum Grübeln? Worüber?
6. Plagt Sie das Gefühl, das Leben sei sinnlos geworden?
7. Wie steht es mit dem Schlaf? (Ein- und Durchschlafstörungen, Früherwachen?) Appetit? Gewichtsverlust?
8. Haben Sie daran gedacht, dass das Leben eine zu große Last ist? Konkret etwas unternommen?

Angst

Angst ist ein häufiges Symptom bei älteren Menschen. Die Ängste haben häufig folgende Gründe:
- Angst vor Krankheit, Hilflosigkeit und Abhängigkeit,
- Angst vor Armut,
- Angst, Opfer eine Verbrechens zu werden,
- Angst, dass nahen Angehörigen etwas zustoßen könnte,
- Angst vor geistigem Leistungsabbau.

Therapie der Altersdepression

Auch hier spielt das einfühlende Gespräch eine wichtige Rolle, manchmal ist eine Psychotherapie erforderlich. Nicht immer werden Medikamente (Benzodiazepine, Antidepressiva, Neuroleptika) zu vermeiden sein. Bei den Benzodiazepinen ist die deutliche Neigung zur Abhängigkeit zu beachten.

19.3 Allgemeine Hinweise für den Umgang mit älteren Patienten

Merke: Das Hauptziel der Betreuung und Pflege in der Geriatrie ist die Erhaltung oder Wiederherstellung der Eigenständigkeit des alten Menschen.

Generell gilt in der Geriatrie:
- Nicht jedes Symptom ist im Alter automatisch therapiebedürftig. Andererseits sind die über 65-Jährigen heute zu 50 % am Arzneimittelverbrauch beteiligt.
- Medikamentenbehandlung ist im Alter mit einer erhöhten Nebenwirkungsrate verbunden.
- Bei alten Menschen sollten eingefahrene Lebensgewohnheiten, selbst wenn sie medizinisch nicht ganz unbedenklich erscheinen, möglichst wenig berührt werden.

- Ein strukturierter Tagesablauf ist für den alten Menschen sehr wichtig.
- Der alte Mensch blickt auf eine in sich weitgehend abgeschlossene Lebensgeschichte zurück. Die Kenntnis dieser Lebensgeschichte ist für den Arzt und die Pflegekraft von sehr großer Bedeutung, weil sie einen Schlüssel zum Verständnis der Denk- und Verhaltensweisen des alten Patienten darstellt.
- Nicht selten sind Beschwerden und Krankheiten im Alter gleichzeitig auch ein Ruf nach sozialen Kontakten. Manchmal sind Arzt und Pflegepersonal der einzige soziale Kontakt des alten Menschen. In diesen Fällen ist menschliche Zuwendung mit Sicherheit wichtiger als umfangreiche Diagnostik ohne praktische Konsequenzen und medikamentöse Therapie.

Nicht selten wird das Verhalten alter Menschen von altersspezifischen Ängsten geprägt (☞ S. 512): Angst vor chronischer Krankheit, Hilflosigkeit, Ausgeliefertsein, Einsamkeit und dem Sterben. Das Aufdecken solcher Ängste und das behutsame Auf-sie-Eingehen stellen einen wesentlichen Teil der Betreuung älterer Menschen dar.

Altersspezifische Ängste

Es muss versucht werden, alterstypische Kommunikationsbarrieren zu berücksichtigen oder abzubauen: Schwerhörigkeit, Sehbeeinträchtigung, mangelnde Mobilität, gestörte Hautsensibilität und Gedächtnisstörungen. Sie erschweren es dem alten Patienten, sich die Namen der Ärzte und Pflegekräfte zu merken und sich zu orientieren. Die geduldige Berücksichtigung dieser Hinweise ist eine wesentliche Voraussetzung für die Herstellung eines funktionsfähigen Kontaktes.

Alterstypische Kommunikationsbarrieren

Feste Bezugspersonen, insbesondere im Krankenhausalltag oder im Pflegeheim, sind für den alten Menschen von besonderer Bedeutung. Daher ist es besonders wichtig, dass er Gelegenheit bekommt, sich die Namen seiner Betreuer zu merken.

Bedeutung fester Bezugspersonen

Es gibt typische Fallgruben in der Diagnostik und Betreuung alter Menschen. Dazu zählt das Verkennen, dass Krankheit im Alter besonders häufig Maske, Mittel oder Signal zum Verdecken von Einsamkeit, Überspielen von Prestigeverlusten oder Erzwingen von Zuwendungen ist. Hinter „organisch" wirkenden dementen Störungen können sich andere Ursachen wie depressive Verstimmungszustände, Medikamenten- und Alkoholabusus verbergen.

Im Gespräch und Umgang mit alten Menschen müssen leider sehr häufig vorkommende Fehlverhaltensweisen vermieden werden:
- Entmündigungsstrategien, die sich in Herablassung und infantilisierenden Redewendungen äußern. Sie verstärken das Gefühl der Hilflosigkeit und Unselbstständigkeit. Die Anrede mit „Opa" und „Oma" ist typisch für diesen Gesprächsstil.

Fehlverhaltensweisen im Umgang mit alten Menschen

- Verharmlosung und Bagatellisierung: Dazu zählen beliebte Redewendungen, wie „... Das ist halb so schlimm ...", „... Das kriegt fast jeder ältere Mensch ..." usw.
- Formulierungen, die dem alten Menschen seine Gedächtnis- und Merkfähigkeitsprobleme vor Augen führen: „... Das haben Sie mir vorhin schon ein paar mal erzählt..." oder ... „Sie müssen sich doch noch erinnern, ob Sie die Tabletten eingenommen haben oder nicht ...".
- pädagogische Zurechtweisungen wie z. B. „Alte Leute weinen nicht".

Übersicht 60: Grundlagen im Umgang mit geriatrischen Patienten

1. Grenzen erkennen und respektieren!
2. Alterstypische Kommunikationsbarrieren berücksichtigen und, falls möglich, abbauen!
3. Auf Fallgruben achten:
   - Krankheit als Signal, Mittel oder Maske,
   - Depressionen, Medikamenten- oder Alkoholabusus.
4. Lebensgeschichte berücksichtigen!
5. Typische Kommunikationsfehler vermeiden:
   - Verharmlosung und Bagatellisierung,
   - Entmündigungsstrategien,
   - Belehrungen.
6. Feste Bezugspersonen in den Therapieplan einbeziehen!
7. Anstoß zu aktiver Lebensgestaltung statt totaler Versorgung.
8. Strukturierter Tagesablauf ist wichtig!
9. Berücksichtigen: Arzt und/oder Pflegekraft sind oft der wichtigste soziale Kontakt.
10. Mehr Zuwendung und weniger belastende Diagnostik und Medikamente.

Bedeutung der Selbstverantwortung

Ferner hat sich gezeigt, dass **Unterforderung** wahrscheinlich eine weit unterschätzte Ursache von Befindensstörungen und Krankheiten im Alter ist. Ein gewisses Maß an Selbstverantwortung in der Bewältigung des Alltags erhält nicht nur die Lebensfreude, sondern auch das Leben des alten Menschen. Wahrscheinlich wirkt eine ausgewogene Mischung aus Forderungen und Hilfestellungen durch Ärzte und Pflegepersonal bei der Behandlung alter Menschen für den Krankheitsverlauf am günstigsten. Gerade der alte Mensch benötigt Bewunderung, Stärkung, Zuwendung, aber auch die Programmierung von Erfolgserlebnissen. Sicherlich ist für den alten Menschen kaum etwas schädlicher als die relativ häufig anzutreffende „verordnete Hilflosigkeit". In ☞ Übersicht 60 sind die Grundlagen des Umgangs mit geriatrischen Patienten zusammengefasst.

> **Übersicht 61:** Pflegeziele in der Geriatrie
>
>
>
> Hauptziel: Erhaltung oder Wiederherstellung der Eigenständigkeit
> - Kommunikationsbarrieren reduzieren:
>   richtige Brille, ausreichende Beleuchtung, Hörgeräte überprüfen und anpassen lassen, richtiger Umgang bei Demenz.
> - Körperhygiene:
>   Selbstständigkeit anstreben, trockene Altershaut berücksichtigen.
> - Immobilität vorbeugen, zu adäquater Bewegung anregen.
> - Richtige Ernährung: vitaminreiche, fettarme, eiweißreiche Mischkost.
> - Trinkmenge individuell gestalten:
>   heute besteht eher die Neigung zu überhöhten Trinkmengen („alte Leute sollen viel trinken"),
>   herzinsuffiziente Patienten trinken häufig zu viel
>   inkontinente Patienten neigen dazu, zu wenig zu trinken.
> - Orientierung erleichtern:
>   Namensschilder der Mitarbeiter, (eigene) Uhr, Kalender, persönliche Gegenstände belassen, strukturierter Tagesablauf.
> - Gezielte Bewegungstherapie je nach Ursache (M. Parkinson, Arthrosen, Apoplexie).
> - Zwischenmenschlichen Umgang optimieren:
>   Geduld,
>   aktives Zuhören,
>   Offensein für persönliche Probleme,
>   warmherzige Zuwendung,
>   vernünftige Hoffnungen wecken.

19.4 Medikamentöse Therapie im Alter

Nootropica sind Arzneimittel, denen eine günstige Beeinflussung von Hirnfunktionen (Aktivierung, Anhebung der Vigilanz) zugeschrieben wird. Ihre Wirkung im Einzelfall ist schwer vorherzusagen. Zu ihnen zählen die Kalziumantagonisten Flunarizin (Sibelium®) und Nimodipin (Nimotop®), Gingko-biloba-Extrakte (Tebonin®), Piracetam (Nootrop®, Normabrain®) u. v. a.

Nootropica

Zu Behandlung der Alzheimer Demenz werden so genannte Cholinesterasehemmer wie Donepezil (Aricept®) oder Rivastigim (Exelon®) eingesetzt, die den Krankheitsverlauf um ca. 40–50 Wochen verzögern können.

Bei chronischer **Aggressivität** und psychotischen Symptomen haben sich so genannte atypische Neuroleptika wie z. B. Risperadon (Risperidal®) bewährt.

Atypische Neuroleptika

Antidepressiva Zur medikamentösen Behandlung der Depressionen eignen sich vor allem Serotonin-Wiederaufnahme-Hemmer wie z. B. Citalopram (Cipramil®), Fluoxetin (Fluctin®) oder Paroxetin (Serotax®). Auch für das Johanniskraut (Hypericum) wurde für leicht bis mittelgradige Depressionen ein antidepressiver Effekt nachgewiesen.

Die Behandlung ist meist über viele Monate erforderlich (Einmaldosierung anstreben). Daneben sind stützende Maßnahmen, Gespräche, auch Familiengespräche notwendig. Wichtig ist auch, dem Patienten zu vermitteln, dass es sich auch bei der Depression um eine Erkrankung handelt, die behandelbar ist und nichts mit Versagen zu tun hat.

20 Vitaminmangelkrankheiten und Hypervitaminosen

20.1 Vitaminmangelkrankheiten

Vitaminmangelkrankheiten (Hypovitaminosen) spielen in sog. Wohlstandsländern keine große Rolle.

Vorkommen und Bedeutung

Primäre Mangelzustände können durch eine qualitativ und quantitativ unzureichende Ernährung auftreten, besonders wenn es sich um Lebensphasen mit gesteigertem Vitaminbedarf handelt (Kindheit, Schwangerschaft). Lang dauernde einseitige Ernährung alter Menschen kann ebenfalls zu Vitaminmangelzuständen führen.

Primäre Mangelzustände

Ein sekundärer Mangelzustand an Vitaminen tritt auf, wenn bei normalem Angebot die Resorption unzureichend ist. Typische Beispiele hierfür sind Anämien durch Vitamin-B_{12}-Mangel oder Gerinnungsstörungen durch Vitamin-K-Mangel.

Sekundäre Mangelzustände

Praktisch alle Vitamine können substituiert werden, was in der Regel zu einer weitgehenden Beseitigung der vitaminmangelbedingten Krankheitserscheinungen führt.

Therapie

20.1.1 Vitamin-A-Mangel

Vitamin A ist vor allem in Leber, Eigelb, Butter und grünem Blattgemüse enthalten. Es ist für die Lichtempfindlichkeit der Netzhaut von Bedeutung und übt eine Epithelschutzfunktion aus.

Vitamin A (Retinol)

Mangelerscheinungen äußern sich in **Nachtblindheit** und Veränderungen der Binde- und Hornhaut der Augen. Die therapeutische Tagesdosis beträgt 25.000–50.000 IE.

20.1.2 Vitamin-D-Mangel

Es gibt mindestens zehn Verbindungen mit Vitamin-D-Wirkung. Am wichtigsten sind Vitamin D_2 und D_3. Letzteres entsteht unter Einwirkung von Sonnen- und UV-Strahlen in der Haut. Die D-Vitamine sind besonders in Leber, Eigelb und Butter enthalten.

Vitamin D (Calciferol)

Ursachen eines Vitamin-D-Mangels sind verminderte Zufuhr, Mangel an UV-Licht oder lang dauernde Glukokortikoidtherapie.

Bei Säuglingen und Kindern führt Vitamin-D-Mangel zur **Rachitis,** im Erwachsenenalter zu **Osteomalazie.** Die Tagesdosis zur Behandlung der Osteomalazie des Erwachsenen ist individuell sehr unterschiedlich.

20.1.3 Vitamin-K-Mangel

Vitamin K | Vitamin K wird zum Teil mit der Nahrung (Blattgemüse, Schweineleber) aufgenommen, zum größten Teil jedoch im Darm durch Bakterien synthetisiert. Daher können Antibiotika, die die Darmflora beeinträchtigen, ebenso zu Vitamin-K-Mangel führen wie das Malabsorptionssyndrom. Beim Verschlussikterus bewirkt das Fehlen von Gallensäuren eine mangelhafte Vitamin-K-Resorption. Da Vitamin K zur Bildung der Gerinnungsfaktoren II, VII, IX und X notwendig ist, führt ein Mangel an Vitamin K zu **Blutgerinnungsstörungen.** Andererseits macht man sich die Anti-K-Vitamin-Wirkung der Cumarine (z. B. Marcumar®) therapeutisch bei der Antikoagulanzientherapie zunutze.

20.1.4 Vitamin-B$_{12}$-/Folsäure-Mangel

Vitamin B$_{12}$ (Cobalamin) | Vitamin B$_{12}$ ist vor allem in Leber und Fleisch (Rind, Schwein) sowie in Eiern und Milch enthalten. Es ist zur Reifung der roten Blutkörperchen und für den Nervenstoffwechsel unerlässlich. Die Folsäure, die in Blattgemüse, Früchten und Leber enthalten ist, spielt für die Erythrozytenreifung ebenfalls eine Rolle.

Folsäure

Die klassische Vitamin-B$_{12}$-Mangelkrankheit, gekennzeichnet durch eine megaloblastäre Anämie und Nervenschäden, ist die sog. **Perniziosa** (☞ Kap. 3.3.1.4).

Vitamin B$_1$, B$_2$, B$_6$ | Mangelzustände an anderen B-Vitaminen (B$_1$, B$_2$, B$_6$), die für den Stoffwechsel des zentralen und peripheren Nervensystems, des Myokards und der Haut eine Rolle spielen, sind in unseren Breiten selten. Die größte Bedeutung haben Vitamin-B-Mangelzustände bei Alkoholikern, bei denen sie zu Nervenschädigungen (Polyneuropathien) und zur sog. Alkohol-Kardiomyopathie führen können.

20.1.5 Vitamin-C-Mangel

Vitamin C (Ascorbinsäure) | Vitamin C kommt vor allem in Zitrusfrüchten, Tomaten, Kartoffeln und Kohl vor. Es ist wichtig für den Knochenstoffwechsel, die Blutgefäße und die Wundheilung.

Der Vitamin-C-Mangel hat als klassische Seefahrerkrankheit früherer Jahrhunderte nur noch historische Bedeutung. Der „Skorbut" (früher „Scharbock") ging mit Zahnfleischveränderungen, Zahnausfall, Hautblutungen und Wundheilungsstörungen einher.

20.2 Hypervitaminosen

Erkrankungen, die aufgrund einer zu hohen Vitaminzufuhr entstehen, sind nur durch fettlösliche Vitamine (A, D, E, K) möglich, da diese im Körper gespeichert werden können.
Zu hohe Vitamindosen können schwer wiegende Komplikationen hervorrufen (Hypervitaminosen). So bewirkt eine Überdosierung von Vitamin A Hautveränderungen, Haarausfall und Leber-Milz-Vergrößerungen. Eine D-Hypervitaminose äußert sich in ähnlichen Symptomen wie ein Hyperparathyreoidismus mit Hyperkalzämie, Kalkablagerungen in Nieren und Blutgefäßen sowie Nierenfunktionsstörungen.

21 Vergiftungen

21.1 Häufigkeit und Vorkommen

Häufigkeit und Vorkommen

In Deutschland werden jährlich mehr als 100 000 Vergiftungen (Intoxikationen) bekannt. Bei 80 % der Patienten handelt es sich um **Suizidversuche**; täglich sterben mehr als ein Dutzend Menschen in suizidaler Absicht durch Gift. Auf einen klinisch beobachteten Suizid-Todesfall durch Intoxikation kommen mindestens zwanzig Selbstmordversuche. Vergiftungen in suizidaler Absicht werden häufiger von Frauen als von Männern unternommen. Die Zahl der Vergiftungen hat in den letzten Jahren deutlich zugenommen. Intoxikationen machen je nach Größe oder Ausrüstung der jeweiligen Kliniken 5–10 % des Patientenguts aus.

Nur 20 % der Intoxikationen ereignen sich **akzidentell** (zufällig). Hier sind vor allem Kinder zwischen 1-3 Jahren betroffen. Gewerbliche Vergiftungen werden hingegen aufgrund der effektiven Schutzmaßnahmen am Arbeitsplatz seltener.

Merke: An der Spitze aller Vergiftungen stehen heute Intoxikationen mit Schlafmitteln und Psychopharmaka, oft in Kombination mit gleichzeitigem Alkoholgenuss. Danach folgen Vergiftungen mit Alkohol, Drogen, Pflanzenschutzmitteln, Kohlenmonoxid (CO), Säuren und Laugen sowie saisonal gehäuft auftretenden Pilzvergiftungen.

Motive für Intoxikationen in suizidaler Absicht

Als Motive für Intoxikationen in suizidaler Absicht kommen infrage: Depressionen, Rauschgift- und Arzneimittelsucht, Neurosen, gestörte zwischenmenschliche Beziehungen wie Liebeskummer, Eheprobleme und Vereinsamung sowie das Versagen oder Frustration in Beruf und Schule, Kurzschlusshandlungen und demonstrative Reaktionen.

In den USA wird Suizidologie bereits als Spezialfach gelehrt, was die enorme sozialmedizinische Bedeutung des Selbstmordproblems in hochzivilisierten Ländern unterstreicht.

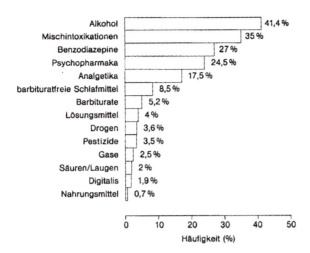

Abb. 122: Häufigkeit verschiedener Noxen bei akuten Intoxikationen in einer Universitätsklinik (mod. nach S. Fürst u. W. Habscheid, 1993)

21.2 Giftaufnahme und Entgiftung

21.2.1 Giftaufnahme

Gifte können auf fünf Wegen in den Organismus gelangen:
- peroral (ca. 80%),
- perkutan (durch Eindringen in Haut),
- über die Augen,
- über die Lungen,
- durch Injektion.

21.2.2 Entgiftung

Die Entgiftung hängt entscheidend von der Art der Giftaufnahme ab.

21.2.2.1 Perorale Giftaufnahme

Es muss versucht werden, **schnellstmöglich** eine **Entleerung des Magens** zu erzielen, um die weitere Giftresorption zu verhindern.

Bei noch nicht Bewusstlosen versucht man, das Erbrechen durch Reizen der Rachenhinterwand, Trinken von heißer Kochsalzlösung (3 Teelöffel Salz auf 1 Glas Wasser) oder Injektion eines Brechmittels (0,01 g Apomorphin subkutan) zu induzieren.

Induziertes Erbrechen

> **Merke:** Erbrechen darf jedoch nicht nach Einnahme organischer Lösungsmittel, Tensiden oder ätzender Substanzen provoziert werden. Bei Kindern wird das Erbrechen durch die Gabe von Sirup ipecacuanhae herbeigeführt, die Verabreichung von Salzwasser ist kontraindiziert!

Magenspülung

Die sicherste Methode zur Eliminierung des Giftes aus dem Magen ist die Magenspülung. Vor Beginn sollten gegebenenfalls Zahnprothesen entfernt werden. Die Magenspülung wird in Seitenlage und leichter Beckenhochlagerung durchgeführt, indem man durch einen 18 mm dicken Magenschlauch mit abgerundeten Enden, Seitenlöchern und integriertem Trichter so lange mit jeweils 200–300 ml Wasser spült, bis die Spülflüssigkeit klar ist. Die Mindestspülmenge beträgt 10 l, die maximale Spülmenge 60 l. Der zuerst ausgespülte Mageninhalt wird zur chemischen Analyse aufbewahrt.

Aktivkohle

Abschließend werden 30–50 g Aktivkohle, die ein ausgezeichnetes Bindemittel für Gifte darstellt, und 2–3 Esslöffel Glaubersalz (Natriumsulfat) als Abführmittel in den Magen eingebracht. Bei tiefer Bewusstlosigkeit oder fehlendem Würgereflex muss der Patient vor der Spülung intubiert werden. Die häufigste **Komplikation** der Magenspülung ist die **Aspiration.**

Kontraindikationen

Die Magenspülung ist kontraindiziert bei Vergiftungen mit Schaumbildnern, bevor nicht sab® simplex gegeben wurde, ferner bei stärkerer Verätzung der Mund- und Speiseröhrenschleimhaut.

Peroral verabreichte Mannit- oder Sorbitlösungen bewirken ebenfalls kräftige Stuhlentleerungen. Bei schweren Intoxikationen mit Magenatonie (Magenlähmung) ist eine Magenspülung auch noch nach Tagen sinnvoll.

Forcierte Diurese

Eine gesteigerte Giftausscheidung über die Niere kann bei intakter Nierenfunktion durch eine sog. forcierte Diurese erreicht werden. Durch entsprechende Infusionen – z. B. Elektrolyte, Glucose, Mannit –, unterstützt durch ein Diuretikum (z. B. Lasix®), wird eine Urinausscheidung von 15–20 Litern pro Tag erzielt. Eine Alkalisierung des Urins mit einem pH-Wert von 7,5 durch Natriumbikarbonat-Infusionen steigert bei Barbituratvergiftungen zusätzlich die Giftausscheidung über die Nieren. Die forcierte Diurese mit 12 Litern Urinausscheidung und mehr pro Tag sollte jedoch nur bei Giften, die in großer Menge über die Nieren ausgeschieden werden, eingesetzt werden. Dies gilt insbesondere für mittellang und lang wirkende Barbiturate, ferner für Meprobamat (Miltaun®) und Alival®, d. h. für höchstens 5 % aller Intoxikationen.

Halbforcierte Diurese

In den meisten Fällen genügt eine forcierte Diurese mit einer Infusionsmenge von ca. 6 Litern pro Stunde, wobei die Infusionstherapie eher der Stabilisierung des Wasser- und Elektrolythaushaltes als der Giftelimination dient (sog. halbforcierte Diurese).

Indikationen zur forcierten Diurese

Indikationen zur forcierten Diurese:
- Barbital
- Phenobarbital
- Lithium
- Meprobamat
- Hämo- und Rhabdomyolyse bei noch erhaltener Nierenfunktion.

Indikationen zur Hämodialyse:
- Salicylate
- Arsen
- Kalzium
- Carbamazepin
- Äthanol
- Lithium
- Quecksilber
- Paraldehyd
- Chinin
- Thallium.

> **Merke:** Bei schweren Vergiftungen kann die Hämodialyse wesentlich zur Giftelimination aus dem Blut beitragen. Die Dialysierbarkeit der einzelnen Gifte ist jedoch sehr unterschiedlich. So ist beispielsweise der Einsatz der Dialyse bei einer Luminalintoxikation sinnvoll, nicht hingegen bei Diazepam- oder Digoxinvergiftungen.

Bei der Hämoperfusion wird das Blut des Patienten über beschichtete Aktivkohle oder Kunstharzsäulen geleitet, die durch ihre große aktive Oberfläche Gifte in relativ großen Mengen an sich binden. Damit können u. U. nicht oder nur sehr schlecht dialysable Gifte rasch eliminiert werden – z. B. mittellang wirkende Barbiturate und Paraquat. Der apparative Aufwand ist jedoch groß, und es muss eine Antikoagulazion durchgeführt werden. Die Hämoperfusion eignet sich in erster Linie zur Elimination von Hypnotika, Insektiziden und Herbiziden. Als Komplikationen können auftreten: Thrombozytopenie, Gerinnungsstörungen, Thrombosierungen, Blutungen und Hypotonie.

Bei Verdacht auf Vergiftungen mit fettlöslichen Substanzen (z. B. Benzin, Benzol, Petroleum, Terpentinöl, Reinigungsmittel, Fleckenwasser, Möbelpolituren, Trichloräthylen etc.) dürfen Milch, Öl oder Rizinusöl nicht verabreicht werden, da sie die Giftaufnahme beschleunigen würden. In diesen Fällen kann das Trinkenlassen von reinem Paraffinöl (200 ml bei Erwachsenen, 10 ml pro Lebensjahr bei Kindern) lebensrettend wirken, da sich im Paraffinöl die genannten Gifte lösen, Paraffinöl selbst aber nicht resorbiert wird.

> **Merke:** Bewusstlosen dürfen keinerlei Flüssigkeiten eingeflößt werden, da durch den gestörten Husten- und Schluckreflex die Gefahr der Aspiration mit nachfolgender Aspirationspneumonie besteht.

21.2.2.2 Perkutane Giftaufnahme

Fettlösliche Gifte und Alkylphosphate können über benetzte Hautstellen resorbiert werden. Die betroffenen Hautpartien müssen mit Seife und warmem Wasser gereinigt, kontaminierte Kleidungsstücke müssen entfernt werden.

21.2.2.3 Augen

Gifte, die ins Auge gelangt sind, versucht man durch mehrminütiges Spülen des Auges und der Bindehäute mit fließendem Wasser zu entfernen.

21.2.2.4 Inhalation von Giften

In Betracht kommen vor allem Vergiftungen durch Kohlenmonoxid, Reizgase, Rauch, Benzin, Petroleum, Chlor, Nitrosegase u. a. Der Patient muss sofort aus der Gefahrenzone entfernt und evtl. künstlich beatmet werden.

21.2.2.5 Injektionen

Intoxikationen durch Injektionen sind selten. Meist handelt es sich um Überdosierungen bei Drogenabhängigen oder Selbstmordversuche von Ärzten bzw. medizinischem Assistenzpersonal (z. B. Suizidversuch durch i.v.-Injektion von Insulin). Bei intramuskulären oder subkutanen Injektionen ist das sofortige Abbinden der Gliedmaße zentralwärts der Einstichstelle wichtig.

21.2.3 Giftinformationszentralen

Giftinformationszentralen mit 24-Stundendienst, die meist über die Universitäten oder Städtischen Kliniken erreichbar sind, existieren in folgenden Städten Deutschlands: Berlin, Bonn, Braunschweig, Bremen, Erfurt, Freiburg, Göttingen, Hamburg, Homburg/Saar, Kiel, Ludwigshafen, Mainz, München und Nürnberg. Die Anschriften und Telefonnummern sind in der jeweils aktuellen „Roten Liste" aufgeführt.

Merke: Generell gilt für das Vorgehen bei Vergiftungen die 5-Finger-Regel:
- Giftentfernung,
- Antidotgabe (sofern verfügbar),
- Elementarhilfe (Sicherung der Vitalfunktionen),
- Transport,
- Asservierung/Giftnachweis.

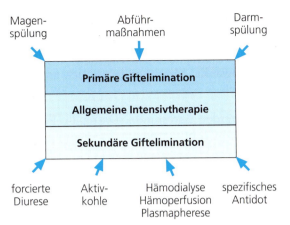

Abb. 123: Therapie bei Vergiftungen (mod. nach Schuster)

21.3 Klinik der Vergiftungen

> **Merke:** Bei jedem unklaren Koma muss an eine Vergiftung gedacht werden.

Viele Intoxikationen führen zu keiner typischen klinischen Symptomatik. Sie können aber verschleiert unter verschiedenen Krankheitsbildern wie Spasmen, Ikterus, Urämie und Lungenödem verlaufen und dann verkannt werden.

Folgende Symptome können als Hinweis auf spezifische Vergiftungen gelten:
- rosige Gesichtsfarbe → Kohlenmonoxid, Zyankali
- Zyanose → Atemlähmung durch Schlafmittel oder Opiate
- Gesichtsröte → Atropin
- enge Pupillen → Opiate und Alkylphosphate
- weite Pupillen → Atropin
- Knoblauchgeruch → Alkylphosphate
- Bittermandelgeruch → Blausäure
- Verschorfung der Mundschleimhaut → Säuren und Laugen
- Bluterbrechen → Antikoagulanzien, Säuren oder Laugen
- Krämpfe → Kohlenmonoxid, Alkylphosphat
- schwarzer Urin → Hämolyse, z. B. durch Benzol oder Saponine.

Symptome spezifischer Intoxikationen

21.3.1 Schlafmittel- und Psychopharmakavergiftung

Häufigkeit Schlafmittel- und Psychopharmakavergiftungen stehen an der Spitze aller Vergiftungsfälle. Meist handelt es sich um Suizidversuche jüngerer Menschen.

Verwendete Substanzen Am häufigsten werden Barbiturate, Diazepam (Valium®), Chlordiazepoxid (Librium®), Bromazepam (Lexotanil®) und Antidepressiva (z. B. Tofranil®, Limbatril® und Tryptizol®) eingenommen.

Klinisches Bild Gefährliche Vergiftungserscheinungen treten im Allgemeinen bei der 10–15fachen Normdosis auf.
Typische Symptome gibt es bei Schlafmittel- und Psychopharmakavergiftungen nicht. Wichtig ist das Erkennen des jeweiligen Schweregrades der Intoxikation. Patienten mit einer Atemlähmung müssen unbedingt in einer größeren, entsprechend ausgerüsteten Klinik behandelt werden.
Typisch sind Druckstellen oder Blasenbildungen an den Fersen, Knöcheln, Knien und Schultern bei Schlafmittelintoxikationen. Patienten mit schweren Schlafmittelvergiftungen, insbesondere wenn sie längere Zeit im Freien gelegen haben, sind häufig unterkühlt.

Therapie und Pflege   Therapeutisch relevant sind:
- Magenspülung mit evtl. zuvor durchgeführter Intubation, Gabe von Laxantien.
- Freihalten der Luftwege, ggf. steriles Absaugen, Entfernung von Zahnprothesen.
Bei Ateminsuffizienz und bei Schocklunge muss intubiert und künstlich beatmet werden.
- Häufiger Lagewechsel zur Dekubitusprophylaxe.
- Reichlich parenterale Flüssigkeitszufuhr bzw. Diurese. Bilanzierung der Ein- und Ausfuhr.
- Engmaschige Überwachung der Vitalzeichen.
- Schockbehandlung (☞ Kap. 2.3.1.3).
- Lippen- und Augenpflege: Einfetten der Lippen; bei offenen Augen Deckverband anlegen, um Hornhautschäden zu vermeiden.

Es kann versucht werden, die zentral dämpfende Wirkung von Benzodiazepinen durch i.v.-Injektion von Flumazenil (Anexate®) aufzuheben.

Prognose Die Prognose ist im Allgemeinen gut. Hohe Dosen, fortgeschrittenes Lebensalter und später Behandlungsbeginn verschlechtern die Situation. Die Letalität beträgt im Durchschnitt 2 %. Daher stellt der Selbstmordversuch mit Schlaf- oder Beruhigungsmitteln, wie S. Moeschlin als führender Vergiftungsspezialist einmal gesagt hat, „... wohl die angenehmste, zugleich aber auch die unsicherste Art dar, aus dem Leben zu scheiden."

21.3.2 Kohlenmonoxidvergiftung

Kohlenmonoxid (CO)-Vergiftungen sind generell selten geworden. — Häufigkeit

Meist handelt es sich um Selbstmordversuche mit Leuchtgas, das etwa 8 % CO enthält, oder mit Auspuffgasen, die 4–7 % CO enthalten – z. B. durch Laufenlassen des Motors bei geschlossener Garage. Die Rauchvergiftung bei Bränden ist im Wesentlichen ebenfalls eine CO-Vergiftung. — Giftquellen

Die chemische Bindungsfähigkeit (**Affinität**) **von CO an Hämoglobin** ist etwa 300fach größer als die des Sauerstoffs. So genügen bereits 0,1 % CO in der Einatmungsluft, damit die Hälfte des Hämoglobins der roten Blutkörperchen sich mit Kohlenmonoxid (CO-Hb) anstatt mit Sauerstoff verbindet. Gleichzeitig erschwert Kohlenmonoxid die Sauerstoffabgabe des Blutes an die Gewebe. Seine Giftwirkung beruht also im Wesentlichen in der Auslösung eines schweren, allgemeinen Sauerstoffmangelzustandes (Hypoxie) des Organismus. — Wirkungsmechanismus

Zu Beginn bestehen Kopfschmerzen, Atemnot, Tachykardie, Übelkeit, eine – oft verhängnisvolle – Muskelschwäche, Erregungszustände und rauschähnliche Symptome. Nach diesem **Erregungsstadium** folgt das **Lähmungsstadium** mit tiefem Koma, hellroter (kirschroter) Gesichtsfarbe, Krämpfen, wechselnder Pupillenweite und schließlich tödlichem Atemversagen. — Klinisches Bild

Laboruntersuchungen zeigen häufig eine Leukozytose sowie eine Hyperglykämie und Glukosurie. — Laborwerte

Die Diagnose lässt sich aufgrund der Fremdanamnese meist leicht stellen. Mit sog. Gasspürgeräten (Drägersches Gasspürgerät) kann CO in der Ausatmungsluft festgestellt werden, mittels Spektroskopie der CO-Gehalt im Blut. Im Rahmen dieses Verfahrens wird venöses Blut unter Luftabschluss abgenommen. — Diagnose

Die Therapie umfasst: — Therapie
- Sofortige Entfernung des Vergifteten aus dem CO-haltigen Milieu. Dabei muss jedes offene Licht und jede Funkenbildung wegen erheblicher Explosionsgefahr vermieden werden (Rauchen, Feuerzeug, Betätigung von Lichtschaltern, Abheben von Telefonhörern).
- Überdruckbeatmung mittels Respirator mit reinem Sauerstoff.
- Bei Azidose Natriumbikarbonat i.V., bei Hirnödem hypertone Lösungen (z. B. 20 % Mannitlösung) und Kortikoide (Dexamethason, Fortecortin®).
- Bei CO-Hb-Werten über 60 % ist die Beatmung in einer Überdruckkammer mit 2–3 Atmosphären Überdruck (sog. hyperbare Oxygenation) für 1–3 Stunden indiziert.

21.3.3 Alkoholvergiftung

Bedeutung und Häufigkeit — Ob man Äthylalkohol als Gift bezeichnet, ist eine Frage der jeweiligen Dosis und der Lebensanschauung. Wahrscheinlich sind Schwips und Rausch die häufigsten akuten Vergiftungen von allerdings in der Regel höchst kurzfristigem Krankheitswert.

Zu gefährlichen Alkoholvergiftungen kann es durch unkontrolliertes Trinken von Alkoholika – z. B. im Rahmen einer Wette – kommen oder bei gleichzeitiger Einnahme von Schlafmitteln oder Psychopharmaka. Diese Medikamente verstärken die Wirkung des Alkohols beträchtlich. So sind tödliche Vergiftungen nach dem Konsum einer viertel Flasche Whisky und vier Schlaftabletten beschrieben worden.

Klinisches Bild — Die Symptome der leichten Alkoholvergiftung sind jedem bekannt. Schwere Vergiftungsfälle weisen eine mehr oder minder tiefe Bewusstlosigkeit, eine Rötung des Gesichts und der Bindehäute auf. Später kommt es zu einer Abschwächung der Reflexe und einer Ateminsuffizienz.

Diagnose — Die Diagnose kann meist schon aufgrund des **Geruchs der Atemluft** gestellt werden. Man darf aber nicht übersehen, dass es sich häufig um Doppelvergiftungen handelt – z. B. Suizidversuch mit Schlafmitteln und Alkohol oder Kohlenmonoxid und Alkohol.

Die Blutalkoholspiegel liegen bei leichter Angetrunkenheit um 0,5–1 ‰, bei schweren Intoxikationen zwischen 2,5–3 ‰. Ab 3 ‰ besteht bei nicht an Alkohol gewöhnten Menschen Lebensgefahr, ab 5 ‰ bei Alkoholikern.

Therapie — Während der Resorptionsphase kann durch die Injektion von Apomorphin Erbrechen und dadurch eine teilweise Alkoholelimination induziert werden. Die Magenspülung ist bei stark angetrunkenen Patienten häufig wegen Abwehrreaktionen nicht durchführbar. Das medikamentös provozierte Erbrechen trägt auch etwas zur Beruhigung von aggressiven Patienten bei. Des Weiteren sollte immer sorgfältig auf Verletzungen, insbesondere des Schädels, geachtet werden – Sturz/Schlägerei.

21.3.4 Alkylphosphatvergiftung

Definition: Alkylphosphate sind hochwirksame Phosphorverbindungen, die als Insektenbekämpfungsmittel in der Landwirtschaft und in Gärtnereien verwendet werden. In Deutschland kommen Vergiftungen mit dieser Stoffgruppe am häufigsten mit Parathion (E 605), Demethon-S-Methyl-Sulfoxyd (Metasystox®) und Dimethoat (Roxion®) vor. Die chemische Bezeichnung enthält immer den Wortbestandteil „Phosphor" oder „Phosphat".

Giftquellen

Entweder handelt es sich um Selbstmordversuche oder – v. a. bei Kindern – um unbeabsichtigte Vergiftungen durch offen herumstehende Packungen, Flaschen, Dosen usw. Nur ausnahmsweise handelt es sich um Morde, wie z. B. im Fall CHRISTA LEHMANN, die 1954 drei Menschen mit E 605 tötete.

Wirkungsmechanismen

Alkylphosphate **hemmen die Cholinesterase.** Die Aufgabe der Cholinesterase besteht in der Spaltung des Acetylcholins, das physiologischerweise die Nervenimpulse von einem Nerven auf den anderen oder auf ein Erfolgsorgan überträgt. Die Hemmung der Cholinesterase führt zu einer Anhäufung von Acetylcholin und somit zur **Acetylcholinvergiftung.** Die tödliche Dosis der Alkylphosphate für Erwachsene liegt zwischen 0,3 und 0,4 g.

Klinisches Bild

Leitsymptome der Alkylphosphatvergiftung sind **Miosis** (enge Pupillen), **Krämpfe und Lungenödem.** Ferner bestehen ein gesteigerter Tränen- und Speichelfluss, eine massive Bronchialsekretion, Erbrechen, Schweißausbrüche und Durchfälle. Die Symptome können sich bereits 5–10 Minuten nach der Gifteinnahme entwickeln. Die Cholinesterase im Serum ist stark vermindert (< 200U/l) und kann als Gradmesser der Vergiftungsschwere dienen.

Therapie

Am wichtigsten ist die **sofortige Injektion oder Infusion von Atropin in hohen,** sonst nicht gebräuchlichen **Dosen,** beginnend mit 5 mg intravenös bis zu Tagesdosen von 100 mg und mehr (normale Einzeldosis 0,5 mg).

Erst danach kann Toxogonin injiziert werden. Der Wert einer Substitutionsbehandlung mit menschlicher Serum-Cholinesterase ist fraglich und zudem außerordentlich teuer.
Da es sich um fettlösliche Gifte handelt, ist die Gabe von Rizinusöl kontraindiziert. Massive Magenspülungen und intensives mehrfaches Abführen dienen der Giftelimination. Bei Kontakt mit Körperflüssigkeiten sollten unbedingt Handschuhe getragen werden, da Alkylphosphate durch die Haut aufgenommen werden können. Zusätzlich sind alle übrigen bei Vergiftungen üblichen Maßnahmen anzuwenden.

Prognose

Die Prognose ist **sehr ungünstig.** Ein therapeutischer Erfolg ist nur zu erwarten, wenn die Therapie sofort, d. h. nach wenigen Minuten eingeleitet wird.

21.3.5 Laugenvergiftungen

Vorkommen und Bedeutung

Am häufigsten entstehen Laugenvergiftungen infolge von Verwechslungen unbeschrifteter Flaschen durch Natronlauge (Ätznatron), Kalilauge (Ätzkali), Salmiaklösung und bestimmte Möbelpolituren. Meist sind Kinder betroffen. Es handelt sich um starke Gifte, da bereits 10–15 ml einer 10–15 %igen Lösung tödlich wirken können.

Klinisches Bild — An Mund- und Lippenschleimhaut zeigen sich schmerzhafte, glasige Schwellungen und Verätzungen. Ausgedehnte Verätzungen der Ösophagus- und Magenschleimhaut führen zu schwersten retrosternalen Schmerzen sowie zu Schmerzen in der Magengegend und zur Dysphagie. Durch Perforationen des Ösophagus und des Magens können sich eine Mediastinitis bzw. Peritonitis entwickeln. Schließlich entwickelt sich ein schwerer Schockzustand. Hämolyse und Verbrauchskoagulopathie können hinzutreten.

Prognose — 20 % der Fälle enden tödlich. Durch die Verflüssigung der Gewebsstruktur entsteht eine sog. **Kolliquationsnekrose.** Häufig bleiben ausgedehnte Stenosen des Ösophagus, seltener der Kardia, durch narbige Schrumpfung zurück.

Therapie — ☞ Therapie bei Säurevergiftungen.

21.3.6 Säurevergiftungen

Häufigkeit — Säurevergiftungen entstehen meist durch versehentliche Einnahme von Salz-, Schwefel-, Essig- oder Salpetersäure. Sie sind häufiger und weniger toxisch als Laugenvergiftungen.
Potenzielle Letaldosen verschiedener Säuren sind:
- Salzsäure 33%ig 5–10 ml,
- Schwefelsäure 98%ig 1–5 ml,
- Zitronensäure 5 mg/kg Körpergewicht.

Klinisches Bild — Die Symptome ähneln denen der Laugenvergiftungen. Es entstehen jedoch an der Mund- und Rachenschleimhaut äußerst schmerzhafte Schorfbildungen, die bei Salzsäure weißlich, bei Schwefelsäure schwärzlich und bei Salpetersäure gelblich sind. Auch kann es zum Erbrechen blutig-schwärzlicher Massen kommen. Die Denaturierung von Eiweißen führt zur sog. **Koagulationsnekrose.**

Therapie — Folgende Therapiemaßnahmen sind erforderlich:
- Trinken von mehreren Litern Wasser zur Verdünnung. Die Gabe von Milch, Eiern oder Laugen ist überholt!
- Durch eine vorsichtig vorgenommene Magenspülung lassen sich relativ große Mengen an Säuren bzw. Laugen eliminieren. Bei Säurevergiftungen werden anschließend über die Magensonde Antazida in den Magen instilliert. In sehr schweren Fällen muss wegen der Perforationsgefahr die Indikation zur Magenspülung sorgfältig geprüft werden.
- Schockbekämpfung
- Zur Bekämpfung der Schmerzen sind meist Opiate erforderlich. Lindernd wirkt auch das Trinken einer 0,5%igen Procainlösung (50 ml).
- Die Gabe von Kortikoiden beugt einer Stenosenbildung im Ösophagus vor.
- Eine frühzeitige vorsichtige Gastroskopie kann das Ausmaß der Schädigung objektivieren. Eine später durchgeführte zweite

Ösophagoskopie dient dem Bougieren (Aufdehnen) zur Vermeidung von Stenosen.

21.3.7 Herbizidvergiftung

Bedeutung

Das toxikologisch bedeutsamste Herbizid ist Paraquat, das als Kontaktherbizid eingesetzt wird. Bereits ein bis zwei Schlucke der 20%igen Lösung führen bei 50 % der Betroffenen zum Tode.

Klinisches Bild

An Haut- und Schleimhäuten verursacht Paraquat Verätzungen ähnlich denen einer Laugenverätzung. Bei peroraler Giftaufnahme bestehen Schmerzen im Mund und in der Speiseröhre mit nachfolgenden Ulzerationen. Bei der systemischen Wirkung können zwei Verlaufsformen unterschieden werden:
- Bei Einnahme **hoher Dosen** kommt es innerhalb von 1–3 Tagen zu einem fulminant verlaufenden multiplen Organversagen von Lunge, Herz-Kreislauf-System und Nieren.
- Bei protrahiertem Verlauf nach Einnahme geringer **Mengen** kommt es nach 2–3 Tagen zu einer Niereninsuffizienz mit nachfolgender Beteiligung aller weiteren Organe. Nach ca. einer Woche entwickelt sich eine Fibrosierung der Lungen, die zu einem protrahierten Lungenversagen führt (Paraquatlunge).

Diagnose

Paraquat kann mittels Schnelltest im Magensaft oder Urin nachgewiesen werden.

Therapie

Die primäre **Giftelimination** durch induziertes Erbrechen oder eine Magenspülung muss so rasch wie möglich erfolgen. Zudem werden 30–40g Kohle über die Magensonde in mehrfacher Wiederholung instilliert und eine forcierte Diurese mit hyperosmolaren Lösungen durchgeführt. Auch durch die Gabe von Bentonit oder Fuller-Erde kann das Paraquat gebunden werden. Die Hämoperfusion mit Aktivkohle ist absolut indiziert und sollte so lange durchgeführt werden, bis die Entwicklung einer Lungenfibrose unwahrscheinlich ist. Hohe inspiratorische Sauerstoffpartialdrücke müssen vermieden werden. Eine Therapie ist jedoch nur erfolgversprechend bei Serum-Paraquatspiegeln zwischen 0,5 und 4 mg/l.

21.3.8 Pilzvergiftungen

Am gefährlichsten sind in Mitteleuropa die Knollenblätterpilz- und die Lorchelvergiftung.

Merke: Je später die Vergiftungssymptome nach einer Pilzmahlzeit einsetzen, z. B. erst nach 6–12–24 Stunden, umso gefährlicher ist die vorliegende Vergiftung. Symptome, die nach fünf Stunden oder später auftreten, machen immer eine Klinikeinweisung notwendig.

Ursachen

Häufig beruhen die Symptome, die sich nach dem Genuss von essbaren Pilzen entwickeln, auf sekundär gebildeten Giftstoffen, weil die Pilze zu lange liegen gelassen oder wieder aufgewärmt wurden. Pilze sollten daher innerhalb von 24 Stunden zubereitet und verwertet werden. Die Aufbewahrung in Plastikbeuteln ist zu vermeiden, und Reste von Pilzgerichten sollte man verwerfen.

Übersicht 62: Wichtige Fragen, die zur Diagnostik und zum therapeutischen Vorgehen bei Verdacht auf Pilzvergiftungen aufschlussreiche Informationen liefern

- Fundort?
- Aufbewahrung und Zubereitung der Pilze?
- Latenzphase zwischen Mahlzeit und Auftreten der ersten Symptome?
- Miterkrankung anderer Personen?

21.3.8.1 Knollenblätterpilz- und Lorchelvergiftung

Phalloidessyndrom

Da der Knollenblätterpilz im Lateinischen als Amanita phalloides bezeichnet wird, spricht man auch vom sog. Phalloidessyndrom. Zur Vergiftung kommt es meist durch Verwechslung des Knollenblätterpilzes mit Champignons.

> **Merke:** Champignons wachsen vorzugsweise auf Weiden und Wiesen, Knollenblätterpilze in Laub- und Mischwäldern. Champignons haben an der Hutunterseite rosa bis braune Lamellen, Knollenblätterpilze haben rein weiße Lamellen.

Verlauf und Symptome

Häufig findet man folgenden typischen Verlauf:
- am ersten Tag bestehen keine Symptome,
- am zweiten Tag kommt es zu Leibschmerzen, heftigem, unstillbarem Erbrechen und evtl. zu wässrigen Durchfällen,
- am dritten Tag tritt eine trügerische vorübergehende Besserung ein; ein Anstieg der Serumtransaminasen (SGOT, SGPT) und eine Lebervergrößerung zeigen jedoch bereits die schwere Leberschädigung an,
- zwischen dem vierten und fünften Tag entwickelt sich ein Leberkoma und ein urämisches Koma (hepatorenales Syndrom),
- der Tod tritt meist zwischen dem fünften und siebten Tag ein.

Die Symptome der Lorchelvergiftung ähneln denen der Knollenblätterpilzvergiftung.

Therapie

Die Behandlung besteht in der Zufuhr von Flüssigkeit und Elektrolyten und der Substitution von Gerinnungsfaktoren. Die Gabe von Silibinin und Penicillin hemmt die Giftaufnahme in die Leber, zudem sollte möglichst frühzeitig eine Hämoperfusion durchgeführt werden.

Prognose

Die Prognose ist immer noch **sehr schlecht,** die Letalität beträgt bei Erwachsenen 30 %, bei Kindern liegt die Rate sogar noch höher.

21.3.8.2 Fliegenpilzvergiftungen

Im Rahmen von Fliegenpilzintoxikationen treten die Vergiftungserscheinungen bereits nach 0,5–2 Stunden auf. Zunächst kommt es zu Schweißausbrüchen, Tränen- und Speichelfluss, Erbrechen und Durchfall. Danach können sich **Erregungszustände** mit Tobsuchtsanfällen, Halluzinationen und Verwirrtheit einstellen. Die Symptome klingen – ohne Therapie – meist nach 24 Stunden ab.

Klinisches Bild

Im Bedarfsfall können Brech-, Abführ- und Beruhigungsmittel verabreicht werden.
In Sibirien werden Fliegenpilze aufgrund ihrer halluzinogenen Wirkung als Rauschmittel verwendet.

Therapie

Die Letalität ist mit 2 % geringer als allgemein angenommen.

Prognose

21.3.9 Reizgasvergiftungen

> **Definition:** Unter dem Begriff Reizgase werden Substanzen zusammengefasst, die nach Einatmung zu lokalen Schädigungen des Respirationstrakts führen können. Die am häufigsten vorkommenden Reizgase sind Chlorgas, Nitrosegase, Ammoniakgas, Schwefelwasserstoffgas, Phosgen und Brandgase.

Die klinischen Symptome hängen von der jeweiligen Wasser- bzw. Lipoidlöslichkeit des betreffenden Gases ab. Gut wasserlösliche Reizgase führen frühzeitig zu Irritationen des oberen Respirationstrakts, während die weniger gut wasserlöslichen im mittleren Respirationstrakt und die kaum wasserlöslichen, aber gut lipoidlöslichen Reizgase in den Bronchiolen und Alveolen Schäden erzeugen (☞ Tab. 50).

Klinisches Bild

Gemeinsame Symptome im so genannten Reizstadium sind Reizhusten, retrosternale Schmerzen, Atemnot, Schleimhautreizungen der Augen, Kopfschmerzen, Schwindel, Übelkeit, Brechreiz und Erbrechen. Dann folgt ein symptomfreies Intervall, das je nach Lokalisation der Schädigung Minuten bis Stunden, aber auch bis zu Tagen betragen kann (☞ Tab. 50). Im lungentoxischen Stadium kommt es zu Dyspnoe, zur Zyanose und Tachykardie sowie zum Lungenödem mit schaumigem Sputum.

	oberer Respirationstrakt	mittlerer Respirationstrakt	unterer Respirationstrakt
Ort der Schädigung	Pharynx Larynx Trachea	Bronchien Bronchiolen	Bronchiolen Alveolen
Latenz bis zum Wirkungseintritt	Sofortwirkung	Minuten bis Stunden	Stunden bis Tage

Tab. 50: Symptome der Reizgasvergiftungen (nach Thiess und Ferrara)

Tab. 50: Symptome der Reizgasvergiftungen (nach Thiess und Ferrara) (Fortsetzung)

	oberer Respirationstrakt	mittlerer Respirationstrakt	unterer Respirationstrakt
Symptomatik der Vergiftung	Kratzen im Pharynx, Husten, Glottisödem, inspir. Stridor	Husten, schleimiger Auswurf, Bronchokonstriktion, Bronchospasmus, Bronchopneumonie	Atemnot, Zyanose, Husten, schleimiger Auswurf, Lungenödem
Löslichkeit der Reizgase	Wasserlöslichkeit		Lipoidlöslichkeit
Beispiele von Reizgasen	Ammoniak (NH_3) Chlorwasserstoff (HCl) Formaldehyd (HCHO)	Schwefeldioxid (SO_2) Chlorgas (Cl_2) Isocyanate	Stickstoffdioxid (NO_2) Phosgen ($COCl_2$) Ozon (O_3)

Therapie Da es sich häufig um Intoxikationen mit Reizgasgemischen handelt und auch die Expositionsdauer und Konzentration der eingeatmeten Gase nicht sicher bekannt sind, ist in jedem Fall eine 24-stündige klinische Überwachung mit entsprechendem Monitoring angezeigt. Entscheidend für die Lungenödemprophylaxe ist die Gabe von inhalativen Glukokortikoiden (Pulmicort®) von initial 2–4 Hüben, dann alle zehn Minuten 2 Hübe bis zum Verbrauch des gesamten Dosieraerosols. Entwickelt sich ein akutes Lungenversagen durch ein interstitielles toxisches Lungenödem, so ist die frühzeitige Überdruckbeatmung die Behandlungsmethode der Wahl.

21.3.10 Vergiftungen mit Schaumbildnern

Die orale Einnahme von Schaumbildnern, z. B. Wasch- und Spülmittel oder Weichspüler, führt neben lokalen Schleimhautreizungen auch zum Erbrechen und zu Durchfällen. Die Behandlung besteht in der sofortigen Gabe von fünf Teelöffeln sab simplex® als Antidot. Davor darf aufgrund der Schaumaspirationsgefahr **keine Magenspülung** durchgeführt werden.

21.3.11 Intoxikationen durch Opiate, Kokain und Ecstasy

Häufigkeit Die Gesamtzahl der aktuellen Konsumenten von Cannabis (Haschisch) wurde 1998 in Deutschland auf 2,1 Millionen geschätzt. Regelmäßiger Konsum harter Drogen wird für 250 000–300 000 Personen angenommen, von denen rund 100 000–150 000 einen massiven intravenösen und/oder einen sehr häufigen Konsum betreiben. Im Westen geben ca. 15 % der 18–59-Jährigen an, mindestens einmal im Leben illegale Drogen genommen zu haben, im Osten nur ca. 4 %.

Die Zahl der erstmalig polizeilich erfassten Konsumenten „harter Drogen" (Heroin, Kokain, Amphetamine) ist seit etwa 1988 stark angestiegen. Seit 1991 hat sie sich auf hohem Niveau eingependelt. Nur die Zahl der erfassten Heroinkonsumenten geht seit 1992 deutlich zurück, möglicherweise als Folge der in verschiedenen Großstädten durchgeführten Methadonprogramme. Für 1998 meldete das BKA 1412 Drogentote. Seit 1991 (2125 Tote) ist die Zahl rückläufig. Vergleicht man jedoch die aktuelle Zahl der Drogentoten mit der von 1977 (1501), so lässt sich eine Stagnation auf hohem Niveau feststellen. Im europäischen Vergleich liegt die Sterbequote in Deutschland, bezogen auf die Einwohnerzahl, im Mittelfeld.

Entwicklung des Drogenmissbrauchs

Bei Verdacht auf Drogenmissbrauch sollte immer nach Einstichstellen gesucht werden. Ein rasch durchzuführendes „Drogenscreening" im Urin erlaubt den Nachweis der gängigen Suchtmittel. Das Vergiftungsbild ist bei Morphin, Heroin und synthetischen Morphinabkömmlingen (z. B. Dolantin®, Polamidom®) sehr ähnlich. Praktisch am wichtigsten ist die bei Drogenabhängigen durch Überdosierung oder in suizidaler Absicht auftretende akute Heroinintoxikation – der sog. goldene Schuss.

21.3.11.1 Akute Heroinintoxikation

Leitsymptome sind Koma, flache Atmung und Zyanose als Ausdruck der meist schweren **Atemlähmung.** Die Atemlähmung kann bei Überdosierung schlagartig auftreten (Drogentote, die noch mit der Spritze in der Vene aufgefunden werden). Die Pupillen sind stark verengt, häufig bestehen eine Hypotonie, Bradykardie sowie eine Hypothermie. Gelegentlich kann ein sog. Heroin-Lungenödem auftreten.

Klinisches Bild

Außer durch akute Intoxikationserscheinungen und psychische Dauerschäden sind Drogenabhängige, die sich parenteral Rauschmittel injizieren, aufgrund der Keimeinschleppung in die Blutbahn durch folgende Krankheiten gefährdet:
Hepatitis, Tetanus, Sepsis, Endokarditis (vor allem des rechten Herzens), Thrombophlebitis, Pneumonie, Osteomyelitis, Abszesse und AIDS.

Spätfolgen

Durch die Injektion des **Morphinantagonisten** Naloxon (Narcanti®) lässt sich die Atemlähmung schlagartig aufheben. Danach können sich rasch Entzugssymptome entwickeln. Wegen der sehr kurzen Halbwertszeit des Naloxon sind häufig Mehrfachinjektionen in Einzeldosen von 0,4–0,8 mg erforderlich. In schwersten Fällen, zum Beispiel bei gleichzeitigem Lungenödem, ist eine künstliche Beatmung erforderlich.

Therapie

Der Stufenplan zur Behandlung der chronischen Opiatabhängigkeit sieht folgendermaßen aus:
- Drogenberatung,
- Entgiftung (klinisch 1–4 Wochen),

- psychischer Entzug (6–12 Monate),
- Nachbetreuung.

Die Dauerheilungsziffer liegt relativ niedrig. Das sog. Methadon-Programm hat das Ziel, die Abhängigen zu resozialisieren und die Beschaffungskriminalität zu unterbinden. Die Ergebnisse werden kontrovers bewertet und sind bei uns noch nicht endgültig zu beurteilen.

21.3.11.2 Kokainismus

Kokain ist ein aus den Blättern der Kokapflanze (Erythroxylum coca) gewonnenes Koka-Alkaloid. Die Kokapflanze wächst wild in Peru, Bolivien und Ecuador und wird inzwischen in vielen anderen Ländern kultiviert. Schon den Inkas, welche die Blätter des Kokastrauches kauten, war die euphorisierende und halluzinogene Wirkung der Droge bekannt. Kokain wurde im vorigen Jahrhundert in Form des Salzes Cocainum hydrochloricum als starkes Lokalanästhetikum verwendet. Der „Kokainwelle" der 20er Jahre, vor allem in Künstler- und Intellektuellenkreisen, folgte ab den 60er Jahren eine neue, von den USA ausgehende weltweite Verbreitung.

Suchtpotenzial

Kokain gilt mittlerweile als eines der gefährlichsten und weitestverbreiteten Rauschmittel. Es wird geschnupft, injiziert oder als „Crack" (mit Wasser und Backpulver zu Klümpchen vermengtes Kokain) geraucht. Lange Zeit als Modedroge verharmlost, die nur psychische Abhängigkeit erzeugt, erweist sich Kokain als Rauschgift, das zu tiefgreifenden Störungen der Funktion, später auch zur Verknappung der Neurotransmitter Dopamin, Serotonin und Noradrenalin im Gehirn führt, also auch körperliche Schäden bewirkt. Kokain steigert innerhalb weniger Minuten die körperliche und psychische Leistungsfähigkeit, vermindert Hunger-, Durst- und Müdigkeitsgefühl. Größere Mengen erzeugen Euphorie, Redseligkeit („Gesellschaftsdroge"), Gedankenreichtum und Ideenflucht.

Symptome der akuten Kokainintoxikation

Die akute Intoxikation ist gekennzeichnet durch zentrale Erregung, Pupillenerweiterung, Halluzinationen, Angst, zerebrale Krampfanfälle, Atemnot und schließlich Kreislaufkollaps und Atemlähmung. Das heißt, es kommt zunächst zu einer Stimulierung, dann zur Depression zentralnervöser, zirkulatorischer und respiratorischer Funktionen.

Therapie

Die Behandlung erfolgt symptomatisch durch Kreislaufstützung, eventuell antikonvulsive Therapie, Intubation und künstliche Beatmung.

Chronischer Kokainabusus

Bei chronischem Missbrauch kommt es zu körperlichem Verfall, Schlaflosigkeit, Abmagerung, erhöhter Infektanfälligkeit, Wahnvorstellungen und schizophrenen Psychosen. Folgen des Schnupfens von Kokain sind Zerstörung der Nasenschleimhäute und Verlust des Geruchssinns.

21.3.11.3 Ecstasy-Intoxikationen

„Ecstasy" ist ein Sammelbegriff für verschiedene bewusstseinsverändernde Substanzen mit ähnlichem Wirkungsspektrum. Wichtigster Vertreter ist MDMA (Methylendioxymetamphetamin). MDMA wurde schon 1912 als Appetitzügler patentiert und soll in den 50er Jahren in der US-Army als „Wahrheitsserum" versuchsweise eingesetzt worden sein. Inzwischen ist es zu einem exponentiellen Anstieg des „Ecstasy"-Missbrauchs, vor allem in der Techno- und Raveszene, mit jährlichen Steigerungsraten von mehreren Hundert Prozent gekommen. Der Terminus „Designerdroge" erweckt den fälschlichen Eindruck, es handle sich dabei um individuell maßgeschneiderte Substanzen. Hauptkonsumenten sind die Gruppe der 15- bis 25-Jährigen, unter ihnen viele Polytoxikomane.

Definition und Bedeutung

Hauptangriffspunkt von „Ecstasy" ist das Limbische System, das für die Steuerung der Emotionalität verantwortlich ist. Die Dosierungen betragen im Mittel zwischen 50 bis 150 mg pro Tablette. Die psychedelische Wirkung liegt bei ca. drei Stunden. „Ecstasy" entfaltet stimulierende Effekte und löst Hemmungen. Akustische, optische und taktile Sinneseindrücke werden verstärkt und intensiver erlebt. Es kommt zu Gefühlen des Verliebtseins, Einsseins, Zusammengehörens und Glücklichseins.

Psychotrope Effekte

Als Nebenwirkungen kommt es zu Mundtrockenheit, Muskelzuckungen, kurzfristigen Störungen des Kurzzeitgedächtnisses, Appetitlosigkeit, Schlaflosigkeit, Angst- und Panikattacken, paranoiden Psychosen und Depersonalisationsphänomenen. Eine vitale Gefährdung wird durch die ausgeprägte Dehydratation und die zentralnervös ausgelöste Temperatursteigerung (spezifischer MDMA-Effekt) hervorgerufen. Ursache der von den Ravern meist nicht bemerkten Flüssigkeitsverluste sind exzessives Tanzen ohne adäquate Flüssigkeitszufuhr. Bei „Ecstasy"-Todesfällen wurde gehäuft die Trias Hyperthermie, Rhabdomyolyse und Verbrauchskoagulopathie festgestellt. Ferner kann „Ecstasy" zu akutem Nieren- oder Leberversagen, Kammerflimmern und zum akuten Herztod führen.

Nebenwirkungen und Intoxikationserscheinungen

Ein spezifisches Antidot existiert nicht. Bei leichteren Erregungszuständen genügen Beobachtung, „talking down" und eventuell niedrig dosierte Diazepamsedierung (5 bis 10 mg). Dies muss jedoch mit Vorsicht erfolgen, da Diazepam die Schwere der Intoxikation verschleiern kann und andererseits seine Wirkung durch „Ecstasy" verstärkt wird. Bei starker Mydriasis, Muskelkrämpfen oder ausgeprägten Angstattacken sollten höhere Diazepamdosen (10 mg) gegeben werden.

Therapie

Notfallmaßnahmen sind bei folgenden Symptomen indiziert:
- Ateminsuffizienz (Sauerstoff, Intubation, Beatmung),
- zerebrale Krampfanfälle (Diazepam, Rivotril®),

Notfallmaßnahmen

- maligne Hypertonie (Nifedipin),
- Hyperthermie (Wadenwickel, Eiswasserbad mit Absenkung der Körpertemperatur bis unter 39 °C),
- maligne Hypotonie (Dopamin, Noradrenalin).

Bei Atemstillstand, Kammerflimmern oder Asystolie müssen sofort kardiopulmonale Reanimationsmaßnahmen eingeleitet werden. Gesicherte Zahlen über die Letalität von „Ecstasy"-Intoxikationen liegen bisher nicht vor.

21.4 Antidotgaben

Definition: Unter Antidot im engeren Sinne versteht man Stoffe, die mit einem Gift in eine unmittelbare biologische Wechselbeziehung eintreten und dadurch die Vergiftungserscheinungen vermindern oder vollständig aufheben.

In ☞ Tab. 51 sind einige wichtige Antidote aufgeführt. Eine Therapie mit einem spezifischen Antidot ist jedoch nur bei 1–2 % aller Vergiftungen möglich.

Tab. 51: Wichtige Antidote zur Behandlung von Vergiftungen

Antidot	Art der Intoxikation
Atropinsulfat	Alkylphosphatintoxikation
Acetylcystein	Paracetamol
Carbo medicinalis (Kohle)	Verschiedenste Intoxikationen
Dexamethason-Spray	Reizgasvergiftung
Digitalis-Antidot (Schaf-Anti-Digoxin Fab)	Digitalisintoxikation
Ethanol	Vergiftung mit Methanol oder Ethylenglycol
Flumazenil (Anexate®)	Benzodiazepinintoxikation
Naloxon (Narcanti®)	Atemdepression durch Opiate
Natriumthiosulfat	Blausäureintoxikation
Obidoximchlorid (Toxogonin®)	Alkylphosphatintoxikation (erst nach Atropingabe)
Protamin	Heparinüberdosierung
Sab® simplex	Schaumbildnerintoxikation
Schlangengiftserum	Giftschlangenbisse innerhalb Europas
Silibin	Knollenblätterpilzvergiftung

Tab. 51: Sekundäre Gifteliminationsverfahren (Übersicht) nach H.-P. Schuster (Fortsetzung)

	Prinzip	Substanz	Indikationen	Komplikationen
Forcierte Diurese	Verstärkung der Toxindissoziation im Primärharn.	Wasserlöslich, nicht eiweißgebunden, überwiegend renale Elimination.	Salicylate, Phenobarbital u.a. Barbiturate, Lithium, Meprobamat, Thallium, Hämolyse und Rhabdomyolyse.	Volumenbelastung mit Lungenödem, Hirnödem, zerebrale Hämorrhagien.
Hämodialyse	Diffusion, semipermeable Membran, Konzentrationsgefälle.	hohe Plasmakonzentration, wasserlöslich, nicht eiweißgebunden.	anorganische Ionen, Methyl-/Äthylalkohol, Äthylenglykol, Salicylate, Carbromal, Ameisensäure.	
Membranplasmaseparation (Plasmapherese)	Plasmaabtrennung durch großporige Membran mittels Transmembrandruck.	vor allem Toxine mit Proteinbindung bzw. Proteincharakter.	endogene Toxine, Myasthenia gravis, Goodpasture Syndrom, Essigsäure, Digitoxin, Knollenblätterpilz, trizyklische Antidepressiva.	Notwendigkeit der Eiweißsubstitution mit Komplikationen.
Hämoperfusion	Adsorption an Aktivkohle oder Kunstharz.	vor allem für lipophile Toxine geeignet.	Hypnotika, Herbizide, Insektizide.	Thrombozytenalteration.

Bei der **Beurteilung des Schweregrades** von Intoxikationen richtet man sich heute nicht mehr nach den früher gebräuchlichen Stadieneinteilungen, die sich zu sehr am Reflexverhalten orientierten. Wesentlich sind folgende Fragen:
- Lösen Schmerzreize gezielte, ungezielte oder gar keine Reaktionen aus?
- Sind Atmung und/oder Kreislauf noch ausreichend oder bereits insuffizient?
- Ist die Nierenfunktion intakt?

Bei schweren Schlafmittelintoxikationen ist die CPK im Serum regelmäßig erhöht und korreliert relativ gut mit der Schwere der Vergiftung.

Das EEG ist wertvoll für die Beurteilung des Schweregrades sowie für die Verlaufskontrolle bei schweren Intoxikationen.

21.5 Überwachung und Pflege bei Intoxikationen

Die laufende Kontrolle folgender Werte bzw. Parameter ist im Rahmen von Intoxikationen erforderlich:

Überwachungsmaßnahmen

- Blutdruck,
- Pulsfrequenz,
- Atmung,
- Bewusstseinsgrad,
- Reflexe,
- Diurese,
- Temperatur,
- EEG.

Die Atemwege müssen freigehalten und bei Sekretansammlung sorgfältig – evtl. nach Intubation – abgesaugt werden. Ein Guedel-Tubus erleichtert das Freihalten der Luftwege und verhindert das Zurückfallen der Zunge. Bezüglich Sauerstoffbehandlung und Schocktherapie ☞ Kap. 2.3.13.

Dekubitusprophylaxe

Ein häufiger Lagewechsel ist wichtig, da sich bei Patienten mit Intoxikationen besonders leicht Druckstellen und Hautblasen ausbilden. Die 2–4 stdl. Umlagerung dient als Dekubitus- und gleichzeitig als Pneumonieprophylaxe. Bei Ateminsuffizienz muss eine künstliche Beatmung, bei Niereninsuffizienz die Hämodialyse, die auch zur Giftentfernung im Rahmen von schweren Schlafmittelvergiftungen erforderlich ist, angewandt werden.

Stark unterkühlte Patienten werden langsam in einem warmen Wasserbad erwärmt.

Unspezifische Entgiftungsmaßnahmen

Für die unspezifischen Entgiftungsmaßnahmen sind erforderlich: Kochsalz, Apomorphin, Paraffinöl, Aktivkohle, Natriumsulfat (Glaubersalz), Sorbit- und/oder Mannitlösungen.

21.6 Nachsorgemaßnahmen

Nachsorgemaßnahmen sind vor allem für den Suizidpatienten von großer Bedeutung. Da der Erstkontakt aus der Sicht des Suizidpatienten die erste Antwort seiner Umwelt auf seinen Selbstmordversuch darstellt, kommt bereits dem Erstgespräch nach dem Suizidversuch eine entscheidende Rolle zu.

Die Nachsorge nach dem Suizidversuch umfasst folgende Bereiche:
- Herstellung einer Beziehung: effektives Erstgespräch, Vermittlung von Präsenz, Verständnis, Hilfsbereitschaft und Zuversicht, Angstlinderung und Beruhigung.
- Abschätzung des individuellen Zustandes des Patienten, des Schweregrades der Problematik und der Suizidalität.
- Erstellung eines Hilfsplans als Hilfe zur Selbsthilfe.

Nachsorgebereiche

---

1. Schritt: Frühzeitige Kontaktaufnahme.
Inhalt: „Ich bin bereit, Dich zu akzeptieren."
2. Schritt: Gelegenheit geben sich auszusprechen.
Inhalt: „Ich bin bereit, Dir zuzuhören."
3. Schritt: Wiederherstellung sozialer Beziehungen zu Pflegepersonal, Ärzten und Mitpatienten.
Inhalt: soziales Übungsfeld in neutraler Atmosphäre.
4. Schritt: Einzelgespräche, Analyse der psychosozialen Situation und der Krisenentwicklung; Gespräch mit Bezugspersonen: Paar- und Familiengespräche.
5. Schritt: Weichenstellung zur Weiterbehandlung und Nachsorge; Motivierung des Patienten: Vermittlung.
6. Schritt: Versuch einer Einordnung des suizidalen Verhaltens im psychosozialen Bezugssystem des Patienten (Metakommunikation).
7. Schritt: Relativierung der eigenen Helferrolle.

Übersicht 63: Krisenintervention nach einem Suizidversuch in sieben Schritten (nach H. L. Wedler)

22 Wörterbuch

A

Achylie	Magensaftmangel
Adams-Stokes-Syndrom	(R. ADAMS, W. STOKES, Dubliner Ärzte): vorübergehender Kreislaufstillstand durch Bradykardie, Herzstillstand oder extreme Tachykardie mit Bewusstlosigkeit
Agranulozytose	Krankheitsbild mit starker Verminderung oder Fehlen der Granulozyten im peripheren Blut
Akromegalie	HVL-Erkrankung mit vermehrter STH-Freisetzung, die zur Vergrößerung der Akren (Finger, Zehen, Nase, Kinn, Ohren) führt
Anämie	Blutarmut
Anazidität	Salzsäuremangel des Magensaftes
Aneurysma	umschriebene Erweiterung einer Arterie oder der Herzwand
Angina pectoris	anfallsartige Herzschmerzen bei Koronarinsuffizienz
Antikoagulanzien	gerinnungshemmende Medikamente (z. B. Cumarine und Heparin)
Anurie	fehlende Harnproduktion bzw. Absinken der täglichen Harnmenge unter 100 ml
Aorteninsuffizienz	Schlussunfähigkeit der Aortenklappe
Aortenisthmusstenose	angeborene Verengung der Aorta vor oder hinter dem Abgang des Ductus Botalli
Aortenstenose	Verengung der Aortenklappe
Apoplexie	Schlaganfall
Arrhythmie	unregelmäßige Herztätigkeit
Arteriosklerose	häufigste Arterienerkrankung, die mit Verhärtung und Elastizitätsverlust der Gefäßwand sowie einer Lichtungseinengung einhergeht
Arthritis	Gelenkentzündung
Arthrose	degenerative, primär vom Knorpel ausgehende Gelenkerkrankung
Asthma	anfallsartige Atemnot durch Einengung der Bronchiolen (A. bronchiale)
Aszites	Flüssigkeitsansammlung in der freien Bauchhöhle
Atelektase	verminderter oder fehlender Luftgehalt der Lungen
AV-Block	(Atrioventrikular-Block): Blockierung der Reizleitung zwischen Vorhöfen und Kammern

Azetonurie	Auftreten von Azetonkörpern im Harn, z. B. bei Diabetes mellitus oder Hunger
Azidose	Blutübersäuerung
Azotämie	Erhöhung der harnpflichtigen Substanzen im Blut

B

Bence-Jones-Eiweißkörper	(H. BENCE, Londoner Arzt): pathologischer Eiweißkörper im Harn bei Plasmozytom
Biopsie	mikroskopische Untersuchung von Gewebe, das einem Lebenden entnommen wurde
Boecksche Krankheit	(C. W. BOECK, Hautarzt): Syn. Sarkoidose; Systemerkrankung des mesenchymalen Gewebes (sog. epitheloidzellige Granulomatose)
Bradykardie	langsame Herztätigkeit (Frequenz unter 55/Min.)
Bronchialasthma	irreversible Erweiterung von Bronchialästen; s. a. Asthma; Krankheit mit anfallsartiger Atemnot durch Obstruktion des Bronchialsystems
Bronchitis	Entzündung der Bronchialschleimhaut
Bronchopneumonie	herdförmige Lungenentzündung
Bypass	Umgehung eines Gefäßabschnittes, z. B. durch eine Kunststoffprothese

C

Caput medusae	„Medusenhaupt": starke Erweiterung und Schlängelung von Bauchdeckenvenen (meist bei Pfortaderhochdruck)
Cholangitis	Entzündung des Gallengangsystems
Cholelithiasis	Gallensteinleiden
Cholestase	Abflussstörung der Gallenflüssigkeit
Cholezystektomie	operative Gallenblasenentfernung
Cholezystitis	Gallenblasenentzündung
Chromosomen	färbbare Zellkernbestandteile, die in linearer Anordnung die Erbanlage (Gene) enthalten; Träger der genetischen Information
Claudicatio intermittens	intermittierendes (zeitweilig auftretendes) Hinken bei schwerer Durchblutungsstörung der Beine
Coxsackie-Viren	Gruppe von Viren (1947 in der Stadt Coxsackie im Staat New York nachgewiesen), die sehr unterschiedliche Krankheitsbilder hervorrufen können (z. B. Angina, Myokarditis, Pleuritis, Enteritis)

Crohnsche Krankheit	(B. CROHN, amerik. Arzt): Syn. Ileitis terminalis; chronische, vorwiegend den untersten Ileumabschnitt (terminales Ileum) befallende entzündliche Darmerkrankung
Cushingsche Krankheit	(H. W. CUSHING, amerik. Chirurg): Krankheitsbild, beruhend auf einer Überproduktion von NNR-Hormonen

D

Defibrillation	medikamentöse oder elektrische Beseitigung des Kammerflimmerns
Dekubitus	Hautschäden verschiedenen Schweregrades infolge einer Druckeinwirkung (v. a. bei Patienten, die längere Zeit liegen)
Dermatomyositis	zu den Autoaggressionskrankheiten zählende Erkrankung mit entzündlichen Haut- und Muskelveränderungen
Desensibilisierung	Herabsetzung der Empfindlichkeit gegenüber Allergenen durch Verabreichung unterschwelliger Allergendosen
Diabetes insipidus	auf ADH-Mangel beruhende Erkrankung, die zu abnormem Durst und massiv gesteigerter Harnausscheidung führt
Diabetes mellitus	Zuckerkrankheit
Dialyse	Trennung löslicher Teilchen durch halbdurchlässige Membranen; angewandt bei der künstlichen Niere als Peritoneal- oder Hämodialyse
Diarrhoe	Durchfall
Diathese	Krankheitsbereitschaft, z. B. Blutungsneigung (hämorrhagische D.) oder Neigung zu allergischen Reaktionen (allergische D.)
Digitalisglykoside	aus dem weißen oder roten Fingerhut (Digitalis lanata bzw. purpurea) gewonnene Substanzen zur Steigerung der Herzmuskelkraft
Dilatation	Erweiterung, z. B. einer Herzhöhle
Diuretika	Stoffe, zur Steigerung der Harnproduktion und Ödemausschwemmung
Divertikel	umschriebene Ausstülpung eines Wandabschnitts (z. B. Ösophagus, Duodenum, Blase, Kolon)
Ductus Botalli	(L. BOTALLI, ital. Arzt um 1530): angeborener Herzfehler mit Offenbleiben des Verbindungsgangs zwischen Aorta und Pulmonalarterie
Dysenterie	Ruhr
Dysphagie	Gefühl des Steckenbleibens der Nahrung beim Schlucken
Dyspnoe	Atemnot
Dysurie	Beschwerden beim Wasserlassen

E

Echinokokken	Finnen des Hundebandwurms (E. cysticus u. E. alveolaris). Vorkommen vor allem in der Leber und Lunge
Elektrophorese	Trennung von Substanzen, z. B. Eiweißkörpern, durch Gleichstrom (Papier-E., Immuno-E.)
Embolie	Verschleppung körpereigener (z. B. Blutgerinnsel, Fett, Fruchtwasser) oder körperfremder (z. B. Luft, Bakterien) Substanzen mit dem Blutstrom
Emphysem	Lungenblähung, irreversibler Zustand durch Zerstörung der Alveolarwände
Endangiitis	entzündliche Gefäßerkrankung
Endokarditis	Entzündung der Herzinnenhaut
Endoskopie	Untersuchung von Körperhöhlen (z. B. Magen, Darm, Bauchhöhle, Bronchialsystem) mit elektrischer Lichtquelle und optischer Vorrichtung (z. B. Gastroskop, Bronchoskop)
Enteritis	Entzündung des Dünndarms
Erythem	Hautrötung
Erythropoëse	Bildung der roten Blutkörperchen
Erythrozyten	rote Blutkörperchen
Ewing-Sarkom	(J. Ewing, amerik. Pathologe): häufigste bösartige Knochengeschwulst
Exophthalmus	vorstehende Augäpfel
Expektoranzien	auswurffördernde Medikamente
Extrasystole	Herzschlag außerhalb der normalen Reihenfolge
Extrinsic factor	Vitamin B_{12}

F

Facies	„F. mitralis": charakteristisches Aussehen bei Mitralklappenfehlern (bläulichrote Wangen); F. abdominalis (lat. Bauch): verfallenes Aussehen bei Bauchfellentzündung
Fallot-Gruppe	(Fallot, frz. Arzt): Gruppe angeborener Herzfehler mit Rechts-Links-Shunt und Frühzyanose
Fazialislähmung	Lähmung des N. facialis (VII. Hirnnerv)
Febris	Fieber; febril: fieberhaft
Fibrinolyse	Auflösung von Fibrin: a) physiologischerweise durch das aus Plasminogen entstandene Plasmin; b) therapeutisch: z. B. durch Streptokinase

Fibrom	gutartige Bindegewebsgeschwulst
Fistel	angeborener oder erworbener röhrenförmiger Gang zwischen Körperoberfläche und einer Körperhöhle
Flush	anfallsartige Gesichtsrötung, typisch für Karzinoid-Syndrom
Foetor	übler Geruch; charakteristischer Mundgeruch, z. B. bei Urämie (F. uraemicus) oder Leberkoma (F. hepaticus)

G

Gangrän	abgestorbenes Gewebe
Gastrektomie	operative Entfernung des gesamten Magens
Gastritis	Magenschleimhautentzündung
Gastroenteritis	Magen- und Darmschleimhautentzündung mit Erbrechen und Durchfall
Gastroskop	optisches Instrument zur Magenspiegelung (Gastroskopie)
Gene	die auf den Chromosomen linear angeordneten Erbeinheiten
Glomerulonephritis	Nierenentzündung mit vorwiegendem Befall der Glomerula (Nierenkörperchen)
Glossitis	Zungenentzündung
Glukagon	in den A-Zellen der Bauchspeicheldrüse gebildetes, den Blutzuckerspiegel erhöhendes Hormon
Glukosurie	Zuckerausscheidung im Harn
Gonadotropine	im HVL und im Mutterkuchen (Plazenta) gebildete, das Wachstum und die Funktion der Keimdrüsen steuernde Hormone
Granulozyten	granulierte (gekörnte) weiße Blutzellen

H

Hämangiom	gutartige Gefäßgeschwulst (z. B. in Leber oder Wirbelkörper)
Hämatokrit	Verhältnis von festen (Blutkörperchen, Blutplättchen) zu flüssigen Bestandteilen des Blutes
Hämoblastose	Sammelbegriff für bösartige Erkrankungen der blutbildenden Organe
Hämochromatose	Eisenspeicherkrankheit
Hämoglobin	roter Blutfarbstoff
Hämolyse	Auflösung roter Blutkörperchen
Hämophilie	Blutkrankheit, verursacht durch Mangel an Gerinnungsfaktor VIII (H. A) oder IX (H. B)

Hämoptoe	Bluthusten
Hämorrhagie	Blutung durch Zerreißen eines Gefäßes
Hemiplegie	Halbseitenlähmung
Heparin	in den Mastzellen gebildete gerinnungshemmende Substanz
Hepatitis	Leberentzündung
Hepatomegalie	Lebervergrößerung
Hernie	Eingeweidebruch
Herpes	bläschenförmiger, durch Viren hervorgerufener Hautausschlag; H. zoster: Gürtelrose
Hiatushernie	Zwerchfellbruch
Hirsutismus	verstärkte Körperbehaarung bei Frauen
Hodgkinsche Krankheit	(TH. Hodgkin, engl. Arzt): häufigste bösartige Lymphknotenerkrankung
Hydronephrose	(gr. Wasser u. Niere): Erweiterung des Nierenbeckenkelchsystems mit Druckschädigung des Nierengewebes durch Harnabflusshindernis
Hypercholesterinämie	erhöhter Blutcholeringehalt
Hyperglykämie	erhöhter Blutzucker
Hyperkoagulabilität	erhöhte Gerinnbarkeit des Blutes
Hyperlipämie	vermehrter Fettgehalt des Blutes
Hypernephrom	häufigster bösartiger Nierentumor
Hyperparathyreoidismus	Überfunktion der Nebenschilddrüsen (Epithelkörperchen)
Hyperthyreose	Schilddrüsenüberfunktion
Hypertome	erhöhter arterieller Blutdruck
Hypertrophie	Vergrößerung der einzelnen Zellen eines Organs
Hyperurikämie	erhöhter Blutharnsäurespiegel, v. a. bei Gicht
Hyperventilation	übermäßig gesteigerte Atmung
Hypoglykämie	erniedrigter Blutzuckerspiegel
Hypogonadismus	Keimdrüsenunterfunktion
Hypoparathyreoidismus	Unterfunktion der Nebenschilddrüsen
Hyposthenurie	Unfähigkeit der Nieren, konzentrierten Harn zu produzieren
Hypothyreose	Schilddrüsenunterfunktion
Hypotonie	erniedrigter Blutdruck
Hypoventilation	verminderte Atmung
Hypoxämie	Sauerstoffmangel im Blut

I

Ikterus	Gelbsucht
Ileitis	Entzündung des Ileums
Ileus	Darmverschluss
Infarkt	durch Verschluss einer Arterie entstandene Gewebsnekrose
Infusion	tropfenweise Zufuhr größerer Flüssigkeitsmengen durch eine Vene (seltener durch Arterie, Haut, Darm oder Knochen)
Injektion	Einspritzung
Inkarzeration	Einklemmung, z. B. eines Bruches
Insulin	lebenswichtiges, in den B-Zellen des Inselapparates der Bauchspeicheldrüse gebildetes Hormon mit blutzuckersenkender Wirkung
Intrinsic factor	in der Magenschleimhaut gebildetes, zur Resorption von Vitamin B_{12} (extrinsic factor) notwendiges Ferment
Intubation	perorale oder pernasale Einführung eines Schlauches oder Rohres in die Trachea zum Freihalten der Luftwege, bei der Narkose oder künstlichen Beatmung
Invagination	z. B. Einstülpung eines Darmabschnittes in einen anderen
Ischämie	Blutleere oder Minderdurchblutung von Geweben
Ischialgie	Schmerzen im Verlauf des Ischiasnervs

K

Kachexie	Auszehrung, Kräfteverfall, vor allem bei Krebspatienten
Karditis	Entzündung des Herzens
Karzinom	Krebs; bösartiger epithelialer, metastasierender Tumor
Kimmelstiel-Wilson-Syndrom	(P. Kimmelstiel, amerik. Pathologe): spezifisch diabetische, glomeruläre Nierenerkrankung
Koagulopathie	Blutgerinnungsstörung
Kolik	krampfartige Schmerzen im Magen-Darm- und Urogenitaltrakt
Kolitis	Entzündung der Darmschleimhaut
Kolonkarzinom	Dickdarmkrebs
Koma	Bewusstlosigkeit, z. B. bei Stoffwechselentgleisungen (Coma diabeticum, Coma hepaticum, Coma uraemicum), Vergiftungen oder Apoplexie
Koronarinsuffizienz	Missverhältnis zwischen Sauerstoffbedarf des Herzens und Sauerstoffangebot, insbesondere bei Koronarsklerose
Koronarsklerose	Arteriosklerose der Herzkranzgefäße
Kortikoide	synthetisch erzeugte Gruppe von Arzneimitteln, die eine ähnliche Wirkung wie die natürlichen NNR-Hormone besitzen
Kyphose	nach hinten gerichtete Wirbelsäulenverkrümmung

L

Laparoskopie	Bauchhöhlenspiegelung
Laparotomie	operative Eröffnung der Bauchhöhle
Leberzirrhose	narbig-bindegewebiger Umbau der Leber mit Zerstörung des Läppchenaufbaus
Leukämie	bösartige Systemerkrankung des leukopoëtischen (weiße Blutzellen bildenden) Apparates (Knochenmark, Lymphknoten, RES)
Leukozyten	weiße Blutkörperchen
Leukozytopenie	Verminderung der Leukozyten im peripheren Blut
Leukozytose	Vermehrung der weißen Blutkörperchen
Lobärpneumonie	Entzündung eines oder mehrerer Lungenlappen
Lumbago	Schmerzen in der Lenden-Kreuzbeingegend, nicht selten akut auftretend (sog. Hexenschuss)
Lymphadenose	Syn. für Lymphatische Leukämie
Lymphogranulomatose	häufigste bösartige Lymphknotenerkrankung; Syn. Hodgkinsche Krankheit

M

Malabsorption	Störung der Nahrungsaufnahme aus dem Darm
Maldigestion	Störung der Nahrungsverdauung
Mediastinoskopie	Untersuchungsmethode, die die Inspektion des vorderen Mediastinums und die gezielte Probeexzision aus mediastinalen oder hilusnahen Lymphknoten ermöglicht
Metastase	Tochtergeschwulst eines bösartigen Tumors
Meteorismus	starke Gasansammlung im Darm
Mitralinsuffizienz	meist erworbener Herzklappenfehler mit Schlussunfähigkeit der Mitralklappe
Mitralstenose	Herzklappenfehler mit Verengung der Mitralklappe
Morbus	Krankheit
Myelose	bösartige Blutkrankheit; Syn. myeloische Leukämie
Myokardinfarkt	Herzinfarkt
Myokarditis	Herzmuskelentzündung
Myxödem	die bei Schilddrüsenunterfunktion auftretenden ödemartigen Hautveränderungen

N

Nekrose	Absterben von Organen, Organteilen oder Geweben
Nephritis	Nierenentzündung
Nephrolithiasis	Nierensteinleiden
Nephrose	nephrotisches Syndrom: Syndrom, gekennzeichnet durch Ödeme, Proteinurie, Hypoproteinämie und Hyperlipämie
Nephrosklerose	Nierenerkrankungen mit Arteriosklerose der Nierengefäße und Bluthochdruck
Neurinom	gutartige, aus Nervengewebe aufgebaute Geschwulst
Neuritis	Nervenentzündung
Neuropathie	Nervenerkrankung im weitesten Sinne; z. B. diabetische N. (Nervenschädigung bei Zuckerkrankheit)
Nykturie	vermehrtes nächtliches Wasserlassen, häufig bei Herzinsuffizienz

O

Obduktion	Leichenöffnung; Syn. Sektion
Obstipation	Verstopfung
Obstruktion	Verlegung, Verengung, z. B. der Atemwege (Bronchialobstruktion) oder der Gallengänge
Ödem	Flüssigkeitsansammlung im Gewebe
Ösophagitis	Speiseröhrenentzündung
Ösophagusvarizen	Erweiterung der Speiseröhrenvenen (Hauptursache: Leberzirrhose)
Oligämie	Verringerung der Gesamtblutmenge
Oligurie	Verminderung der täglichen Harnausscheidung unter 400 ml/24 h
oral	zum Mund gehörend, mündlich, durch den Mund
Orthopnoe	Atemnot, die zu aufrechter Körperhaltung zwingt
Osteoblasten	knochenbildende Zellen
Osteochondrose	Schädigung der Zwischenwirbelscheiben
Osteomyelitis	Knochenmarkseiterung
Osteomyelosklerose	bösartige Systemerkrankung der blutbildenden Organe mit Knochenmarksverödung
Osteoporose	Kalkarmut der Knochen
Osteomalazie	Knochenstoffwechselstörung, die zu pathologischer Weichheit des Knochens führt
Oszillographie	Untersuchungsmethode zur Messung der arteriellen Durchblutung

P

Palmarerythem	Hautrötung an den Handinnenflächen; Vorkommen insbesondere bei Leberzirrhose
Palpation	Untersuchung durch Betasten
Pancoast-Tumor	(H. PANCOAST, amerik. Röntgenologe): peripheres, den Thorax nach außen durchwucherndes Bronchialkarzinom
Pankreas	Bauchspeicheldrüse
Pankreatitis	Bauchspeicheldrüsenentzündung
Panmyelophthise	Versagen des gesamten blutbildenden Knochenmarks
Papillom	gutartige Geschwulst (sog. Zottengeschwulst)
Paraproteine	pathologische Eiweißkörper
Penicillin	wichtigstes, 1928 von A. FLEMING (London) entdeckte Antibiotikum, gewonnen aus Penicillium notatum (Schimmelpilz, zur Gattung Pinselschimmel gehörend)
Perforation	Durchbruch, z. B. eines Magengeschwürs oder einer entzündeten Gallenblase, in die freie Bauchhöhle
Perikarditis	Herzbeutelentzündung
Peritonitis	Bauchfellentzündung
Perkussion	Untersuchung (vor allem von Lunge und Herz) durch Beklopfen der Körperoberfläche
Petechien	punktförmige Hautblutungen
Phäochromozytom	Noradrenalin und Adrenalin bildender Tumor des Nebennierenmarks, der krisenhafte Blutdruckanstiege auslösen kann
Phlebitis	Venenentzündung
Phlebothrombose	Blutgerinnselbildung innerhalb einer Vene
Phonokardiogramm	Herzschallkurve
Plasmozytom	bösartige, von den Plasmazellen des Knochenmarks bzw. des RES ausgehende Erkrankung
Pleuritis	Rippenfellentzündung
Pneumonie	Lungenentzündung
Pneumokoniosen	Staublungenerkrankungen, z. B. Silikose
Pneumothorax	Eindringen von Luft in den Brustfellraum
Polyarthritis	Entzündung mehrerer Gelenke
Polyp	gestielte, meist von der Schleimhaut ausgehende Geschwulst
Polyzythämie	krankhafte Vermehrung der Erythrozyten, in geringerem Maße auch der Leuko- und Thrombozyten
Proteinurie	Eiweißausscheidung im Urin
Psittakose	Papageienkrankheit; durch Papageien oder Wellensittiche übertragene Infektionskrankheit

Pulmonalstenose	angeborener Herzfehler mit Verengung der Pulmonalarterienklappe
Purpura	punktförmige Hautblutungen
Pyelonephritis	sog. Nierenbeckenentzündung; geht immer auch mit Befall des Nierengewebes einher
Pylorusstenose	starke, narbige, entzündlich oder tumorös bedingte Verengung des Magenausgangs

R

Rachitis	durch Vitamin-D-Mangel im Säuglings- und Kindesalter auftretende Knochenerkrankung
Raynaudsche Krankheit	(frz. Neurologe): funktionell bedingte arterielle Durchblutungsstörung der Finger
Reanimation	Wiederbelebung
Rektoskopie	Mastdarmspiegelung
Rektumkarzinom	Mastdarmkrebs
Respirator	Gerät zur künstlichen Beatmung
Retikulose	bösartige, von den Zellen des RES ausgehende Systemerkrankung
Rhinitis	Schnupfen
Rivalta-Probe	Probe zur Unterscheidung Transsudat/Exsudat

S

Saluretika	Medikamente zur Steigerung der Diurese und der Natriumausscheidung im Harn
Sarkoidose	Syn. für Boecksche Krankheit
Sarkom	bösartige, von Bindegewebszellen ausgehende Geschwulst
Sepsis	schwere Allgemeinerkrankung mit intermittierendem Fieber, verursacht durch Überschwemmung des Organismus mit Eitererregern
Septumdefekt	angeborener Herzfehler mit Defekt der Vorhof- oder Kammerscheidewand
Shunt	abnorme Kurzschlussverbindung zwischen bestimmten Herz- oder Gefäßabschnitten
Silikose	durch Einatmen kieselsäurehaltigen Staubes hervorgerufene Staublungenerkrankung
Sklerodermie	bösartige, zu den Kollagenosen zählende Systemerkrankung, die u. a. zu diffuser Hautverdickung führt

Skoliose	seitliche Wirbelsäulenverbiegung
Skorbut	(früher „Scharbock" genannt) Vitamin-C-Mangelkrankheit
Somnolenz	schlafähnliche Bewusstseinsstörung
Splenomegalie	Milzvergrößerung
Spondylitis	Wirbelentzündung
Spondylosis	degenerative Wirbelerkrankung
Sputum	Auswurf
Status	Zustand bzw. lang anhaltender Anfall (z. B. asthmatischer oder epileptischer Status)
Steatorrhoe	fetthaltige Stühle
Stenokardien	Herzdruck und -schmerzen bei Angina pectoris
Stridor	pfeifendes Atemgeräusch durch Einengung der Luftröhre
Struma	Schilddrüsenvergrößerung
Subazidität	Mangel an Magensalzsäure
Subklavia-Katheter	(Vena subclavia = Unterschlüsselbeinvene): durch die Vena subclavia eingeführter Katheter, dessen Spitze bei korrekter Position 1 cm vor der Einmündungsstelle der oberen Hohlvene in den rechten Vorhof liegen sollte
Synonym	sinnverwandtes Wort
Syndrom	Symptomenkomplex
Szintigramm	Darstellung von Organen mittels radioaktiver Stoffe

T

Tachykardie	erhöhte Herzfrequenz > 100/Min.
Teleangiektasie	pathologische Erweiterung kleiner Hautgefäße
Tenesmus	schmerzhafter Stuhl- bzw. Harndrang
Tetanie	auf neuromuskulärer Übererregbarkeit beruhende Muskelkrämpfe
Tetanus	Wundstarrkrampf
Thalassämie	vorwiegend in Mittelmeerländern auftretende, auf einer Hämoglobinstörung beruhende Anämie
Thromboembolie	zur Embolie führende Thrombose
Thrombose	Blutgerinnselbildung innerhalb eines Blutgefäßes
Thrombopenie	Verminderung der Thrombozytenzahl
Thrombopathie	krankhafte Veränderung der Thrombozyten
Thyreoiditis	Schilddrüsenentzündung
Thyreotoxikose	hochgradige Schilddrüsenüberfunktion
Tomogramm	Schichtaufnahmen (spezielles Röntgenverfahren)

Tonsillitis	Mandelentzündung
Tracheotomie	Luftröhrenschnitt
Transplantation	Verpflanzung von Geweben oder Organen
Trauma	Verletzung, Wunde (körperlich und seelisch)
Tumor	Geschwulst

U

Ulkus	Geschwür
Urämie	Bezeichnung für die klinische Symptomatik der schweren Niereninsuffizienz
Urtikaria	meist allergisch ausgelöste, stark juckende Quaddeln

V

Vagotomie	operative Durchtrennung von Vagusanteilen als Therapie bei peptischen Geschwüren
Varizen	Krampfadern
Venaesectio	operative Venenfreilegung und -eröffnung
Ventrikelseptumdefekt	angeborener Herzkammerscheidewanddefekt
Volvulus	Achsendrehung eines Darmabschnitts

W

Waaler-Rose-Test	Methode zum Nachweis des sog. Rheumafaktors
Werlhofsche Krankheit	(dt. Arzt): Erkrankung, gekennzeichnet durch hämorrhagische Diathese infolge Thrombozytenmangels

X

Xanthelasmen	plattenförmige Cholesterinablagerungen im Bereich der Augenlider
Xenotransplantat	Transplantat, wobei Spender und Empfänger nicht der gleichen Art angehören

Z

Zerebralsklerose	psychische Veränderungen bei Arteriosklerose der Hirngefäße
Zirrhose	Gewebsverhärtung durch Bindegewebswucherungen (betrifft vorwiegend die Leber)
Zoster	Gürtelrose; Syn. Herpes zoster
Zyanose	Blauverfärbung der Haut und Schleimhäute durch Sauerstoffmangel
Zyste	sackartige Geschwulst
Zystitis	Blasenentzündung
Zystoskop	Instrument zur Blasenspiegelung
Zytostatika	die Zellteilung hemmende, zur Behandlung bösartiger Tumoren angewandte Medikamente

23 Wiederholungsfragen zum Wissensstand

1. Allgemeine Krankheitslehre

1. Gibt es eine allgemeingültige Definition des Begriffs „Krankheit"?

2. Nennen Sie die lateinischen Begriffe zur Bezeichnung der Krankheitsursachen und der Krankheitsentstehung.

3. • Wie viele große Gruppen von Krankheitsursachen kennen Sie?
   • Nennen Sie für jede Krankheitsgruppe jeweils zwei Beispiele.

4. Eine Krankheit kann oft schon aus Verhalten und Erscheinung des Patienten vermutet werden. An welche Erkrankung(en) denken Sie bei der Beobachtung folgender Veränderungen:
   • Orthopnoe
   • Squatting (Kauerstellung, insbesondere bei Kindern)
   • Turmschädel
   • Facies abdominalis
   • symmetrische, blau-rote Verfärbung der Wangen
   • Blässe (drei Krankheitsbilder)
   • Exophthalmus (doppelseitig)
   • Lidödeme
   • Ikterus (drei Krankheitsgruppen)
   • Zyanose
   • Trommelschlägelfinger, Uhrglasnägel (zwei Krankheitsgruppen).

5. • Ab welchem rektal gemessenen Wert der Körpertemperatur spricht man von Fieber?
   • In welchem Bereich der rektal gemessenen Körpertemperatur spricht man von subfebrilen Temperaturen?
   • Wie wird die Form des Fiebers bezeichnet, bei der die Temperatur über mehrere Tage hinweg hoch bleibt?
   • Wie nennt man die Fieberform mit großen Temperaturdifferenzen und morgendlichen Werten unter 37° C?
   • Welches ist die häufigste Fieberform?
   • Zu welcher Art von Fieber führt die Malaria?
   • Was ist die häufigste Fieberursache?
   • Nennen Sie drei Beispiele von Krankheitsbildern, bei denen nicht infektiös bedingtes Fieber auftritt.

6.
- Wie nennt man Neubildungen, die auf einem überschießenden Wachstum beruhen?
- Wie können sich diese verhalten?
- Worin unterscheiden sich bösartige von gutartigen Tumoren in Bezug auf Wachstum, Metastasierung und Gewebe?
- Sind Karzinome gutartige oder bösartige/epitheliale oder bindegewebige Tumoren?
- Welches sind die zwei häufigsten Karzinome des Mannes?
- Welches sind die zwei häufigsten Karzinome der Frau?
- Was versteht man unter Präkanzerosen?
- Zu welchen Krebserkrankungen können folgende Krankheiten, die zu den Präkanzerosen gezählt werden, führen?
  a) Perniziöse Anämie
  b) Polyposis des Dickdarms
  c) Gallensteinleiden
  d) Leistenhoden.
- Welches sind die drei grundsätzlichen Möglichkeiten der Krebstherapie?
- Mit welcher der drei Möglichkeiten lassen sich die besten Heilungschancen erzielten?
- Was sind die häufigsten Nebenwirkungen einer Zytostatika-Therapie?

7.
- Welches sind die fünf klassischen Entzündungszeichen?
- Beschreiben Sie die entzündliche Reaktion des Körpers.
- Ist diese Reaktion sinnvoll oder schädlich?
- Worauf erfolgt diese Reaktion des Körpers?
- Bei welchen Krankheiten wird spezifisches Granulationsgewebe gebildet?
- Exsudat und Transsudat lassen sich dadurch unterscheiden, dass man ihren Gehalt einer bestimmten Substanz bestimmt. Um welche Substanz handelt es sich?
- Welche Farbe hat das Transsudat?
- Wodurch kommt es zum Transsudat?
- Was ist ein Abszess?
- Definieren Sie den Begriff „Empyem".
- In welchen vorgebildeten Körperhöhlen können Empyeme auftreten (mindestens drei Beispiele)?

2. Erkrankungen des Herz-Kreislauf-Systems

1. Welches sind die Hauptaufgaben des Herz-Kreislauf-Systems?

2. • In welchem Rhythmus schlägt das Herz normalerweise?

- Wie nennt man den „Schrittmacher des Herzens"?

3. - Was versteht man unter einer Bradykardie?
   - Nennen Sie mindestens drei Ursachen einer Bradykardie.

4. Wie bezeichnet man eine Pulsfrequenz von über 100 Schlägen/Min.?

5. - Was ist eine absolute Arrhythmie?
   - Welches ist die häufigste Ursache einer absoluten Arrhythmie?
   - Wie nennt man Extraschläge des Herzens?

6. Ist das diastolische Blutangebot für das Herz im Rahmen der Herzinsuffizienz im Verhältnis zu seiner systolischen Förderleistung zu groß oder zu klein?

7. Nennen Sie die vier Hauptursachen einer Herzinsuffizienz.

8. Beschreiben Sie die Folgen der Herzinsuffizienz.
   - Führt die Linksherzinsuffizienz zu einer Stauung im großen oder im kleinen Kreislauf?
   - Was ist das Leitsymptom der Linksherzinsuffizienz?
   - Woraus resultiert dieses Leitsymptom?
   - Führt die Rechtsherzinsuffizienz zu einer Stauung im großen oder im kleinen Kreislauf?
   - Nennen Sie mindestens drei Symptome der Rechtsherzinsuffizienz.
   - An welche Komplikation denken Sie, wenn bei einem kardiologischen Patienten unter Digitalistherapie Bradykardie, Bigeminus und Übelkeit auftreten?

9. - Wie nennt man Medikamente zur Ausschwemmung von Ödemen?
   - Worauf beruht deren Wirkung?

10. Welche Medikamente, die über eine Senkung von Vor- und/oder Nachlast wirken, können bei Herzinsuffizienz gegeben werden?

11. - An was müssen Sie beim Anblick eines blassen, schweißbedeckten Patienten, der unruhig, aber nicht bewusstlos ist, einen beschleunigten, fadenförmigen Puls aufweist und über Durst und Übelkeit klagt, als erstes denken?
    - Für wie gefährlich schätzen Sie diese Situation ein?
    - Wie wird sie (die Ursache) am besten behandelt?

12. Welche beiden Ursachen können einem Kreislaufstillstand zugrunde liegen?

13. Nennen Sie mindestens zwei Indikationen für eine Schrittmachertherapie.

14. • Welches sind die beiden entscheidenden Maßnahmen bei der Reanimation?
    • Schildern Sie die Technik der Herzmassage und Mund-zu-Mund- (bzw. Mund-zu-Nase-)Beatmung.

15. • Wodurch entstehen in der Mehrzahl der Fälle erworbene Herzklappenfehler?
    • Worauf beruht das akute rheumatische Fieber?
    • Zu welchen Krankheitsbildern kann das akute rheumatische Fieber führen?
    • Für welche Erkrankung ist die Kombination von Herzklappenfehler, subfebrilen Temperaturen, Anämie und Mikroembolien charakteristisch?

16. • Gehört die Mitralstenose zu den seltenen oder häufigen/zu den erworbenen oder den angeborenen Herzklappenfehlern?
    • Sind eher Frauen oder Männer betroffen?
    • Welche Folgen hat eine Mitralinsuffizienz?
    • Welche Stadien sind am günstigsten operabel?

17. • Tritt die Aortenklappeninsuffizienz häufiger bei Männern oder bei Frauen auf?
    • Erläutern Sie die Folgeerscheinungen einer Aortenklappeninsuffizienz.
    • Worin besteht die operative Korrektur?

18. • Was verstehen Sie unter einem Shunt?
    • Wie manifestieren sich angeborene Herzfehler mit Rechts-Links-Shunt, welche Prognose haben sie bzw. wie gut sind sie operativ korrigierbar?
    • Nennen Sie jeweils mindestens ein Beispiel für einen angeborenen Herzfehler:
      a) mit Frühzyanose
      b) mit Spätzyanose
      c) ohne Zyanose.

19. • Beschreiben Sie das Krankheitsbild des chronischen Cor pulmonale.
    • Ist die Anwendung von Morphin, Morphinderivaten und Schlafmitteln bei chronischem Cor Pulmonale nützlich oder gefährlich?

20. • Was ist die Ursache des Herzinfarktes?
    • Nennen Sie die drei Leitsymptome des Herzinfarktes.
    • Der Infarktpatient bedarf während der ersten Krankheitstage einer ständigen Überwachung (Monitor), da er durch vielfältige Komplikationen gefährdet ist. Um welche Komplikationen handelt es sich hierbei?

21. • Die Hypertonie ist die wahrscheinlich häufigste Erkrankung des Menschen. Welche beiden Formen der Hypertonie lassen sich unterscheiden?

- Welche Form liegt häufiger vor?
- Nennen Sie 4 Ursachen der sekundären Hypertonie.
- Nennen Sie 5 Komplikationen bzw. Spätfolgen der Hypertonie.

22. Welches sind häufige Medikamente zur Hypertoniebehandlung?

23. - Welche Arterienwandschicht befällt die Arteriosklerose primär?
    - Wie breitet sie sich aus, und wie verändert sie das Gefäßlumen?
    - Was bewirkt der komplette Gefäßverschluss durch einen Thrombus?

24. - Welches ist die häufigste entzündliche Arterienverkalkung?
    - Wen betrifft sie vorwiegend (Männer/Frauen, Raucher/Nichtraucher)?

25. - In wieviel Stadien verläuft die periphere arterielle Verschlusskrankheit?
    - Welche Kennzeichen sind für diese Stadien jeweils charakteristisch?

26. Beschreiben Sie das Krankheitsbild der Apoplexie.

27. - Welche drei Faktoren fördern die Entstehung einer Thrombose?
    - Welches ist die gefürchtetste Komplikation der Thrombose?
    - Nennen Sie (mindestens vier) Leitsymptome einer Extremitätenembolie (wenn Sie anglophil sind, helfen Ihnen die „sechs p" der Extremitätenembolie).

3. Blutkrankheiten

1. - Ab welcher Leukozytenzahl spricht man von einer Leukozytose?
   - Was ist deren häufigste Ursache?
   - Ab welcher Leukozytenzahl spricht man von einer Leukopenie?
   - Nennen Sie drei Ursachen, die zu einer Leukopenie führen können.
   - Welche Zellen treten bei der sog. Linksverschiebung vermehrt im peripheren Blut auf?
   - Bei welcher Thrombozytenzahl spricht man von einer Thrombopenie?
   - Ab welcher Thrombozytenzahl besteht die Gefahr von Blutungen?

2. - Wann ist die BKS physiologischerweise beschleunigt?
   - Wann ist sie erniedrigt?
   - Wann ist sie extrem beschleunigt?

3. Definieren Sie anhand der Laborwerte (Hb, Erys), wann eine Anämie vorliegt.

4. Nennen Sie je ein Beispiel einer hypo-, hyper- und normochromen Anämie.

5. • Auf welchem Vitaminmangel beruht die perniziöse Anämie?
   • Welcher in der Magenwand gebildete Stoff ist für die Resorption dieses Vitamins notwendig?

6. • Wie entsteht ein Transfusionszwischenfall?
   • Zu wieviel Prozent verläuft ein Transfusionszwischenfall tödlich?
   • Auf welche (mindestens drei) Symptome müssen Sie während einer Bluttransfusion sorgfältig achten?

7. Welcher Laborbefund ist charakteristisch für die Polycythaemia vera?

8. • Für welche Erkrankung ist ein extremer Milztumor, Leukozytenzahlen über 100 000/mm^3 und Myeloblasten im Blutbild typisch?
   • Nennen Sie die Leitsymptome der akuten Leukämie.
   • Welche (zwei) Diagnosen werden im Rahmen einer akuten Leukämie fälschlicherweise nicht selten gestellt?

9. • Welches ist die häufigste bösartige Lymphknotenkrankheit?
   • Welche zwei typischen Zellformen findet man bei der histologischen Untersuchung?

10. • Nennen Sie die Leitsymptome des Plasmozytoms.
    • Beim Plasmozytom wird eine bestimmte Art von Proteinen gebildet. Welche?

11. • Bei der Agranulozytose fehlen bestimmte Zellen. Um welche handelt es sich?
    • Besteht im Rahmen der Krankheit oft Fieber, bzw. sind fiebersenkende Medikamente indiziert?

12. Wodurch kann es zu einer hämorrhagischen Diathese kommen?

13. • Wie nennt man Medikamente, die die Gerinnbarkeit des Blutes herabsetzen?
    • Welches Antikoagulans wirkt sofort?
    • Wie heißt das entsprechende Antidot?
    • Nach welcher Zeit setzt in etwa die Wirkung der Cumarine ein?
    • Wie heißt das entsprechende Antidot?

14. • Eine der angeborenen Koagulopathien führt bei Gerinnungsstörungen zu Gelenkblutungen. Welche Koagulopathie ist das?
    • Auf welchem Faktorenmangel beruht diese Erkrankung?

15. Nennen Sie drei Ursachen einer Thrombozytopenie.

16. • Sind intramuskuläre Injektionen bei einem mit Marcumar® behandelten Patienten indiziert oder kontraindiziert?
    • Begründen Sie Ihre Antwort.

4. Erkrankungen der Atmungsorgane

1. • Wie nennt man die Überladung des Blutes mit CO_2?
   • Wie bezeichnet man einen verminderten Sauerstoffgehalt im Blut?
   • Welcher Zustand ist gefährlicher?

2. • Welcher Gehalt ist bei einer Zyanose im Hautkapillarblut herabgesetzt?
   • Wie viele Formen der Zyanose kennen Sie? Nennen Sie je (mindestens) ein Beispiel.

3. • Welches sind die vier Haupterreger primärer Pneumonien?
   • Wodurch können sekundäre Pneumonien bedingt sein?

4. • Welche drei Krankheiten fasst man als chronisch obstruktive Lungenerkrankungen zusammen?
   • Welches sind deren gemeinsame Leitsymptome?
   • Worauf beruht die bestehende Atemnot?
   • Ist die Prognose der chronisch obstruktiven Lungenerkrankungen günstig oder ungünstig? Begründen Sie Ihre Antwort.

5. • Welches ist das häufigste Karzinom beim Mann?
   • Was spielt bei dessen Entstehung eine dominierende Rolle?
   • Wieviel Patienten (von 100) mit dieser Erkrankung leben fünf Jahre später noch?
   • Nennen Sie drei Frühsymptome der Krankheit.
   • In welchen Organen findet man v. a. Metastasen?

6. • Woran muss man bei Schocksymptomen mit Atemnot und Brustschmerzen, die akut bei Bettlägerigen auftreten, sofort denken?
   • Was sind die zwei wichtigsten prophylaktischen Maßnahmen bei Patienten, die bzgl. dieser Erkrankung gefährdet sind?

7. • Was ist die häufigste Berufskrankheit bei Bergleuten?
   • Wodurch kommt sie zustande?
   • Wie nennt man die andere Lungenkrankheit, deren Entwicklung durch sie gefördert wird?
   • Welche andere, herdförmige Lungenfibrose kennen Sie noch?

8. • Wie wird ein Pleuraerguss nachgewiesen?
   • Was vermuten Sie als Ursache, wenn es sich um einen jüngeren Patienten handelt?
   • Was ist bei einem älteren Menschen die Ursache?
   • Ist die negative Rivalta-Probe ein Beweis für ein Transsudat oder ein Exsudat?
   • Welche Ursachen kommen bei einem Transsudat infrage?

9. Ein bislang völlig gesunder junger Mann spürt plötzlich beim Verladen von Säcken Schmerzen in der rechten Brustseite, mäßige Atemnot und Hustenreiz. Wie lautet Ihre Verdachtsdiagnose?

10. Welches ist der häufigste gutartige Tumor im vorderen Mediastinum?

5. Erkrankungen des Verdauungstraktes

1. • Für welche Ösophaguserkrankungen ist das Symptom der Dysphagie typisch?
   • Nennen Sie drei Beispiele.

2. Nennen Sie mindestens zwei Medikamente, die zu Magen- und Zwölffingerdarmgeschwüren führen können.

3. Nennen Sie die wichtigsten Komplikationen der Ulkuskrankheit.

4. • Nach welchem Wiener Chirurgen wird die heute noch gängige Magenoperation genannt?
   • Nennen Sie modernere Operationsverfahren.

5. Nennen Sie typische Symptome, die im Rahmen einer Hiatushernie auftreten.

6. • Wie wird eine Erhöhung des indirekten Bilirubins im Blut genannt?
   • Ist diese Form des Bilirubins harnpflichtig oder nicht?
   • Für welche Erkrankung ist sie ein Indiz?

7. Sind folgende Laborparameter beim Verschlussikterus geringfügig oder stark erhöht:
   • SGOT und SGPT
   • alkalische Phosphatase
   • Serum-Eisen?

8. • Wodurch entsteht in den meisten Fällen eine portale Hypertension?
   • Was sind deren beiden gefürchtetsten Komplikationen?

9. • Wofür spricht das Auftreten eines Ikterus zwei Tage nach einer Bluttransfusion?
   • Wofür spricht das Auftreten eines Ikterus zwei Monate nach einer Bluttransfusion?

10. Wie hoch ist die Infektiosität eines HBe-Antigen-positiven Patienten mit Hepatitis?

11. Spricht der Nachweis von HA-Antikörpern der IgM-Klasse im Blut für eine akute oder eine zurückliegende Hepatitis A?

12. • Welches ist die häufigste Erkrankung der Leber?
    • Wann bzw. im Rahmen welcher Erkrankungen tritt sie bevorzugt auf (drei Beispiele)?

13. Wie lautet Ihre Verdachtsdiagnose bei einem ikterischen Patienten, der massiv Blut erbricht?

14. Welche Symptomentrias ist typisch für Gallensteine?

15. Für welche akute Erkrankung sprechen folgende Symptome: heftige linksseitige Oberbauchschmerzen nach üppiger Mahlzeit, Schock und erhöhte Blut- und Harnamylasespiegel?

16. Nennen Sie mindestens je drei Ursachen für akute und chronische Durchfälle.

17. Nennen Sie die vier Leitsymptome des mechanischen Ileus.

18. Für welche Erkrankung bzw. Störung sind chronische Durchfälle, voluminöse Fettstühle und Vitaminmangelsymptome charakteristisch?

19. Welche Anhiebsdiagnose erlauben folgende Symptome: schleimig-blutige Durchfälle, Gelenkschmerzen und Iritis?

20. Für welche Erkrankung sprechen folgende Befunde bei einem älteren Patienten: plötzlich auftretende Obstipation, Gewichtsabnahme und gelegentliche Blutbeimengungen im Stuhl?

21. Nennen Sie mindestens fünf Ursachen des akuten Abdomens.

6. Nierenerkrankungen

1. Wieviel Liter beträgt die täglich produzierte Primärharnmenge?
2. Ist die Urinosmolalität bei Oligurie durch akutes Nierenversagen erhöht oder erniedrigt?
3. Ist bei einem Serum-Harnstoffwert von 170 mg/dl eine Clearence-Untersuchung indiziert?
4. Wie bezeichnet man ein Absinken der täglichen Harnmenge unter 400 ml bzw. unter 100 ml?
5. Ein Patient im schweren Kreislaufschock scheidet in sechs Stunden 50 ml Urin aus. Durch welche Komplikation ist er gefährdet?
6. • Nennen Sie sechs Leitsymptome der Urämie.
   • Wie hoch ist der Blutharnstoffspiegel bei einer Urämie?
7. Erläutern Sie das Prinzip der Hämodialyse und nennen Sie die Hauptindikationen für Ihre Anwendung.
8. Welche Nieren eignen sich am besten zur Nierentransplantation: Leichennieren, Schimpansennieren, Nieren eines Elternteils oder Nieren eineiiger Zwillinge?
9. Ein anurischer Patient scheidet täglich 400 ml Urin aus. Wie groß darf die tägliche Gesamtflüssigkeitszufuhr sein?
10. Ein junger Mann erkrankt 14 Tage nach einem Infekt an Halsschmerzen, Kopfschmerzen, Übelkeit und Gesichtsschwellung; die Urinfarbe ist „fleischwasserfarbig". Welche Diagnose stellen Sie?
11. Für welches Syndrom spricht die Kombination von stark erniedrigtem Serumeiweiß, massiver Proteinurie und Ödemen?
12. Eine Patientin, die seit Jahren täglich bis zu zehn Kopfschmerztabletten eingenommen hat, wird jetzt mit beginnender Urämie in die Klinik eingeliefert. Als Ursache der Urämie vermuten Sie welche Erkrankung?
13. • An was muss in erster Linie gedacht werden, wenn ein junger Patient nach heftigen Schmerzen im Nierenlager eine Hämaturie aufweist?
    • An was muss in erster Linie gedacht werden, wenn ein älterer Patient eine schmerzlose Hämaturie aufweist?

14. Bei einem 50-jährigen urämischen Patienten lassen sich beidseits stark vergrößerte Nieren tasten. Ein Bruder ist im gleichen Alter an einer Urosepsis gestorben. Welche Erkrankung nehmen Sie an?

15. Nach der wievielten Schwangerschaftswoche entwickelt sich eine primäre Gestose?

7. Stoffwechselerkrankungen

1. • Wo genau erfolgt die Bildung von Insulin?
   • Welchen Einfluss hat Insulin auf den Blutzuckerspiegel?
   • Wie heißt der Antagonist des Insulins?

2. Nennen Sie zwei wichtige Laboruntersuchungen zur Prüfung des Kohlenhydratstoffwechsels.

3. Bei einem Diabetiker beträgt das HbA_1 16 %. Spricht das für eine gute oder eine schlechte Diabeteseinstellung in den vergangenen Wochen?

4. Beschreiben Sie die Atmung, den Puls, den Hautzustand und den Geruch der Atemluft bei einem Patienten im Coma diabeticum.

5. Ein regelmäßig mit Insulin behandeltes diabetisches Kind wird bewusstlos am Spielplatz aufgefunden. Was soll bis zur Diagnoseklärung injiziert werden: Traubenzucker oder Insulin? Begründen Sie Ihre Antwort.

6. Nennen Sie zwei spezifische Komplikationen des Diabetes mellitus.

7. • Wie hoch ist der Kalorienbedarf eines normalgewichtigen, körperlich schwer arbeitenden Diabetikers?
   • Wieviel Gramm Kohlenhydrate braucht er daher pro Tag?
   • Wieviel Gramm Fett sollte er täglich maximal zu sich nehmen?
   • Welche Nahrungs- und Genussmittel sind ohne Anrechnung erlaubt?

8. • Wieviele Minuten nach der Injektion setzt die Wirkung von Depot-Insulin ein?
   • Wieviele Stunden hält die Wirkung an?
   • Wieviele IE sollte die maximale Einzeldosis nicht überschreiten?
   • Wann sollte die morgendliche Injektion – bezogen auf den Zeitpunkt des Frühstücks – erfolgen?
   • Wie wird Insulin injiziert?

9. Durch die Überproduktion welchen Hormons wird die Akromegalie hervorgerufen?

10. Wie lautet Ihre Verdachtsdiagnose bei einer Frau, bei der vor zwei Jahren eine „Gehirnoperation" durchgeführt wurde und bei der jetzt wächserne Blässe, Antriebsarmut und eine Amenorrhoe auftreten?

11. Für welche Schilddrüsenerkrankung spricht ein erniedrigter basaler TSH-Spiegel, kombiniert mit Gewichtsabnahme und Tachykardie?

12. Nennen Sie die drei Leitsymptome (Trias) einer Hyperthyreose.

13.
    - Welche drei Therapiemethoden der Hyperthyreose bei Autonomie der Schilddrüse kennen Sie?
    - Welcher Therapiemöglichkeit würden Sie bei einer 65-jährigen Patientin den Vorzug geben?

14. Woran denken Sie, wenn eine früher an der Schilddrüse operierte Patientin über hartnäckige Obstipation, Frieren, Haarausfall und trockene, rissige Haut klagt?

15.
    - Zu welcher Gruppe von Hormonen zählt das Hormon Aldosteron?
    - Wo wird es gebildet?
    - Worin besteht seine Wirkung?

16.
    - Durch welche klinischen Symptome ist der M. Cushing charakterisiert?
    - Unter der Therapie mit welchen Medikamenten kann ein ähnliches Syndrom auftreten?

17. Sie sehen einen auffallend stark gebräunten Patienten, der in der Jugend eine Lungentuberkulose hatte und jetzt eine Muskelschwäche aufweist. Wie lautet Ihre Blitzdiagnose?

18.
    - Nach welcher Operationsnarbe suchen Sie zuerst, wenn Sie eine Frau im tetanischen Anfall sehen? Begründen Sie Ihre Antwort.
    - Welcher Elektrolytwert im Blut ist für Sie in diesem Fall relevant?

8. Erkrankungen des Bewegungsapparates

1.
    - Zu welcher Gruppe von Erkrankungen zählt die rheumatoide Arthritis?
    - In welchem Alter beginnt Sie häufig?

- Sind öfters Frauen oder Männer betroffen?
- Der Titer welchen Blutwertes ist erhöht?

2. An welche Erkrankung denken Sie bei dem Wort „Bambusstabwirbelsäule"?

3. - Bei einer jüngeren Frau tritt ein schmetterlingsförmiger Gesichtsausschlag, verbunden mit Gelenkschmerzen und Fieber auf. Wie lautet Ihre Verdachtsdiagnose?
   - Welche Zellen sind im Blut nachweisbar?

4. Zu welchen Störungen des Knochengewebes kann sowohl körperliche Inaktivität als auch eine lang andauernde Kortikoidbehandlung führen?

5. Der Mangel welchen Vitamins ist häufig die Ursache der Osteomalazie?

6. Für welches Karzinom sind osteoblastische Knochenmetastasen typisch?

9. Allergische und immunologische Krankheiten

1. Anaphylaktischer Schock bedeutet wörtlich „Schock durch Schutzlosigkeit". Trifft dies tatsächlich zu? Begründen Sie Ihre Antwort.

2. - Ein Patient reagiert auf eine Penicillininjektion mit einem urtikariellen Hautausschlag. Eine Allergie welchen Typs liegt vor?
   - In welcher Funktion wirkt das Penicillin in diesem Fall?

3. - Sind die Antikörper bei Autoimmunkrankheiten gegen artfremde oder gegen körpereigene Zellen gerichtet?
   - Bei welchen Erkrankungen spielen diese Antikörper wahrscheinlich eine wichtige Rolle?

4. Ein Patient bekommt nach der Gabe eines Antibiotikums einen masernähnlichen Hautausschlag, Fieber und Gelenkschmerzen. Was liegt vor?

5. Nennen Sie eine typische, auf einer Allergie beruhende Berufskrankheit.

6. Um welche Art von Transplantat handelt es sich, wenn bei einem Patienten zur Nasenkorrektur ein Knochenstück aus einer eigenen Rippe transplantiert wird?

7. Transplantierte Nieren werden nicht selten vom Empfängerorganismus abgestoßen. Nennen Sie zwei Medikamentengruppen zur Bekämpfung dieser Abstoßungsreaktion.

8. Nennen Sie eine Faustregel, mit welchen Maßnahmen eine Vorbeugung in Medizinberufen gegenüber AIDS möglich ist.

10. Vergiftungen

1. Welches sind die häufigsten Vergiftungen?

2. Ist bei Vergiftungen mit lang wirksamen Barbituraten eine forcierte Diurese indiziert oder nicht?

3. Ist die Gabe von Rizinusöl, Milch oder Paraffinöl bei einer Intoxikation mit Fleckenwasser sinnvoll oder gefährlich?

4. Beim Hantieren im Labor hat eine Kollegin einen Tropfen einer ätzenden Chemikalie ins Auge bekommen. Was tun Sie zuerst?

5. Beschreiben Sie Bewusstseinslage, Blutdruck, Atmung und Reflexe bei einer lebensbedrohlichen Vergiftung.

6. Es gibt einige typische Vergiftungssymptome, z. B.
   • Pupillenweite bei Alkylphosphatvergiftung
   • Geruch bei Blausäurevergiftung
   • Zustand der Mundschleimhaut bei Laugenvergiftung?

7. Was müssen Sie bei jedem Intoxikationspatienten regelmäßig kontrollieren (sieben Angaben)?

8. Was würden Sie einem Patienten mit einer Laugenvergiftung zu trinken geben?

9. Eine Stunde nach dem Genuss von Pilzen kommt es zu Erbrechen und Durchfall. Sind diese Symptome typisch oder atypisch für eine Knollenblätterpilzvergiftung?

10. Bei der Vergiftung mit welcher Substanz können Atropininjektionen in sonst unüblich hohen Dosen lebensrettend wirken?

24 Lösungen

1. Allgemeine Krankheitslehre

1. Eine allgemeingültige Definition des Begriffs „Krankheit" gibt es **nicht**.

2. Die Krankheitsursache wird **Ätiologie**, der Vorgang wird **Pathogenese** genannt.

3. Man kennt sechs große Gruppen von Krankheitsursachen. Folgende Krankheiten können als Beispiele gelten:
   - physikalisch-chemische Ursachen, z. B. Verbrennungen, Vergiftungen, Strahlenschäden
   - Mikroorganismen wie Bakterien, Viren, Protozoen, z. B. Tuberkulose, Typhus, AIDS, Masern, Malaria, Schlafkrankheit
   - Erbkrankheiten, z. B. Hämophilie, Kugelzellanämie
   - Mangelkrankheiten, z. B. Rachitis, Eisenmangelanämie
   - Regulationsstörungen, z. B. Hypertonie, Zuckerkrankheit
   - Autoimmunkrankheiten, z. B. hämolytische Anämie.

4. - Linksherzinsuffizienz
   - angeborene Herzfehler
   - Kugelzellanämie
   - Bauchfellentzündung
   - Mitralklappenfehler
   - Anämie, Schock, blasser Hochdruck
   - Schilddrüsenfunktion
   - Nierenentzündung
   - Leberkrankheiten, Abflusshindernis der Gallenwege, Hämolyse
   - Herzinsuffizienz, Herzklappenfehler, Lungenerkrankung, Schock
   - angeborene Herzfehler, chronische Lungenkrankheiten.

5. - Fieber besteht, wenn die rektal gemessene Körpertemperatur **über 38° C** liegt; Temperaturen **zwischen 37,5° C und 38° C** nennt man subfebril.
   - Bleibt das Fieber über Tage hoch, so spricht man von **Kontinua** (febris continua).
   - Bei großen Temperaturdifferenzen mit morgendlichen Werten unter 37° C von **septischen** Temperaturen.

- Am häufigsten ist das **remittierende** Fieber (Temperaturschwankungen bis 2° C).
- Die Malaria führt zu **periodischem** Fieber.
- Häufigste Fieberursache ist eine **Infektion**.
- Nicht infektiös bedingtes Fieber tritt bei **Herzinfarkt, Leukämien** und **Tumoren** auf.

6. Neubildungen, die auf einem überschießenden Wachstum beruhen, heißen **Tumoren**. Sie können sich **benigne** oder **maligne** verhalten.
Der maligne Tumor wächst **schnell**, breitet sich **infiltrierend** aus und setzt **Metastasen**.
Er neigt zu **Rezidiven** und ist aus **unreifem** Gewebe aufgebaut.
Karzinome sind **bösartige epithehale** Tumoren.
Die zwei häufigsten Karzinome des Mannes sind das **Bronchial- und Magenkarzinom,** die der Frau das **Mamma- und Uteruskarzinom**.
Präkanzerosen sind **Vorstufen von Krebs**.
Folgende Präkanzerosen können maligne entarten:
   - Perniziöse Anämie: Magenkarzinom
   - Polyposis des Dickdarms: Kolonkarzinom
   - Cholelithiasis: Gallenblasenkarzinom
   - Leistenhoden: Hodenkrebs.

   Es gibt **drei** grundsätzliche Möglichkeiten der Krebstherapie:
   Operation, Bestrahlung, Zytostatika.

   Die besten Heilungschancen bietet die **Radikaloperation**.

   Häufigste Nebenwirkungen einer Zytostatikatherapie sind **Leukopenie, Thrombopenie, Haarausfall, Übelkeit, Erbrechen, Hyperurikämie, Neuritis**.

7. Es gibt **fünf** klassische Entzündungszeichen:
Rötung, Schwellung, Wärme, Schmerz, gestörte Funktion.

   Die Entzündung ist eine **sinnvolle** Reaktion des Gefäß-Bindegewebes auf einen schädigenden Reiz.
   Spezifisches Granulationsgewebe wird bei folgenden Krankheiten gebildet:
   Tuberkulose, Rheumatismus, Lymphogranulomatose, Syphilis, Sarkoidose.

   Exsudat und Transsudat können durch die Bestimmung des **Eiweißgehalts** unterschieden werden.
   Das Transsudat hat eine **helle** Farbe.
   Es beruht auf einer **Stauung** oder einer **abnormen Gefäßdurchlässigkeit**.

   Ein Abszess ist eine **Eiteransammlung in Gewebshöhlen**.

Ein Empyem ist eine **Eiteransammlung** in vorgebildeten **Körperhöhlen**.
Empyeme können in **Pleura, Gelenken, Gallenblase und Kieferhöhle** auftreten.

2. Erkrankungen des Herz-Kreislauf-Systems

1. Die Hauptaufgabe des Herz-Kreislauf-Systems besteht im **Antransport von Sauerstoff** und **Substraten** und dem **Abtransport von Kohlensäure** und **Stoffwechselprodukten**.

2. • Das Herz schlägt normalerweise im **Sinusrhythmus**.
   • Der **Sinusknoten** ist der sog. Schrittmacher des Herzens.

3. • Eine Bradykardie liegt vor, wenn die Pulsfrequenz **unter 50/Min.** absinkt.
   • Mögliche Ursachen: **Digitalisintoxikation, gesteigerter Hirndruck, Herzblock, Hypothyreose**.

4. Eine Pulsfrequenz über 100/Min. wird **Tachykardie** genannt.

5. • Eine absolute Arrhythmie bedeutet eine **vollständige Regellosigkeit** des Herzschlages.
   • Häufigste Ursache ist meistens ein **Vorhofflimmern**.
   • Extraschläge des Herzens nennt man **Extrasystolen**.

6. Das Wesen der Herzinsuffizienz besteht darin, dass das **diastolische Blutangebot** für das Herz im Verhältnis zu seiner systolischen Förderleistung zu groß ist.

7. Die **vier** Hauptursachen einer Herzinsuffizienz sind:
   • Herzmuskelschwäche
   • Herzklappenfehler
   • Rhythmusstörungen
   • eingeschränkte Bewegungsfreiheit des Herzmuskels.

8. • Die Herzinsuffizienz führt zu einem **venösen** Rückstau und zur **Abnahme des Herzminutenvolumens**.
   • Die Linksherzinsuffizienz führt zu einer Stauung im **kleinen** Kreislauf.
   • Ihr Leitsymptom ist **Atemnot**.
   • Ursache: **Lungenstauung**.
   • Die Rechtsherzinsuffizienz führt zu einer Stauung im **großen** Kreislauf.

- **Symptome: Halsvenenstauung, Stauungsleber, Aszites, Ödeme.**
- Besteht bei einem digitalisbehandelten Herzkranken Bradykardie, Bigeminus und Übelkeit, so sollte man sofort an eine **Digitalisintoxikation** denken.

9.
- Medikamente zur Ödemausschwemmung nennt man **Diuretika**.
- Ihre Wirkung beruht darauf, dass sie den **Natriumbestand** des Körpers **verringern**.

10. **Nitrate, Diuretika, Vasodilatantien.**

11.
- Beim Anblick eines blassen, schweißbedeckten Patienten, der unruhig, aber nicht bewusstlos ist, einen beschleunigten, fadenförmigen Puls aufweist und über Durst und Übelkeit klagt, müssen Sie als erstes an einen **Kreislaufschock** denken.
- Dieser Patient befindet sich in **Lebensgefahr**.
- Der Schock wird am besten durch **Volumenersatz** behandelt.

12. Einem Kreislaufstillstand können **zwei** Ursachen zugrunde liegen: **Kammerflimmern, Asystolie.**

13. Indikationen für eine Schrittmacherbehandlung sind: **Adams-Stokes-Anfälle, Asystolie, schwere Bradykardie mit Herzinsuffizienz.**

14.
- Die **zwei** entscheidenden Maßnahmen bei der Reanimation sind **Herzmassage**, Mund-zu-Mund- oder **Mund-zu-Nase-Beatmung**.
- Antwort Kap. 2.3.2 Reanimation.

15.
- Erworbene Herzklappenfehler entstehen zu über 90 % durch eine **Endokarditis**.
- Das akute rheumatische Fieber beruht auf einem **Streptokokkeninfekt**.
- Das akute rheumatische Fieber kann zur **rheumatischen Endokarditis** und zur **rheumatischen Polyarthritis** führen.
- Die Kombination von Herzklappenfehler, subfebrilen Temperaturen, Anämie und Mikroembolien ist charakteristisch für die **Endocarditis lenta**.

16.
- Die Mitralstenose ist ein **häufiger, erworbener** Herzklappenfehler.
- Meist sind **Frauen** betroffen.
- Die Mitralinsuffizienz führt zu einer **Vergrößerung des linken Vorhofs** und zur **Stauung im kleinen Kreislauf**.
- Die besten Operationsresultate liefern das **Stadium II und III**.

17.
- Die Aortenklappeninsuffizienz tritt häufiger bei **Männern** auf.
- Sie bewirkt eine **Vergrößerung des linken Ventrikels**, eine **Zunahme der Blutdruckamplitude** und einen **schleudernden Puls**.

- Die operative Korrektur besteht in einem **Klappenersatz**.

18. - Unter einem Shunt versteht man eine **Kurzschlussverbindung zwischen einzelnen Herz- oder Gefäßabschnitten**.
    - Angeborene Herzfehler mit Rechts-Links-Shunt weisen eine **Frühzyanose** auf, haben eine **schlechte** Prognose und sind **schwierig** operativ zu korrigieren.
    - Beispiele für angeborene Herzfehler:
      a) mit Frühzyanose: **Fallotsche Tri-, Tetra-, Pentalogie**
      b) mit Spätzyanose: **Vorhof/Ventrikelseptumdefekt, offener Ductus Botalli**
      c) ohne Zyanose: **Aortenisthmus-/Pulmonalstenose**.

19. - Beim chronischen Cor pulmonale ist das **rechte** Herz durch eine **chronische Lungenerkrankung** überlastet.
    - Die Anwendung von Morphin, Morphinderivaten und Schlafmitteln ist bei chronischem Cor Pulmonale **sehr gefährlich**.

20. - Ursache des Herzinfarkts ist in 90 % der Fälle eine **Koronarsklerose**.
    - Leitsymptome sind: **ausstrahlender Herzschmerz, Atemnot** und **Schock**.
    - Der Infarktpatient ist durch folgende Komplikationen gefährdet: **Kammerflimmern, Asystolie, Schock, AV-Block, Linksherzversagen, Lungenembolie**.

21. - Die wahrscheinlich häufigste Erkrankung des Menschen ist die **Hypertonie**.
    - Man unterscheidet die **primäre** und die **sekundäre** Hypertonie.
    - In 5–10 % der Fälle liegt eine **sekundäre** Hochdruckform vor.
    - Ursachen: Nierenerkrankungen, endokrine Erkrankungen, Aortenisthmusstenose, Erkrankungen des Zentralnervensystems.
    - Spätfolgen:
    - **Herz**: Linksherzhypertrophie, Herzinfarkt
    - **Nieren**: arteriosklerotische Schrumpfniere
    - **Gehirn**: Apoplexie
    - **Gefäßsystem**: Arteriosklerose
    - **Auge**: Netzhautveränderungen.

22. Häufige Medikamente zur Therapie der Hypertonie sind **Diuretika, Betarezeptorenblocker, Calciumantagonisten und ACE-Hemmer**.

23. - Die Arteriosklerose befällt primär die **Intima** der Arterien.
    - Sie breitet sich **herdförmig** aus und bedingt eine **Verengung des Gefäßlumens**.
    - Der komplette Gefäßverschluss durch einen Thrombus bewirkt einen **Infarkt** (eine **Nekrose**) des betroffenen Gewebebezirks.

24.
- Die häufigste entzündliche Arterienerkrankung ist die **Endangiitis obliterans**.
- Sie betrifft praktisch nur **jüngere Männer**, die **rauchen**.

25.
- Die periphere arterielle Verschlusskrankheit verläuft in **vier** Stadien.
- Folgende Kennzeichen sind charakteristisch:
  Stadium I: **Pulslosigkeit**,
  Stadium II: **intermittierendes Hinken**,
  Stadium III: **Ruheschmerz**,
  Stadium IV: **Nekrose**.

26. Apoplexie ist ein Sammelbegriff für **schwere Durchblutungsstörungen des Gehirns**, die meist zur **Bewusstlosigkeit und Halbseitenlähmung** führen.

27.
- Die Entstehung von Thrombosen wird gefördert durch **Gefäßwandschädigung, Stase, gesteigerte Gerinnbarkeit**.
- Die gefürchtetste Komplikation der Thrombose ist die **Embolie**.
- Leitsymptome der Extremitätenembolie sind: **Blässe, Kälte, Schmerz, Pulslosigkeit, Empfindungsstörungen** (pain, paleness, pulselessness, paresthesia, paralysis, prostration).

3. Blutkrankheiten

1.
- Eine Leukozytose liegt bei Leukozytenzahlen über 10 000/mm^3 vor.
- Häufigste Ursache sind **bakterielle Infekte**.
- Leukopenien liegen bei einer Zellzahl **unter 4000/mm^3** vor.
- Ursachen: **Typhus, Virusinfekte, Milztumoren, Zytostatikabehandlung**.
- Bei der sog. Linksverschiebung treten vermehrt **jugendliche Neutrophile** im peripheren Blut auf.
- Von einer Thrombopenie spricht man bei Thrombozytenzahlen **unter 100 000/mm^3**.
- Die Gefahr von Blutungen besteht bei Werten **unter 30 000/mm^3**.

2.
- Die BKS ist physiologischerweise beschleunigt während der **Schwangerschaft**.
- Sie ist erniedrigt bei **Polyzythämie**.
- Sie ist extrem beschleunigt beim **Plasmozytom**.

3. Eine Anämie liegt vor bei einer Erythrozytenverminderung **unter 4 Mill./mm^3** und/oder einer Hb-Verminderung **unter 12 bzw. 4 g%**.

4. Beispiele:
   - **hypochrome Anämie:** Eisenmangelanämie,
   - **hyperchrome Anämie:** Perniziosa,
   - **normochrome Anämie:** hämolytische Anämie.

5. - Die perniziöse Anämie beruht auf einem **Vitamin-B$_{12}$-Mangel**.
   - Zur Resorption ist der in der Magenwand gebildete **Intrinsicfactor** notwendig.

6. - Der Transfusionszwischenfall entsteht durch eine **Blutgruppenunverträglichkeit** zwischen Blutspender und Empfänger.
   - 50 % der Transfusionszwischenfälle verlaufen tödlich.
   - Folgende Symptome sind Warnsignale: **Kreuz- und Brustschmerzen, Hitzegefühl, Schock, Schüttelfrost**.

7. Die Polycythaemia vera geht mit einer krankhaften **Steigerung der gesamten Blutbildung** einher.

8. - Extremer Milztumor, Leukozytenzahlen über 100 000/mm^3 und Myeloblasten im Blutbild sind typisch für die **chronische myeloische Leukämie**.
   - Leitsymptome der akuten Leukämie sind **Fieber, schwere Anämie und Blutungsneigung**.
   - Nicht selten wird die Fehldiagnose **Sepsis** oder **Infekt** gestellt.

9. - Die häufigste bösartige Lymphknotenkrankheit ist die **Lymphogranulomatose**.
   - Bei der histologischen Untersuchung des Lymphknotengewebes findet man typischerweise **Sternbergsche Riesenzellen** sowie **Hodgkinzellen**.

10. - Leitsymptome: **maximale BKS-Beschleunigung, Knochenschmerzen und Bence-Jones-Eiweißkörper im Harn**.
    - Es werden **Paraproteine** gebildet.

11. - Die Agranulozytose ist durch das Fehlen von **Neutrophilen** gekennzeichnet.
    - Sie geht häufig mit **Fieber** einher. Fiebersenkende Präparate sind aber **kontraindiziert**, weil sie häufig Ursache der Agranulozytose sind.

12. Ursachen der hämorrhagischen Diathese: **Koagulopathie, Thrombopenie/-pathie, pathologische Durchlässigkeit der Blutgefäße**.

13. - Medikamente, welche die Gerinnbarkeit des Blutes herabsetzen, nennt man **Antikoagulanzien**.
    - Ein sofortwirkendes Antikoagulans ist das **Heparin**.
    - Sein Antidot ist das **Protaminsulfat**.
    - Die Wirkung der Cumarine setzt etwa **nach ein bis zwei Tagen** ein.
    - Das entsprechende Antidot ist **Vitamin K**.

14. • Gelenkblutungen bei Gerinnungsstörungen kommen praktisch nur **bei Hämophilie (A und B)** vor.
    • Sie beruht auf einem **Mangel an Faktor VIII** bzw. **IX**.

15. Ursachen einer Thrombozytopenie: **Milztumor, Zytostatikabehandlung, Werlhofsche Krankheit, allergische Reaktion, Arzneimittel.**

16. Intramuskuläre Injektionen bei einem mit Marcumar® behandelten Patienten sind **kontraindiziert,** da es zu **ausgedehnten Hämatomen** kommen kann.

4. Erkrankungen der Atmungsorgane

1. • Die Überladung des Blutes mit Kohlensäure nennt man **Hyperkapnie.**
   • Einen verminderten Sauerstoffgehalt des Blutes nennt man **Hypoxämie.**
   • Sie sind **in gleichem Maße** gefährlich.

2. • Eine Zyanose beweist, dass der **Sauerstoffgehalt** im Hautkapillarblut **herabgesetzt** ist.
   • Man unterscheidet **drei** Formen der Zyanose:
   a) **pulmonale Zyanose,** z. B. bei Lungenerkrankungen,
   b) **Mischblut-Zyanose,** z. B. bei Rechts-Links-Shunt,
   c) **periphere Zyanose,** z. B. bei Herzinsuffizienz, Schock.

3. • Die 4 Haupterreger primärer Pneumonien sind **Bakterien, Viren, Mykoplasmen** und **Pilze.**
   • Sekundäre Pneumonien können durch **Lungenstauung, -infarkt, Bronchiektasen, Bronchialkarzinom** oder **Aspiration** bedingt sein.

4. • Zu den chronisch obstruktiven Lungenerkrankungen zählt man das **Asthma bronchiale,** die **chronische Bronchitis** sowie das **Lungenemphysem.**
   • Ihre gemeinsamen Leitsymptome sind **Husten, Auswurf** und **Atemnot.**
   • Die Atemnot beruht auf der **Obstruktion** der **Bronchien** und **Bronchiolen.**
   • Die Prognose der chronisch obstruktiven Lungenerkrankungen ist **ungünstig,** weil viele Patienten am **Cor pulmonale** oder am **Atemversagen** sterben.

5. • Das häufigste Karzinom beim Mann ist das **Bronchialkarzinom.**

- Bei dessen Entstehung spielt das **Rauchen** die dominierende Rolle.
- Von 100 Patienten mit kleinzelligem Bronchialkarzinom leben fünf Jahre später noch fünf Patienten.
- Die Frühsymptome des Bronchialkarzinoms sind **hartnäckiger Husten, spärlicher, blutiger Auswurf** und **Brustschmerzen**.
- Metastasen finden sich vor allem in **Knochen, Leber, Hirn, Lymphknoten** und **Nebennieren**.

6.
- Schocksymptome mit Atemnot, Brustschmerzen, die akut bei Bettlägerigen auftreten, erwecken den dringenden Verdacht auf eine **Lungenembolie**.
- Die zwei wichtigsten prophylaktischen Maßnahmen bei emboliegefährdeten Patienten sind **Mobilisierung** und die Gabe von **Antikoagulanzien**.

7.
- Die häufigste Berufskrankheit bei Bergleuten ist die Silikose.
- Sie kommt durch die langjährige Einatmung von **kieselsäurehaltigem Staub** zustande.
- Sie fördert die Entwicklung einer **chronischen Bronchitis**.
- **Sarkoidose**.

8.
- Ein Pleuraerguss wird durch eine **Pleurapunktion** nachgewiesen.
- Pneumonie oder Tuberkulose.
- Bronchialkarzinom.
- Die negative Rivalta-Probe zeigt, dass der Pleuraerguss ein **Transsudat** ist.
- Ursachen für ein Transsudat: **Herzinsuffizienz, allgemeine Ödemneigung**.

9. Die Verdachtsdiagnose lautet **Spontanpneumothorax**.

10. Der häufigste gutartige Tumor im vorderen Mediastinum ist eine **retrosternale Struma**.

5. Erkrankungen des Verdauungstraktes

1. Das Symptom der Dysphagie ist typisch für das **Ösophaguskarzinom, Ösophagusdivertikel** und die **Achalasie**.

2. **Kortikoide, Indometacin** und **Acetylsalicylsäure** können zu Magen- und Zwölffingerdarmgeschwüren führen.

3. Die wichtigsten Komplikationen der Ulkuskrankheit sind **Blutung, Perforation, Penetration** und **Pylorusstenose**.

4. Eine heute gängige Magenoperation wurde bereits im vorigen Jahrhundert von dem Wiener Chirurgen BILLROTH durchgeführt und wird deswegen **Billroth-Operation** genannt. Modernere Verfahren sind die **selektive Vagotomie** mit **Pyloroplastik**.

5. **Schmerzen hinter dem Brustbein, Sodbrennen und Aufstoßen,** insbesondere im Liegen und nach Genuss kohlensäurehaltiger Getränke, sind typische Symptome der Hiatushernie.

6. Eine Erhöhung des indirekten Bilirubins im Blut, das auch prähepatisches Bilirubin genannt wird und nicht harnfähig ist, spricht für eine Hämolyse.

7. Beim Verschlussikterus sind:
   - SGOT und SGPT **gering** erhöht
   - alkalische Phosphatase **stark** erhöht
   - Serum-Eisen **normal.**

8. Gefürchtete Folgen des Pfortaderhochdruckes, der meistens durch eine **Leberzirrhose** entsteht, sind die **Ösophagusvarizenblutung** und der **Aszites**.

9. Das Auftreten eines Ikterus zwei Tage nach einer Bluttransfusion spricht für eine **Hämolyse durch Fehltransfusion,** zwei Monate danach für eine **Hepatitis C,** seltener eine **Hepatitis B.**

10. Blut eines HBe-Antigen-positiven Patienten mit Hepatitis ist **hochinfektiös.**

11. Der Nachweis von HA-Antikörpern der IgM-Klasse im Blut spricht für eine **akute Hepatitis A.**

12. Die häufigste Lebererkrankung ist die **Fettleber**. Sie tritt bevorzugt auf bei **Alkoholabusus, Diabetes mellitus** und bei **Eiweißmangel.**

13. Tritt bei einem ikterischen Patienten massives Bluterbrechen auf, so lautet die Verdachtsdiagnose **Ösophagusvarizenblutung.**

14. Folgende Trias ist für Gallensteine typisch:
    - rechtsseitiger Oberbauchschmerz
    - Übelkeit
    - Fettintoleranz.

15. Heftige linksseitige Oberbauchschmerzen nach üppiger Mahlzeit, Schock und erhöhte Blut- und Harnamylasespiegel sprechen für eine **akute Pankreatitis.**

16. ☞ Seite 301, Tab. 37.

17. Leitsymptome des mechanischen Ileus sind:

- Leibschmerzen
- Erbrechen, Stuhl- und Windverhaltung
- Meteorismus.

18. Chronische Durchfälle, voluminöse Fettstühle und Vitaminmangelsymptome sind charakteristisch für **Malabsorption**.

19. Die Symptome: schleimig-blutige Durchfälle, Gelenkschmerzen und Iritis erlauben die Anhiebsdiagnose **Colitis ulcerosa**.

20. Plötzlich auftretende Verstopfung, Gewichtsabnahme und gelegentliche Blutbeimengungen im Stuhl bei einem älteren Patienten sind hochverdächtig auf ein **Kolonkarzinom**.

21. Ursachen des akuten Abdomens:
    - **eingeklemmte Leistenhernie**
    - **Ulkusperforation**
    - **Mesenterialinfarkt**
    - **Tubarruptur**
    - **Kolonkarzinom**.

6. Nierenerkrankungen

1. Die täglich produzierte Primärharnmenge beträgt **150 Liter**.

2. Bei Oligurie durch akutes Nierenversagen ist die Urinosmolalität **erniedrigt**.

3. Bei einem Serum-Harnstoff-Wert von 170 mg/dl ist eine Clearance-Untersuchung **nicht indiziert**.

4. Ein Absinken der täglichen Harnmenge unter 400 ml wird **Oligurie**, unter 100 ml **Anurie** bezeichnet.

5. Der Patient ist durch ein **akutes Nierenversagen** gefährdet.

6. Blässe, urinöser Mundgeruch, Erbrechen, Atemnot, hämorrhagische Diathese und vertiefte Atmung sind die Leitsymptome der Urämie. Die Harnstoffwerte im Blut bewegen sich dabei im Allgemeinen zwischen 200–400 mg/dl.

7. ☞ Seite 397 ff.
   Hauptindikationen für ihre Anwendung sind **akutes** und **chronisches Nierenversagen**.

8. Zur Nierentransplantation eignen sich am besten Nieren **eineiiger Zwillinge**.

9. Ein anurischer Patient, der täglich 400 ml ausscheidet, darf max. **1000 ml** Gesamtflüssigkeit zu sich nehmen.

10. Diagnose: **akute Glomerulonephritis**.

11. Die Kombination von stark erniedrigtem Serumeiweiß, massiver Proteinurie und Ödemen spricht für ein **nephrotisches Syndrom**.

12. Als Ursache kommt eine **interstitielle Nephritis** (Analgetikaniere) in Betracht.

13. Weist ein junger Patient nach heftigen Schmerzen im Nierenlager eine Hämaturie auf, muss in erster Linie an eine **Nephrolithiasis** gedacht werden, bei der schmerzlosen Hämaturie eines älteren Mannes hingegen an ein **Hypernephrom**.

14. Verdacht auf **Zystennieren**.

15. Eine primäre Gestose entwickelt sich **nach der 24. Schwangerschaftswoche**.

7. Stoffwechselerkrankungen

1. • Insulin wird in den **B-Zellen des Pankreas** gebildet.
   • Es **senkt** den Blutzucker durch Förderung der Glukoseverwertung.
   • Der Antagonist heißt **Glukagon** oder Adrenalin.

2. **Glukosetoleranztest** und **HbA$_1$-Bestimmung**.

3. Dies spricht für eine **schlechte** Einstellung des Diabetes in den letzten Wochen.

4. Bei einem Patienten im Coma diabeticum ist die **Haut trocken**, die **Zunge ausgetrocknet**, die **Atmung vertieft**, der **Puls beschleunigt** und der **Mundgeruch süßlich** (Azetongeruch).

5. Bis zur Diagnoseklärung sollte **Traubenzucker** injiziert werden. Traubenzucker behebt den hypoglykämischen Schock sofort, schadet im Coma diabeticum nicht und erlaubt eine sofortige Diagnose.

6. Zwei spezifische Komplikationen des Diabetes sind die **diabetische Retinopathie** und die **diabetische Glomerulosklerose** (Kimmelstiel-Wilson Syndrom).

7. Der tägliche Kalorienbedarf eines normalgewichtigen, körperlich schwer arbeitenden Diabetikers beträgt **2800 Kalorien**.

- Daher pro Tag **250 g Kohlenhydrate**.
- Er sollte jedoch **nicht mehr als 70 g** Fett am Tag zu sich nehmen.
- Ohne Anrechnung sind ihm **Tomaten, Kaffee, Blumenkohl, Zwiebel, 0,125 l naturreiner Wein, Pilze, Gurken und Spargel** erlaubt.

8. - Depot-Insulin beginnt **60 Minuten** nach der Injektion zu wirken.
    - Die Wirkung hält **12–16 Stunden** an.
    - Die maximale Einzeldosis sollte **nicht mehr als 40 IE** betragen.
    - Insulin wird **eine halbe Stunde** vor dem Frühstück **subkutan** injiziert.

9. Die Akromegalie wird durch eine Überproduktion von **STH** hervorgerufen.

10. **HVL-Insuffizienz** (nach Hypophysektomie).

11. Dieser Befund spricht für eine **Hyperthyreose**.

12. Die Leitsymptome der Hyperthyreose sind **Struma, Tachykardie** und **Exophthalmus**.

13. Die drei Behandlungsmethoden der Hyperthyreose bei Autonomie der Schilddrüse sind **Thyreostatika, Radiojodbehandlung** und **Operation**. Bei einer 65-jährigen Patientin ist der **Radiojodbehandlung** der Vorzug zu geben.

14. Wenn eine früher an der Schilddrüse operierte Patientin über hartnäckige Obstipation, Frieren, Haarausfall und trockene, rissige Haut klagt, denken Sie in erster Linie an eine **Hypothyreose**.

15. - Das in der NNR gebildete Hormon Aldosteron zählt zu den **Mineralokortikoiden**.
    - Es bewirkt eine **Natriumretention** und eine vermehrte **Kaliumausscheidung**.

16. Die Cushingsche Krankheit ist durch folgende klinische Symptome charakterisiert:
    - **Vollmondgesicht**
    - **Stammfettsucht**
    - **Hypertonie**
    - **rote Striae**
    - **Osteoporose**.

    Ein ähnliches Syndrom kann unter Behandlung mit Glukokortikoiden auftreten.

17. Die „Blitzdiagnose" lautet **NNR-Insuffizienz** (M. Addison bei NNR-Tuberkulose).

18. • Sie suchen zuerst nach einer Operationsnarbe am Hals. Es könnte sich um einen **Hypoparathyreoidismus** nach Schilddrüsenoperation handeln.
     • Relevant ist der **Kalziumspiegel** im Blut.

8. Erkrankungen des Bewegungsapparates

1. • Die rheumatoide Arthritis zählt zu den entzündlichen rheumatischen Erkrankungen.
    • Sie beginnt in den **mittleren Lebensjahren.**
    • Sie befällt häufig **Frauen.**
    • Sie ist gekennzeichnet durch den Nachweis des **Rheumafaktors** im Blut.

2. An die **Bechterewsche Krankheit.**

3. Es besteht der Verdacht auf einen **Lupus erythematodes.**
   In 80 % der Fälle sind im Blut sog. **L. E.- Zellen** nachweisbar.

4. Körperliche Inaktivität kann, ebenso wie lang dauernde Kortikoidbehandlung, zu Störungen des Knochengewebes im Sinne einer **Osteoporose** führen.

5. Die Ursache der Osteomalazie ist häufig ein Mangel an **Vitamin D.**

6. Osteoplastische Knochenmetastasen sind typisch für ein **Prostatakarzinom.**

9. Allergische und immunologische Krankheiten

1. Dies trifft **nicht** zu, weil die Anaphylaxie Folge einer **überschießenden Antigen-Antikörper-Reaktion** ist.

2. • Es liegt eine Allergie vom **Soforttyp** vor.
    • In diesem Fall wirkt Penicillin als **Allergen.**

3. • Antikörper bei Autoimmunkrankheiten sind gegen **körpereigene** Zellen gerichtet.
    • Sie spielen wahrscheinlich bei Erkrankungen wie z. B. der **hämolytischen Anämie**, der **Thyreoiditis**, bei **Kollagenosen**, beim **M. Basedow** und der **Colitis ulcerosa** eine wichtige Rolle.

4. Es liegt eine **Arzneimittelallergie** vor (Drug fever).

5. Eine typische, auf einer Allergie beruhende Berufskrankheit ist das sog. **Bäckerasthma**.

6. Es handelt sich um ein **Autotransplantat** (Spender und Empfänger sind identisch).

7. Medikamentengruppen zur Bekämpfung der Abstoßungsreaktion sind **Immunsuppressiva** und **Kortikoide**.

8. Die gleichen Maßnahmen, die bei **Hepatitis-B** wirksam sind.

10. Vergiftungen

1. Die häufigsten Vergiftungen sind **Schlafmittel-** und **Psychopharmaka-Intoxikationen**.

2. Eine „forcierte Diurese" ist bei Vergiftungen mit lang wirkenden Barbituraten **indiziert**.

3. Bei einer Fleckenwasservergiftung ist die Verabreichung von **Milch** und **Rizinusöl gefährlich**, die Gabe von **Paraffinöl** ist **sinnvoll**.

4. Erste Maßnahme: das Auge mit fließendem Wasser spülen.

5. Bei einer lebensbedrohlichen Vergiftung ist der Patient **bewusstlos**, der **Blutdruck** ist **erniedrigt**, die **Atmung** ist **insuffizient**, die **Reflexe** sind z. T. **erloschen**.

6. • Alkylphosphatvergiftung: **Pupillen** sind **eng**
   • Blausäure-Vergiftung: **Bittermandelgeruch**
   • Laugenvergiftungen: **Mundschleimhautverätzungen**.

7. Bei jedem Vergifteten ist eine regelmäßige Kontrolle von **Blutdruck, Pulsfrequenz, Atmung, Temperatur, Diurese, Reflexen** und **Bewußtseinsgrad** erforderlich.

8. Bei einer Laugenvergiftung wird dem Patienten **reichlich Wasser** zu trinken gegeben.

9. Diese Symptome sind **nicht typisch** für eine Knollenblätterpilzvergiftung.

10. Atropininjektionen in sonst unüblich hohen Dosen (z. B. 10–20–100 mg und mehr) können lebensrettend wirken bei einer **Alkylphosphatvergiftung**.

25 Wichtige medizinische Abkürzungen

A

AAR	Antigen-Antikörper-Reaktion. Antigen und Antikörper verbinden sich zum Antigen-Antikörperkomplex. Klinische Beispiele: Allergie, Transfusionszwischenfall, Reaktion auf Organtransplantate.
ABO	A-B-Null-System. Einteilung nach den Hauptblutgruppen A, B und Null. Die Blutgruppenbestimmung hat Bedeutung bei Bluttransfusionen, bei fraglicher Vaterschaft und anderen forensischen Fragestellungen.
ABVD-Schema	Adriblastin®-Bleomycin-Velbe®-Dacarbazin; zytostatische Chemotherapie bei malignen Lymphomen.
ACE-Hemmer	Angiotensin Converting Enzyme-Hemmer
ACTH	adrenocorticotropes Hormon, gebildet im Hypophysenvorderlappen. Stimuliert Produktion und Ausschüttung von Nebennierenrindenhormonen.
ACVB	aorto-coronarer Venen-Bypass
ADH	antiduretisches Hormon, gebildet im Hypophysenhinterlappen; hemmt die Diurese
AHB	Anschlussheilbehandlung; Leistungen zur Rehabilitation.
AHG	Antihämophiles Globulin = Faktor VIII. Fehlt oder ist vermindert bei Hämophilie A.
AIDS	Acquired immune deficiency syndrome (erworbene Immunschwäche).
ALL	akute Lymphoblastenleukämie
ALP	alkalische Leukozytenphosphatase
AMA	antimitochondriale Antikörper; dienen als diagnostischer Test bei zahlreichen immunologisch geprägten Erkrankungen, z. B. bei der primär biliären Zirrhose.
AML	akute myeloblastische Leukämie
ANA	antinukleäre Antikörper
ANCA	antineutrophile cytoplasmatische Antikörper
ANV	akutes Nierenversagen
APSAC	azylierter Streptokinase-Plasminogen-Aktivatorkomplex

ARDS	Adult Respiratory Distress Syndrom, Synonym für Schocklunge.
ASD	Atrium-Septum-Defekt (Vorhofseptumdefekt).
ASL	Antistreptolysin(-Titer)
ASS	Acetylsalicylsäure; Analgetikum, Antirheumatikum, Prophylaktikum für (arterielle) Thrombosen
AT III	Antithrombin III, wirkt hemmend auf Gerinnungsfaktoren.
AV-Block	Atrio-ventrikulärer Block. Störung der Erregungsüberleitung vom Vorhof zu den Kammern.
AVK	arterielle Verschlusskrankheit
AZ	Allgemeinzustand

B

BAL	bronchoalveoläre Lavage
BCG-Schutzimpfung	Tuberkulose-Schutzimpfung mit Bazillus Calmette-Guérin.
BE	Berechnungseinheit = 12 g Kohlenhydrate, dient zur Diätberechnung bei Diabetes mellitus (früher auch Broteinheit).
BKS	BSG = Blutkörperchensenkungsgeschwindigkeit
BWS	Brustwirbelsäule
BZ	Blutzucker

C

CAPD	continuierliche ambulante Peritoneal Dialyse
Ca	Carcinoma; Karzinom
CAH	chronische aktive (aggressive) Hepatitis
CCT	cranielle Computertomographie
CEA	carcino-embryonales Antigen; Tumormarker.
CI	„cardiac index", Herzindex, Herzminutenvolumen pro m^2 KO; Einheit: l/Min./m^2.
CK	Creatin-Phosphor-Kinase, Enzym der quergestreiften Muskulatur (verwendet zur Herzinfarktdiagnostik)
CK-MB	Isoenzym der Kreatin-Kinase
CLL	chronische lymphatische Leukämie
CML	chronische myeloische Leukämie
CMV	Cytomegalie-Virus
COLD	„chronic obstructive lung disease", chronisch-obstruktive Lungenkrankheit, auch COPD (chronic obstructive pulmonal disease).

CPAP	continuous positive airway pressure (kontinuierliche Beatmung gegen erhöhten Druck)
CT	Computer-Tomographie; röntgenologisches Schichtaufnahme-Verfahren, das zum Bildaufbau einen Computer einsetzt.

D

DD	Differenzialdiagnose (Unterscheidung und Abgrenzung ähnlicher Krankheitsbilder)
DNA	desoxyribonucleic acid, Desoxyribonukleinsäure
DNS	Desoxyribonucleinsäure; in allen chromosomenhaltigen Zellen vorkommende Nukleinsäure, die den genetischen Code enthält (= DNA).
DS	Druckschmerz
DSA	Digitale Subtraktionsangiographie; modernes Röntgenverfahren zur Darstellung arterieller Gefäße mittels intravenöser Kontrastmittelinjektion.
d.-v.	dorso-ventral; analog: posterior-anterior (p.-a.); Bezeichnung der Richtung des Strahlengangs bei einer röntgendiagnostischen Untersuchung.

E

EBV	Ebstein-Barr-Virus: Erreger der infektiösen Mononukleose.
ECHO-Viren	enteric cytopathogenic human orphan-Viren. Erreger fieberhafter Infekte der oberen Luftwege und des Darmes.
E. coli	Escherichia coli. Physiologische Präsenz hauptsächlich im Dickdarm. Schränkt Fäulniserreger ein und kann Entzündungen vor allem im Darm, in den Gallenwegen und im Urogenitaltrakt verursachen.
EEG	Elektroenzephalogramm. Registrierung der Hirn-Aktionsströme. Wichtig zur Diagnose von Hirntumoren und Epilepsie.
EKG	Elektrokardiogramm. Aufzeichnung der Aktionsströme des Herzens.
EMG	Elektromyogramm
ERCP	endoskopische retrograde Cholangiopankreatographie
ES	Extrasystole
ESWL	„extracorporal shockwave lithotripsy", extrakorporale Gallen- und Nierensteinzertrümmerung durch Stoßwellen.
EU	Erwerbsunfähigkeit
EZ	Ernährungszustand

F

FEV$_1$	forciertes Exspirationsvolumen in der 1. Sek.; Luftvolumen, das nach maximaler Inspiration bei maximal forcierter Exspiration in der 1. Sek. ausgeatmet werden kann. In % der Vitalkapazität (VK) ausgedrückt, ergibt dieser Wert die relative Sekundenkapazität (Tiffeneau-Wert).
FSH	follikelstimulierendes Hormon des Hypophysenvorderlappens. Stimuliert Follikelwachstum und Östrogensynthese.
FSME	Frühsommermeningoenzephalitis; Zeckenenzephalitis.
FT	freies Thyroxin
FT$_4$	freies L-Thyroxin (%), nicht an Trägerproteine gebunden
FT$_3$	freies, nicht an Trägerproteine gebundenes T$_3$ (L-Trijodthyroxin)
5-FU	5-Fluoruracil; parenteral zur Behandlung von Karzinomen verwendetes Zytostatikum, lokal bei Keratosen, Basaliomen und prämalignen Veränderungen der Haut.

G

GFR	glomerular filtration rate, Filtrationsgröße der Malpighi-Körperchen in der Niere.
GK	Gastroskopie
GLDH	Glutamat-Dehydrogenase (Enzym zur Leberdiagnostik).
GOT	SGOT = Serum-Glutamat-Oxalat-Transaminase. Enzym, das vor allem zur Diagnostik von Herz- und Lebererkrankungen verwendet wird.
GPT	SGPT = Serum-Glutamat Pyruvat-Transaminase. Zur Diagnostik von Lebererkrankungen wertvoll.
γ-GT	γ-Glutamyltranspeptidase. Enzym, das γ-Glutamylreste auf andere Aminosäuren oder Peptide überträgt; Indikator für viele Erkrankungen bzw. Schädigungen der Leber. Vorkommen besonders in Leber, Gallenwegen, Pankreas, Dünndarm.
GTT	Glukosetoleranztest
GVHR	Graft-versus-host-Reaktion. Reaktion der transplantierten Zellen („graft") gegen den Wirt („host").
Gy	Gray; die Röntgenstrahlendosis wird heute nicht mehr in rad (rd), sondern in Gγ angegeben, 1 Gγ = 100 rd.

H

Hb	Hämoglobin
HbA$_1$	Glykohämoglobin. Maß für die während der vorangegangenen sechs bis acht Wochen bestehenden durchschnittlichen Glukosekonzentrationen im Blut.
HBDH	hydroxybutyrat-Dehydrogenase. Enzym, besonders bei Herzinfarkt erhöht.
HbsAg	Hepatitis B surface antigen
HCM	hypertrophische Kardiomyopathie
HDL	high density lipoproteins, Lipoproteine hoher Dichte (nach dem Verhalten in der Ultrazentrifuge)
HF	Herzfrequenz
HHL	Hypophysenhinterlappen
HI	Herzinfarkt
HIV-Test	human immune deficiency virus, sog. AIDS-Test.
Hkt, HKT	Hämatokrit; Anteil der Erythrozyten am Volumen des peripheren Blutes, ausgedrückt in Vol.-%.
HLA	human leucocyte antigen
HMV	Herzminutenvolumen (in ml/Min.); es ist die von der linken und rechten Herzkammer in der Zeiteinheit (Minute) geförderte Blutmenge.
HNO	Hals-Nasen-Ohren
HOPS	hirnorganisches Psychosyndrom (Antrieb, Affektivität, psychomotorisches Tempo, Merkfähigkeit, Konzentration und Intelligenz sind nicht herabgesetzt)
HTLV-III	human-T-cell-lymphotrophic virus (Erreger von AIDS)
HVL	Hypophysenvorderlappen
HWI	Hinterwandinfarkt
HWS	Halswirbelsäule
HZV	Herzzeitvolumen in l/Min.; andere Abkürzungen: HMV (Herzminutenvolumen), C. O. (cardiac Output)

I

i. a.	intraarteriell (Injektion, Infusion)
i. c.	intracutan (Injektion)
ICD	Internationale Klassifikation der Krankheiten
ICR	Intercostalraum (Zwischenrippenraum)
IFN	Interferon
IgA	Immunglobulin A. Weitere Immunglobuline sind IgE, IgD, IgG und IgM (vgl. Immunelektrophorese).

i. m.	intramuskulär (Injektion)
INH	Isonikotinsäurehydrazid, eines der wichtigsten Mittel zur Tuberkulosebehandlung.
IPPB	intermittent positive pressure breathing, intermittierende Überdruckbeatmung.
ISDN	Isosorbiddinitrat, Nitroverbindung gegen Angina pectoris.
ITN	Intratrachealnarkose, auch Intubationsnarkose genannt. Narkoseverfahren mit Einlegen eines dichtschließenden Tubus in die Luftröhre und vollständiger oder teilweiser (assistierter) Übernahme der Patientenbeatmung durch den Anästhesisten.
IQ	Intelligenzquotient
i. v.	intravenös (Injektion, Infusion)
IVF	In-vitro-Fertilisation (künstliche Befruchtung)

K

KBR	Komplementbindungsreaktion, diagnostisch wertvolle Untersuchung zum Nachweis vieler Infektionskrankheiten.
KE	Kontrastmittel-Einlauf zur Röntgenuntersuchung des Dickdarms.
KG	Körpergewicht
KH	Kohlenhydrate
kJ	physiologische Brennwerte der Grundstoffe unserer Ernährung: 1 kJ = 0,239 kcal 1 g Protein = 17 kJ (= 4,1 kcal) 1 g Kohlenhydrat = 17 kJ (= 4,1 kcal) 1 g Fett = 38 kJ (9,3 kcal) 1 g Äthylalkohol = 30 kJ (= 7,1 kcal).
KM	Kontrastmittel (für Röntgenuntersuchungen)

L

LA	Leitungsanästhesie
LAP	Leucin-Aminopeptidase, in der Leberdiagnostik verwendetes Ferment.
LAS	Lymphadenopathiesyndrom: frühes Krankheitsstadium bei AIDS.
Laser	light amplification by stimulated emission of radiation. Erzeugung monochromatischer, kohärenter, fast paralleler Lichtstrahlung mit extrem hoher Lichtdichte.
LDH	Laktadehydrogenase. Enzym; erhöht bei Herz- und Lungeninfarkt, Lebererkrankungen, Hämolyse und Tumoren.
LDL	low-density-Lipoprotein

LE-Zellen	Lupus-erythematodes-Zelle. Neutrophile Leukozyten mit Resten phagozytierter Zellkerne; bei Lupus erythematodes und anderen Kollagenosen nachweisbar.
LP	Lumbalpunktion
LWS	Lendenwirbelsäule

M

MAK	maximale Arbeitsplatz-Konzentration für inhalative Schadstoffe.
MCH	mean corpuscular hemoglobin; mittlerer Hämoglobingehalt eines Erythrozyten. Syn.: Färbeindex.
MCV	mean cell volume; mittleres Erythrozyteneinzelvolumen.
MDP	Magen-Darm-Passage; Röntgenuntersuchung des Magen-Darm-Traktes.
MI	Myokardinfarkt
MRT	magnetische Resonanztomographie (Synonyme: KST (Kernspintomographie), NMR); bildgebendes Verfahren, das ohne ionisierende Strahlen nach dem Prinzip der kernmagnetischen Resonanz arbeitet.

N

NIDDM	non insulin dependent diabetes mellitus
NMR	nuclear magnetic resonance (Synonyme: MRT, KST)
NN	Nebenniere
NNH	Nasennebenhöhlen (Kiefer-, Stirn-, Siebbeinhöhlen)
NNM	Nebennierenmark
NNR	Nebennierenrinde
NSAR	nichtsteroidales Antirheumatikum
NW	Nebenwirkung

O

ÖCP	Ösophagus-Cardia-Passage (Röntgendarstellung von Speiseröhre und Cardia)
oGTT	oraler Glukosetoleranztest
OP	Operationssaal
OP	Originalpackung

P

PAP	pulmonary artery pressure, Druck in der A. pulmonalis.
PCG	Phonocardiogramm (Herzschallschreibung)
PCP	primär chronische Polyarthritis
pcp	pulmonary capillary pressure, Lungenkapillardruck
PE	Probeexzision
PEEP	positive endexspiratory pressure; künstliche Beatmung mit positiv-endexspiratorischem Druck.
PEF	peak exspiratory flow
PF	peak flow
pH	gibt den Gehalt an Wasserstoffionen in Flüssigkeiten und damit ihren Säuregrad an: pH < 7 = sauer, pH > 7 = alkalisch.
PN	Panarteriitis nodosa
PN	Pyelonephritis
PP	postprandial; nach dem Essen.
PPSB	Konzentrat, das die Gerinnungsfaktoren Prothrombin, Proconvertin, Stuart-Prower-Faktor und antihämophilen Faktor B enthält.
PRIND	prolongierte reversible ischämische neurologische Defekte
PSA	prostata-spezifisches Antigen
PTA	plasma thromboplastin antecedent; Gerinnungsfaktor XI.
PTC	plasma thromboplastic component; Gerinnungsfaktor IX. Fehlt oder ist vermindert bei Hämophilie B.
PTC	perkutane transhepatische Cholangiographie. Röntgenologische Darstellung der Gallenwege (mit Kontrastmittel) durch Injektion von außen, d. h. durch die seitliche untere Thorax- bzw. Bauchwand in die Leber; Alternativverfahren bei fehlender Darstellung im Rahmen der klassischen oralen oder intravenösen Cholangiographie.
PTCA	perkutane transluminale Coronarangioplastie
PTD	perkutane transhepatische Drainage; therapeutische Variante der perkutanen transhepatischen Cholangiographie (vgl. PTC). Ableitung von gestauter Galle durch Punktion der Gallenwege mit einer dünnen Trokarnadel.
PTT	partieller Thromboplastinzeittest; er kontrolliert das „intrinsic System", d. h. die Faktoren II, V, VIII, IX, X, XI, XII (gilt nicht als Leberfunktionsprobe).
PTZ	Prothrombinzeit; Methode zur Überwachung einer Antikoagulanzientherapie, gleichbedeutend mit Quick-Wert.

Q

QF	Querfinger (Maß zur Beschreibung von Organvergrößerungen oder anatomischen Abständen)

R

RA	rheumatoide Arthritis
RAST	Radio-Allergen-Sorbent-Test
RES	retikulo-endotheliales System
RF	Rheumafaktor
Rh-Faktor	**Rh**esus-Faktor. Blutgruppenfaktor, der bei 85 % aller Menschen weißer Hautfarbe positiv ist.
RIA	**R**adio**i**mmuno**a**ssay zur Immunisotopendiagnostik.
RR	Riva-Rocci-Methode, Blutdruckmessung mittels Druckmanschette.
rRNA	ribosomale **RNA** (Ribonukleinsäure)
RS-Virus	respiratory-syncytial Virus; häufiger Erreger von Atemwegsinfekten bei Kleinkindern.

S

SAB	**S**ub**a**rachnoidal**b**lutung; Blutung im Raum zwischen den beiden Grenzschichten der Leptomeninx (Pia mater und Arachnoidea).
SA-Block	sinuaurikulärer Block; Reizleitungsstörungen mit Blockierung zwischen Sinusknoten und Vorhof.
SAP	Schlafapnoe-Syndrom
s. c.	subcutan (Injektion, Infusion)
SGOT	☞ GOT
SGPT	☞ GPT
SIDS	sudden infant death syndrome, plötzlicher Kindstod ohne plausible Todesursache.
SI-Einheiten	Maßeinheiten nach dem Système international d'Unitss.
SLE	systemischer Lupus erythematodes
SPV	selektive proximale Vagotomie
SSS	Sick-sinus-Syndrom; Vielzahl von Störungen der sinuatrialen Funktion.
ST	supraventrikuläre Tachykardie
STH	somatotropes Hormon

T

TAB-Impfstoff		Typhus-Paratyphus A- und B-Impfstoff
	TB	Tuberkelbakterien. Erreger der Tuberkulose.
	TE	Tonsillektomie (operative Ausschälung der Gaumenmandel)
	TEG	Thrombelastogramm. Methode zur Messung der Gerinnbarkeit des Blutes.
	TEP	Totalendoprothese
	tPA	tissue-Plasminogen-Aktivator (Gewebeplasminogen-Aktivator); Substanz zur Auflösung von Thromben, vor allem in Koronargefäßen.
	TRH	Thyreotropin-Releasing-Hormon
	TSH	Thyreoidea-stimulierendes Hormon

U

Ubn.	Urobilinogen
UFS	unveresterte Fettsäuren, identisch mit freien Fettsäuren. Entstehen unter dem Einfluss der Lipoproteinlipase und werden z. T. direkt in energieliefernden Prozessen verbrannt, z. B. im Herzmuskel und in der quergestreiften Muskulatur.
US	Ultraschall

V

VAMP	häufig verwendete Kombinationsbehandlung mit den Zytostatika Vincristin + Amethopterin + Mercaptopurin + Prednison (vor allem bei akuter Leukämie).
VES	ventrikuläre Extrasystole
VIP	vasoactive intestinal polypeptide, gastrointestinales Hormon; wirkt auf die glatte Gefäßmuskulatur, wird in der Leber aktiviert.
VK	Vitalkapazität. Messgröße in der Lungenfunktion: Luftmenge, die nach maximaler Einatmung maximal ausgeatmet werden kann.
VLDL	very low density lipoproteins, Lipoproteine sehr niedriger Dichte (nach dem Verhalten in der Ultrazentrifuge).
VSD	Ventrikel-Septum-Defekt (Kammerseptumdefekt)
VVI	Ventrikel stimuliert, Ventrikel-EKG registriert (Sensing), Impulsabgabe durch das spontane Ventrikel-EKG unterdrückt (Formel des am häufigsten verwendeten Schrittmachersystems).
VWI	Vorderwandinfarkt

W

WK Wirbelkörper

Y

Y-Bypass aortoiliakale Bifurkationsprothese

Z

ZNS Zentralnervensystem (Gehirn und Rückenmark)
ZVD Zentraler Venendruck. Venendruck, vor dem rechten Vorhof gemessen, erhöht bei Herzinsuffizienz, erniedrigt im Schock.
ZVI zerebrovaskuläre Insuffizienz

26 Referenzbereiche wichtiger Laborparameter

Normalwerte

			konventionelle Einheit	SI-Einheit
Hämatologie				
Erythrozyten		m	5,4 Mio/µl (±0,8)	$5,4*10^{12}/l$
		f	4,8 Mio/µl (±0,6)	$5,4*10^{12}/l$
Hämatokrit		m	45–52%	0,45–0,52
		f	37–48%	0,37–0,48
Hämoglobin		m	13–18 g/dl	8,1–11,2 mmol/l
		f	12–16 g/dl	7,4–9,9 mmol/l
HbA_{1c}	Anteil am Gesamt Hb		6%	0,06
MCV			86–98 pg	86–98 fl
MCH			27–32 pg	1,7–2,0 fmol
MCHC			32–36%	0,32–0,36
Osmotische Resistenz	Hämolysebeginn bei einem NaCl-Anteil von		0,44%	0,0044
	Hämolyse total bei einem NaCl-Anteil von		0,32%	0,0032
Retikulozyten	Anteil an den roten Blutkörperchen		0,5–1,5%	0,005–0,015
Leukozyten	gesamt		4300–10800µl	$4,3–10,8 \cdot 10^9$
	Stabkernige Neutrophile		0–8%	0,00–0,08
	Segmentkernige Neutrophile		34–75%	0,34–0,75
	Lymphozyten		12–50%	0,12–0,50
	Monozyten		3–15%	0,03–0,15
	Eosinophile		0–5%	0,00–0,05
	Basophile		0–3%	0,00–0,03
Thrombozyten			150000–350000/µl	$150–350 *10^9/l$
BSG		m	3–8 mm (1h) 5–18 mm (2h)	3–8 mm (1h) 5–18 mm (2h)
		f	6–11 mm (1h) 6–20 mm (2h)	6–11 mm (1h) 6–20 mm (2h)
Gerinnungsparameter				
Prothrombinzeit PT = Thromboplastinzeit (Quick-Test)			70–130% (< 2 sec Abweichung von der Kontrolle)	0,9–1,15 INR (International Normalized Ratio) = Quick-Patientenplasma

		konventionelle Einheit	SI-Einheit
			Quick-Poolplasma
Partielle Thromboplastinzeit PTT		25–38 sec	25–38 sec
Thrombinzeit TZ		14–21 sec	14–21 sec
Blutungszeit		3–9,5 Min.	3–9,5 Min.
Blut. Plasma, Serum			
ph	art.	7,38–7,42	7,38–7,42
	ven.	7,34–7,38	7,34–7,38
Standardbikarbonat		21–28 mmol/l	21–28 mmol/l
O_2-Sättigung	art.	96–100%	0,96–1,00
PO_2		75–100 mmHg (altersabhängig)	10.0–13.3 kPa (altersabhängig)
PCO_2		35–45 mmHg	4,7–6,0 kPa
BE = base excess		–3 bis +3 mmol/l	–3 bis +3 mmol/l
Elektrolyte	Natrium	135–145 mÄq/l	135–145 mmol/l
	Kalium	3,5–5,0 mÄq/l	3,5–5,0 mmol/l
	Calcium	8,5–10,5 mÄq/l	2,1–2,6 mmol/l
	Magnesium	1,5–2,0 mÄq/l	0,8–1,3 mmol/l
	Chlorid	100–108 mÄq/l	100–108 mmol/l
Kupfer	gesamt	70–150µg/dl	11–24 µmol/l
Eisen	m	75–150µg/dl	13,4–26,9 µmol/l
	f	60–140µg/dl	10,7–25,1 µmol/l
Eisenbindungskapazität		250–410µg/dl	44,8–73,4 µmol/l
Phosphor (anorg.)		3,0–4,5 mg/dl	1,0–1,5 mmol/l
Bilirubin	direkt	bis 0,4 mg/dl	bis 7 umol/l
	gesamt	bis 1,0 mg/dl	bis 17 µmol/l
Harnstoff		8–25 mg/dl	2,9–8,9 mmol/l
Harnsäure		3,0–7,0 mg/dl	0,18–0,42 mmol/l
Kreatinin		0,6–1,5 mg/dl	53–133 µmol/l
Kreatinin-Clearance		80–170 ml/Min.	1,3–2,8ml/sec
Glukose	Normbereich	70–110 mg/dl	3,9–5,6 mmol/l
Belastung mit 75g Glukose	nach 1 h	< 200 mg/dl	< 11,1 mmol/l
	nach 2 h	< 140 mg/dl	< 7,8 mmol/l
Blutfette/Lipide			
Cholesterin	Normalwert	120–220 mg/dl	3,10–5,69 mmol/l
	Zielwert	< 200 mg/dl	< 5,17 mmol/l
	grenzwertig hoch	200–240 mg/dl	5,17–6,21 mmol/l
	hochriskant	< 240 mg/dl	> 6,21 mmol/l
	Diät bei LDL	> 130 mg/dl	> 3,36 mmol/l
	Med. Therapie bei LDL	> 150 mg/dl	> 4,14 mmol/l
	erhöhtes KHK-Risiko bei HDL	< 30 mg/dl	< 0,78 mmol/l
Triglyzeride		40–150 mg/dl	0,4–1,5 g/l
Enzyme			
Amylase	Serum	53–129 U/l	884–2050 nmol *sec^{-1}/l
	Harn	0–375 U/l	0–6261 nmol *sec^{-1}/l
Phosphatase (alkal.)		13–39 U/l	217–650 nmol *sec^{-1}/l

	konventionelle Einheit	SI-Einheit
Phosphatase (saure)	Kinder bis 104 U/l 0,0–0,8 U/l	Kinder bis 1,26 nmol *sec^{-1}/l 0,0–13,3 nmol *sec^{-1}/l
GOT = AST = Aspartat-Transaminase	7–27 U/l	117–450 nmol *sec^{-1}/l
GPT = ALT = Alanin-Transaminase	1–21 U/l	17–350 nmol *sec^{-1}/l
LDH = Lactat-Dehydrogenase	45–90 U/l	750–1500 nmol *sec^{-1}/l
LAP = Leucin-Aminopeptidase	16–32 U/l	267–533 nmol *sec^{-1}/l
γ-GT = γ-Glutamyltransferase	< 15U/l	< 250 nmol *sec^{-1}/l
HBDH = 2-Hydroxybutyrat-Dehydrogenase	55–140 U/l	917–2333 nmol *sec^{-1}/l
CHE = Cholinesterase	3000–8000 U/l	50000–133333 nmol *sec^{-1}/l
Lipase	40–240 U/l	667–4000 nmol *sec^{-1}/l
CK = Creatinkinase m	17–148 U/l	283–2467 nmol *sec^{-1}/l
f	10–79 U/l	167–1317 nmol *sec^{-1}/l
CK-MB	< 10 U/l, max. 5% der Gesamt CK	< 167 nmol *sec^{-1}/l
Proteine		
Gesamteiweiß	6,0–8,4 g/dl	60–84 g/l
Albumin	3,5–5,0 g/dl	35–50 g/l
Globulin	2,3–3,5 g/dl	23–35 g/l
Anteil am Gesamteiweiß Albumin	52–68%	0,52–0,68
α$_1$-Globulin	4,2–7,2%	0,042–0,072
α$_2$-Globulin	6,8–12%	0,068–0,12
β-Globulin	9,3–15%	0,093–0,15
γ-Globulin	13–23%	0,13–0,23
Immunglobuline IgG	639–1349 mg/dl	6,39–13,49 g/l
IgA	70–312 mg/dl	0,70–3,12 g/l
IgM	86–352 mg/dl	0,86–3,52 g/l
CEA = Carcinoembryonales Antigen	0–2,5 ng/dl	0–2,5 µg/l
Transferrin	200–400 mg/dl	2,0–4,0 g/l
Ferritin	30–300 ng/dl	30–300 µg/l
Hormone		
TSH basal	0,5–5,0 µU/ml	0,5–5,0 mU/l
30 Min. nach TRH-Injektion	bis 25 µU/ml	bis 25 mU/l
Gesamtthyroxin = T$_4$	4–12 µg/dl	52–154 nmol/l
freies Thyroxin = FT$_4$	1,0–2,3 ng/dl	13–30 pmol/l
Gesamttrijodthyronin = T3	75–195 ng/dl	1,16–3,00 nmol/l
Kortisol 8 Uhr morgens	5–25 µg/dl	0,14–0,69 µmol/l

	konventionelle Einheit	SI-Einheit
Harn		
Harnvolumen	700–2000 ml/Tag	0,7–2 l/24h
pH	4,8–7,5	4,8–7,5
spez. Gew.	1,010–1,025	1,010–1,025
Proteinausscheidung	< 165 mg/Tag	< 0,165 g/24h
Glukose	0 mg/dl	0 mmol/l
Amylase	0–375 U/l	0–6251 nmol $\ast sec^{-1}/l$
17-Ketosteroide M	6–26 mg/Tag	21–90 µmol/24h
17-Ketosteroide f	4–16 mg/Tag	14–56 µmol/24h
Porphobilinogen	0 mg/Tag	0,000 g/24h
Uroporphyrin	0–30 µg/Tag	< 36 nmol/24h
Liquor		
PH	7,5	7,5
spez. Gew.	1,006–1,008	1,006–1,008
Glukose	50–75 mg/dl	2,8–4,2 mmol/l
Eiweiß	15–45 mg/dl	0,15–0,45 g/l
Zellen	0–5 mononukleäre Zellen	0–5 mononukleäre Zellen
Liquordruck	70–180 mm H_2O	70–180 Einheiten

Quelle: MSD Manual der Diagnostik und Therapie, 5. Aufl. 1993, deutschsprachige Ausgabe Urban & Schwarzenberg München

Internationale Messgrößen

Da sich eine einheitliche Bezeichnung **klinisch-chemischer Messgrößen** allgemein durchzusetzen beginnt, werden neu empfohlene und ältere Bezeichnungen (in dieser Reihenfolge) aufgeführt:

Tab. 53: Messeinheiten

1. Basisgrößen

10^6	= Mega	= M	10^{-2}	= Zenti	= c
10^3	= Kilo	= k	10^{-3}	= Milli	= m
10^2	= Hekto	= h	10^{-6}	= Mikro	= µ
10^1	= Deka	= da	10^{-9}	= Nano	= n
10^{-1}	= Dezi	= d	10^{-12}	= Piko	= p
			10^{-15}	= Femto	= f

2. Einheiten

mmol/l	= mval/l	= maeq/1 (Millimol/Liter)
mU	= Milli-Units	= Milli-Einheiten
g	= Gramm	
mg	= Milligramm	= 1/1000 g
µg	= Mikrogramm	= 1/1000 mg = 1/1 000 000 g
ng	= Nanogramm	= 1/1 000 000 000 g
pg	= Pikogramm	= 1/1 000 000 000 000 g
mm	= Millimeter	= 1/1000 m
µm	= Mikrometer	= 1/1 000 000 m
nm	= Nanometer	= 1/1 000 000 000 m
kg/l	= Kilogramm/Liter	(früher g %)
g/l	= Gramm/Liter	(früher mg % oder mg/100 ml)
m g/l	= mg/Liter	(früher γ %)

In Deutschland hat man sich dem Internationalen Einheitensystem (SI = Système International d'Unités) angeschlossen. Es wird daher empfohlen, eine Umstellung auf sog. **SI-Einheiten** auch im medizinischen Bereich vorzunehmen.

Tab. 47 enthält die Umrechnungsfaktoren von den alten Einheiten auf SI-Einheiten für verschiedene wichtige klinisch-chemische Größen. Beispiel für Serum-Kalzium: (alte Einheit) z. B. 5,0 mval/l = (SI-Einheit) 2,5 mmol/l (da der Umrechnungsfaktor 0,5 beträgt).

Für verschiedene, häufig gebrauchte Laborwerte (Blutzucker) ergeben sich dadurch numerisch z. T. völlig andere als die bisher gebräuchlichen Werte. Im vorliegenden Buch wurden die alten Einheiten beibehalten, da die SI-Einheiten noch nicht allgemein gebräuchlich sind.

Hämatologie	Alte Einheit	Umrechnungs-faktor	Neue Einheit
Hämoglobulin	g/100 ml	0,0621	mmol/l
Hb/Ery (HB_E)	pg	0,0621	fmol
Blutgase			
Bikarbonat	mval/l	1,0	mmol/l
pCO_2	mm Hg	0,1333	kPa
Basenüberschuss	mval/l	1,0	mmol/l
pO_2	mm Hg	0,1333	kPa
Serumbestandteile			
Bilirubin	mg/100 ml	17,104	µmol/l
Calcium	mval/l	0,5	mmol/l
Chlorid	mval/l	1,0	mmol/l
Cholesterin	mg/100 ml	0,0259	mmol/l
Eisen	µg/100 ml	0,1791	µmol/l
Glucose	mg/100 ml	0,0555	mmol/l
Harnsäure	mg/100 ml	59,485	µmol/l
Harnstoff	mg/100 ml	0,1665	mmol/l
Harnstoff-N	mg/100 ml	0,3561	mmol/l
Kalium	mval/l	1,0	mmol/l
Kreatinin	mg/100 ml	88,402	µmol/l
Kupfer	µg/100 ml	0,1574	µmol/l
Lipide, total	mg/100 ml	0,010	g/l
Lipoproteine	mg/100 ml	0,010	g/l
Magnesium	mval/l	0,5	mmol/l
Natrium	mval/l	1,0	mmol/l
Phospholipide	g/l	1,292	mmol/l
Phosphor, anorganisch	mg/100 ml	0,3229	mmol/l
Proteine	g/100ml	10,0	g/l
Triglyceride	mg/100 ml	0,0114	mmol/l

Tab. 54: Umrechnungsfaktoren von den alten Einheiten in SI-Einheiten

Verzeichnis der Abbildungen

Abb. 1:	Erbgang bei Hämophilie	19
Abb. 2:	Typische Fieberverläufe	30
Abb. 3:	Prozentuale Anteile der häufigsten Krebslokalisationen	34
Abb. 4:	Vereinfachte Darstellung der Erfolgschancen einer medikamentösen Behandlung metastasierender solider Tumoren bei Erwachsenen	43
Abb. 5:	Normales EKG	59
Abb. 6:	Verschiedene EKG-Befunde	59
Abb. 7:	Zweidimensionale Echokardiographie (2-D-Technik) in verschiedenen Schnittebenen	64
Abb. 8:	Ursachen der Herzinsuffizienz	67
Abb. 9:	Symptome bei Herzinsuffizienz	69
Abb. 10:	Therapie der Herzinsuffizienz	73
Abb. 11:	Symptome und Überwachungsmaßnahmen beim Kreislaufschock	81
Abb. 12:	Implantierter Herzschrittmacher	90
Abb. 13:	Erythema nodosum der Beine bei akutem rheumatischem Fieber	97
Abb. 14:	Symptome bei rheumatischer und bakterieller Endokarditis	99
Abb. 15:	Erworbene Herzfehler-Aortenstenose und Mitralstenose	104
Abb. 16:	Angeborene Herzfehler	111
Abb. 17:	Myokardschwiele nach Herzinfarkt	121
Abb. 18:	Koronarthrombose bei frischem Herzinfarkt	122
Abb. 19:	Symptome beim Herzinfarkt	124
Abb. 20:	Typischer EKG-Verlauf im Rahmen eines Herzinfarkts	126
Abb. 21:	Verhalten der Enzyme im Serum bei frischem Herzinfarkt	126
Abb. 22:	Ursachen der Hypertonie	131
Abb. 23:	Komplikationen und Folgekrankheiten der arteriellen Hypertonie	133
Abb. 24:	Palpationsstellen und Auskultationspunkte der wichtigsten Arterien	140
Abb. 25:	Gesunde und arteriosklerotisch veränderte Arterie	141
Abb. 26:	Schematische Darstellung der Aortendissektion	142
Abb. 27:	Stadien und Typen der peripheren arteriellen Verschlusskrankheit	145
Abb. 28:	Raynaud-Syndrom mit Blässe der Finger	146
Abb. 29:	Typischer Gang des Apoplektikers	150
Abb. 30:	Lagerung eines Patienten mit Halbseitenlähmung	156
Abb. 31:	Typische Druckschmerzpunkte bei tiefer Beinvenenthrombose	159
Abb. 32:	Fachgerechtes Anlegen eines Kompressionsverbandes zur Thromboseprophylaxe	161
Abb. 33:	Die Hämatopoese	164
Abb. 34:	Symptome bei Anämien	174
Abb. 35:	Normale Verstoffwechselung von Vitamin B_{12} und Ursachen des Vitamin-B_{12}-Mangels	177
Abb. 36:	Symptome bei Leukämien	188
Abb. 37:	Befall von Lymphknoten und Organen im Stadium I–IV bei Lymphogranulomatose	196
Abb. 38:	Röntgenaufnahme des Schädels bei Plasmozytom	200
Abb. 39:	Elektrophorese	201
Abb. 40:	Hämorrhagische Diathese bei Verbrauchskoagulopathie	202
Abb. 41:	Hämorrhagische Diathese – Symptome und betroffene Organstrukturen	203
Abb. 42:	Schema der Blutgerinnung und Fibrinolyse	204
Abb. 43:	Arzneimittelbedingte Hautblutungen an den Beinen	208

Abb. 44:	Gesichtshämatome bei Hämophilie A	211
Abb. 45:	Teleangiektasien der Lippe und Zunge bei M. Osler	213
Abb. 46:	Leitsymptome bei vegetativen Regulationsstörungen	216
Abb. 47:	Röntgenaufnahme – Lobärpneumonie im rechten Oberlappen	229
Abb. 48:	Röntgenaufnahme – Lungenabszess im rechten Oberlappen	234
Abb. 49:	Pneumonien, Pleuraempyem und Lungenabszess	234
Abb. 50:	Ursachen und Behandlungsmöglichkeiten der Atemwegsobstruktion	238
Abb. 51:	Symptome bei Bronchitis und Lungenemphysem	242
Abb. 52:	Lungenbläschen bei gesunder Lunge und bei Lungenemphysem	243
Abb. 53:	Zentrale Zyanose (Zunge) bei chronisch obstruktiver Lungenerkrankung	244
Abb. 54:	Stufentherapie des Asthma bronchiale und der obstruktiven Bronchitis mit und ohne Lungenemphysem	248
Abb. 55:	Lokalisationsmöglichkeiten des Bronchialkarzinoms und der Lungenmetastasen	253
Abb. 56:	Leitsymptome und Metastasierung des Bronchialkarzinoms	255
Abb. 57:	Obere Einflussstauung mit gestauten Halsvenen bei Bronchialkarzinom mit Einbruch in das Mediastinum	257
Abb. 58:	Patient mit Pickwick-Syndrom (Form des Schlafapnoe-Syndroms) – zentrale Zyanose bei zentral bedingter alveolärer Hypoventilation	260
Abb. 59:	Prädisponierende Faktoren/Erkrankungen und Symptome der Lungenembolie	263
Abb. 60:	Röntgenaufnahme – Silikose Stadium II „Schneegestöberlunge"	267
Abb. 61:	Stadieneinteilung der Silikose	268
Abb. 62:	Röntgenaufnahme – diffuse interstitielle Lungenfibrose	270
Abb. 63:	Röntgenaufnahme – Wabenlunge	270
Abb. 64:	Pleuraergüsse und ihre Ursachen	271
Abb. 65:	Pleuraerguss – röntgenologische Darstellung	272
Abb. 66:	Linksseitiger Pneumothorax im Röntgenbild	275
Abb. 67:	Röntgenaufnahme – Spannungspneumothorax	276
Abb. 68:	Erkrankungen des Ösophagus	279
Abb. 69:	Ösophaguskarzinom	281
Abb. 70:	Refluxösophagitis	282
Abb. 71:	Anatomie des Magens	284
Abb. 72:	Salzsäurebildung	287
Abb. 73:	Typisches „Ulkusgesicht" eines Patienten mit chronischer Ulkuskrankheit	289
Abb. 74:	Peptisches Ulkus im Bulbus	290
Abb. 75:	Mechanischer und paralytischer Ileus – Ursachen und Symptome	305
Abb. 76:	Malabsorption – Leitsymptome, Ursachen und Folgen	307
Abb. 77:	M. Crohn	309
Abb. 78:	Colitis ulcerosa	312
Abb. 79:	Adenom im Kolon	314
Abb. 80:	Kolonkarzinom – Präkanzerosen, Metastasierung, Symptome und Komplikationen	316
Abb. 81:	Adenokarzinom im Sigma	317
Abb. 82:	Schmerztypen verschiedener akuter abdomineller Erkrankungen	320
Abb. 83:	Bilirubin-Stoffwechsel	325
Abb. 84:	Ikterus – Formen und Ursachen	326
Abb. 85:	Aszites bei Leberzirrhose	329
Abb. 86:	Hepatitis A-Marker im Verlauf einer Hepatitis A-Infektion	331
Abb. 87:	Hepatitis B-Marker im Verlauf einer Hepatitis B-Infektion	332
Abb. 88:	Leberzirrhose – Ursachen, Symptome und Komplikationen	342
Abb. 89:	Ösophagusvarizen	343
Abb. 90:	Metastase eines malignen Melanoms im rechten Leberlappen	346
Abb. 91:	ERCP – Präpapilläres Konkrement – Erweiterter Gallengang mit Stein vor der Papilla Vateri	354
Abb. 92:	Cholezystolithiasis – Symptome und Komplikationen	355
Abb. 93:	Gestaute Gallenblase bei Gallengangskarzinom (Laparoskopischer Befund)	357
Abb. 94:	Metastasenleber bei Pankreaskarzinom (Laparoskopischer Befund)	362
Abb. 95:	Funktion der Niere	365

Abb. 96:   Glomerulusfiltrat 370
Abb. 97:   Ursachen und Symptome der chronischen Niereninsuffizienz 380
Abb. 98:   Leitsymptome glomerulärer Erkrankungen 382
Abb. 99:   Ursachen und Folgen der chronischen Pyelonephritis 388
Abb. 100: Massive Makrohämaturie bei Ureterstein 391
Abb. 101: Säure-Basen-Haushalt 401
Abb. 102: Blutzuckerregulation 409
Abb. 103: Spezifische und unspezifische Komplikationen des Diabetes mellitus ... 418
Abb. 104: Schematische Darstellung des Prinzips der Insulinpumpentherapie (kontinuierliche subkutane Insulininfusion) und der intensivierten konventionellen Insulintherapie 424
Abb. 105: Gichttophi in der Ohrmuschel bei Hyperurikämie 431
Abb. 106: Vergleich von Blutseren bei Hyperlipidämie 433
Abb. 107: Xanthome der Handinnenflächen bei Hyperlipidämie 434
Abb. 108: Hormonbildung und -speicherung in der Hypophyse (HVL und HHL) 439
Abb. 109: Regelkreis der Schilddrüsenfunktion 445
Abb. 110: Symptome bei M. Basedow 454
Abb. 111: Patientin mit Cushing-Syndrom bei Nebennierenrindenadenom 461
Abb. 112: Symptome beim Cushing-Syndrom 462
Abb. 113: Intensive Braunfärbung der Haut bei einem Patienten mit M. Addison infolge Nebennierenrinden-Tuberkulose 464
Abb. 114: Pricktest bei Asthmapatienten am Rücken mit typischer Quaddelbildung ... 474
Abb. 115: Die vier Stufen der Allergiediagnostik 475
Abb. 116: Zeitlicher Verlauf der HIV-Infektion 481
Abb. 117: Typische Deformierungen der Hände bei rheumatoider Arthritis 490
Abb. 118: Typische Körperhaltung bei M. Bechterew 492
Abb. 119: Organische Wirbelsäulenveränderungen bei Spondylose und Osteochondrose .. 495
Abb. 120: Typische Körperhaltung bei Osteoporose 500
Abb. 121: Uhren-Zeit-Test: Typisches Ergebnis bei fortgeschrittener Demenz vom Alzheimer-Typ ... 510
Abb. 122: Häufigkeit verschiedener Noxen bei akuten Intoxikationen in einer Universitätsklinik 521
Abb. 123: Therapie bei Vergiftungen 525

Abbildungsnachweis

Folgende Abbildungen wurden aus dem Titel
„Flexible gastroenterologische Endoskopie – Diagnose und Therapie" von Rainer Sander
(1994), W. Kohlhammer GmbH, entnommen:

Abb. 69:   Ösophaguskarzinom
Abb. 70:   Refluxösophagitis
Abb. 74:   Peptisches Ulkus im Bulbus
Abb. 77:   Morbus Crohn
Abb. 78:   Colitis ulcerosa
Abb. 79:   Adenom im Kolon
Abb. 81:   Adenokarzinom im Sigma
Abb. 89:   Ösophagusvarizen

Folgende Abbildung wurde aus dem Titel
„Pflege in der Orthopädie" von Klausdieter Parsch (5. Aufl. 1999), W. Kohlhammer GmbH, entnommen:
Abb. 120: Typische Körperhaltung bei Osteoporose

Verzeichnis der Tabellen

Tab. 1:	Wichtige Erbkrankheiten	19
Tab. 2:	Kennzeichen gutartiger und bösartiger Tumoren	33
Tab. 3:	Wichtige Präkanzerosen	33
Tab. 4:	AJCC Performance Status Scale und der Karnofsky-Index zur Beurteilung des Allgemeinzustandes	36
Tab. 5:	Serumtumormarker (Auswahl)	38
Tab. 6:	Gruppen klinisch häufig verwendeter Zytostatika	40
Tab. 7:	Typische Nebenwirkungen der verschiedenen Zytostatika	42
Tab. 8:	WHO-3-Stufenschema der Schmerztherapie	45
Tab. 9:	Medikamente Stufe 1	46
Tab. 10:	Medikamente Stufe 2	46
Tab. 11:	Medikamente Stufe 3	47
Tab. 12:	Unterscheidung Exsudat – Transsudat	50
Tab. 13:	Links- und Rechtsherzinsuffizienz	71
Tab. 14:	Dosierung mit mittelschneller Aufsättigung und normaler Nierenfunktion	76
Tab. 15:	Sofortmaßnahmen beim Lungenödem	77
Tab. 16:	Einteilung der Antiarrhythmika	85
Tab. 17:	Häufig angewandte Antiarrhythmika	86
Tab. 18:	Häufigkeitsverteilung wichtiger angeborener Herzfehler	110
Tab. 19:	Die wichtigsten blutdrucksenkenden Medikamente	137
Tab. 20:	Verhaltensempfehlungen zum Umgang mit Aphasikern	151
Tab. 21:	Wichtigste Venenkrankheiten, Folgezustände und Gefahr der Lungenembolie	162
Tab. 22:	Einteilung der weißen Blutkörperchen	165
Tab. 23:	Veränderungen des weißen Blutbilds	166
Tab. 24:	Normalwerte der BSG	168
Tab. 25:	Ursachen abnormer BSG-Reaktionen	169
Tab. 26:	Einteilung der Anämien	172
Tab. 27:	Chronische und myeloproliferative Syndrome	191
Tab. 28:	Übersicht über die Gerinnungsfaktoren und wichtige Gerinnungsstörungen	205
Tab. 29:	Erreger „primär atypischer Pneumonien"	228
Tab. 30:	Therapie leichter, ambulant erworbener Pneumonien	231
Tab. 31:	Therapie schwerer Pneumonien (Intensivstation)	232
Tab. 32:	Therapie bei bekanntem Erreger	232
Tab. 33:	Vergleich des exogenen und endogenen Asthma bronchiale	237
Tab. 34:	Peak-Flow-Messung durch den Patienten – Bewertung und klinische Symptome	248
Tab. 35:	Histologische Einteilung der Bronchialkarzinome	252
Tab. 36:	Klinik des Schlafapnoe-Syndroms	259
Tab. 37:	Ursachen akuter und chronischer Durchfälle	301
Tab. 38:	Bilirubin-Formen	323
Tab. 39:	Typische Befundkonstellation bei Verschlussikterus und Hepatitis	327
Tab. 40:	Differenzialdiagnose der Virushepatitiden	334
Tab. 41:	Empfehlungen zur Kontrolle des Impferfolges und zur Auffrischungsimpfung	336
Tab. 42:	Merkmale der Haupttypen des primären Diabetes	412
Tab. 43:	Humaninsuline	423

Tab. 44:	Unterscheidung: Coma diabeticum und Hypoglykämie	426
Tab. 45:	Trivialname, Handelsbezeichnung und mittlere Tagesdosis der wichtigsten oralen Antidiabetika	426
Tab. 46:	Schema zur Komatherapie	427
Tab. 47:	Bakterielle Krankheitsauslöser bei Infektarthritiden (reaktiven Arthritiden) und M. Reiter	493
Tab. 48:	Strukturelle und funktionelle Organveränderungen im Alter im Vergleich zu 30-Jährigen	505
Tab. 49:	Kriterien zur Unterscheidung von Depression und Demenz bei Alzheimer-Krankheit	510
Tab. 50:	Symptome der Reizgasvergiftungen	533
Tab. 51:	Wichtige Antidote zur Behandlung von Vergiftungen	538
Tab. 52:	Sekundäre Gifteliminationsverfahren (Übersicht)	539
Tab. 53:	Messeinheiten	600
Tab. 54:	Umrechnungsfaktoren von den alten Einheiten in SI-Einheiten	601

Stichwortverzeichnis

A

AAR 470
Abdomen, akutes 319
Abflussbehinderung der ableitenden Harnwege 375
Ableitungen, unipolare 60
ABO-System 181
Abscheidungsthromben 121, 157
Absencen 22
absolute Arrhythmie mit Vorhofflimmern 452
Absorptionstests 306
Abstoßung 473
– Abstoßungskrise 79
– Abstoßungsreaktion 479, 486
Abszedierung 314
Abszess 51, 311, 321, 535
– kalter 51
– metastatischer 51
– paranephritischer 389
ABVD-Schema 197
Abwehrspannung 319
Acarbose 427
ACE 134
– ACE-Hemmer 74, 134, 136, 137, 394
– ACE-Serumaktivität 269
Acetylcholin 529
– Vergiftung 529
Acetylcystein 538
Acetylsalicylsäure 31, 46, 120, 126, 152, 208, 236
Achalasie 280
ACO-Schema 257
ACTH 438, 460
– Bildung 438, 461
– Stimulationstest 461, 464
Actinomycine 41

ACVB 120
Adams-Stokes-Anfall 87, 89
Adaptierte Kost 48
Addis-Count 367
Addison-Krise 464
Adenin 18
Adenokarzinom 252, 282
Adenom 32, 258, 346, 392, 439
– autonomes 451
– chromophobes 439
– dekompensiertes autonomes 451
– eosinophiles 439
– kompensiertes autonomes 451
– tubuläres 314
– tubulovillöses 314
– villöses 314
Adenoviren 225, 228
Aderlass 193, 432
ADH 364, 437
Adiuretin 437
– Mangel 441
ADL-Skala 509
Adrenalin 93, 408, 409
adrenogenitales Syndrom 465
Adult-respiratory-distress-Syndrom (ARDS) 264
Adynamie 464
AFP 38, 346
afterload 53
Aggressivität 511, 515
Agglutinationsmethoden 475
Aggressivität 511, 515
Agranulozytose 166, 186
AGS 465
AIDS 479, 535
– AIDS-Kranke 229

– AIDS-related-complex 481
AJCC Performance Status Scale 36, 37
Akromegalie 24, 441, 442
Aktinomykose 51, 230
Aktivkohle 522, 523, 540
akutes rheumatisches Fieber 488
Akzelerin 206
Albumin 167, 183, 372
– Mangel 329
Aldosteron 134, 460
– Antagonisten 73, 74, 344, 465, 466
– Mangel 464
alkalische Phosphatase 323
Alkalose 401
– metabolische 402 f., 465
– respiratorische 402 f.
Alkohol
– Abusus 339, 361, 513
– Alkoholiker 518
– Hepatitis 338
– Kardiomyopathie 114, 518
– Missbrauch, chronischer 340
– Vergiftung 528
Alkylanzien 40
Alkylphosphate 525, 528
– Intoxikation 528, 538
ALL (s. Leukämie)
Allel 18
Allergene 236
– Ausschaltung 485
– berufsbedingte 237
– Karenz 240, 247
Allergie 471
– allergische Krankheiten 470

– allergische Rhinitis 240
– Allergoide 247
– vom Soforttyp 237, 472, 473
– vom Spättyp 472
Allgemeinzustand 22
Allopurinol 431
Allotransplantat 478
Alopezie 26, 41, 42
ALP-Index 192
α_1-Antitrypsin-Mangel 243
α_1-Globuline 167
α_2-Globuline 167
α-Amylase 358
α-Amylaseerhöhung 358
α-Fetoprotein 38
α-Interferon 192
α-Methyldopa 396
Alpha-1-Antitrypsin-Mangel (AAT) 19
Alpha-1-Blocker 136
Alpha-1-Fetoprotein 346
Alpha-1-Rezeptorenblocker 137
Alpha-2-Rezeptorantagonisten 137
Alphamimetika, zentral wirkende 137
Altersdepression 512
Altersdiabetes 412
Altersdiabetiker 415
Altersemphysem 243
Altersforschung 504
Altershyperthyreose 453
Altersschwerhörigkeit 506
Alterssichtigkeit 506
altersspezifische Ängste 513
alterstypische Kommunikationsbarrieren 513
alterstypische Organveränderungen 505
Altinsulin 377, 406, 423
Aluminiumhydroxyd 290
Alveolarzellkarzinom 258
Alveolitis, allergische 269
Amanita phalloides 532
Ambu-Beutel 92
Amenorrhoe 442, 461, 465
Amine 341
Aminoglykosid 232
Aminosäuren 396

– Zufuhr 343
AML (s. Leukämie)
Ammoniak 341
– Gas 533
Amöben 301
– Infektion 347
Amphetamine 535
Ampicilline 389
Amputation 144
Amylase 358
Anabolika 194
Anaerobier-Pneumonien 228
Analfissur 300
Analgetika 391, 496
– nichtopioide 45 f.
– opioide 46
– Asthma 236
– Nephropathie 387
Anämie 42, 172, 378, 517
– aplastische 172, 185
– autoimmunhämolytische 477
– als Begleiterkrankung 172
– Einteilung 172
– Eisenmangelanämie 20, 170, 172, 175
– Fanconi-Anämie 19
– hämolytische 21, 172, 470, 472
– hereditäre hämolytische 178
– hyperchrome 172, 176
– hypochrome 172
– korpuskuläre hämolytische 179
– makrozytäre 173
– megaloblastäre 176, 518
– mikrozytäre 173
– normochrome 173, 379
– normozytäre 173
– perniziöse 172, 176, 295, 477, 518
– perniziosaähnliche 308
– serogene hämolytische 179, 181
– Sichelzellenanämie 19, 180
– sideroachrestische 176

– symptomatische perniziosaähnliche 177
Anamnese 475
anaphylaktische Reaktionen 247
anaphylaktischer Schock 471, 476
Anasarka 70
Anastomose 397
Anastomosenulkus 294
Androgene 460
Aneurysma 141
– Dissektion 142
– Bauchaortenaneurysma 142
Angina pectoris 108, 116, 117
– Anfälle 109
– Belastungs- 117
– Crescendo-Angina 117
– instabile 117
– Prinzmetal-Angina 117
– Ruhe- 117
Angiokardiographie 58
Angiopathien 139
– diabetische 419
Angiotensin converting enzyme (ACE) 134
Angiotensin I 134
Angiotensin-II-(Typ AT1)-Rezeptorenblocker 137 f.
Angiotensinogen 134
Angst 512
Anilin 35
Anisokorie 25
Anisozytose 175
Anlaufschmerz 494
Anomalien 370
Anorexia nervosa 435, 443
Antazida 290, 530
Anthracyline 41
Anti-Basalmembran-Antikörper-Nephritis 381
Anti-DNS-Antikörper 478
Anti-ds-DNS 497
Anti-HAV 330
Anti-K-Vitamine 207
Anti-Rh-IgG-Antikörper 182
Anti-Streptolysin-Titer 382
Anti-TPO-Antikörper 448

Antiandrogene 465
Antibiotika 41, 51
Antidepressiva 47, 512, 516, 526
Antidiabetika 426
Antidot 538
– Antidotgaben 538
Antifibrinolytika 212
Antigen 470, 471
– Antigen-Antikörper-Komplexe 477
– Antigen-Antikörper-Reaktion 470, 471
– Antigen-Antikörper-Reaktion, fulminante 471
– Antigen-Immunzellen-Reaktion 471
– mikrosomales 338
Antiglobulintest 179
antihämophiles Globulin (AHG) 206
Antihormone 39
Antihypertensiva 136
Antikoagulanzien 120, 143, 206, 207, 525
– Dauertherapie 106
– Behandlung 303
– Therapie 126
Antikonvulsiva 47
Antikörper 212, 470, 472, 490
– antinukleäre (ANA) 338, 497
– blockierende 486
– gegen glatte Muskulatur 338
– gegen HIV 482
– gegen T_4 und T_3 448
– humorale 470
– inkomplette 182
– mikrosomale 448
Antimalariamittel 490
Antimetaboliten 40
Antipyretika 31
Antirheumatika 494
– nichtsteroidale 497
Antistreptolysin-Titer 96
Antithrombine 206 f,
Antitussiva 218
Antrum 284
Anurie 373–376

Anus praeternaturalis 318
Aortenaneurysma 125, 134
Aortendissektion 142
Aorteninsuffizienz 135
Aortenisthmusstenose 112, 132, 135
Aortenklappenfehler 491
Aortenklappeninsuffizienz 103, 108
Aortenklappenstenose 109
Aphasie 23
– motorische 23, 151
– sensorische 23
– Umgang mit 151
Aplastisches Syndrom 185
Apomorphin 521, 528, 540
Apoplex 23, 134, 147, 419 (s. Schlaganfall)
apparative Patientenüberwachung (Monitoring) 63
Appendizitis 347
– akute 319
– perforierte 304
Appetitlosigkeit 44
Appetitzügler 537
Aräometer 366
ARC 481
– Symptome und Befunde 481
ARDS 264
ARF 95, 96
Armführung, bilaterale 155
Arrhythmie 56
– absolute 56, 105
– respiratorische 56
Arteria
– carotis 61
– mammaria interna 119
– radialis 54, 397
Arteria-mammaria-interna-Bypass 119
Arterienerkrankungen, entzündliche 147
Arterienpulse 54
Arteriographie 139
Arteriolonekrose 390
Arteriolosklerose 389
Arteriosklerose 121, 139, 141, 142, 417
Arterioskleroserisiko 432
Arthritis 477

– relative 492
– rheumatoide 487, 488
– urica 429
Arthropathien 432
Arthrose der Wirbelsäule 487
Arthrosis deformans 493
Arzneimittel 237
– Allergie 475
– im Alter 507
– jodhaltige 449
– Sucht 520
Asbest 252
Asbestose 21, 258
Ascarislarven 230
Aschoff-Geipelsche Knötchen 96
Aspergillose 230
Aspergillus fumigatus 230
Aspermie 251
Aspiration 92, 522
– Gefahr 280
– Pneumonie 92, 228, 230, 280
– von Magensaft 282
– Zytologie 448
Asthma
– bronchiale 235, 239, 476
– bronchiale, allergisches 235, 470
– chemisch-irritatives 236
– Dauerasthma 236
– nächtliches 239
Asthmaanfall
– akuter 472
– schwerer 239
– Therapie 246
Astronautenkost 312
Astrup-Gerät 223, 402
Asystolie 87, 90, 94
Aszites 70, 329, 338, 341
– Ausschwemmung 343
– Nachweis 321
– Punktion 344
– Reinfusionen 344
– Therapie 343
AT III 206
– Mangel 260
Atemarbeit 219
Atemgymnastik 247

Ateminsuffizienz 360, 402, 526, 528, 537
Atemlähmung 116, 525, 526, 535, 536
Atemmaske 92
Atemneurose 403, 468
Atemnot 219, 449, 534
– bei Belastung 269
Atemregulationstörungen, nächtliche 259
Atemstillstand 90
Atemversagen 235, 527
Atemwegserkrankungen, obstruktive 402
Atemwegsobstruktion 235
Atemwegspatienten, Schulung von 248
Atemwegswiderstand 223
Atheromatose 121
Äthylalkohol 528
Ätiologie 16
Atmungsorgane, Erkrankungen 218
Atmungssyndrom, nervöses 215
Atopie 237, 473
Atropin 93, 525, 529
Atropinsulfat 538
Auffrischungsimpfung 336
Aufklärungsstand 48
Augenhintergrundveränderungen 390
Ausbrecherform 253
Auskultation 54
Auspuffgase 527
Ausscheidung
– von Giften und Medikamenten 365
– von Stoffwechselprodukten 365
– Kontrolle 377
Austauschtransfusionen 182
Australia-Antigen 331
Austrocknung 30, 506
Auswurf 241
Autoaggressionskrankheiten 21, 489
Autoantikörper 21, 413, 459, 472, 477

– beim Morbus Basedow 452
– gegen Antigene der Zellkerne 497
Autodigestion 359
Autoimmunerkrankungen 21, 212, 271, 452, 453, 472, 477
Autoimmungastritis 297
Autoimmunhepatitis 336, 337
Autoimmunthyreoiditis 448
Autonomie
– disseminierte 451
– funktionelle 450 f.
– unifokale 451
Autotransplantat 478
AV-Block 75, 87, 135
– totaler 66, 87
AV-Knoten 53
AV-Rhythmus 53
AVK (s. Verschlusskrankheit, arterielle)
Azathioprin 78, 338, 479, 486, 490, 497, 498
Azetessigsäure 414
Azeton 410, 414
– Azetonurie 414
– Bestimmung 410
– Geruch 27, 416
Azidose 53, 80, 401, 527
– metabolische 375, 377, 402
– respiratorische 218, 402
– Atmung 379
Azotämie 368, 378

B

B-Lymphozyten 472, 475
B-Zellen 358, 408
– Neoplasien 198
backward failure 67
Bäder 490, 494
Bagatellisierung 514
Bajonettstellung 489
Bakteriämie 98
Bakterien 17
Ballondilatation 106, 119, 395

Ballungsherde 266
Bambusstabwirbelsäule 491
Bandscheibenschädigung 495
Bandscheibenvorfall 495, 496
Barbiturate 526
Barret-Ösophagus 282
Basedowsche Krankheit (s. Morbus Basedow)
Basen 401
Basisdiät 421
Basistherapie 136
Bauchaortenaneurysma 142
Bauchspeicheldrüse
– Erkrankungen 358
– Funktion 358
– Entzündung 361
Bauchspiegelung 322
Beatmung 92, 537
– assistierte 247
– kontrollierte 247
– künstliche 403
– Mund-zu-Mund- 92
– Mund-zu-Nase- 92
Bechterewsche Krankheit (s. Morbus Bechterow)
Beckennieren 393
Bedside-Test 182
Begleitmyokarditiden 101
Begleitung, seelsorglich-spirituelle 47
Belastungs-EKG (s. EKG)
Belegzellen 284
Belüftung 223
Bence-Jones-Eiweißkörper 200
Benzodiazepine 512
– Intoxikation 538
Benzol 525
Benzpyren 35
Berechnungseinheit 420
Berghsche Methode 324
Bergleute 266
Berufsasthma 236
Berufskrankheiten 266, 330
– Verordnung 21
Bestrahlung 197, 281, 440

Betalaktamasen-Inhibitor 232
Beta-HCG 38
Betasympathikominimetika 245
Betarezeptorenblocker 55, 76, 85, 119, 136 f., 344, 396, 455
Betreuung, psychosoziale 47
Bewegungsübungen 490
Bewusstseinslage 22
Bezugsperson 513
Bigeminus 75, 85
Biguanide 426
Bikarbonat 396, 402
bildgebende Verfahren 37
Bilirubin
– Bilirubinurie 326, 334
– direktes 322, 324
– freies 323
– gebundenes 323
– indirektes 322, 324
– nicht gebundenes 323
– posthepatisches 323
– prähepatisches 323
Billroth-I-Operation 293
Billroth-II-Operation 293
Biopsie 269, 278
bioptische Methoden 222
Biphosphonate 47, 501, 503
Bittermandelgeruch 525
Biuret-Methode 367
Björk-Shiley-Klappen 107
Blähungen 328
Blasenbildung 526
Blase
– Entzündung 391
– Punktion 368
– Störungen 496
Blasten 166, 187
Blausäure 525
– Intoxikation 538
Bleomycin 41
Blinddarmentzündung 347
Block
– atrioventrikulärer 87
– intrahepatischer 328
– posthepatischer 328
– prähepatischer 328

blue babies 111
blue bloater 244
Blut 163
Blut im Stuhl 44, 286
Blutalkoholspiegel 528
Blutamylasewerte 360
Blutausstrich 169
Blutbestandteile, nichtzelluläre 167
Blutbild 186
Blutdruck 57
– Amplitude 57
– Anstieg 465
– Messung 54, 56
– 24-Std.-Messung 57
– Monitoring, ambulantes 57
– Regulation 365
– Rhythmik, zirkadiane 57
Bluteosinophilie 239
Bluterbrechen 291, 298, 525
Bluterkrankheit 210
Blutersatz 292
Blutfarbstoff, roter 164
Blutgasanalyse 223
Blutgase 402
Blutgerinnung 167
– normale 202
– Störung 209
– verminderte 204
Blutgruppenantigene 472
Blutgruppennachweis 475
Bluthochdruck (s. Hypertonie)
Bluthusten 105
Blutkörperchen
– rote 163
– weiße 163
Blutkörperchensenkungsgeschwindigkeit (s. BSG)
Blutkortisolspiegel 460
Blutkrankheiten 163
Blutkulturen 98
Blutlipasewerte 360
Blutplasma 163, 167
Blutplättchen 163
Blutpräparate 183
Blutserum 163
Blutspende 182
Blutspiegel 75

Blutstillung 292
Bluttransfusion 173
Blutung 318
Blutungsanämie
– akute 172, 173, 291
– chronische 172, 298
Blutungsneigung 187
Blutungsübel 202
Blutzuckerbestimmung 409
Bobath-Konzept 153, 154
Bodyplethysmographie 223
Boecksche Krankheit 267
Borrelien 493
Bowmansche Kapsel 364
Bradykardie 55, 66, 84
Bradykardie-Tachykardie-Syndrom 84
Brandgas 533
Brescia-Cimino-Fistel 397
Bride 303
Bronchialasthma 21
Bronchialkarzinom 252
– kleinzelliges 252
– nicht kleinzelliges 252
– peripheres 253
Bronchialsystem 236
Bronchiektasen 249
– angeborene 249
– erworbene 249
Bronchiolen 238
Bronchitis
– Bronchitis-Typ 244
– chronisch obstruktive 235, 240
– chronische 240
– einfache 240
– eitrige chronische 240
– Komplikationen 241
bronchoalveoläre Lavage (BAL) 222, 269
Bronchographie 221
Bronchopneumonie 226, 534
Bronchoskopie 221 f., 256
Bronchospasmolytika 245
Bronchospasmus 237, 534
Bronzediabetes 432
Bronzepigmentierung 432
Broteinheit 420
Brustwandableitungen 60
BSG 168

– beschleunigte 169
– extrem beschleunigte 169
– Normalwerte 168
– verzögerte 169
Bülau-Drainage 275
Bulimie 435
Buprenorphin 46
Bypass 144
– Operationen 119, 478

C

C-Peptid 410, 429
CA 12-5 38
CA 19-9 38
CA 15-3 38
Caesium 137 43
Calcitonin 407, 502
– calcitoninproduzierende C-Zellen 459
– Injektionen 501
Calcium (s. Kalzium)
Campylobakter 493
Candida albicans 230
Candidiasis 482
Cannabis 534
CAPD 398
Captopril 74, 137
Captopriltest 395
Caput medusae 328
Carbimazol 455
Carbo medicinalis (s. Kohle)
Carboplatin 41
Cava-Clip 262
Cava-Schirm 262
CEA 38, 300
– Bestimmung 256
Cephalosporin 232, 493
Cerivastatin 434
Chemikalien 237
Chemotherapie 39, 257, 317
– adjuvante 39
– kurative 39
– palliative 39
Chiasmasyndrom 439
Chinidin 85
Chinolon 232
Chirurgie, minimal invasive 354
Chlamydien 228, 493

Chlorambucil 40, 199
Chlorgas 533
Chloroquin 497
Cholangio-Hepatitis 356
Cholangiogramm 350
Cholangiographie, perkutane transhepatische 350
Cholangitis 347, 356
– akute 356
– chronische 356
– chronische, nichteitrige 340
Cholangiolitis 356
Choledocholithiasis 351
Choledochussteine 355
Cholelithiasis 351, 356
Cholestase 326, 328, 340
– intrahepatische 326
– Syndrom 347
Cholesterin-Synthese-Hemmer (s. CSE-Hemmer)
Cholesterinsteine 351
Cholezystektomie 354, 356
Cholezystitis 355, 356
– akute 356
– chronische 355
Cholezystogramm 350
Cholezystokinin 349
Cholinesterase 529
– Aktivität 323
– Hemmer 515
Chondrom 258, 502
Chondrosarkom 502
Chondrose 495
Chorea minor 95, 96
Chorea rheumatica 96
Christmas-Faktor (PTC) 206
Chromosom 17, 22, 192
Chromosomenanomalie 469
Chromosomenmuster 192
Chromosomensatz
– diploider 18
– haploider 18
chronic obstructive pulmonary diseases (s. COPD)
Chymotrypsin 358
– Chymotrypsingehalt 361
– Chymotrypsinwerte im Stuhl 359

Chymus 284
CK 125
CK-MB-Werte 125
Claudicatio intermittens 143
Clearance
– renale 369
– Verfahren 369
Clindamycin 232
CLL (s. Leukämie)
CLO-Test 288
Clodronat 407, 467
Clofibrat 351, 434
Clonidin 138
Clopidogrel 120, 152
CML (s. Leukämie)
COAP-Schema 189
Codein 46
COLD (s. COPD)
Colibakterien 227, 301, 387
Colica mucosa 313
Colitis 347
– toxische 311
– ulcerosa 311, 315
Coma
– basedowicum 453
– diabeticum 320, 402, 416
– hepaticum 321, 334, 343
Computertomographie 149, 221, 256, 278, 322, 371
Conn-Syndrom 135, 465
continuous positive airway pressure (s. CPAP)
Coombs-Test 179, 182
COPD 235
COPP-Schema 197
Cor pulmonale 115, 241
– akutes 115, 261
– chronisches 115, 218, 235, 262
Core-Antigen 332
Cotrimoxazol 389
Couplets 85
Courvoisiersches Zeichen 357
COX-2-Hemmer 46
Coxarthrose 487, 494
Coxsackieviren 100, 225, 413

CPAP 259
Crack 536
CRH-Sekretion 461
Crohn-Gastritis 297
Crush-Niere 374
CSE-Hemmer 143, 434
CT (s. Computertomographie)
Cumarine 126, 207, 518
– Überdosierung 209
Cushing-Syndrom 461
Cyclophosphamid 40, 384, 490
Cystikussteine 355
Cystitis (s. Zystitis)
Cytosin 18

D

D-Hypervitaminose 519
D-Penicillamin 270, 340
D-Xylose-Test 299
Darmblutung 303, 318
Darmerkrankungen 299 f.
Darminfarkt 143
Darmstenose 309
– narbige 314
Darmverschluss 303
Debré-Toni-Syndrom 396
Defibrillation 84, 94
Defibrillator 84, 93
Dehydratation 404, 506, 537
Dekompressionsoperation 456
Dekubitus 507
– Prophylaxe 82, 526
Delir 22
Delta-Antikörper 333
Demand-Schrittmacher 88
Demenz 506, 508
– vom Alzheimertyp 508, 509
– Erfassung, Kurztest 509
Depoteisen 168
Depression 511
– Depressionensucht 520
– depressive Verstimmungen 506, 513
Dermatitis 42

Dermatomyositis 488, 496, 498
Dermopathie 452
Desensibilisierung 247
Designerdrogen 537
Desobliteration 144
Deviationen 148, 490
Dexamethason
– Hemmtest 463
– Spray 538
Dextran 82
Diabetes insipidus 440
Diabetes mellitus 21, 130, 339, 361, 387, 408, 411, 412, 432, 437, 441
– primärer 412
– sekundärer 412
Diabetes
– Diät 422
– Erwachsenendiabetes 414
– jugendlicher 413 f.
– long-term-Diabetes 417
– Schulung 421, 428
– Suchtests 410
– Therapie 419
– Typ I 413
– Typ II 414
diabetischer Fuß 419
Dialysat 397
Dialyse 394
– Dauerdialyse 399
– Heimdialyse 399
– Peritonealdialyse 378, 397 f.
Dialysepatienten 333
Dialysierbarkeit 523
Diarrhoe (s. Durchfälle)
Diastole 52
Diät 71, 377
– Behandlung 420
– natriumarme 72
– proteinarme 379
– salzarme 379
Diathese, hämorrhagische 202, 209, 308, 328, 379
Diätsalz, natriumfreies 72
Diazepam 526, 537
Dickdarm 299
– Karzinom 303

– Karzinome, Klassifikation 315
– Tumoren, gutartige 314
Diclofenac 46, 494
Differenzialblutbild 169
Differenzialdiagnose 125, 304, 320
Diffusionsstörungen 224
Digitalis 53, 71, 74
– Antidot 538
– Intoxikation 538
– Nebenwirkungen 75
– Überdosierung 75
Digitalthermometer 28
Digitoxin 75
Digoxin 75
Dihydrocodein 46
Dihydroergotamin 139
Dilatation 71, 103
– pneumatische 280
Diphosphonate 502
Diphtherie 51, 100
Diphtherie-Myokarditis 101
Disaccharide 408
Distanzrasseln 70
Diurese
– forcierte 522, 526, 539
– halbforcierte 522
Diuretika 71, 73, 136, 137, 344, 377
– kaliumsparende 381
Divertikel 313
Divertikulitis 314, 347
DNA 17
Dobutamin 53, 76
Dopamin 93, 377
Doppelballonsonde 344
Doppelhelix 17
Doppelvergiftungen 528
Doppler-Echokardiographie, farbkodierte 64
Dormia-Körbchen 354
Dosieraerosol 245, 246
Dotter-Technik 144
DOWN-Syndrom 19
Doxycyclin 233
Dreierkombination 136
Dreigefäßerkrankung 54, 118
Drogen

– harte 534
– Abhängige 333
– Beratung 535
– Missbrauch 535
– Screening 535
– Tote 535
Druckstellen 526
Drug fever 30, 347
Duchenne-Muskeldys-
 trophie 19
Ductus
– botalli, offener 113
– choledochus 352
– cysticus 352
– cysticus, Verschluss 352
Dukes 315
– Dukes A 315
– Dukes B 315
– Dukes C 315
– Dukes D 315
Dumping-Syndrom 294
Dünndarmtumoren 310
Duodenalulcera 467
Duplexsonographie 139
Durchfälle 301, 419, 451
– schleimig-blutige 311
– Ursachen 301
Durchgangssyndrom 22
Durstfieber 405
Durstgefühl 440, 506
Dysenterie 301
Dysfunktion, autonome 42
Dyskrinie 238
Dysphagie 279, 280, 530
Dysplasie 393
– fibromuskuläre 395
Dyspnoe 219
– Dauerdyspnoe 244
Dysproteinämie 168, 372, 385
Dystonie, vegetative 215
Dysurie 374

E

Ebstein-Barr-Virus 230
Echinococcus
– alveolaris 347
– cysticus 347
– Echinokokkenzysten 347
– Echinokokkosen 474

Echoarmut 453
Echokardiographie 63
– transösophageale 64
Echoviren 225
Ecstasy 534
– Intoxikationen 537
EEG 149
Eigenblutspende 183
Eileiterschwanger-
 schaft 319
Einballonsonde 344
Einflussstauung, obere 254, 449
Eingefäßerkrankung 54, 118
Einkammersysteme 88
Einschwemmkatheter 63
Eisenbindungskapazi-
 tät 168
Eisengabe 176
Eisenmangel 170, 175
Eisenmangelanämien 20, 170, 172, 175
Eisenspiegel 168, 334, 432
Eisenstoffwechsel-
 störungen 168
Eisentransport 168
Eisenüberladung 170
Eisenverwertungs-
 störung 172, 176
Eiweiß 420
– Eiweißkörper 167
– Eiweißstoffwechsel 321
Eizelle 18
Ekchymosen 202
EKG 58
– Belastungs-EKG 60 f., 118
– Kurve 58
– Langzeit-EKG 60 f.
– Verlauf 126
Eklampsie 396
Elektroenzephalogramm
 (s. EEG)
Elektrokardiogramm
 (s. EKG)
Elektrokonversion 84
Elektrophorese 167
– Diagramm 323
ELISA-Technik 482
ELISA-Test 474

Embolektomie 160
– operative 262
Embolie 105, 157, 158, 318
Emboliestrümpfe 262
Empathie 217
Emphysem, bullöses 244
Emphysem-Typ 244
Empyem 51, 273, 274
Enalapril 74, 137
End-zu-End-Anasto-
 mose 293
End-zu-Seit-Anasto-
 mose 293
Endangiitis Winiwarter-
 Buerger 143
Endobrachyösophagus 282
Endokarditis 95, 98, 535
– bakterielle 97
– lenta 98, 100
– Libman-Sacks 100
– rheumatische 95
– Prophylaxe 100
– ulceropolyposa 98
– verrucosa 96
Endokrinologie 437
– endokrine Funktion 358
– endokrine Ophthalmo-
 pathie 453, 455
– endokrine Störungen 437
– endokrinologische Er-
 krankungen 437
Endomyokardbiopsie 79
Endoprothese 490
Endoskopie 37
endoskopische retrograde
 Cholangio-Pankreatiko-
 graphie (s. ERCP)
Endosonographie 278, 362
Enophthalmus 25
Entartung, maligne 293
Enteritis regionalis 308
enterohepatischer Kreis-
 lauf 325
Enterokokken 79, 98, 387
Entgiftung 521, 535
– Entgiftungsmaßnahmen,
 unspezifische 540
Entlastungspunktion 76
Entlastungsschmerz 319
Entmündigungs-
 strategien 513

Entzündung 49, 238, 351
– allergisch bedingte 269
– chronische 50
– entzündungshemmende Substanzen 460, 492
– Entzündungsschmerz 50
– Entzündungszeichen, klassische 49
– spezifische 50
Enzephalitis 442
Enzephalomalazie 147
Enzephalopathie 338
– hepatische 343
– hypertensive 134
– urämische 398
Enzephalorrhagie 148
Enzyme 41, 125, 237
– eiweißspaltende 284
– Mangel 181
Eosinopenie 166
Eosinophilenvermehrung 239
EPH-Gestose 396
Epidemiologie 480
Epikutanprobe 474
Epithelkörperchen 466
Epithelkörperchentumor 467
Epitheloidzellen 267
Eppinger-Sternchen 26, 341
Epstein-Barr-Virus 35
Eradikation 288, 290
Erbkrankheiten 17
Erblindung 382
ERCP 350, 357, 359, 360, 362
Erfrierungen 17
Erkrankungen der Hypophyse 437
Erkrankungen der Knochen 499
Erkrankungen der Nebennierenrinde 460
Erkrankungen der Nebenschilddrüsen 466
Erkrankungen der Schilddrüse 443
Erkrankungen des Bewegungsapparates 487
Erkrankungen des Herz-Kreislauf-Systems 52

Erkrankungen des lymphatischen Systems 195
Ernährung 308
– Ernährungsformen für Tumorkranke 48
– Ernährungsrichtlinien 48, 420
Erosionen 303
Erregungsbildung 53
Erregungsstadium 527
Erregungszustände 533
Erysipel 381
Erythem 497
– chronicum migrans 493
– nodosum 96, 97, 267
Erythroblastose, fetale 181
Erythropoese 163
Erythropoëtin 365, 381
Erythrozyten 163
– Abbauort 179
– Hauptaufgabe 164
– Konzentrate 183
– Neubildung 365
– Überlebensdauer 179
– Volumen, mittleres korpuskuläres 169
– Zahl, normale 165
– Zählung 169
– Zylinder 367
Escherichia coli 30, 79, 368
Ess-Brechsucht 435
Essigsäure 530
Essstörung 435
ESWL 353, 392
Ethanol 538
Euproteinämie 168
Euthyreose 443, 446
Exitblock 89
Exokrine Funktion 358
Exophthalmus 25, 452, 453
Expektoranzien 246
Expektoration, maulvolle 250
Expositionsversuch 474
Exsikkose 30, 416, 507
Exsudat 50, 271, 273 f.
Exsudation 50
extrakorporale Stoßwellenlithotrypsie (s. ESWL)
Extrasystolen 56, 75, 84
– supraventrikuläre 84

– ventrikuläre 85
Extremitäten 26
– Extremitätenableitungen 60
– Extremitätenembolie 160
Extremitätenembolien 159
Extrinsic factor 176
Extrinsicsystem 204

F

Facies abdominalis 24
Fahrradergometrie 60
Faktor VIII 210
Faktor IX 210
Faktor-I-Mangel 210
Faktorenkonzentrate 207, 209
Fallotsche Pentalogie 114
Fallotsche Tetralogie 114
Fallotsche Trilogie 114
Farmerlunge 269
Faszialislähmung 27
– zentrale 148
feed-back-Mechanismus 444
Fehlverhaltensweisen 513
Feinnadelbiopsie 459
– perkutane 223
Feinnadelpunktion 448
Feldnephritis 382
Fentanyl 47
Fernmetastasen 33, 447
Ferritin
– im Serum 170
– Spiegel im Blut 432
Fett 420
– Fettembolie 260
– Fettleber 321, 338
– Fettleberhepatitis 338, 339
– Fettmangel 308
– Fettstühle 306, 358, 361
– Fettzirrhose 339
Fettstoffwechsel 321, 414
– Störungen 130
Fibrin 204
Fibrinkleber 292
Fibrinogen 204, 205
– Mangel 210
Fibrinolyse 143

– Fibrinolysebehand-
   lung 160
– Fibrinolytika 206, 207
– systemische 153
– verstärkte 204
Fibrom 32, 258, 502
Fibrosarkom 502
Fibrose, zystische
   (s. Mukoviszidose)
fibrosierende Alveolitis 42
Fibrosierung
– diffuse 265
– herdförmige 265
Fieber 28, 187
– akutes rheumatisches 95,
   478, 487
– anhaltendes 29
– intermittierendes 29
– periodisches 29
– remittierendes 29
– rheumatisches 477
– Resorptionsfieber 30
– senkende Mittel 31
– subfebrile Temperatur 28
– Ursachen 30
Filtrationsrate, glomeru-
   läre 369
5-Finger-Regel 524
Fischbandwurm 177
Fischerverband 160
Fischwirbelbildungen 500
Fistelbildungen 309, 311,
   318
Fitzgerald-Faktor 206
Flankenschmerz 392
flapping tremor 343
Fletcher-Faktor 206
Fließschnupfen 240
Fliegenpilzvergiftung 533
Fluggastthrombose 260
fluid-lung 376
5-Fluorouracil 40, 317
Flush 24, 310
Fluss-Volumenkurve 223
Flüssigkeit
– Flüssigkeitslunge 376,
   379
– Flüssigkeitsmangel 29
– Flüssigkeitszufuhr 377
Flüssigsauerstoff 225
Flutter 250

Foetor
– ex ore 27
– hepaticus 343
– uraemicus 378
Folinsäure 317
Folsäure 177, 178
– Antagonisten 40
– Mangel 177, 518
Fornix 284
Fornixvarizen 329
Forrest I 291
Forrest II 291
Forrest III 291
Fortpflanzungsunfähig-
   keit 469
forward failure 67
Fraktur
– Lokalisationen 500
– pathologische 392, 502
Fremdkörperentfer-
   nung 222, 285
Fremdserum 476
fresh frozen plasma 209
Fresszellen 165
Frischblut 208
Frischplasma
– gerinnungsaktives 183
– Transfusionen 209
Fruchtfliege 18
Fruchtwasserembolie 260
Frühdumpingsyndrom 294
Früherkennung 43
– Früherkennungsunter-
   suchungen 44
– Frühsymptome 253, 415
Frühkomplikationen 360
Frührehabilitation 157
Frühschmerz 288
Frühschwangerschaft 110
Frühzyanose 111
Fruktose 408
Fußpflege 428
Fuller-Erde 531
Fünfjahresüberlebens-
   rate 49, 257
Funktionsprüfungen 369
Furosemid 73, 377, 467
Furunkulose 417

G

Galactorrhoe 442
Galle 349
Gallenblase
– Funktion 349
– Tumoren 357
– Erkrankungen 349, 350
– Empyem 352, 355
– Entfernung, laparoskopi-
   sche 354
– Entzündung, chroni-
   sche 352
– Hydrops 352
– Karzinom 352
– Perforation 304
– Steine 355
Gallengangsentzün-
   dung 352
Gallengrieß 352
Gallensteine 180, 351, 357,
   467
– Ileus 352
– Kolik 352, 355
– Träger 351
Gallenwege
– Karzinom 356
– Tumoren 357
Gallesäuren 326
Gammaglobuline 167, 372
Gammazacke, schmal-
   basige 200
Gammopathie
– monoklonale 200
– benigne 201
Gang 23
– charakteristischer 152
Gangrän, diabetische 506
Ganzkörper
– Bestrahlung 190
– Plethysmographie 223
– Szintigraphie 447
Gasbrand 51
Gasspürgerät 527
Gastrektomie 296
Gastrin 363, 442
– Bestimmung 285
– Bildung 287
– Wert 285
Gastrinom 363
Gastritis 296

– akute 296
– atrophische 295
– chemisch-toxisch bedingte 297
– chronische 296
– erregerbedingte 297
– urämische 379
Gastro-Duodenoskop 278
Gastroskopie 530
– Indikationen 285
Gebärmutterhalsabstrich 44
Gefäßantikörper 147
Gefäßgeschwülste 346
Gefäßinsuffizienz 65
Gefäßtransplantat 144
Gefäßverschluss 141, 143
Gehstrecke 144
Gelatine 82
Geldscheinhaut 341
Gelenkblutung 202, 211
Gelenkdeformierung 211
Gelenkspaltverschmälerung 490
Gelenkveränderung 430
Genom 17
Genotypus 18
Gentest 251
Geriatrie 504
– geriatrische Erkrankungen 504
– geriatrische Patienten 514
– Pflegeziele 515
Gerinnung 204
– Gerinnungsfaktoren 205, 321, 323, 518
– Gerinnungsstörungen 204, 517
– Gerinnungsthromben 157
– Gerinnungszeit 205
Gesamt-IgE 474
Gesamtblutmenge 163
Gesamtstrahlendosis 43
Geschlechtschromosomen 18
Gesellschaftsdrogen 536
Gesichtsfeldausfall 439
Gesichtsröte 525
Gestose 396

Gewebstod 163
Gewicht, spezifisches 366
Gewichtsphobie 435
Gewichtsverlust 451
Gicht 390, 429
– Gichtanfall 430
– Gichtniere 431
– Gichttophi 430
Giebel-Rohr 250
Giftaufnahme 521
– perkutane 524
– perorale 521
Giftelimination
– primäre 525
– sekundäre 525, 539
Giftinformationszentralen 524
Giftschlangenbiss 538
Gigantismus 441
Gingko-biloba-Extrakte 515
Glasfiberbronchoskop 221
Glasfiberendoskop 285
Glaubersalz 522, 540
Gleichgewichtsstörungen 507
Glomerulonephritis 373, 381, 385, 477, 497
– akute 381, 478
– bei Systemerkrankungen 385
– chronische 378, 383
– herdförmige 383
– membranöse 386
– rapid progressive 375
– rasch progrediente 384
– Sonderformen 384
Glomerulosklerose, diabetische 394, 417
Glomerulusfiltrat 369
Gloмeruluskapillaren 364
Glossitis 175
Glottisödem 534
Glucose (s. Glukose)
Glukagon 358, 408, 409, 425
Glukokortikoide 51, 246, 338, 384, 409, 455 f., 460, 479
– Antagonisten 463
– inhalative 238, 534

– Nebenwirkungen 246
– Mangel 443
Glukoneogenese 460
Glukose 408, 425, 522
– Lösung 377
– Nachweis im Urin 410
– Toleranztest 361
– Toleranztest, oraler 410
Glukuronsäure 323, 324, 339
Gluten 308
– glutenfreie Kost 308
Glykogen 408
Glykosidwirkung 75
Gold 43
Goldberger 60
Goldpräparate 490
Gonaden
– Hormonmangel 443
– Insuffizienz 443
– Gonadotropine 438
Gonarthrose 487, 494
Gonokokken 493
Goodpasture-Syndrom 385
Grading 36
Graefesche Zeichen 453
Graft Versus Host Reaction 190
Granulationsgewebe 50, 166
– rheumatisches 96
Granulomatose
– epitheloidzellige 267
– systematisierte 267
Granulom 266 f.
Granulozyten 165
– basophile 165, 167, 472
– eosinophile 165 f.
– Granulozytopenie 189
– Kolonien stimulierender Faktor 190
– neutrophile 165
Gräserpollenallergie 486
Grauer Star 506
Gray 43
Gregg-Syndrom 111
Grenzwerthypertonie (s. Hypertonie)
Grippeschutzimpfung 247
Grippeviren 228
Grubenotter 208

Guajak 286
Guanin 18
Guedel-Tubus 92
Gummibandligatur 344
Gynäkomastie 341
Gyrase-Hemmer 389

H

H$_1$-Blocker 486
H$_2$
– Exhalationstest 301
– Rezeptorantagonisten 290
– Rezeptorenblocker 285
Haarausfall 26, 189
Haare 175
– Haarzell-Leukämie 198
Habitus 23
Haemoccult
– Probe 299
– Test 44, 286
Hagemann-Faktor 206
Halbantigene 471
Halbseitenlähmung 148, 151
Halluzinationen 22, 533
Hämangiom 32, 346, 392, 502
Hämatemesis 291, 298
Hämatopoese 164
Hämatokritwert (HK) 170
Hämatoperikard 102
Hämaturie 382, 392 f.
Hamman-Rich-Syndrom 269
Hämochromatose 168, 431
Hämodialyse 138, 381, 394, 397, 406, 467, 539
– chronische 384
Hämodilution 152
Hämofiltration 138, 399
Hämoglobin 164, 220
– Bestimmung 169
– Elektrophorese 170, 179
– Formen 170
– Gehalt 165
– Hämoglobinopathien 172, 180
– Hämoglobinurie 179, 184

– Konzentration 169
– mittleres korpuskuläres 169
– oxydiertes 220
– pathologisches 180
– reduziertes 220
Hämokonzentration 170
Hämolyse 164, 168, 323, 324, 525, 530
– Hämolysezeichen 179
– hämolysierende Streptokokken der Gruppe A 381
– hämolytische Erkrankung der Neugeborenen 181
– hämolytische Krisen 180
Hämoperfusion 523, 531, 532, 539
Hämophilie 19, 210, 333
– Hämophilie A 19, 210
– Hämophilie B 19, 210
Hämophilus influenzae 227, 241, 251
Hämoptoe 219
Hämoptyse 105, 219
Hämorrhoiden 300
Hämostyptika 206, 208
Haptoglobin 179
Harn 392
– Aufstau 391
– Blasenspiegelung 371
– Inkontinenz 506
– Kanälchen 364
– Leitersteine 375
– Sediment 367
– Stauung 390
Harnsäure 368, 429
– Harnsäurespiegel im Blut 430
– Harnsäuresteine 390
Harnstoff 368
Harnwegsinfekt 390, 417, 507
Harnwegsobstruktion 389
Hashimoto-Thyreoiditis 459
Hauptzellen 284
Hausstaub 237
Hausstaubmilbenallergie 486
Haut 25
– Ausschläge 477

– Blutungen 202, 341
– Pflege 82
– Pigmentierung 464
– Tests 239
– Turgor 26
Hb-A$_1$ 170, 180, 411
Heberdenschen Knötchen 494
Heiserkeit 254, 449
Helfer-T-Zellen 472
Helicobacter pylori 287, 297
– Gastritis-Folgekrankheit 287
– Infektion 287
Hemikolektomie 317
Hemiparese 148
Henlesche Schleife 364
Heparin 126, 207
– Applikation, niedrig dosierte 152
– niedermolekulares 160, 207
– Heparinisierung 397
– Überdosierung 538
417
Hepatitis 326, 330, 417, 535
– Hepatitis A-Marker 331
– Hepatitis A-Virus 330
– Hepatitis B 336
– Hepatitis B, chronische 335
– Hepatitis B-Marker 332
– Hepatitis B-Surface-Antigen 331
– Hepatitis B-Virus 330, 331
– Hepatitis C 334 f.
– Hepatitis C-Virus 330, 333
– Hepatitis D 333, 336
– Hepatitis D-Virus 330
– Hepatitis E-Virus 330, 333
– Hepatitis Non A Non B 333
– akute 330
– autoimmune 337
– Begleithepatitis 331
– chronisch aggressiv 336

– chronisch aktive 477
– chronisch persistierende 336
– chronische 336, 340
– epidemische 330
– fulminante 334
– infektiöse 330
– Halothanhepatitis 347
– hepatitisähnliche Bilder 347
– Posttransfusionshepatitis 333
– Virushepatitis 325, 348
Hepatom 346
Herbizidvergiftung 531
Herdnephritis (s. Nephritis)
Heroin 535
– Lungenödem 535
– Intoxikation, akute 535
Herpes
– Infektionen 51
– labialis 27, 229
– Viren 230
Herz-Lungen-Maschine 105
Herz-Lungentransplantation 251
Herzantrieb 53
Herzbeschwerden, funktionelle 125
Herzbeteiligung 491
Herzbett 77
Herzbeuteltamponade 102, 129
Herzblockformen 87
Herzerkrankungen, entzündliche 95
Herzfehler 109
Herzgewicht 71
Herzglykoside 74
Herzinfarkt 87, 116, 120, 126, 320, 419
– frischer 125
– Folgen 116
– Hinterwandinfarkt 121, 320
– stummer 122
– Vorderwandinfarkt 121
Herzinsuffizienz 65, 66, 452
– chronische 129

– latente 66
– manifeste 66
– Schweregrade 66
Herzkatheter 62
Herzklappe, künstliche 107
Herzklappenfehler 66
– erworbene 95, 103
– Schweregrade 104
Herzklappeninsuffizienz 97
Herzkrankheit
– hypertensive 133
– koronare 54, 66, 116, 142
Herzleistung 505
Herzmassage 90 f.
Herzminutenvolumen 52
Herzneurose 215
Herzrhythmusstörungen 83, 405
Herzschall 61
Herzschrittmacher 88, 93
– Therapie 84, 88 f.
– VVI-Schrittmacher 88
Herzstillstand 90
Herzsyndrom 83, 215
Herztod 537
Herztransplantation 78, 478
Herzversagen 382, 383
Herzwandaneurysma 116, 122, 129
Herzwandruptur 129
Heuschnupfen 237, 240, 470, 473, 478
Hexenschuss (s. Lumbago)
Hiatushernie 297, 303
Hilflosigkeit 514
Himbeerzunge 27
Hippokrates 32
Hirnblutung 149
Hirnembolie 105, 147, 149, 159
Hirnerweichung 147
Hirninfarkt 147
Hirninfarktzeichen 149
Hirnmetastasen 254, 256
Hirnödem 152, 382, 404, 527
Hirnstammeinklemmung 153
Hirntod 22
Hirsutismus 461

His-Bündel-EKG 60, 61
His-Bündel 53
Histamin 472
Hitzekoagulation 292
Hitzschlag 17
HIV 480
– Antikörper 480
– Enzephalopathie 482
– Infektion, Bild der akuten 480
– Infektion, Prophylaxe 484
– Infektionssyndrom 480
– Infizierte 475
– Patienten, Pflege von 485
– Test 482
– Test, positiver 483
– Testberatung 482
– Typ I 480
– Typ II 480
Hoden
– Atrophie 341
– Funktionsstörung 469
– Trauma 469
Hodgkin-Sarkom 198
Hodgkinsche Krankheit 195
Hodgkinzellen 195
Homosexuelle 333
Hormone 41
– adrenokortikotropes 438
– antidiuretisches (ADH) 364
– follikelstimulierendes 438
– luteinisierendes 438
– luteotropes 438
– melanotropes 438
– somatotropes 409, 438, 441
– thyreoidastimulierendes 438
Hornersches Syndrom 25, 449
Hospiz 47
Hufeisenniere 393
Hüftgelenkprothese 494
Hüftprotektor 508
Humanalbumin 82
Humanalbumin-Infusionen 387

Hundebandwurm 347
Huntersche Glossitis 177
Husten 218, 241, 534
Hydrämie 170
Hydrocortison 464
Hydromorphon 47
Hydronephrose 391
Hyperaldosteronismus 67, 73, 329, 465
– primärer 465
– sekundärer 373, 465
Hyperämie 50
Hyperbilirubinämie
– funktionelle 339
– posthepatitische 335
Hypercholesterinämie 432
– familiäre 142, 434
Hyperfibrinolyse 204
Hypergammaglobulinämie 337
Hypergastrinämie 285
Hyperglykämie 408, 414, 416
Hyperhydratation 376, 404
Hyperinsulinismus 408, 411, 414, 429, 437
– funktioneller 429
– organischer 429
Hyperkaliämie 375, 377, 379, 398, 405
Hyperkalzämie 407, 466, 467, 519
– tumorbedingte 467
– hyperkalzämische Krise 467
– Hyperkalzurie 466
Hyperkapnie 218, 224, 402
Hyperkoagulabilität 157, 204
Hyperkortizismus 461
Hyperlipidämie 339, 385 f., 414, 432
– primäre 433
– sekundäre 433
Hyperlipoproteinämien 385, 432
Hypernatriämie 377, 406
Hypernephrom 392, 502
Hyperparathyreoidismus 361, 390, 407, 442, 466, 519

– akuter 467
– sekundärer 467
Hyperphosphatämie 468
Hyperphosphaturie 466
Hyperplasie 461
Hyperreaktivität 235
Hypertension, portale (s. Pfortader)
Hypertensive Krise 134, 138
Hyperthermie 537, 538
Hyperthyreose 443, 446, 452, 499
Hypertonie 58, 130, 393
– arterielle 373
– endokrine 132
– essenzielle 132, 389
– Folgeerscheinungen 133
– Grenzwerthypertonie 58
– maligne 385, 390, 538
– primäre 132
– primäre pulmonale 115
– renale 132, 384
– renoparenchymale 132
– renovaskuläre 132, 134, 395
– sekundäre 132
– Therapie 135
– therapierefraktäre 137
– zentrale 135
Hypertriglyzeridämien 432, 433
Hypertrophie 71, 103, 109, 115
Hyperurikämie 429
Hyperventilation 403
– Tetanie 215, 403, 468
– Syndrom 403
Hypervitaminosen 519
Hypochondrie 505
Hypofibrinolyse 204
Hypoglykämie 408, 411, 425, 429
– hypoglykämische Reaktion 294
– hypoglykämischer Schock 425
– Leitsymptome 425
Hypogonadismus 469, 499
– angeborener 469
– postpubertärer 469

– präpubertärer 469
– primärer 469
– sekundärer 469
Hypokaliämie 73, 75, 136, 403, 405
Hypokalzämie 406, 468
Hypokapnie 403
Hypokoagulabilität 204
Hypolipoproteinämie 434
Hyponatriämie 406
Hypoparathyreoidismus 406, 452, 467
Hypophosphatämie 466
Hypophysärer Riesenwuchs 441
Hypophysektomie 440
Hypophysenhinterlappen 364, 437
Hypophysentumor 439, 441, 442, 463
Hypophysenvorderlappen (HVL) 437
– Insuffizienz 442, 457, 469
Hypophysenzwischenlappen 437
Hypoplasie 393
Hypoproteinämie 339, 369, 385
Hyposensibilisierung 247, 486
Hyposthenurie 369, 382
Hypothyreose 443, 446, 455, 456, 459
– angeborene 456
– latente 456
– manifeste 456
– primäre 456
– Screening 456
– sekundäre 456
Hypotonie 138
– essenzielle 138
– maligne 538
Hypovitaminosen 517
Hypoxämie 218, 224
Hypoxie 80, 527

I

Ibuprofen 46
ICD 84
IgA 168, 200

IgA-Glomerulo-
  nephritis 384
IgD 168
IgE 168, 472
IgG 168, 200, 472
IgG-Klasse 490
IgG-Konzentrate 183
IgM 168
IgM-Klasse 490
IgM-Konzentrate 183
IgM-Paraproteine 201
Ikterus 25, 179, 324, 334,
  338, 360, 525
– Differenzialdiagnose 326
– Formen 325
– hämolytischer 325
– hepatischer 325, 326
– hepatozellulärer 325
– mechanischer 325
– parenchymatöser 325
– posthepatischer 325
– prähepatischer 325
– Subikterus 324
Ileitis terminalis 308, 312
Ileosakralgelenk 491
Ileostomie 312, 315
Ileotransversostomie 317
Ileus 303, 311
– mechanischer 303, 319
– Okklusionsileus 303
– paralytischer 303, 304,
  318
– Strangulationsileus 303
– Subileus 360
Immundefektsyndrom, er-
  worbenes 479
Immunelektrophorese 168,
  475
Immunerkrankung 468
Immunfluoreszenz 482
Immunglobuline 168, 239,
  472, 475
Immunisierung 470
Immunität 331
Immunkomplex 381
Immunkomplexerkran-
  kung 476
Immunoblot 482
Immunologische Krankhei-
  ten 470
Immunozytom 198

Immunsuppressiva 270,
  384, 456
Immunsuppressive Thera-
  pie 400
Immuntherapie 39
Immunzellen 470, 472
Immunelektrophorese 200
Impferfolg 336
Impfung 336
Indikationen
– zur forcierten Diurese 522
– zur Hämodialyse 523
– zur Transfusion von Blut
  oder Blutbestand-
  teilen 182
Indikatorkrankheiten 482
Indometacin 490, 494
Induziertes Erbrechen 521
Infarktkaverne 262
Infarktpneumonie 228,
  230, 262
Infektarthritis 492
Infekt 226
Infektionen, opportunisti-
  sche 479
Infektionsallergische Krank-
  heiten 478
Infektionskrankheiten 17
Infiltrat 199
Influenzaviren 225
Infusionsurogramm 370
Ingestionsallergene 471
Inhalation
– von Giften 524
– Allergene 237, 471
Injektionsallergene 472
Innenohrschwerhörig-
  keit 506
INR 205
Insektenbekämpfungs-
  mittel 528
Inselapparat 358
Inselzelladenom 429
Inselzellantikörper 413
Inselzellinsuffizienz 413
Insuffizienz 66
– intermittierende zerebro-
  vaskuläre 148
– respiratorische 218
Insulin 358, 408–410, 442
– Humaninsuline 422

– Jet-Injektoren 424
– Lente-Insulin 423
– Mischinsuline 423
– Normalinsuline 423
– NPH-Insuline 423
– PENs 424
– Proinsulin 410
– Verzögerungsproinsuline
  423
Insulinaktivität 429
– im Blut 411
Insulindosis-Computer 424
Insulininjektion, suizi-
  dale 429
Insulinmangel 412, 414
Insulinpumpe 425
Insulinresistenz 130, 414
Insulintherapie 422
– Indikationen 422
– intensivierte 423
Insulitis 413
Interferon alpha 335 f.
Interferone 39, 183
Interleukine 183
Intermittierendes Hin-
  ken 143
international normalized
  ratio (s. INR)
Internationale Mess-
  größen 600
Intestinalgranulomatose
  310
Intimaproliferation 390
Intoxikation 17, 520, 540
– in suizidaler Absicht 520
– Intoxikationserscheinun-
  gen 537
– Schweregrad 539
Intrakutantest 239, 474
Intrinsic factor 176
Intrinsic-Asthma 236
Intrinsic-System 204
Introversion 506
Intubation 92, 247, 537
Intubationsbesteck 93
Invagination 303
Invasionsallergene 472
Inzidentalom 463
Ionenaustauscher 381, 406
Iridozyklitis 493
Iritis 267, 311, 489, 491

Ischämie 163
- Ischämiezeit 163
- ischämischer Insult 149
- Syndrom, akrales 146
Isoantikörper 181, 472
Isolation 506
Isosorbiddinitrat (ISDN) 119
Isosthenurie 369
Isotopen-Clearance 371
Isotransplantat 478
Isozyanat 237

J

Jod 43, 444
- Bedarf, täglicher 449
- Fehlverwertung 449
- Jodidtherapie 450
- Jodierung des Kochsalzes 450
- Mangel, intrathyreoidaler 449
Johanniskraut 516
Juckreiz 199, 326, 328, 351

K

Kachexie 22
Kahlersche Krankheit 200
Kalilauge 529
Kalium
- Ausscheidung 460
- Mangel 72, 73
- Substitution 406
- Verlust 465
Kälteagglutinine 475
Kälteanwendung 490
Kalzium 205, 396
- Antagonisten 85, 119, 136 f.
- carbonicum 290
- Glukonat 406
- Mangel 460
- Oxalatsteine 390
- Phosphatsteine 390
- kalziumreiche Kost 500
- Kalziumazetat 381
- Bedarf 499
Kammer-Septumdefekt 113
Kammerflattern 83, 86

Kammerflimmern 83, 86, 90, 94, 375, 537
Kammermuskulatur 53
Kammertachykardie 66, 83, 86
Kaplan-Meier-Kurven 49
Kaposi-Sarkom 79, 482
Karbunkel 417
Kardia 284
Kardialgie 215
Kardiomyopathie 101, 114, 432
- dilatative 114
- hypertrophe nicht obstruktive 114
- hypertrophe obstruktive 114
- kongestive 114
Kardiospasmus 280
Kardioversion 84
Karnofsky-Index 36 f.
Karotispulskurve 61
Kartenherzform 502
Karzinogene 35
Karzinoid 310
Karzinom 32, 271, 439, 466
- anaplastisches 459
- anaplastisches großzelliges 252
- anaplastisches kleinzelliges 252
- hypernephroides 392
- Sterblichkeit 32
- zentrale Form 253
Katarakt 506
Katheter-Jejunostomie 48
Katheter-Urin 368
Kationenaustauscher 377
Kau- und Schluckstörungen 48
Kayser-Fleischer-Kornealring 25, 340
Keilwirbelbildungen 500
Kernspintomographie (s. MRT)
Ketoazidose 414, 416
Ketokonazol 463
Ketokörper 414
Kieler Klassifikation 198
Kieselsäure 266

Kimmelstiel-Wilson-Syndrom 394, 417
Kinderekzem 237
Klappenersatz 106
Klappenprothese 97
Klappenschlussunfähigkeit 103
Klappenstenose 97, 103
Klappenvegetation 98
Klappenverengung 103
Klebsiellen 30, 79, 227, 230
Klinefelter-Syndrom 20, 469
Klinik
- der allergischen und immunologischen Krankheiten 475
- der Bauchspeicheldrüsenerkrankungen 359
- der Blutkrankheiten 171
- der Dickdarmerkrankungen 311
- der Dünndarmerkrankungen 306
- der Erkrankungen der Atmungsorgane 225
- der Gallenblasen- und Gallenwegserkrankungen 351
- der Herz- und Kreislauf-Erkrankungen 65
- der Kohlenhydratstoffwechselstörungen 411
- der Leberkrankheiten 330
- der Magen- und Zwölffingerdarmerkrankungen 286
- der Nierenerkrankungen 374
- der rheumatischen Erkrankungen 488
- der Vergiftungen 525
- des Schlafapnoe-Syndroms 259
Klopfmassage 247
Kniegelenkprothese 494
Knoblauchgeruch 525
Knochen
- Biopsie 467
- Defekte 200
- Dichtemessung 500

– Erweichung 308
– Metastasen 33, 171, 256, 407, 467, 502
– –Punktion 37
– Sarkom 502
– Szintigramm 256
– Szintigraphie 171
– Tumoren 502
– Verformungen 502
– Zerstörungen 490
Knochenmark 165
– Biopsie 170
– Fibrose 194
– Punktion 37
– Riesenzellen 167
– Schädigung 41
– Transplantation 190, 192
Knollenblätterpilz-
  vergiftung 531, 532, 538
Knopflochstenose 105
Knorpelzerstörungen 490
Knoten 445
– echoarme 448
– heiße 447
– kalte 447 f., 459
Koagulationsnekrose 530
Koagulopathien 202, 209
Koanalgetika 47
Kobalt 60 43
Kochsalz 540
Kohle 538
Kohlendioxid 218
Kohlenhydrate 408, 420
Kohlenhydratstoff-
  wechsel 321, 408
Kohlenmonoxid (CO) 524 f.
Kohlenmonoxid-
  vergiftung 527
Kohlensäure 401
Kohlensäurenarkose 241
Kokain 534 ff.
Kokainismus 536
Kokapflanze 536
Kolibakterien (s. Coli-
  bakterien)
Kolik 351, 392
Kolitis (s. Colitis)
Kollagenosen 21, 488, 496
Kolliquationsnekrose 530
Kolon

– Divertikel 313
– Erkrankung, funktionell
  bedingte 313
– irritables 217, 313
– Karzinom 311, 315
– Polypen 315
– Reizkolon 313
– spastisches 313
Koloskopie 300, 317
Koma 22, 343
– hyperosmolares 416
– hypophysäres 443
– hypothyreotes 458
– nichtketoazidotisches 416
– Therapie 427
– unklares 525
– urämisches 379, 532
Kombinationstherapie 136, 189, 426, 483
Kommissurotomie 106
Komplementbindungs-
  reaktionen 475
Kompressionsstrümpfe 161
Kompressionsverband 160
Konduktorinnen 210
Konkremente 370
Kontaktallergene 472
Kontaktallergien 476
Kontaktherbizid 531
Kontraktilität 53
Kontrakturen-
  prophylaxe 155
Kontrastmittel-Brei-
  schluck 278
Kopfschmerzen 439
Koronarangiographie 58, 62, 118, 122
Koronarangioplastie 119
Koronararterie 54
Koronarinsuffizienz 54, 116
– akute 122
Koronarsklerose 117
Koronarspasmus 117, 121
Körper
– Kreislauf 52
– Pflege 428
– Schemastörungen 435
– Sprache 22
– Temperatur 28

– Wahrnehmung, Störun-
  gen 154
Korpus 284
Kortikoide 189, 309, 312, 460, 486, 490, 492, 497, 527, 530
– Abbauprodukte 460
– Behandlung 498 f.
– Dosen 387
– Glucokortikoide (s. dort)
– Mineralokortikoide 460
Kortikosteroide 47, 460
Kortisol 460
Kortisonkatarakt 246
Kost, natriumarme 72
Krampfadern (s. Varikosis)
Krampfanfälle 398, 536
– generalisierte 382
– zerebrale 537
Krämpfe 525, 527, 529
Krankengymnastik 492, 496
Krankheit 15
Krankheitslehre 15
Kreatinin 368
– kreatininblinder Be-
  reich 368
– Kreatininclearance 364, 369
– Kreatininwerte 375
Krebslokalisationen 34
Kreislaufkollaps 291
– orthostatischer 138
Kreislaufregulations-
  störung 215
Kreislaufschock 65, 173
Kreislaufstillstand 90, 94, 127
Kretinismus 457
Kreuzprobe 182
Kreuzschmerzen 495
Krisenintervention nach
  einem Suizidversuch 541
Kryptokokken-
  meningitis 482
Kugelzellen 180
Kugelzellenanämie 179
Kunstharze 377, 381
Kupfer
– Ablagerungen 340
– Spiegel 334

– Transport 340
Kurvatur
– große 284
– kleine 284
Kurzzeitgedächtnis 506
Kussmaulsche Atmung 416
Kymogramm 58

L

L-Asparaginase 41
L-Thyroxin 444
L-Trijodthyronin 444
Laborwerte 596
Lackzunge 27, 341
Lactation 438
Lactose 408
Lactose-Belastungstest 300
Lactulose 344
Lagerungsübungen 490
Lagewechsel 155, 526
Lähmungen 148, 152
Lähmungsstadium 527
Laktatazidose 426
Laminar-flow-System 39
Langerhanssche Inseln 358, 408
Langhanssche Riesenzellen 50
Langzeitbehandlung 270
Laparoskopie 322, 337
Läppchentest 474
Lärmschwerhörigkeit 21
Laryngitis 225
Laryngospasmus 468
Laser
– Revaskularisation, transmyokardiale 120
– Therapie 281
– Therapie, endobronchiale 222
Latex-Test 490
Laufbandbelastung 60
Laugen 525
– Vergiftungen 529
Laxanzienabusus 435
LDH 125
LDL 433
Lebendnierentransplantation 399
Lebensgeschichte 513

Lebensgewohnheiten 512
Leber 269
– Aufgaben 321
– Abszess 347
– Biopsie 337, 339
– Biopsie, perkutane 322
– Blindpunktion 322
– Echinokokken 347
– Erkrankungen 321
– Glykogen 408
– Insuffizienz 321
– Karzinom 345, 432
– Krankheiten, Leitsymptome 324
– Metastasen 346
– Schäden, medikamentöse 347
– Schädigung 532
– Sternchen 26
– Transplantation 334, 335, 345, 346
– Tumoren, gutartige 346
– Versagen 537
– Versagen, akutes 334
– Zellkarzinom 335
– Zellregeneration 340
Leberzirrhose 209, 243, 325, 328, 333, 335, 337, 340, 345, 432
– dekompensierte 341
– kompensierte 341
– posthepatitische 340
– Therapie 345
Leberzysten 393
Legionärskrankheit 227
Legionellose 227
Leichenfinger 146
Leichennierentransplantation 399
Leptosom 23
Lernfähigkeit 506
Letalität 335
Leuchtgas 527
Leukämie 166, 187, 390
– akute 187
– akute lymphatische (ALL) 187
– akute myeloische (AML) 187
– chronische 187

– chronisch lymphatische (CLL) 198 f.
– chronisch myeloische (CML) 191 f.
Leukenzephalopathie, progressive multifokale 482
Leukopenie 41, 42, 165, 166
Leukopoese 184
Leukozyten 165
– Antikörper 182
– Phosphatase, alkalische 170, 192–194
– Zählung 169
– Zylinder 388
Leukozytose 165, 166
Leukozyturie 388
Levomethadon 47
Levothyroxin 450, 458
Libidostörungen 442
Libmann-Sacks-Endokarditis 497
Lidocain 85, 93, 127
Lidödem 372
Life Island 190
Lillehei-Kaster-Klappen 107
Links-Rechts-Shunt 110
Linksappendizitis 314
Linksherzhypertrophie 133
Linksherzinsuffizienz 67, 68, 71
Linkskatheter 62
Linksobstruktion 110
Linksverschiebung 166, 192
Linton-Nachlass-Sonde 344
Lipase 358 f.
Lipidelektrophorese 432
Lipoidnephrose 385, 387
Lipom 32, 258
Lipoproteine 432
Lippenbremse 247
Lithium 449, 455 f.
Litholyse
– direkte 353
– medikamentöse 352
Lobärpneumonie
(s. Pneumonie)
Löffelnägel 175
Löfgren-Syndrom 267

Löhleinsche Herdnephritis (s. Nephritis)
Lokomotivengeräusch 102
Lorchelvergiftung 531, 532
Loslassschmerz 319
Low-dose-Heparin 76, 207, 262
LOWN-Klassen 85
Luftröhrenschnitt (s. Tracheotomie)
Luftsichel 293
Luftverschmutzung 241
Lugolsche Lösung 455
Lumbago 495, 496
Lumbalpunktion 149
Lunge
– Aufgaben 218
– Abszess 228, 233
– Angiom 258
– Biopsie, transbronchiale 222
– Durchblutung 223
Lungenembolie 115, 125, 159, 223, 260, 261
– Leitsymptome 261
– Prophylaxe 153
Lungenemphysem 235, 241, 243
Lungenerkrankungen
– chronisch obstruktive 235
– Therapeutisches Gesamtkonzept bei chronisch obstruktiven 249
– Therapie der chronischen unspezifischen 245
Lungenfibrose 265, 269, 498, 531
Lungenfunktion 505
Lungenfunktionsprüfung 223
Lungengangrän 233
Lungeninfarkt 260, 262, 320
Lungeninfiltrat 230, 497
Lungenkollaps 274
Lungenkreislauf 52, 68
Lungenmetastasen 258
Lungenmykosen 230
Lungenödem 70, 376, 379, 382, 404, 525, 529, 533

– interstitielles toxisches 534
– posttransfusionelles 182
– Prophylaxe 534
– Sofortmaßnahmen 77
– Therapie 76
Lungenszintigramm 223
Lungentransplantation 243
Lungenversagen 531
Lupus erythematodes 470, 477, 488, 496 f.
Lyme-Arthritis 493
Lymphabflussstauung 329
Lymphadenopathie-Syndrom 480
Lymphadenose, chronische 199
Lymphangiosis carcinomatosa 258
Lymphknoten 269
– Biopsie 171
– Biopsie, transbronchiale 222
– Metastasen 276
– Schwellungen 195, 199, 276, 497
Lymphogranulomatose 195
Lymphographie 171
Lymphom
– immunoblastisches 198 f.
– lymphoblastisches 198
– plasmozytisches 198
– zentroblastisch-zentrozytisches 198
– zentroblastisches 198
– zentrozytisches 198
– hoch malignes 198
Lymphopenie 167
Lymphozyten 165
Lymphozytose 167

M

Magen
– Atonie 522
– Aufgaben 284
– Blutung 291
– Entleerungsstörungen 419
– Erkrankungen 284
– Frühkarzinom 295

– Inhalt, kaffeesatzartiger 291
– Karzinom 178, 295, 303
– kleiner 294
– Lymphom 295
– nervöser 217
– Perforation 530
– Operation, Folgekrankheiten 294
– Polypen 285, 295, 298
– Reizmagen 217, 289
– Resektion 295
– Saftreflux 297
– Schleim 284
– Schleimhautnekrosen 286
– Sonde 292, 435
– Spülung 522, 526, 530, 531
– Ulkus 286, 319
Major-Versuch 182
Makroangiopathie 417
Makroblasten 163
Makrohämaturie 366, 385, 391
Makrolide 231
Malabsorption 20, 294, 306, 309, 467
Maldigestion 294, 306
Malignität 32
Malignomverdacht 450
Mallory-Weiß-Syndrom 298, 303
Malteserkreuz 386
Mammographie 44
Mangelernährung 499
Mangelkrankheiten 20
Mangelzustände
– primäre 517
– sekundäre 517
Mannit 522, 540
Masken-Beatmung 92
Maskengesicht 498
Massenblutung 147
Mastdarmstörungen 496
Mastzellen 472
Matronenbuckel 500
Mediastinalphlegmone 276
Mediastinaltumoren 276
Mediastinitis 276, 280, 530
Mediastinoskopie 223, 256, 277

Mediastinum
– Tumoren 276
– Verdrängung 275
Mediatoren 486
Medusenhaupt 328
Megakaryozyten 167
Megakolon, toxisches 311
Megaösophagus 280
Mehrgefäßerkrankung 118
Melaena 291, 303
Melanotropin 438
Melphalan 201
Membranplasma-
  separation 539
Meningitis 442
Meningokokken 30
Menstruationsstörun-
  gen 442
Merseburger Trias 452
Mesenterialarterien 318
– Infarkt 304, 318 f.
– Thrombose/Embolie 304
– Venen 318
– Verschluss 143
Metabolisches Syndrom
  414
Metamizol 31, 46
Metastasen 32, 33, 318,
  321, 442, 459
– der Nebenniere 464
– hämatogene 33
– lymphogene 33
– Leber 346
– Muster 33
– Organe 33
– osteoblastische 502
– osteoklastische 502
Metastasierung 315, 392
Meteorismus 302, 319, 328
Methadon-Programm 535f.
Methyldopa 136
Metronidazol 309
Mikroalbuminurie 394,
  417
Mikroangiopathie 417
– diabetische 394
Mikroembolie 98, 261
Mikrohämaturie 366, 383,
  391
Mikrokatheter-Methode 63
Mikroorganismen 17

Mikrosphärozyten 180
Mikrothorakotomie 223
Mikrozirkulation 80, 157
Mikrozytose 175
Mikulicz-Syndrom 199
Milchzucker 408
Milzbestrahlung 192
Milzbrand 51
Milz
– Entfernung 197, 213
– Exstirpation 180
– Größenbestimmung 171
– Infarkt 194
– Tumor 98, 192, 194, 328
– Vergrößerung 164, 165,
  179, 193, 321, 341, 489
Minderwuchs 457
Mineralokortikoide
  (s. Kortikoide)
Minimal-changes-Glomeru-
  lonephritis 385
Minimalkreislauf 90, 91
Minor-Test 182
Minoxidil 137
Minuskoagulopathien 209
Miosis 529
Mischblutzyanose 220
Mischstaubsilikose 265
Mischstein 351
Mischtumor 32
Mischtypadenom 439
Mitralgesicht 24, 105
Mitralinsuffizienz 106
Mitralklappenprolaps 107,
  191
Mitralstenose 103, 105
Mittelstrahlurin 368
Möbelpolitur 529
Möbiussches Zeichen 453
Monosaccharide 408
Monotherapie 136
Monozyten 165
Moorpackung 490
MOPP-Schema 197
Morbus Addison 463, 477
Morbus Basedow 21, 450,
  470, 477
Morbus Bechterew 487,
  491
Morbus Crohn 308, 315
Morbus Cushing 135

Morbus Meulengracht 339
Morbus Osler 213
Morbus Paget 501
Morbus Roger 113
Morbus Waldenström 201
Morbus Werlhof 212
Morbus Whipple 310
Morbus Wilson 340
Morgensteifigkeit 489
Morgentief 512
Morphin 47, 535
MRT 149, 322, 324, 350
Mukoviszidose 17, 19, 251
Multiinfarktdemenz 509
Multimorbidität 16, 504
Multiorganversagen 80
Multisystemerkran-
  kung 452
Mumps 413
Mundtrockenheit 48
Münzenlunge 258
Muskelglykogen 408
Muskelmasse 505
Muskelrheumatismus 488
Muskelschwäche 405, 498
Muskelverspannung 500
Mutationen 17, 35
Myasthenia gravis 477
Myeloblasten 192
Myelom, multiples 200
Myeloproliferative Syn-
  drome 191
Myelose
– funikuläre 177
– megakaryozytäre 191,
  194
Myelozyten 166
Mykobakterium tuberkulo-
  sis 273
Mykoplasmen 228
Myokardbiopsie 101
Myokardischämie,
  stumme 117
Myokarditis 66, 100
Myokardszintigramm 65,
  118
Myom 32
Myopathie 458
Myotomie 280
Myxödem 21
– Koma 457

N

Nachlast 53
Nachschmerz 289
Nachtblindheit 19, 308, 517
Nachtschmerz 289
Nahrungsmittelallergie 311
Nahrungsspeicherung 284
Naloxon 535, 538
Naproxen 46
Nasenbluten 213
Nasenflügeln 25
Nasogastrale Sonde 48
Natriumbikarbonat 290, 377, 402, 522, 527
– Lösung 93
– Infusionen 94
Natriumfluorid 501
Natriummangel 464
Natriumretention 67, 329, 460, 465
Natriumsulfat 522, 540
Natronlauge 529
Nebennierenadenom 465
Nebennierenhyperplasie 465
Nebennierenrinde (NNR) 438, 465
– Adenom 461
– Ausfall 463
– Funktion 460
– Hormone 460
– Insuffizienz 443, 463
– Karzinom 463
– Überfunktion 461
Nebennieren
– Tuberkulose 464
– Überfunktion 499
Nebenschilddrüsen 466
– Insuffizienz 406
– Tumor 467
– Überfunktion 407, 466
Nebenzellen 284
Nedocromil 247, 486
Neglect-Phänomen 154
Nekrose 144, 163
Neomycin 344
Neoplasie 442
Nephritis

– abakterielle postinfektiöse 381
– interstitielle 387
– Herdnephritis 381
– Löhleinsche Herdnephritis 98
Nephrokalzinose 466
Nephrolithiasis 390
Nephron 364
Nephropathie 417
– diabetische 378, 394, 417
Nephrosklerose 133, 389, 417
– maligne 389
Nephrotisches Syndrom 386
Nervus recurrens 254, 449
Netzhautschädigung 142
Neurinom 277
Neuritis 477
Neuro-AIDS 481
Neurodermitis 237
Neurofibromatose 19
Neurohypophyse 437
Neuroleptika 512
Neuronenspezifische Enolase 256
Neuropathie
– diabetische 419
– periphere sensomotorische 419
– urämische 398
Neuroplastizität 154
Nieren
– Aufbau und Funktion 364
Nierenangiographie 371
Nierenarterienstenose 135, 373, 395
Nierenbecken 364, 370
Nierenbiopsie 371
Nierenbluten 213
Nierendegeneration 393
Niereneklampsie 382
Nierenembolie 159
Nierenerkrankungen 364
– glomeruläre 372
– Leitsymptome 372
– Therapiemöglichkeiten der chronischen 397
– tubuläre 372

Niereninsuffizienz 338, 368, 378, 384, 404, 467, 531
– chronische 498
– terminale 397
Nierenkarzinom 392
Nierenkolik 391
Nierenleeraufnahme 370
Nierenmissbildungen 393
Nierenschädigung, toxische 375
Nierensteine 466
Nierenszintigraphie 371, 395
Nierentransplantation 381, 384, 394, 399
Nierenversagen 360, 537
– akutes (ANV) 367, 374, 382
– Leitsymptome 375
– postoperatives 378
– posttraumatisches 378
– septisches 378
– terminales 393
– zirkulatorisch-ischämisches akutes 374
Nierenzyste 394
Nimodipin 515
Nitrate 74, 119
Nitroglyzerin 74, 118 f.
Nitroharnstoffverbindungen 40
Nitroprussid-Natrium 138
Nitrosegas 524, 533
Non-Hodgkin-Lymphome (NHL) 198 f., 482
Nootropica 515
Normalkost 48
Normalwerte 170
Normoblasten 163
Notfallendoskopie 292
Noxe 35
Nüchternschmerz 288, 289
Nucleus pulposus 495
Nykturie 70, 374

O

O-Beinstellung 501
Oberschenkelhalsfraktur 500, 507

Obstipation 302, 405, 419
Obstruktion 237
Octreotide 441
Ödeme 67, 372, 382, 384 ff., 460
– Behandlung 73
– renale 372
Oeleckerprobe 182
Oligurie 367, 369, 373 ff., 404
Omeprazol 283, 290
Onkologie 32
Operation 250, 256, 281, 283, 292, 293, 318, 440, 455, 465
– Indikationen 293, 306, 309, 452
– Technik, minimal-invasive 322
– operative Entfernung 459
– operative Maßnahmen 312
Ophthalmopathie 451 f.
Opiate 525, 534, 538
– Abhängigkeit, chronische 535
Opioide 45
– mittelstarke 46
– starke 47
Opisthotonus 24
Orbitopathie 453
Orchitis 469
Organversagen, multiples 531
Ornithose 228
orthopädisch-chirurgische Maßnahmen 490
Orthopnoe 24, 68
Orthostase 136
Osmolalität 366
Osmolarität 367
Osmometer 366
Ösophagitis 42
Ösophago-Bronchialfistel 281
Ösophago-Gastro-Duodenoskopie 285
Ösophagoskopie 278
Ösophagus 278
– Divertikel 279
– Druckmessung 278

– Karzinom 276, 280, 303
– Manometrie 278
– Perforationen 530
– pH-Metrie 278
– Stenosen 530
– Varizen 281, 303, 329
– Varizenblutung 329, 341, 344
Osteid 499
Osteoblasten 499
Osteochondrose 495
Osteodensitometrie 500
Osteoklasten 499
Osteomalazie 501, 518
Osteom 502
Osteomyelitis 51, 535
Osteomyelofibrose 191, 194
Osteomyelosklerose 194
Osteopathie, renale 379, 381
Osteoporose 246, 308, 461, 463, 490, 499
– primäre 499
– sekundäre 499
Ostitis cystica fibrosa 466
Ostitis deformans 501
Östrogenmangel 499
Oszillographie 139
Ovarialkarzinom 32
Ovarien 465
Ovulationshemmer 135, 346
Oxitozin 438
Oxycodon 47
Oxygenation 527

P

P-Zacke 58
Pacing 89
Palliativmedizin 45
Palmarerythem 26, 341
Panarteriitis 496
Panarteriitis nodosa 147
Pancoast-Tumor 253
Pankreas
– Abszess 361
– Erkrankungen 356
– Funktionstests 359
– Insuffizienz 251, 359, 361

– Karzinom 362
– Lipase 358
– Pankreasschwanzkarzinom 362
– Steine 363
– Tumoren 442
– Verkalkungen 361
– Zysten 362, 393
Pankreatitis 42, 355, 467
– akute 304, 359
– chronische 361
Panmyelopathie 185
Panniculitis 488
Panzerherz 102
Papageienkrankheit 228
Papierelektrophorese 167
Papilla Vateri 350
Papillenkarzinom 362
Papillenödem 134
Papillom 32, 392
Papillotomie 360
– endoskopische 354
Paracetamol 31, 46, 538
Paraffinöl 523, 540
Parainfluenzaviren 225, 228
Paraneoplastisches Syndrom 254, 467
Paraproteinämie 168
Paraproteine 168, 200
Paraquat 531
Paraquatlunge 531
Parasiteneier 299
Parasitosen 474
Parästhesie 42
Parasympatholytika 245
Parathormon 466
Parathormonspiegel 467 f.
Parese 154
Pathogenese 16
Pathophysiologie 16, 414
Peak-Flow-Messung 248
Peakflowmeter 223
PEEP-Beatmung 265
PEG 48
Pel-Ebstein-Fieber 195
Pendelblut 103, 106
Penetration 293
Penicillin 97, 231, 383, 532
– Allergie 476
Pentamidin 233

Pepsinogen 284
Perforation 292, 309, 315, 318 f.
Periarteriitis nodosa 488, 496
Pericarditis
– constrictiva 66, 102, 328
– exsudativa 102
– sicca 102
Perikardektomie 103
Perikarderguss 66, 71, 102, 379
Perikardfensterung 102
Perikarditis 101, 125, 379, 497
– akute 320
– idiopathische 101
– Therapie 102
Perikardpunktion 102
Perikardreiben 102
Peritonitis 293, 311, 318
– diffuse 304
– gallige 355
Perkussion 54
Perkutane endoskopische Gastrostomie (s. PEG)
Peroxidase-Reaktion 410
Petechien 202, 212
Pflanzenalkaloide 41
Pfortader 328
– Hochdruck 328 f., 341
– Stauung 328
– Thrombose 328
Pfötchenstellung 468
pH-Metrie 285
pH-Wert 223, 401
Phagozyten 165
Phalloidessyndrom 532
Phänotypus 18
Phäochromozytom 132, 135
Pharyngitis 225
Phenole 341
Phenylketonurie 19
Philadelphia-Chromosom 192
Phlebographie 139
Phlebothrombose 158, 162
Phlegmone 51, 417
Phonokardiogramm 61
Phosphat 396

Phosphatase, alkalische 334
– Ausscheidung 466
– Binder 381
– Steine 390, 392
Phosphodiesterase-hemmer 76
Phosphor, radioaktiver 43, 193
Pickwick-Syndrom 260
Pigment-(Bilirubin-)Steine 351
Pilzpneumonie
  (s. Pneumonie)
Pilzsporen 237
Pilzvergiftungen 531
pink puffer 244
Piracetam 515
Plaques, arteriosklerotische 141
Plasmaeiweißverlust 385
Plasmaersatzmittel 173
Plasmaexpander 82
Plasmaosmolalität 416
Plasmapherese 384, 456, 539
Plasmozytom 171, 200
– Plasmozytomherde 200
– Plasmozytomniere 201
Plattenephitelkarzinom 252, 280
Plegie 154
Plethora 193
Pleura
– Biopsie 223, 273
– Drainage 273
– Empyem 234, 271
– Erguss 50, 70, 234, 254, 270
– Mesotheliom 258
– Punktat 256
– Punktion 273
Pleuritis 51, 125, 270, 497
– exsudativa 271
– karzinomatosa 271
– sicca 271
Pleurodese 273
Pleuropneumonie
  (s. Pneumonie)
Plummer-Vinson-Syndrom 175
Pluskoagulopathie 209

Pneumocystis carinii 230
– Pneumonie
  (s. Pneumonie)
Pneumokokken 30, 227, 241
Pneumokoniose 265
Pneumonektomie 256
Pneumonie 226, 535
– allergische 230
– alveoläre 226
– Begleitpneumonie 254
– chronische 229
– Diagnose 231
– diffuse 226
– Erreger primärer 227 f.
– herdförmige 226
– interstitielle 226
– Lappenpneumonie 226
– Lobärpneumonie 226
– Mortalität 234
– nosokomiale 226, 230
– Pilzpneumonie 230
– Pleuropneumonie 271
– Pneumocystis-carinii-Pneumonie 229, 482
– primär atypische 228, 229
– primäre 226
– Segmentpneumonie 226
– sekundäre 226
– Strahlenpneumonie 43
– Streptokokkenpneumonie 227
– Ursachen sekundärer 227
Pneumothorax 274
– äußerer 274
– innerer 274
– Spannungspneumothorax 275
– Spontanpneumothorax 125, 274, 320
– Ventilpneumothorax 275
Pollakisurie 373, 388
Pollen 237
Pollenallergie 247
Pollinose 240
Polyarthritis 96, 311, 497
– akute rheumatische 95
– primär chronische 487
Polyarthrose 487, 494
Polychemotherapie 39

Polycythaemia vera 191, 193
Polydipsie 415
Polyglobulie 165, 193, 392
Polymorbidität 504
Polymyositis 477, 498
Polyneuropathie 41, 518
– diabetische 415
Polyp 32, 314
Polypeptide 363
Polyposis 314 f.
Polysaccharide 408
Polytoxikomane 537
Polyurie 373, 376, 415, 440
Polyzythaemia vera 165
Porphyrie, akute hepatische 320
Porzellangallenblase 355
positive endexspiratory pressure (s. PEEP)
Potenzstörungen 442
PQ-Strecke 58
Präeklampsie 396
Präkanzerosen 35, 178, 258, 280, 311, 315, 317, 357
Präkoma 416
Prednisolon 201
Prednison 41, 199
preload 53
Presbyopie 506
Pricktest 239, 473
Primärharn 364
Primärtumor 33
PRIND 148
PRINS 149
Proakzelerin 206
Probeexzision 37
Probethorakotomie 256
Problemkeime 250
Prodromalstadium 333
Proerythroblasten 163
Progesteron 41
Prognose 49
Progression 41
Prokonvertin 206
Proktoskop 300
Prolactin 438, 442
Prolaktinom 442

prolongiertes reversibles ischämisches neurologisches Defizit (s. RIND)
Promyelozyten 166, 192
Propfgestose 396
Prostaglandine 472
Prostataerkrankungen 375
Prostatakarzinom 502
Protamin 538
Protaminsulfat 207, 208
Proteinase-Inhibitoren 483
Proteine 167
Proteinurie 367, 369, 372, 382, 384–386, 388, 395
– große 367
– orthostatische 372
Proteom 18
Proteus 30, 387
Prothrombin 205
Prothrombinmangel 209
Proto-Onkogene 35
Protonenpumpenblocker 285, 290
Protozoen 17
Provokation, nasale 239
Provokationstest 474
– inhalativer 239
PSA 38
Pseudomonaden 230
Pseudomonas 30, 79, 387
Pseudomonas aeruginosa 227
Pseudomonas-Stämme 251
Psittakose 228
Psoriasis 489
Psoriasisarthritis 487, 489
Psychopharmaka 507, 526
– Psychose, schizophrene 536
Psychosoziale Aspekte 485
Psychosyndrom, hirnorganisches (HOPS) 508
Psychotherapie 312, 435
PTT 204
Pubertät 469
Pubertätsmagersucht 435
Pufferlösung 406
Pulmonalisangiographie 221
Pulmonalstenose 112
Puls 54

– Defizit 55
– Frequenz 53
– Fühlen 54
– Qualitäten 55
– Welle 56
– Pulsionsdivertikel 279
Pumpen 424
Pupillenweite 25, 525
Purinantagonisten 40
Purpura 202, 212
– rheumatica 214
– senilis 214
Pusher-Syndrom 154
Pütterverband 160
Pyämie 51
Pyelographie, retrograde 370
Pyelonephritis 378, 417
– akute 387, 388
– chronische 373, 387, 388
– Erreger 387
Pykniker 23
Pyloroplastik 293
Pylorus 284
Pylorusstenose 292
– benigne 292
– maligne 292
Pyonephrose 391
Pyurie 366

Q

QRS-Komplex 58
Quarz 266
Quarzfeinstaub 265
Quarzstaublunge 266
Quick-Test 204
Quick-Wert 205
Quinckesche Lagerung 250

R

Rachitis 308, 501, 518
Rad 43
Radikaloperation 39
Radio-Allergen-Sorbent-Test 239, 474
Radiojod 459
– Behandlung 455
– Resektion 456
– Test 448
– Therapie 451, 459

Radionuklid 451
Ramus
– circumflexus 54
– descendens 54
– interventricularis anterior 54
RAST-Test 239, 474
Raucherhusten 253
Rauchvergiftung 527
Rauschgiftsucht 520
Raveszene 537
Raynaud-Krankheit 146
Raynaud-Syndrom 498
Reanimation 90 f.
Rechts-Links-Shunt 110, 113
Rechtsherzinsuffizienz 67, 70, 71, 241
Rechtsherzversagen 241
Rechtskatheter 62
Rechtsobstruktion 110
Recklinghausensche Krankheit 466
recombinant tissue plasminogen activator (s. RT-PA)
Reflux 279
– Refluxkrankheit, gastroösophageale 282
– Refluxösophagitis 282, 298
Regelkreis
– blockierter 446 f.
– der Schilddrüsenfunktion 445
Regeneratknoten 328, 340
Regulationsstörungen 21
Regurgitieren 279, 280
Reibtest 473
Reiter-Syndrom 492
Reizgas 524
Reizgasvergiftung 538
Reizleitungsstörung 53
Reizleitungssystem 53
Rekalzifizierungszeit 204
Rekanalisation 158
Rektoskopie 300, 318
Rektumkarzinom 317
Rekurrensparese 452
Releasing-Faktor 438
Remission 189, 191

Renin 134, 365
Renin-Angiotensin-Aldosteron-System 67, 134, 365
Reninbildung 395
Reptilase 208
Resistenz 179
Resorptionsfieber (s. Fieber)
Retention, kompensierte 378
retikuloendotheliales System (s. RES)
Retikulose 199
Retikulozyten 164
– Krise 178
– Vermehrung 179
– Zählung 170
Retikulozytose 164, 326
Retikulumzellsarkom 199
Retinopathie, diabetische 394
Retroviren 480
reversibles ischämisches neurologisches Defizit (s. RIND)
Rezidiv 32
Rh-System 181, 182
Rhabdomyolyse 374, 537
Rheumamittel 236
Rheumafaktoren 488, 490
Rheumaknoten 489
Rheumatische Erkrankungen 487
Rheumatischer Formenkreis 147
Rheumatismus 487
– degenerativer 487, 493
– entzündlicher 487
– extraartikulärer 488
– Weichteilrheumatismus 487 f.
Rheumatoide Arthritis (RA) 488
Rhinitis 225
Rhinoviren 225
Rhizarthrose 494
Rhythmik 21
Rhythmusstörungen 66
Riesenzellen 267
RIND 148
Rippenfellentzündung 270

Risikofaktoren 129
– der koronaren Herzkrankheit 122
Risikogruppen 295, 480
Risperadon 511
RIVA 54
Rivalta-Probe 50, 51
Rivastigim 515
RNA-Virus 333
Rohrzucker 408
Röntgen
– Bestrahlung 190, 201, 503
– Kontrastmittel, jodhaltiges 447
– Strahlen, ultraharte 43
– Thoraxaufnahme 44, 221
– Untersuchung 230, 256
Röteln 111, 413
Rotgrünblindheit 19
Rötung 50
RS-Viren 228
RT-Inhibitoren 483
RT-PA 207
Rubeose 24
Rückatmung 403, 468
Rückenschmerzen 499
Rückkoppelung, negative 444
Ruheschmerz 144, 494
Rumpel-Leede-Zeichen 214
Rundherd 258

S

Säbelscheidenschienbein 502
Säbelscheidentrachea 449
Saccharose 408
Salmiaklösung 529
Salmonellen 301, 355, 493
Salpetersäure 530
Salven 85
Salzhunger 464
Salzsäure 284, 530
Sammelrohr 364
Saponine 525
Sarkoidose 50, 267
Sarkom 32
Sattelnase 24
Sättigungsindex 169

Sauerstoff 218
– Behandlung 224
– Langzeittherapie 116, 225
– Konzentratoren 225
– Mangel 53, 80
– Transport 164
– Zufuhr 82
Säure-Basen-Haushalt 364 f.
Säuren 401, 525
– Blockade 345
– Vergiftungen 530
– Verluste 403
Schädelbasisfraktur 442
Scharlach 100, 381
Schaufensterkrankheit 144
Schaumaspirationsgefahr 534
Schaumbildnerintoxikation 538
Schenkelhalsfraktur 499, 506
Schichtaufnahmen 221
Schilddrüse
– Autoantikörper 448
– Autonomie 451
– Entzündung 456 ff.
– Hormone 409, 444 f.
– Hormonmangel 443
– Insuffizienz 443
– Karzinom 448, 459, 502
– Karzinom, follikuläres 459
– Karzinom, medulläres 459
– Karzinom, papilläres 459
– Operation 468
– Sarkom 459
– Szintigramm 447
– Überfunktion 447
– Unterfunktion 444, 456
– Volumen 445
Schilling-Test 178, 300
Schlafapnoe 259
– obstruktive 259
– Syndrom (SAP) 259
Schlaflabor 259
Schlafmittel 525
Schlaganfall 23, 105, 134, 152 (s. Apoplex)

Schlagvolumen 52
Schlammpackung 490
Schlangengiftserum 538
Schleiersenkung 169
Schleifendiuretika 73
Schleimhautblutung 202
Schleimhautnekrose 186
Schleimhautschäden 48
Schleimretention 241
Schlinge 392
Schluckbeschwerden 175
Schluckstörungen 279
Schmerzbehandlung 500
Schmerzbestrahlung 201
Schmerzempfindung 506
Schmerztherapie 45
Schmetterlingsflechte 497
Schneegestöberlunge 266
Schnupfen 225 f.
Schock 79, 318, 319, 402
– anaphylaktischer 79
– Behandlung 526
– Bekämpfung 530
– hypovolämischer 79
– kardiogener 79, 127
– Lunge 80, 265
– Niere 374
– septischer 79
– Symptome 184
– Volumenmangelschock 291
Schonatmung 271
Schrotkornlunge 266
Schrotschussschädel 200
Schrumpfniere 142
– Bildung 387
– glomerulonephritische 384
Schulter-Arm-Syndrom 496
Schulter-Hand-Syndrom 155
Schüttelfrost 29, 184
Schutzimpfung 336
Schwäche, motorische 42
Schwangerschaft 136, 333, 387, 450, 451
– Cholestase, benigne 348
– Fettleber, akute 348
– Ikterus 348
– Nephropathie 396
schwarzer Urin 525

Schwefelsäure 530
Schwefelwasserstoffgas 533
Schweißtest 251
Schwellung 50
Schwindel 506
Sediment 367
Sehstörungen 382, 439
Sekretabsaugung 222
Sekretin 287
Sekretintest 361
Sekretolytika 246
Sektretin-Pankreozymin-Test 359
Sekundenherztod 86, 375
Selbstbehandlung 211
Selbstmordrate im Alter 511
Selbstmordversuche 520, 524
Selbstverantwortung 514
Selbstverdauung 359
Sengstaken-Blakemore-Sonde 344
Sensibilisierung 470
Sensing 89
Sepsis 29, 51, 314, 347, 535
Septumdefekt 110
Serotonin 310
Serotonin-Wiederaufnahme-Hemmer 516
Serum
– Bilirubin 322
– Calcitonin 459
– Cholinesterase 529
– Eisen 168
– Elektrophorese 475
– Glutamat-Oxalacetat-Transaminase 323
– Harnstoffanstieg 375
– Harnstoffkonzentration 369
– Hepatitis 330, 331
– Kalium 323
– Kreatinin 368
– Kalziumspiegel 466
– Krankheit 470, 476
– Kreatininspiegel 368
– Lipase 358
– Schock 477
Sexchromatin 19

Sézary-Bacccaredda-Syndrom 198
SGOT 125, 323
SGPT 125, 323
Shigellen 301, 493
Shunt 110, 220
– portokavaler 345
Sichelzellanämie (s. Anämie)
Sick-Sinus-Syndrom 55, 84, 89
SI-Einheiten 600
Sigmoidoskopie 300
Silikose 21, 265
Sinusknoten 53
Sinusrhythmus 53
Sirup ipecacuanhae 521
Skelettschmerz 499
Sklerodermie 477, 488, 496
Sklerosierung 344
Skorbut 214, 518
SLE (s. Lupus erythematodes)
Slow-Virus-Infektion 501
Sodbrennen 279, 282
Somatostatin 439
Somatostatinanalogon 441
Somatotropin 438
Somnolenz 22
Sonographie 321, 349, 453
– der Schilddrüse 445
– des Abdomens 139
Soor 230
Sorbitlösungen 540
Sozialer Kontakt 513
Spannungspneumothorax (s. Pneumothorax)
Spasmolytika 391
Spastik 154
Spätdumping-Syndrom 294
Spätschmerz 288
Spätsyndrom, diabetisches 417
Spätzyanose 111
Speichelersatz 48
Speicherorgan 321
Speiseröhre (s. Ösaphagus)
Spektroskopie 527
Spider naevi 26, 341
Spirometrie 223
Splenomegalie 164, 194

Spondylarthrose 494
Spondylitis
– ankylopoetica 491
– ankylosierende 487
Spontanfraktur 200, 467
Spontanpneumothorax (s. Pneumothorax)
Sportlerherz 55
Sprachstörungen 23
Sprachtherapie 151
Spritzenabszess 51
Spritzenhepatitis 331
Sprue 20, 308
Spülmittel 534
Sputum 219
– zytologische Untersuchung 256
– Untersuchung 220
Squatting 24, 111
ST-Strecke 58
Stadien 267, 480
– Einteilung 448
Staging 36
Stammfettsucht 461
Standardableitung 60
Staphylokokken 30, 51, 98, 251, 493
– Pneumonien 227, 233
Stärke 408
Stärkeverbindungen 82
Startschmerz 494
Stase 157
Status asthmaticus 239
Staublungenerkrankung 265
Stauungsbronchitis 68
Stauungsgastroenteritis 70
Stauungszirrhose 340
Steatorrhoe 299, 308
Steine 370
Steineinklemmung 352, 391
Stellwagsches Zeichen 453
Stenose 66, 110
Stenose, infundibuläre 112
Stenosierung 292
Stent 120, 281, 395
Step-Test 60
Sterben 45
Sterkobilin 325
Sterkobilinogen 325

Sternalpunktion 170
Sternberg-Reed-Zellen 195
Steroide 384
– Steroidhormone, androgene 465
– Steroidulkus 460
Stethoskop 54
Stimmbandnerv 449
Stimmritzenkrampf 468
Stoffwechselerkrankungen 251, 408
Stoffwechsellage
– diabetische 461
– euthyreote 447
Stoffwechselstörungen 402
Stomatitis 42
Störungen
– des Elektrolythaushaltes 405
– des Fettstoffwechsels 432
– des Kaliumhaushaltes 405
– des Kalziumhaushaltes 406
– des Natriumhaushaltes 406
– des Purinstoffwechsels 429
– des Säure-Basen-Haushaltes 401
– des Wasser- und Elektrolythaushaltes 404
Strahlen
– Dosis 42
– energiereiche 35
– Fibrose 269
– Pneumonie 43
– Radium- 35
– Röntgen- 35
– Schäden 17
– Therapie 42 f., 256, 456
– ultraharte 43
– ultraviolette 35
Streptokinase 95, 207
Streptokokken 30, 79, 478
– Angina 97
– Antigene 381
– Infekt 95, 96, 381, 383
– Pneumonien 227
– vergrünende 98
Streptolysin 95

Stressulkus (s. Ulcus)
Striae 246, 461
Stridor 449
– inspiratorischer 534
Stroke Unit 153
Strömungszyanose 220
Strophanthin 74
Strukturierter Tages-
 ablauf 513
Struma 276, 445, 452
– diffusa 448
– endemische 449
– euthyreote 448
– nodosa 448
– Prophylaxe 450
– Resektion 452, 456, 468
– restrosternale 445
Stuart-Prower-Faktor 206
Stufen-Test 60
Stuhl 361
– Fettausscheidung 359,
 361
– Fettbestimmung 299
– fetthaltiger 361
– Gewicht 299
– Inkontinenz 506
– Untersuchung 299, 358
– Verhaltung 319
Stupor 22
– episodischer 345
Stürze 506, 507
– Prophylaxe 508
– Ursachen 507
Sturzentleerung 294
Sturzsenkung 201
Subarachnoidalblutung 148
Subikterus (s. Ikterus)
Subileus (s. Ileus)
Subluxation 490
Substanzen
– gefäßerweiternde 144
– harnpflichtige 368
Substitution 469
Substitutionsbehand-
 lung 529
Subtraktionsangiographie,
 digitale 139
sudden death 116
Suizidologie 520
Suizidpatienten 540
Suizidversuch 520

Sulfonamide 51
Supportivtherapie 45
Suppressorzellen 472, 480
Surfactant 265
symptomfreies Inter-
 vall 533
Symptomen-Trias 431
Syndrom
– aplastisches 185
– hepatorenales 532
– nephrotisches 385
– paraneoplastisches 44
– postcholezystektomisches
 354
– postthromboti-
 sches 160 ff.
– psychovegetatives 215
– tubuläres 396
– vasospastisches 146
Synkope 22, 87 f., 109, 507
Systole 52
Szintigraphie 37, 453

T

T₃ 444, 445
T₄ 444, 445
T-Helferzellen 480
T-Lymphozyten 472, 475
t-PA 126
T-Welle 58
T-Zell-Neoplasien 198
T-Zellen 477, 479
T-Zellen-Lymphom 198
Tabakblasen 148
Tachyarrhythmie 451
Tachykardie 55, 66, 83, 452
– paroxysmale 83
– supraventrikuläre 83
– ventrikuläre 83
Tagesbedarf 444
Tamoxifen 41
Tangier-Krankheit 434
Taubenzüchterlunge 269
Tawara-Schenkel 53
Technetium 65
Technoszene 537
TEE 64
Teerstuhl 291, 303
Teilremission 41
Teleangiektasien 213

Temperatur (s. Fieber)
Tendovaginitis 488
Testabbruch 61
Testosteron 465, 469
Teststäbchen 367
Teststreifen 410
Tetaniestar 468
Tetanus 535
Tetrazykline 310
Textilien 237
Thalassämie 19, 180
Thallium 65
Theophyllin 245
– Präparate 245
– Spiegel, therapeuti-
 scher 245
Therapie 125, 144, 178,
 262, 289, 343, 434, 450,
 483, 490, 526, 527, 531
– allergischer Krankhei-
 ten 485
– antivirale 51
– chirurgische 39
– des Coma diabeticum 427
– immunologischer Krank-
 heiten 485
– immunsuppressive 78
– kurative 38
– Maßnahmen 530
– operative 293
– palliative 38
– Planung 254
– Schemata 197
Thermometer 28
Thiamazol 455
Thiaziddiuretika 73
Thorakoskopie 273
Thoraxschmerz 271
Thrombangiitis oblite-
 rans 147
Thrombelastogramm 205
Thromben 105
– arterielle 158
– venöse 158
Thrombo-Test 205
Thromboembolie 260
Thrombokinase 205
Thrombopathie 202
Thrombopenie 41 f., 328
Thrombophlebitis 162, 535
– oberflächliche 158

Thromboplastin 205
Thromboplastinzeit 204
Thrombose 157, 318
– der Lebervenen 328
– Neigung 209
– Prophylaxe 76, 160, 207
– Risiko 206
– tiefe Thrombose 158, 162
Thrombozyten 163, 167
– Konzentrate 183
– Werte, normale 167
– Zählung 170
Thrombozythämie, essenzielle 194
Thrombozytopathie 212
Thrombozytopenie 167, 189, 202, 212 f.
– idiopathische 212
Thrombozytose 167, 194
Thymidinantagonisten 40
Thymin 18
Thymustumor 276
Thyreoglobulin 38
Thyreoiditis 470, 477
– akute eitrige 458
– chronisch-lymphozytäre 458
– de Quervain, subakute 458
– nichteitrige 458
Thyreostatika 449, 451, 455, 456
Thyreotoxikose 453
Thyreotoxische Krise 455
Thyreotropin 438
TIA 148
Tiefkühlplasma 209
Tierepithelien 237
Tierhaare 237
Tilidin 46
Tine-Test 473
TNM-System 36
Tochtergeschwülste (s. Metastasen)
Todesfälle, plötzliche 86
Todesursachen 187
Tomogramm 221
Tonsillitis 225
Tophi 430
Touristendiarrhoe 301
Toxine 375

Toxoplasmose 482
TPA 256
Trachealtubus 92
Tracheitis 225
Tracheobronchitis 225
Tracheotomie 247
TRAK 448, 452
Traktionsdivertikel 279
Tramadol 46
Transaminasen 334
Transcobalamin 177
Transfer 155
Transferfaktor 183
Transferrin 168
Transfusionszwischenfall 181, 184, 472
transitorisch-ischämische Attacke (s. TIA)
Transplantat-Gegen-Wirt-Reaktion 190
Transplantatabstoßung 399, 470
Transplantation 22
Transposition 110
Transsudat 50, 271, 273 f.
Transversosigmoidostomie 317
Trauma 16, 442
TRH 438, 444
– TRH-Test 446
– TRH-TSH-Test 446
Trias 178
Triplet 85
Trisomie 19
Trommelbauch 319
Trommelschlägelfinger 26, 111, 220
Tropisteron 189
Troponin T-Test 125
Trypsin 358, 359
TSH 438, 444, 445
– basales 446
– Erniedrigung des basalen 451
– im Serum 446
– Rezeptoren Antikörper 448
– Spiegel, Normalwert 447
Tubarruptur 319
Tuberkelbakterien 493
Tuberkulinprobe 473

Tuberkulintest 269
Tuberkulom 258
Tuberkulose 50, 271
Tuberkulostatika 51
Tubus 281
Tumoren 31, 370, 466, 479
– androgenproduzierende 465
– bösartige 498
– Fieber 30, 392
– gynäkologische 375
– Immunologie 36
– Kranke, Ernährung von 47
– Marker 38, 459
– Markerwerte 37
– produzierende 285
Turmschädel 24, 180
Turner-Syndrom 20
Typhus 355
Tyrosin 444

U

Überdehnungsemphysem 244
Überdigitalisierung 507
Überdruckbeatmung 527, 534
Überdruckbehandlung, nasale 259
Überempfindlichkeitsreaktion 479
Übergewicht 130
Überlebenskurven 49
Überwässerung 376, 398, 404
Uhren-Zeichen-Test 509
Uhrglasnägel 26, 220
Ulcus 282
– Blutung 291
– cruris 161, 162
– duodeni 286
– gastroduodenales 286
– Gesicht 289
– Nische 289
– oesophagi 286
– pepticum 286
– pepticum jejuni 286, 294
– Schübe 289
– Stressulcus 288

– ventriculi 286
Ultrafiltration 398
Ultraschall-Doppler-Untersuchung 139
Umgehungskreislauf 328
Unterforderung 514
Unterschenkelgeschwür (s. Ulcus)
Untertemperatur 29
Urämie 368, 375, 383, 387, 389, 402, 525
– chronische 378, 384
– häufigste Ursache der chronischen 378
Urapidil 138
Uratsteine 390, 392, 430
Ureasenachweistest 288
Uricult 30
Uricult-Methode 368
Urin 410
– Amylasewerte 360
– Diagnostik, bakteriologische 367
– Kulturen 30
– Osmolalität 369, 440
– Untersuchungen 366
Urobilin 325
Urobilinogen 325
Urokinase 207
Urolithiasis 390, 430
Urometer 366
Uropathie 376
Urosepsis 388
Urtikaria 473, 475
Usuren 490

V

v. Willebrand-Faktor 212
V.-Willebrand-Jürgens-Syndrom 212
Vagotomie 293
Valvuloplastie 109
– perkutane 106
Varikose 161
Variköser Symptomenkomplex 162
Varikosis 161 f.
– primäre 162
– sekundäre 162
Varizen 161

– Ausschaltung, operative 162
Vaskulär bedingte Blutungsübel 213
Vaskulitis 477
Vasodilatanzien 74, 137
Vasopressin 437
Vasopressinanalogon 441
Venenverödungsmittel 292
Ventilationsstörungen
– obstruktive 224
– restriktive 224
Verätzungen 530, 531
Verbrauchskoagulopathie 210, 530, 537
Verbrennungen 17
Vereinsamung 506
Vererbung 18
Vergiftungen 17, 520
Verkalkungen 361, 445
Verschlussikterus 325, 348, 351, 352, 357, 362
– posthepatischer 327
– typische Befundkonstellation bei 327
Verschlusskrankheit, arterielle 134, 142 f., 419
Versteifung der Wirbelsäule 491
Verstopfung (s. Obstipation)
Verwirrtheit 533
– Symptome 507
– Zustände 506
Vibrationsmassage 247
Vincaalkaloide 41
Vincristin 41
Vineberg-Operation 119
Vipom 287, 363
Virchowsche Trias 157
Viren 17
Virilisierung 465
Viruskopie 483
Virusreplikation 331
Vitamin A 519
Vitamin B_{12} 176
Vitamin D 501
Vitamin D_2 517
Vitamin D_3 517
Vitamin D-Substitution 501
Vitamin D3 468

Vitamin K 207, 208
Vitamin-A-Mangel 517
Vitamin-B_{12}-Mangel 176, 517, 518
Vitamin-B-Mangelzustände 518
Vitamin-C-Mangel 214, 518
Vitamin-D-Mangel 467, 501, 517
Vitamin-D-Metaboliten 381
Vitamin-K-Mangel 209, 517, 518
Vitaminmangelkrankheiten 20, 517
Vollmondgesicht 246, 461
Vollremission 41, 189
Volumenersatz 82
Volumeninsuffizienz 65
Vorderwandinfarkte 121
Vorhofflattern 86
Vorhofflimmern 56, 86
Vorhofseptumdefekt 112
Vorhofstimulation 64
Vorhoftachykardie 84
Vorlast 53

W

Waaler-Rose-Test 475, 490
Wabenlunge 270
Wachstumsfaktor
– epidermaler 449
– insulinähnlicher 449
Wachstumshormon 409, 438
Wachstumsstillstand 41
Wahnvorstellungen 511, 536
Wahrheit 48
Wahrheitsserum 537
Wahrnehmungsförderung 155
Wangenödem 372
Wärmeagglutinine 475
Wärmeanwendung 494, 496
Waschmittel 534
Wassermangel 404
Wasserrückresorption 364

Wasserstoff-Atemtest 301
Wasserstoffionen 364
Wegener-Granulomatose 385
weißfleckige Lila-Krankheit 498
Weichspüler 534
Weltgesundheitsorganisation (WHO) 15
Western-Blot 482
Whipplesche Operation 362
WHO-3-Stufenschema der Schmerztherapie 45
Widal-Reaktion 475
Wiederbelebung (s. Reanimation)
Wilson 60
Windverhaltung 319
Winiwarter-Buergersche Erkrankung 147
Wirbelentzündung 491
Wirbelkörperfrakturen 499
Wirbelsäule
– Abszesse 276
– Erkrankungen, degenerative 494
Witwenbuckel 500
Wolff-Parkinson-White-Syndrom (WPW-Syndrom) 83
Wunschkost 48
Wurmerkrankungen 474

X

X-Beinstellung 501
X-Chromosom 18
Xanthin 396

Xanthinstein 390
Xanthom 433
Xenotransplantat 478

Y

Y-Chromosomen 18
Yersinien 493

Z

Zäruloplasmin 340
Zellkernstoffwechsel 177, 429
Zellverteilung bei der BAL 222
Zentraler Venendruck (ZVD) 63
Zentralisation 80
Zeckenbiss 493
Ziegelmehlsediment 366
Zigarettenrauchen 252
Zirrhose 42
– biliäre 340
– primär biliäre 340, 477
Zitratplasma 204
Zitronensäure 530
ZNS-Befall 493
Zoeliakographie 359
Zöliakie 308
Zollinger-Ellison-Syndrom 285, 288, 363
Zoster 44
Zoster-Virus 230
Zungenbrennen 175, 177
Zusatzernährung 48
Zweigefäßerkrankung 54, 118
Zweikammersysteme 88

Zweit-Tumor 42, 198
Zwerchfellbruch (s. Hiatushernie)
Zwergwuchs 443 f.
Zwölffingerdarmgeschwür (s. Ulcus duodeni)
Zyankali 525
Zyanose 26, 70, 218, 220, 241, 525, 534
– pulmonale 220
– zentrale 220
Zylinder 367
– Ausscheidung 382
– granulierte 367, 382
Zysten 321, 370, 445
– Pseudozysten 360, 362 f.
Zystennieren 378, 393
Zystinstein 390
Zystitis, hämorrhagische 42
Zystoskopie 371
Zytokine 35
Zytomegalievirus 100, 230, 413
Zytomegalievirusbedingte Pneumonie 482
Zytomegalievirusinfekte 51, 79
Zytostatika 26, 189, 193, 257, 486, 497
– Behandlung 197
– Nebenwirkungen 41 f., 189
– Werkbank 39
– Zubereitung 39